EUROPA-FACHBUCHREIHE
für naturwissenschaftliche
und technische Berufe

Toxikologie und Gefahrstoffe

Gifte · Wirkungen · Arbeitssicherheit

Prof. Dr. rer.-nat. Peter Kurzweil

1. Auflage

VERLAG EUROPA-LEHRMITTEL · Nourney, Vollmer GmbH & Co. KG
Düsselberger Straße 23 · 42781 Haan-Gruiten

Europa-Nr.: 70241

Autor:
Prof. Dr. rer.-nat. Peter Kurzweil, Technische Hochschule Amberg

Bildbearbeitung: Daniela Schreuer, Limburg;
Zeichenbüro des Verlages Europa-Lehrmittel, Ostfildern

1. Auflage 2013
Druck 5 4 3 2 1
Alle Drucke derselben Auflage sind parallel einsetzbar, da sie bis auf die Behebung von Druckfehlern untereinander unverändert sind.

ISBN 978-3-8085-7024-1

http://www.europa-lehrmittel.de
Umschlaggestaltung: braunwerbeagentur, Radevormwald
Satz: Daniela Schreuer, 65549 Limburg, www.bookpinx.de
Druck: M. P. Media Print Informationstechnologie GmbH, 33100 Paderborn

Um den Kessel dreht euch rund, werft das Gift in seinen Schlund.
Kröte, die im kalten Stein Tag und Nächte, drei mal neun,
zähen Schleim im Schlaf gegoren, soll zuerst im Kessel schmoren.

Shakespeare „Macbeth"

Vorwort

Die Toxikologie ist eine mitunter schaurig-makrabre Querschnittsdisziplin zwischen Chemie, Pharmazie und Medizin. Im Grenzbereich zwischen Leben und Tod beflügelt sie Krimiautoren, Journalisten und Ökopessimisten zu spannenden, amüsanten oder beklemmenden Geschichten. Diese wunderbar-interessante Wissenschaft untersucht fantastisch-gefährliche Substanzen in Pflanzenteilen, Tiersekreten, Arzneien, Lebensmitteln und Bedarfsgegenständen.

Breite Schichten der Bevölkerung verkennen allerdings, dass nicht die Wirkstoffe an sich giftig sind, sondern die Dosis das Gift macht, wie *Paracelsus* bereits im 16. Jahrhundert formulierte. Toxiphobe Zeitgenossen heroisieren Naturstoffe und dämonisieren chemische Produkte. Sie übersehen, dass das gleiche Molekül dieselbe Wirkung entfaltet, gleichgültig ob es biosynthetisch in Pflanzen oder künstlich im Labor hergestellt wurde. Je nach Konzentration reicht die Wirkung von nicht nachweisbar über therapeutisch-nützlich bis akut-giftig.

Die Fortschritte der Pharmazie sind unübersehbar. Brachiale Therapiemethoden mit Zwangsjacken, Drehbetten, Mundbirnen, Elektroschocks und Insulinüberdosierung, die heute der Medizingeschichte angehören, wurden seit den 1950er Jahren durch Psychopharmaka abgelöst. Die therapeutischen Möglichkeiten des 21. Jahrhunderts stimmen dennoch nachdenklich, denn die moderne Forschung ist weit davon entfernt, die Funktion des Gehirns zu verstehen. Was wir über das zentrale Nervensystem wissen, basiert zum größten Teil auf toxikologischen Beobachtungen.

Um Toxikologie zu begreifen, bedarf es der Beschäftigung mit chemischen Substanzen und dem menschlichen Körper. Die chemische Fachsprache bedient sich kryptischer Zeichen und pathologisch bemüht der medizinische Jargon für Laien unverständliche Abkürzungen. Durch falsch verstandene Fachbegriffe haben Menschen schon Schaden erlitten: Hyper (über) und hypo (unter), inter (zwischen) und intra (innerhalb), super (oberhalb) und sub (unterhalb), I.U. (internationale Einheit) und i.v. (intravenös) – wie ähnlich klingt die Phonetik für gänzlich Verschiedenes.

„Toxikologie und Gefahrstoffe – Gifte, Wirkungen, Arbeitssicherheit" bemüht sich um eine didaktische Synthese über die Grenzen der Fachgebiete hinweg. Es wendet sich an Studierende, die einen nachvollziehbaren Überblick zu toxikologischen Fragestellungen in **Arbeitsschutz**, **Chemielabor**, **Apotheke** und **Klinik** suchen. Ohne auf naturwissenschaftliche und medizinische Detailtreue zu verzichten, werden Grundlagen und Praxiswissen zu einer Gesamtsicht vernetzt, die auch für interessierte Laien nützliche Einsichten und kuriosen Lesestoff bereithält. Anschauliches Bildmaterial, Übersichtstabellen und Fallbeispiele ergänzen ein Höchstmaß an nachschlagenswerter Information. Das umfangreiche Sachwortregister führt zielsicher durch den Mikrokosmos der unvermeidbaren Fachbegriffe und Zusammenhänge.

Die beschriebenen Rezepturen und Therapien sind keine Empfehlungen oder Handlungsanweisungen.

Hinweise und Ergänzungen, die zur Verbesserung und Weiterentwicklung des Buches beitragen, werden unter der Verlagsadresse oder per E-Mail (lektorat@europa-lehrmittel.de) dankbar entgegengenommen.

Winter 2013/2014

Prof. Dr. rer. nat. PETER KURZWEIL

Inhalt

1 Grundlagen der Toxikologie 1

1.1 Chemikalien und Wirkstoffe 1
1.2 Vergiftungen und Gegengifte..... 4
1.3 Toxikologische Stoffprüfung...... 16
1.4 Umwelt- und Arbeitsmedizin 32
1.5 Umwelt-, Öko- und Lebensmitteltoxikologie 34
1.6 Übungsaufgaben............... 36

2 Gefahrstoffe und Arbeitssicherheit 37

2.1 Regulatorische Toxikologie 37
2.2 Arbeitsschutz- und Umweltgrenzwerte 45
2.3 Gefahrensymbole und Risiken.... 52
2.4 Transport, Lagerung, Entsorgung 94
2.5 Übungsaufgaben............... 98

3 Erstickende, reizende und ätzende Stoffe: Gase, Dämpfe, Säuren und Basen 100

3.1 Lokal reizende Gase 100
3.2 Systemisch giftige Gase 112
3.3 Sauerstoff und Radikale 120
3.4 Erstickende und narkotische Gase 124
3.5 Säuren, Laugen und Salze 128
3.6 Methämoglobinbildner.......... 133
3.7 Exkurs in die Rechtsmedizin...... 138
3.8 Chemische Kampfstoffe I: Atem- und Hautgifte 141
3.9 Brandmittel 145
3.10 Übungsaufgaben............... 146

4 Organische Verbindungen und Lösemittel: Krebserzeugende und sensibilisierende Stoffe..... 147

4.1 Kohlenwasserstoffe............. 147
4.2 Chemie der Krebsentstehung..... 160
4.3 Halogenkohlenwasserstoffe...... 165
4.4 Sauerstoff- und Schwefelverbindungen 172
4.5 Stickstoffverbindungen.......... 186
4.6 Nicht genotoxische Kanzerogene. . 207
4.7 Sensibilisierende Stoffe 211
4.8 Übungsaufgaben............... 220

5 Halogenverbindungen, Phenole und Ester: Biozide, Teratogene und endokrine Modulatoren...... 221

5.1 Neurotransmission und Botenstoffe................ 221
5.2 Biozide und Umweltchemikalien . . 229
5.3 Zyklische Chlorkohlenwasserstoffe........................ 231
5.4 Antioxidantien: Alkylphenole und Arylether.................. 241
5.5 Phenoxycarbonsäuren 243
5.6 Weichmacher 244
5.7 Nervengifte 246
5.8 Phosphorsäureester und chemische Kampfstoffe II 248
5.9 Carbamate, Pyrethroide, neue Insektizide................ 252
5.10 Herbizide 254
5.11 Fungizide 257
5.12 Organozinnverbindungen und Holzschutz................. 260
5.13 Reproduktions- und entwicklungsschädliche Stoffe ... 260
5.14 Endokrin wirksame Substanzen und Immuntoxizität............. 264
5.15 Übungsaufgaben............... 267

6 Lebensmittelzusatzstoffe und Kosmetika 268

6.1 Nährstoffe in Lebensmitteln...... 268
6.2 Rückstände in Lebensmitteln 275
6.3 Lebensmittelzusatzstoffe 276
6.4 Kosmetika 292
6.5 Übungsaufgaben............... 299

7 Alkohol und Konsumdrogen: Schmerz-, Schlaf- und Betäubungsmittel 300

7.1 Alkohole und Phenole........... 300
7.2 Einblick in die Rechtsmedizin..... 306

7.3 Psychostimulantien und Entaktogene 309
7.4 Psychedelika und Halluzinogene . . 314
7.5 Analgetika 318
7.6 Vergiftungen durch legale Schmerzmittel 324
7.7 Beruhigungs- und Schlafmittel. . . . 326
7.8 Psychopharmaka 327
7.9 Lösungsmittelmissbrauch. 328
7.10 Grundstoffüberwachungsgesetz (GÜG) 331
7.11 Übungsaufgaben. 331

8 Toxikologie der Elemente: Anorganische und metallorganische Verbindungen 332

8.1 Chelatbildner 332
8.2 Alkalimetalle: Gruppe 1 (Ia) 334
8.3 Erdalkalimetalle: Gruppe 2 (IIa) . . . 336
8.4 Borgruppe: Gruppe 3 (IIIa) 339
8.5 Kohlenstoffgruppe: Gruppe 4 (IVa) 342
8.6 Stickstoffgruppe: Gruppe 5 (Va) . . . 347
8.7 Chalcogene: Gruppe 6 (VIa) 350
8.8 Kupfergruppe: Gruppe 11 (Ib). 351
8.9 Zinkgruppe: Gruppe 12 (II b) 354
8.10 Seltenerdmetalle und Actinoide: Gruppe 3 (IIIb) 359
8.11 Titangruppe: Gruppe 4 (IV b) 361
8.12 Vanadiumgruppe: Gruppe 5 (V b) . 361
8.13 Chromgruppe: Gruppe 6 (VI b). . . . 362
8.14 Mangangruppe: Gruppe 7 (VII b) . . 364
8.15 Eisenmetalle: Gruppe 8–10 (VIII b) 364
8.16 Platinmetalle: Gruppe 8–10 (VIIIb) . 368
8.17 Übungsaufgaben. 370

9 Partikel, Radioaktivität und Strahlung: Stäube, Licht, elektromagnetische Wellen. 371

9.1 Stäube, Fasern und Schweißrauch 371
9.2 Radionuklide und radioaktive Strahlung 376
9.3 Nichtionisierende Strahlung. 383
9.4 Übungsaufgaben. 386

10 Alkaloide und Naturstoffe: Pflanzengifte und kardiale Toxine. . 387

10.1 Einblick in die Welt der Pflanzen und ihre Inhaltsstoffe 387
10.2 Heterozyklische Naturstoffe 388
10.3 Alkaloide vom Pyridin- und Piperidintyp: Tabak 392
10.4 Tropan-Alkaloide: Nachtschattengewächse und Koka 397
10.5 Chinolizidin-Alkaloide 400
10.6 Chinolin-Alkaloide. 401
10.7 Isochinolin-Alkaloide: Opiumalkaloide 402
10.8 Indol-Alkaloide: Pfeilgifte 405
10.9 Pyrrolizidin-Alkaloide 412
10.10 Diterpen-Alkaloide. 413
10.11 Steroid-Alkaloide. 415
10.12 Herzwirksame und cyanogene Glycoside 417
10.13 Toxische Aminosäuren und Proteine 421
10.14 Ätherische Öle, Terpene, Polyine . . 424
10.15 Saponine 432
10.16 Pflanzen mit Reizwirkung auf den Magen-Darm-Trakt. 433
10.17 Hautreizende und allergisierende Pflanzeninhaltsstoffe 435
10.18 Kanzerogene Pflanzeninhaltsstoffe. 437
10.19 Übungsaufgaben. 438

11 Tiergifte 440

11.1 Giftschlangen. 441
11.2 Insekten *(Hexapoden)*. 446
11.3 Spinnen *(Araneae)* 449
11.4 Skorpione. 450
11.5 Amphibien (Lurche, *Amphibia*) . . . 450
11.6 Vögel. 452
11.7 Reptilien (außer Schlangen) 452
11.8 Meerestiere 452
11.9 Säugetiere 457
11.10 Übungsaufgaben. 457

12 Pilzgifte und bakterielle Toxine: Lebensmittelvergiftungen und Allergene 458

12.1 Parenchymgifte 458
12.2 Pilzgifte mit zentralnervöser Wirkung 460
12.3 Pilze mit gastrointestinalen Reizstoffen 461
12.4 Gifte und Allergene in Speisepilzen 462
12.5 Pilzgifte in Lebensmitteln 463
12.6 Bakterielle Toxine 468
12.7 Biologische Kampfstoffe 472
12.8 Antiinfektiöse Wirkstoffe 474
12.9 Novel Food 477
12.10 Übungsaufgaben 478

ANHANG

13 Lösungen der Übungsaufgaben . . . 479
14 Fachbegriffe: Chemie, Pharmakologie, Medizin . 490
15 Weiterführende Literatur und Internethinweise 505
16 Sachwortverzeichnis 506

1 Grundlagen der Toxikologie

1.1 Chemikalien und Wirkstoffe

1.1.1 Geschichte und Wesen der Toxikologie

Als Teilgebiet der Pharmakologie untersucht die **Toxikologie** – von griechisch *toxikon* (Gift) und *logos* (Lehre) – unerwünschte Wirkungen durch Substanzen und Umwelteinwirkungen, um Gefahren für die Gesundheit von Mensch und Tier und die belebte Umwelt abzuwenden und Risiken abzuschätzen.

Toxikologie ist die Lehre von den schädlichen Wirkungen von Stoffen und Umwelteinflüssen auf lebende Organismen.

Die Steinzeitmenschen kannten Pfeil- und Schlangengifte, die alten Griechen um 1400 v. Chr. Opium, die Chinesen um 1000 v. Chr. Eisenhut und Arsen. Der Eid des *Hippokrates* (460–370 v. Chr.) verbot Ärzten die Gabe tödlicher Gifte und fruchtabtreibender Zäpfchen. Der griechische Arzt *Dioskurides* (1. Jh. n. Chr.) schätzte die „Liebespflanze" Mandragora (Alraune). *Plinius* der Ältere (23–79) und *Galen* (129–199) erwähnten Quecksilber, Bilsenkraut und Schierling. *Georgius Agricola* (1494-1555) beschrieb die Bleivergiftung. Mittelalterliche Alchemisten brauten giftwidrige Lebenselixiere.

Gifte rufen schädliche Wirkungen hervor. *Paracelsus* (▶1) erkannte, dass Vergiftungen durch Verdünnen des Giftes abgewendet werden können. Er nutzte Opiumtinktur (Laudanum) und entzündungshemmende Harze (Opodeldok), behandelte Blutarmut (Anämie) mit Eisensalzen und Syphilis mit Quecksilber. Lungenkrankheiten bei Bergarbeitern schrieb er metallischen Dämpfen zu und die Verbreitung von Kröpfen dem niedrigen Mineralgehalt von Trinkwasser. Seine **Signaturenlehre**, wonach die äußere Gestalt von Pflanzenteilen deren pharmakologische Wirkung verrät, hat sich jedoch als falsch erwiesen. ▶2
Die Grenzen zwischen Arzneimitteln und Giften sind fließend. Täglich nehmen wir mit der Nahrung körperfremde Stoffe auf, ohne uns zu vergiften, solange die angesammelten Mengen unterhalb der **toxischen Konzentration** liegen. Kleine Mengen bestimmter Schwermetalle sind sogar lebensnotwendig.

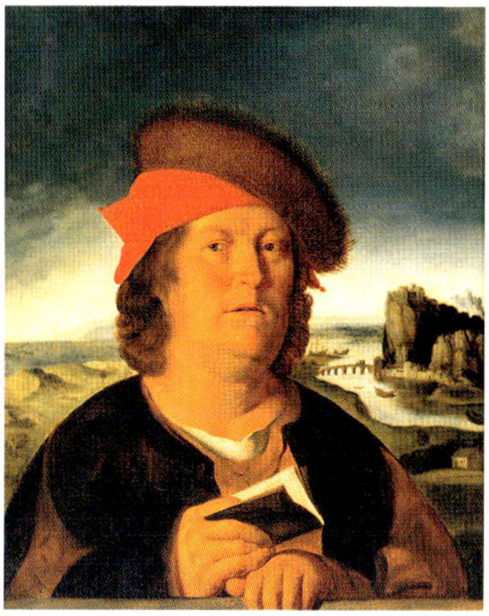

1 ***Paracelsus*** **(1493–1541),** Philippus Aureolus Theophrastus Bombastus von Hohenheim

Alle Ding' sind Gift
und nichts ohn' Gift;
allein die Dosis macht,
dass ein Ding kein Gift ist.
Paracelsus 1538

Grundsatz der Schulmedizin:
Dosis sola facit venenum.
Die Dosis allein macht das Gift.

Signaturenlehre:
Die Nadeln der Distel sind ein Zeichen, „dass kein besser Kraut ist für den inwendigen Stechen".

2 Grundsätze

1.1.2 Natürliche und synthetische Gifte

Alle Stoffe in Technik, Chemie und Medizin werden aus Erzen, fossilen oder nachwachsenden Rohstoffen gewonnen (▶3). Wer Naturstoffe für gut und chemische Produkte für schlecht erklärt, übersieht, dass beide häufig den gleichen Wirkstoff enthalten.

Das gleiche Molekül hat die gleiche toxikologische Wirkung, unabhängig davon, ob es natürlich oder synthetisch ist.

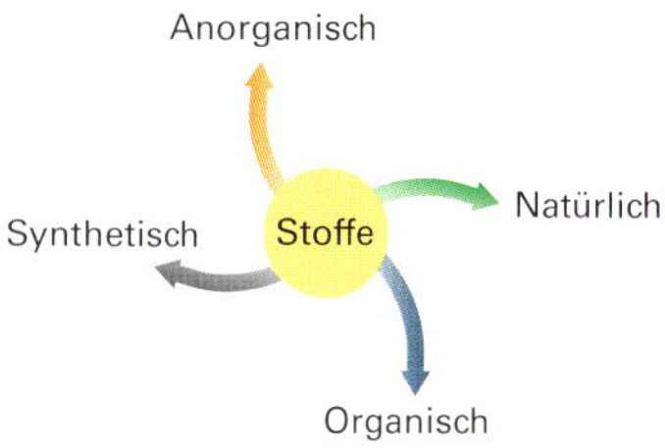

3 Einteilung der Stoffe

Wirkstoff	Vorkommen
Atropin*	Tollkirsche, Bilsenkraut, Stechapfel
Digitalisglycoside*	Fingerhut
Ergotin*	Mutterkorn (Pilz) auf Roggen
Aflatoxin	Schimmelpilze auf Lebensmitteln
Amanitin	Knollenblätterpilz
Botulinustoxin	verdorbene Konserven
Coniin	Fleckschierling, Hundspetersilie
Muscarin	Fliegenpilz
Nicotin	Tabak
Nitrosamine	geräucherte Lebensmittel
Tetanustoxin	Erdreich

* als Arzneimittel genutzt

1 Gifte in der Natur

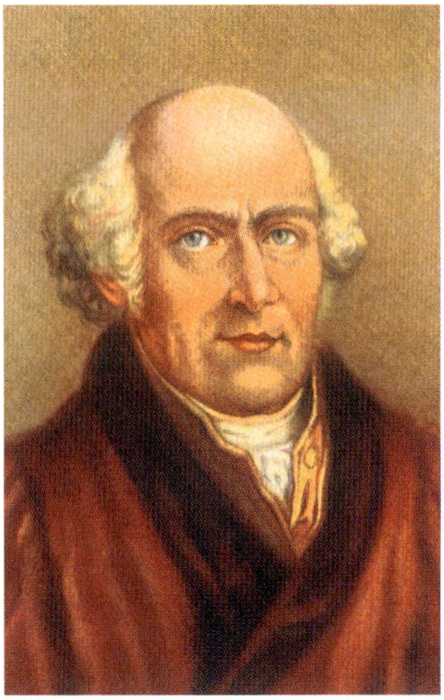

2 Samuel Hahnemann

Ähnliches werde
durch Ähnliches geheilt
(similia similibus curentur)
Hahnemann 1796

Die gefährlichsten **Gifte in der Natur** kommen in Bakterien und Pilzen vor (▶1). Drei Nanogramm Botulinustoxin führen zum Tod; Spuren von Aflatoxin können Leberkrebs auslösen. Aus dem eingetrockneten Milchsaft des Schlafmohns *(Papaver somniferum)* stammt der Wirkstoff des Opiums, das Morphin. Dieses in der Medizin unverzichtbare Schmerzmittel kann auch im Labor synthetisiert werden, jedoch sind die Kosten dafür hoch. Deshalb dient die Ackerpflanze als Rohstoff für das Medikament. Das „natürliche" Morphin unterscheidet sich in keiner Weise vom synthetischen Labormolekül. Durch chemische Umsetzung des Morphinmoleküls mit Essigsäureresten (Acetylierung) erhält man die halbsynthetische Suchtdroge Heroin (Diacetylmorphin).

Die naturwissenschaftliche **Pflanzenheilkunde** (Phytotherapie) erschließt durch pharmazeutische und botanische Forschung neue Wirkstoffe aus Heilpflanzen, z. B. das Krebsmedikament Taxol aus der Rinde der pazifischen Eibe *(Taxus brevifolia)*. Phytopharmaka unterliegen der Prüfung nach dem Arzneimittelgesetz.

1.1.3 Homöopathische Potenzen

Christian Friedrich Samuel Hahnemann (1755–1843, ▶2) geißelte die in der Schulmedizin (Allopathie) um 1800 übliche Überdosierung von Arzneimitteln und empfahl hohe Verdünnungen. Die von ihm begründete **Homöopathie** behandelt Kranke mit Medikamenten, die bei Gesunden in hoher Dosis ähnliche Krankheitsbilder hervorrufen. Krankheitssymptome und Arzneibild sollen sich nach homöopathischer Lehre decken. So wird das Gift der Tollkirsche *(Belladonna)* gegen Scharlach und das Schwermetall Thallium gegen Haarausfall eingesetzt.

Die Wirkstoffe werden mit Wasser, Alkohol, Glycerin, Milchzucker oder Saccharose verdünnt. Für die **homöopathische Potenz** D6 = $1:10^6$ wird sechsmal hintereinander ein Teil des immer weiter verdünnten Wirkstoffes mit jeweils neun Teilen Trägersubstanz durch „zehn kräftige Schüttelschläge" vermischt. Bei C-Potenzen erfolgt die Verdünnung in Hunderterschritten.

Dezimalpotenz:	$Dn = 1:10^n$	S. 3 ▶1
Centesimalpotenz:	$Cn = 1:100^n$	
Quinquagesimillesima:	Q = 1:50000 = LM	

Hochpotenzen enthalten rechnerisch keinen Wirkstoff mehr. D17 wird durch eine Tollkirsche in der Leipziger Trinkwasserversorgung ($34 \cdot 10^6$ m^3 im Jahr) erreicht. D24 entspricht dem Auflösen einer Kopfschmerztablette im Atlantischen Ozean. D30 bedeutet ein Molekül in 30 m^3 Wasser; D78 ein Molekül im gesamten Universum. Die winzigen Substanzgaben zeigten in klinischen Studien bislang keine Wirkung, die den Placeboeffekt übersteigt.

Das mechanische Verreiben und Verschütteln bei der stufenweisen Potenzierung ändert nichts am molekularen Aufbau des Wirkstoffes. Bei der Herstellung homöopathischer Arzneien reichern sich allenfalls Verunreinigungen aus der Luft und Abrieb der Gefäßwandungen an; es gibt auch kein absolut sauberes Verdünnungswasser.

Gäbe es ein „Strukturgedächtnis“ von Lösungen, könnte man es auch technisch nutzen und Computer damit bauen; doch Wasserstoffbrückenbindungen werden zu schnell geschlossen und wieder gebrochen, um „Information“ im Wasser zu erhalten.

> Bloßes Verdünnen verändert Moleküle chemisch nicht; allein die toxikologisch wirksame Menge (Dosis) sinkt.

Bei **Niedrigpotenzen** (bis D6) sind Vergiftungen möglich, z. B. mit Quecksilber, Arsen, Strychnin, Bakterien- und Pilzgiften. Viele in der Homöopathie verwendete Ursubstanzen sind giftig. Mit einem Tropfen Quecksilber D4 (5 µg) wird der Trinkwassergrenzwert von 1 µg/L überschritten (▶1).

Schüßler-Salze nach *Wilhelm Heinrich Schüßler* (1821–1898) sollen einen gestörten Mineralhaushalt ausgleichen. Zu den giftigen Ergänzungsmitteln späterer Autoren zählen Lithiumchlorid, Kalium- und Kupferarsenit, Arsentriiodid, Selen (D6) und Kaliumdichromat D12.

Die **Bach-Blütentherapie** nach *Edward Bach* (1886-1936) für ursprünglich 38 seelische Gleichgewichtsstörungen beruht auf Blüten und Pflanzenteilen von Gartengewächsen, die ausdrücklich keine Heilpflanzen sind. Sie werden in Wasser gelegt oder gekocht, 1:1 mit Alkohol konserviert und anschließend 1:240 verdünnt.

Die Selbstmedikation mit „alternativen Heilmitteln“ birgt die Gefahr der Verzögerung medizinischer Diagnostik und Therapie.

	Verdünnung	Einheit	entspricht einem Zuckerwürfel in
D1	1 : 10		1 Schnapsglas (27 mL)
D2	1 : 100	%	2 Tassen (270 mL)
D3	1 : 1000	‰	4 Flaschen (2,7 L)
D6	$1:10^{6}$	mg/kg ppm	Tankwagen (2,7 m^3)
D9	$1:10^{9}$	µg/kg ppb	Öltanker (2700 m^3)
D12	$1:10^{12}$	ng/kg ppt	Talsperre Oestertal ($2{,}7 \cdot 10^{6}$ m^3)
D15	$1:10^{15}$	pg/kg ppq	Starnberger See: $2{,}7 \cdot 10^{9}$ m^3
D23	$1:10^{23}$	1 Tropfen im Mittelmeer	
D30	$1:10^{30}$	1 Tropfen in 50 Erdvolumina	

1 Homöopathische Potenzen

1.1.4 Teilgebiete der Toxikologie

Die Toxikologie betrachtet alle Bereiche des täglichen Lebens: Arzneimittel, Lebensmittel, Bedarfsgegenstände, Pestizide, Umweltschadstoffe und Arbeitsschutz (▶2). Nachbardisziplinen sind Chemie, Pharmakologie, Medizin und Biologie, speziell analytische Chemie und Biochemie, Physiologie, Pathologie, Arbeitsmedizin, Rechtsmedizin, innere Medizin, Anästhesiologie und Pädiatrie, sowie Genetik.

Die **klinische Toxikologie** widmet sich der Diagnose und Behandlung von Vergiftungen. Grenzwerte für Schadstoffe am Arbeitsplatz und in Ökosystemen fallen ins Gebiet der **Gewerbetoxikologie** und **Umwelttoxikologie**. *Rudolf Buchheim* (1820-1879) führte 1847 Tierversuche in die Medizin ein, *Max von Pettenkofer* (1818–1901) definierte „Erträglichkeitswerte“ für Gase, ehe *Louis Levin* (1850–1929) den **Arbeits- und Gesundheitsschutz** begründete. Seit 1960 gibt es an deutschen Universitäten eigenständige Institute für Toxikologie.

Die **forensische Toxikologie** unterstützt die Aufklärung von Straftaten, z. B. durch den Nachweis von Alkohol, Drogen und Medikamenten und die Beurteilung von Vergiftungen und Todesfällen. Der Belgier *Jean Servais Stas* (1813-1891) gilt als ihr Begründer. 1850 überführte er den Grafen *Bocarmé* des Mordes, indem er das bis dahin wenig bekannte Gift Nicotin aus Leichenteilen extrahierte. Nicotin ist löslich, so konnte *Stas* damals gän-

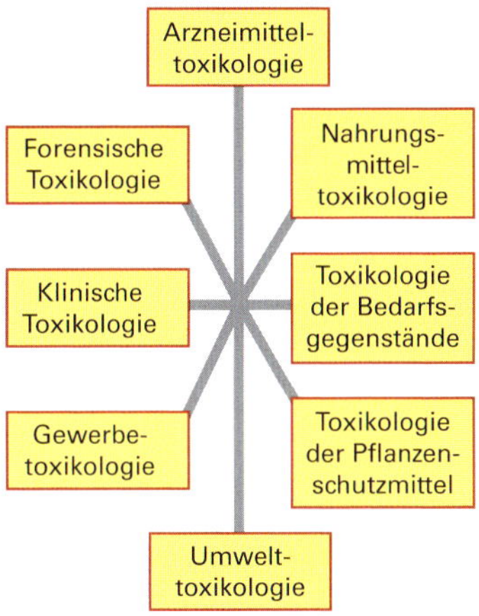

2 Teilgebiete der Toxikologie

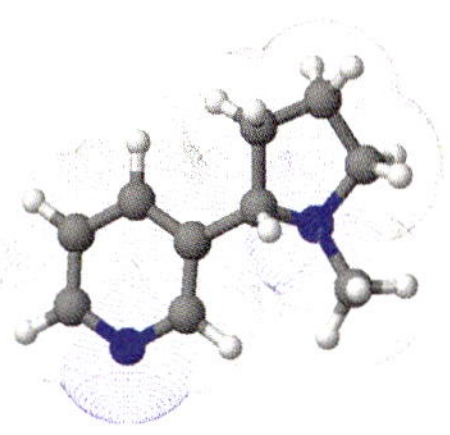

3 Nicotinmolekül

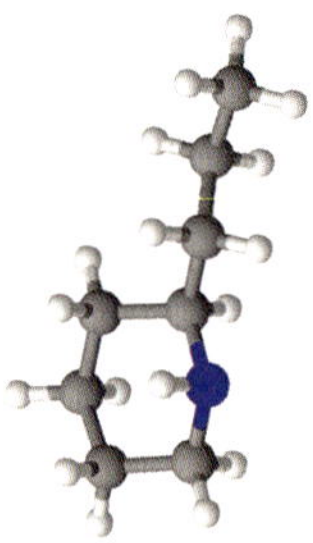

1 Coniin

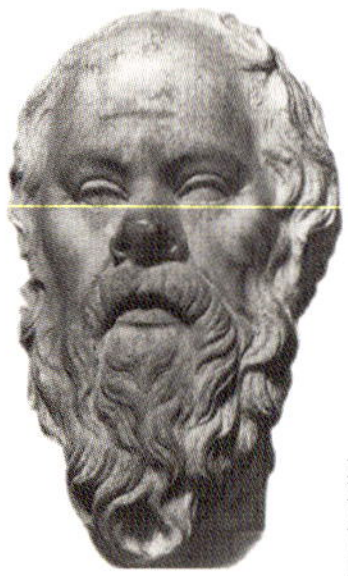

2 *Sokrates*

gigere Gifte wie Colchicin, Strychnin, Atropin, Codein, Coniin, Morphin und Curarin ausschließen. S. 3 ▶3

Der Giftmord ist seit der Antike bekannt. *Sokrates* (470–399 v. Chr.), der wegen Gottlosigkeit und verderblichen Einflusses auf die Jugend angeklagte Philosoph, wurde mit dem Schierlingsbecher hingerichtet. Das Gift des gefleckten Schierlings (Coniin) erzeugt Schwindel, Atemnot und schmerzhafte Lähmungen bei vollem Bewusstsein, bis der Tod durch Ersticken eintritt. ▶1–2 Der Vatermord mit Opium ist von den alten Römern überliefert. Dem im 19. Jahrhundert populären Giftmord mit Arsen setzte der chemische Nachweis mit der *Marsh*-Probe (1836) ein Ende.

1.2 Vergiftungen und Gegengifte

Die **Toxikodynamik** beschreibt die direkte Wirkung eines Giftes, die **Toxikokinetik** verfolgt den zeitlichen Verlauf der Vergiftung von der Aufnahme bis zur Ausscheidung. Bei Arzneimitteln im therapeutischen Bereich spricht man von **Pharmakodynamik** und **Pharmakokinetik**.

1.2.1 Toxikodynamik

Toxikodynamische Studien klären den molekularen Mechanismus von Vergiftungen auf und untersuchen die Störung von Körperfunktionen in Abhängigkeit von der verabreichten Dosis.

Rezeptortheorie

Arzneimittel und Gifte greifen an biologischen Makromolekülen, den **Rezeptoren**, an. Nicht Sinneszellen und physiologische Reize sind beteiligt, sondern das Wirkstoffmolekül bindet chemisch an haptophore (haftvermittelnde) und aktophore (wirksame) Gruppen: der **Rezeptor-Agonist-Komplex** (▶3) ändert daraufhin seine Raumstruktur (Konformation) und löst einen Effekt aus, z. B. einen elektrischen Impuls oder die Hemmung eines Enzyms. Auf den Reiz hin kommt es als Ergebnis weiterer chemischer Vorgänge zu einer **Wirkung** irgendwo im Körper.

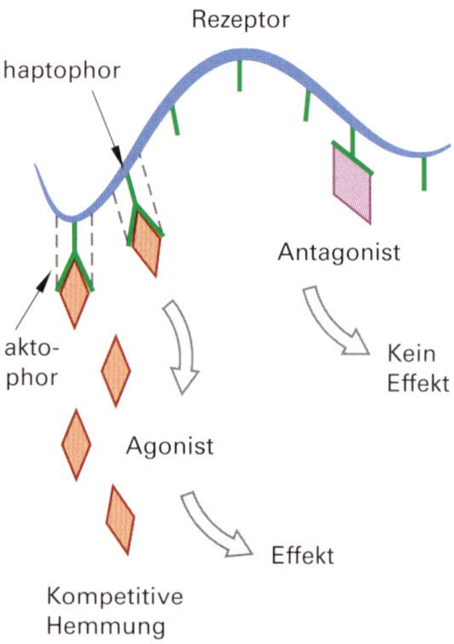

3 Rezeptor-Agonist-Komplex und antagonistische Hemmung
$\mathbf{R + W \rightleftharpoons RW \rightleftharpoons RW' \rightleftharpoons R + W'}$

Strychnin beispielsweise besetzt Rezeptoren im zentralen Nervensystem und löst Krämpfe der quergestreiften Muskulatur im gesamten Bewegungsapparat aus. Je höher die Strychninkonzentration ist, umso mehr Rezeptor-Wirkstoff-Komplexe werden gebildet und umso stärker ist die Giftwirkung, bis schließlich alle Rezeptoren besetzt sind. Sind bei hoher Giftkonzentration alle Rezeptoren besetzt, wachsen Reizintensität und Giftwirkung nicht weiter. Der Wirkstoff passt wie ein Schlüssel ins Schloss des Rezeptors (▶4).

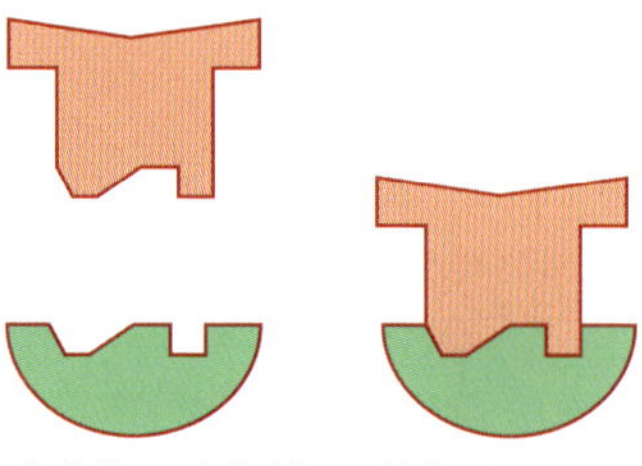

4 Schlüssel-Schloss-Prinzip

Agonisten (Wirkstoffe) konkurrieren um Bindungsplätze am Rezeptor, **Antagonisten** („Gegenmittel") mildern die Giftwirkung, indem sie die Rezeptoren blockieren.

> Die Stärke der biologischen Wirkung hängt von der Konzentration des Wirkstoffs am Angriffsort (Rezeptor) ab.

Rezeptortyp	Rezeptor	Agonist	Antagonist (Blocker)
Enzyme	Cholinesterase		Phosphorsäureester
	Phosphordiesterase		Coffein, Theophyllin, Sildenafil
	Guanylcyclase	NO, Nitrate	–
	Cyclooxygenase		Acetylsalicylsäure, Diclofenac
	Xanthinoxidase		Allopurinol
	Vit.-K-Epoxid-Reduktase	Vitamin K	Cumarine
	Cytochromoxidase		Blausäure (HCN)
Neurotransmitter- und Hormonrezeptoren	Muscarinrezeptor	Muscarin	Atropin
	Dopaminrezeptor	Dopamin	Neuroleptika: Haloperidol
	Opioidrezeptor	Morphin	Morphinantagonisten: Naloxon
Ionenkanäle (spannungs- oder ligandengesteuert)	Natriumkanal	Aconitin, Pyrethroide, Veratridin	Tetrodoxin, Chinidin, Lidocain
	Nicotinrezeptor	Nicotin	Curare, α-Bungarotoxin
	Glycin-Chlorid-Kanal	Glycin, Taurin	Strychnin
Neurotransmitter transporter	γ-Aminobutansäure (GABA)		Tiagabin, Guvacin
	Dopamin		Cocain
Strukturproteine	Microtubuli		Colchicin
	Actin		*C. botulinum*-C_2-Toxin
weitere Rezeptoren	Hämoglobin		CO, *p*-Dimethylaminophenol
	Antithrombin III	Heparin	–
	Immunreaktionen	Antigene	Antikörper

1 Beispiele für durch Rezeptoren vermittelte Wirkungen von Arzneimitteln und Giften

Mechanismen der Giftwirkung

Wirkstoffe blockieren oder aktivieren **Funktionsproteine** (Rezeptoren, Enzyme, Trägermoleküle); sie stören biochemische Reaktionen (z. B. ATP-, Glutathion-, Photosynthese) durch Eingriff in Stoffgradienten und Verbrauch von Cofaktoren (Metallionen, ATP, NAD, NADP). Lösungs- und Waschmittel verändern den natürlichen Stoffaustausch an Membranen. ▶1–2

Nervengifte blockieren die **Signalübertragung** durch Botenstoffe (in den Synapsen), Hormone (zwischen Organen) oder Zytokine (zwischen Nachbarzellen).
Der Angriff auf Nucleinsäuren hemmt das **Zellwachstum** und das Immunsystem und kann Tumoren auslösen. Die Zellvermehrung (Proliferation) hängt von Protein- und Nucleinsäuresynthese, Energiestoffwechsel, Membranprozessen und Regelkreisen (Homöostase: konstanter Blutkreislauf, Elektrolyt-, Wasser-, Wärme- und Säure-Basen-Haushalt) ab. Gifte stören die Zellreifung und Differenzierung, ein Beispiel sind Stammzellen im Knochenmark, die zu Blutkörperchen reifen. Schlangengifte und Komplexbildner hemmen die Zelladhäsion oder Aggregation.

Ohne Rezeptorvermittlung verlaufen Säure-Base-Reaktionen, Denaturierung von Proteinen, Chelatbildung von Metallionen, Adsorption, Osmose, Lösungsvorgänge und Veränderungen der Membranpermeabilität.

1. Plasmamembran:
Tenside, Peroxide

2. Ionenkanäle:
Gramicidin

3. Na-K-ATPase:
Digitalis, Vanadat

4. Oxidative Phosphorylierung in den Mitochondrien:
Cyanid, Azid, Fluorid

5. Proteinbiosynthese im endoplasmatischen Retikulum:
Cycloheximid, Puromycin

6. Glycolyse im Zellplasma:
Arsen

7. DNA-Synthese im Zellkern:
Actinomycin

8. RNA-Synthese im Zellkern:
Amanitin, Trichothecen

2 Giftwirkung auf Zellbestandteile

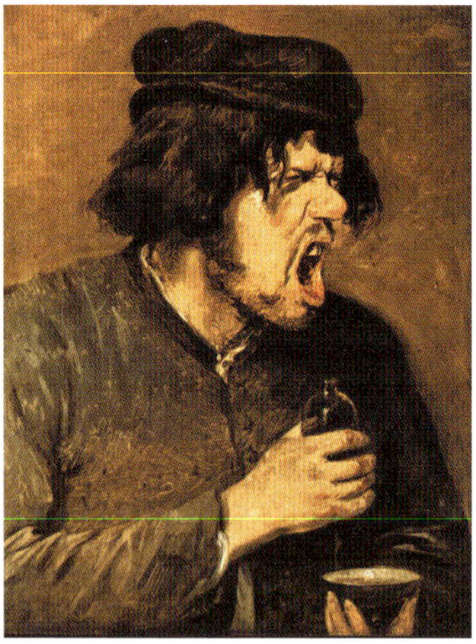

1 Der bittere Trank nach *Adriaen Brouwer* (1605–1638)

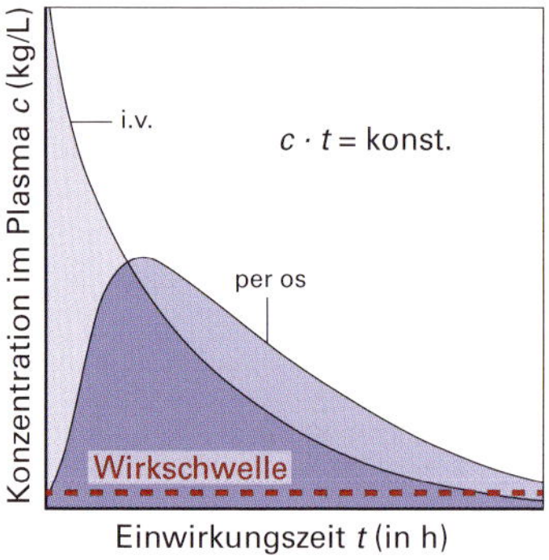

2 Konzentration-Zeit-Kurve

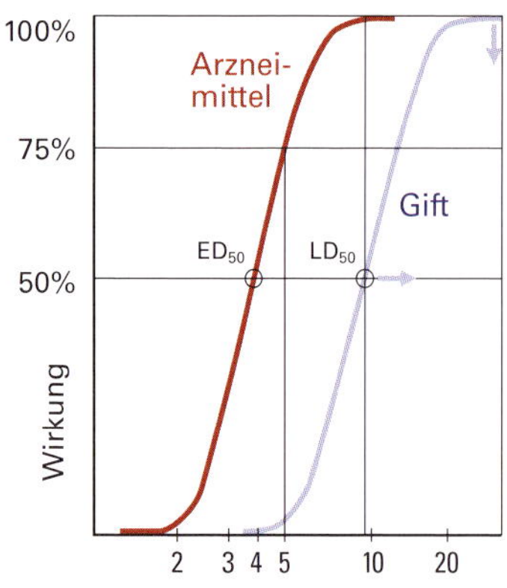

3 Dosis-Wirkungs-Kurven und Wirkung von Antagonisten

1.2.2 Dosis-Wirkungsbeziehungen

Die Wirkung einer Substanz hängt von der aufgenommenen Menge, der **Dosis** ab, die man auf das Körpergewicht bezieht. **Einwirkungszeit**, **Einwirkungshäufigkeit** und **Einwirkungsart**, d. h. der Kontaktort und Aufnahmeweg, sind ebenfalls wichtig.

Einheit der Dosis: Milligramm pro Kilogramm Körpergewicht.

Für dieselbe Wirkung benötigt ein 100 kg schwerer Mensch die doppelte Wirkstoffmenge wie ein 50 kg schwerer (▶1). Bei Kindern wird die Dosis auf die Körperoberfläche bezogen ($g \cdot m^{-2}$).

Haber-Regel

Eine Dosis von 100 mg pro Stunde wirkt gleich wie eine Dosis von 25 mg über 4 Stunden. Eine kleine Dosis entfaltet über eine lange Einwirkzeit die gleiche Wirkung wie eine hohe Dosis über kurze Zeit. Einzelgaben summieren sich in ihrer toxischen Wirkung. Entscheidend ist das Produkt aus Dosis mal Zeit. Eine intravenös (i.v.) und eine oral (per os, p.o.) verabreichte Substanz haben dann dieselbe Wirkung, wenn die Fläche unter der Blutplasma-**Konzentration-Zeit-Kurve** gleich ist. ▶2

Konzentration $c \cdot$ Zeit t = konstant $\qquad A = \int c(t)\,dt$

c wird in mol (oder mg) pro Liter Blutplasma angegeben.

Bei intravenöser Injektion (i.v.) wird der Wirkstoff zu 100 % vom Körper genutzt. Die **Bioverfügbarkeit** $F = A_{i.v.}/A_{p.o.}$ aus einer Tablette (p.o.) ist weitaus geringer.

Bei vielen Stoffen wird unterhalb einer **Schwellenkonzentration** auch bei sehr langer Einwirkzeit keine Wirkung ausgelöst.

Dosis-Wirkungs-Kurve

Die **Dosis-Wirkungs-Kurve** (▶3) zeigt den Prozentsatz der Individuen, bei denen eine Substanz in zunehmend verabreichter Einzeldosis eine Wirkung erzeugt. Die gleiche Wirkstoffgabe wirkt auf Individuen höchst unterschiedlich; es herrscht eine statistische Normalverteilung vor. Man definiert daher:

Die **effektive Dosis** ED_{50} erzeugt bei 50 % der Individuen nach einer bestimmten Zeit die gewünschte Wirkung.

Die **letale Dosis** LD_{50} ist für 50 % der Individuen tödlich.

Der **therapeutische Index** ist LD_5/ED_{95} oder LD_{50}/ED_{50}

Ein Arzneimittel soll eine niedrige Dosis für die erwünschte Hauptwirkung und eine hohe letale Dosis haben. Wegen der unterschiedlichen Steigung der S-Kurven vergleicht man nicht den Abstand von LD_{50} und ED_{50}, sondern den therapeutischen Index, der bei Arzneimitteln mehr als 1000 beträgt.

Ein „Gegenmittel" verschiebt die S-Kurve nach rechts (bei kompetitiver Hemmung) oder drückt die maximale Wirkung (wenn es sich um einen nicht-kompetitiven Antagonisten handelt).

Letale Dosis LD_{50}

Die **LD_{50}-Bestimmung** erfolgt durch die statistische Auswertung der Dosis-Wirkungs-Kurve, die in einem Tierversuch ermittelt wurde. Für jede verabreichte Dosis D_i (in mg je kg Körpergewicht) wird die prozentuale Anzahl toter Tiere nach 48 h gezählt und gegen log D_i aufgetragen. ▶1

Die S-förmige Dosis-Wirkungs-Kurve verläuft in weiten Bereichen näherungsweise linear und liegt innerhalb des 95%-Vertrauensbereichs. Die **Benchmark-Dosis** LD_5 für Risikoabschätzungen ermittelt man, indem man bei $y = 5\%$ von der Dosis-Wirkungs-Geraden nach links bis zum Schnitt mit der oberen 95%-Vertrauenslinie (Messunsicherheit) extrapoliert.

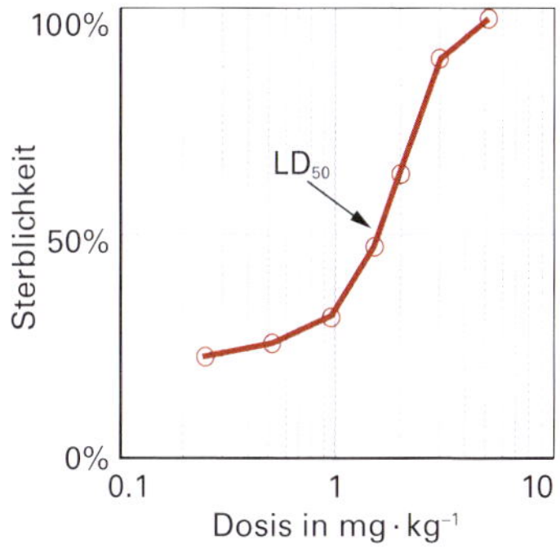

1 Bestimmung der letalen Dosis

① Tote Tiere je Dosisgruppe r_i bezogen auf den Gruppenumfang N_i: $p_i = \frac{r_i}{N_i}$ für $x_i = \log D_i$

Versuch	1	...	k
Dosis	D_1	...	D_k
Todesfälle	r_1	...	r_k
Tierzahl	N_1	...	N_k

② Logit-Transformation in eine normalverteilte Variable: $y_i = \ln \frac{r_i + N_i/40}{N_i - r_i + N_i/40}$

③ Gewichtungsfaktoren: $g_i = N_i \cdot (p_i + N_i) \cdot (1 - p_i^2)$

④ Lineare Regression:

$$\bar{x} = \frac{\sum_{i=1}^{k} g_i x_i}{\sum_{i=1}^{k} g_i} \qquad \bar{y} = \frac{\sum_{i=1}^{k} g_i y_i}{\sum_{i=1}^{k} g_i} \qquad a = \bar{y} - b\bar{x} \qquad b = \frac{\sum_{i=1}^{k} g_i (y_i - \bar{y}) x_i}{\sum_{i=1}^{k} g_i (x_i - \bar{x})^2}$$

⑤ **LD_{50}**-Schätzwert: $LD_{50} = 10^{-a/b}$

⑥ **Fehler:** Zweiseitiges Konfidenzintervall für ein vorgegebenes Vertrauensniveau von z. B. α = 95%

$$\Delta LD_{50} = 10^{-(a/b) \pm (1-\alpha/2) \cdot s} \quad \text{mit} \quad s = \frac{1}{b}\sqrt{\frac{1}{\sum_{i=1}^{k} g_i} + LD_{50} - \frac{\bar{x}^2}{\sum_{i=1}^{k} g_i (x_i - \bar{x})^2}}$$

Synergistische Wirkungen (Mischintoxikationen)

Die **Synergie** (Wechselwirkung) zweier Stoffe kann die Gesamtwirkung abschwächen oder verstärken. Das **Isobolen-Diagramm** (▶2) zeigt das Zusammenwirken zweier Stoffe im gleichen Zell- oder Organsystem. **Isobolen** stellen normierte Dosiskurven mit gleicher Wirkung dar. Die Verstärkung kann additiv oder potenzierend (= synergistisch im engeren Sinn) sein.

Der **Hazardindex** (HI) beschreibt die Gefährlichkeit einer Mischung aus N toxikologisch ähnlichen Stoffen, dabei wird die aufgenommene Dosis auf den Expositionsgrenzwert bezogen. HI > 1 bedeutet ein erhöhtes Risiko durch eine additive Wirkung. Die Weight-of-Evidence-Klassifikation (WOE) gewichtet jeden Summand zusätzlich mit einem Unsicherheitsfaktor, der die Wahrscheinlichkeit einer additiven Wechselwirkung beschreibt.

$$HI = \sum_{i=1}^{N} \frac{D_i}{D_{\lim,i}}$$

D Expositionsdosis in mg · kg⁻¹d⁻¹
$D_{\lim}$ Expositionsgrenzwert in mg · kg⁻¹d⁻¹ (Referenzdosis, RfD)

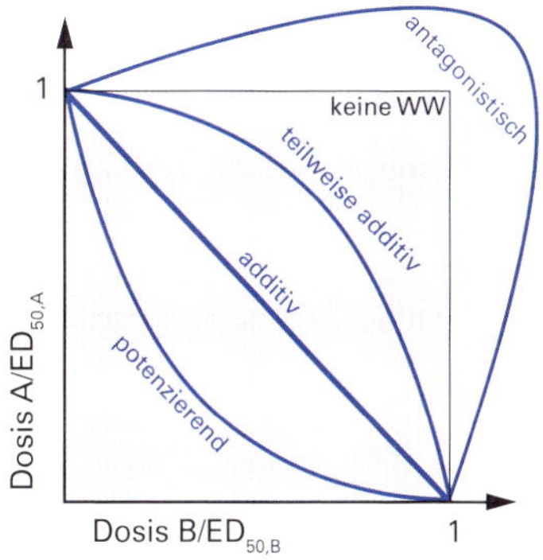

2 Isobolen-Diagramm in toxischen Einheiten (Dosis/ED_{50})

Exposition
(äußere und innere)

Toxikokinetik
Resorption, Verteilung, Elimination

Toxikodynamik
akute und chronische Wirkung

1 **Phasen einer Vergiftung**

	Fläche in m²
Mundhöhle	0,02
Rektum	0,04 – 0,07
Magen	0,1 – 0,2
Dickdarm	0,5 – 1
Haut	1,5 – 2,0
Lunge (Alveolen)	90 – 140
Dünndarm	100 – 200
Kapillar-strombahn	6000 – 8000

2 **Resorbierende Flächen im menschlichen Körper**

1.2.3 Toxikokinetik

Die **Toxikokinetik** betrachtet das zeitliche Geschehen der Vergiftung. Auf die **Exposition** (Verabreichung, engl. Intake) folgen die **Invasion** (Resorption und Verteilung, engl. Uptake, Distribution) des Giftes und die **Evasion** (Elimination) durch Umwandlung (Metabolisierung) und Ausscheidung (Exkretion). ▶1

Exposition und Resorption

Vergiftungen nehmen unterschiedliche **Expositionswege**:

- **Inhalation** bedeutet das Einatmen über die Lungen, zugleich die gefährlichste Art der Exposition gegenüber Gefahrstoffen.
- **Verschlucken**: Peroral (p. o. = per os, durch den Mund) in den Magen-Darm-Trakt aufgenommene Stoffe werden überwiegend im Dünndarm resorbiert. Lipophile (fettlösliche) Substanzen dringen auch durch die Mundschleimhaut, ohne vorher die Leber zu passieren. In der Magenschleimhaut reichert sich Salicylsäure an, während Penicillin im Magensaft zerfällt.
- **Injektion** erfolgt in die Blutbahn (i.v. = intravenös), die Skelettmuskulatur (i.m. = intramuskulär), die Bauchhöhle (i.p. = intraperitoneal), unter die Haut (s.c. = subcutan) oder durch den After (rektal). Bei intraarterieller (i.a.) statt i.v.-Injektion drohen Gefäßverschlüsse. Weil jedoch venöses Blut schnell verdünnt wird, werden Röntgenkontrastmittel und Zytostatika lokal i.a. verabreicht. Wasserlösliches Heparin s.c. und ölhaltige Präparate i.m. wirken gegenüber der i.v.-Gabe verzögert. Die gleiche Dosis wirkt intravenös stärker als bei Inhalation, oraler oder dermaler Applikation. ▶2
- Durch die **Haut** (dermal) dringen bei äußerer Verabreichung. lipophile Stoffe wie Dimethylsulfoxid leicht ein; wasserlösliche Stoffe hingegen kaum. Cocain, Tabak, Insulin und andere große hydrophile Moleküle werden auch durch die Nasenschleimhaut ins Blut aufgenommen.

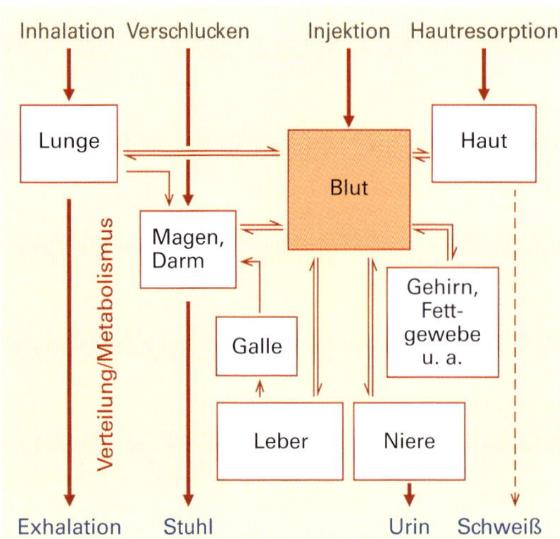

3 **Aufnahme- und Ausscheidungswege**

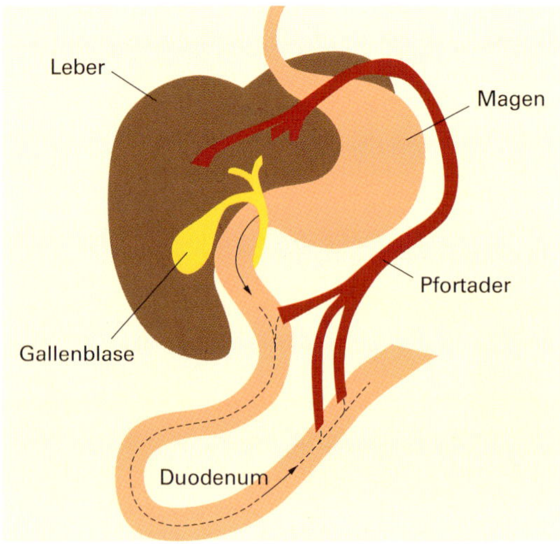

4 **Enterohepatischer Kreislauf: Darm-Leber-Blut**

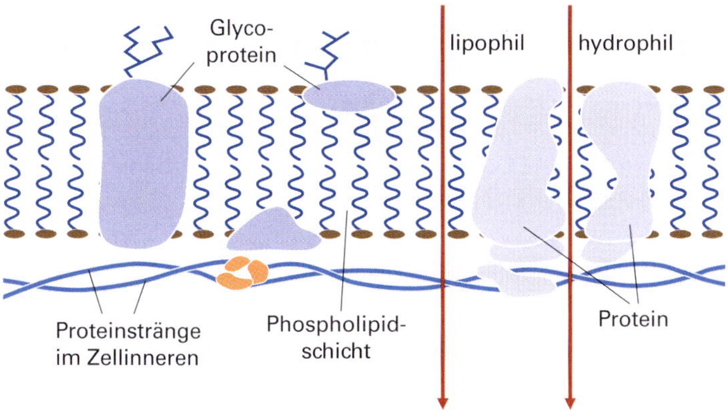

1 **Erythrozytenmembran**

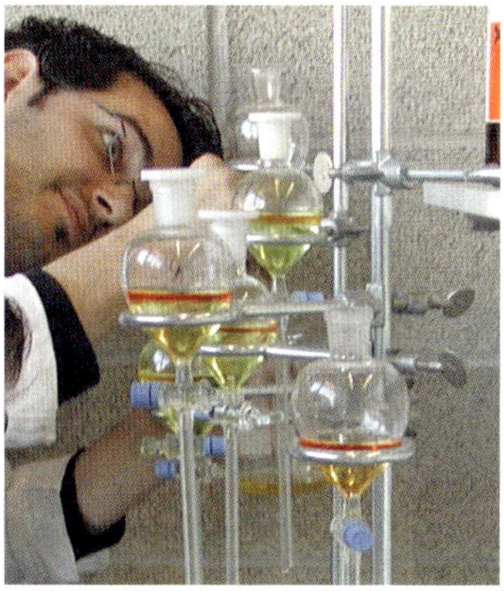

2 **Extraktion**

Resorption bedeutet die tatsächliche Aufnahme von Stoffen über Haut, Schleimhäute oder Gewebe ins Blutplasma oder in die Lymphbahn. Resorption erfolgt gleichzeitig

- durch den Magen-Darm-Trakt (S. 8 ▶3) oder
- **parenteral**, d. h. unter Umgehung des Verdauungstraktes.
- Durch den **enterohepatischen** Kreislauf gelangen im Darm bereits resorbierte Gifte erneut ins Blut. S. 8 ▶4

Gut resorbierbar sind fettlösliche (lipophile) und fein verteilte (dispergierte) Stoffe, z. B. Aerosole, Stäube und Lösungen.

Stofftransport durch Membranen

Dringen Fremdstoffe in den Körper ein, müssen sie abgestorbene Hautzellen, Lungenbläschen oder die Magen-Darm-Schleimhaut überwinden. Kleine Moleküle durchdringen Epithelbarrieren durch **Diffusion**, große Teilchen mit Hilfe von **Fresszellen**.

1. **Membranpermeation.** Unpolare Moleküle diffundieren durch Lipiddoppelschichten von Muskel-, Nieren-, Leber- und Darmzellen; Ionen und kleine polare Moleküle nutzen „Proteinporen". Die Membran aus Lipiddoppelschicht und „Proteinporen" trennt beiderseits mit Gewebewasser gefüllte Räume. ▶1, 3
Molekulare Diffusion aufgrund eines Konzentrationsgefälles (von c_1 nach c_2) ist ein langsamer Prozess, anders als die erzwungene Diffusion durch Schütteln oder Rühren. Harnstoff diffundiert durch eine 1 µm dicke Zellwand in $^1/_{2000}$ s, aber braucht für eine 1 cm lange Strecke 12,7 h. Den Stoffmengenstrom durch die Membran beschreibt das ***Fick*'sche Gesetz**:

$$\frac{dn}{dt} = \frac{D \cdot A}{s} K \cdot (c_2 - c_1)$$

dn	Stoffmengenänderung (mol)
dt	Zeitintervall (s)
D	Diffusionskoeffizient (m^2s^{-1})
A	Querschnittsfläche (m^2)
s	Diffusionsweg (0,2–10 µm)
K	Nernst-Verteilungskoeffizient
c	molare Konzentration (mol m^{-3}) links und rechts der Membran

Bei der **Extraktion** verteilt sich eine Substanz auf zwei Phasen; der größere Teil löst sich im Extraktionsmittel. ▶2

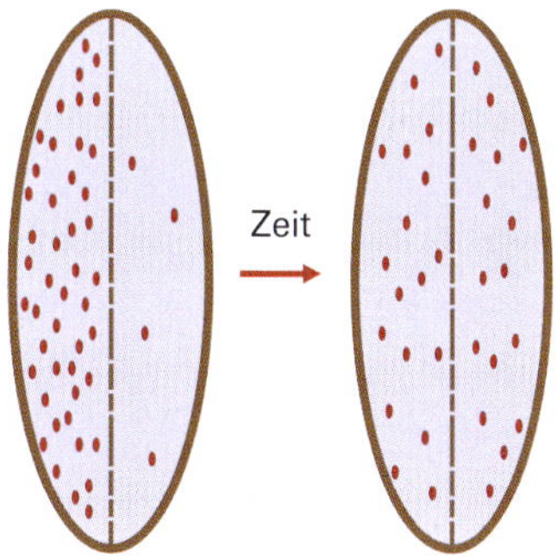

3 **Diffusion durch eine semipermeable Membran**

Stoff	K_{OW}	T
Acetamid	0,070	25 °C
Methanol	0,150	19 °C
Ameisensäure	0,386	25 °C
Diethylether	6,81	20 °C
p-Dichlorbenzol	2340	25 °C
Hexamethylbenzol	40700	25 °C

4 **Octanol-Wasser-Verteilungskoeffizient**

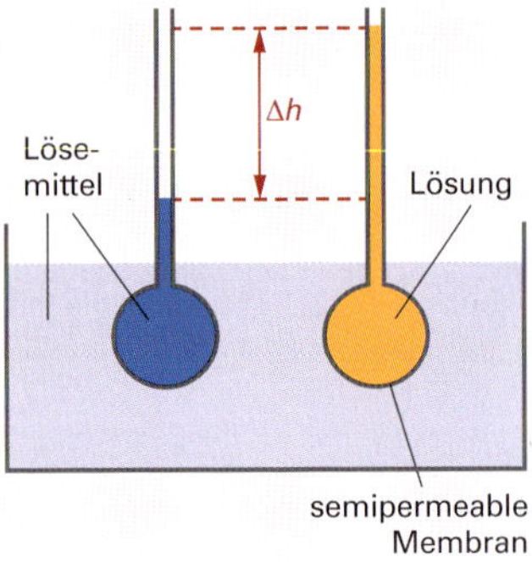

1 Osmose

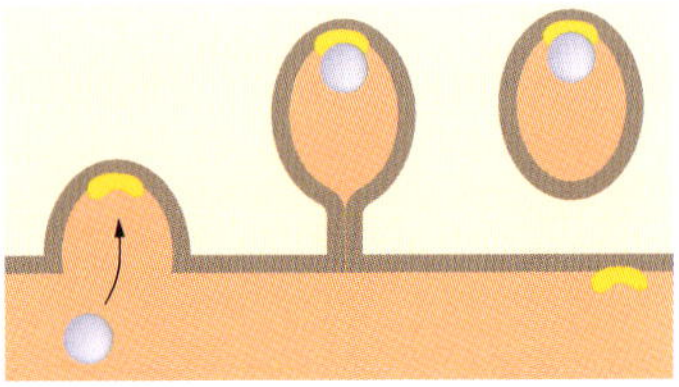

2 Endozytose

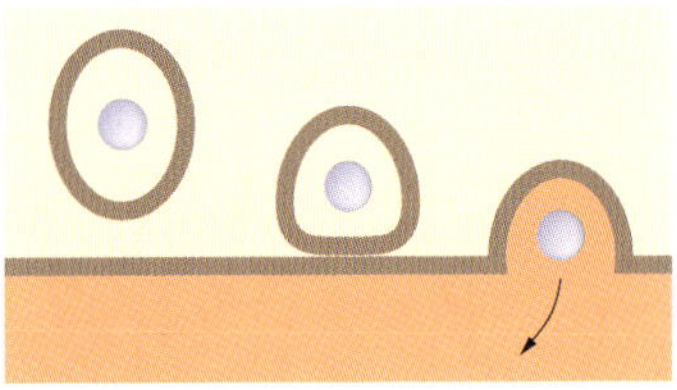

3 Exozytose

	Blutzellen	2,8 %
+	Blutplasma	4,2 %
=	Blut	7 %
+	interstitieller Raum zwischen den Geweben	18 %
=	Extrazellulärraum	25 %
+	Intrazellulärraum	45 %
=	Gesamtkörperwasser	70%
	davon: Wasser in Körperhöhlen	3 %
	gebundenes Wasser	7 %
	Trockenmasse	30 %

4 Verteilungsräume und ihr Anteil am Körpergewicht

Der ***Nernst*-Verteilungskoeffizient** K gibt das Konzentrationsverhältnis an, mit dem sich der Stoff auf organische Phase (Membranlipide) und Gewebewasser verteilt.
Der **Octanol-Wasser-Verteilungskoeffizient** K_{OW} ist bei lipophilen Stoffen groß und bei hydrophilen Stoffen klein. Beispielsweise ist Atropin ($K_{OW} = 63$) eher lipophil als hydrophil. S. 9 ▶4

Saure Wirkstoffe reichern sich in weniger sauren Räumen und basische Wirkstoffe in weniger basischen Räumen an. Die Dissoziation des Wirkstoffes in wasserlösliche Ionen hängt nämlich vom pH ab, und nur ungeladene Moleküle sind zur Membranpermeation fähig. Die ***Henderson-Hasselbalch*-Gleichung** beschreibt den pH-Wert in Pufferlösungen.

$$\mathrm{pH} = \mathrm{p}K_a + \log\frac{c(\mathrm{A}^-)}{c(\mathrm{HA})}$$

pK_a Säureexponent für die Dissoziation: $\mathrm{HA} \rightleftharpoons \mathrm{H}^+ + \mathrm{A}^-$
c molare Konzentration
HA = Säure, A = Anion

Säuren kumulieren in weniger sauren Verteilungsräumen.

2. **Membranfiltration.** Kleine polare Moleküle werden durch „Proteinporen“ regelrecht filtriert, z. B. in den Nierenkapillaren.

3. **Osmose** ist die einseitige Diffusion z. B. von Wasser durch eine Membran aus einer verdünnten Lösung in eine konzentrierte, bis die Konzentrationen gleich werden. ▶1

4. **Transport durch Trägermoleküle.** Große hydrophile Moleküle, gebunden an einen Carrier (Transporter), durchdringen Membranen in Richtung oder – beim aktiven Transport unter Energieaufwand – gegen ein Konzentrationsgefälle, z. B. in den Nierentubuli und im Gallensekret.

5. **Vesikulärer Transport.** Sehr große gelöste Moleküle oder feste Partikel, z. B. Allergene und Botulinustoxin, wandern durch

- **Endozytose** ins Zellinnere (▶2), gelöste Teilchen durch sogenannte **Pinozytose**, ungelöste Partikel durch **Phagozytose**,
- **Exozytose** aus dem Zellinneren (▶3),
- **Transzytose** durch die Zelle hindurch.

Dabei schnüren unter Energieaufwand (ATP-Verbrauch) Bläschen (Vesikel) ab oder verschmelzen mit der Zellmembran und transportieren so Teilchen.
Kohlestaub und Rostpartikel dringen durch **Persorption** zwischen Epithelzellen bis in die Lungenbläschen vor (▶Kap. 9).

Blut-Hirn und Plazentaschranke

Die dicht gepackten Endothel- und Gliazellen der **Blut-Hirn-Schranke** zwischen Blut und Hirnsubstanz halten schädliche Substanzen von den Nervenzellen fern. Hydrophile Stoffe wie Glucose und Aminosäuren können sie durch spezielle Transportmechanismen überwinden. Dopamin passiert schlecht, im Gegensatz zu seiner aminosäureähnlichen Vorstufe L-Dopa. Lipophile wie Heroin, Nicotin und Bakteriengifte treten durch.

Die **Plazentaschranke** zwischen mütterlichem und fetalen Blut sperrt hydrophile und größere lipophile Moleküle (> 1000 u).

Verteilung von Wirkstoffen

Die resorbierten Moleküle erreichen über den Blutstrom alle Körperzellen. In den einzelnen **Kompartimenten** (Verteilungsräumen) herrschen unterschiedliche Konzentrationen (S. 10 ▶4): Fettlösliche Stoffe reichern sich im Fettgewebe, wasserlösliche in Blutplasma und Zellzwischenräumen, Blei und Strontium im Knochengewebe an. Die gut durchbluteten Organe (Herz, Nieren, Gehirn, Milz, Leber, Magen-Darm-Trakt) werden zuerst „vergiftet", anschließend findet eine Umverteilung in Haut, Skelettmuskeln, Fett- und Bindegewebe statt.

Nur **freie**, d. h. nicht an Plasmaproteine und Gewebe gebundene, Moleküle bilden den reizauslösenden Wirkstoff-Rezeptor-Komplex und lösen eine Wirkung aus.

Biotransformation

Nach Resorption im Magen-Darm-Trakt gelangen die Fremdstoffe über das Pfortaderblut in die **Leber**. Fettlösliche (lipophile) Stoffe werden zu wasserlöslichen (hydrophilen) Stoffen „verstoffwechselt" (metabolisiert) und über Urin und Gallenflüssigkeit ausgeschieden, ehe sie sich übermäßig anreichern.

Phase-I-Reaktionen (Funktionalisierung) erledigen Hydrolyse, Oxidation oder Reduktion des Fremdstoffmoleküls. ▶1

Phase-II-Reaktionen (Konjugation) dienen zur Bindung an Glucuron-, Schwefel-, Essig- oder Aminosäurereste.

Beim ersten Durchgang durch die Leber (**First-Pass-Effekt**), werden insbesondere oral aufgenommene Stoffe abgebaut, bevor sie über den Kreislauf an ihren Wirkungsort gelangen. Auch die Darmwand zeigt einen First-Pass-Effekt, z. B. bei Calciumkanalblockern, Ciclosporin und HIV-Proteasehemmern.

Bei der **Bioinaktivierung (Entgiftung)** verliert das Wirkstoffmolekül seine Fähigkeit, an den Rezeptor zu binden.

Es kann aber auch eine **Bioaktivierung (Giftung)** auftreten. Dabei bildet die Muttersubstanz ein schädliches Stoffwechselprodukt (Metabolit). Im Fall von Paraoxon ist es giftiger als der Vorläufer Parathion („E605").

Ausscheidung

Die Ausscheidung erfolgt durch **Exhalation** (Ausatmen) oder **Exkretion** über Kot, Urin und Schweiß. Wasserlösliche Stoffe gehen schnell in Urin und Gallenflüssigkeit, während lipophile Stoffe in der **Niere** eher rückabsorbiert werden. Die **renale Exkretion** durch Ultrafiltration in der Niere erfasst bis zu 6 nm große Moleküle (ca. 5000 bis 60000 u). Leichte Moleküle (bis 500 u) werden über die Galle in den Stuhl ausgeschieden.

> Resorption, Verteilung und Elimination laufen gleichzeitig ab.

Bei wiederholter Exposition überlagern sich Resorption und Elimination; es stellt sich ein **Fließgleichgewicht** (steady state) ein. Bei fehlender Elimination (also Biotransformation + Exkretion) reichert sich der Wirkstoff im Körper an (Akkumulation).

Phase I	**Cytochrom-P_{450}-Enzyme** (Kürzel **CYP**) Hydroxylierung Epoxidierung N-/S-Oxidation N-/O-Dealkylierung Desaminierung Entschwefelung oxidative Dehalogenierung
	Oxidationsenzyme Alkoholdehydrogenase (ADH) Aldehyddehydrogenase (ALDH), Xanthinoxidase Cyclooxygenase (COX) Monoaminooxidase (MAO) Flavin-Monooxygenase (FMO)
	Reduktasen für Azo-, Nitro-, Halogenverbindungen
	Esterasen
	Epoxidhydrolasen
Phase II	**Glucuronosyltransferasen (GT)** Uridindiphosphat-GT (UGT)
	Glutathion-S-Transferasen (GST) Substitution RH → R-SR' an Alkylresten und Aromaten, Addition an Chinone und Epoxide
	***N*-Acetyltransferasen (NAT)** Substitution NH_2 → $NHCOCH_3$ bei Aminen und Sulfonamiden
	Sulfotransferasen (SULT) OH → O-SO_3H an Phenolen, Gallensäuren, Benzylalkoholen
	Methyltransferasen bei Aminen, Heterozyklen, Phenolen, Catecholen, Thiolen
	Aminosäure-*N*-Acyltransferasen, z. B. Bindung von Benzoesäure an Glycin zur Hippursäure

1 Leberenzyme

1.2.4 Verteilungsvolumen und Clearance

In den **Kompartimenten** (Verteilungsräumen) eines Menschen von 70 kg Gewicht verteilt sich ein Fremdstoff unterschiedlich auf 70 kg · 0,04 L · kg^{-1} = 3 L Blutplasma, 15 L Extrazellulärraum und 42 L Körperwasser. Das auf das Körpergewicht bezogene **scheinbare Verteilungsvolumen** dient zur Berechnung der Dosis, die eine bestimmte Plasmakonzentration zur Folge hat. Insulin (0,08 L · kg^{-1}) geht vorrangig ins Blut; Ethanol (0,65 L · kg^{-1}) bevorzugt die wässrigen Räume des Körpers. ▶1

Kompartiment	Verteilungsvolumen in L · (kg KG)$^{-1}$
Blutplasma	0,04
Extrazellulärraum (Blutplasma + interstitielle Flüssigkeit)	0,2
Körperwasser	0,6
Gewebe, Fett	>1

1 Verteilungsvolumen

$$\text{Verteilungsvolumen } V = \frac{\text{bioverfügbare Dosis je kg Körpergewicht}}{\text{Blutplasmakonzentration}}$$

Die **Clearance** beschreibt die Fähigkeit des Körpers, einen Stoff durch Ausscheidung über die Nieren oder Metabolisierung zu eliminieren. Clearance (C_L) ist ein Tabellenwert, der vereinfacht das vom Fremdstoff gereinigte Blutplasma-Volumen pro Zeit angibt. Die je Zeiteinheit entgiftete Stoffmenge ist $-dn/dt = C_L \cdot c(t)$ und die im Körper bioverfügbare Substanzmasse ist $m = C_L \cdot A$, mit A: Fläche unter der Konzentration-Zeit-Kurve.

Absolut		je Körpergewicht	molare Größen	
m	mg	mg · kg^{-1}	n	mol
β	mg · L^{-1}	–	c	mol · L^{-1}
V	L	L · kg^{-1}		

2 Umrechnung der Einheiten

$$-\frac{dn}{dt} = C_L \cdot c(t)$$

$$C_L = \frac{\Delta n}{c \cdot \Delta t} = \frac{\Delta m}{\beta \cdot \Delta t} = \frac{m}{A} = k \cdot V$$

$$V = \frac{n}{c} = \frac{m}{\beta}$$

n	bioverfügbare Stoffmenge in mol zum Zeitpunkt t
m	Stoffmasse in mg
C_L	Clearance in L · s^{-1}, Tabelle S.14 ▶A
c	Plasmakonzentration in mol · L^{-1}
β	Plasmakonzentration in mg · L^{-1}
A	Fläche unter $c(t)$ ▶3
k	Geschwindigkeitskonstante
V	Verteilungsvolumen in L Tabellen: L · (kg Körpergewicht)$^{-1}$

Die Clearance bestimmt die Eliminationsgeschwindigkeit eines Fremdstoffes bei gegebener Plasmakonzentration.

Die totale Clearance umfasst die **renale Clearance** durch Ausscheidung über die Nieren und die **extrarenale Clearance** durch 1. Metabolisierung in der Leber, 2. biliäre Ausscheidung „mit der Galle" und 3. intestinale Ausscheidung „durch den Darmkanal". Je langsamer Gifte eliminiert werden, umso länger bleiben sie im Körper. Der Konzentrationsverlauf wird durch **Kompartimentmodelle** abgeschätzt. Anstieg und Abfall der Plasma-**Konzentration-Zeit-Kurve** (▶3) durch Resorption und gleichzeitige Elimination folgen der *Bateman*-Funktion, insbesondere für Gaben p.o., i.m. und s.c.

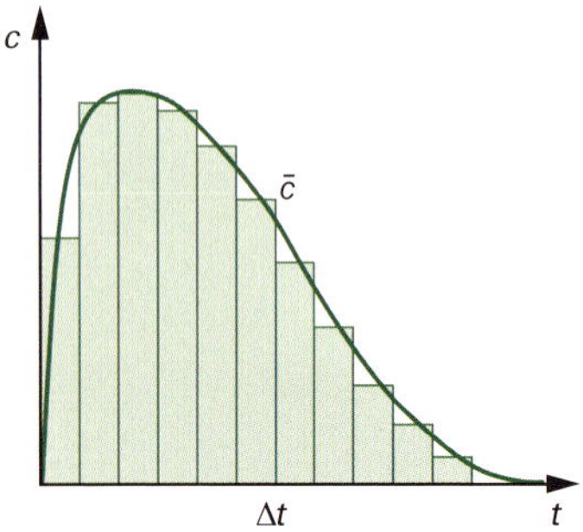

3 Plasmakonzentration-Zeit-Kurve

$$c(t) = c_0 \cdot \frac{k_1}{k_1 - k_2} \cdot \left(e^{-k_2 t} - e^{-k_1 t}\right)$$

c_0	Anfangskonzentration (mg · L^{-1})
	Geschwindigkeitskonstante:
k_1	für schnelles Anfluten
k_2	für langsames Abfluten
t	Zeit

Für eine intravenös injizierte Dosis, die sich gleich im Volumen verteilt, vereinfacht sich dieses Ein-Kompartiment-Modell auf $c = c_0 \cdot e^{-k_2 \cdot t}$. Bei **intravenöser Dauerinfusion**, $c = c_\infty \cdot [1 - e^{-k_2 \cdot t}]$, muss die zugeführte Infusionsrate $\dot{m} = c_\infty \cdot C_L$ (in mg/s) sein, um die Gleichgewichtskonzentration c_∞ (in mg/L) zu erhalten. ▶4

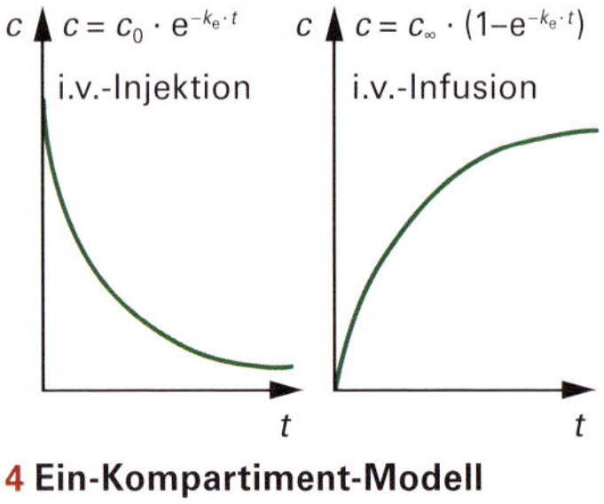

4 Ein-Kompartiment-Modell

Bei manchen Stoffen, z. B. Ethanol und Salicylsäure in hoher Dosierung, ist die pro Zeiteinheit ausgeschiedene Menge konstant und damit unabhängig von der Plasmakonzentration; es handelt sich um eine **Reaktion 0. Ordnung:** $r = k = konst.$

Die meisten Wirkstoffe werden nach einer **Kinetik 1. Ordnung** eliminiert, d. h. die Geschwindigkeit der Reaktion A → P wächst proportional zur herrschenden Plasmakonzentration. Die Konzentration-Zeit-Kurve fällt exponentiell. ▶1

$$r = -\frac{dc}{dt} = k \cdot c$$

$$k = \frac{\ln 2}{T} = \frac{C_L}{V}$$

r	Reaktionsgeschwindigkeit für eine Reaktion 1. Ordnung
c	molare Konzentration (mol/L)
t	Zeit
k	Geschwindigkeitskonstante (s^{-1})
T	Halbwertszeit

Die **Halbwertszeit** der Eliminierung ist $T = (\ln 2)/k = (\ln 2) \cdot V/C_L$. Je größer das Verteilungsvolumen und je kleiner die Ausscheidungsleistung (Clearance) sind, umso länger bleibt der Wirkstoff im Körper.

Das halblogarithmische Plasmakonzentration-Zeit-Diagramm verdeutlicht die **schnelle Verteilung** (α-Phase) und die **langsame Elimination** (β-Phase) durch zwei unterschiedliche Geradensteigungen. Die Fläche unter der Kurve ist die Summe zweier kinetischer Terme: $c(t) = c_{0\alpha} \cdot e^{-k_\alpha \cdot t} + c_{0\beta} \cdot e^{-k_\beta \cdot t}$. ▶2

Die tatsächliche **mittlere Verweilzeit** τ einer Substanz im Körper kann – wie in der chemischen Reaktionstechnik – durch Integration der Konzentration-Zeit-Kurve und des Konzentrations-Zeit-Produkts bestimmt werden, z. B. mit der Trapezregel. ▶3

$$\tau = \frac{\int_0^\infty t \cdot c(t)\,dt}{\int_0^\infty c(t)\,dt} = \frac{A_M}{A} \approx \frac{\frac{1}{2}\sum_{i=2}^{N}(t_i \cdot c_i + t_{i-1} \cdot c_{i-1}) \cdot (t_i - t_{i-1})}{\frac{1}{2}\sum_{i=2}^{N}(c_i + c_{i-1}) \cdot (t_i - t_{i-1})}$$

τ	mittlere Verweilzeit (s oder h)
c	Plasmakonzentration (mg/L)
t	Zeit (s oder h)
A	Fläche unter $c(t)$: $A = \Sigma(c_{0i}/k_i)$
A_M	Fläche unter $t \cdot c(t)$: $A_M = \Sigma(c_{0i}/k_i^2)$
N	Zahl der Messwerte
k	Geschwindigkeitskonstante

Mit der Geschwindigkeitskonstante k_ω der letzten Phase gilt für das Verteilungsvolumen $V = m/(k_\omega \cdot A)$, und im Fließgleichgewicht von An- und Abfluten (Steady state) ist $V_\infty = C_L/\tau$.

Bei **wiederholter Gabe von Einzeldosen** wird die Erhaltungsdosis durch die bioverfügbare Einzeldosis m_M und das Dosierungsintervall τ bestimmt. Im Mittel wird die Gleichgewichtskonzentration der Dauerinfusion $c_\infty = m_M \cdot (\tau \cdot C_L)$ dann erreicht, wenn der zugeführte Massenstrom mit $\dot{m} = m_M/\tau$ gewählt wird. Dann gleicht die zugeführte Menge die Clearance aus. ▶4

Der **Kumulationsindex** A_R (Accumulation ratio) beschreibt, um wievielmal höher die Konzentration im Fließgleichgewicht bei multipler Dosierung im Vergleich zu dem Wert nach der ersten Dosis ist. Für schnelle Resorption gilt:

$$A_R = \frac{c_\infty}{c_1} = \frac{1}{1 - 2^{-\tau/T}} = \frac{T}{\tau \cdot \ln 2}$$

c_∞	Gleichgewichtskonzentration
c_1	Konzentration nach der 1. Gabe
τ	Dosierungsintervall
T	Halbwertszeit

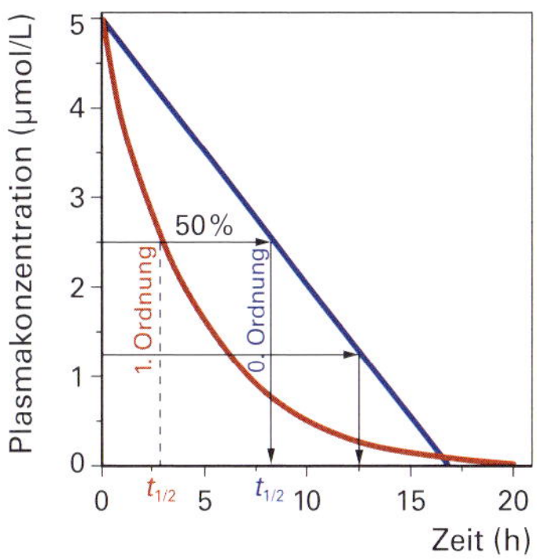

1 Konzentrations-Zeit-Verlauf: Reaktion 1. und 0. Ordnung

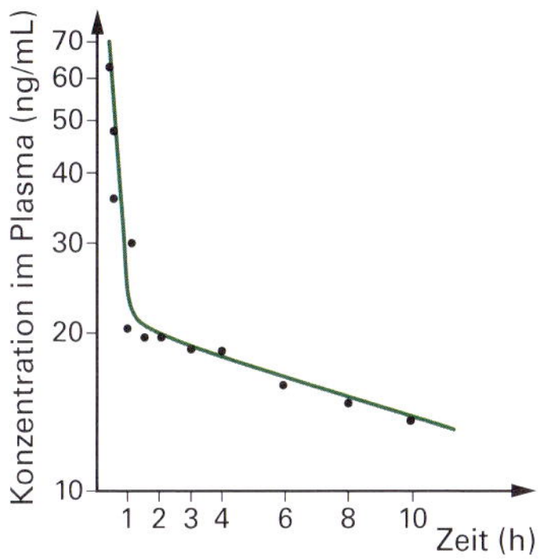

2 Plasmakonzentration-Zeit-Kurve mit zwei Zeitkonstanten

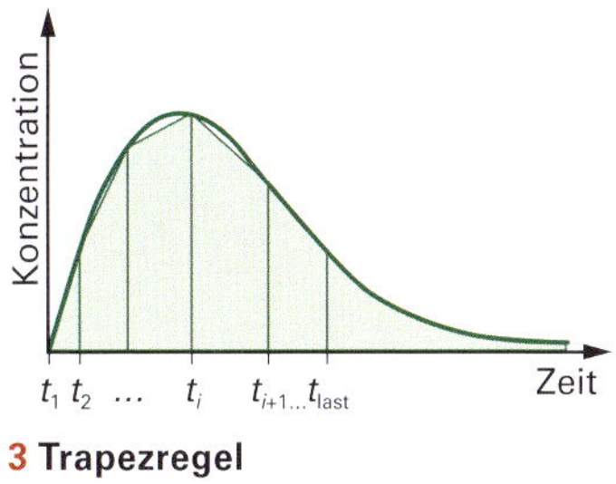

3 Trapezregel

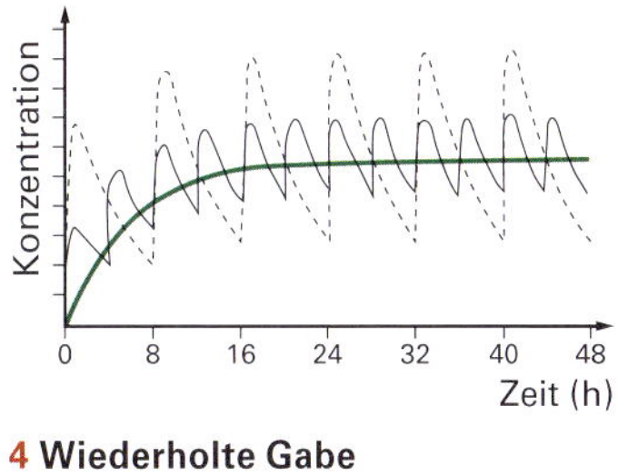

4 Wiederholte Gabe

Wirkstoff	Clearance (mL/min)	Bindung an Plasma-proteine (%)	Bioverfüg-barkeit (%)	Verteilungs-volumen L · (kg KG)$^{-1}$	Eliminations-halbwertszeit (h)
Digitoxin	3,5	97	> 90	0,6	168
Lithium	25	0	~100	0,7	(6) 20
Ascorbinsäure	80	25	> 70	1,2	12
Coffein	100	40	~100	0,6	5
Atropin	550	< 40	50	3	3,5
Acetylsalicylsäure	650	50	70	0,15	0,25
Ergotamin	800	> 90	< 5	2	2
Nicotin	1000	5	30	2	1,5
Morphin	1200	30	25	3,5	2 (15)
Cocain	2200	90	–	2	0,75

A Toxikokinetische Daten für oral verabreichte Stoffe

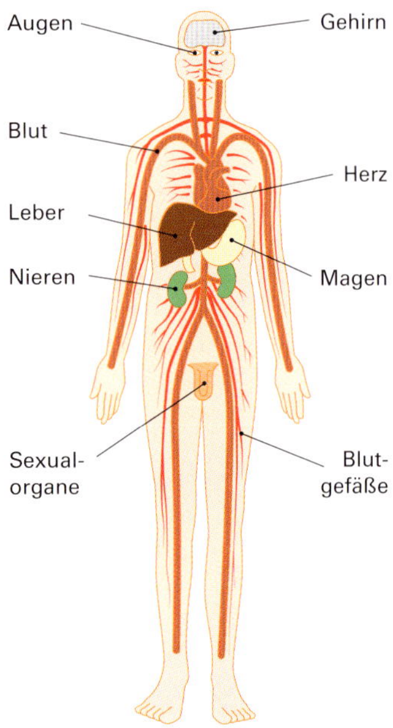

1 Zielorgane systemischer Vergiftungen

akut	chronisch
Bewusstseins-trübung	Alkoholismus
lokal	systemisch
Magen	Leber
reversibel	irreversibel
Fettleber	Leberzirrhose

2 Toxische Effekte von Alkohol

1.2.5 Akute und chronische Vergiftungen

Gifte werden nach verschiedenen Kriterien eingeteilt:

- geschädigte Organe: Blut-, Leber-, Nieren-, Nervengifte ▶1
- Verwendungszweck (Pflanzenschutz-, Lösungs-, Desinfektionsmittel) oder Herkunft (Arbeitsstoff, Abluft, Rückstand)
- biologische Wirkung, z. B. Kanzerogene und Mutagene
- physikalische Eigenschaften, z. B. Gase, Stäube
- chemische Stoffklasse, z. B. Kohlenwasserstoffe, Alkaloide.

Nach der Wirkung unterscheidet man:

akute Toxizität bei einmaliger, kurzer Exposition (< 24 h)

chronische Toxizität nach wochen-, monate- oder lebenslanger Exposition in „subakuter" Konzentration

Akute und chronische Wirkung können sich erheblich unterscheiden, z. B. bei Alkoholrausch und Alkoholsucht (▶2). Wird das Gift rasch ausgeschieden oder entgiftet, kann die Aufnahme kleiner Dosen unschädlich sein. Bei wiederholter Gabe kann eine Gewöhnung (Toleranz) eintreten, so dass jede weitere Einzeldosis zu einer schwächeren Wirkung führt. Reparaturmechanismen im Körper ersetzen abgestorbenes Gewebe und bilden gesunde Zellen zurück („Restitutio ad integrum").

Die **lokale Wirkung** erfolgt am Angriffsort, z. B. bei Ätzchemikalien. Die **systemische** (resorptive) Wirkung tritt nach Verteilung im Körper an bestimmten Organen ein. **Reversible** Wirkungen bilden sich zurück; **irreversible** Wirkungen sind unheilbar (z. B. Nieren- und Blutschäden).

Beispiele: Phosgen $COCl_2$ schädigt akut-lokal die Lunge und Tetrachlormethan CCl_4 akut-systemisch die Leber. Schwefeldioxid SO_2 wirkt chronisch-lokal auf die Bronchien und Hexan C_6H_{14} chronisch-systemisch auf das Nervensystem. Benzol löst Anämie (chronisch-systemisch-reversibel) und Leukämie (irreversibel) aus.

1.2.6 Behandlung von Vergiftungen

Die **Erste Hilfe** am Unfallort leistet lebensrettende Maßnahmen und Schockbekämpfung: stabile Seitenlage; Augen- und Mundspülung, bei ätzenden Stoffen etwas Wasser geben (Magendehnung vermeiden); Entkleiden; Haut und Haar mit Seifenwasser (Öle mit PEG400) abwaschen; Warmhalten. ▶1–2

Kein Erbrechen auslösen bei Bewusstseinstrübung, Krämpfen, Vergiftung mit Säuren, Basen, Lösungsmitteln, Tensiden!

Die ärztliche Therapie unterstützt die körpereigene Entgiftung.

1. **Aufrechterhaltung der Vitalfunktionen**

- Atmung und Sauerstoffzufuhr: Schleimabsaugung, Intubation
- Schockbekämpfung: Volumensubstitution mit Plasmaersatz
- Kreislauf und Herztätigkeit: Atropin, Adrenalin, Lidocain (nach Defibrillation); Dopamin (Blutdruckstabilisierung)
- Acidose: Puffer ($NaHCO_3$, Tris) gegen Übersäuerung
- Elektrolythaushalt: isotone Kochsalzlösung (0,9% NaCl)

2a. **Verhütung weiterer Resorption** (innerhalb 1 Stunde)

- Aktivkohle (1 g/kg KG) trinken lassen oder mit Magensonde eingeben. Aktivkohle bindet *nicht* Lithium, Eisen, Schwermetalle, Säuren, Basen, Petroleum, Methanol, Ethylenglycol.
- Erbrechen auslösen – bei Organophosphaten, Knollenblätterpilz und Arsenoxid – mit Ipecacuanha (Brechwurzsirup); zusätzlich Wasser oder Tee geben. Erbrechen tritt nach 20–30 min ein. Veraltet sind Kochsalz und Apomorphin!
- Magenspülung: Nur noch in seltenen Fällen wird ein daumendicker Schlauch in den Magen eingeführt und große Giftmengen mit einer Spritze abgesaugt. Das Beatmungsrohr (Tubus) muss geblockt werden, damit keine Flüssigkeit in die Luftröhre gelangt! In Halbseiten-Kopftief-Lage werden mehrfach 250 mL physiologische Kochsalzlösung eingetrichtert und durch Absenken des Trichters die Entleerung des Magens durch die Schwerkraft erlaubt, bis die Magenspülflüssigkeit klar bleibt. Zuletzt wird Aktivkohle eingegeben.

2b. **Beschleunigung der Giftausscheidung**

- Unterbrechung des enterohepatischen Kreislaufs (▶1.2.3): Aktivkohle (50 g p.o., alle 5 h) plus Natriumsulfat als Abführmittel (0,4 g/kg KG) zur Giftabsorption im Zwölffingerdarm.
- Alkalisierung des Urins durch Hydrogencarbonatgabe beschleunigt die Barbiturat- und Salicylatentgiftung. Die forcierte Diurese durch Wassergabe (0,5 L/h) und Diuretika ist veraltet.
- Hämodialyse: Bei der „Blutwäsche" treten *wasserlösliche* Gifte (Methanol, Glycol, Salicylate, Lithium) und überschüssiges Körperwasser durch eine semipermeable Membran aus dem venösen Blut aus, während lebenswichtige Blutbestandteile zurückgehalten werden (S. 16 ▶1). Der Gefäßzugang am Unterarm wird durch einen Katheder oder eine operative Kurzschlussverbindung (Shunt) zwischen einer Schlagader und der Vene geschaffen. Heparin hemmt die Blutgerinnung.

B	Bewusstsein?
A	Atmung?
K	Kreislauf? Herz-Lungen-Wiederbelebung: je 60 Herzmassagen + 12 Beatmungsstöße

1 Erste Hilfe

1	Elementarhilfe: **A**temwege freimachen **B**eatmung **C**irkulation **D**rugs (Kreislauf!) **E**KG De**F**ibrillation
2	Giftentfernung
3	Antidot-Therapie
4	Transport in die Klinik
5	Asservierung (Urin, Blut, Stuhl, Ausatmenluft)

2 Fünf-Finger-Regel für Ärzte

Gift	Antidot
Cyanid, HCN	Vitamin B12a, DMAP, Thiosulfat
Benzodiazepine	Flumazenil
Antikoagulantien	Vitamin K
Digitalis	Digitalis-Antitoxin
Fluorid	Calciumgluconat
Heparin	Protamin
Methämoglobin	Toluidinblau, Thionin
Metalle	Chelatbildner
Methanol	Fomepizol
Morphin	Naloxon
Organophosphate	Atropin, Oxime, Toxogonin
Paracetamol	*N*-Acetylcystein
Reizstoffe	Auxiloson
Schwermetalle	Dimercapto-propansulfonat
Amanitin	Benzylpenicillin
Schlangen	Antiseren

3 Antidote

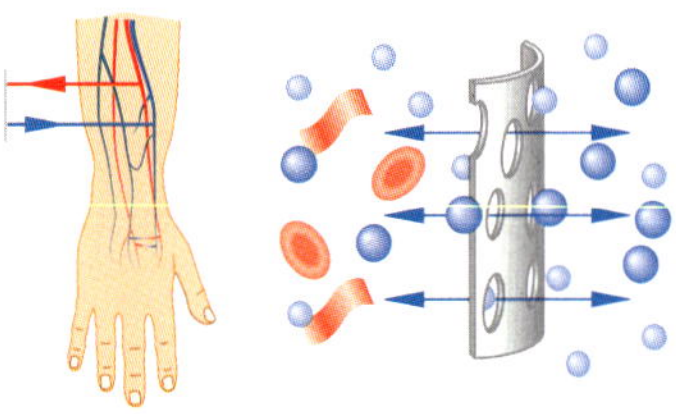

1 Hämodialyse

- Hämoperfusion: Lipophile Stoffe werden durch Filtration des Blutes über Adsorbentien (Aktivkohle, Neutralharz) entfernt.
- Hyperventilation: Austreiben flüchtiger Stoffe bei hohem Atemvolumen (25 L/min)
- Plasmapherese: Abtrennung des Blutplasmas (von den Blutkörperchen) durch Ultrafiltration und Ersatz durch Elektrolyte, Puffer und 5 % Albumin oder Frischplasmakonzentrat.

3. **Antidottherapie**, sofern ein Gegengift bekannt ist. S. 15 ▶3

1.3 Toxikologische Stoffprüfung

Die Prüfung von Stoffen beruht auf Tierversuchen. In den letzten Jahren wurden auch alternative Testverfahren entwickelt.

1.3.1 Biometrie

Die **Biometrie** beschäftigt sich mit der Anwendung statistischer Methoden bei biologischen Fragestellungen.

Biometrische Testverfahren sollen richtig und genau sein, d. h. das Messergebnis soll den wahren Wert abbilden und Wiederholungsmessungen sollen wenig streuen. Die **Sensitivität** (Empfindlichkeit) und die **Spezifität** (richtiges Erfassen des negativen Merkmals) sollen möglichst 100 % sein, um falsch-negative und falsch-positive Ergebnisse auszuschließen. ▶2

- ***In-vivo*-Tests** (lat. „vivus" = lebendig) nutzen „Tiermodelle", z. B. genetisch veränderte (transgene) Mäuse, die durch Ausschaltung des Tumorsuppressorgens p53 schnell erkranken.
- ***In-vitro*-Tests** (lat. „vitrum" = Reagenzglas) finden an Mikroorganismen, isolierten Organen, Zellen, Gewebestücken, Zellextrakten und -bestandteilen (Organellen, Enzyme) statt.

Validierung bedeutet die Ermittlung der Reproduzierbarkeit und Relevanz einer Testmethode.

Realität	Testergebnis positiv	Testergebnis negativ
wahr	① ja	② falsch-negativ
falsch	③ falsch-positiv	④ nein

Sensitivität = ① / (① + ②)
Spezifität = ④ / (③ + ④)
Vorhersagewert = ① / (① + ③)
Prävalenz = (① + ②) / *N*
Konkordanz = (① + ④) / *N*
N = ① + ② + ③ + ④

2 Wahrheitstafel

1.3.2 Akute Toxizität

Die **akute Toxizitätsprüfung** erfasst Schädigungen durch einmalige Überexposition über Schlundsonde (oral), Haut (dermal, 24 h unter luftdichtem Verband), Lunge (inhalativ, 4 h), sowie bei Arzneimitteln durch intravenöse oder intramuskuläre Injektion. Im Verlauf von 14 Tagen werden Vergiftungssymptome, Mortalität, Gewichtsverlust und Futterverbrauch aufgezeichnet; danach werden die Tiere seziert und auf makroskopische und mikroskopische Organveränderungen untersucht. ▶3

> Die **letale Dosis** LD_{50} (in mg/kg Körpergewicht) bei Feststoffen und Flüssigkeiten und die **letale Konzentration** LC_{50} (in mg/m³ Luft) bei inhalierten Gasen ist die Einzelgabe, die man benötigt, um 50 % der Individuen zu töten.

Der LD_{50}-Test (1927) wurde 2002 durch die **Acute-Toxic-Class-Methode** (ATC) ersetzt (▶1.3.11).

Toxin	LD_{50} mg/kg
Botulinumtoxin	0,000 000 03*
Tetanustoxin	0,000 000 1*
Ricin	0,000 02*
Crotoxin	0,000 2
Dioxin (TCDD)	0,001*
Tetrodotoxin	0,01*
Strychnin, Curarin	0,5*
Natriumcyanid	10*
Nicotin, HCN	1*
Arsentrioxid	≈ 2,8
Quecksilberchlorid	≈ 8,6
Coffein	≈ 200
Tetrachlormethan	≈ 570
Methanol	≈ 750
Kochsalz	≈ 11000

3 Tödliche Dosis von Giften p.o. (Ratte, *Mensch)

Versuchstiere sind weiße Ratten (LD_{50} oral, LC_{50} inhalativ) und Kaninchen (dermal) beiderlei Geschlechts aus Inzuchtstämmen. Aussagen der akuten Toxizitätsprüfung sind: Angriffsorte, Wirkungsmechanismus, Todesursache, Dosis-Wirkungs-Kurven und Vergiftungsbehandlung.

1.3.3 Haut- und augenreizende Wirkung

Irritationstests erfassen die Reizwirkung am Auge und Kontaktsensibilisierungen der Haut. ▶1

1. Beim **Epikutantest** (Patchtest) auf dem Rücken geschorener Albinokaninchen werden nach einer Einwirkzeit von 4 Stunden unter einem luftundurchlässigen Testpflaster reversible Rötungen, Ödeme, Schorf **(reizende Wirkung)** oder irreversible Nekrosen **(ätzende Wirkung)** über 3 bis längstens 21 Tage beobachtet. Der Prüfstoff soll ungiftig sein, weil Gifte ohnehin meist eine Dermatitis hervorrufen.

2. Die Prüfung der **Augenreizung** erfolgt durch Gabe von 0,1 mL Prüfsubstanz in den Bindehautsack des Kaninchenauges. Über 3 bis längstens 21 Tage werden die Bindehäute auf Rötungen und Ödeme, die Cornea (Hornhaut) auf Trübungen oder Verätzungen, die Regenbogenhaut auf Entzündungen überwacht.

Der ***Draize*-Test** aus dem Jahr 1944 am lebenden Kaninchenauge wurde durch Rinder-, Hühner- und Kaninchenaugen aus Schlachtabfällen ersetzt (Bovine-cornea-opacity and permeability test, isolated chicken eye test, isolated rabbit eye test).

Neuere Testmethoden

- **Hühnereitest** (HET-CAM: hen egg test): Bebrütete Hühnereier werden am stumpfen Pol geöffnet, die ätzende Substanz wird auf die Chorion-Allantois-Membran (CAM, „Eihaut“) aufgebracht; nach 5 Minuten mikroskopisch auf hämorrhagische Nekrosen (Gefäßveränderungen) geprüft. ▶2
- Reizende Stoffe werden auf **exzidierter Mäusehaut** untersucht (Skin integritry function test).
- **Hautwiderstandsmessung** (Transcutaneous electrical resistance test): Werden die Hornzellen in der Lipidmatrix in der obersten Hautschicht durch ätzende Stoffe zerstört, bricht der elektrische Widerstand der *in-vitro*-Hautprobe zusammen.
- **Episkin-Test**: Menschliche Keratinozyten aus Operationsabfällen wachsen auf einem Kollagenträger (aus abgestorbenem Bindegewebe) in einer Nährlösung drei Tage in die Breite und unter Luftzutritt zehn Tage in die Höhe, wobei sich eine Hornschicht ausbildet. Sie dienen dann als Testgrundlage.
- Beim ***Duhring*-Kammertest** für geringe Irritatationspotentiale, z. B. bei Tensiden, wird frische Prüfsubstanz auf Baumwolle oder Filterpapier in kleinen Aluminiumkammern auf dem menschlichen Unterarm befestigt (1. Tag: 2 h; 2. Tag: 4 h; 3.–5. Tag: 6 h) und die Reaktion bewertet.

Akut oral, dermal, inhal., i.v.
14 d: klinische Beobachtung

Hautreizwirkung
Beobachtung nach 1, 2, 3, 14 d

Augenreizwirkung
Beobachtung nach 1, 2, 3, 21 d

Hautsensibilisierung
(Maximierungstest)
① Induktion: intrakutan (Nr. 1)
Nach ca. 1 w: perkutan (Nr. 2)
② Ruhephase: 2 w
③ Auslösung: Beobachtung (1 w)
④ Falls unklar 2. Auslösung

Hautsensibilisierung, *Bühler*-Test
① Induktion: perkutan (Nr. 1)
Nach 1 w: perkutan (Nr. 2)
Nach 1 w: perkutan (Nr. 3)
② Ruhephase: 2 w
③ Auslösung: Beobachtung (1 w)

Lokaler Lymphknotentest
(auch für Farbstoffe)
① Substanzauftrag am Mäuseohrrücken an drei Tagen
② Nach 3 d: ^{3}H-Thymidin i.v.
③ Nach 5 h: Isolierung

intrakutan, i.c. = in die Haut
perkutan, p.c. = durch die Haut
d = Tag, w = Woche
IgE = Immunglobulin E (hautsensibilisierende Antikörper)

1 Prüfverfahren auf akute Toxizität und Reizwirkung

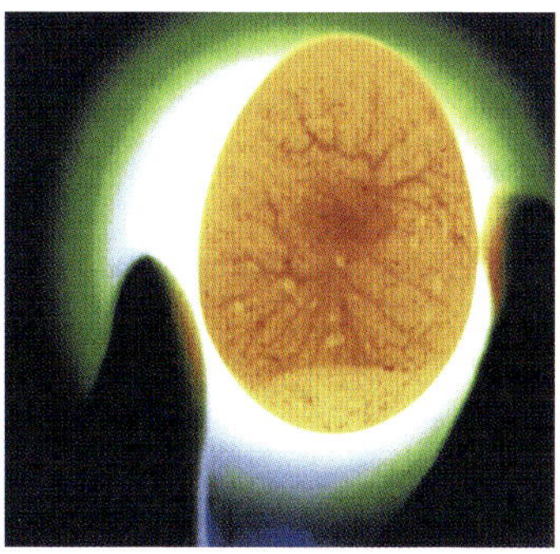

2 HET-CAM-Test am Putenei

Unspezifische Abwehr	Spezifische Abwehr
Zellulär	Humoral (in Körperflüssigkeiten)
1. Fresszellen (Makrophagen) präsentieren das Antigen ⇩ **T**- oder Thymus-Lymphozyten ↓ Abwehrstoffe	1. Antigen ⇩ **B**- oder „Blut"-Lymphozyten ↓ Plasmazellen ↓ Antikörper ⇩ Antigen-Antikörper-Komplex
2. Gedächtniszellen (Memory-Zellen) ⇩ schnelle Immunantwort	

1 Immunabwehr

Gift	Zielorgan
Aminoglycoside	orotoxisch (Ohr)
Acrylamid	neurotoxisch (Nerven)
CCl_4	hepatotoxisch (Leber)
Cadmiumsalze	nephrotoxisch (Nieren)
Digitalisglycoside	kardiotoxisch (Herz)
Organozinnverbindungen	immunotoxisch
Paraquat	pulmotoxisch (Lunge)
Platinzytostatika	myelotoxisch (Knochenmark)

2 Organtoxizitäten

1.3.4 Prüfung der Sensibilisierung

Sensibilisierung ist die durch einen Fremdstoff (Antigen) induzierte (primäre) und bei erneutem Kontakt verstärkte (sekundäre) Immunantwort bzw. Überempfindlichkeitsreaktion (Allergie).

Niedermolekulare Substanzen (Haptene) und antigene Teilstrukturen (Determinanten, Epitope), die an körpereigene Proteine binden, lösen die **Antigen-Antikörper-Reaktion** aus. Nach 14-tägiger Ruhephase erreicht die Antikörperbildung ihr Maximum. Bei neuer Substanzgabe in nicht reizender Konzentration treten Rötungen, Ödeme oder Schorf (Immunreaktion) auf. S.17 ▶1

Allergene sind körperfremde Polypeptide oder Proteine (Antigene), die eine sofortige allergische Immunantwort an Haut und Schleimhaut auslösen (Typ I: durch IgE-Antikörper).

▪ Am Meerschweinchen wird der Ablauf einer Immunreaktion in drei Phasen untersucht:

1. **Induktion von Immunzellen durch Hautkontakt**: Beim Maximierungstest wird Meerschweinchen die Substanz in reizender Konzentration plus *Freund*-Adjuvans (hitzeinaktivierte Tuberkelbakterien in Paraffinöl-Wasser-Emulsion) in die Haut injiziert; nach einer Woche folgt die Gabe auf die Haut (perkutan) für 48 h okklusiv (unter dicht-abdeckendem Verband).
   Der weniger empfindliche *Bühler*-Test erfolgt ohne Adjuvans perkutan und 6 h okklusiv; es werden drei Behandlungen im Abstand von einer Woche durchgeführt. ▶4
2. **Ruhephase zur Vermehrung der Immunzellen** (zwei Wochen): Der Körper reagiert auf die sensibilisierende Substanz zunächst unauffällig, bildet aber Antikörper, sodass bei erneutem Kontakt allergische Erscheinungsbilder auftreten.
3. **Auslösung der Immunreaktion**: Nachweis der Sensibilisierung durch erneuten Kontakt mit einer noch nicht reizenden Substanzmenge. Eine Woche lang Beobachtung von Hautrötungen und Ödemen; bei unklarem Befund Wiederholung durch eine zweite Auslösung nach einer Woche.

▪ Der **lokale Lymphknotentest** (Local Lymph Node Assay, LLNA) erfasst die allergeninduzierte Vermehrung von T-Lymphozyten. Die Substanz wird am ersten, zweiten und dritten Tag in verschiedenen Konzentrationen auf den Mäuseohrrücken aufgepinselt; am 6. Tag wird Tritium-Thymidin intravenös verabreicht und nach 5 Stunden in den isolierten Ohrlymphknoten gemessen. Als positive Reaktion gilt der Anstieg des ^{3}H-Thymidineinbaus gegenüber der Kontrollgruppe um das Dreifache.

1.3.5 Zytotoxizität

Wiederholte Gaben decken die **spezifische Zielorgantoxizität** (STOT), Sensibilisierung, Toleranz und neue Wirkungen auf. Manche Gifte schädigen, je nach Dosis, bestimmte Zellgewebe und gelten daher als **zytotoxisch**, d. h. zellschädigend. ▶2

Subakute, subchronische und chronische Toxizität

Die nicht-akute Toxizität (▶1) wird durch klinische Studien mit Versuchs- und Kontrollgruppen nachgewiesen: **subakut** meint Zeiträume bis 4 Wochen, **subchronisch** bis 3 Monate, **chronisch** länger als 3 Monate; mit Auswertung beanspruchen die Studien etwa 6, 12 bzw. 45 Monate. Chemische Substanzen werden Nagern (Ratte, Maus) und Nichtnagern (Hund) 6 bis 12 bzw. 24 Monate verabreicht, Arzneimittel nicht länger als 9 Monate (Nichtnager). Die systemische Toxizität nach dermaler Gabe, z. B. von Pflanzenschutzmitteln, wird im 21-Tage-Versuch an Ratten oder Kaninchen geprüft. Zur Risikoabschätzung dienen 90-Tage-Versuche.

- Bis zur wirkungsfreien Dosis bzw. dem **Schwellenwert** bei niedrigster Dosis, dem **No Observed [Adverse] Effect Level,** kurz NO[A]EL, tritt keine [schädliche] Wirkung auf. ▶1.3.14
- Eine mittlere Dosis, **Lowest Observed [Adverse] Effect Level,** LO[A]EL, markiert die **Verträglichkeitsgrenze,** ab der [schädliche] Wirkungen wenig oder zweifelhaft nachweisbar sind.
- Die **Höchstdosis** schädigt Organe und Organfunktionen.

Farbstofftests auf Zytotoxizität

Neutralrot wird von lebenden Zellen direkt aufgenommen, ist im Mikroskop sichtbar oder wird fotometrisch bestimmt.

Trypanblau kann intakte Zellmembranen nicht passieren, sondern dringt nur in geschädigte Zellen ein.

Beim **Formazantest** wandeln Enzyme (mitochondriale Dehydrogenasen) in lebenden, aber nicht in abgestorbenen Zellen ein Tetrazoliumsalz (XTT) in ein orange gefärbtes Formazan (Formel R'NH–N=CR–N=N–R") um.

1.3.6 Chemische Kanzerogenität

Eine krebserzeugende Wirkung führt zu einer schnellen, mit dem normalen Gewebe nicht koordinierten Geschwulstbildung, die anhält, wenn der auslösende Reiz erlischt. **Gutartige Tumoren** (benigne) wachsen expansiv aus sich heraus. **Bösartige Tumoren** (maligne) wachsen unkontrolliert (autonom) ins umgebende gesunde Gewebe (Infiltration) und zerstören dieses (Destruktion). Krebszellen sind **monoklonal**, d. h. sie gehen von einer einzigen Zelle aus, und bilden **Metastasen** (Tochtergeschwulste). Krebs hat meist äußere Ursachen; eine genetische Prädisposition kommt bei Brustkrebs und Dickdarmkarzinomen vor.

> **Kanzerogene** (Karzinogene) führen zur Bildung von Tumoren bei Mensch oder Tier.

Beim Menschen liegt zwischen der ersten Exposition und dem Auftreten von Krebs eine lange **Latenzzeit**. Benzo[*a*]pyren erzeugt Hautkrebs bei der Maus innerhalb von 40–50 Tagen, beim Menschen erst nach bis zu 20 Jahren. Der „Anilinkrebs" der Harnblase tritt bei Farbstoffarbeitern 8 bis 17 Jahre nach dem Umgang mit 2-Naphthylamin auf.

Klinische Untersuchung Körpergewicht Futter- und Wasseraufnahme Verhalten und Reflexe Körpertemperatur Herz- und Kreislauffunktion
Hämatologie Blutbild Hämoglobin Blutgerinnung Knochenmark
Klinische Chemie Leber- und Nierenfunktion (Transaminasen, Harnstoff, Kreatinin) Blutzucker, Lipide, Elektrolyte, Eiweißstoffe
Harnuntersuchung pH, Dichte, Eiweiß, Glucose, Blut, Elektrolyte, Sediment
Pathologie Organgewicht Suche nach Tumoren Histologie: Gewebeschnitte

1 Chronische Toxizitätsprüfung

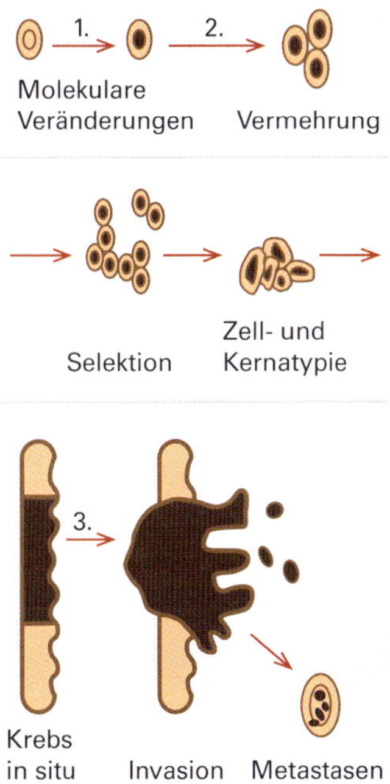

2 Phasen der Krebsentstehung

Stichprobe
je ≥ 50 ♂ und ♀

Dosierungen
1. Nahe der maximal tolerierbaren Dosis
2. Mittlere Dosis
3. Dosis ohne Wirkung
4. Kontrollgruppe

Alter der Tiere bei Dosierung
Beginn: max. 6 Wochen
Ende: 24 Monate (Ratten), 18 Monate (Mäuse)

Histopathologie
Untersuchung von Organen und Geweben aller Tiere

1 Kanzerogenitätsstudie

Metalle und Mineralfasern:
Arsen, Beryllium, Cadmium, Chromat(VI); Nickel, Asbest, Schieferöl

Aromatische und Halogenkohlenwasserstoffe:
Benzol, Benzpyren (PAK), 3-Methylcholanthren, Bis(chlormethyl)ether, 4-Chlortoluidin, Trichlorethen

Aromatische Amine:
2-Naphthylamin, Benzidin, 3-Aminobiphenyl, 2-Acetylaminofluoren, 4-Dimethylaminoazobenzol

Nitrosamine:
Dimethylnitrosamin, Diethylnitrosamin

Pilzgifte:
Aflatoxine

Arzneimittel:
Nitrosoharnstoffderivate, Alkylierungsmittel (Lost), Etoposid, Diethylstilböstrol

Genussmittel:
Tabak, Alkohol, Betelnuss

2 Kanzerogene

Die **Tumorentstehung** (Kanzerogenese) umfasst drei Stufen. S. 19 ▶2

1. **Initiation:** Das Kanzerogen in wirksamer Dosis verändert die DNA im Zellkern irreversibel (Mutation), Reparaturmechanismen versagen und die gesunde Zelle wird zur Tumorzelle. In der **Latenzperiode** zwischen Initiation und Tumorwachstum werden erstmals Zell- und Kernatypien sichtbar.
2. **Promotionsphase** (Vermehrung): **Tumorpromotoren**, die in nicht zu langen zeitlichen Abständen mehrfach verabreicht werden, beschleunigen das Wachstum der initiierten Tumorzellen; sie verkürzen die Latenzzeit, ohne selbst Krebs auszulösen. Dimethylbenzanthracen erzeugt schneller Hautkrebs, wenn das hautreizende Crotonöl zugegen ist. Komplette Kanzerogene benötigen keine Promotoren.
3. **Progression** (Tumorentwicklung): Weitere Mutationen in kritischen Genen lassen den bösartigen Tumor wachsen. Durch Eindringen (Invasion) in Lymph- und Blutgefäße bilden sich bald regionale oder in entfernte Organe getragene lymphogene bzw. hämatogene Metastasen.

Kanzerogenitätstest

Arbeitsstoffe mit Produktionsmengen über 1000 Tonnen im Jahr werden generell auf Kanzerogenität untersucht. ▶1–2, S. 21 ▶1

1. Für den chronischen **Bioassay *in vivo*** dienen männliche und weibliche Ratten oder Mäuse gut erforschter Stämme. Es gibt drei Gruppen, denen unterschiedliche Dosierungen mit und ohne Wirkung verabreicht werden, sowie eine Kontrollgruppe, weil Tumorerkrankungen bei älteren Nagetieren auch ohne Chemikalieneinwirkung häufig sind. Krebserzeugende Stoffe werden täglich bis zum Alter von 18 (Mäuse) bzw. 24 Monaten (Ratten) über Schlundsonde, Futter, Trinkwasser, inhalativ (6 oder 24 h) oder durch Hautpinselung (2–5 Mal pro Woche) verabreicht, wobei das veränderte Körpergewicht berücksichtigt wird. Die Latenzzeit der Krebsentstehung kann die Lebenserwartung des Individuums (z. B. 1000 Tage bei Ratten) übersteigen.

2. ***In-vitro*-Tests** beobachten Tumorbildung (Transformationsassay), Mechanismus (Zellteilung, Zellkommunikation, Rezeptor-Assay) und DNA-Veränderungen (^{32}P-Markierung).

HG-PRT-Test: Gegen Thioguanin resistente Säugetierzellen (z. B. V79-Hamsterfibroblasten mit verändertem Hypoxanthin-Guanin-Phosphoribosyltransferase-Gen) sterben im Beisein des Wildtyps durch Austausch eines Metaboliten ab. Unterdrücken Tumorpromotoren (z. B. DDT, Phenobarbital) die Zell-Zell-Kommunikation, überleben die resistenten Zellen unerwartet.

Kanzerogene

Wenige Prozent der an Nagetieren positiv getesteten Substanzen sind in maximal tolerierbarer Dosis humankanzerogen. ▶2

Formaldehyd, Saccharin, Östrogene, TCDD, Ascorbinsäure und Phenobarbital sind **keine Mutagene,** d. h. sie verändern die DNA nicht; dennoch erhöhen sie das Krebsrisiko. Für diese **nicht-genotoxischen Kanzerogene** gelten Dosis-Wirkungs-Beziehungen, d. h. die kanzerogenen Dosen summieren sich.

Hermann Druckrey (1904-1994) verabreichte 1962 Ratten wiederholt 4-Dimethylaminoazobenzol in gleicher Gesamtdosis ($c \cdot t =$ konst). Bei kurzzeitig hohen Dosen traten Tumoren früher, bei langfristig niedrigen Dosen später auf. ▶2

In hoher Dosierung herrscht die akute Wirkung vor. 1000 mg · kg^{-1} Dimethylnitrosamin wirkt hepatotoxisch; der Tod tritt durch akutes Leberversagen ein. Wird die tägliche Dosis verringert, aber die Einwirkzeit auf 50 Tage verlängert (20 mg $kg^{-1}d^{-1}$) tritt Leberzirrhose auf. Bei 10 mg $kg^{-1}d^{-1}$ über 100 Tage bilden sich zusätzlich Leberkarzinome. Bei 3 mg $kg^{-1}d^{-1}$ über 330 Tage bleibt die schwach ausgeprägte Leberzirrhose aus; Leberkrebs herrscht vor. Dabei beträgt die Gesamtdosis in allen Fällen 1000 mg/kg!

Für Kanzerogene gelten Dosis-Wirkungs-Beziehungen, d. h. karzinogene Dosen summieren sich. DNA-schädliche Substanzen (Mutagene) wirken schon in kleinster Dosis irreversibel.

Kanzerogene sind Summationsgifte. **Genotoxische Kanzerogene** (Mutagene) wirken vermutlich ohne Wirkungsschwelle.

Identifikation bzw. Ausschluss von Stoffen

Relative Stärke der Kanzerogene

Zielorgane

Struktur-Wirkungs-Beziehungen

Risikoabschätzung für den Menschen (schwierig)

1 Aussagen von Kanzerogenitätsstudien

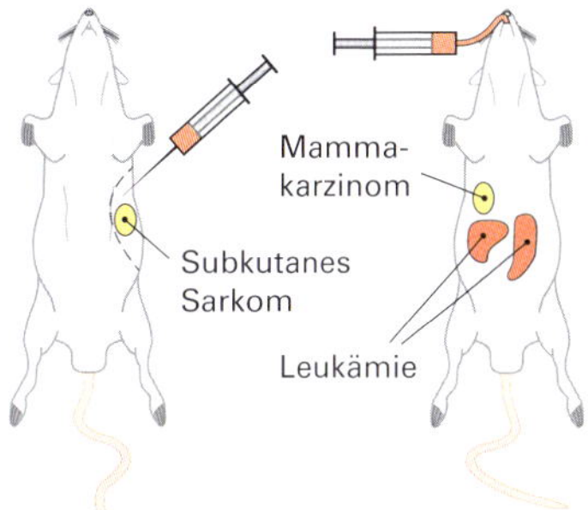

2 Lokale und systemische Wirkung eines Kanzerogens

1.3.7 Genotoxizität (Mutagenität)

Dauerhafte Erbgutveränderungen verursachen Krebs. Sprunghafte Änderungen der genetischen Information, **Mutationen,** treten bei Einwirkung von energiereicher Strahlung oder Chemikalien auf. **Somatische Mutationen** betreffen nur Körperzellen; **Keimzellenmutationen** werden an Tochterzellen weitergegeben.

Aufbau der Erbinformation

Das **Genom** (Erbgut) im Zellkern liegt in Form der Desoxyribonucleinsäure (DNA) vor; sie besteht aus unzähligen „Zuckerringen" mit basischen Molekülresten. Jede menschliche Körperzelle enthält etwa 3 Milliarden Basenpaare in 46 **Chromosomen,** die im Mikroskop sichtbaren Träger der **Gene**. Ein Gen ist ein DNA-Abschnitt, der die Synthese eines für den Körper wichtigen Funktionsproteins codiert. Neben den Code-Genen besteht das Genom aus nichtcodierender DNA mit regulatorischer Funktion.

Gene geben durch Mutation der Basensequenz vielgestaltige Merkmale an Tochterzellen weiter („multiple Allelie"). Dominant vererbte **Genmutationen** beim Menschen können zu harmlosen Auffälligkeiten führen, aber auch zu Erbkrankheiten. „Stille Mutationen" an funktionell unwichtigen Stellen sind nicht lebensbedrohlich. Bei einer Mutationswahrscheinlichkeit von 0,01 % bis 0,0001 % für jedes der 1,5 Mio. Gene (mit je 2000 Basenpaaren, 90 % nicht codierenden Introns und wiederholten DNA-Sequenzen) wird fast jeder Mensch mit einer Genmutation der Keimzellen seiner Eltern geboren.

Bei der **chemischen Kanzerogenese** greift das Kanzerogen die DNA-Basen auf den Chromosomen im Erbgut an. Der DNA-Strang bricht; durch fehlerhafte **DNA-Reparatur** (▶3) gehen Basen verloren (AP-Läsion), DNA-Stränge vernetzen quer oder binden an Basen desselben Strangs (Crosslink) oder an den Proteinkern. Einige **nicht genotoxische Stoffe** stören die DNA-Reparatur. 130 Gene dienen allein zur DNA-Reparatur. S. 22 ▶1, S. 23 ▶1

Reversionsreparatur:
Enzymatische Entfernung von Methylresten an Basen, z. B. Guanosin-O^6-Alkyltransferase und Dioxygenase

Basen-Exzisions-Reparatur:
Austausch fehlerhafter Basen (ca. 10 000 pro Tag) durch Glycosylase → Endonuclease → DNA-Ligase → Polymerase

Nucleotid-Exzisions-Reparatur

Mismatch-Reparatur
(von Fehlpaarungen)

Doppelstrangbruch-Reparatur

Crosslink-Reparatur

Transläsions-DNA-Synthese (beseitigt große Addukte, die die Replikation blockieren)

3 Natürliche DNA-Reparatur

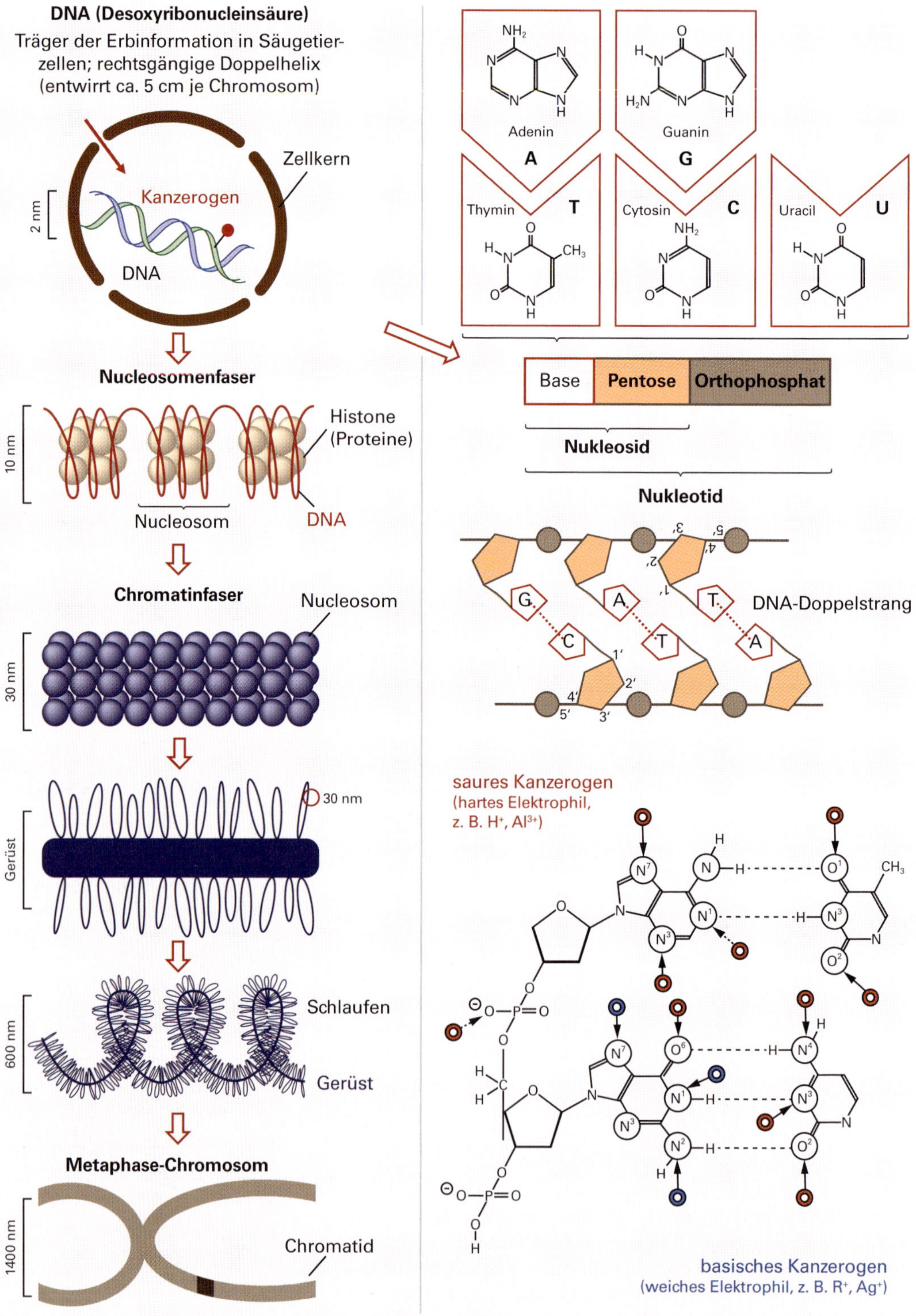

1 **Molekulargenetische Grundlagen der chemischen Kanzerogenese**

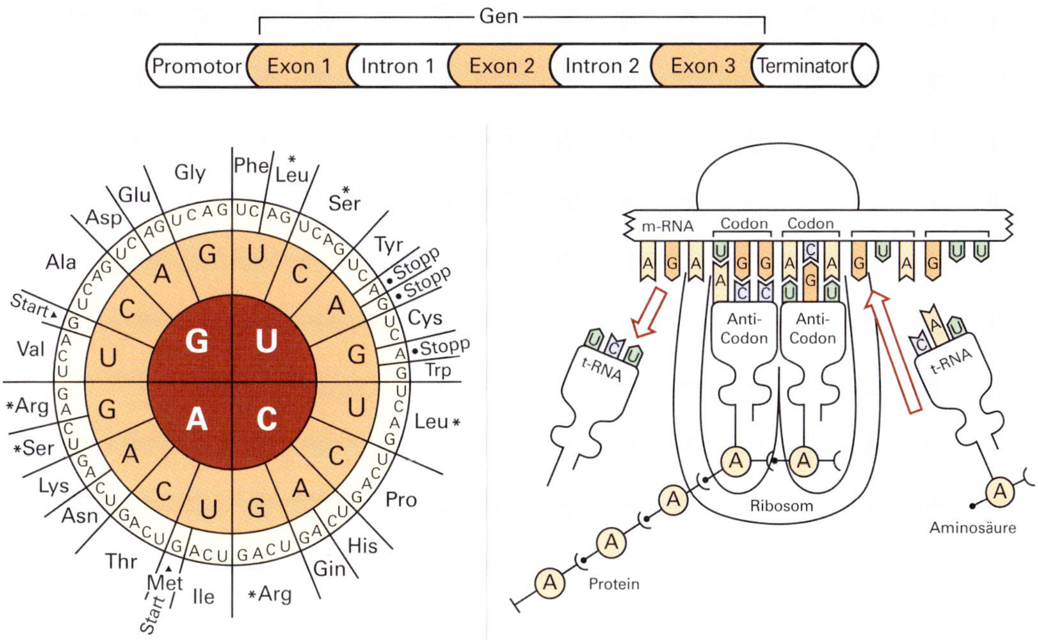

① **Transkription** (im Zellkern)
Übertragung der Information vom Chromosom (ein DNA-Strang der entwundenen Doppelhelix in 3′ → 5′-Richtung) auf die heterogene nucleäre RNA. Durch *Spleißen* (= Herausschneiden der Introns und Zusammenfügen der genutzten Exons) entsteht die **Messenger-RNA.**

② **Translation** (im Zellplasma und im endoplasmatischen Retikulum)
Transfer-RNA mit passendem *Anti-Codon* bringt die richtigen Aminosäuren zu den Ribosomen. Nach dem Rastercode der m-RNA werden Proteine synthetisiert.

Genetischer Code:

- Drei Nucleotide („Basentriplett", Codon) codieren eine von 20 Aminosäuren
- Startsequenzen (AUG, GUG) und Stoppsequenzen (UAA, UAG, UGA, auch: ochre, amber, opal)

1 Informationsübertragung zum Protein: Genetischer Code und Proteinbiosynthese

Genotoxische Kanzerogene wirken auf die DNA oder Zellteilungsbestandteile (Mitoseapparat) und lösen dadurch Krebs aus.

Genotoxische Substanzen (Mutagene) schädigen das Genom.

Mutagenitätstests werden an Bakterien, Hefen, Pilzen, Soma- und Keimzellen (Maus, Ratte, Hamster, Drosphila) und am Ganztier durchgeführt, um Schäden an DNA, Chromosomen, Keimzellen und die Lebensfähigkeit nachzuweisen. ▶2

1. Bakterieller reverser Mutagenitätstest (Rückmutationstest)
2. Genmutationen und Chromosomenaberrationen in Säugetierzellen
3. *In-vivo*-Mutagenitätstest

2 Genotoxizitätstests

Punktmutationen

Falsche Basen im DNA-Molekül sind mikroskopisch unsichtbar und führen zur fehlerhaften Proteinsynthese. Der *Ames*-Test zeigt **DNA-Mutationen** an, indem vom Nährstoff Histidin abhängige (auxotrophe) Bakterien unerwartet unabhängig (prototroph) werden und sich nun vermehren. S. 24 ▶1–2

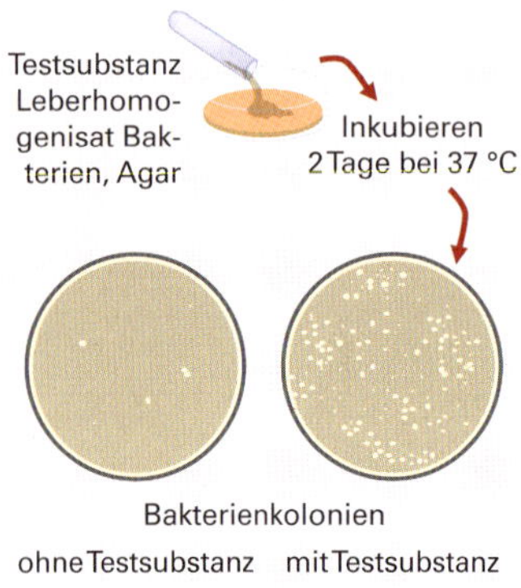

1 ***Ames*-Mangelmutanten-Test**

Der ***Ames*-Test** als bakterieller reverser Mutagenitätstest *in vitro* liefert durch Auszählen der Kolonien nach zwei Tagen Bebrütung die Aussage „positiv mutagen" oder „negativ". Die genetisch veränderte *Salmonella typhimurium* TA-1535 besitzt DNA mit fehlerhafter Information zur Histidinsynthese und sollte sich ohne diese Aminosäure auf dem Nährboden (Agar) nicht vermehren. Rückmutanten gewinnen die richtige DNA des Wildtyps nur zufällig oder durch Mutageneinwirkung wieder. Als natürliche Umgebung dient ein mit 9000 g zentrifugiertes Leberhomogenisat aus Ratten, denen 5–7 Tage vorher Chlorbiphenylen (Aroclor 1254) oder 5,6-Benzoflavon/Phenobarbital injiziert wurde, um die körpereigene Synthese von Leberenzymen anzuregen. Dadurch sind teilweise falsch-positive *Ames*-Tests möglich. Ein positiver *Ames*-Test bedeutet nicht unbedingt, dass eine Substanz nicht verwendet werden darf, wenn Chromosomenaberrationen und Kanzerogenitätsprüfung unauffällig sind. Die mutagene Wirkung von Syntheseprodukten kann auch von Verunreinigungen ausgehen.

Punktmutation
ROT IST DES EIS VOR DEM TOR

Frameshift
(Leserastermutation)

Insertion
ROT IST DAS SEI SVO RDE MTO R

Deletion
ROT IST VOR DEM TOR

Genamplifikation
(Vervielfachung)

Duplikation
ROT IST DAS ROT IST DAS EIS...

Rearrangement, Translokation
(Umlagerungen in Genom)

Inversion
SAD TSI TOR EIS VOR DEM TOR

Genommutation
(Störung der Mitose)

2 Mutationen

Chromosomenaberrationen und Genmutationen

Chromosomenmutationen treten während der **Zellteilung** auf: DNA-Brüche, Änderung der Nucleotidsequenz, Translokation (Umlagerung von Bruchstücken an andere Chromosomen), Ringbildung von Bruchstücken, Verschiebung des DNA-Leserasters durch eingelagerte Fremdstoffe (Frameshift), Vervielfachung (Genamplifikation), Umlagerung oder Löschen von Genen (Rearrangement). **Stabile Veränderungen** – wie Translokation, Inversion, symmetrische Umlagerungen – werden auf Tochterzellen übertragen; **instabile Veränderungen** (dizentrische und ringförmige Chromosomen, azentrische Fragmente und unsymmetrische Umlagerungen) führen zum Tod der Zelle. ▶2–4

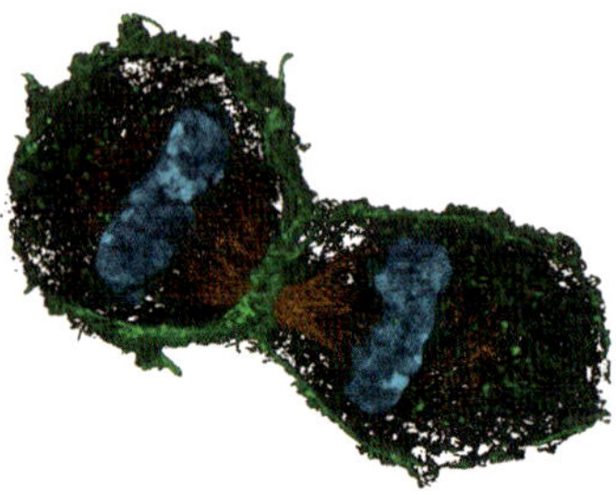

3 Telophase mit Spindelapparat, Aktin-Zytoskelett, Chromatin

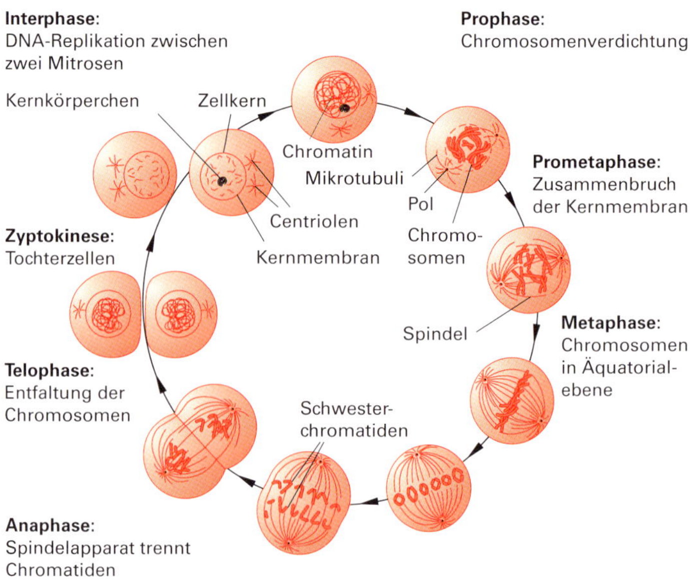

4 Zellkernteilung (Mitose und Interphase)

■ Der *In-vitro*-**Chromosomenaberrationstest (CA)** erfasst unter dem Mikroskop auffällige Chromosomenabweichungen an mindestens hundert Metaphasen-Zellkernen aus a) Humanlymphozyten („weiße Blutkörperchen" in Lymphe, Knochenmark und Blut) oder b) Hamsterfibroblasten (V79-HG-PRT-Test).

■ *In-vivo*-**Untersuchungen am Knochenmark**: Hamster oder Maus werden nach 6- bis 48-stündiger Einwirkzeit des Mutagens getötet, die Zellkernteilung (Mitose) durch ein Spindelgift (Colchicin) gestoppt und die Chromosomen und Mikrokerne im Knochenmark unter dem Mikroskop bei 1000facher Vergrößerung untersucht. Der chinesische Hamster hat nur 22 Chromosomen. ▶1

■ **Schwesterchromatidenaustausch** (SCE-Assay): Die beiden identischen Hälften eines Chromosoms heißen **Chromatiden**; bei der DNA-Replikation werden die vier DNA-Stränge stückweise ausgetauscht (in Lymphozyten 7 bis 10 Mal), ohne dass die Struktur des genetischen Materials verändert wird. Man markiert den bei der ersten Zellteilung neugebildeten DNA-Faden mit 5-Bromdesoxyuridin (BrdU), das an Stelle von Thymidin eingebaut wird. In Gegenwart eines Klastogens (mutagene Substanz, die Chromosomenbrüche auslöst) erscheint die fluoreszierende Markierung nach der zweiten Mitose unerwartet in anderen DNA-Strängen.

■ **Mikronucleus-Test** (Mikrokernauswertung, MA): Mikrokerne entstehen bei der Mitose durch ungleiche Verteilung der Chromosomen und Chromosomenbruchstücke (aus DNA-Strangbrüchen). Lymphozyten werden durch Phytohämagglutinin zur Zellteilung angeregt, die Zytokinese durch Cytochalasin B blockiert und die unter dem Mikroskop sichtbaren Mikrokerne in wenigstens Tausend zweikernigen Zellen gezählt. Die natürliche DNA-Bruchreparatur lässt sich mit Cytosin-Arabinosid ausschalten. Bei Neugeborenen treten spontane Chromosomenaberrationen mit einer Häufigkeit von 0,6 % auf; Mikrokerne bei Erwachsenen bei 0,03 % bis 0,23 % der Zellen. ▶2

■ **Fluoreszenz-in-situ-Hybridisierung** (FISH, chromosome painting) macht reziproke Translokationen sichtbar. Man hybridisiert DNA-Einzelstrangabschnitte auf wenigen Chromosomen mit korrespondierenden Fluoreszenzfarbstoff-gekoppelten Sequenzen. Die translozierten Bruchstücke werden dann auf dem „falschen" Chromosom erkannt.

■ **Comet-Assay**: Periphere Lymphozyten auf Agarose werden im neutralen Medium (für DNA-Doppelstrangbrüche) bzw. im alkalischen Medium (für Einzel- und Doppelstrangbrüche) lysiert und durch Gelelektrophorese getrennt. Bei vielen DNA-Brüchen zeigen die runden Flecken auf der Trennplatte einen langen „Kometenschweif" durch die zum Pluspol wandernden DNA-Fragmente. Je nach Analysezeitpunkt zeigt sich die natürliche DNA-Reparatur. ▶3

■ **Genmutationen in somatischen Zellen**: In menschlichen Blutzellen werden die codierenden Gene für Glycophorin-A (GPA), Hämoglobin (Hb), Hypoxanthin-Guanin-Phosphoribosyl-Transferase (HPRT) und das Histokompatibilitätsgen (HLA) in T-Lymphozyten durch Mutationen geschädigt, z. B. durch ionisierende Strahlung, Zytostatika und bei Rauchern. ▶4

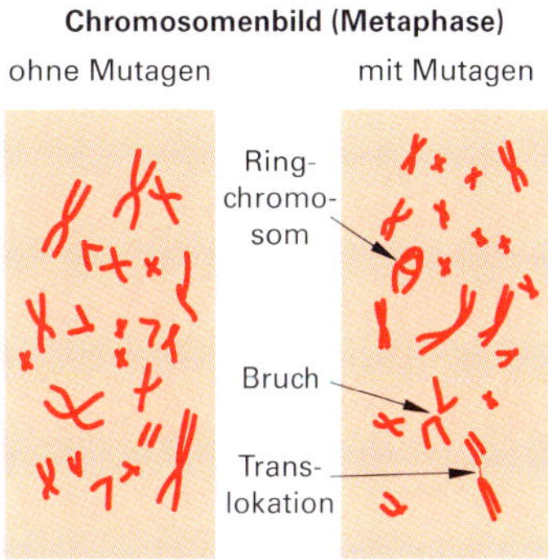

1 Knochenmark des Hamsters

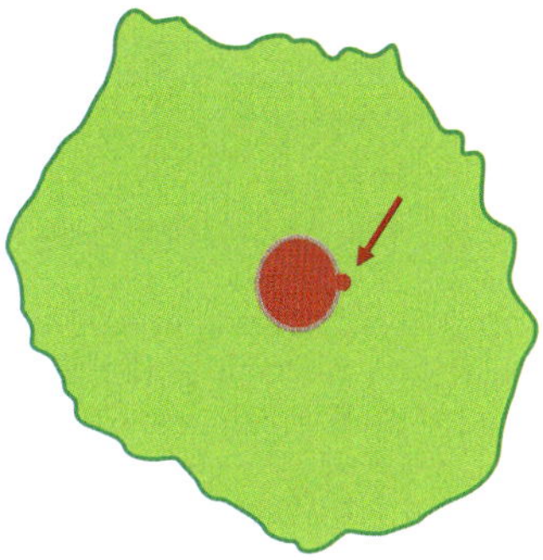

2 Micronucleus-Test

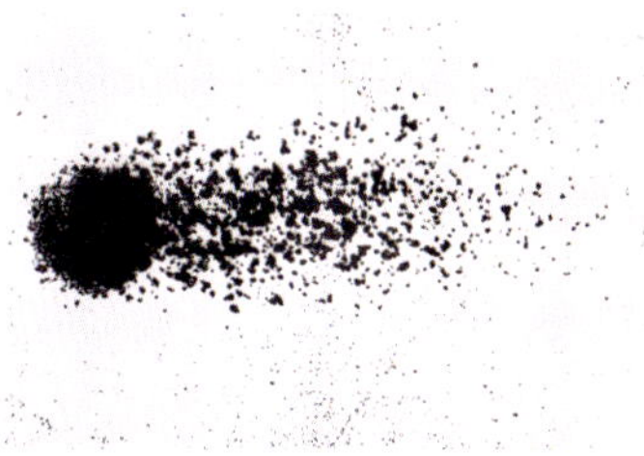

3 Comet-Assay

Ames-Test:
Punkt-/Frameshiftmutationen

Mikrokerntest:
Chromosomenaberrationen

Comet-Assay:
DNA-Strangbrüche

Maus-Lymphom-Test:
Mutation in Säugetierzellen

4 Aussage von *in-vitro*-Tests

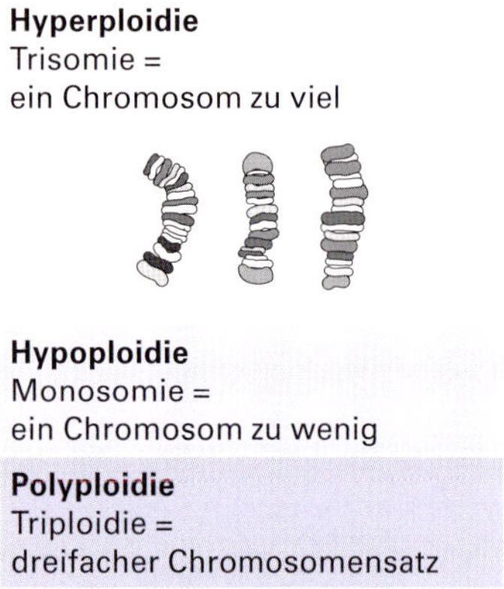

1 Genommutationen

■ **Maus-Lymphom-Test** (MLA, Mouse lymphoma tk assay). Gen- und Chromosomenschäden durch chemische Substanzen werden an der permanenten Maus-Lymphom-Zelllinie „L5178Y TK+/– 3.7.2C“ untersucht, deren Thymidinkinase Locus (Tk1) auf Chromosom 11 heterozygot („mischerbig“) ausgeprägt ist. Die Inaktivierung des Allels Tk+ bewirkt eine Resistenz gegen Trifluorthymidin bei den Tk–/– Mutanten. Mutierte Zellkolonien bestehen aus großen, schnell wachsenden, zytogenetisch gesunden Kolonien und kleinen, langsam wachsenden Kolonien mit Aberrationen auf Chromosom 11.

Genommutationen

Genommutationen betreffen die **Chromosomenzahl** durch fehlerhafte Trennung homologer Chromosomen oder Chromatiden bei der Zellteilung. Sie sind beim Menschen mit dem Leben nicht vereinbar oder führen zu Missbildungen. Zuverlässige Testverfahren fehlen. ▶1

Mutationen an Keimzellen-DNA werden vererbt.

1.3.8 Reproduktionstoxizität (Teratogenität und Fertilität)

Fremdstoffe können prinzipiell alle Reproduktionsphasen von Säugetieren schädigen: vom Säugen der Muttermilch über die Oogenese bzw. Spermatogenese bis zur Paarung, von der Befruchtung bis zur Fetogenese und Geburt des Nachwuchses. ▶2

Reproduktionstoxisch (fortpflanzungsgefährdend) sind Schädigungen der **Fruchtbarkeit** (Fertilität) der Eltern oder der **Entwicklung** des Kindes während der Schwangerschaft und Stillzeit.

Missbildungen sind Folge von Fehlentwicklungen durch endogene (z. B. genetische Mutationen) oder exogene Einflüsse (z. B. Einwirkung von Chemikalien oder physikalischen Reizen).

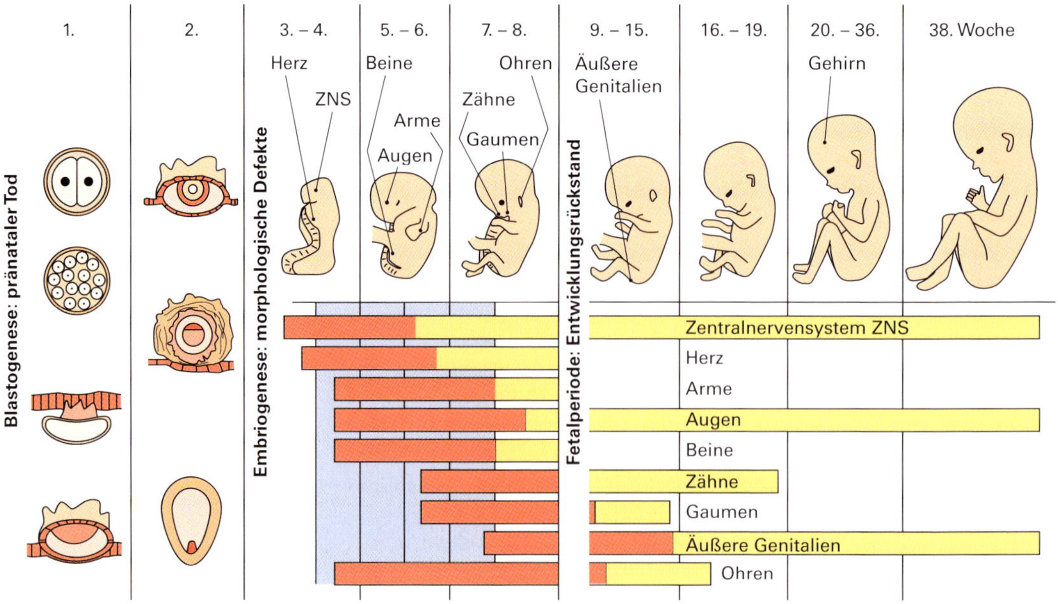

2 Teratogene Schädigungen bei der Entwicklung des Menschen

Die Entwicklungsstadien bei Mensch und Tier sind ähnlich.

1. **Furchungsstadium**: Keimzellschädigende Chemikalien können zum Absterben von Keimen im Verlauf der Embryonalentwicklung führen (bis zum 7. Tag). S. 26 ▶2
2. **Blastogenese** (1.–2. Woche): Zygotenteilung, Implantation und zweiblättrige Keimscheibe. Durch Fremdstoffe wie Phenothiazin und Zytostatika oder Gammastrahlen verursachte Blastopathien erzeugen „Monster" mit doppelten Körperhälften und planlosen Organlagen, die meist nicht entwicklungsfähig sind und absterben.
3. **Embryogenese** (3.–8. Woche): Beim Menschen bilden sich Zentralnervensystem, Herz, Arme, Beine, Augen, Ohren, Zähne, Gaumen und äußere Genitalien. Thalidomid (Contergan®) verursacht schlimme morphologische Defekte der Organe und Extremitäten und ab der 9. und 10. Woche noch geistige und körperliche Retardierungen. ▶1
4. **Fetalperiode** (9.–38. Woche): Ausdifferenzierung und Organwachstum, v. a. von Gesichtsregion und zentralem Nervensystem, werden durch Alkohol, Nicotin und physikalische Reize gestört. Es treten Wachstumsverzögerungen und unproportionales Wachstum auf.

Teratogene schädigen die Entwicklung des Keimes von der befruchteten Eizelle zum Embryo und rufen grobstrukturelle Fehlbildungen während der Organentwicklung hervor. Die Embryonalzeit ist hochsensibel, die Fetalzeit in der 12.–36. Woche mäßig sensibel auf teratogene Substanzen. Die Plazenta („Mutterkuchen") schützt das Kind vor vielen Substanzen.

Teratogene Substanzen müssen die **Plazentaschranke** überwinden, ehe sie Missbildungen auslösen können.

Reproduktionstoxische Prüfung von Chemikalien

1. In **Generationsstudien** werden Gruppen von Ratten konstant gehaltenen Dosen der Prüfsubstanz in Futter oder Trinkwasser ausgesetzt. Die niedrigste Dosis ist dabei die ungiftige niedrigste Dosis (NOEL), die höchste die toxische, nicht tödliche Höchstdosis. Mittlere Dosierungen sollen eine geometrische Reihe bilden. Lebende und missgebildete Jungtiere werden klinisch überwacht und gewogen, tote Jungtiere und Elterntiere seziert. ▶2

2. Die **Embryotoxizität** wird an Ratten, Mäusen oder Kaninchen bei täglicher oraler Substanzgabe untersucht. Einen Tag vor dem Geburtstermin werden die Muttertiere getötet und die Feten auf spontane Missbildungen untersucht. Die lebenden und toten Embryonen im Uterus sowie die Zahl der Gelbkörper (Corpora lutea) auf den Ovarien werden gezählt. Die Differenz zwischen Gelbkörperzahl und Embryonen entspricht den vor der Implantation abgestorbenen Keimen. Unterschiede zur Kontrollgruppe zeigen die reproduktionstoxische Wirkung. Organische Materie wird mit Alkalilauge entfernt; Knochengewebe mit Alizarinrot, Knorpel mit Alcianblau gefärbt. Weichteile der Ratte werden in *Bouin*-Lösung (Pikrinsäure, Formaldehyd, Eisessig) fixiert und Querschnitte angefertigt. ▶1

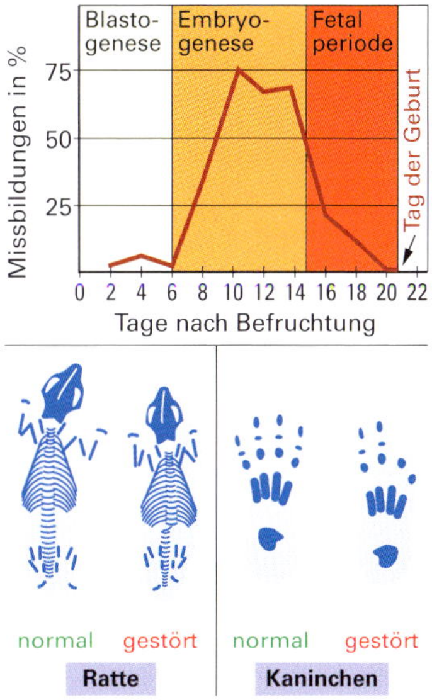

1 Skelettmissbildungen durch Thalidomid

Zweigenerationenversuch
(Ratte) über 38 Wochen

3 Dosisgruppen + 1 Kontrollgruppe (je 20 ♀ und 20 ♂, 5–9 w alt)
① Verpaarung der Elterntiere F_0
Gravidität;
Wurf der Jungtiere F_1 nach 4 d auf 4 ♀ und 4 ♂ reduzieren;
Laktation und Aufzucht;
nach 3 w Trennung F_1 von F_0.
② Verpaarung der Elterntiere F_1
Gravidität, Laktation und Aufzucht der Jungtiere F_2 etc.

Embryotoxizitätsstudie
(Ratte) über 20 Tage

3 Dosisgruppen + 1 Kontrollgruppe (je 20 ♀ und 20 ♂)
oder
Limittest mit 1 Dosisgruppe ($1000\ mg\ kg^{-1}d^{-1}$):
6.–15. Tag der Gravidität: Behandlung mit der Prüfsubstanz
20. Tag: Tötung der Muttertiere, Untersuchung der Feten

w = Woche, d = Tag

2 Reproduktionstoxische Prüfung

A	Paarung (Fertilität)
B	Konzeption
C	Implantation (Einnistung der Blastozyste)
D	Gaumenschluss (Organogenese)
E	Entwöhnen (Abstillen)
F	sexuelle Reife

1 Stadien der reproduktionstoxischen Arzneimittelprüfung

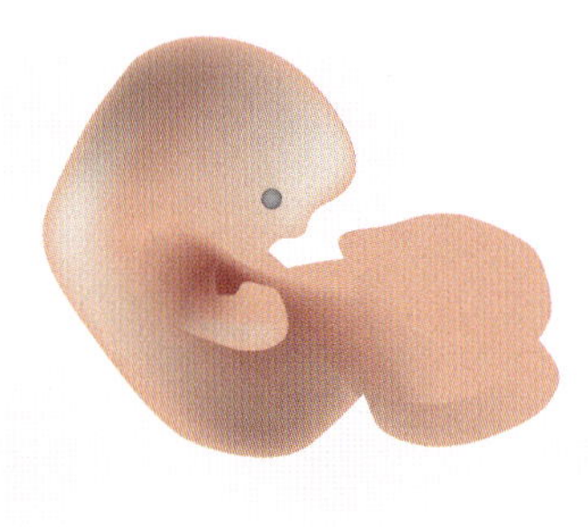

2 Whole-Embryo-Culture

Erwachsene und heranwachsende Tiere (Ratten: Tag 17) Körpergewicht, Aufrichten, Gang, Griffstärke, Wachheit, Reaktion auf Umgang, Tremorgrad, Harn- und Kotabsatz, Tränen- und Speichelfluss, Reaktion auf Schwanzdruck und Geräusche
Erwachsene Tiere zusätzlich: Aufrichten der Haare, Pupillenreaktion, Lidschluss, Vokalisierung, abnormale Körperhaltung, Körpertemperatur, Aktivität im Käfig, Reaktion bei Entnahme, auf Berührung und Annäherung, Spreizung der Hinterbeine und Aufrichtreflex nach freiem Fall.

3 Nervenfunktionen (FOB)

Teratogene Substanzen verursachen bei Ratten den Fruchttod (vor dem 7. Tag nach der Befruchtung), sowie in der Embryogenese (6. bis 15. Tag) eine hohe Anzahl von Missbildungen (Embryopathien), während ab dem 16. Tag nur Retardierungen und Entwicklungsstörungen auftreten. ▶1

3. Bei *in-vitro*-**Gliedmaßen- und Embryo-Entwicklungstests** werden aus dem Uterus explantierte Extremitätenanlagen bzw. ganze Embryonen den Prüfsubstanzen ausgesetzt, bis sich Vitalität, Wachstum oder morphologische Anomalien zeigen.

- **Whole-Embryo-Culture** (WEC): Kultur ganzer Ratten- oder Mausembryonen ▶2
- **Palate-Culture:** Gaumenanlagen von Maus oder Ratte
- **Limb-Bud-Test:** Kultur von Gliedmaßenknospen der Maus
- **Embryonic-Stem-Cell-Test** (EST): Embryonale Stammzellen der Maus reifen in Gegenwart der Testsubstanz z. B. zu Herzmuskelzellen weiter. Nach zehn Tagen wird im Lichtmikroskop auf gesunde, spontane Kontraktionsbewegungen geprüft.
- **Micro-Mass-Test** (MM): kultivierte Gliedmaßenzellen von Hühner-Embryonen

1.3.9 Immun- und Neurotoxizität

Immuntoxizität bedeutet die Schädigung von Zellen und Funktionen des Immunsystems, somit das Unterdrücken oder Überschießen von Immunreaktionen, Infektionsrisiken und Gewebeneubildung, Allergien und Autoimmunreaktionen. Zum Beispiel wirken Organozinnverbindungen hormonartig und immunsuppressiv. Die Prüfung umfasst:

- Hämatologie und Histopathologie an Nagern und Nichtnagern: Immunglobulin-Titer (IgE, IgG, IgM); Knochenmarkleukozyten, B- und T-Zellverbände, lymphatische Gewebe
- **Sheep red blood cell test** (SRBC): funktioneller Test für T-Zellenabhängige Immunreaktionen; es werden Antikörper produzierende Lymphozyten in der Milz oder der IgM-Blutserumspiegel bestimmt.
- **Unspezifische Immunantwort:** Durch Chemikalieneinfluss veränderte Aktivität von Killerzellen oder Makrophagen und Sensibilisierungstests (Delayed Type Hypersensitivity Test, Local lymphnode assay)
- **Neurotoxizität** beschreibt die Schädigung von kleinkindlichen oder ausgebildeten Nervenzellen, z. B. durch Nervengifte (DDT, Praquat, Pyrethroide, Organozinnverbindungen). ▶3

1.3.10 Prüfung auf Umweltverträglichkeit

Umweltchemikalien wirken auf komplexe Ökosysteme ein. Zur Beurteilung ihrer Umweltgefährdung werden herangezogen:

- Verteilung von Schadstoffen zwischen Luft/Wasser und Wasser/Sediment bzw. Boden
- Mobilität (Ausbreitung im Ökosystem) S. 29 ▶1
- Akkumulation (Anreicherung und Verbleib im Ökosystem)

- biologische Verfügbarkeit
- Metabolismus (biologischer und fotochemischer Abbau)
- Dosis-Wirkungs-Beziehungen

Zur **ökotoxikologischen Prüfung** dienen Organismen aus aquatischen und terrestrischen Biotopen, die am Anfang und am Ende der der Nahrungskette, bis hin zum Menschen, stehen:

- einzellige Algen: *Chlorella, Scenedesmus* usw.
- Kleinkrebse, z. B. der Wasserfloh *Daphnia*
- Fische, z. B. Karpfen, Forellen, Goldorfe, Zebrafisch, Guppy
- einkeim- und zweikeimblättrige höhere Pflanzen
- Bodenlebewesen, z. B. Regenwurm *(Lumbricus)* für Ackerboden, Springschwänze *(Collembole)* für Waldboden, Zuckmücke *(Chironomus riparius)* für Sedimente
- Nutzinsekten: Honigbiene, Marienkäfer, Florfliege, Laufkäfer
- Vögel, z. B. Wachtel, Stockente, Zebrafink, Kanarienvogel

Ausgewertet werden z. B. Algenwachstum, Schwimmverhalten von Fischen, Wasserqualität und Bodenmikroflora.

Die Prüfung auf **akute Toxizität** (LD_{50}) bei **Vögeln** erfolgt durch einmalige orale Gabe und 14-tägige Nachbeobachtung. Subakute Dosen werden über fünf Tage im Futter verabreicht.

Bei **Fischen** wird die **letale Konzentration** (LC_{50} in $mg \cdot m^{-3}$) oder letale Wirkung (Lethal Concentration Time, LCt_{50} in $mg \cdot min \cdot m^{-3}$) über 96 Stunden bestimmt. Die Mortalität (in %) nimmt mit steigender Konzentration im Wasser linear zu. Subletale Dosen werden im 14-tägigen Fischtest im Aquarium geprüft.

Beim **Biomonitoring** werden Fremdstoffkonzentrationen in biologischem Material von Tier und Mensch – z. B. Blut, Urin, Fäzes, Atemluft, Haare, Zähne, Muttermilch, Sperma – gemessen.

Die wirkungsfreie Konzentration **NOEC** (No Observed Effect Concentration) wird als Enzymaktivität (z. B. ATPase) nach akuter oder chronischer Gabe von Umweltgiften in Fischen bestimmt.

Die **Bioakkumulation** persistenter Substanzen, z. B. des schlecht abbaubaren DDT in der Umwelt, wird durch die Anreicherungs- und Eliminierungsraten in Fischen abgeschätzt. ▶2–3

Reproduktionstests zeigen schädliche Wirkungen auf die Fortpflanzung und Entwicklung von Fischen und Küken.

1.3.11 Tierversuche

Das Tierschutzgesetz lässt zum Schutz des Menschen unerlässliche Tierversuche zu: zur Aufklärung von Krankheiten und Umweltgefährdungen, zur Identifizierung von unbedenklichen Stoffen und für die Grundlagenforschung. Tierversuche verbieten sich ethisch, wo immer *in-vitro*-Methoden an Bakterien- und Zellkulturen und isolierten Organen möglich sind. Versuchstiere müssen aus registrierten Zuchtbetrieben stammen und unverwechselbar gekennzeichnet sein. ▶4

Tierversuche zur Entwicklung von Tabakerzeugnissen, Waschmitteln und Kosmetika sind in Europa verboten.

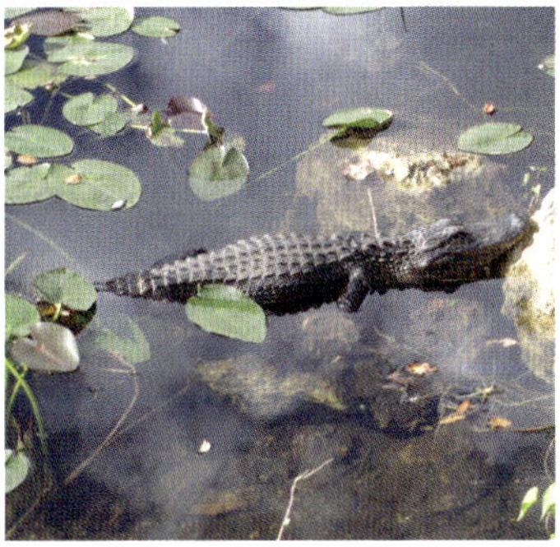

1 Alligator im Ökosystem Everglades in Florida, USA

Organismen	mg/kg
Plankton	0,04
Krebse	0,25
Fische	1,5
Nutztiere (Hühner)	1,5

2 DDT in der Nahrungskette

Hazardous Concentration (HC)
ökologisch akzeptierbare Konzentration

Concern Level
für eine Population im Freiland schädliche Konzentration; $^1/_{10}$ der niedrigsten chronischen NOEC aus drei Einzelspeziestests bzw. $^1/_{100}$ LC_{50} (Fisch, Wirbellose, Algen)

3 Extrapolationsgröße

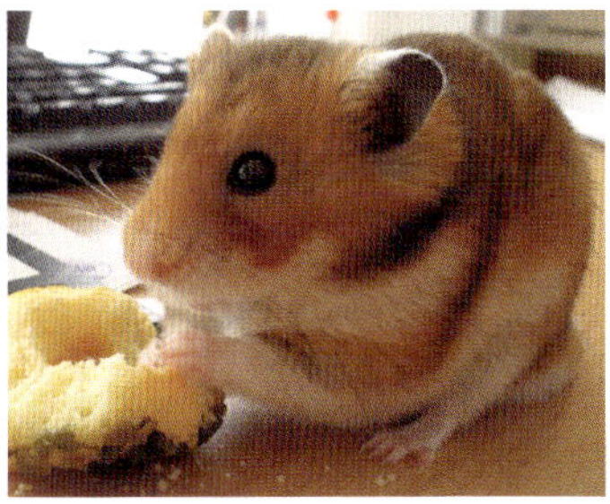

4 Hamster als Haustier

Dauer	Prüfumfang
Wochen	akute Toxizität
Monate	subakute Toxizität, Pharmakokinetik, Mutagenität, subchronische Toxizität, Reproduktionstoxizität
Jahre	chronische Toxizität
Jahrzehnte	Kanzerogenität beim Menschen

1 Toxizitätsprüfungen

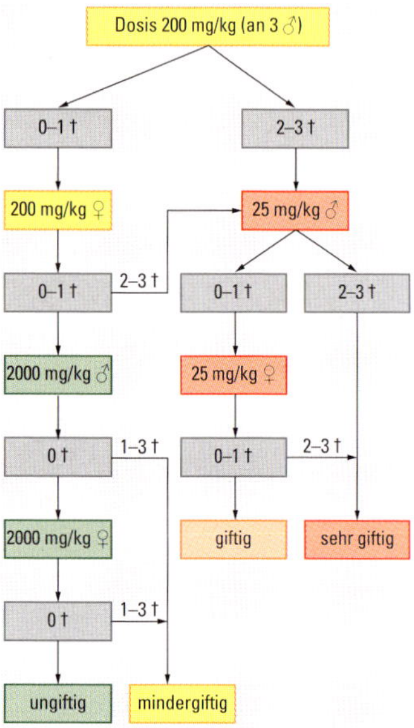

2 Acute-Toxic-Class-Test

Lärmschwerhörigkeit	37 %
Silikose und Asbestose	24 %
Mesotheliom u. a. durch Asbest	20 %
Atemwegsleiden	9 %
Hauterkrankungen	4 %
Infektionskrankheiten	4 %
sonstige	2 %

3 Berufskrankheiten (2011)

Der Gesetzgeber legt vorsorglich Grenzwerte und Toleranzwerte fest – meist ohne fundierte toxikologische Datenbasis! Das European Center for the Validation of Alternative Methods (EC-VAM) verfolgt das Konzept „Refine, Reduce, Replace", um Tierversuche zu ersetzen. Kreislauf-, Verhaltens- und Langzeitwirkungen lassen sich bislang nur *in vivo* zuverlässig prüfen.

Absolute Sicherheit gibt es nicht! Wirkungsschwellen sind praktisch nicht messbar – der Nachweis, welche kleinste Dosis „wirkt" ist kaum zu erbringen. Das Ausbleiben toxikologischer Effekte ist eine Wahrscheinlichkeitsgröße. Tierversuche werden üblicherweise mit dem **Sicherheitsfaktor** 100 auf den Menschen übertragen. Will man eine Krebswirkung mit 99%iger Sicherheit ausschließen, so erfordert das 8000 Versuchstiere, ein LD_{50}-Test mit 20 % Genauigkeit 400 Versuchstiere. Dazu belegen Ringversuche häufig mangelhafte Übereinstimmung und Reproduzierbarkeit. Für den **Acute-Toxic-Class-Test (ATC)** zur Einstufung von Chemikalien genügen 12 bis 25 Tiere. Die sequentielle Prüfung auf akute Toxizität erfolgt an jeweils drei männlichen und weiblichen Tieren; sterben weniger als zwei, wird die Dosis 10-fach erhöht, andernfalls verringert. ▶1–2

Tiere sind keine Menschen! Die Tierarten sind stark unterschiedlich. Tiermodelle für Kanzerogenese, Teratogenese und Mutagenese sind zwangsläufig unscharf. Ein ausschließlich für den Menschen giftiger Stoff ist nicht bekannt. Stoffwechselvorgänge laufen beim Menschen langsamer und auf teilweise anderen Reaktionspfaden ab als bei kleineren Tieren. Sind menschliche Populationen genetisch heterogen, von unterschiedlichem Gesundheitszustand und Lebensalter, so bilden Versuchstiere eine genetisch und sozial relativ homogene Gruppe.

> Toxikokinetik und Metabolismus unterscheiden sich zwischen Mensch und Tierarten.

Die **Halbwertszeit** von Fremdstoffen in verschiedenen Spezies korreliert näherungsweise mit dem Körpergewicht: $T \approx m^{0,3}$. Für die Dauer eines Herzschlags oder Atemzugs gilt der gleiche „allometrische Exponent" von ≈ 0,3.

Arzneimittelprüfung am Menschen. Auf Konzeption, Screening und Präklinik (Tierversuch) folgt die **klinische Prüfung** an Freiwilligen (Phase I), Kranken (Phase II und III), sowie begleitend zur Markteinführung (Phase IV; Nebenwirkungen). Der Stoffumsatz im Körper lässt sich mit chemisch-analytischen Methoden verfolgen, z. B. Chromatografie mit Massenspektrometrie, Isotopenmarkierung, Kernspinresonanzspektroskopie.

1.3.12 Epidemiologische Erhebungen

Die statistische Verteilung und **Häufigkeit von Erkrankungen** dient indirekt zur Aufklärung toxikologischer und arbeitsmedizinischer Risiken. **Epidemiologische Studien** belegen den Zusammenhang von Zigarettenrauch und Lungenkrebs, während ein erhöhter Nitratgehalt im Trinkwasser sich als nicht signifikantes Gesundheitsrisiko erwies.

Berufskrankheiten und **Unfälle** (S. 30 ▶3, ▶1). *John Hill* (1716-1775) entdeckte 1761 Nasentumoren bei Tabakschnupfern; *Samuel Thomas V. Soemmering* (1755-1830) in einer Arbeit von 1795 Lippenkrebs bei Pfeifenrauchern. Der englische Arzt *Percival Pott* (1714-1788) verknüpfte 1775 das Auftreten von Hodenkrebs (Skrotalkarzinom) mit dem Beruf des Schornsteinfegers. *Richard von Volkmann* (1830-1889) beschrieb 1874 Hautkrebs bei Teerarbeitern und *Albert Frieben* (geb. 1875) im Jahr 1902 bei Radiologen. Als Hautkrebs sich bei Dachpappearbeitern häufte, wies *Katsusaburo Yamagiwa* (1863-1930) in Japan 1915 die Entstehung von metastasierenden Karzinomen durch monatelange Teerpinselung am Kaninchenohr nach. *Rehn* (1849-1930) identifizierte 1895 den „Anilinkrebs" (Blasenkrebs bei Fuchsinarbeitern). Tumoren in der Nase durch Nickel (England 1933), Lungenkrebs durch Asbest (1932, *Wedler* 1943) und Tabakrauch (*Müller* 1940), Blutkrebs durch Benzol (*Vigliani* 1941), Leberkrebs durch Vinylchlorid (1974) sind seit Jahrzehnten bekannt.

1.3.13 Risikoermittlung

In der Toxikologie unterscheidet man Gefahr und Risiko:

- **Toxische Gefährdung** (toxisches Potential, engl. *Hazard*) beschreibt die akute und chronische Toxizität eines Stoffes.
- **Risiko** (engl. *Risk*) ist die Wahrscheinlichkeit und Schwere des Schadens; z. B. die Zahl der Erkrankungen in der Gesamtbevölkerung oder bezogen auf eine unbelastete Gruppe.

Die **Risikoabschätzung** (Risk Assessment) befasst sich mit möglichen Gesundheitsgefährdungen; die **Risikobewertung** beurteilt die gesellschaftspolitische Duldbarkeit des Risikos. Versicherungsstatistiken belegen als größten Lebensrisiken Rauchen, Alkoholgenuss und Straßenverkehr. ▶2–3

Die **statistische Lebenserwartung** verringert sich durch Rauchen um 2–6 Jahre, Herzkrankheiten (5,5 a), Übergewicht (3–4 a), Krebs (3 a), Armut (2 a), Schlaganfall (1 a); Diabetes, Selbstmord, Arbeit im Kernkraftwerk (< 1 a) und radioaktive Strahlung (16 Tage).

Stoffbezogene Risiken gibt es bei Pestiziden, Lebensmittelzusatzstoffen und Spraydosen. 2,4-Diaminoanisol, das mit 0,01 % bis 1,5 % in Haarfärbemitteln enthalten ist, wirkt bei Ratten kanzerogen (0,5 % im Futter über 78 Wochen); hochgerechnet auf den Menschen sind dies 15 g Wirkstoff oder 1 kg Färbemittel pro Tag auf 60 kg Körpergewicht. Über die Kopfhaut resorbiert der Mensch 0,7 bis 2,2 %; für lebenslanges, monatliches Haarfärben berechnet sich daraus ein erhöhtes Lebensrisiko von 1:16 Mio.

1.3.14 Zulässige Höchstmengen

Das **Unit-Risk-Konzept** schätzt das zusätzliche mögliche Krebsrisiko durch einen Fremdstoff für eine Lebenszeit von 70 Jahren ab. Zulässige **Höchstmengen** (Grenzwerte) für Stoffe am Arbeitsplatz (engl. Threshold Limit Value, TLV) und Rückstande in Nahrungsmitteln basieren auf Tierversuchen. Grenzwerte richten sich nach den analytisch machbaren Nachweisgrenzen.

Vergiftung/Ersticken	1,8 %
Verbrennung u. ä.	2,7 %
Maschinen u. Fahrzeuge	38,5 %
Stürze, Quetschungen, Schnitte und andere Ursachen	57 %

1 Tödliche Arbeitsunfälle 2001–2010

Ereignis	Ein Todesfall pro
Sonnenbaden auf Bergen (Hautkrebs)	200
Zigarettenrauchen (1 Packung am Tag)	~500
Grippe	5 000
Alkoholkonsum	20 000
Benzpyren im Trinkwasser	800 000
Tod durch Blitzschlag	1 900 000
Wöchentlich 1 Steak vom Holzkohlengrill	2 500 000
Weitere Risiken	1 : ...
Spontanes Krebsrisiko	4
Geburt eines fehlgebildeten Kindes	~40
Allergien durch Kopfschmerzmittel	100
Substanzbezogenes Krebsrisiko	1000

2 Lebensrisiken

Ursache	Häufigkeit
Ernährung	35 %
Tabak	30 %
Sexualverhalten	7 %
Beruf	4 %
Alkohol	3 %
Umweltgifte	2 %
Sonnenlicht (UV)	1,5 %
Strahlenbelastung	
– natürlich	1,5 %
– medizinisch	0,5 %
– Kernwaffen	0,01 %
Medikamente	1 %

3 Krebsursachen

- **No Observed Adverse Effect Level (NOAEL):** Höchstdosis (in mg/kg) ohne nachweisbare Schädigung im chronischen Versuch an mindestens zwei Säugetierarten. ▶4.2
- **Acceptable Daily Intake (ADI),** *Tolerable daily intake* (TDI): die höchste, nach heutigem Kenntnisstand bei lebenslanger täglicher Aufnahme akzeptable Tagesdosis (ATD, in mg $kg^{-1}d^{-1}$), die nicht zu Gesundheitsstörungen führt. Meist ein Hundertstel der höchsten unschädlichen Tagesdosis (t = 1 d).

$$ADI = \frac{NOAEL}{100 \cdot t}$$

- **Provisional Tolerable Daily** bzw. **Weekly Intake** (PTDI, PWTI): vorläufig duldbare wöchentliche lebenslange Aufnahme von verbotenen Pestiziden, Metallen, Chemikalien, natürlichen Toxinen und Stoffen aus Verpackungsmaterialien, die in Lebensmittel übergehen.
- **Permissible Level (PL):** höchste duldbare Fremdstoffmenge, berechnet für den Tagesverzehr μ (in kg/d) eines m = 70 kg schweren Verbrauchers.

$$PL = \frac{ADI \cdot m}{\mu}$$

- **Permitted Level:** maximal geduldete Rückstandsmenge in Nahrungsmitteln.
- **Virtually Safe Dose:** praktisch unschädliche Dosis; die Konzentration eines Fremdstoffes, bei dem ein zusätzlicher Krebsfall auf eine Million lebenslang exponierte Personen auftritt.

Für primär kanzerogene Stoffe werden keine ADI-Werte festgelegt; für sie gilt *Nulltoleranz* in Nahrungsmitteln. Natürliche Mutagene, Kanzerogene und Bakterientoxine werden jedoch nicht erfasst. ADI- und NOEL-Werte sind Grundlage für Arbeitsplatz- und Umweltgrenzwerte.

1.3.15 Fallstudie: Tetrachlorethen

Tetrachlorethen ($Cl_2C{=}CCl_2$, Perchlorethylen) aus der Metallentfettung und Fettextraktion wurde in den 1980er Jahren in Spurenmengen (μg/kg) in Schweinefleisch, Hühnereiern, Trinkwasser, Nahrungsmitteln und menschlichen Organen gefunden.

	mg/kg
LD_{50}	8800
Tumoren (Maus)	> 400
Embryotoxizität	> 300
NOEL (Meerschwein)	80

1 Daten Tetrachlorethen

a) **Tierversuch:** „Per" ist akut wenig giftig, dämpft jedoch wie Alkohol das zentrale Nervensystem und wirkt embryotoxisch. Es ist kein Mutagen. Bei Mäusen treten jedoch oberhalb eines Schwellenwertes Leberkarzinome durch das Stoffwechselprodukt Epoxid auf (500–1000 mg $kg^{-1}d^{-1}$ über 78 Wochen). Beim achtfach langsameren Stoffwechsel in Ratten überwiegen Leber- und Nierenschädigungen.

b) **Arbeitsmedizin:** Tetrachlorethen reizt die Schleimhäute von Nase, Mund und Rachen. Oberhalb einer Exposition von 100 mL/m^3 = 698 mg/m^3 treten Leberschäden auf. Ein Arbeiter atmet während einer 8-Stunden-Schicht 10 m^3 Luft und darf somit höchstens 6980 mg „Per" aufnehmen. Der biologische Arbeitsplatzgrenzwert von 1 mg/L (Blut) bei Schichtende berücksichtigt, dass innerhalb von 24 Stunden 90 % des Stoffes ausgeschieden werden.

c) **Lebensmittelgrenzwerte:** Die höchste für den Menschen noch symptomfreie Einzeldosis beträgt 5000 mg. Der ADI-Wert beträgt 50 mg. Durch Einatmen von 20 m^3 belasteter Luft (2 μg/m^3) und Aufnahme von 2 kg Nahrung (5 μg/kg) und 2 L Getränken (2 μg/L) sammeln sich 0,054 mg „Per" pro Tag an. Beim Genuss von kontaminierten Eiern (2 · 100 g · 4 mg/kg = 0,4 mg) und Schweinefleisch (200 g · 0,7 mg/kg = 0,15 mg) besteht ein 80-facher Abstand zum ADI und ein 8000-facher Abstand zur höchsten unwirksamen Dosis dieses Stoffes. Eine günstige toxikologische Bewertung ist natürlich kein Freibrief für den sorglosen Umgang mit Gefahrstoffen.

1.4 Umwelt- und Arbeitsmedizin

Die **Umweltmedizin** befasst sich mit der Anamnese (Erhebung) und Therapie umweltbedingter Schädigungen an Menschen durch Belastungen in Wasser, Boden, Luft, Lebensmitteln und Bedarfsgegenständen, durch Lärm- und Strahlungsquellen. Die **Arbeitsmedizin** sammelt Erfahrungen mit Schad- und Betriebsstoffen am Arbeitsplatz. Die **Umwelthygiene** erforscht Umwelteinwirkungen auf die Bevölkerung und sucht nach günstigen Lebensbedingungen.

Toxikogenetik

Fremdstoffe wirken je nach Alter, Gewöhnung und Vorerkrankungen der Person und der Tageszeit der Aufnahme unterschiedlich. Die Empfänglichkeit (Disposition) für Krankheiten kann **vorübergehend** schwanken durch Ernährungsmangel, Erschöpfung, Unterkühlung oder Sucht, **pathologisch** (Arteriosklerose mit Diabetes mellitus) oder **psychologisch** begründet sein. Kinder „entgiften" bezogen auf das Körpergewicht schneller als Erwachsene; Neugeborene entwickeln die renale Exkretion erst innerhalb von 6 Monaten. Alte Menschen reagieren empfindlicher auf Nervengifte und Beruhigungsmittel. Resorption, Verteilungsvolumen (außer Fett) und hepatische und renale Clearance nehmen im Alter ab.

Disposition bedeutet die Widerstandsfähigkeit eines Organismus bzw. die Empfänglichkeit gegen Krankheiten.

Genetische Dispositionen sind angeboren, z. B. fehlende Enzymsysteme, abnorme Proteine (Hämoglobin bei Sichelzellenanämie) oder Antikörper und Stoffwechselstörungen. Menschen mit einem genetischen Mangel an Glucose-6-Phosphat-Dehydrogenase vertragen Sulfonamide, Chinin und Saubohnen wegen schädlicher freier Sauerstoffradikale, die normalerweise im Körper durch Glutathion reduziert würden, nicht. ▶1

Konstitution bezeichnet die individuelle, genetisch bestimmte Besonderheit in Bau und Funktion des Körpers.

Tumorsuppressorgene codieren die Biosynthese von Proteinen, die die Zellteilung kontrollieren und Krebs verhindern. Durch erbliche Defekte kann ein Allel („Ort") des Schutzgens inaktiviert sein. Mutationen an wachstumsregulierenden Genen (Protoonkogene) schädigen die Proteinbiosynthese und Differenzierung der Zellen. Bereits zwei „geweckte" **Onkogene** (tumorerzeugende Gene) bewirken die maligne Transformation normaler Zellen zu Krebszellen. Zur Inaktivierung eines Tumorsuppressorgens müssen beide Allele (Genorte auf homologen Chromosomen) ausgeschaltet werden, was sehr selten ist. Das p53-Protein hemmt das Wachstum von Zellen mit DNA-Schäden und leitet den programmierten Zelltod ein. ▶2

Chronische Entzündungen wie Bronchitis, Hepatitis, Gastritis, Kolitis, Pankreatitis und Harnblasenentzündungen können späteren Krebserkrankungen vorausgehen.

Ernährungsgewohnheiten

Als Chemoprävention von Krebs gilt der Verzehr von Obst und Gemüse, deren Inhaltsstoffe Mutagene binden oder inhibieren.

- **Antioxidantien** wirken schützend, z. B. Epigallocatechingallat (Tee), α-Tocopherol, β-Carotin, Ascorbinsäure. Hochdosiertes β-Carotin erhöht jedoch das Lungenkrebsrisiko bei Rauchern.
- **Antihormonelle Wirkung** zeigen Tamoxifen (synthetisch) und Genistein (Soja).
- **Induktion entgiftender Leberenzyme:** Isothiocyanate (Brokkoli, Kohl, Blumenkohl, Kreuzblütler), Dithiolthione (synthetisch)

α_1-Antritrypsin-Mangel
unverträglich: Rauche, Stäube
mögl. Folge: Lungenemphysem
Häufigkeit: 1:6000

Glucose-6-Phosphat-Dehydrogenase-Mangel
Ozon, hämolytisch wirkende Stoffe (Anämie, Nierenschäden)
Nordeuropa: < 8 %,
Mittelmeerraum: 11 %
USA (Farbige): 13–16 %

Arylkohlenwasserstoff-dehydrogenase-Induzierbarkeit:
Kohlenwasserstoffe, PAK (Bronchialkarzinome)
10 % der Bevölkerung

Paroxanase-Inaktivität
Organophosphate (Vergiftung)
5–10 % der Bevölkerung

1 Häufige genetische Fehler

Gen	Schutz vor
p53	50 % aller Tumoren beim Menschen
MCC DCC APC	Darmkrebs (kolorektales Karzinom)
VHL	Nierentumoren
RB1	Retinoblastom (Netzhauttumor), Knochenkrebs (Osteosarkom)
NF1	Neurofibrom

2 Tumorsuppressorgene

1. Flexible Orientierungssuche: „Ich bin krank".
2. Fixierte Orientierungssuche: „Umweltgift, Allergie, Infektion"
3. Vergiftungssuche: „Welches Gift ist ursächlich?"
4. Vergiftungsoptimismus: "Entgiften und sanieren!"
5. Vergiftungsopfer: Die Krankheit bestimmt den Alltag.

3 Toxikophobie

Störungen aus dem psychotischen Formenkreis Umweltwahn, Halluzinationen
Organisch bedingte Psychosen (bei Vergiftungen) Persönlichkeitsveränderungen (Affektlabilität, Aggression, Wut, Apathie), Gedächtnisstörungen, Delir, Demenz, Halluzinose

1 **Psychosen**

Affektive Anpassungsstörung mit depressiver Verstimmtheit („neurotische Depression"): Übertragung persönlicher Probleme auf Umweltgifte
Angststörung (Toxikophobie) z. B. als Panikattacken vor ungefährlichen Düften
Somatrophe Störungen körperliche Beschwerden oder irrationale Angst vor Krankheiten
Hypochondrische Neurose Einbildung schwerer Krankheit, z. B. nach Röntgenbestrahlung
Somatoforme Störung multiple Beschwerden, v. a. im Magen-Darm-Trakt; fixiertes Krankheitskonzept, häufig

2 **Verhaltensstörungen**

Umweltmedizin

Die meisten Vergiftungen erleiden Kinder (1-14 Jahre); bei Erwachsenen (20–49) überwiegen Vergiftungen in Selbstmordabsicht. Die klinischen Symptome sind häufig nicht eindeutig.

> Akute Vergiftungen und chronische Gesundheitsschäden durch Umwelteinflüsse sind durch Ärzte meldepflichtig!

Biomonitoring (Biological Monitoring) bezeichnet die Messung der inneren und äußeren Exposition mit Fremdstoffen oder Strahlungen (Belastung) und ihre Folgen (Beanspruchung) bei einzelnen Personen (individuelle Expositionskontrolle). Chemische Analysen beweisen im Einzelfall Fremdstoffbelastungen. Bei der Probennahme (Asservierung) sind schadstofffreie Gefäße wichtig! Für Lösungsmittel eigenen sich Glasgefäße mit Teflonverschluss; für Urin Polyethylenflaschen. Blut wird mit Einmalkanülen in mit K-EDTA-Antikoagulans beschichteten Gefäßen genommen. ►Kap. 2.2.3

Die **Befindlichkeit** umfasst die Gefühlsqualität und Verfassung einer Person zu einem bestimmten Zeitpunkt: körperlich (z. B. Schmerz), funktional (z. B. Konzentrationsfähigkeit), psychisch (z. B. Angst) und sozial (z. B. Einsamkeit).

Bei schweren Vergiftungen, Alkohol- und Drogenentzug, Hypoxämien (Ersticken) oder Hypoglykämie („Unterzucker") treten vorübergehend **organisch bedingte Psychosen** auf. ►1

Für **psychische Störungen** „Umweltvergifteter" stehen die englischen Begriffe Chemical Sensitivity Syndrome (MCS) und Idiopatic Environmental Intolerance (IEI). Typisch ist das „Doctorshopping" von Internist bis Psychiater zur Eingrenzung einer „psychosomatischen" Krankheit. ►2, S. 33 ►3

Der **Nocebo-Effekt**, bei dem man aufgrund von Überzeugungen einen gesundheitsschädlichen Effekt wahrnimmt, funktioniert analog zum Placeboeffekt für eine förderliche Wirkung.

1.5 Umwelt-, Öko- und Lebensmitteltoxikologie

Die **Umwelttoxikologie** befasst sich mit der toxikologischen Bewertung und Risikoabschätzung von Umweltbelastungen in Wasser, Boden, Luft, Lebensmitteln und Bedarfsgegenständen.

Die **Ökotoxikologie** entwirft Prognosen zu Wirkung, Wechselwirkung und Verbleib von Umweltchemikalien in Ökosystemen. ►Kap. 5

Fremdstoff	Probe	Mittelwert µg/L	Höchstwert µg/L
Blei	Blut	50 – 70	150
Hg	Urin	0,1–1,0	5
γ-HCH	Blut	0,2–0,5	1,0
PCB	Blut	0,01–2	3,0

3 **Umweltschadstoffe in humanbiologischem Material**

Abgas-**Emissionen** aus Industrie, Kraftwerken, Abfallentsorgung, Verkehr und Hausbrand werden durch Luftbewegungen verteilt und verdünnt; die örtlich einwirkenden **Immissionen** schädigen Schleimhäute, Lunge und weitere Zielorgane. Bei Inversionswetterlage (ohne Stoffaustausch in höhere Luftschichten) kommt es zur Smogbildung. Durch fotochemische Reaktionen werden viele Schadstoffe abgebaut; **persistente** („überdauernde") Stoffe werden global verteilt. Luftschadstoffe sind z. B. SO_2, NO_x, HCl, HF, Staub, organische Verbindungen. Unterhalb 1350 µg/m^3 wird SO_2 von Asthmatikern noch vertragen; gegen Aerosole sind mache Menschen besonders empfindlich. ►3, S. 35 ►1

Wasser und Boden: Landwirtschaft (Dünger, Biozide) und Abfallentsorgung (Abwässer, Klärschlamm, Deponien, Altlasten, Tankstellen, Gerbereien) tragen Schadstoffe in Oberflächengewässer und Grundwasser ein. Typische Wasserbelastungen sind Nitrat, Schwermetalle, organische Stoffe (PAK, Halogenverbindungen). Trinkwassergrenzwerte orientieren sich in der Regel an analytischen Nachweisgrenzen und stellen keine Schwellenwerte für toxische Wirkungen dar. ▶2

Abfall: Dioxine in der Flugasche von Müllverbrennungsanlagen, polychlorierte Additive in Altölen, Quecksilber in Batterien und Leuchtstoffröhren, Cadmium in Akkumulatoren, Rückstände aus der Rauchgasreinigung, Deponiesickerwässer und andere Emissionen der Abfallentsorgung tragen Schadstoffe in Wasser, Boden, Luft und Lebensmittel ein. Nach der Technischen Anleitung Siedlungsabfall (TA Si) sollen nur mineralisierte Abfälle deponiert werden, was die thermische Vorbehandlung (Müllverbrennung) oder Kompostierung erfordert. Hausmüll macht 53 % des Siedlungsabfalls in Deutschland aus (neben 37 % Gewerbemüll und 10 % Klärschlamm) und besteht aus vegetabilen Restabfällen (30 %), Mittel- und Feinmüll (26 %), Papier und Pappe (16 %), Glas (9 %), Kunststoffen (6 %), Metallen und Mineralien (5 %), Verbundwerkstoffen (3 %), Wegwerfwindeln (3 %), Textilien (2 %) und 0,4 % Problemabfällen.

Bedarfsgegenstände: Für Fremdstoffe in Baumaterialien, Möbeln, Elektronikartikeln, Spielzeug, Geschirr, Schmuck, Textilien, und Kosmetika sind gesetzliche Grenzwerte festgelegt. Belastungen entstehen durch Lösemittel (Klebstoffe, Lacke), Phenole (Kunstharze), Formaldehyd (Spanplatten, Holzleime, Lacke), Isocyanate (PU-Schäume, Bodenbeläge), polychlorierte Biphenyle (PVC-Böden, Dichtungsmassen). Von außerhalb Europas importierte Textilien können Chromate, Azofarbstoffe, Pentachlorphenol und Paraffinöle freisetzen. Staub wird am besten durch feuchtes Wischen beseitigt.

Lebensmittel: Essbare Pflanzen und Tiergewebe enthalten natürliche Gifte (▶3). Auch der übermäßige Verzehr der Vitamine A und D ist schädlich (Hypervitaminosen).

Durch Verderb, falsche Lagerung und ungeeignete Zubereitung gelangen anthropogene („menschengemachte") Fremdstoffe in Lebensmittel, z. B. Schimmelpilzgifte (Aflatoxine), bakterielle Toxine (Salmonellen, *Clostridium botulinum*), Benzpyren (Räucherwaren), Schwermetalle (Wasserleitungen, Kochgeschirr), oxidierte Fette. Rückstände von Düngemitteln (Nitrat), Arzneimitteln und Pestiziden sind Folge der intensivierten Landwirtschaft und Tierzucht. ▶Kap. 6

Lebensmittelzusatzstoffe werden zur Färbung, Konservierung, Säuerung, als Aromastoffe, Emulgatoren, Antioxidantien, Verdickungs- und Geliermittel eingesetzt. Die Verringerung nativer Gifte gelingt oft durch sorgfältiges Waschen, Einweichen, Erhitzen und Kochen. Gentechnische Produkte (Tomaten, Kartoffeln, Hefe) und bestrahlte Lebensmittel (Gewürze, Kräuter, Getreideflocken, Hülsenfrüchte, Trockengemüse, Garnelen, Geflügelfleisch, Gummi arabicum) gelten zurzeit als nicht gefährlich.

Schadstoff	Jahresmittel	Kurzzeitwert
	IW 1	IW 2
CO	10000	20000
SO_2	140	400
HCl	100	200
NO_2	80	200
HF	1	3
Staub	150	300
– Blei	2	
– Cd	0,04	

1 Immissionsgrenzwerte in µg · m^{-3} nach TA Luft

≤ 10 d	Propen, CH_3NH_2, Acrolein, Acetaldehyd, Biphenyl, Thiophen, Ethanol, Formaldehyd, Ethen, C_2H_3F
≤ 100 d	Benzol, Propan, Pyridin, CH_3NO_2, Acetylen, Chlorbenzol, Methanol, Ethan
≤ 3 a	C_2H_5CN, $(CH_3)_2CHNO_3$, C_2Cl_4, Aceton, $CHCl_3$, CH_3Cl, HCN
≤ 30 a	CH_3CN, CH_3F, CH_4, CH_2F_2
> 30 a	CCl_4, CF_3Cl

2 Lebensdauer in der Atmosphäre

Amygdalin: Bittermandeln	
Anatoxin A: Krabben	
Glycyrrhetinsäure: Süßholz	
Hämagglutinine: Bohnen	
Maitotoxin: Pazifik-Seebarsch	
Oxalsäure: Rhabarber, Spinat	
Phytinsäure: Weizen	
Saponine: Rote Beete, Spargel	
Saxitoxin: Muscheln	
Solanin: grüne Kartoffeln	

3 Native Gifte in Lebensmitteln

1.6 Übungsaufgaben

1. Auf welchen **Expositionswegen** werden Gifte in den menschlichen Körper aufgenommen? Sortieren Sie nach der Anflutungsgeschwindigkeit. Beurteilen Sie die Bioverfügbarkeit.
2. Beurteilen Sie die **akute oder chronische, lokale oder systemische** Wirkung von a) Giftgas: $COCl_2$, b) leberschädlichem Lösemittel: CCl_4, c) Zellgift: HCN, d) Reizgas in geringer Dosis: SO_2, e) langfristigem Nervengift: Hexan, f) langfristigem Nierengift: Cadmium, g) Warzen und Krebs erzeugenden Teerprodukten, h) knochenmarkschädlichem Benzol, i) Sauerstoffmangel durch: CO, j) vorübergehender Nervenschädigung durch Carbamate, k) erbgutschädlichen Nitrosaminen.
3. Warum vergiften sich die Ureinwohner Südamerikas nicht beim Verzehr von mit Curare erlegtem Wildbret?
4. Warum ist der Begriff **Fremdstoff** klarer als „Schadstoff"?
5. Was besagt der Octanol/Wasser-**Verteilungskoeffizient** von
   a) $\log P = 6{,}2$ für DDT,
   b) $\log P = 0{,}9$ für Anilin?
6. a) Welche Verteilungsräume hat der Körper?
   b) Erklären Sie das Verteilungsvolumen von 20 L/kg für Chlorpromazin und 0,06 L/kg für Heparin.
7. Was versteht man unter **Clearance**
   a) anschaulich-vereinfacht,
   b) kinetisch-exakt?
8. Um welchen Faktor reichert sich Digitoxin mit einer Halbwertszeit von 7 Tagen an, wenn es langfristig einmal täglich verabreicht wird?
9. Welchen **Hazardindex** besitzt eine Mischung ($1\ mg \cdot kg^{-1}$ A, $0{,}5\ mg \cdot kg^{-1}$ B, $75\ mg \cdot kg^{-1}$ C), wenn als Grenzwerte festgelegt sind: für A $10\ mg \cdot kg^{-1}$, B $1\ mg \cdot kg^{-1}$ und C $100\ mg \cdot kg^{-1}$?
10. Welche **Testmethoden** gibt es für kanzerogene, mutagene und teratogene Wirkung?
11. Warum erzeugt Acetylaminofluoren bei Ratten Krebs, nicht aber bei Meerschweinchen?
12. Die Clearance von Methotrexat folgt der **allometrischen Funktion** $C_L = 10{,}9 \cdot m^{0{,}690}$ (in ml/min). Welcher Wert kann von der Ratte (0,2 kg) auf den Menschen (70 kg) extrapoliert werden? Was gilt für die Halbwertszeiten?
13. Beurteilen Sie **Paracetamol**: *Ames*-Test und V79-HG-PRT-Test negativ, Chromosomenaberrationen in Lymphozyten und Knochenmark positiv, induziert DNA-Addukte, erzeugt Leber- und Blasentumoren bei Ratten und Mäusen bei extrem hohen Dosierungen.
14. Wie werden **Dosis-Wirkungs-Beziehungen** und NOAEL-Werte ermittelt?
15. Ratten eliminieren den Tumorpromotor **2,3,7,8-TCDD** in 3–4 Wochen, der Mensch in 5–10 Jahren. Gelten NOEL- und LOAEL-Werte vom Tierversuch für den Menschen?
16. a) Erzeugt nicht-genotoxisches **Formaldehyd** beim Menschen definitiv Nasenkrebs, wie dies bei Ratten festgestellt wurde?
    b) Existiert ein Schwellenwert?
17. Warum kann der Befund „reizend" nicht unmittelbar vom Kaninchen auf den Menschen übertragen werden?
18. Was bedeuten unterschiedliche Steigungen von **Dosis-Wirkungs-Kurven**? Sind die Kurven immer S-förmig?
19. Der $\mathbf{LD_{50}}$-Wert ist zur Abschätzung der allgemeinen toxischen Potenz ungeeignet. Warum?
20. Wie groß ist der $\mathbf{LD_{50}}$–Wert, der sich mit den folgenden Daten ergibt? Lösen Sie die Aufgabe a) grafisch und b) rechnerisch.

Dosis *D*	0,25	0,5	0,95	1,5	2,0	3,0	5,0
Todesfälle *r*	12	14	15	24	35	48	45
Tierzahl *N*	52	54	47	51	55	54	46

21. Was bedeutet „therapeutischer Index"?
22. Beurteilen Sie das **relative Risiko** für eine schädliche Wirkung einer Substanz zwischen gleich großen Test- und Referenzgruppen.

Pathologische Fälle (Testgruppe)	Spontane Fälle (Referenzgruppe)
12, 20, 40 bzw. 100	jeweils 10

23. In einer Testgruppe wurden 400 von 5000 Patienten geheilt; in der Placebogruppe 340. Wieviele Kranke müssen behandelt werden, damit sich bei *einem* Patienten die Wirkung eines Medikamentes zeigt?

2 Gefahrstoffe und Arbeitssicherheit

2.1 Regulatorische Toxikologie

Die regulatorische Toxikologie befasst sich mit Rechtsvorschriften zur unbedenklichen Nutzung von chemischen Substanzen, Arzneimitteln, Lebensmitteln und Bedarfsgegenständen.

2.1.1 Risikobewertung und -behandlung

Die **Risikobewertung** (engl. *Risk Assessment*) ist Grundlage für regulatorisches Handeln *(Risk Management)* durch Begrenzungen, Verbote, Einstufungen und Kennzeichnungen.

- Die toxikologische Stoffprüfung (Hazard Assessment) macht Vorschläge zur Einstufung und Kennzeichnung.
- Dosis-Wirkungs-Beziehungen (Risk Characterization) belegen den toxikologischen Endpunkt.
- Die Expositionsabschätzung (Exposure Assessment) stützt sich auf Labordaten (Biomonitoring) und Modellierungen.
- Der Sicherheitsabstand (Margin of safety, MOS) zwischen der unschädlichen Dosis (NOAEL) und der tatsächlichen Exposition (Einwirkung) bewertet den „Anlass zur Besorgnis" beim Menschen.

Für Handlungsoptionen zur Risikominderung (Risk Reduction Strategies) beim Risikomanagement gilt das **Vorsorgeprinzip** (Precaution Principle): Zum Schutz der Bevölkerung sind effektive Maßnahmen zu ergreifen, auch wenn eine wissenschaftlich abschließende Klärung aller Fakten noch nicht vorliegt. Für krebserzeugende Stoffe gilt ein striktes Minimierungsgebot.

Grenzwerte entspringen Nutzen-Risiko-Abschätzungen und sind oft nicht wissenschaftlich toxikologisch abgeleitet.

2.1.2 Europäische Richtlinien

Das europäischen Umweltrecht fußt auf fünf Grundsätzen, ▶1:

- **Vorsorgeprinzip**: Vorbeugen ist besser als bloße Gefahrenabwehr, daher z. B. Abfallvermeidung statt Abfallverwertung.
- **Ursprungsprinzip**: Umweltschutz an der Quelle, z. B. durch emissionsfreie Einsatzstoffe statt Filteranlagen.
- **Verursacherprinzip**: Wer Umweltbeeinträchtigungen verursacht, muss sie auf eigene Kosten beseitigen. Hersteller und Vertreiber haften für Umweltbelastungen.
- **Kooperationsprinzip** (Umweltintegrationsprinzip): Umweltprobleme gehen alle gesellschaftlichen Gruppen an, auch die Betroffenen. Die Ziele einer nachhaltigen Entwicklung sind z. B. durch das „Protokoll von Kyoto" festgelegt.
- **Subsidiaritätsprinzip:** Die Gemeinschaft wird tätig, wenn die Ziele in den Mitgliedsstaaten nicht erreicht werden können.

Schutz der Umwelt und der menschlichen Gesundheit

umsichtige und rationelle Verwendung von Rohstoffen

internationale Maßnahmen zur Bewältigung regionaler und globaler Probleme

Wohlergehen der Tiere als „fühlende Wesen"

1 Ziele der europäischen Umweltpolitik

Europäische Union (EU)

Europäische Atomgemeinschaft (EAG)

Gemeinsame Außen- und Sicherheitspolitik (GASP)

Polizeiliche und justizielle Zusammenarbeit in Strafsachen (PJZS)

Recht des Europarates und der europäischen Organisationen (z. B. OECD, OSZE, EWR)

2 Recht der Europäischen Union

Abfall-Rahmenrichtlinie

Altfahrzeug-Richtlinie

Fauna-Flora-Habitat (FFH)-Richtlinie

Luftqualitäts-Richtlinie

Öko-Audit-Verordnung (EMAS)

Strategischen Umweltprüfung (SUP)-Richtlinie

Umweltverträglichkeitsprüfungs (UVP)-Richtlinie

Umwelthaftungs-Richtlinie

Umweltinformations-Richtlinie

Umgebungslärm-Richtlinie

Verminderung der Umweltverschmutzung (IVU)-Richtlinie

3 Beispiele für EU-Richtlinien

European Agency for the Evaluation of Medicinal Products (EMEA)
European Food Safety Authority (EFSA)
European Chemical Agency (ECHA)
Europäische Agentur für Sicherheit und Gesundheit am Arbeitsplatz

1 Europäische Behörden

Auf Vorschlag der Kommission und nach Anhörung von Parlament und Ausschüssen erlässt der Europäische Rat Verordnungen und Richtlinien über Raumordnung, Wasserwirtschaft, Bodennutzung und Energiepolitik. Geänderte EU-Richtlinien gelten in der neuen Fassung nach Ablauf einer Umsetzungsfrist.

Die **Richtlinien** der Europäischen Union gelten in den Mitgliedsländern verbindlich als Basis für nationale Gesetze.

Rechtsakte der Gemeinschaft werden überwiegend von der **Europäischen Kommission** vollzogen; nötigenfalls werden Mitgliedstaaten oder Organe vor dem Europäischen Gerichtshof (EuGH) angeklagt. **Europäische Behörden** überwachen die Sicherheit von Arzneimitteln, Lebensmitteln und Chemikalien. ►1

Die Europäische Union übernahm die Richtlinien der OECD (Organization for Economic Cooperation and Development) für die Prüfung von Chemikalien und der **guten Laborpraxis** (GLP). Hersteller und Importeure müssen Nachweise über die Gesundheits- und Umweltverträglichkeit von Stoffen erbringen. Die Bewertung erfolgt nach einem Leitfaden (Technical Guidance Document, TGD) aus einem EU-Mitgliedsstaat für alle (Subsidiaritätsprinzip). Die **Europäische Umweltagentur** (1993) in Kopenhagen bewertet Umweltdaten, hat jedoch nur beratende Funktion. IMPEL (Implementation and Enforcement of Environmental Law), als Zusammenschluss (1992) der obersten Aufsichtsbehörden aller EU-Mitgliedstaaten, begleitet z. B. die Harmonisierung technischer Normen und die Genehmigung industrieller Anlagen. In Zweifelsfragen kann sich jeder Bürger an das Netzwerk unabhängiger Europarechtsexperten (SOLVIT) wenden.

Europarecht
(Verordnungen, Richtlinien)
↓
Verfassungsrecht
(Art. 74 und 83 GG)
↓
formelle Gesetze
↓
materielle Gesetze
(Verordnungen, Satzungen)
↓
Verwaltungsvorschriften

2 Normenpyramide

2.1.3 Deutsche Bundes- und Landesgesetze

In den Mitgliedsstaaten werden die Richtlinien der Gemeinschaft in **nationales Recht** umgesetzt, Europäische Verordnungen gelten unmittelbar. Die deutsche Gesetzgebung darf die Kompetenzen der Europäischen Union (EU-Recht) nicht verletzen. Es gilt die Normenpyramide ►2.

Nach dem deutschen Grundgesetz (GG) fallen in die ausschließliche **Gesetzgebung des Bundes**: Kernenergie, Wirtschaftsrecht, Lebensmittelrecht, Pflanzen- und Tierschutz, Naturschutz, Landschaftspflege, Raumordnung und Wasserhaushalt, soweit im gesamtstaatlichen Interesse. Umweltschutz und Tierschutz sind Staatsziele, aber keine gesicherten Grundrechte. ►3

Abfallgesetz (AbfG)
Arzneimittelgesetz (AMG)
Bundes-Immissionsschutzgesetz (BImSchG)
Chemikaliengesetz (ChemG)
Lebensmittel- und Bedarfsgegenständegesetz (LMBG)
Gesetz über die Umweltverträglichkeitsprüfung (UVPG)
Wasserhaushaltsgesetz (WHG)
Bundesnaturschutzgesetz (BNatSchG)

3 Beispiele für Bundesgesetze

Die Bundesländer erlassen **Landesgesetze**, die gegen die allgemeinen Grundsätze des Natur-, Arten- und Meeresschutzes nicht verstoßen dürfen. Beim Umweltrecht regeln die Länder: Abfallbeseitigung, Luftreinhaltung, Lärmbekämpfung, Bauleitplanung, Straßen- und Schienenwegebau. Das jeweils neuere Bundes- bzw. Landesgesetz hat Vorrang. ►4

Landeswassergesetze
Landesnaturschutzgesetze

4 Beispiele für Landesgesetze

Bundesrecht bricht Landesrecht (Art. 31 GG). EU-Recht bricht nationales Recht und verwirft widersprechende Vorschriften.

Rechtsverordnungen und Verwaltungsvorschriften

Der Gesetzgeber (Bundestag und Bundesrat) ermächtigt oft die Exekutive (Bundesregierung, Ministerien) zu Detailregelungen.

- **Verordnungen** konkretisieren formelle Bundes- und Landesgesetze und gelten für alle Bürger. ▶1–2
- **Satzungen** werden von öffentlich-rechtlichen Körperschaften, Städten und Landkreisen, erlassen.
- **Verwaltungsvorschriften** (VwV) wie die „TA Luft“ regeln den Entscheidungsspielraum einer Behörde gegenüber Bürgern und Firmen, etwa Auflagen beim Bau einer technischen Anlage. Richter sind nicht in jedem Fall daran gebunden. ▶3

Verordnung über genehmigungsbedürftige Anlagen (4. BImSchV)

Verordnung über Immissionswerte für Schadstoffe in der Luft (22. BImSchV)

Verordnung zur Begrenzung von Emissionen aus der Titandioxid-Industrie (25. BImSchV)

1 Beispiele für Rechtsverordnungen des Bundes

Bayerische Biergartenverordnung (auf Grundlage § 23 BImSchG)

Bayerisches Wassergesetz (BayWG) u. a. für Heilquellen

2 Beispiele für Verordnungen der Länder

Verwaltungszuständigkeiten

Allgemeine **Verwaltungsbehörden** vollziehen die Gesetze, wobei Fachbehörden und Verbände anzuhören sind. ▶4

Fachbehörden mit Überwachungsauftrag, aber ohne Vollzugsgewalt, sind das Umweltbundesamt, die Landesanstalten für Umweltschutz und Gesundheitsämter.

Sonderordnungsbehörden sind z. B. die Gewerbeaufsichtsämter und die Sonderämter für Arbeitsschutz.

Nationale Behörden in Deutschland sind zum Beispiel:

- Bundesinstitut für Risikobewertung (BfR) und Bundesamt für Verbraucherschutz und Lebensmittelsicherheit (BVL)
- Bundesinstitut für Arzneimittel und Medizinprodukte (BfArM)
- Umweltbundesamt (UBA)
- Bundesanstalt für Arbeitsschutz und Arbeitsmedizin (BAuA)
- Physikalisch-Technische Bundesanstalt (PTB)

Vollzugsbehörden der Länder sind z. B. die Autobahndirektionen, staatliche Bauämter, Wasserwirtschaftsämter, Ministerien für Landesentwicklung und Umweltfragen.

Die **Bezirksregierungen,** z. B. im Bundesland Bayern, vollziehen Landesplanung, Naturschutz, Abfallwirtschaft, Immissionsschutz und Wasserwirtschaft. Die **Kreisverwaltungsbehörden** bei den Landratsämtern und kreisfreien Städten sind die unteren Vollzugsbehörden, z. B. für Natur- und Wasserschutz.

Technische Anleitung zur Reinhaltung der Luft (TA Luft)

Technische Anleitung zum Schutz gegen Lärm (TA Lärm)

↓

Vollzug durch die Bundesländer: (BImSchG, BImSchV)

↓

Fachbehörden: Gewerbeaufsichtsämter

3 Beispiele für Verwaltungsvorschriften des Bundes

Nichtstaatliche Regelungen

Fachstellen arbeiten den Umweltbehörden zu, z. B. TÜV, Landesgewerbeanstalten, Berufsgenossenschaften, Störfallkommission, Ausschuss für Anlagensicherheit, Kaminkehrer.

Berufsverbände und **wissenschaftliche Gremien** beraten bei der Ausarbeitung und Überwachung technischer Normen und Arbeitsschutzvorschriften. Beispiele sind:

- Die Kommission Reinhaltung der Luft im Verein Deutscher Ingenieure erarbeitet z. B. zulässige maximale Immissionskonzentrationen (MIK) und maximale Immissionsraten (MIR).
- Senatskommission der Deutschen Forschungsgemeinschaft (DFG) und Ausschuss für gefährliche Arbeitsstoffe beim Bundesminister für Arbeit und Soziales.

Staatliche Verwaltungsebene

- Bundesministerium mit Umweltbundesamt
- Landesministerium mit Landesanstalten
- Regierungspräsidenten und Aufsichtsämter

Selbstverwaltungsebene (§28GG)

- Körperschaften des öffentlichen Rechts
- Kreise, Gemeinden
- Berufsgenossenschaften
- Industrie- und Handelskammern
- Handwerkskammern

4 Verwaltungs- und Fachbehörden

DIN-EN-Normen gelten europaweit, **ISO** weltweit als Empfehlungen zur Standardisierung von Produkten und Verfahren. Verwaltungsvorschriften des Bundes und der Länder können von Normen abweichen.

EMAS- und ISO-Regelungen begleiten die Zertifizierung und Auditierung von Unternehmen für umweltverträgliches Handeln. Die freiwillige Selbstprüfung wird von Umweltgutachtern (z. B. TÜV) abgenommen. Durch **Umweltmanagementsysteme** im Rahmen der Öko-Auditierung legen Unternehmen ihre Umweltziele und Verantwortungen fest.

Umweltverwaltungsrecht
- Bundesimmissionsschutzgesetz (BImSchG) mit Verwaltungsvorschriften: TA Luft, TA Lärm, Störfallverordnung
- Kreislaufwirtschafts- und Abfallgesetz (KrW/AbfG) mit Verwaltungsvorschriften (TA Abfall)
- Wasserhaushaltsgesetz (WHG)
- Chemikaliengesetz (ChemG)

Umweltzivilrecht (Privatrecht)
- Bürgerliches Gesetzbuch (BGB)
- Umwelthaftungsgesetz (UHG)

Umweltstrafrecht
- Strafgesetzbuch (StGB §§ 324-300)

1 **Aufbau des Umweltrechts**

2.1.4 Umweltrecht in Deutschland

Die Umweltgesetzgebung folgt vier Prinzipien: 1. Vorsorge (Vermeiden statt Beseitigen), 2. Verursacherprinzip, d. h. der Verursacher trägt die Kosten, 3. Gemeinlast, d. h. Bund, Länder und Gemeinden beseitigen Umweltschäden gemeinsam, 4. Kooperation aller beteiligten Gruppen.

Das **Umweltprivatrecht** (▶1) unterscheidet

- **Verschuldenshaftung:** Durch eine Handlung wird ein Rechtsgut rechtswidrig und schuldhaft (durch Vorsatz oder Fahrlässigkeit) verletzt, sodass deswegen ein Schaden entsteht.
- **Gefährdungshaftung:** Durch eine Handlung entsteht ursächlich ein Schaden, z. B. Gewässerverschmutzung, ohne dass eine Rechtswidrigkeit oder ein Verschulden vorliegt, Das Umwelthaftungsgesetz berechtigt den Geschädigten zur Ursachenvermutung und zu Auskunftsansprüchen gegen einen Anlagenbetreiber. Höhere Gewalt ist ausgeschlossen.
- **Aufopferungshaftung:** Beeinträchtigungen durch die ortsübliche Benutzung eines Nachbargrundstücks (§ 906 BGB) sind – gegen einen Ausgleich in Geld – zu dulden, wenn dem Verursacher Abhilfemaßnahmen wirtschaftlich nicht zugemutet werden können. Hoheitliche Maßnahmen kann ein Grundstückseigentümer nicht abwehren.

Das **Umweltstrafrecht** sanktioniert im Strafgesetzbuch die gesundheitsschädigende oder umweltgefährliche Verunreinigung von Wasser, Luft und Boden (§§ 324–330 StGB). ▶2

Umweltstraftatbestände sind meist **Gefährdungsdelikte** mit einem möglichen Schaden. Die Gewässerverunreinigung ist ein **Verletzungsdelikt** mit tatsächlicher Umweltschädigung.

> Strafbares Handeln erfordert individuelle Schuld durch Vorsatz oder Fahrlässigkeit, jedoch nicht Verbotsirrtum. Schuld wird durch „tätige Reue“ (Abwenden der Gefahr) gemildert.

Das **Chemikaliengesetz** (§ 27 ChemG) zählt zum Nebenstrafrecht außerhalb des Strafgesetzbuchs.

Ordnungswidrigkeiten sind Bußgeldtatbestände außerhalb des Strafgesetzbuchs in den Umweltschutzgesetzen und Verordnungen des Bundes und der Länder.

Verunreinigung von Umweltgütern
- Gewässer (§ 324 StGB)
- Boden (§ 324a StGB)
- Luft (§ 325 StGB)
- Gefährdung schutzbedürftiger Gebiete (§ 329 StGB)

Umweltgefährdende Handlungen
- Verursachung von Lärm, Erschütterungen, nichtionisierenden Strahlen (§ 325a StGB)
- Unerlaubter Umgang mit gefährlichen Abfällen (§ 326 StGB)
- Unerlaubtes Betreiben von Anlagen (§ 327 StGB)

Umgang mit umweltgefährdenden Stoffen
- Unerlaubter Umgang mit radioaktiven u. a. gefährlichen Stoffen und Gütern (§ 328 StGB)
- Freisetzen von Giften u. a. (§ 330a StGB)

2 **Umweltstraftatbestände**

2.1.5 Arbeitssicherheit und Arbeitsschutz

Der **Arbeitgeber** ist für Arbeitssicherheit, Arbeitsschutz und Gesundheitsvorsorge verantwortlich. Die **Fachkräfte** für Arbeitssicherheit, der **Betriebsarzt** und die **Sicherheitsbeauftragten** unterstützen ihn. Dem Arbeitsausschuss (in Unternehmen ab 20 Beschäftigten) gehören zusätzlich Vertreter des Betriebsrates an.

Der Unternehmer kann die Pflichten schriftlich auf Führungskräfte (Werksleiter, Betriebsleiter, Meister) übertragen. Alle Beschäftigten sind mitverantwortlich für ihre eigene Sicherheit und die Sicherheit ihrer Kollegen. Die **Gewerbeaufsichtsämter** überwachen z. B. Immissionsschutz, Strahlenschutz, Brandschutz und arbeitsmedizinische Vorsorge.

Es gelten die Europäische Rahmenrichtlinie Arbeitsschutz 89/391/EWG, das Arbeitsschutzgesetz, das Arbeitssicherheitsgesetz und Vorschriften der Berufsgenossenschaften (Träger der gesetzlichen Unfallversicherung). Die **Technischen Regeln** zur Betriebssicherheit (TRBS), für brennbare Flüssigkeiten (TRbF), Gase (TRG) und Druckbehälter (TRB) konkretisieren die 2002 erlassene Betriebssicherheitsverordnung. ▶1

ArbSchG Arbeitsschutzgesetz: Pflichten, Rechte, Überwachung

ASiG Arbeitssicherheitsgesetz: Betriebsärzte, Sicherheitsingenieure, Fachkräfte

ArbStättV Arbeitsstättenverordnung: Beschaffenheit von Arbeitsplätzen und Infrastruktur

BetrSichV Betriebssicherheitsverordnung, z. B. für Druckbehälter und Dampfkessel

BGV Berufsgenossenschaftliche Vorschrift, z. B. „Grundsätze der Prävention" (BGV A1)

BGI Berufsgenossenschaftliche Information

SGB VII Sozialgesetzbuch: gesetzliche Unfallversicherung

1 Arbeitsschutzregelungen

2.1.6 Chemikaliengesetz (ChemG) und Gefahrstoffverordnung (GefStoffV)

Gefahrstoffe (gefährliche Stoffe) sind Chemikalien, Mischungen und Erzeugnisse, einschließlich ihrer Verunreinigungen und Hilfsstoffe, die auf Grund ihrer Eigenschaften (Gefährlichkeitsmerkmale) Mensch und Umwelt gefährden können.

Das **Chemikaliengesetz** (ChemG), die Gefahrstoffverordnung (GefStoffV), die Chemikalienverbotsverordnung (ChemVerbotsV) und die **Technischen Regeln für Gefahrstoffe** (TRGS) schaffen die rechtliche Grundlage für den sicheren Umgang mit Chemikalien in Deutschland. Grundlage sind die europäischen Richtlinien 67/548/EWG zur Kennzeichnung und Verpackung von Gefahrstoffen und 98/24/EG u. a. zum Arbeitsschutz. S. 42 ▶1.

Das Chemikaliengesetz verpflichtet zur Prüfung, Anmeldung, Einstufung, Kennzeichnung und Verpackung von Stoffen und zur Umsicht am Arbeitsplatz und bei der Entsorgung.

Die **Gefahrstoffverordnung** (GefStoffV) präzisiert den Umgang, das Inverkehrbringen und die Kennzeichnung von gefährlichen chemischen Arbeitsstoffen. § 21 der am 01.01.2005 in Kraft getretenen Neufassung ermächtigt den **Ausschuss für Gefahrstoffe** (AGS) der Bundesanstalt für Arbeitsschutz und Arbeitsmedizin im Bundesministerium für Wirtschaft und Arbeit (BMWA) zur Beratung in allen Fragen des Arbeitsschutzes. Die technischen Regeln (TRGS) konkretisieren die „verfahrens- und stoffspezifischen Kriterien" (VSK) für die Gefährdungsbeurteilung, sowie Arbeitsplatzgrenzwerte.

Verursacherprinzip
Das Risiko trägt grundsätzlich der Hersteller oder Vertreiber.

Prüfung
Mindestprüfungen zur Risikoabschätzung für alle Stoffe.

Informationspflicht
Ein Gefahrstoff muss spätestens 45 Tage vor Inverkehrbringen angemeldet und die zuständige Behörde über Gefahren unterrichtet werden.

Verpackung und Kennzeichnung
Anwender und Verbraucher sind über vorhandene Gefahren zu informieren.

Überwachung
Behördliche Eingriffsrechte zur Abwehr möglicher Gefahren

2 Eckpfeiler des Chemikaliengesetzes

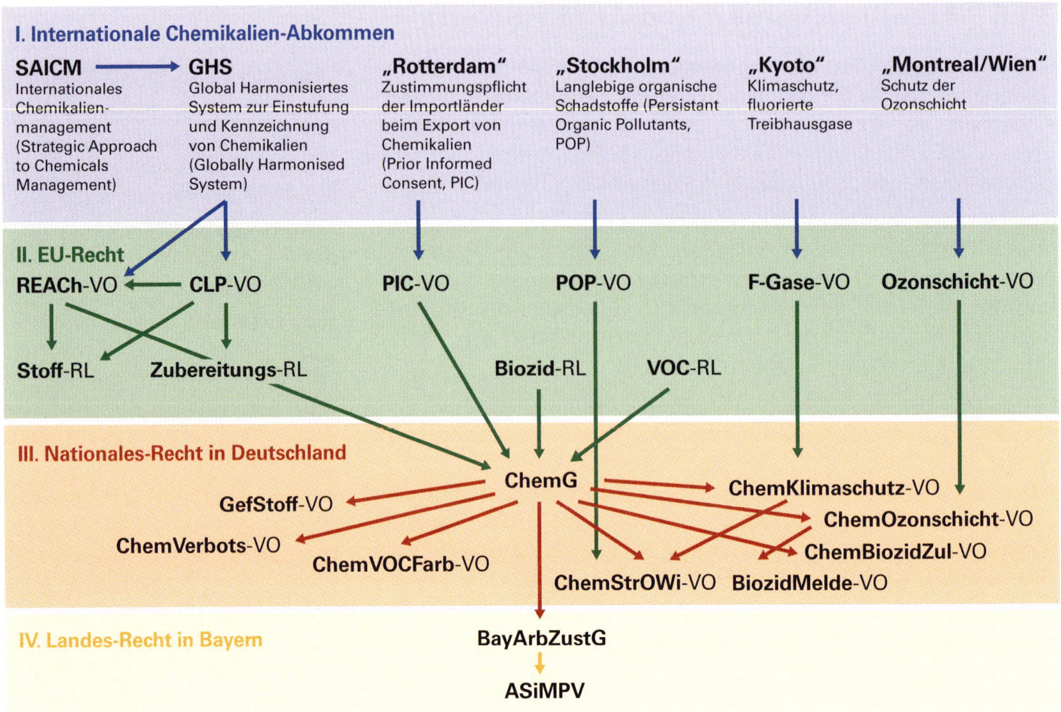

1 Chemikalienrecht: international und national

Für den Hersteller gelten Ermittlungs-, Schutz-, Überwachungs- und Informationspflichten. S. 41 ▶2

- Die **Ermittlungspflicht** des Arbeitgebers (Laborleiters) fordert vor dem ersten Einsatz jedes Gefahrstoffes eine schriftliche **Gefährdungsbeurteilung** von Unfall- und Gesundheitsgefahren. Hierbei helfen Herstellerangaben, der Betriebsarzt, die technischen Regeln für Betriebssicherheit (TRBS) und Gefahrstoffe (TRGS), Unfallverhütungsvorschriften (UVV), das Gefahrstoffverzeichnis der Berufsgenossenschaft Chemie (GisChem, GESTIS). Schutzmaßnahmen sind festzulegen, Arbeitsplatzgrenzwerte zu überwachen, **Herstellungs- und Verwendungsverbote** (GefStoffV Anhang III und IV), sowie arbeitsmedizinische Vorsorgeuntersuchungen (Anh. V) zu beachten. Ergebnisse, Maßnahmen und Wirksamkeit sind zu dokumentieren, z. B. tabellarisch.

> Die **Gefährdungsbeurteilung** ist Voraussetzung für Arbeitsschutzmaßnahmen.

- Die **Informationspflicht** von Herstellern oder Importeuren gegenüber dem Verwender ist durch Übergabe des Sicherheitsdatenblattes erfüllt (§ 6 GefStoffV, DIN 52900). Der Kunde muss dieses aufbewahren. Im Einzelhandel sind verständliche Gebrauchsanweisungen Pflicht. S. 43 ▶1

> Das **Sicherheitsdatenblatt** muss Gefahrstofflieferungen beiliegen.

- Die **Kennzeichnung und Verpackung** von Gefahrstoffen (GefStoffV § 5 und Anh. II) ist auch während der Verwendung Pflicht. Nichtkennzeichnung schließt eine Gefahr nicht aus!

> Chemikalienflaschen für den Handgebrauch sowie bodenverbundene Behälter sind zu beschriften mit Stoffbezeichnung, gefährlichen Bestandteilen, Gefahrensymbolen.

- **Schutzmaßnahmen:** Technische Maßnahmen haben Vorrang vor persönlicher Schutzausrüstung. Also: 1. Abkapseln zu geschlossenen Systemen, 2. Absaugen und Belüften, und zuletzt 3. Augen-, Gehör-, Atem- und Hautschutz.

Stoffdaten

1. Stoffbezeichnungen
- chemische Bezeichnung und Trivialnamen
- Hersteller, Lieferant, Kontaktdaten
- Verwendungszweck
- Notrufnummer

2. Mögliche Gefahren
- Einstufung, Gefahrensymbole
- Gesundheits- und Umweltgefahren
- Sicherheitsrisiken, z. B. Staubexplosion, Selbstentzündung

3. Zusammensetzung
- Gift- und Ätzgase: $\geq 0{,}02$ Vol-%
- Gifte und CMR-Stoffe: $\geq 0{,}1$ %
- Sonstige ≥ 1%

Sicherheit

4. Erste Hilfe
- Symptome, Wirkungen
- beim Einatmen
- nach Hautkontakt
- nach Augenkontakt
- nach Verschlucken
- Hinweise für den Arzt

5. Brandbekämpfung
- Brandverhalten und Verbrennungsprodukte
- Löschmittel
- ungeeignete Löschmittel
- Schutzausrüstung

6. Unbeabsichtigte Freisetzung
- Schutz von Personen
- Umweltschutzmaßnahmen
- Verschütten kleiner Mengen
- Verschütten großer Mengen
- Schutzausrüstung
- Vorgehen nach Austreten: Entsorgung und Gewässerschutz

Umgang

7. Handhabung und Lagerung
- Verarbeitung
- Lagerbedingungen und Temperatur
- Umfüllen

8. Exposition und Schutzausrüstung
- Grenzwerte, z. B. MAK
- technische Schutzmaßnahmen
- Atem-, Hand-, Augen- und Körperschutz

9. Physikalisch-chemische Eigenschaften
Aggregatzustand, Farbe, Geruch, pH, Flammpunkt, Explosionsgrenzen, Dichte, Löslichkeit usw.

10. Stabilität und Reaktivität
- Oxidationsbeständigkeit
- unverträgliche Chemikalien
- Zersetzungsprodukte

Gefahren und Recht

11. Toxikologie
- Bewertungsgrundlage
- Akut. LD_{50} oral/dermal
- Haut- und Augenreizung
- Hautsensibilisierung
- wiederholte Aufnahme
- Mutagenität (CMR)

12. Umwelttoxikologie
- Bewertungsgrundlage
- Mobilität, Persistenz, biolog. Abbaubarkeit
- Bioakkumulation
- aquatisch. LC_{50}, EC_{50}
- Verhalten in Kläranlagen

13. Entsorgung
- Produkt
- Verpackung
- Rechtsvorschriften

14. Transport
- UN-Kennzeichnung u. a.
- Exportverordnungen

15. Rechtsvorschriften
- Kennzeichnungspflicht
- Verwendungsverbote
- REACH, WEEE, WHG
- Kosmetik-Bestandteile

16. Sonstige Angaben
- Medizinische oder kosmetische Anwendung
- Lebensmittelverpackung
- Warenzeichen

1 Inhalt eines Sicherheitsdatenblattes

■ **Betriebsanweisung** (§ 14 GefStoffV). Für jeden Arbeitsplatz sind Gefährdungsbeurteilung, Schutzmaßnahmen, Verhaltensregeln, Entsorgungsmaßnahmen – also die Zusammenfassung der Sicherheitsunterweisung – kurz und übersichtlich, in verständlicher Form und Sprache an einem zugänglichen Ort schriftlich festzulegen. Diese Betriebsanweisung beschreibt den sachgerechten Umgang mit allen verwendeten oder freigesetzten Arbeitsstoffen in jedem einzelnen Arbeitsbereich und ist nach neuen wissenschaftlichen und betrieblichen Kenntnissen zu erstellen. Der Arbeitgeber muss sich bei Betriebsärzten oder externen Sachkundigen für Arbeitsschutz beraten. Arbeitnehmer haben die Betriebsanweisung zu beachten. Ferner muss einmal im Jahr eine Unterweisung stattfinden, die eine allgemeine arbeitsmedizinisch-toxikologische Beratung, z. B. vom Betriebsarzt oder der Fachkraft für Arbeitssicherheit, einschließt. Inhalt und Zeitpunkt der Unterweisung sind schriftlich festzuhalten und vom Unterwiesenen durch Unterschrift zu bestätigen.

> Jährlich muss eine mündliche arbeitsplatzbezogene **Sicherheitsunterweisung** stattfinden.

■ Bei **Aufbewahrung und Lagerung** von Gefahrstoffen müssen geeignete, zumutbare Vorkehrungen die menschliche Gesundheit und die Umwelt schützen. Um Miss- und Fehlgebrauch zu verhindern, sind die Risiken der Verwendung zu kennzeichnen und Verwechslung mit Arznei-, Lebens- und Futtermitteln auszuschließen.

> Gifte sind unter Verschluss oder nur für fachkundige Personen zugänglich zu halten.

1. Arbeitsbereich	Bezeichnung von Betrieb, Arbeitsbereich, Arbeitsplatz, Tätigkeit
2. Gefahrstoffbezeichnung	Geläufiger Name, chemische Bezeichnung Bei Mischungen mindestens die gefährlichen Inhaltsstoffe Stoffe mit gleichem Gefahrenpotential zu Gruppen zusammenfassen
3. Gefahren für Mensch und Umwelt	Gefahrstoffsymbol und Gefahrenbezeichnung verständliche Beschreibung der Gesundheitsgefahr Hinweis auf besondere Risiken Informationen: Sicherheitsdatenblatt, Produktinformation, Unfallmerkblatt, Betriebserfahrungen, Literatur
4. Schutzmaßnahmen, Verhaltensregeln, Hygiene	Symbolschilder gemäß Unfallverhütungsvorschrift, Sicherheitsratschläge, Betriebserfahrungen und Arbeitsanweisungen
5. Verhalten im Gefahrfall	technische und persönliche Schutzmaßnahmen, Verhaltensregeln, Flucht- und Rettungspläne, geeignete Löschmittel Handlungsanweisung bei ungewöhnlichem Druck- oder Temperaturanstieg, Leckage, Brand, Explosion
6. Erste Hilfe	Maßnahmen bei a) Haut- oder Augenkontakt, b) Einatmen oder Verschlucken, c) Verbrennungen Innerbetriebliche Regelungen für Ersthelfer, Notrufnummern; Notfallmaßnahmen, Erste-Hilfe-Einrichtungen, Sicherheitsübungen
7. Entsorgung	Hinweise zur sachgerechten Beseitigung oder Wiederverwertung

1 Inhalt einer Betriebsanweisung

▪ Vier **Schutzstufen** werden in §§ 8–11 GefStoffV unterschieden:

1: Tätigkeiten mit geringer Gefährdung: Umgang mit geringen Stoffmengen und niedriger Exposition, z. B. in einem Versandbüro für Produktmuster. Gifte, krebserzeugende, erbgutverändernde und fruchtbarkeitsgefährdende Stoffe (CMR-Stoffe) sind ausgeschlossen. Bei neuen Stoffen mit unbekannten Eigenschaften müssen die Beschäftigten durch Laborabzüge oder geschlossene Systeme geschützt werden.

2: Tätigkeiten mit Gefährdung durch gesundheitsschädliche, hautresorptive, reizende, ätzende oder sensibilisierende Stoffe, z. B. in einem analytisch-chemischen Labor. Persönliche **Schutzausrüstung**, Gefährdungsbeurteilung und Substitution von Chemikalien sowie die Einhaltung von Luftgrenzwerten sind Pflicht.

3: Tätigkeiten mit hoher Gefährdung, z. B. beim Umgang mit giftigen und sehr giftigen Stoffen in Chemielabors und verfahrenstechnischen Anlagen. Für unbefugte Personen bestehen **Zutrittsbeschränkungen.**

4: Tätigkeiten mit krebserzeugenden, erbgutverändernden und fruchtbarkeitsgefährdenden Stoffen (CMR-Stoffe Kat. 1 oder 2) wie Asbest, Dioxinen, Benzol, Pyrolyseprodukten und Holzstäuben. Anlagen müssen dem Stand der Technik (TRGS 500) entsprechen. Die Zurückführung von abgesaugter Luft ist unzulässig.

▪ Im **Gefahrstoffverzeichnis** (§ 7 GefStoffV) muss der Arbeitgeber die verwendeten Gefahrstoffe auflisten; dabei sind anzugeben: Bezeichnung, Einstufung lt. Sicherheitsdatenblatt, vorhandene Mengen, Arbeitsbereich im Betrieb. Für Datenbankrecherchen eignen sich **EG-Nummern** (European Inventory of Existing Commercial Chemical Substances, EINECS; European List of Notified Chemical Substances, ELINCS) und **CAS**-Nummern (Chemical Abstracts Service der American Chemical Society).

2.1.7 Arzneimittel- und Lebensmittelrecht

Das **Arzneimittelgesetz (AMG)** regelt Versorgung, Sicherheit, Qualität, Wirksamkeit und Unbedenklichkeit von Arzneimitteln; es verbietet das Inverkehrbringen bekannt schädlicher Stoffe. Die für die Zulassung eines Arzneimittels vorzulegenden Untersuchungen sind umfangreicher als für die Anzeige einer Industriechemikalie (nach ChemG).

Das **Lebensmittel- und Bedarfsgegenständegesetz (LMBG)** schützt Verbraucher gegen Gesundheitsschäden und Täuschungen in Lebensmitteln, Kosmetika und Verpackungen. Wer fehlerhafte Lebensmittel herstellt, einführt oder feilhält, muss mit verwaltungs-, straf- und zivilrechtlicher Verfolgung rechnen (Produkthaftung). Das Lebensmittelrecht regelt zulässige **Rückstandsmengen** (Maximum Residue Level, MRL) in Lebensmitteln, z. B. Pflanzenschutz-, Schädlingsbekämpfungs-, Dünge- und Arzneimittel, Fremdstoffe, Lösungsmittel, und die Qualität von Trinkwasser. ▶Kap. 6

2.2 Arbeitsschutz- und Umweltgrenzwerte

Emissionen bedeuten den **Ausstoß** von Schadstoffen, Schall, Licht, Wärme und Strahlung in die Umwelt, Allgemeinheit und Nachbarschaft. Es gelten Emissionsgrenzwerte, z. B. der Technischen Anleitung zur Reinhaltung der Luft (TA Luft).

Immissionen sind die **Einwirkung** von Schadstoffen und physikalischen Größen (Schall, Licht, Wärme, Strahlung) auf den Menschen. Es gelten Immissionsgrenzwerte, z. B. Verordnungen des Bundesimmissionsschutzgesetzes (BImSchV).

> Emission betrifft die Quelle, Immission den Empfänger.

Ein **Störfall** (12. BImSchV) liegt vor, wenn der bestimmungsgemäße Betrieb einer Anlage gestört ist und eine Gefahr für die Allgemeinheit (Gemeingefahr) vorliegt. ▶1

1. Freisatz von größeren Mengen (z. B. 1000 kg) eines sehr giftigen Stoffes
2. Schädigung von Personen, Haus- und Grundeigentum: Todesfälle, Schwerverletzte, Evakuierung, Versorgungsengpässe
3. großräumige Umweltschädigungen
4. größere Sachschäden
5. grenzüberschreitende Schädigungen

1 Meldepflichtige Störfälle

2.2.1 Arbeitsplatzgrenzwert

Seit 2005 gelten gefährdungsbezogene Arbeitsplatzgrenzwerte, die in den Technischen Regeln für Gefahrstoffe (TRGS 900) und der jährlich aktualisierten Liste der Deutschen Forschungsgemeinschaft (DFG) verzeichnet sind. Der Arbeitsplatzgrenzwert limitiert die zeitlich gewichtete durchschnittliche Konzentration eines Stoffes in der Luft am Arbeitsplatz in Bezug auf einen gegebenen Referenzzeitraum so, dass akute oder chronisch schädliche Auswirkungen auf die Gesundheit im Allgemeinen nicht zu erwarten sind (§3 GefStoffV).

> Der **Arbeitsplatzgrenzwert (AGW)** ist die höchste Konzentration eines Stoffes in der Atemluft, bei der während der Lebensarbeitszeit keine Gesundheitsschädigung zu erwarten ist (Schichtmittelwert, 5-Tage-Woche, 8-Stunden-Tag).

Die in Deutschland übliche **maximale Arbeitsplatzkonzentration** (MAK) ist arbeitsmedizinisch und toxikologisch begründet: Sie orientiert sich an der höchsten unbedenklichen Dosis (No Observed Adverse Effect Level, NOAEL), ab der messbare lokale oder systemische Wirkungen beim Menschen auftreten. ▶Kap. 1

Der MAK-Wert ist die höchstzulässige Konzentration eines Arbeitsstoffes als Gas, Dampf oder Schwebstoff in der Luft am Arbeitsplatz als Mittelwert je Arbeitstag bzw. Arbeitsschicht für wiederholte, langfristige, täglich **8-stündige Exposition** bei einer durchschnittlichen **40-Stunden-Woche.** Der Arbeitnehmer darf außerdem nicht unangemessenen Belästigungen, z. B. durch ekelerregenden Geruch, ausgesetzt sein. Tabelle S. 47

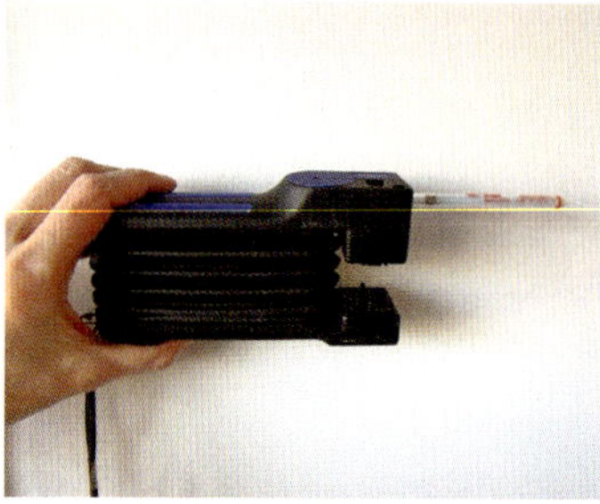

1 Konzentrationsmessung mit Dräger-Röhrchen®

Die Umrechnung von Massenkonzentration β und Volumenkonzentrationen φ gelingt mit der tabellierten Dichte des Dampfes. Näherungsweise wird ein ideales Gas angenommen.

$$\frac{\beta}{\text{mg/m}^3} \approx \varrho \cdot \frac{\varphi}{\text{mL/m}^3} \approx \frac{10000 \cdot M \cdot p/\text{mbar}}{R \cdot T}$$

ϱ	Dichte des Dampfes in g/L: $\varrho = M/V_m$
M	Molare Masse des Dampfes in g · mol^{-1}
V_m	Molares Volumen des Dampfes: ≈ 24,1 L · mol^{-1} (20 °C)
p	Umgebungsdruck
R	molare Gaskonstante: 8,314 J mol^{-1}K^{-1}
T	Temperatur in K

Veraltet ist die Angabe: 1 ppm (parts per million) = 10^{-6} = mL/m^3

Spitzenbegrenzung

Expositionsspitzen sind bis zu vier kurzzeitige, in Summe höchstens einstündige Überschreitungen des Arbeitsplatzgrenzwertes. Zwischen zwei Kurzzeitwertphasen soll ein Zeitraum von einer Stunde liegen. Der 8-Stunden-Mittelwert ist einzuhalten! Die **Spitzenbegrenzung** legt den zulässigen **Überschreitungsfaktor** und den größten **Momentanwert** (Zeichen = =) fest. ▶1

Kurzzeitwert = Überschreitungsfaktor · Grenzwert

1. Reizende und atemwegssensibilisierende Stoffe **(Kategorie I)** dürfen im 15-Minuten-Mittel die Grenzwertkonzentration nicht überschreiten (ÜF 1). Ist das Kurzzeichen =1= festgelegt, ist der Arbeitsplatzgrenzwert zu jedem Zeitpunkt einzuhalten.
2. Resorptiv wirksame Stoffe der **Kategorie II** dürfen im 15-Minuten-Mittel die doppelte Grenzwertkonzentration nicht überschreiten (ÜF 2). ▶2–3

Kategorie	ÜF	Kurzzeitwertphase
I	1 2 bis 8	– 4 Mal 15 min
II	2 bis 8	4 Mal 15 min oder 2 Mal 30 min mit ÜF/2 oder 1 Mal 60 min mit ÜF/4

ÜF · Zeit = konstant

2 Kurzzeitwerte und Überschreitungsfaktoren

Gruppengrenzwert

Gemische können gefährlicher sein als die Summe aller Einzelstoffe! Für flüssige **Kohlenwasserstoffgemische** (*n*-, *iso*- und *cyclo*-Alkane, Aromaten außer Benzol, keine Olefine) wird mit der Kehrwertmethode (Reciprocal Calculation-Based method) nach TRGS 900 ein Gruppengrenzwert berechnet.

$$\frac{1}{\beta} = \sum_{i=1}^{n} \frac{w_i}{\beta_i}$$

β	Arbeitsplatzgrenzwert
w	Massenanteil der Komponente (%)
i	Komponente
n	Zahl der Komponenten

Für „entaromatisiertes Testbenzin" unbekannter Zusammensetzung gilt der niedrigste Grenzwert für $C_{9\ldots15}$-Aliphaten von 600 mg/m^3. Praktische RCB-Rechnungen zeigt www.baua.de.

Schwefelwasserstoff
MAK: 7,1 mg · m^{-3} (5 mg · m^{-3})
Spitzenbegrenzung I(2)
Geruchsschwelle: 0,012 mg/m^3
↓
15-min-Mittelwert über 8 h:
höchstens 7,1 mg · m^{-3}
4 Mal 15 min: max. 14,2 mg · m^{-3}

Acetaldehyd
MAK: 91 mg · m^{-3} (50 mg · m^{-3})
Spitzenbegrenzung I(1) =2=
↓
15-min-Mittel: max. 91 mg · m^{-3}
Momentan: max. 180 mg · m^{-3}

3 Berechnungsbeispiele

CMR-Stoffe

Für krebserzeugende, mutagene und reproduktionstoxische Stoffe (CMR-Stoffe) gibt es keine Arbeitsplatzgrenzwerte. Die **Technische Richtlinienkonzentration** (TRK) als kleinste Gefahrstoffkonzentration, die in der Luft am Arbeitsplatz nach dem Stand der Technik erreicht werden kann, schließt Gesundheitsrisiken nicht aus und wurde mit der GefStoffV 2005 aufgehoben.

Stoff	Einstufung	MAK		Spitzen-begrenzung	BAT (mg/L)	
		mL/m³	mg/m³		Blut	Urin
Aceton	D, *p*240	500	1200	I(2)		80 b
Acrylamid	H, Sh, K2, M2	–	–	–	0,015 a	
Acrylnitril	H, Sh, K2, *p*116	–	–	–	0,0003 a	
Anilin	H, Sh, K4, C	2	7,7	II(2)	0,1 cb	1 cb
Blei	K2, M3A	–	–	–	0,4 a	
Cadmium	H, K1, M3A	–	–	–		0,007 a
Chrom(VI)	H, Sh, K1, M2	–	–	–		0,6 b (Cr)
Essigsäure	C	10	25	I(2)		
Ethanol	K5, C, M5, *p*59	500	960	II(2)		
Ethylacetat	C, *p*97	400	1500	I(2)		
Fluorwasserstoff	H, C, *p*1033	1	0,83	I(2)		7 bK, 4 dK
Formaldehyd	Sh, K4, C, M5	0,3	0,37	I(2), =3=		
n-Hexan	C, *p*160	50	180	II(8)		5 bM
Kohlenmonoxid	B	30	35	II(2)	5% CO-Hb	
Kupfer[verbindungen]*	–	–	0,1 E	II(2)		
Mangan[verbindungen]	C	–	0,5 E	I(1)	0,02 cb	
Methanol	H, C, *p*128	200	270	II(4)		30 cb
Nicotin	H, *p*0.057	–	–	–		
Nitrobenzol	H, K3B	–	–	–	0,1 Anilin	
Ozon	K3B	–	–	–		
Phenol	H++, K3B, M3B	2	8	II(2)		200 b
Propan	D	1000	1800	II(4)		
2-Propanol	C, *p*44	200	500	II(2)	25 Aceton	25 Aceton
Quarzstaub	K1	–	–			
Quecksilber[verb.]	Sh, K3B	–	0,02 E	II(8)		0,025 aK
Schwefeldioxid	C	0,5	1,3	I(1)		
Schwefelkohlenstoff	H, B, *p*400	5	16	II(2)		4 bKM
Schwefelsäure	K4, C	–	0,1 E	I(1)		
Schwefelwasserstoff	C	5	7,1	I(2)		
Silbersalze	D	–	0,01 E	I(2)		
Stickstoffdioxid	K3B, D, *p*960	0,5	0,95	I(2)		
Styrol	K5, C, *p*6	20	86	II(2)		600 cbKM
Terpentinöl	Sh, K3A, *p*6.6	–	–	–		
Tetrachlormethan	H, K4, C, *p*120	0,5	3,2	II(2)	0,0035 cb	
Toluol	H, C, *p*29	50	190	II(4)	0,6 b	1,5 *o*-Kresol
Vinylchlorid	K1	–	–	–		1,5 d

Arbeitsplatzgrenzwert und biologischer Grenzwert
Quelle: Deutsche Forschungsgemeinschaft, Technische Regeln Gefahrstoffe (TRGS)

= = **Momentanwert,** * Bei Verbindungen gilt der MAK für den Metallanteil.

p Dampfdruck in mbar (hPa) bei 20 °C, Umrechnung: ppm = mL/m³

Schwangerschaftsgruppe: **A** (früher R_E) fruchtschädigend, *teratogen;* **B** (in TRGS900: Z) möglicherweise fruchtschädigend; **C** (in TGS900: Y) kein Risiko bei Einhaltung des MAK und BAT, **D** Datenlage unsicher

K krebserzeugend: **1** sicher beim Menschen; **2** im Tierversuch; **3** besorgniserregend (3A vorläufig, 3B verdächtig im Tierversuch; **4** nicht genotoxisch; **5** unbedenklich bei Einhaltung des MAK und BAT

M erbgutverändernd, *mutagen* (1, 2, 3A, 3B, 5);

$\mathbf{R_F}$ fortpflanzungsgefährdend, *reproduktionstoxisch*

S sensibilisierend: Sa Atemwege, Sh Haut, SP Fotokontaktsensibilisierung

H Hautresorption (**+++** vorrangiger, **++** überwiegender, **+** wichtiger Aufnahmeweg);

A alveolengängige Fraktion (Feinstaub); **E** einatembare Fraktion (Gesamtstaub);

BAT oder Leitwert BLW für Expositions- bzw. Schichtende (**b**), Langzeitexposition (**c**) oder vor nachfolgenden Schicht (**d**) in Vollblut (B), Erythrozyten (E), Plasma oder Serum (P/S), Urin (U), Kreatinin (K), als Metabolit (M)

2.2.2 Biologischer Grenzwert

Der Arbeitsplatzgrenzwert legt die zulässige äußere Exposition fest, der **biologische Grenzwert** zeigt die **innere Exposition**, die tatsächlich durch Inhalation und dermale Aufnahme erfolgt ist. Der biologische Grenzwert nach § 3 GefStoffV und TRGS 903 ist die toxikologisch-arbeitsmedizinisch abgeleitete Konzentration eines Arbeitsstoffes, seines Metaboliten oder eines Beanspruchungsindikators im biologischen Material, bei dem im Allgemeinen die Gesundheit eines Beschäftigten auch bei wiederholter und langfristiger Exposition nicht beeinträchtigt wird.

Arsenkonzentration in der Luft (mg/m³)	Arsen im Harn bei Expositionsende (µg/L)
0,01	50
0,05	90
0,10	130

1 EKA-Werte für As_2O_3

Äußere Belastung (Exposition): Umweltmonitoring, Human-Biomonitoring (HBM)

Innere Belastung in Blut. Harn, Ausatemluft: Belastungsmonitoring (Biomarkers of exposure)

Beanspruchung: Effekt-Monitoring (Biomarkers of response)

Genetische Disposition und DNA-Reparatur: Empfindlichkeitsmonitoring (Biomarkers of susceptibility)

2 Biomonitoring

Referenzwert
Hintergrundbelastung in 95 % der Bevölkerung

HBM-I
Prüf- oder Kontrollwert, unbedenkliche Konzentration im Körper (Blut, Plasma, Fett)

HBM-II
Interventions- oder Maßnahmenwert, gesundheitliche Beeinträchtigung möglich, Handlungsbedarf z. B. Reduktion der Belastung, umweltmedizinische Betreuung

3 Human-Biomonitoring-Werte des Umweltbundesamtes

> Der **biologische Grenzwert (BGW)** ist die höchste zulässige Konzentration eines Arbeitsstoffes oder seines Stoffwechselprodukts im Blut oder Urin eines gesunden Menschen nach längerer Belastung (8-Stunden-Tag, 40-Stunden-Woche)

Der übliche **biologische Arbeitsplatztoleranzwert (BAT)** nach TRGS 903 basiert auf Erfahrungen beim Menschen und beschreibt die noch unbedenkliche Konzentration eines Arbeitsstoffes bzw. Umwandlungsproduktes im Blut oder Urin, z. B. nach Schichtende oder Langzeitexposition. Der BAT dient der arbeitsmedizinischen Vorsorge. Die Überschreitung bedeutet nicht unbedingt eine Gesundheitsschädigung; die Einhaltung schließt Allergien nicht aus. Die Umrechnung auf chronische Belastungen aus Umwelt und Lebensmitteln ist nicht zulässig.

Für CMR-Stoffe kann der BAT nicht tabelliert werden. Ersatzweise sind die Richtwerte BLW und BAR festgelegt:

- Der **biologische Leitwert (BLW)** gilt für krebserzeugende Arbeitsstoffe, weil hierfür eine Auslöseschwelle umstritten ist und deshalb keine BAT- und MAK-Werte tabelliert werden.
- Der **biologische Arbeitsstoff-Referenzwert** (BAR) gibt die Hintergrundbelastung in 95 % der erwerbstätigen Bevölkerung an, z. B. für Beryllium, Chrom, Nickel, Bariumverbindungen, Acrylnitril, Toluidin, Vinylchlorid und Trinitrotoluol.
- **Expositionsäquivalente (EKA)** für krebserzeugende Arbeitsstoffe beschreiben die innere Belastung durch die Luft am Arbeitsplatz, gemessen als Anstieg der Stoff- oder Metabolitenkonzentration im Urin oder Blut. ▶1

2.2.3 Human Biomonitoring

Eine **Belastung** (engl. Stress) durch die äußere oder innere Exposition von Fremdstoffen, Lärm oder Strahlung erzeugt eine **Beanspruchung** (Strain), d. h. eine biologisch-biochemische Wirkung wie zum Beispiel eine Mutation der DNA. ▶2

Das **Biomonitoring** misst 1. Schadstoffe oder ihre Metaboliten (Stoffwechselprodukte) in menschlichen Körperflüssigkeiten und Geweben und untersucht 2. biologische Parameter an Individuen und Bevölkerungsgruppen, z. B. die Quecksilberbelastung von Einzelpersonen und Bevölkerungsgruppen. Die Human-Biomonitoring-Kommission des Umweltbundesamtes bestimmt Referenzwerte (HBM) zur Hintergrundbelastung von Fremdstoffen im menschlichen Körper. ▶3

Die Referenzwerte für polychlorierte Biphenyle im Blut liegen zwischen 1,3 µg/L (Kinder), 2,5 (Teenager) und 6,8 (56–65-Jährige) und steigen um grob 1 µg/L pro Lebensjahrzehnt.

Belastungsmonitoring

Das **Belastungsmonitoring** durch chemische Analytik an biologischem Material (Harn, Blut, Muttermilch, Haare, Zähne, Ausatemluft, Mundschleimhaut) erfasst die innere Belastung (Exposition) durch Schadstoffe.

Biochemisches Effekt-Monitoring

Das **biochemische Effekt-Monitoring** mit **Biomarkern** untersucht Protein- und DNA-Addukte in Blut, Harn und Gewebe. Es erfasst die **biologisch wirksame Dosis**, d. h. die Belastung (Exposition), die zu messbaren Veränderungen von Stoffwechsel, Enzymaktivitäten und Chromosomen geführt hat. Beispiele sind: ▶1

- An den endständigen Valinrest des **Hämoglobins** bindet Ethylenoxid; durch Umsetzung mit Phenylisothiocyanat C_6H_5NCS wird Pentafluorophenylthiohydantoin abgespalten und mit Gaschromatografie/Massenspektrometrie (GC-MS) bestimmt.

Nitrosoaromaten addieren an die SH-Gruppe des Cysteinrestes. Das Hämoglobin-Sulfinsäureamid Hb-SO-NHAr wird aus dem Blut isoliert und nach Hydrolyse das Amin $ArNH_2$ bestimmt.

- Mit Lysinresten in **Albumin** (in der Leber synthetisiertes Eiweiß im Blutplasma) reagiert der Metabolit Aflatoxin-B_1-8,9-epoxid; es wird durch Immunoaffinitätschromatografie isoliert und mit einem Radioimmunassay quantifiziert.
- **DNA-Addukte** bilden sich z. B. beim Angriff von Benzo[*a*]pyren auf das menschliche Erbgut. Die DNA wird aus dem Zellkern von Gewebezellen isoliert, durch Enzyme (Nuclease, Phosphordiesterase) gespalten, durch T4-Polynucleotidkinase in Gegenwart von ^{32}P-ATP radioaktiv markiert (sogenanntes ^{32}P-Postlabeling) und chromatografisch getrennt.

Hämoglobin-Addukte
(Lebensdauer 120 Tage),
z. B. für Alkene, Alkenoxide, Alkylierungsreagentien, Arylamine, Nitroaromaten, PAK

Serumalbumin-Addukte
(Lebensdauer 19 Tage)
z. B. für Aflatoxin B1

DNA-Addukte
(aus Leukozyten)
z. B. PAK und andere genotoxische Stoffe

1 Biomarker *(in vivo)*

Biologisches Effekt-Monitoring

Das biologische Effekt-Monitoring untersucht die Reaktionen des Organismus auf Schadstoffe. Frühe **biologische Effekte** sind Veränderungen der **Enzymaktivität** und **Gentoxizität** (Chromosomenaberrationen, Schwesterchromatidenaustausch, Mikrokerne, DNA-Strangbrüche). ▶Kap. 1.3.7.

Langfristig treten **Genschäden** auf: Mutationen in somatischen Zellen, Veränderungen von Genen, Proteinen, Onkogenen und Tumorsuppressorgene. **Organschäden** äußern sich durch veränderte Organfunktionen.

2.2.4 Stäube und Schweißrauch

Der **allgemeine Staubgrenzwert** gilt für unbedenkliche, weitgehend unlösliche, nichtrauchende, faserfreie Feststoffe ohne MAK-Wert. Bei Grenzwertüberschreitung sind arbeitsmedizinische Vorsorgeuntersuchungen Pflicht. ▶2

Nicht für Rauch und Salze aus Steinsalz- und Kalilagerstätten.
Dichte ≈ 2,5 g/cm³

Fraktion	AGS mg/m³	ÜF
A alveolengängig (Feinstaub)	1,5	2
E einatembar (Gesamtstaub)	4	2

Stoffe, die unter den allgemeinen Staubgrenzwert fallen

Aluminium (Al)
Aluminiumhydroxid, $Al(OH)_3$
Aluminiumoxid (Al_2O_3)
Bariumsulfat ($BaSO_4$)
Eisen(II)oxid (FeO)
Eisen(III)oxid (Fe_2O_3)
Grafit
Magnesiumoxid (MgO)
Polyvinylchlorid (PVC)
Siliciumcarbid (SiC)
Tantal (Ta)
Titandioxid (TiO_2)

2 Allgemeiner Staubgrenzwert

Stoff	Risiko für 1 µg/m³
PAK	< 0,087
Chrom(VI)	< 0,042
Asbestfasern: 1000 m^{-3}	< 0,00042
Nickel	< 0,00024
Radon-zerfallsprodukte	< 0,00021
Benzol	$< 9{,}2 \cdot 10^{-6}$
Vinylchlorid	$< 8{,}8 \cdot 10^{-6}$
Trichlorethen	$< 0{,}43 \cdot 10^{-6}$

1 „Unit risk": Krebsrisiko bei lebenslanger Exposition (WHO)

Stoff	RW II $mg \cdot m^{-3}$	RW I $mg \cdot m^{-3}$
Phenol	0,2	0,02
2-Furaldehyd	0,1	0,01
Dimethylcyclosiloxane	4	0,4
Benzaldehyd	0,2	0,02
Benzylalkohol	4	0,4
Monoterpene	10	1
Aldehyde, C_4 bis C_{11}	2	0,1
C_9–C_{14}-Alkane	2	0,2
Naphthalin	0,020	0,002
Terpene, bicyclisch	2	0,2
Tris(2-chlorethyl)phosphat	0,05	0,005
Quecksilberdampf	0,00035	0,000035
Styrol	0,3	0,030
Stickstoffdioxid (NO_2)	0,35 (30 min)	0,06 (7 d)
Dichlormethan	2 (24 h)	0,2
Kohlenmonoxid (CO)	60 (½ h) 15 (8 h)	6 (½h) 1,5 (8 h)
Pentachlorphenol (PCP)	0,001	0,0001
Toluol	3	0,3

2 Richtwerte für Innenraumluft

- Lungengängige **Feinstäube** (A-Staub) sind Teilchen mit einem aerodynamischen Durchmesser < 10 µm, die in die Lungenbläschen (Alveolen) vordringen können, ▶Kap. 9
- Der **einatembare Gesamtstaub** (E-Staub) erfasst sämtliche nichtflüchtigen Schwebstoffe und Rauche.

Für lösliche, ultrafeine und grobdisperse Staubbestandteile, Lackaerosole, Faserstäube, gefährliche Mischstäube – hier greifen stoffspezifische Grenzwerte – und Schweißrauch gilt der Staubgrenzwert als allgemeine Obergrenze.

Faserförmige Stäube werden mikroskopisch beurteilt, kugelförmige Stäube durch Abscheidung an Filtern (PM_{10}, $PM_{2,5}$).

„PM" (Particulate Matter) gibt den maximalen Durchmesser der Staubteilchen an. (PM_{10}: maximal 10 µm).

2.2.5 Luftqualität

Die Weltgesundheitsorganisation (WHO Air Quality Guidelines for Europe) definiert seit 1987 Leitwerte für die Umgebungsluft. Kennzahlen für die „Zumutbarkeit" kanzerogener Substanzen sind in Deutschland nicht allgemein anerkannt:

- Die **Referenzkonzentration** (RfC, Reference Concentration) in $mg \cdot m^{-3}$ der US-amerikanischen Environmental Protection Agency (EPA) gilt für die lebenslange, chronische Exposition mit nicht-kanzerogenen Stoffen. Die ältere **Referenzdosis** (RfD, Acute Reference Dose) in $mg \cdot kg^{-1}d^{-1}$ ist mit dem ADI vergleichbar (▶Kap. 1.3.14). Zur Umrechnung wird angenommen, dass ein Mensch 20 m³ Luft am Tag einatmet und 70 kg schwer ist. RfD-Werte basieren meistens auf der höchsten unschädlichen Dosis (No observed adverse effect level, **NOAEL**) bzw. der niedrigsten schädlichen Wirkdosis (Lowest observed adverse effect level, **LOAEL**), die aus Langzeitstudien extrapoliert werden.
- Das **Unit Risk (UR)** bezeichnet das zusätzliche Krebsrisiko durch lebenslange (70-jährige) Exposition gegenüber $\leq 1\ mg \cdot m^{-3}$ eines kanzerogenen Luftschadstoffes in der Atemluft. ▶1
- Die **Virtually Safe Dose** (VSD) kennzeichnet die täglich lebenslang zuführbare Dosis kanzerogener Substanzen, die über das Hintergrundrisiko hinaus als toxikologisch unbedenklich gilt.

Immissionsgrenzwerte

Die **Maximale Immissionskonzentration** (MIK) definiert den Richtwert für Innenraum- und Außenluft, dem Beschäftigte, Kinder, Alte und Kranke, Tiere, Pflanzen und Sachgüter langfristig ohne Schädigung ausgesetzt werden können. Die MIK ist wissenschaftlich begründet, aus praktischen Erfahrungen abgeleitet, jedoch nicht immer technisch realisierbar. Für kanzerogene, kokanzerogene, teratogene und mutagene Stoffe sind keine Grenzwerte festgesetzt, weil Wirkschwellen dafür umstritten sind. Besser ist die technische Vermeidung der Emissionen.

Die **Bundes-Immissionsschutzverordnungen** (BImSchV) legen **Immissionsgrenzwerte** für SO_2, Schwebstaub, Blei, Benzol, CO, NO_2 und O_3 fest. Die Technische Anleitung zur Reinhaltung der

Luft im Bundesimmissionsschutzgesetz (TA Luft) benennt für die Außenluft im Umkreis von 1 km um genehmigungsbedürftige Anlagen zum Schutz vor Gesundheitsgefahren Immissionswerte, die auch auf Geruchsbelästigungen anwendbar sind:

- **IW 1** (Jahresmittelwert): Vergleichswert für den arithmetischen Mittelwert aller Einzelwerte eines Jahres. ▶Kap. 1.5
- **IW 2** (½-Stundenwert): Vergleichswert für den 98 %-Wert der Summenhäufigkeitsverteilung aller Einzelwerte.

Innenraumluft

Die **Innenraumluft-Richtwerte** des Umweltbundesamtes für einzelne Stoffe unterscheiden zwei Kategorien: S. 50 ▶2

- **Richtwert I** (RW I): Vorsorgericht- und Sanierungsleitwert; die gesundheitlich unbedenkliche Konzentration eines Stoffes in der Innenraumluft bei lebenslanger Exposition.
- **Richtwert II** (RW II): Wirkungsschwelle; unverzüglicher Handlungsbedarf aufgrund gesundheitlicher Gefährdung, z. B. wenn sich empfindliche Personen dauerhaft in belasteten Räumen aufhalten. K für Kurzzeit-, L für Langzeitwert.

Arbeitsplatzrichtwerte

Für gefährliche Verdachtsstoffe ohne gültigen Grenzwert werden vorläufige **Arbeitsplatzrichtwerte (ARW)** nach TRGS 901 und **Arbeitsplatz-Richtgrenzwerte** (OEL, Occupational Exposure Limits) der Europäischen Kommission festgelegt. Daraus ergibt sich für Wohnraumluft die **niedrigste interessierende Konzentration (NIK)**, als ein Hundertstel des Arbeitsplatzgrenzwertes.

Die **Arbeitsplatz- und Innenraumbelastung** wird a) ortsbezogen, z. B. am Luftauslass einer Anlage, oder b) personenbezogen als Luftprobe in Atemhöhe (150 bis 165 cm bei stehender, 110 cm bei sitzender Tätigkeit) gemessen. Luftbelastungen entstehen durch verschiedene Stoffklassen:

- **Flüchtige organische Verbindungen** (TVOC, Total Volatile Organic Compounds) sollen ohne gesetzlichen Zwang Werte von 0,1 bis 0,3 mg/m³ im langzeitigen Mittel bzw. bei Sanierungsmaßnahmen nach 100 bis 140 Tagen erreichen. ▶1
- Für **Kohlendioxid** gilt als Maß für die Raumlüftung der obere Richtwert von $\varphi(CO_2)$ = 0,1 Vol-% = 1800 mg/m³.
- Für **Staub** in Innenräumen gilt der EU-Grenzwert von 0,05 mg/m³ (einatembarer „E-Staub" $PM_{2,5}$).

Gerüche sind mittelflüchtige Stoffe (SVOC, Semivolatile Organic Compounds). Bioaerosole sind mikrobiellen Ursprungs (MVOC).

2.2.6 Bodenbelastungen

Die **Bundes-Bodenschutz- und Altlastenverordnung** (BBSchV) umfasst Vorsorge-, Prüf- und Maßnahmenwerte für verschiedene Wirkungspfade: Boden-Mensch, Boden-Pflanze, Boden-Grundwasser. Für Kinderspielflächen, Wohngebiete, Park- und Freizeitanlagen, Industrie- und Gewerbeflächen gelten zunehmend höhere Grenzwerte (in mg/kg Trockenmasse) für anorganische und organische Schadstoffe. ▶2

Stoff(klasse): Studie in 458 deutschen Haushalten.	50 % aller Räume (Zielwert)	90–95 % der Räume (Richtwert)
Alkane, Alkene	50	200
4-Phenyl-1-cyclohexen	< 1	5
Aromaten	50	200
Benzol	5	10
Toluol	25	100
Terpene	20	200
α-Pinen	5	100
Δ^3-Caren	5	50
Halogenkohlenwasserstoffe	10	50
Alkohole	20	50
2-Ethylhexanol	5	10
2-Butoxyethanol	5	25
2-Phenoxyethanol	5	25
Ethylenglycole/-ether	20	50
Propylenglycole/-ether	10	50
Aldehyde C_5-C_{10}	20	50
Ester und Ketone	10	100
n-Hexanal	5	25
n-Nonanal	5	15
Sonstige	20	50
Summe VOC	200	1000

1 Flüchtige organische Stoffe (VOC) in Innenräumen
nach *Scholz* (in µg/m³)

Prüfwerte für Arsen in mg · kg⁻¹	
Kinderspielflächen	25
Wohngebiete	50
Parkanlagen	125
Industrieflächen	140
Maßnahmenwerte für PCDD/PCDF in ng TEQ · kg⁻¹	
Spielplatz	100
Wohngebiet, Park	1000
Industriefläche	10000

2 Bodenbelastungen

2.3 Gefahrensymbole und Risiken

2.3.1 Global Harmonisiertes System

Sicherheitskennzeichen und Schilder weisen auf „gefährliche" Orte und Rettungseinrichtungen hin. **Gefahrensymbole** kennzeichnen nach dem Chemikaliengesetz

- **Stoffe**: chemische Verbindungen, rein oder mit Stabilisatoren und herstellbedingten Verunreinigungen,
- **Gemische** (Zubereitungen): Mischungen oder Lösungen aus zwei oder mehreren Stoffen,
- **Erzeugnisse**: technisch verarbeitete Stoffe oder Zubereitungen (z. B. Spanplatten, Metallteile).

Besorgniserregende Stoffe – krebserzeugende, erbgutverändernde, reproduktionstoxische und persistente (biologisch schlecht abbaubare) Stoffe – müssen für eine bestimmte Verwendung bei der Europäischen Chemikalienagentur (ECHA) in Helsinki zugelassen (registriert) werden. Die Chemikalienverordnung **REACH** (Registration, Evaluation, Authorization of Chemicals) verpflichtet Hersteller und Importeure zur Registrierung besorgniserregender Stoffe, wenn die Produktionsmenge eine Tonne pro Jahr übersteigt. Der Lieferant muss auch für Kleinmengen ein Sicherheitsdatenblatt übermitteln.

Nach dem **Global Harmonisierten System** (GHS) der Vereinten Nationen (UN) und der europäischen **CLP-Verordnung** gelten seit Januar 2009 neue Regeln für die Einstufung, Kennzeichnung und Verpackung von Chemikalien (seit 01.12.2010) und Gemischen (ab 01.06.2015). Bis zum Ende der Übergangsfristen muss im Sicherheitsdatenblatt zusätzlich die alte Einstufung stehen. Verpackungen mit EU-Kennzeichnung dürfen letztmals 2012 bzw. 2017 im Handel sein. ▶1

GHS: „Ein Stoff, ein Etikett, ein Sicherheitsdatenblatt".

Gefahren werden in **Gefahrenklassen** und weiter in **Kategorien** eingestuft (▶2). Das GHS-System übernimmt die früher eingeführte Klassifizierung für den Transport gefährlicher Güter. Hat ein Stoff oder Gemisch keine harmonisierte **Legaleinstufung**, muss der Hersteller eigenverantwortlich eine **Selbsteinstufung** auf Basis von Prüfergebnissen und wissenschaftlichen Studien vornehmen und registrieren lassen. Die ECHA erstellt ein öffentliches Einstufungs- und Kennzeichnungsverzeichnis.

Explosive Stoffe müssen nicht zusätzlich als entzündbar gekennzeichnet werden, Gifte und ätzende Stoffe nicht zusätzlich als reizend. Es gibt Gefahren- und Sicherheitshinweise.

Gefahrenhinweise bestehen aus standardisierten **H-Sätzen** (Hazard statements, früher: R-Sätze) und **Sicherheitshinweise** aus **P-Sätzen** (Precautionary statements, früher: S-Sätze).

GHS	Globally Harmonised System of Classification and Labelling of Chemicals (seit 2003)
CLP	Classification, Labelling and Packaging of substances and mixtures; EU-Verordnung 1272/2008 über Einstufung, Kennzeichnung und Verpackung von Substanzen und Mischungen
REACH	EU-Verordnung 1907/2006 zur Registrierung, Evaluierung (Bewertung), Autorisierung (Zulassung, Beschränkung) chemischer Stoffe

1 Abkürzungen

2	**Physikalische Gefahren**
H200	explosive/ instabile Stoffe
H220	entzündbare Stoffe
H240	selbstzersetzliche Stoffe
H250	pyrophore Stoffe
H260	mit Wasser reaktive Stoffe
H270	oxidierende Stoffe
H280	Gase unter Druck
H290	ätzende Stoffe
3	**Gesundheitsgefahren**
H300	akute Toxizität, oral
H310	akute Toxizität, dermal
H330	akute Toxizität, inhalativ
4	**Umweltgefahren**

2 GHS-Gefahrenklassen

1...	Allgemein
2...	Vorsorgemaßnahmen
3...	Empfehlung
4...	Lagerhinweis
5...	Entsorgung
Details ▶Kap 2.4ff.	

3 GHS-Sicherheitshinweise

2.3.2 Explosive Stoffe

Im Global Harmonisierten System werden alle explosiven, pyrotechnischen und thermisch instabilen Stoffe, Gemische und Erzeugnisse mit „Instabil, explosiv“ (H200) gekennzeichnet. ▶1

- **Explosivstoffe:** Nitroverbindungen (Dynamit, Nitroglycerin, TNT), Schwarzpulver, Flüssigluft- und Initialsprengstoffe
- **Pyrotechnische Produkte:** Feuerwerke, Knallsätze, Zündschnüre, Blitzlichter, Rauch-, Nebel- oder Gassätze
- **Nicht zum Zweck einer Explosion hergestellte Stoffe:** Etherperoxide, Azide, Stickstoffhalogenide, Knallgold, Knallsilber, Acetylen und Acetylide, Silberchlorat usw.

Explosionsfähige Stoffe und Gemische

Explosionen sind rasant ablaufende chemische Reaktionen (Radikalkettenreaktionen), die von einer großen Volumenausdehnung der entstehenden Gase begleitet sind. Explosionen benötigen einen fein verteilten Brennstoff (Gas, Dampf, Nebel, Staub), Sauerstoff und eine Zündquelle. Aufgewirbelte Pulver bergen die Gefahr einer **Staubexplosion**. Man unterscheidet Detonationen und Explosionen.

> Bei **Detonationen** breitet sich die Druckwelle mit Überschallgeschwindigkeit aus, bei **Explosionen** nicht.

Eine **Verpuffung** ist die selbstständige Flammfortpflanzung in einem explosiven Medium ohne großen Druckaufbau (wenige Bar). **Deflagration** bedeutet den explosionsartigen Zerfall eines Stoffes auch ohne Sauerstoff.

Ein **explosionsfähiges Gemisch** (§3 GefStoffV) besteht aus brennbaren Gasen, Dämpfen, Nebeln oder Stäuben, in denen sich der Verbrennungsvorgang nach erfolgter Zündung auf das gesamte Gemisch überträgt. Ein explosionsfähiges Gemisch mit Luft bildet eine explosionsfähige Atmosphäre.

Explosionsfähige Stoffe können mit oder ohne Luft, durch Zündquellen, thermische Einwirkungen, mechanische Beanspruchungen oder Detonationsstöße zur chemischen Umsetzung gebracht werden, wobei durch hochgespannte Gase oder eine selbsttätig sich fortpflanzende Flammenausbreitung ein sprunghafter Temperatur- und Druckanstieg hervorgerufen wird.

Explosionsgefährliche Stoffe (§4 GefStoffV, Anh. III Nr. 1) können in festem, flüssigem, pastenförmigem oder gelatinösem Zustand auch ohne Beteiligung von Luftsauerstoff exotherm und unter schneller Entwicklung von Gasen reagieren, unter festgelegten Prüfbedingungen detonieren, deflagrieren oder beim Erhitzen unter Einschluss explodieren.

> Brand- und Explosionsgefahren sind auf keinen Fall Gefährdungen mit geringer Gefährdung, d. h. Schutzstufe 1 nach der GefStoffV ist nicht ausreichend.

1 GHS-Piktogramm: Instabil, explosiv

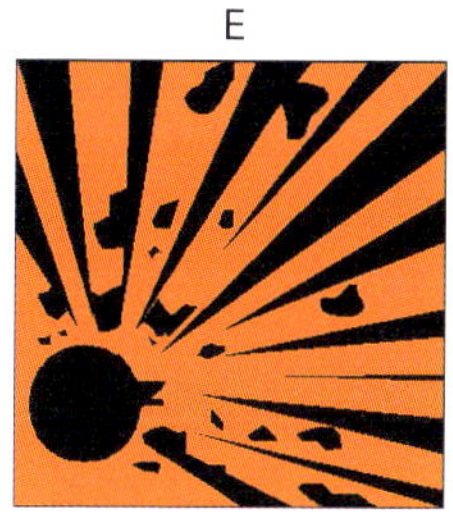

2 EU-Kennzeichnung: Explosionsgefährlich

3 UN-Kennzeichnung von Gefahrgut

4 Warnzeichen am Arbeitsplatz

GHS-Gefahrenklasse: **Instabil, explosiv** (Unstable Explosive; **H200**)
Die Unterklasse „Expl 1.6" hat kein Piktogramm, kein Signalwort und keinen Gefahrenhinweis.

Kategorie 1	Kat. 2	Kat. 3	Kat. 4	Kat. 5
Expl. 1.1	Expl. 1.2	Expl. 1.3	Expl. 1.4	Expl. 1.5
				kein
Gefahr			Achtung/Warnung	Gefahr
H201 Explosiv; Gefahr der Massenexplosion (erfasst die gesamte Ladung praktisch gleichzeitig)	**H202** Explosiv; große Gefahr durch Splitter, Spreng- und Wurfstücke (Druckwirkung, keine Massenexplosion)	**H203** Explosiv; Gefahr durch Feuer, Luftdruck oder Splitter, Spreng und Wurfstücke (Feuergefahr, keine Massenexplosion)	**H204** Gefahr durch Feuer oder Splitter, Spreng- und Wurfstücke (bei Zündung geringe Explosionsgefahr und Reichweite)	**H205** Gefahr der Massenexplosion bei Feuer (explodieren beim Außenbrandversuch nicht)

Sicherheitshinweise

Prävention:	**P201**	Vor Gebrauch besondere Anweisungen einholen.
	P202	Vor Gebrauch alle Sicherheitshinweise lesen und verstehen.
	P210	Von Hitze/Funken/offener Flamme/heißen Oberflächen fernhalten. Nicht rauchen
	P230	Feucht halten mit ...
	P240	Behälter und zu befüllende Anlage erden.
	P250	Nicht schleifen / stoßen /.../ reiben.
	P280	Schutzhandschuhe / Schutzkleidung / Augenschutz / Gesichtsschutz tragen.
	P281	Vorgeschriebene persönliche Schutzausrüstung verwenden
Reaktion:	**P370**	**+P380** Bei Brand: Umgebung räumen
	P372	Explosionsgefahr bei Brand.
	P373	Keine Brandbekämpfung, wenn das Feuer explosive Stoffe / Gemische / Erzeugnisse erreicht
	P380	Umgebung räumen.
Lagerung:	**P401**	... aufbewahren.

Gefahrguttransport

Verträglichkeitsgruppe:
A Zündstoff
B Gegenstand mit Zündstoff (Sprengkapseln, Zündeinrichtungen)
C Treibstoff oder deflagrierender explosiver Stoff
D Detonierender Explosivstoff oder Schwarzpulver
E Gegenstand mit D und Treibladung
F Gegenstand mit D, Zündmittel und Treibladung
G Pyrotechnischer Stoff (Leucht-, Brand-, Augenreiz-, Nebelsatz)
H Gegenstand mit Explosivstoff u. weißem Phosphor
J G. mit Explosivstoff und enzündbarer Flüssigkeit/Gel
K G. mit Explosivstoff und giftigem chemischen Wirkstoff; zur Beförderung nicht zugelassen!
L Besondere Gefahr z. B. bei Zutritt von Wasser (Pyrophore, Hypergole, Phosphide), Trennung jeder einzelnen Art erforderlich
N G. mit unempfindlichen detonierenden Stoffen
S auf das Versandstück beschränkte Reaktion (außer bei Brand)

1 GHS-Kennzeichnung von Explosivstoffen

Selbstzersetzliche Stoffe	Organische Peroxide
Self-react[ive] A	Org[anic] Perox[ide] A
H240 Gefahr: Erwärmung kann Explosion verursachen.	
Self-react. B	Org. Perox. B
H241 Gefahr: Erwärmung kann Brand oder Explosion verursachen.	

Thermisch instabile Flüssigkeiten oder Feststoffe, die sich auch ohne Sauerstoff (Luft) stark exotherm zersetzen können, aber nicht als Explosivstoffe oder Oxidationsmittel eingestuft sind.
Zersetzungswärme über 300 kJ/kg oder Zersetzungstemperatur eines 50-kg-Packstücks unter 75 °C.

Verbindungen mit der Formel R-O-O-R neigen zum explosiven Zerfall, brennen schnell, sind stoß- oder reibempfindlich und können mit anderen Stoffen gefährlich reagieren. Der Aktivsauerstoffgehalt beträgt mindestens 0,5–1 %.

Sicherheitshinweise

Prävention:	**P210** und **P280**: wie Explosivstoffe	
	P220	Von Kleidung /.../ brennbaren Materialien fernhalten/entfernt aufbewahren.
	P234	Nur im Originalbehälter aufbewahren.
Reaktion:	**P370+P378** Bei Brand: ... zum Löschen verwenden.	
	P370+P380+P375 Bei Brand: Umgebung räumen. Wegen Explosionsgefahr Brand aus der Entfernung bekämpfen.	
Lagerung:	**P403+P235** Kühl an einem gut belüfteten Ort aufbewahren.	
	P411	Bei Temperaturen von nicht mehr als ... °C / ...F aufbewahren.
	P420	Von anderen Materialien entfernt aufbewahren.
Entsorgung:	**P501**	Inhalt / Behälter ... zuführen.

Aktivsauerstoffgehalt eines Gemisches in %	$w_O = 16 \frac{\text{g}}{\text{mol}} \sum_i \frac{z \cdot w_i}{M_i}$	z = Zahl der Peroxidgruppen im Molekül w = Massenanteil des Peroxids i im Gemisch M = molare Masse des Peroxids i

1 GHS-Kennzeichnung von zersetzlichen Stoffen

Sicherheitstechnische Kennzahlen

Flammpunkt von brennbaren Flüssigkeiten ►Kap. 2.3.3

■ Die **Zündtemperatur** ist die niedrigste Temperatur einer heißen Oberfläche (ohne Flamme!), bei der die Entzündung eines Brennstoff-Luft-Gemisches gerade eintritt. Ein Risiko besteht bei Dampfleitungen (4 bar/140 °C, 16 bar/200 °C, 100 bar/316 °C).

■ Die **Temperaturklasse** (DIN 57165) eines Stoffes gibt die Zündtemperatur (DIN 51794) an und dient zur Auswahl explosionsgeschützter elektrischer Betriebsmittel nach ihrer maximalen Oberflächentemperatur, z. B. für Elektromotoren. Der VDE unterschied früher statt T1 bis T5 die **Zündgruppen** G 1 bis G 5.

T 1: Zündtemperatur > 450 °C	z. B. Methanol, Benzol, H_2, CH_4
T 2: Zündtemperatur > 300 °C	z. B. Ethanol, Butanol
T 3: Zündtemperatur > 200 °C	z. B. Cyclohexan, Benzin
T 4: Zündtemperatur > 135 °C	z. B. Diethylether
T 5: Zündtemperatur > 100 °C	
T 6: Zündtemperatur > 85 °C	z. B. CS_2

■ Mit der **Mindestzündenergie** kann man abschätzen, ob ein explosionsfähiges Gemisch durch elektrostatische Entladung gezündet werden kann. Zur elektrostatischen Aufladung kommt es bei der Förderung von Flüssigkeiten und Feststoffen durch Rohre und Schläuche sowie beim Laufen auf Kunststoffböden.

Danger, Gefahr
Explosive, explosiv
Liquid, Flüssigkeit
Organic, organisch
Peroxide, Peroxid
Self-reactive, selbstzersetzlich
Solid, fester Stoff
Unstable, instabil
Warning, Achtung!

2 Englische Bezeichnungen

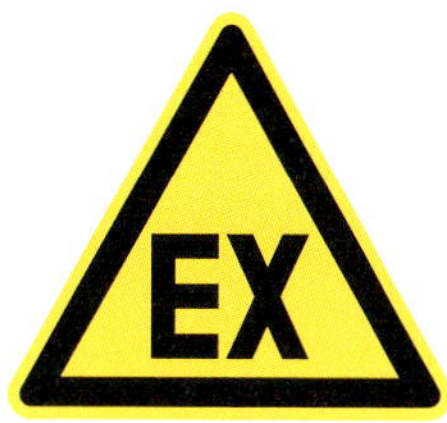

3 Warnzeichen „Explosionsgefährdeter Bereich"

Stoff bzw. Aktion	Millijoule
Wasserstoff	0,011
Acetylen	0,017
Methanol	0,14
Propan-2-ol	0,65
Aluminiumstaub	2
elektrostatische Entladung	≤ 1
Schlagfunken von Werkzeug	≤ 1
Schleiffunkengarbe aus Trennscheibe	≤ 100
Schweißfunken	≤ 10000

1 Zündenergie

Stoff	UEG in Vol-%	OEG in Vol-%
Ottokraftstoff	0,6	8
Aceton	2,5	13
Acetylen	2,7	82
Ethanol	3,5	15
Wasserstoff	4	75,6
Methan	5	15

2 Explosionsgrenzen

EX-Zone 0: Ständige Explosionsgefährdung durch Gas-Luft-Gemische, Dämpfe oder Nebel; z. B. in Reaktionsgefäßen. Flammen sind verboten! Elektrische Betriebsmittel der Gerätekategorie 1 (sehr hohe Sicherheit) notwendig!
EX-Zone 1: Gelegentliche explosionsfähige Atmosphäre durch Gase, Dämpfe oder Nebel, z. B. um Fülleinrichtungen. Elektrogeräte der Kategorie 2 (hohe Sicherheit) notwendig.
EX-Zone 2: Seltene oder höchstens kurzzeitige Explosionsgefahr, z. B. bei Messwarten. Elektrogeräte der Kategorie 1 (normale Sicherheit) ausreichend.
EX-Zone 20, 21, 22: ständige, gelegentliche bzw. seltene Gefahr durch brennbare Stäube

3 Einteilung explosionsgefährdeter Bereiche

Gase und Dämpfe werden durch Zündenergien von 0,01 mJ bis 2 mJ entfacht; Stäube erfordern 1 mJ bis 1000 mJ. ▶1

- Die untere und die obere **Explosionsgrenze** (UEG, OEG) geben den Konzentrationsbereich des brennbaren Stoffes in Vol.-% an. Innerhalb dieser Zündgrenzen ist eine Explosion unter atmosphärischen Bedingungen (0,8 bis 1,1 bar, –20 bis +60 °C) möglich ist. „Magere" Gemische unterhalb der UEG und „fette" Gemische oberhalb der OEG sind nicht explosionsfähig. ▶2

- Die **Druckanstiegsgeschwindigkeit** $\Delta p/\Delta t$ und der maximale **Explosionsdruck** nach der Zündung in einem geschlossenen Behälter sind bei Wasserstoff (550 bar/s auf 7,5 bar) und Aluminiumstaub (500 bis 1500 bar/s auf 11,5 bar) besonders hoch.

> Der Explosionsdruck beträgt etwa das 7- bis 12-fache des Anfangsdruckes.

Durch Schlagfunken in der Getreidemühle (Zündenergie bis 100 mJ) gezündeter Mehlstaub explodiert mit einem Druckanstieg um 8,5 bar (60 bar/s).

- **Zersetzungstemperatur.** Die Reaktionswärme durch die chemische Zersetzung eines instabilen Stoffes nimmt exponentiell zu, während die Wärmeabfuhr linear erfolgt. Ohne wirksame äußere Kühlung ist eine **Wärmeexplosion** ist die Folge.

$$\frac{dQ_{zu}}{dt} = -\Delta_r H \cdot r$$

$$\frac{dQ_{ab}}{dt} = \alpha \cdot \Delta T$$

$\Delta_r H$	Reaktionsenthalpie (J/mol)
Q	Wärme (J)
r	Reaktionsgeschwindigkeit (J mol^{-1}s^{-1}) Nach Arrhenius: $r(T) = k\,c = (A\,e^{-B/T}) \cdot c$
c	molare Konzentration (mol/m^3)
k	Geschwindigkeitskonstante (temperaturabhängig)
A	Konstante
T	Temperatur (K)
ΔT	Temperaturanstieg im Medium (K)
t	Zeit (s)
α	Wärmeübergangskoeffizient (J m^{-2}K^{-1})

In der GefStoffV, Anhang III, sind Vorschriften für Brand- und Explosionsgefahren, Ammoniumnitrat, Stäube, Schädlingsbekämpfung und Begasungen zu finden.

Explosionsschutz im Betrieb

In **explosionsgefährdeten Bereichen** (EX-Bereich) gilt Rauchverbot. Keine elektrischen Geräte benutzen! Mit Sicherheitsschuhen gegen elektrostatische Entladungen betreten! Flüssigkeitsbehälter erden! ▶3

> In EX-Betrieben sind verboten: Rauchen, offenes Feuer; Schweißen, Löten, Schleifen; Betrieb von Verbrennungsmotoren und Ölöfen.

Notwendig sind: nichtfunkende Werkzeuge (aus Cu-Be-Legierungen), elektrisch leitfähige Fußböden und Arbeitsschuhe, Erdung aller Anlagenteile, ex-geschützte elektrische Betriebsmittel (Elektromotoren, Mess- und Regelgeräte, Schalter, Lampen).

Die **Explosionsgruppe** eines brennbaren Gases gibt die größte zulässige Spaltweite *d* an, bei der es noch nicht zum Durchschlag eines elektrischen Zündfunkens (z. B. aus einem Elektrogerät) kommt.

A: geringe Durchschlagfähigkeit ab Spaltbreite *d* = 0,4 mm; z. B. Propan, Aceton, Toluol

B: mittleres Durchschlagrisiko, *d* = 0,2 mm; z. B. Erdgas, Ethen

C: hohes Durchschlagrisiko, *d* = 0,15 mm; z. B. Wasserstoff

Explosionsschutzmaßnahmen bei chemisch instabilen, brennbaren und unvereinbaren Gefahrstoffen sind

1. gefährliche Mengen oder Konzentrationen vermeiden, Konzentrationsbegrenzung, Arbeiten unter Stickstoffatmosphäre, Gasrückführung in Benzintanks.
2. Zündquellen (Hitze, Flammen, Funken, Schlag) fernhalten. Zoneneinteilung und Zündschutzmaßnahmen bei elektrischen Betriebsmitteln (Messgeräte, Beleuchtung, Schalter, Motoren) vorsehen. Einsatz von Gaswarngeräten. ▶1
3. Brand- und Ex-Schutz durch konstruktive Maßnahmen: druck- und stoßfeste Behälter, Berstscheiben und Entspannungsbehälter, Einblasen von Löschmitteln, Brandklappen.

Ⓔx II 2 G EEx ib IIC T6 ATEX	
II	Gerätegruppe: Übertage
2	Kategorie (Ex-Zone 1)
G	Gasatmosphäre
D	Staub (Ex-Zone 20)
EEx	Europäische Norm
ib	Zündschutzart: Eigensicherheit Klasse b
II	Gerätegruppe II
C	Explosionsgruppe C (Wasserstoffatmosphäre)
T6	Temperaturklasse 6
ATEX	„Atmosphère Explosible"

1 Kennzeichnung von EX-geschützten Geräten

Explosionsgefahren im Chemielabor

In einigen Fällen bieten sich **nicht explosive Ersatzstoffe** an.

- *tert*-Butylmethylether (MTBE) bildet keine Peroxide wie Diethylether.
- Magnesiummonoperoxyphthalat (MMPP) ersetzt 3-Chlorbenzoesäure für die Persäureoxidation.
- Tetraalkylammoniumtetrafluoroborat $[NR_4]BF_4$ statt der explosiven Chlorate $[NR_4]ClO_4$
- Trifluormethansulfonsäure statt Perchlorsäure zur Titration schwacher Basen

Sicherheitsmaßnahmen helfen, schwere Unfälle zu verhüten.

- Explosionsfähige Stoffe vom Arbeitsplatz entfernt lagern. ▶2
- Das „Durchgehen" spontan exothermer Reaktionen (z. B. *Grignard*-Reaktion, Aromatennitrierung) mit Kühlbad oder Rückflusskühlung kontrollieren. Kleine Mengen dosieren.
- Vorsicht bei Ansatzvergrößerung: Die Reaktionswärme steigt stärker als die Wärmeabfuhr durch die größere Kühlfläche.
- Thermisch zersetzliche Stoffe (z. B. Diazoniumsalze, Nitrophenolate, Peroxide) niemals vollständig trocknen. Destillationen nur hinter Schutzschildern durchführen!
- **Ether** in braunen Flaschen über festen KOH-Plätzchen aufbewahren. Ethersumpf nie restlos destillieren!
- Absolute Lösungsmittel unter Inertgas lagern. Peroxide in Ethern (auch Dioxan, THF, Tetralin, Cumol, Aldehyde, Ketone) mit Teststäbchen, Titan(IV)-sulfat oder Kaliumiodid prüfen; mit Eisen(II)-sulfat entfernen.
- Schwarzes „Knallsilber" AgCNO, das sich in ammoniakalischen Silbersalzlösungen bildet, kann explodieren!

Stickstoffhalogenide NCl_3, NI_3

Acetylide M_2C_2

Schwermetallazide MN_3

Fulminate MCNO

Peroxide, Persäuren, Persäureester, Hydroperoxide
M_2O_2, RCO-O-OH, R-O-OH

Nitrosoverbindungen RNO

Nitroverbindungen und hochnitrierte Aromaten RNO_3

Salpetersäureester $RONO_2$

Azoverbindungen RN=NR'

Oxidationsmittel
(z. B. Nitrate, Chlorate, Perchlorate, rauchende Salpetersäure, konzentrierte Perchlorsäure, Wasserstoffperoxid) mit brennbaren und reduzierenden Stoffen (Aceton, Ether, Alkohol, Terpentinöl).

M = Metallion,
R = organischer Rest

2 Explosionsgefährliche Stoffe

2.3.3 Entzündbare flüssige und feste Stoffe

Stoff	Flammpunkt (°C)
Diethylether	–40
Hexan	–22
Aceton	–19
Acetonitril	2
Toluol	6
Ethanol	12
Octan	13
n-Propanol	15
p-Xylol	25
Decan	46
Glycerin	160

1 Flammpunkt

Die **Betriebssicherheitsverordnung** (BetrSichV), die Technischen Regeln zur Betriebssicherheit (TRBS) und für brennbare Flüssigkeiten (TRbF) ersetzen seit 2003 die Verordnung für brennbare Flüssigkeiten (VbF). Die Einstufung brennbarer Flüssigkeiten erfolgt durch die Entzündungstemperaturen.

- **Flammpunkt:** die Temperatur einer Flüssigkeit, bei der sich über der Oberfläche Dämpfe in solchen Mengen entwickeln, dass diese mit einer Zündquelle (z. B. Flamme, Funken) entzündet werden können. Brand- und Explosionsgefahr! ▶1
- **Brennpunkt:** die Temperatur einer Flüssigkeit, bei der die entzündeten Dämpfe durch die Verbrennungswärme selbstständig weiterbrennen.

Die **Verdunstungszahl** gibt an, um wieviel langsamer eine Flüssigkeit verdampft als Diethylether (1).

> Entzündliche Flüssigkeiten haben einen niedrigen Flammpunkt (§4 GefStoffV).

Brandgefahren im Chemielabor

Einfache Sicherheitsmaßnahmen verhüten schwere Unfälle.

- Die Dämpfe brennbarer Flüssigkeiten sind so gut wie immer schwerer als Luft und „kriechen" auf Arbeitstisch und Boden.
- Elektrostatische Aufladung beim Abfüllen brennbarer Flüssigkeiten durch Erdung von Metallbehältern ausschließen.
- Brennbare Flüssigkeiten nur in geringer Menge am Arbeitsplatz lagern (max. 1 Liter). Regale nicht vollstopfen.
- Kühlschränke zur Lösungsmittelaufbewahrung müssen explosionsgeschützt sein.
- Selbstentzündliche Stoffe unter einem inerten Lösemittel, z. B. hochsiedendem Ligroin, wiegen und zerkleinern. ▶2
- Laborbrände erst nach Räumung des Labors und Notabschaltung von Gas- und Stromversorgung löschen. Anschließend Lüften und Lösungsmittelreste beseitigen. **Alkalimetallbrände** mit trockenem Sand oder Pulver D (niemals mit CO_2) löschen.
- Lösungsmittel über Molekularsieben trocknen. Niemals Halogenkohlenwasserstoffe über Alkalimetallen trocknen.
- Maßnahmen gegen Peroxide in Ethern ▶2.1.1

Alkalimetalle

Alkalimetallhydride

weißer Phosphor

Raney-Nickel

metallorganische Verbindungen, z. B. *Ziegler-Natta*-Katalysatoren

2 Selbstentzündliche Stoffe

GHS-Piktogramme

Im Global Harmonisierten System werden feste und flüssige Stoffe, die bis 60 °C – also mit einem brennenden Streichholz – entzündlich sind, mit dem Flammensymbol gekennzeichnet. S. 59 ▶1

Im EU-System früher nur mit dem Gefahrenhinweis „R10: Entzündlich" versehene Stoffe, tragen nun das GHS-Flammensymbol.

Compressed, komprimiert
Dissolved, gelöst
Explosive, explosiv
(In)**flam**mable, entzündbar
Liquid, Flüssigkeit
Liquefied, verflüssigt
Oxidising, oxidierend
Pyrophoric, selbstentzündlich
Refrigerated, tiefgekühlt
Self-reactive, selbstzersetzlich
Self-heating, selbsterhitzend
Solid, fester Stoff
Unstable, instabil

3 Englische Bezeichnungen

GHS-Gefahrenklasse:	**Entzündbare Flüssigkeiten** (Inflammable Liquids) Außerhalb der Europäischen Union gibt es noch eine Kategorie 4.		
Einstufung	Kategorie 1	Kategorie 2	Kategorie 3
Gefahrenkategorie	Flam. Liq. 1	Flam. Liq. 2	Flam. Liq. 3
Gefahrenpiktogramm GHS02 „Flamme“			
Signalwort	Gefahr	Gefahr	Achtung/Warnung
Flammtemperatur	< 23 °C	< 23 °C	23 °C bis 60 °C Diesel, Heizöl: < 75 °C
Siedetemperatur	≤ 35 °C	> 35 °C	--
Gefahrenhinweis (H-Satz)	**H224** Flüssigkeit und Dampf extrem entzündbar.	**H225** Flüssigkeit und Dampf leicht entzündbar.	**H226** Flüssigkeit und Dampf entzündbar.
Beispiele mit Flamm- und Siedepunkt	Diethylether (–40 °C / 35 °C)	Hexan (–22 °C / 69 °C) Toluol (4 °C / 111 °C) Ethanol (12 °C / 78 °C)	Chlorbenzol (27 °C / 132 °C)

Sicherheitshinweise

- Prävention
  - **P210** Von Hitze / Funken / offener Flamme / heißen Oberflächen fernhalten. Nicht rauchen.
  - **P223** Kontakt mit Wasser wegen heftiger Reaktion und möglichem Aufflammen unbedingt verhindern.
  - **P240** Behälter und zu befüllende Anlage erden.
  - **P241** Explosionsgeschützte elektrische Betriebsmittel / Lüftungsanlagen / Beleuchtung /... verwenden.
  - **P242** Nur funkenfreies Werkzeug verwenden.
  - **P243** Maßnahmen gegen elektrostatische Aufladungen treffen.
  - **P280** Schutzhandschuhe / Schutzkleidung / Augenschutz / Gesichtsschutz tragen.
- Reaktion
  - **P303+P361+P353** Bei Kontakt mit der Haut (oder dem Haar): Alle beschmutzten, getränkten Kleidungsstücke sofort ausziehen. Haut mit Wasser abwaschen/duschen.
  - **P370+P378** Bei Brand: ... zum Löschen verwenden.
- Lagerung
  - **P403+P235** Kühl an einem gut belüfteten Ort aufbewahren.
- Entsorgung
  - **P501** Inhalt / Behälter ... zuführen.

Gefahrguttransport: Die fettgedruckten Ziffern stehen in der unteren Ecke des Gefahrsymbols

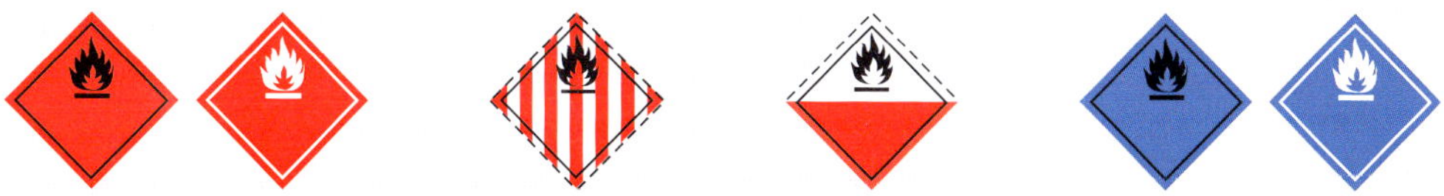

2.1: Entzündbare Gase
3: Entzündbare Flüssigkeiten

4.1: Entzündbare feste Stoffe, selbstzersetzliche Stoffe, desensibilisierte explosive Stoffe

4.2: Selbstentzündlich
5.2 Organische Peroxide*

4.3: Stoffe, die in Berührung mit Wasser entzündbare Gase entwickeln

*) Gleiches Symbol: in den Farben rot/gelb

1 GHS-Kennzeichnung entzündbarer Stoffe

Entzündbare Gase (Inflammable Gas)		
Flam. Gas. 1.	**H220**	Gefahr: Extrem entzündbares Gas ■ Bei 20 °C und 101,3 kPa im Gemisch mit ≤ 13 Vol.-% Luft entzündbar oder ■ Explosionsbereich von ≥ 12 Vol.-% über der unteren Explosionsgrenze.
Flam. Gas 2.	**H221**	Achtung/Warnung: Entzündbares Gas (ohne Piktogramm). Prüfung nach ISO 10156 / EN 1839
Entzündbare Aerosole (Inflammable Aerosol)		
Flam. Aerosol 1	**H222**	Gefahr: Extrem entzündbares Aerosol ■ Mit ≥ 85 % entzündbaren Bestandteilen, Verbrennungswärme ≥ 30 MJ/kg
Flam. Aerosol 2	**H223**	Achtung/Warnung: Entzündbares Aerosol
Entzündbare Feststoffe (Inflammable Solid)		
Flam. Sol. 1	**H228**	Gefahr: Entzündbarer Feststoff ■ Ein Metallpulver brennt in weniger als 5 min ab. ■ Ein nichtmetallisches Pulver brennt in < 45 s mit > 2,2 mm/s ab und eine befeuchtete Zone hält Brand nicht auf.
Flam. Sol. 2	H228	Achtung/Warnung.
Selbstzersetzliche Stoffe (Self-reactive)		
Self-react. C,D	**H242**	Gefahr: Erwärmung kann Brand verursachen
Self-react. E,F	H242	Achtung/Warnung
Selbstentzündliche (pyrophore) Flüssigkeiten oder Feststoffe (Pyrophoric Liquid / Solid)		
Pyr. Liq. 1	**H250**	Gefahr: Entzündet sich in Berührung mit Luft von selbst.
Pyr. Sol. 1		■ Entzündet oder verkohlt ein Filterpapier innerhalb von 5 Minuten.
Selbsterhitzungsfähige Stoffe (Self-heating)		
Self-heat. 1	**H251**	Gefahr: Selbsterhitzungsfähig; kann in Brand geraten.
■ Flüssigkeiten oder Feststoffe, die an Luft ohne Energiezufuhr zur Selbsterhitzung neigen. Große Mengen (mehrere Kilogramm) können sich nach Stunden oder Tagen entzünden. In einer kubischen Probe mit 25 mm Kantenlänge ist das Ergebnis bei 140 °C Versuchstemperatur positiv.		
Self-heat. 2	**H252**	Achtung/Warnung: In großen Mengen selbsterhitzungsfähig; kann in Brand geraten.
■ In einem Würfel mit 10 cm Kantenlänge ist das Ergebnis positiv (i) bei 100 °C ohne Isolierung; (ii) bei 120 °C in > 450-Liter-Verpackung, (iii) bei 140 °C in > 3-m^3-Verpackung.		
Mit Wasser reagierende Stoffe (Water-reactive)		
Water-react. 1	**H260**	Gefahr: In Berührung mit Wasser entstehen entzündbare Gase, die sich spontan entzünden können. Bei Raumtemperatur bildet ein Kilogramm z. B. eines unedlen Metalls durch heftige Reaktion mit Wasser mindestens 10 Liter entzündbares Gas pro Minute.
Water-react. 2	**H261**	Gefahr: In Berührung mit Wasser entstehen entzündbare Gase. Mäßige Reaktion: > 20 L $h^{-1}kg^{-1}$
Water-react. 3	H261	Achtung/Warnung. Langsame Reaktion (> 1 L $h^{-1}kg^{-1}$).
Organische Peroxide (Organic Peroxide)		
Org. Perox. C,D	**H242**	Gefahr: Erwärmung kann Brand verursachen
Org. Perox. E,F	H242	Achtung/Warnung

1 Weitere Gefahrstoffklassen mit Flammenpiktogramm

■ Prävention	**P210**	Von Hitze / Funken / offener Flamme / heißen Oberflächen fernhalten. Nicht rauchen.
	P211	(Aerosol) Nicht gegen offene Flamme oder andere Zündquelle sprühen.
	P220	(Pyrophor) Von Kleidung /.../ brennbaren Materialien fernhalten/entfernt aufbewahren.
	P231+P232	(Wasserreaktiv) Unter inertem Gas handhaben. Vor Feuchtigkeit schützen.
	P233	(Wasserreaktiv) Behälter dicht verschlossen halten.
	P235+P410	(Selbsterhitzungsfähige Stoffe) Kühl halten. Vor Sonnenbestrahlung schützen
	P240	(Feststoff) Behälter und zu befüllende Anlage erden.
	P241	(Feststoff) Explosionsgeschützte elektrische Betriebsmittel / Lüftungsanlagen / Beleuchtung /... verwenden.
	P251	(Aerosol) Behälter steht unter Druck: Nicht durchstechen oder verbrennen, auch nicht nach der Verwendung.
	P280	Schutzhandschuhe / Schutzkleidung / Augenschutz / Gesichtsschutz tragen.
■ Reaktion	**P302+P334**	(pyrophore Flüssigkeit) Bei Kontakt mit der Haut: In kaltes Wasser tauchen / nassen Verband anlegen.
	P335+P334	(pyrophorer Feststoff, Wasserreaktive) Lose Partikel von der Haut abbürsten. In kaltes Wasser tauchen /nassen Verband anlegen.
	P370+P378	Bei Brand: ... zum Löschen verwenden.
	P377	Brand von ausströmendem Gas: Nicht löschen, bis Undichtigkeit gefahrlos beseitigt werden kann.
	P381	Alle Zündquellen entfernen, wenn gefahrlos möglich.
■ Lagerung	**P402+P404**	(Wasserreaktive) In einem geschlossenen Behälter an einem trockenen Ort aufbewahren.
	P403	(Gas) An einem gut belüfteten Ort aufbewahren.
	P407	(Selbsterhitzungsfähige Stoffe) Luftspalt zwischen Stapeln / Paletten lassen.
	P410+P412	(Aerosol) Vor Sonnenbestrahlung schützen und nicht Temperaturen von mehr als 50 °C aussetzen.
	P413	(Selbsterhitzungsfähige Stoffe) Schüttgut in Mengen von mehr als ... kg bei Temperaturen von nicht mehr als ... °C aufbewahren
	P420	(Selbsterhitzungsfähige Stoffe) Von anderen Materialien entfernt aufbewahren.
	P422	(Pyrophor) Inhalt in / unter ... aufbewahren
■ Entsorgung	**P501**	(Wasserreaktiv) Inhalt / Behälter ... zuführen.

1 Sicherheitshinweise für Stoffe mit Flammenpiktogramm

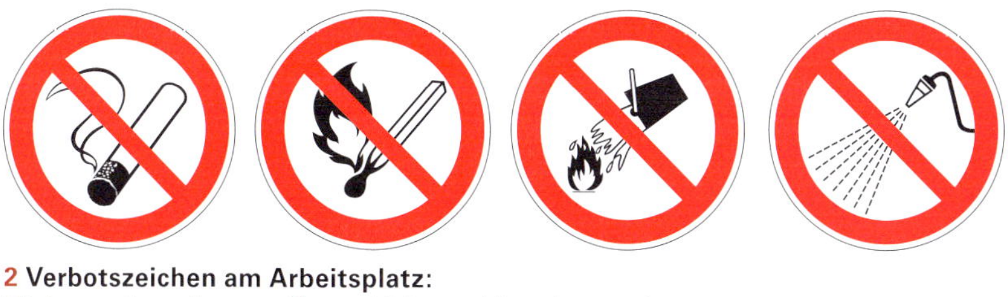

2 Verbotszeichen am Arbeitsplatz:
Nicht rauchen. Feuer, offenes Licht und Rauchen verboten.
Mit Wasser löschen verboten. Mit Wasser spritzen verboten.

3 Warnzeichen
„Warnung vor feuergefährlichen Stoffen"

EU-Einstufung

Leichtentzündliche Stoffe sind a) Feststoffe und Flüssigkeiten, die sich bei gewöhnlicher Temperatur an der Luft ohne Energiezufuhr oder durch Einwirkung einer Zündquelle entzünden oder b) bei Berührung mit Wasser oder mit feuchter Luft hochentzündliche Gase bilden.

Hochentzündliche Stoffe sind a) Flüssigkeiten mit sehr niedrigen Flamm- und Siedepunkten, b) Gase, die mit Luft explosionsfähige Atmosphären bilden.

Änderungen des GHS-Systems gegenüber der EU-Einstufung:

- Organische Peroxide: GHS02, früher: brandfördernd (O)
- Entzündbare Flüssigkeit, Kat. 3: früher ohne Symbol
- Selbsterhitzungsfähige Stoffe und Gemische: früher ohne Symbol

Die überholte, bis 2009 gültige **Verordnung über brennbare Flüssigkeiten** (VbF) unterteilte:

Gefahrenklasse A: Stoff nicht oder begrenzt mit Wasser mischbar, leichter als Wasser; nicht mit Wasser, aber mit Schaum- oder Pulverlöscher löschbar, z. B. Benzin, Ether, Anilin, Heizöl, Phenol

Gefahrenklasse B: löslich in Wasser bei 15 °C; mit Wasser mischbar und löschbar, z. B. Alkohole

EU-Einstufung „brennbarer Flüssigkeiten“	Hochentzündlich	Leichtentzündlich	Entzündlich
	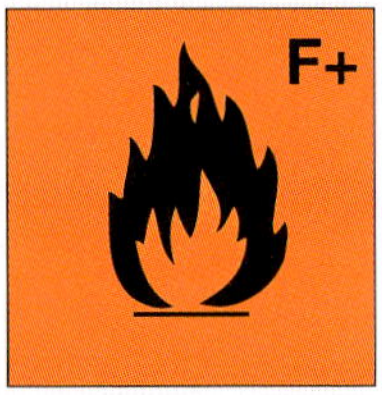		ohne
Kennzeichnung	F+	F	
Gefahrenhinweis	R12	R11	R10
Einstufung nach GefStoffV / BetrSichV			
Flammtemperatur	< 0 °C	< 21 °C	21 bis 55 °C
Siedetemperatur	< 35 °C	–	–
VbF-Klasse (gültig bis 1.1.2009)		A I (nicht wassermischbar) bzw. B (wassermischbar)	A II: 21 bis 55 °C
Flammtemperatur	< 0 °C	< 21 °C	A III 55 bis 100 °C
Siedetemperatur	< 35 °C	–	–
S-Sätze	Risiko: Gefahr der Erhitzung, Selbstentzündung oder Entzündung durch Zündquellen (**S 2-43**).		
R-Sätze	**R 15**: Stoff reagiert mit Wasser zu hochentzündlichen Gasen, **R 17**: ist **selbstentzündlich** an Luft, **R 30**: kann bei Gebrauch leicht entzündlich werden.		

1 EU-Einstufung für entzündliche Stoffe (gültig bis 2015)

Löschen von Bränden

Bauliche, technische und organisatorische **Brandschutzmaßnahmen** dämmen die Ausbreitung von Feuer und Rauch ein, retten Menschen und ermöglichen wirksame Löscharbeiten. ▶1

Wasser eignet sich zum Löschen von Holz- und Papierbränden. Es wirkt kühlend und der entstehende Wasserdampf erstickt die Flammen. Allerdings schwimmen brennende Kohlenwasserstoffe auf der Wasseroberfläche; unedle Metalle reagieren unter Freisetzung von Wasserstoff (Risiko einer Knallgasexplosion).

> Wasser ist verboten zum Löschen von Bränden von ölartigen Stoffen, Metallen und Gasen. Stattdessen mit CO_2 und Sand ersticken.

Löschmittel werden in **Brandklassen** eingeteilt.

A: für feste Stoffe, die unter Glutbildung verbrennen, z. B. Holz und Papier: Wasser- und Pulverlöscher

B: für brennbare flüssige Stoffe und leicht schmelzende Stoffe, z. B. Alkohole, Wachse: CO_2, Löschbrause (Schaum), Pulver

C: für Brände von Gasen, z. B. Erdgas, Acetylen: CO_2, ABC-Pulver, BC-Pulver

D: für Metallbrände, z. B. Natrium, Kalium, Magnesium, Aluminium: Metallbrandpulver, trockener Sand, Zement

F: für Fettbrände, z. B. Frittieröl: Speziallöschmittel

Feuerwiderstandsklassen geben an, wie lange Brandschutztüren und Chemikalienschränke einem Feuer widerstehen:

T0 (< 30 min), T30 (> 30 min), T90 (> 90 min).

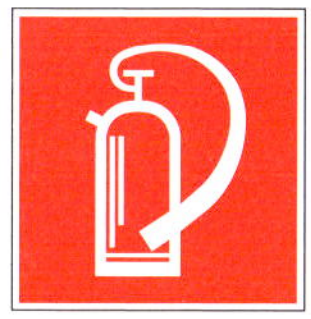

Feuerlöscher

Geräte zur Brandbekämpfung

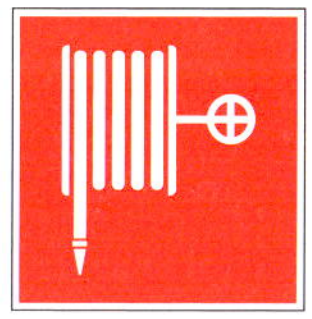

Schlauch

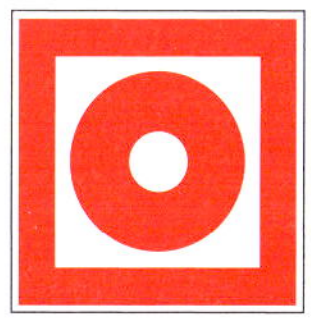

Brandmeldevorrichtung

1 Wichtige Brandschutzzeichen

Brandschutz in Laboratorien

- Löschdecken und Feuerlöscher zugänglich bereithalten.
- Notduschen in der Nähe der Ausgänge monatlich auf Funktionsfähigkeit überprüfen. ▶2
- **Kleine Brände** mit Feuerlöschmitteln bekämpfen, sofern dies gefahrlos möglich ist. Breiten sich Bände aus, unverzüglich die Feuerwehr benachrichtigen.
- **Kleiderbrände** unter der Notdusche, mit Feuerlöschern oder Löschdecken bekämpfen. Brennende Kleidung abwerfen. Achtung: Leichtflüchtige Lösungsmittel können sich auf der Feuerlöschdecke erneut entzünden.
- **Brennende Personen** nicht weglaufen lassen, sondern flach auf den Boden bringen und löschen. Das Hin- und Herwälzen des Brennenden hilft, den Brand zu ersticken.
- **Laborbrände** von teuren Messgeräten vorzugsweise mit dem rückstandsfreien Kohlendioxidlöscher ersticken.
- Alkalimetalle, Metallalkyle, Lithiumaluminiumhydrid und Silane mit Löschsand oder Löschpulver D ersticken. Kein Wasser!
- Feuerlöscher müssen alle 2 Jahre überprüft werden (Prüfplakette!).

Notdusche

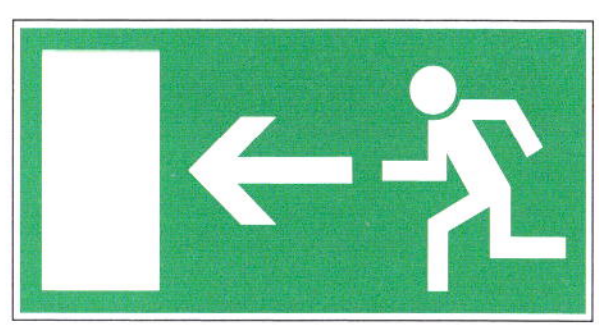

Rettungsweg

2 Wichtige Rettungszeichen

1 GHS-Piktogramm: Oxidationsmittel

2 UN-Kennzeichnung für Oxidationsmittel (5.1)
Organische Peroxide (5.2): Flammensymbol auf rot/gelb

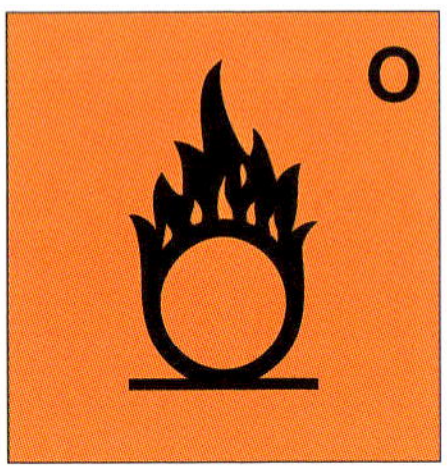

3 EU-Kennzeichnung: Brandfördernd

4 Warnzeichen am Arbeitsplatz

Liquid, Flüssigkeit
Solid, Feststoff
Oxidising, oxidierend

5 Englische Bezeichnungen

2.3.4 Oxidationsmittel: Entzündend wirkende Flüssigkeiten und Feststoffe

Brandfördernde Stoffe (GefStoffV) sind in der Regel selbst nicht brennbar, erhöhen aber bei Berührung mit brennbaren Stoffen die Brandgefahr und die Heftigkeit eines Brandes, indem sie Sauerstoff abgeben. Man nennt sie auch **Oxidationsmittel**.

> Oxidationsmittel fördern die Verbrennung anderer Stoffe durch Zufuhr von Sauerstoff.

- Wasserfreie **Perchlorsäure**, Perchlorate und Chlorate neigen in Gegenwart oxidierbarer Stoffe zur Explosion.
- **Azide** neigen zur Selbstzersetzung.
- **Chlorate** sowie Permanganate können bei Zugabe von konzentrierter Schwefelsäure Explosionen verursachen.
- Gasgemische mit weniger als 23,5 Vol.-% **Sauerstoff** gelten nicht als Oxidationsmittel.

GHS-Gefahrenklassen

Oxidierend wirkende Gase
H270 Gefahr: Kann Brand verursachen oder verstärken; Oxidationsmittel. Prüfung nach ISO 10156. ▶1–5

Entzündend (oxidierend) wirkende Flüssigkeiten und Feststoffe sind nicht unbedingt selbst brennbar, jedoch können sie durch die Freisetzung von Sauerstoff einen Brand anderer Materialien verursachen oder unterstützen.

- **Oxidising Liquid. 1,** Oxidising Solid. Sol. 1.
  H271 Gefahr: Kann Brand oder Explosion verursachen; starkes Oxidationsmittel. Die Flüssigkeit im Gemisch (1:1) mit Cellulose ist **selbstentzündlich** oder zeigt eine geringere Druckanstiegszeit als 50 %ige Perchlorsäure auf Cellulose (1:1).
  Der Feststoff im Gemisch mit Cellulose (4:1 oder 1:1) brennt nicht länger als ein Gemisch aus Kaliumbromat und Cellulose (3:2). Test nicht anwendbar bei Stoffen ohne Sauerstoff, Fluor oder Chlor. Erfahrungswerte durch Handhabung und Verwendung haben Vorrang vor den Prüfergebnissen.
- **Ox. Liq. 2,** Ox. Sol. 2.
  H272 Gefahr: Kann Brand verstärken; Oxidationsmittel.
  Auf Cellulose (1:1) baut die Flüssigkeit nicht langsamer Druck auf als 40 %ige Natriumchloratlösung. Der Feststoff (4:1 oder 1:1) brennt nicht länger als Kaliumbromat (2:3).
- **Ox. Liq. 3,** Ox. Sol. 3. H272 Achtung: Kann Brand verstärken; Oxidationsmittel. Auf Cellulose (1:1) baut die Flüssigkeit nicht langsamer Druck auf als 65%-ige Salpetersäure. Der Feststoff (4:1 oder 1:1) brennt nicht länger als Kaliumbromat (3:7).

Organische Peroxide werden als explosionsgefährliche oder entzündbare Stoffe gekennzeichnet, ▶Kap. 2.3.2 und 3.

Sicherheitshinweise

- Prävention
  - **P210** Von Hitze / Funken / offener Flamme / heißen Oberflächen fernhalten. Nicht rauchen.
  - **P220** Von Kleidung /.../ brennbaren Materialien fernhalten/entfernt aufbewahren.
  - **P221** Mischen mit brennbaren Stoffen /... unbedingt verhindern.
  - **P280** Schutzhandschuhe / Schutzkleidung / Augenschutz / Gesichtsschutz tragen.
  - **P283** Schwer entflammbare / flammhemmende Kleidung tragen.
- Reaktion
  - **P306+P360** Bei Kontakt mit der Kleidung: Kontaminierte Kleidung und Haut sofort mit viel Wasser abwaschen und danach Kleidung ausziehen.
  - **P371+P380+P375** Bei Großbrand und großen Mengen: Umgebung räumen. Wegen Explosionsgefahr Brand aus der Entfernung bekämpfen.
  - **P370+P378** Bei Brand: ... zum Löschen verwenden.
- Entsorgung
  - **P501** Inhalt / Behälter ... zuführen.

Hitzeentwicklung bei Kontakt mit anderen, insbesondere mit entzündlichen Stoffen.

R 7: Stoff kann Brand verursachen.

R 8: Feuergefahr bei Berührung mit brennbaren Stoffen

R 9: Explosionsgefahr bei Mischung mit brennbaren Stoffen

1 **EU-Gefahrenhinweise**

2.3.5 Gase unter Druck

Druckgasflaschen erhalten im GHS-System das Gefahrenpiktogramm für nicht brennbare, nicht brandfördernde, nicht giftige und nicht ätzende Gase. Blausäure steht Druckgasen gleich. ►2

Druckgase haben eine kritische Temperatur unter 50 °C oder einen Dampfdruck über 3 bar (50 °C) oder einen Überdruck über 1 bar (15 °C). Brennbare Gase haben ein **Linksgewinde**, nicht brennbare Gase ein **Rechtsgewinde** am Gasauslass.

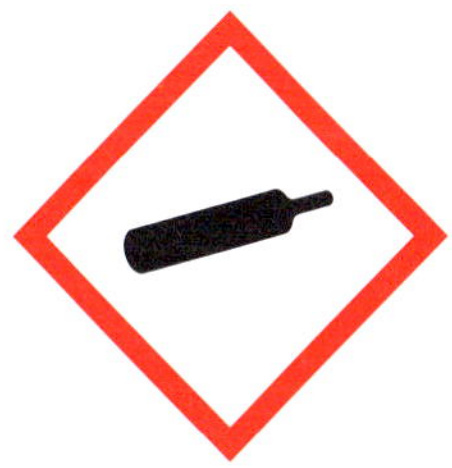

2 **GHS-Piktogramm: Druckbehälter**

Gase im Labor

Erstickende Gase. In Schutzgasatmosphäre mit weniger als 12 Vol.-% Sauerstoff besteht akute Lebensgefahr. Wenige Atemzüge Reingas (Stickstoff, Argon, Methan, Propan, Butan) lösen ohne Vorwarnung Bewusstseinsverlust und Atemstillstand aus. Argon und Kohlendioxid reichern sich in Vertiefungen und Kellerräumen an. Ab 5 Vol.-% CO_2 treten Kopfschmerzen und Schwindel, ab 15 Vol.-% Bewusstlosigkeit ein. Tiefkalte Gase führen zu Verbrennungen auf der Haut.

Ätz- und Reizgase wirken auf die Schleimhäute der Atemwege und Augen, z. B. Chlor- und Fluorwasserstoff (HCl, HBr), Ethylenoxid, Ethylenimin. Chlor (Cl_2) und Brom (Br_2) sind schwerer als Luft und sammeln sich am Boden an. Schwefeldioxid (SO_2) und Ammoniak (NH_3) lösen Atembeschwerden und Bewusstseinsstörungen aus. Formaldehyd (HCHO) verursacht allergische Hautausschläge. Chlor- und Bromaceton, Bromessigester und Acrolein wirken als „Tränengase". Das giftige, hustenreizende Phosgen ($COCl_2$) riecht nach faulem Obst. ►Kap. 3

3 **Warnzeichen am Arbeitsplatz: Druckbehälter (oben), erstickendes Gas (unten).**

Liquefied, verflüssigt
Refrigerated, tiefkalt

1 Englische Bezeichnungen

Giftige Gase. Das farb- und geruchlose Kohlenmonoxid (CO) führt oberhalb von 0,01 Vol.-% zu Kopfschmerzen, ab 0,2 Vol.-% zur Bewusstlosigkeit. Übelriechender Schwefelwasserstoff (H_2S) betäubt die Geruchswahrnehmung. Cyanwasserstoff (HCN) wird durch Säuren aus Cyaniden freigesetzt und wirkt ab 1 mg/kg Körpergewicht tödlich. Arsenwasserstoff (AsH_3) und Phosphorwasserstoff (PH_3) riechen nach Knoblauch. ►2.1.6, ►3

Verdichtetes Gas (Compressed Gas)	**Verflüssigtes Gas** (Liquefied Gas)	**Tiefkalt verflüssigtes Gas** (Refr. Liquef. Gas)	**Gelöstes Gas** (Dissolved Gas)
Bei Abfüllung unter Druck bei −50 °C vollständig gasförmig Alle Gase mit einer kritischen Temperatur $T_k \leq -50$ °C. *Beispiel:* Stickstoff, Wasserstoff, Sauerstoff, Helium	Bei Abfüllung unter Druck bei Temperaturen über −50 °C teilweise flüssig 1) unter hohem Druck verflüssigtes Gas: −50 °C ≤ $T_k \leq$ +65 °C 2) unter geringem Druck verflüssigtes Gas: $T_k \geq$ +65 °C .	Bei Abfüllung aufgrund seiner niedrigen Temperatur teilweise verflüssigt *Beispiel:* Wasserstoff (−253 °C) Stickstoff (−196 °C) Sauerstoff (−183 °C) in vakuumisolierten Tanks	Bei Abfüllung unter Druck in einem flüssigen Lösungsmittel gelöst *Beispiel:* Acetylen wird in Druckgasflaschen mit poröser Füllmasse in Aceton gelöst.
H280 Achtung: Enthält Gas unter Druck; kann bei Erhitzen explodieren.	**H280**	**H281** Achtung: Enthält tiefgekühltes Gas; kann Kälteverbrennungen oder Verletzungen verursachen.	**H280**
Sicherheitshinweise			
■ Prävention: –	–	**P282** Schutzhandschuhe / Gesichtsschild / Augenschutz mit Kälteisolierung tragen.	–
■ Reaktion: –	–	**P336** Vereiste Bereiche mit lauwarmem Wasser auftauen. Betroffenen Bereich nicht reiben. **P315** Sofort ärztlichen Rat einholen / ärztliche Hilfe hinzuziehen.	–
■ Lagerung: **P410 + P403** Vor Sonnenbestrahlung geschützt an einem gut belüfteten Ort aufbewahren		**P403** An einem gut belüfteten Ort aufbewahren	**P410+P403**

Gefahrguttransport
2.2: Nicht entzündbare, nicht giftige Gase

oder

2 GHS-Kennzeichnung von Gasen unter Druck

Gasflaschen

Nach DIN EN 1089-3 können Flaschenschulter und Flaschenmantel verschieden lackiert sein.

Farbige Streifen kennzeichnen die Zusammensetzung von Gasgemischen.

Die Punktnotation gibt die Reinheit von Gasen an: Ziffer vor dem Punkt = Zahl der Neunen in der Prozentangabe. Ziffer hinter dem Punkt = letzte Dezimalstelle. Argon 5.8 ist also zu 99,9998% rein.

Gas			**Gasmischung**		
Veraltet	**Farbe nach Norm:**				
Acetylen	kastanienbraun, Linksgewinde	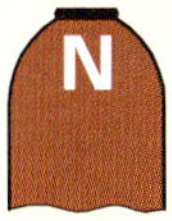	Stickstoff + 5 % Ethen (Reifegas)	schwarz grau rot	
Wasserstoff	rot, Linksgewinde	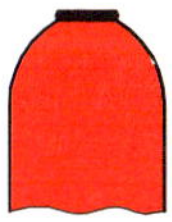	Wasserstoff + Stickstoff (Formiergas)	rot grau	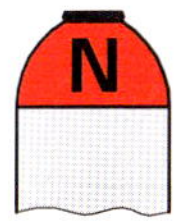
			Wasserstoff + Argon oder Methan + Argon	rot grau dunkelgrün	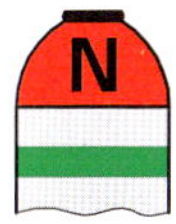
Helium	braun grau (od. braun)	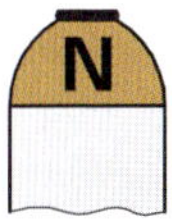	Argon + Helium	dunkelgrün grau braun	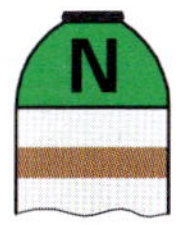
Argon	dunkelgrün grau (oder dunkelgrün), Rechtsgewinde	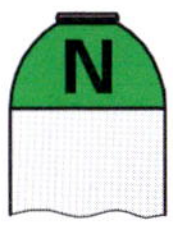	Argon + Sauerstoff	dunkelgrün grau weiß	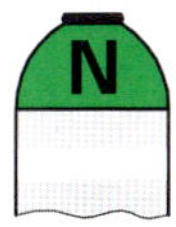
Xenon, Krypton, Neon	leuchtendgrün	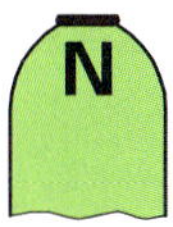	Argon + CO_2 oder **Druckluft**	leuchtendgrün grau	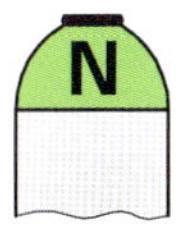
			Argon + Kohlendioxid + Sauerstoff	leuchtendgrün grau weiß	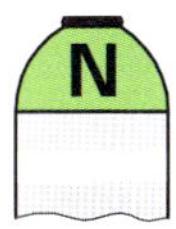
Sauerstoff	weiß grau (oder blau), Rechtsgewinde	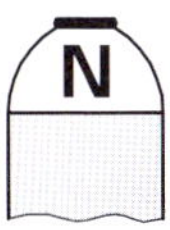	Sauerstoff + Kohlendioxid	weiß grau weiß	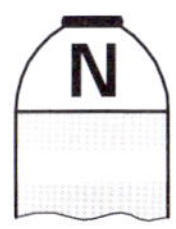
Stickstoff	schwarz grau (schwarz, dunkelgrün), Rechtsgewinde		**Synthetische Luft**	weiß grau schwarz	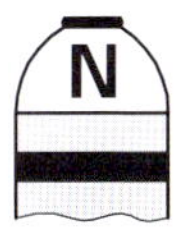
Kohlendioxid	grau, Rechtsgewinde	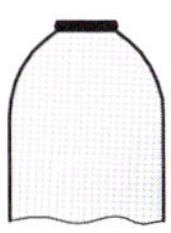	Stickstoff + Kohlendioxid	schwarz grau schwarz	

1 Farbkennzeichnung von Gasflaschen

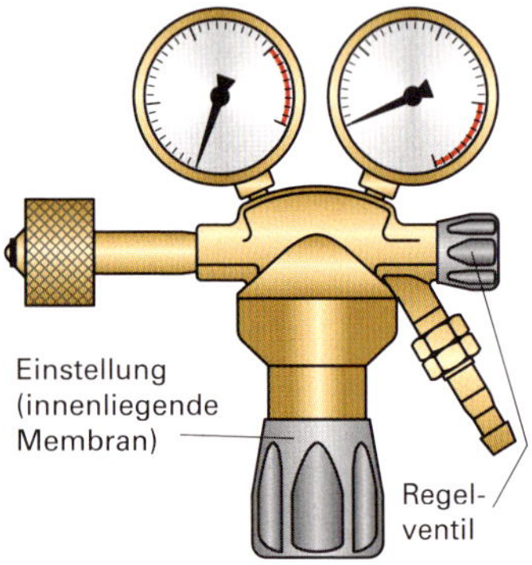

1 Druckminderer

Sicherer Umgang mit Sauerstoffflaschen

Beim ruckartigen Öffnen des Ventils eines Sauerstoffdruckgasbehälters (200–300 bar) wird ein nachgeschalteter Druckminderer mit einem Druckstoß belastet – und kann durch die örtliche Kompressionswärme an der Membran ausbrennen. ▶1

> Vor dem Öffnen einer Sauerstoffflasche das Regelventil des nachgeschalteten Druckminderers schließen (Einstellschraube herausdrehen). Flaschenventil langsam öffnen.

Beim **Umgang mit Druckgasflaschen** ist gute Laborpraxis:

- Ventile an unbenutzten Flaschen schließen. Nach jeder Sauerstoffanwendung den Druckminderer wieder schließen.
- Gasflaschenventile, Gewinde, Dichtungen von brennbaren Stoffen (Öl, Fett, Salben, Kunststoff, Lösungsmittel) reinigen.
- Gasflaschen mit Ketten oder Bügeln gegen Umfallen sichern.
- Gasflaschen mindestens 0,5 m entfernt von Heizkörpern aufstellen. Flüssiggasbehälter zur Entleerung allenfalls mit Warmwasser oder Heißluft erwärmen (< 50 °C).
- Gasflaschen nicht aus anderen Gasflaschen befüllen, ausgenommen Handwerkerflaschen für Propan. Gasflaschen vor Rückströmung schützen.
- Gasflaschen nur mit Ventilschutz (Flaschenkappe) transportieren. Innerbetrieblich Flaschenkarren benutzen.
- Druckgasbehälter mit geringem Überdruck an den Lieferanten zurückgeben, damit keine Fremdstoffe eindringen können.
- Chlor, Ammoniak, Stickstoffoxide im entlüfteten Schrank aufbewahren. Einzelflaschen von H_2, O_2, N_2, CO_2 offen im Lagerraum, sofern brennbare Flüssigkeiten nicht vorhanden sind.

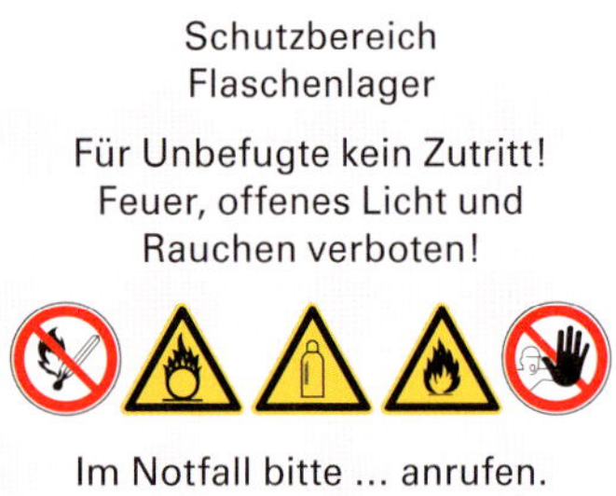
Schutzbereich
Flaschenlager
Für Unbefugte kein Zutritt!
Feuer, offenes Licht und
Rauchen verboten!
Im Notfall bitte ... anrufen.

2 Warnschild für Flaschenlager

2.3.6 Ätzende und reizende Stoffe

Ätzende Stoffe (§ 4 GefStoffV) zerstören lebendes Gewebe bei Berührung. Im Global Harmonisierten System (GHS) warnt das Ätzendsymbol zudem vor der Gefahr **schwerer Augenschäden.**

Reizende Stoffe rufen, ohne ätzend zu sein, bei kurzzeitigem, länger andauerndem oder wiederholtem Kontakt mit Haut oder Schleimhaut eine Entzündung hervor. Die bloße Reizung der Haut, Augen und Atemwege zeigt das GHS-Ausrufezeichen an.

> Ätzende Stoffe und Gemische rufen irreversible (Kat 1.) oder reversible Hautschädigungen (Kat. 2) nach einer Einwirkzeit von bis zu 4 Stunden hervor.

Sensibilisierende Stoffe rufen nach Einatmen eine Überempfindlichkeit (Hypersensibilität) am Atemtrakt hervor oder lösen bei Hautkontakt eine **allergische Reaktion** aus. Bei künftiger Exposition tritt eine charakteristische Immunreaktion auf.

Corrosion: Korrosion, Ätzung
Damage: Schädigung
Eye: Auge
Irritation: Reizung
Metal: Metall
Skin: Haut
Respiratory: Atmungs-, Atem-
Sensitivity: Empfindlichkeit

3 Englische Bezeichnungen

Ätzung der Haut (Skin Corrosion)	Augenschäden (Eye Damage)	Sensibilisierung der Atemwege (Respiratory Sensitivity)	Reizung der Haut (Skin Irritation)	Reizung der Augen (Eye Irritation)	Sensiblisierung der Haut (Skin Sensitivity)
Kat. 1A / Kat. 1B / Kat. 1C	Kat. 1	Kat. 1	Kat. 2	Kat. 2	Kat. 1
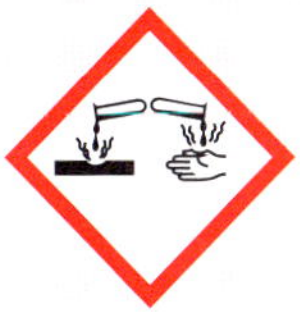 Gefahr		 Gefahr		 Achtung/Warnung	
H314 Verursacht schwere **Hautätzungen** und schwere Augenschäden	**H318** Verursacht schwere **Augenschäden**	**H334** Kann beim Einatmen Allergie, asthmaartige Symptome oder Atembeschwerden verursachen.	**H315** Verursacht Hautreizungen	**H319** Verursacht schwere **Augenreizung**	**H317** Kann allergische Hautreaktionen verursachen.
Hautzerstörung bei mindestens einem von drei Versuchstieren in ≤ 1 h / ≤ 14 Tage nach Einwirkung von höchstens 3 min / 1 h / 4 h	pH ≤ 2 oder pH ≥ 11,5 Anhaltende Reaktion bei mind. einem Versuchstier	**Inhalationsallergen** (Mensch, Tier)	Rötung, Schorf, Ödem oder Entzündung (bei mind. zwei von drei Tieren binnen 14 Tagen)	Hornhauttrübung, Regenbogenhautentzündung, Bindehautrötung/Schwellung bei ein bis zwei von drei Tieren	**Hautallergen** (Mensch, Tier)
Allgemeiner Kategoriegrenzwert Konzentration, ab der ein Bestandteil bei der Einstufung eines Gemisches berücksichtigt werden muss.					
1 %	1 %	0,1 %	1 %	1 %	0,1 %
Allgemeiner Konzentrationsgrenzwert Summe aller Bestandteile im Gemisch, ab der das Gemisch einzustufen ist.					
≥ 5 %	≥ 3 %	≥ 1 %	≥ 10 % (Kat.1: < 5%)	≥ 10 % (Kat.1: < 3%)	≥ 1 % Gas: ≥ 0,2 %
Falls Additivitätsverfahren auf Gemische nicht anwendbar					
≥ 1 %	≥ 1 %	–	≥ 3 %	≥ 3 %	–
Sicherheitshinweise					
Prävention: P260, P264, P280	P280	P261 P285	P264 P280	P262 P280	P261 P272, P280

P260 Staub / Rauch / Gas / Nebel / Dampf / Aerosol nicht einatmen
P261 Einatmen von Staub / Rauch / Gas / Nebel / Dampf / Aerosol vermeiden.
P262 Nicht in die Augen, auf die Haut oder auf die Kleidung gelangen lassen.
P264 Nach Gebrauch ... gründlich waschen.
P272 Kontaminierte Arbeitskleidung nicht außerhalb des Arbeitsplatzes tragen.
P280 Schutzhandschuhe / Schutzkleidung / Augenschutz / Gesichtsschutz tragen
P285 Bei unzureichender Belüftung Atemschutz tragen.

1 GHS-Kennzeichnung der Gefahrenklasse Ätzende Stoffe

Fortsetzung

Reaktion:	① ③ ④ ⑤ ⑥ ⑦ **P363**	⑤ ⑥	–	② ⑦ ⑧ **P362**	⑤ ⑨	–
Lagerung:	**P405**	–	–	–	–	–
Entsorgung:	**P501**	–	P501	–	–	P501

① **P301+P330+P331**	Bei Verschlucken: Mund ausspülen. Kein Erbrechen herbeiführen.
② **P302+P352**	Bei Kontakt mit der Haut: Mit viel Wasser und Seife waschen.
③ **P303+P361+P353**	Bei Kontakt mit Haut (oder Haar): Alle beschmutzten, getränkten Kleidungsstücke sofort ausziehen. Haut mit Wasser abwaschen/duschen.
④ **P304+P340**	Bei Einatmen: An die frische Luft bringen und in einer Position ruhigstellen, die das Atmen erleichtert.
⑤ **P305+P351+P338**	Bei Kontakt mit den Augen: Einige Minuten lang behutsam mit Wasser spülen. Vorhandene Kontaktlinsen nach Möglichkeit entfernen. Weiter spülen.
⑥ **P310**	Sofort Giftinformationszentrum oder Arzt anrufen.
⑦ **P321**	Besondere Behandlung (siehe ... auf diesem Kennzeichnungsetikett).
⑧ **P332+P313**	Bei Hautreizung: Ärztlichen Rat einholen / ärztliche Hilfe hinzuziehen.
⑨ **P337+P313**	Bei anhaltender Augenreizung: Ärztlichen Rat einholen/ärztliche Hilfe zuziehen.
P362	Kontaminierte Kleidung ausziehen und vor erneutem Tragen waschen.
P363	Kontaminierte Kleidung vor erneutem Tragen waschen.
P405	Unter Verschluss aufbewahren.
P501	Inhalt / Behälter ... zuführen.

Auf Metalle korrosiv wirkende Stoffe (Met. Corr. 1)

H290 Achtung/Warnung: Kann gegenüber Metallen korrosiv sein.

Bei einer Prüftemperatur von 55 °C übersteigt die Korrosionsrate auf Stahl- oder Aluminiumoberflächen 6,25 mm pro Jahr.

Sicherheitshinweise:

Prävention:	**P234**	Nur im Originalbehälter aufbewahren.
Reaktion:	**P390**	Verschüttete Mengen aufnehmen, um Materialschäden zu vermeiden.
Lagerung:	**P406**	In korrosionsbeständigem /... Behälter mit korrosionsbeständiger Auskleidung aufbewahren.

UN-Kennzeichnung für ätzende Gefahrgüter

1 Kennzeichnung von Säuren und Basen

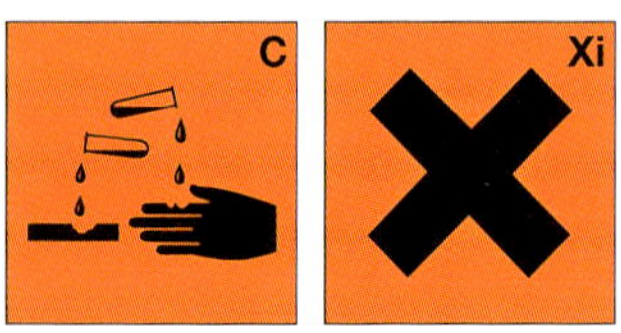

2 EU-Kennzeichnung: Ätzend (C) und Reizend (Xi) (gültig bis 2015)

Die Einstufung basiert auf Erfahrungen beim Menschen, *in-vitro*-Prüfungen und Tierversuchen. **Extreme pH-Werte** (≤ 2 oder ≥ 11,5) führen zur Einstufung in Kategorie 1, unter Berücksichtigung einer sauren oder alkalischen Reserve (Pufferkapazität).

Hautätzende Stoffe müssen auch auf schwere **Augenschäden** hin geprüft werden. Der *Draize*-Test am Kaninchenauge wird heute auf den Unbedenklichkeitsnachweis nach negativen *in-vitro*-Versuchen reduziert. ▶2, S. 71 ▶1–2, ▶Kap. 1.3.3

In **Gemischen** werden die Eigenschaften der Bestandteile summiert (Additivitätsverfahren). Stärkere Säuren und Basen, anorganische Salze, Aldehyde, Phenole und Tenside werden individuell betrachtet.

Persönliche Schutzausrüstung

> Der Umgang mit hautresorptiven, reizenden, ätzenden, sensibilisierenden und gesundheitsschädlichen Gefahrstoffen erfordert Schutzmaßnahmen (Schutzstufe 2 der GefStoffV).

Gefährdungsbeurteilung, Hautschutz und die Überwachung von Arbeitsplatzgrenzwerten sind Pflicht. Möglichst sollen Ersatzstoffe eingesetzt werden.

Persönliche Schutzausrüstung wird nachrangig eingesetzt, wenn durch technische Maßnahmen (z. B. Be- und Entlüftung, Laborabzüge) Gefährdungen nicht verhindert werden können. Im Chemielabor sind Gestellschutzbrillen zu tragen! Die Benutzungsverordnung für persönliche Schutzausrüstung (PSA-BV) unterscheidet gemäß europäischen Richtlinien drei Kategorien:

I: Schutz vor geringfügigen Risiken, nach freier Entscheidung des Beschäftigten; z. B. Handschuhe gegen Hitze.

II: Schutz vor ernsten Verletzungen und langfristigen Gesundheitsschäden, auf Anordnung des Arbeitgebers; z. B. Schutzbrillen, Chemikalienhandschuhe, Gehörschutz.

III: Schutz gegen tödliche Gefahren und bleibende Schäden, auf Anordnung und nach Unterweisung durch den Arbeitgeber; z. B. Gasmasken, Atemschutzgeräte. ▶3–5

Erste Hilfe bei Verätzungen

Die Wirkung ätzender Stoffe tritt mit zeitlicher Verzögerung auf. Daher muss man im Verdachtsfall schnell handeln und dabei auf Selbstschutz achten (z. B. Handschuhe, Atemschutz), für Körperruhe sorgen, vor Wärmeverlust schützen, ärztliche Behandlung veranlassen.

- **Auge** unter Schutz des unverletzten Auges sofort ca. 10 Minuten bei geöffneten Augenlidern mit Wasser spülen. Im Auge verbliebene feste Stoffe mechanisch, z. B. mit einem feuchten Tupfer, entfernen. Sterilen Schutzverband anlegen.
- **Haut**: Verunreinigte Kleidung, auch Unterwäsche und Schuhe, sofort ausziehen. Haut mit viel Wasser spülen. Wunden keimfrei bedecken. Infektionsgefahr!
- **Verschlucken**: Mund kräftig ausspülen. Zur Verdünnung Wasser in kleinen Schlucken trinken lassen.
  Kein Erbrechen herbeiführen!
- **Atmungsorgane**: Bei Verätzungen durch Reizgase (z. B. Chlor, nitrose Gase) Arzt aufsuchen.

Messung	EU-Einstufung
① pH < 2 oder pH > 11,5	ätzend: R 34
② ätzt menschliche Hautkulturen	reizend: R 34 / R 35
③ Struktur-Wirkungs-Modellrechnung	augenreizend: R 41
④ *In-vitro* Test: Hühnereitest	augenreizend: R 41
⑤ *Draize*-Test (Kaninchen)	R 41
⑥ *Draize*-Test (2 Kaninchen)	reversibel augenreizend (R 36) oder nicht-reizend

1 Sequentielle Prüfstrategie für augenreizende Stoffe

Hautzerstörung nach	verursacht
3 min	**R 35**: schwere Verätzungen
4 h	**R 34**: Verätzungen

Reizung der Haut (**R 38**); Atmungsorgane (**R 37**) und Augen (**R 36**); Gefahr ernster Augenschäden (**R 41**); Sensibilisierung (**R 43**)

2 EU-Einstufung (gültig bis 2015)

3 Warnzeichen am Arbeitsplatz

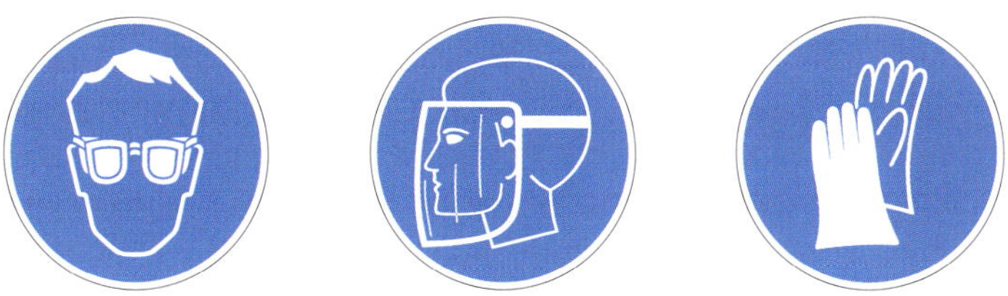

4 Gebotszeichen: Persönliche Schutzausrüstung, Augen-, Gesichts- und Handschutz benutzen

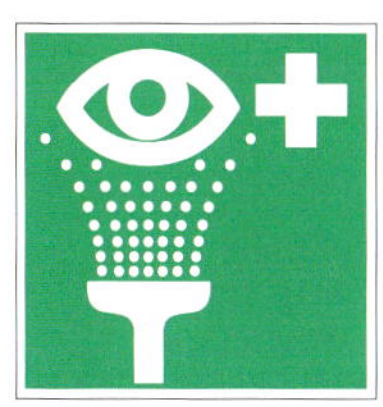

5 Rettungszeichen: Augendusche

Lärmschwerhörigkeit	36 %
Silikose und Asbestose	21 %
chronisch obstruktive Bronchitis	6,9 %
Mesotheliom durch Asbest	5,8 %
Infektionskrankheiten	3,6 %
Hauterkrankungen	3,6 %
Allergische Atemwegsleiden	2,2 %

1 Berufskrankheiten (2010)

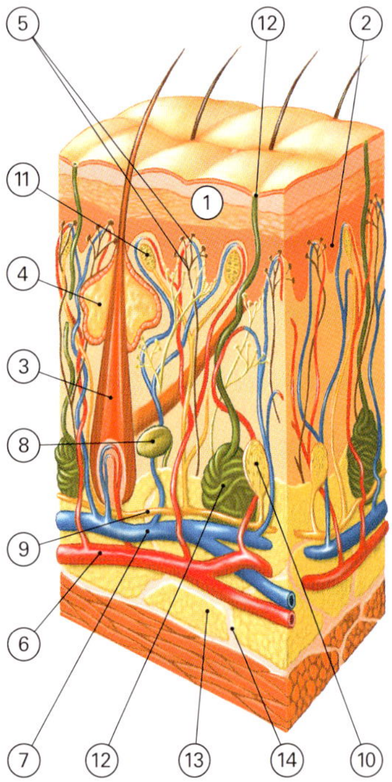

2 Aufbau der Haut

1 Hornschicht
2 Epidermis-Dermis-Verzahnung
3 Haarfollikel
4 Talgdrüse
5 Blutkapillaren und Lymphgefäß
6 Arterie
7 Vene
8 Lymphgefäß
9 Nervenstrang
10/11 Nervenendigung
12 Schweißdrüse
13 Unterhautfettgewebe
14 Bindegewebe

Berufskrankheiten und Arbeitsunfälle

Ein **Arbeitsunfall** ist ein zeitlich begrenztes Ereignis am Arbeitsplatz oder auf dem Weg zwischen Wohnort und Arbeitsplatz (z. B. Explosion, Sturz) und nicht Folge einer Krankheit oder einer eigenwirtschaftlichen (privaten) Tätigkeit.

Berufskrankheiten treten direkt durch die Berufstätigkeit auf und zwingen zur Unterlassung aller ursächlichen Tätigkeiten. Der Verdacht auf eine Berufskrankheit ist der zuständigen Berufsgenossenschaft zu melden. Die Berufskrankheitenverordnung enthält die Liste der anerkannten Berufskrankheiten. ▶1

Berufsdermatosen sind die am häufigsten gemeldeten Hauterkrankungen und werden nur in schweren Fällen, bei wiederholtem Rückfall über einen längeren Zeitraum als Berufskrankheiten anerkannt.

Hautkrankheiten durch Chemikalien

Ekzeme sind Entzündungen der Epidermis (Oberhaut) und der oberen Dermis (Lederhaut) und werden durch innere oder äußere Einflüsse erworben, nicht aber durch Ansteckung. ▶2

▪ **Abnutzungsekzeme** sind chronische Hautschäden nach langer Einwirkung grundsätzlich unschädlicher Stoffe wie Wasser und Seife. Die Hornschicht regeneriert sich nicht mehr schnell genug, um ihre Barrierefunktion aufrecht zu erhalten; durch „transepidermalen Wasserverlust" von über 150 mL am Tag trocknet die Haut aus.

> Der Wasser-Fett-Film aus Talgdrüsen- und Hornschichtfetten, Schweiß und dem durch die Epidermis diffundierenden Wasser schützt die Haut vor Austrocknung.

Akut toxische Ekzeme (bei hoher Konzentration c) und Abnutzungsekzeme (bei langer Zeit t) bilden sich umso stärker aus, je größer das Produkt $c \cdot t$ des schädigenden Stoffes ist.

▪ **Allergische Kontaktekzeme** treten als immunologische Entzündungsreaktion (Spättypreaktion) etwa einen Tag nach dem Hautkontakt mit Allergenen auf, gegen die das Immunsystem sensibilisiert ist. Die *Langerhans*-Zellen in der Epidermis sind die „Außenposten des Immunsystems"; sie binden (1) in die Haut eingedrungene Fremdstoffe und regen (2) über Botenstoffe die T-Lymphozyten zur Zellteilung in viele „Gedächtniszellen" an, die dann (3) bei erneutem Allergenkontakt über Botenstoffe Fresszellen anlocken und Entzündungsreaktionen auslösen.

Allergien sind Überempfindlichkeitsreaktionen auf körperfremde Stoffe (Allergene). Durch den Kontakt mit Allergenen erfolgt eine unmerkliche **Sensibilisierung** des körpereigenen Immunsystems. Beim erneuten Kontakt lösen „Gedächtniszellen", die das Allergen wiedererkennen, die Entzündungsreaktion aus.

Soforttypreaktionen treten Minuten bis Stunden nach Kontakt mit dem Allergen auf, z. B. Asthmaanfälle, Fließschnupfen, Nesselsucht. Zellen des Immunsystems produzieren **Antikörper**.

▪ **Zwei-Phasen-Ekzeme** beginnen als Abnutzungsekzeme (Phase

1) und gehen in ein allergisches Kontaktekzem (Phase 2) über, wenn Allergene durch die geschädigte Hornschichtbarriere in lebende Hautschichten vordringen.

- **Atopische Ekzeme** (endogene Ekzeme) sind anlagebedingte Hautempfindlichkeiten, die z. B. in den Gelenkbeugen auftreten. Feuchtarbeit und ungenügender Hautschutz können vorbestehende chronische Ekzeme verschlimmern oder hervorrufen.

Atopie bedeutet die angeborene Überempfindlichkeit von Haut und Schleimhäuten gegenüber Chemikalien und die Sensibilisierung gegen bestimmte Allergene (Pollen, Gräser, Latex, Proteine). Etwa 20 % der Bevölkerung neigt zu allergischen Erkrankungen vom Soforttyp und zu einer durchlässigen Hornschicht. Atopische Handekzeme sind z. B. im Friseurhandwerk häufig, werden durch Feuchtarbeiten verstärkt und begünstigen in der Folge Sensibilisierungen durch Arbeitsstoffe. ▶1–2

1. **Exogene Ekzeme** (durch äußere Ursache)
   a) toxische Kontaktekzeme
   - akut toxisch
   - Abnutzungsekzem (kumulativ-subtoxisch)

   b) allergische Kontaktekzeme
   - akut
   - chronisch
2. **Endogene Ekzeme** (durch innere Ursache)
   - Atopische Ekzeme
3. **Mikrobielle Ekzeme** und seborrhoische Ekzeme

1 Einteilung der Ekzeme

1. Innere Faktoren:
   trockene Haut (Xerosis)
   Handschweiß (Hyperhidrose)
   Durchblutungsstörungen (Akrozyanose)
   Atopie
2. Äußere Faktoren:
   Feuchtarbeit
   reizende Stoffe und Tenside
   Allergene
   mechanische Einflüsse

2 Ursache von Handekzemen

Hautcremes

Hautschutz dient der Vermeidung von Hautschädigungen:

1. Präparation: Abdecken mit Handschuhen oder Salben
2. Reparatur: Hautpflegemittel
3. schonende Hautreinigung

> Hautschutzmittel stärken die Hornschichtbarriere.

Wasserlösliche **Schutzcremes** (O/W-Emulsionen) schützen nur eingeschränkt vor fettlöslichen Schadstoffen. **Fetthaltige Salben** sind ein zweifelhafter Schutz gegen Reinigungsmittel (Tenside) und werden von Handschweiß-Patienten schlecht vertragen.

Gerbstoffe binden an die Proteine (Keratine) der Hornschicht, ohne in tiefere Hautschichten einzudringen; sie mindern (1) die Quellung der Haut in Wasser, (2) das Eindringen von Schadstoffen, mechanischen Mikroverletzungen und Mikroorganismen, (3) die übermäßige Schweißbildung unter Schutzhandschuhen. Sensibilisierungen sind nicht bekannt. **Aluminiumsalze** wie Al(OH)Cl unterbinden das Schwitzen der Hände unter Schutzhandschuhen. **Ionenaustauscher** und **Komplexbildner** binden Metallionen, z. B. Nickel und Chromat.

Schutzhandschuhe

Schutzhandschuhe sollen elastisch und undurchlässig für Chemikalien sein und das Tastgefühl erhalten. Handschuhe mit mehreren Lagen unterschiedlicher Materialien sind im Handel.

Gummihandschuhe bestehen aus Naturgummi (Latex, Natural Rubber, NR) oder synthetischen Kautschuken (Neopren®, Acrylnitril-Butadien, Fluorkautschuk). Gepuderte Latexhandschuhe fördern die Sensibilisierung gegen Latexproteine (Soforttyp-Allergie: Quaddelbildung, Asthma, Schockreaktionen).

Plastikhandschuhe bestehen aus PVC oder Polyethylen (PE). Polymeradditive und Vulkanisatoren (Thiurame, Carbamate, Benzothiazol, Thioharnstoffe) können allergische Kontaktekzeme vom Spättyp auslösen. PUR-Handschuhe dürfen kein *N,N*-Dimethylformamid enthalten (< 10 mg/kg). ▶3

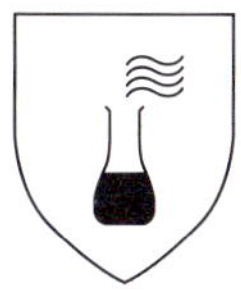

ADF

Schutz gegen
A = Methanol, D = Dichlormethan,
T = Toluol, K = Natronlauge 40 %,
L = Schwefelsäure 96 %.
(Durchbruch nach > 30 min)

Wasserfester Penetrationsschutz, geringer Chemikalienschutz

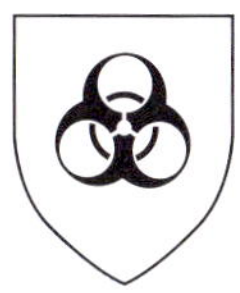

Schutz gegen Bakterien

3 Kennzeichnung von Schutzhandschuhen (DIN EN 374)

1. Vor dem Anziehen Hände waschen und trocknen.

2. Nur trockene, unbeschädigte Handschuhe anziehen. Stulpenrand umschlagen, damit keine Flüssigkeiten einfließen können.

3. Nach zwei Stunden Handschuhe wechseln.

4. Handschuhe vor dem Ausziehen säubern und trockenreiben.

5. Ausziehen: Die Stulpe nach vorne ziehen. Handschuhaußenseite nicht berühren. Hände waschen.

1 Gebrauchsanleitung für Schutzhandschuhe

Schutzhandschuhe werden nach folgenden Kriterien getestet:

a) **Degradation**: Zerstörung, Quellung und Schrumpfung durch Chemikalieneinwirkung.

b) **Penetration**: Eindringen von Chemikalien durch herstellbedingte Löcher und Poren.

c) **Permeation**: Wanderung von Flüssigkeiten durch dünne Schichten. Die **Durchbruchzeit** wird mit Prüfchemikalien bestimmt: Methanol (A), Aceton (B), Acetonitril (C), Dichlormethan (D), Kohlenstoffdisulfid (E), Toluol (F), Diethylamin (G), Tetrahydrofuran (H), Ethylacetat (I), *n*-Heptan (J), Natriumhydroxid 40 % (K), Schwefelsäure 96 % (L). ▶1

Hautpflege

Unter luftdichter Hautabdeckung stauen sich Feuchtigkeit, Schweiß und Wärme; die Hornschicht quillt auf. Undichte Handschuhe begünstigen die Bildung von Handekzemen.

Handschuhtragen erhöht die Empfindlichkeit der Haut für Schadstoffe und Allergien.

Hautpflegemittel sollen die Barrierefunktion der Hornschicht reparieren. Harnstoff und fette Öle binden Wasser in der Haut. Konservierungsmittel können sensibilisierend wirken.

Reinigungsmittel. Übliche waschaktive Substanzen sind schlecht hautverträglich, weil sie sauer oder basisch, quellend, entfettend sind und hautreizende Zusätze enthalten. Reibpasten enthalten Mehl aus Holz, Nussschalen, Olivenkernen oder Kunststoffpartikel. Farbreiniger enthalten Lösungsmittel wie Terpentin oder Benzin. Wenig Hautreiniger gründlich verteilen und den gelösten Schmutz mit viel Wasser abspülen. Hände trocknen, ohne zu rubbeln. ▶2

Gut: Zuckertenside, Betainderivate, Ricinusölsulfonate, Sulfosuccinate, Eiweißfettsäurekondensate

Mittel: Fettalkoholethersulfate

Schlecht: Seifen, Alkylbenzolsulfonate, Fettalkoholsulfate

2 Hautverträglichkeit von waschaktiven Substanzen

Schnell wirkende Reinigungsmittel sind hautschädlich!

Ein **Hautschutzplan** führt auf:
1. Gefahrstoffe im Tätigkeitsbereich, z. B. „Farbe"
2. Hautschutz bei der Arbeit, z. B. „Schutzhandschuh XY"
3. Hautreinigung, z. B. „Haut mit Wasser spülen"
4. Hautpflege, z. B. „Pflegecreme (O/W-Basis)"

2.3.7 Giftige Stoffe

Akut toxische Stoffe (GHS) rufen schädliche Wirkungen hervor, wenn sie in einer Einzeldosis oder innerhalb von 24 Stunden in mehreren Dosen oral oder dermal verabreicht oder 4 Stunden lang eingeatmet werden. ▶3, S. 75 ▶1

Acute: akut
Aspiration: Atmen
Carcinogenic: krebserzeugend
Effects: Wirkungen
Lactation: Stillen
Mutagenic: mutagen
Repeated: wiederholt
Reproductive: Fortpflanzungs...
Single: einmalig
STOT: spezifische Zielorgantoxizität
Toxicity: Toxizität

3 Englische Bezeichnungen

Das GHS-**Totenkopfsymbol** erfasst auch die im EU-System als mindergiftig bezeichneten Stoffe, deren LD_{50} im Bereich 200 bis 300 mg/kg liegt. Das **Ausrufezeichen** warnt vor hautsensibilisierenden, haut-, augen- und atemwegsreizenden Stoffen (EU: „gesundheitsschädlich, reizend") und vor betäubender Wirkung.

Der allgemeine **Kategoriegrenzwert** bestimmt, ob ein Stoff bei der Einstufung eines Gemisches berücksichtigt werden muss.

GHS-Gefahrenklasse	**Gesundheitsgefahren (H300ff)** **Akute Toxizität** (Acute Toxicity)				Außerhalb der EU
Kategorie	Kat. 1	Kat. 2	Kat. 3	Kat. 4	Kat. 5
GHS06 „Totenkopf" und GHS07 „Ausrufezeichen"					kein Symbol
	Gefahr	Gefahr	Gefahr	Achtung	bis 5000
LD_{50} oral	≤ 5	> 5 bis 50	> 50 bis 300	> 300 bis 2000	mg/kg Körpergewicht
LD_{50} dermal	≤ 50	> 50 bis 200	> 200 bis 1000	> 1000 bis 2000	mg/kg Körpergewicht
LC_{50} inhalativ					
▪ Gase	≤ 100	> 100 bis 500	> 500 bis 2500	> 2500 bis 20 000	mL/m³ Luft
▪ Dämpfe	≤ 0,5	> 0,5 bis 2	> 2 bis 10	> 10 bis 20	mg/L Luft (4 h)
▪ Stäube, Nebel	≤ 0,05	> 0,05 bis0,5	> 0,5 bis 1	> 1 bis 5	mg/L Luft (4 h)
Gefahrenhinweis	Sehr giftig **Lebensgefahr** bei Verschlucken (H300), Hautkontakt (H310), Einatmen (H330)		**Giftig** bei Verschlucken (H301), Hautkontakt (H311), Einatmen (H331)	**Gesundheitsschädlich** bei Verschlucken (H301), Hautkontakt (H311), Einatmen (H331)	
Kategoriegrenzwert	0,1 %			1 %	

Einheiten für Gehaltsangaben

1 mg · kg⁻¹	= 1 µg · g⁻¹	= 10⁻⁴ %	= [veraltet] 1 ppm
1 mL · m⁻³	= 1 µL · L⁻¹	= 10⁻⁴ Vol-%	= [veraltet] 1 ppmV
1 mg · L⁻¹	= 1 µg · mL⁻¹	= 1 g · m⁻³	

Gefahrguttransport

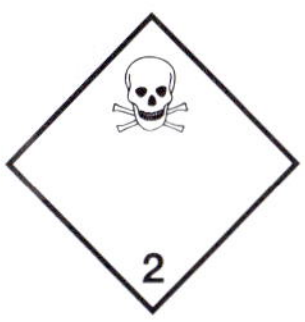

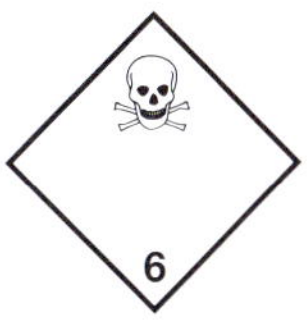

Raute mit Totenkopf
Klasse 2: Giftige Gase
Klasse 6: Gifte

Raute mit drei Sicheln
Klasse 6.2: Ansteckungsgefährliche Stoffe

Sicherheitshinweise

Prävention

- **P260** Staub / Rauch / Gas / Nebel / Dampf / Aerosol nicht einatmen.
- **P261** Einatmen von Staub / Rauch / Gas / Nebel / Dampf / Aerosol vermeiden.
- **P262** Nicht in die Augen, auf die Haut oder auf die Kleidung gelangen lassen.
- **P264** Nach Gebrauch ... gründlich waschen.
- **P270** Bei Gebrauch nicht essen, trinken oder rauchen.
- **P271** Nur im Freien oder in gut belüfteten Räumen verwenden.
- **P280** Schutzhandschuhe / Schutzkleidung / Augenschutz / Gesichtsschutz tragen.
- **P284** Atemschutz tragen.

1 GHS-Kennzeichnung giftiger Stoffe

Fortsetzung

Reaktion	**P301+P310**	Bei Verschlucken: Sofort Giftinformationszentrum oder Arzt anrufen.
	P302+P350	Bei Kontakt mit der Haut: Behutsam mit viel Wasser und Seife waschen.
	P304+P340	Bei Einatmen: An die frische Luft bringen und in einer Position ruhigstellen, die das Atmen erleichtert.
	P320	Besondere Behandlung dringend erforderlich (siehe ... auf diesem Kennzeichnungsetikett).
	P321	Besondere Behandlung (siehe ... auf diesem Kennzeichnungsetikett).
	P322	Gezielte Maßnahmen (siehe ... auf diesem Kennzeichnungsetikett).
	P330	Mund ausspülen.
	P310	Sofort Giftinformationszentrum oder Arzt anrufen.
	P361	Alle kontaminierten Kleidungsstücke sofort ausziehen.
	P363	Kontaminierte Kleidung vor erneutem Tragen waschen.
Lagerung	**P403+P233**	Behälter dicht verschlossen an einem gut belüfteten Ort aufbewahren
	P405	Unter Verschluss aufbewahren.
Entsorgung	**P501**	Inhalt / Behälter ... zuführen.

EU-Kennzeichnung von Giften

1 EU-Kennzeichnung: Sehr giftig und Giftig

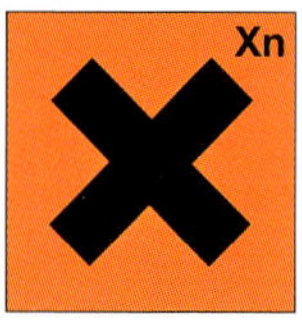

2 EU-Kennzeichnung: Gesundheitsschädlich (schließt reizend Xi ein)

Die Kennzeichnung von Arbeitsstoffen nach der Stoffrichtlinie 67/548/EWG Anhang II gilt noch bis zum 01.06.2015 neben dem Global Harmonisierten System für **Gemische**. ▶1–2

(Sehr) **Giftige** Stoffe nach §4 GefStoffV führen in (sehr) geringer Menge beim Einatmen (inhalativ), Verschlucken (oral) oder durch Aufnahme über die Haut (dermal) zum Tode bzw. verursachen sofortige (akute) oder chronische Gesundheitsschäden (Sicherheitshinweise S 1/2-44-45).

Letale Dosis (Ratte)	sehr giftig	giftig	gesundheits-schädlich	
LD_{50} oral	≤ 25	25 ..bis 200	200 bis 2000	mg/kg Körpergewicht
LD_{50} dermal	≤ 50	50 bis 400	400 bis 2000	mg/kg Körpergewicht
LC_{50} inhalativ	≤ 0,5	0,5 bis 2	2 bis 20	mg/L Luft (in 4 h)

Gesundheitsschädliche („mindergiftige") Stoffe rufen Gesundheitsschäden mit beschränkter Wirkung hervor (S 21-22-28). Beim Einatmen, Verschlucken oder durch Aufnahme über die Haut treten akute oder chronische Gesundheitsschäden bis hin zum Tod auf (§4 GefStoffV).

R39	Sehr giftig! Ernste Gefahr, irreversiblen Schadens durch Einatmen (**R26**), Hautkontakt (**R 27**) oder Verschlucken (**R 28**)! Entwicklung sehr giftiger Gase bei Säurekontakt (**R 32**)!
R48	Giftig! Gefahr ernster Gesundheitsschäden bei längerer Exposition durch Einatmen (**R 23**), Hautresorption (**R 24**), Verschlucken (**R 25**). Entwicklung giftiger Gase bei Wasserkontakt (**R 29**) oder Säurekontakt (**R 31**).
R20	Geringe Gesundheitsschäden durch Einatmen (**R 20**), Hautkontakt (**R 21**), Verschlucken (**R 22**)
R40	Verdacht auf krebserzeugende Wirkung (**R40**) oder ernste Gesundheitsschäden bei längerer Exposition (**R 48**). Möglichkeit der Sensibilisierung bei Inhalation (**R 42**) oder Hautkontakt (**R 43**) Gefahr kumulativer Wirkung (**R 33**)

3 Gefahrenhinweise (R-Sätze)

Umgang mit Giften

Schutzstufe 3 der Gefahrstoffverordnung umfasst Tätigkeiten mit hoher Gefährdung. Gifte sind im geschlossenen System (Behälter) zu befördern und unter Verschluss zu lagern. Die Einhaltung von Arbeitsplatzgrenzwerten und persönliche Schutzmaßnahmen, besonders bei Sanierungsarbeiten, sind Pflicht. Kennzeichen am Arbeitsplatz. ▶1–2

Die **tödliche Dosis** (LD_{50}) verrät nicht die Steilheit der Dosis-Wirkungs-Kurve, die unschädliche Dosis (NOEL), Wirkschwelle (LOAEL) und die Geschwindigkeit der Giftwirkung. ▶Kap. 1

> LD_{50}-Werte sind keine zuverlässige Stoffkenngröße, weil sie schlecht reproduzierbar und vom Tier schwierig auf den Menschen übertragbar sind.

Die **Hautresorption** – das Durchdringen der äußeren Haut – birgt bei vielen Gefahrstoffen ein höheres Vergiftungsrisiko als das Einatmen; z. B. bei Anilin, Nitrobenzol, Ethylenglycolnitrat, Phenolen, Pestiziden.

Die **Sensibilisierung** der Haut oder Atemwege kann bei persönlicher Disposition bereits unterhalb des MAK-Wertes auftreten.

Sicherheitsratschläge fürs Labor

- Durch **Verdünnen** lassen sich viele giftige Stoffe entschärfen: Acetonitril in Wasser ist bei > 20 %ig als giftig, < 20 %ig als gesundheitsschädlich, < 3 %ig nicht als Gefahrstoff eingestuft.
- **Lösungsmittel** wirken bei Einatmung berauschend, in größeren Konzentrationen (Vol.-%) narkotisierend, bis hin zur Atemlähmung. Zum Ansaugen Hubkolbenpipette oder Peleusball verwenden.
- Chlorkohlenwasserstoffe (CH_2Cl_2, $CHCl_3$, CCl_4) nicht als Reinigungs- oder Entfettungsmittel, z. B. für Glasgeräte, verwenden. Gleichzeitig eingenommener Alkohol oder Barbiturate verstärken die leberschädigende Giftwirkung.
- **Alkalicyanide** niemals in den Ausguss geben! Durch Säureeinwirkung entsteht hochgiftiger Cyanwasserstoff!
- Verspritztes **Quecksilber** mit einer Quecksilberzange oder Pipette einsammeln, mit Jodkohle oder Mercurisorb binden.
- **Stäube** (Quarz, Asbest, Metalle) vermeiden, evt. befeuchten.
- Auf verschüttete Basen $NaHSO_4$ oder $NaHCO_3$-Pulver aufstreuen. Mit feuchtem Lappen aufnehmen, mit Wasser spülen.

Erste Hilfe bei Vergiftungen

Vergiftete Personen unter Selbstschutz (z. B. Schutzhandschuhe, Atemschutz) aus dem Gefahrbereich bringen, für Körperruhe sorgen, vor Wärmeverlust schützen, Gift und Dosis ermitteln, Giftreste sichern. Ärztliche Behandlung veranlassen.

- **Haut:** Verunreinigte Kleidung, Unterwäsche und Schuhe ausziehen. Haut mit Wasser spülen. Wunden keimfrei bedecken.
- **Verschlucken:** Kräftiges Ausspülen des Mundes. Kein Erbrechen herbeiführen!

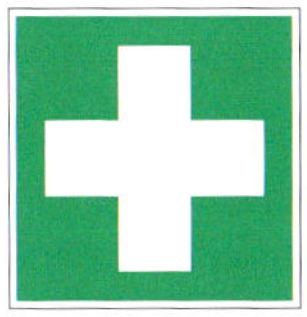

Erste Hilfe

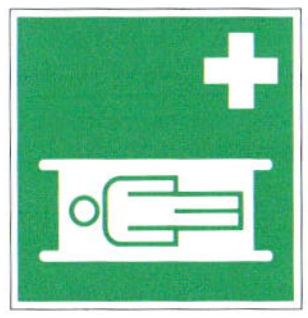

Krankentrage

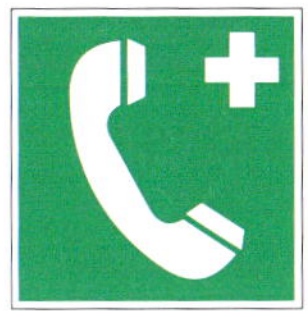

Notruftelefon

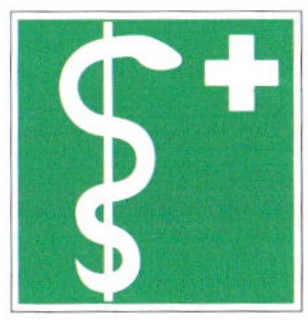

Arzt

1 Rettungszeichen

2 Gebotszeichen:
Persönliche Schutzausrüstung Atemschutz

Schwefel-Paraffin-Mischungen

Thioacetamid statt H_2S

Xenondifluorid statt Fluor

Trichlormethylchlorformiat (flüssig) und Bis(trichlormethyl)-carbonat (fest) statt Phosgen $COCl_2$.

3 Ersatzstoffe für Gifte

Daten zur Lunge
Zahl der Lungenbläschen (Alveolen): ca. 300 Millionen

Oberfläche: 80–100 m^2

Atemfrequenz: 16 min^{-1}
Verdoppelung bei Anstieg der CO_2-Blutkonzentration um 0,2 %

Luftzusammensetzung
Einatmen: 21 % O_2; 0,04 % CO_2
Ausatmen: 17 % O_2; 4 % CO_2

Luftverbrauch:
in Ruhe: 0,5 m^3/h
bei Arbeit: 30–60 m^3/h
bei Schwerstarbeit: bis 100 m^3/h

Luftraum pro Arbeitnehmer
sitzende Tätigkeit: > 12 m^3
schwere Arbeit: > 18 m^3

Abluftvolumenstrom
im Labor: > 25 $m^3/(m^2h)$
Laborabzüge: > 300 $m^3/(m\ h)$

1 Atmung und Luftwechsel

Gasfilterklasse A, B, E, K	Höchstzulässige Schadgaskonzentration	
	Vol-%	mL/m^3
1	0,1	1000
2	0,5	5000
3	1	10 000

Gruppe AX 1: 0,01 Vol.-% (40 min) oder 0,05 Vol-% (20 min)

Gruppe AX 2: 0,1 Vol-% (60 min), oder 0,5 Vol-% (20 min)

2 Gasfiltertypen

Gasfilterklasse P	Höchstzulässige Konzentration (Vielfaches des Luftgrenzwertes)	
1	4	Staub, Rauch
2	15	auch Tröpf-
3	400	chenaerosole

3 Partikelfilterklassen

- **Atmungsorgane**: Maßnahmen durch Betriebsarzt und Ersthelfer, z. B. Sauerstoff und Antidote.

Atemschutzgeräte

Pressluftatmer sind von der Umgebungsluft unabhängig. Der Luftvorrat in auf dem Rücken getragenen Stahlflaschen erlaubt den Einsatz in sauerstoffarmer Atmosphäre (< 17 Vol.-%) oder bei hoher Schadstoffkonzentration. ▶1

Filtergeräte („Gasmasken") sind in sauerstoffhaltiger Luft einsetzbar, die nicht mehr 1 Vol-% Schadstoffe enthält. Nicht länger als 30 min einsetzen, nicht wiederverwenden!

Vollmasken umschließen das ganze Gesicht und schützen auch die Augen. Viertelmasken (für Mund und Nase) und Halbmasken (für Mund, Nase und Kinn) sind im Labor unzureichend.

In Luft mit unter 15 % Sauerstoff besteht die Gefahr der Bewusstlosigkeit bis hin zum Tod.

- Beim Arbeiten mit Druckgasflaschen (H_2S, PH_3, $COCl_2$, F_2) ist immer ein Fluchtfiltergerät mit einem Gasfilter ABEK mitzuführen. Aufgedrucktes Lagerdatum des Filters beachten!
- Für den allgemeinen Laborbetrieb eignen sich Kombinationsfilter ABEK-P, ausgenommen zum Schutz vor Niedrigsiedern.
- Die Erschöpfung des Kombinationsfilters kündigt sich durch Geruchswahrnehmung und höheren Atemwiderstand an.
- Ungebrauchte Filter dürfen von der Maske abgeschraubt, mit Kunststoffkappen verschlossen und noch sechs Monate verwendet werden.
- AX-Filter dürfen nur im Anlieferungszustand und wiederholt nur innerhalb eines Arbeitstages verwendet werden.

Filtertypen und Filterklassen (DIN EN 141, DIN 3181 T 3) ▶2

A	(braun):	Organische Gase und Dämpfe (Siedepunkt > 65 °C) AX: Niedrigsiedende Verbindungen (< 65 °C)
B	(grau):	Anorganische Gase und Dämpfe, z. B. Cl_2, H_2S, HCN; *nicht* für CO
E	(gelb):	Saure Gase z. B. Schwefeldioxid und Chlorwasserstoff
K	(grün):	Ammoniak und organische Ammoniak-Derivate
SX	(violett):	vom Hersteller festgelegt
NO	(blau):	Nitrose-Gase, z. B. NO, NO_2
Hg	(rot):	Quecksilber
CO	(schwarz):	Kohlenmonoxid
Reaktor	(orange):	radioaktives Iod und Iodmethan
P	(weiß)	Partikelfilter (Stäube, Rauche, Aerosole) ▶3

AX-Filter schützen vor Niedrigsiedern der Gruppen 1 und 2:

- Aldehyde, Ketone, Ester: CH_3CHO, Propanal, $H_2C{=}CH\text{-}CHO$, Aceton, Methylformiat, Ethylformiat, Methylacetat, Glyoxal
- Alkohole und Ether: CH_3OH, $(C_2H_5)_2O$, $(CH_3O)_2CH_2$
- Kohlenwasserstoffe: Butan, Butadien, Cyclopentadien, Dimethylpropan, Methylbutan, Methylpropan, *n*-Pentan,
- Halogenkohlenwasserstoffe: CH_3Br, CH_3I, CH_2Cl_2, CF_2Br_2, $CHCl_3$, CH_2FCl, C_2H_5Cl, C_2HF_3ClBr, $C_2H_3F_2Cl$, $CH_2{=}CHCl$, $CH_2{=}CCl_2$, $CH_2{=}CF_2$, $ClCH_2CH{=}CH_2$, $CH_2{=}C(Cl)\text{-}CH{=}CH_2$, u.a.,
- Amine: $C_4H_9NH_2$, $(CH_3)_3CHNH_2$, $(C_2H_5)_2NH$, $CH_3[(CH_2)_2NH]$
- Ether und Epoxide: CH_3OCH_3, $ClCH_2OCH_3$, $(CH_2)_2O$, $CH_3(CH_2)_2O$
- Thiole: C_2H_5SH.

Filter mit **Filtertyp B und K** schützen vor Niedrigsiedern der Klasse 3, die einige Giftgase umfassen.

- Amine: CH_3NH_2, $C_2H_5NH_2$, $(CH_3)_2CHNH_2$, $(CH_3)_2NH$, $(C_2H_5)N(CH_3)_2$, $[(CH_2)_2NH]$
- Carbonylverbindungen: $HCHO$, $COCl_2$
- Stickstoffverbindungen: CH_3N_2, $(CH_3NH)_2$, CH_3NCO, $(CN)_2$
- Schwefelverbindungen: CS_2, CH_3SH
- Schwermetallverbindungen: $(C_2H_5)HgCl$

Gasfilter schützen nicht vor Niedrigsiedern der Klasse 4.

- Fluorkohlenwasserstoffe: CH_3Cl, CF_3Cl, CF_3Br, CHF_2Cl, $CHCl_2F$, CCl_2F_2, CCl_3F, $F_2C{=}CF_2$, $C_2Cl_3F_3$
- Carbonylverbindungen: Keten, Methylacetylen
- Propan

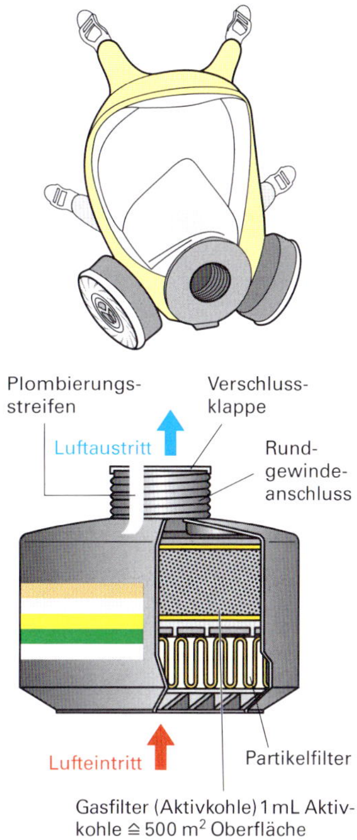

1 **Aufbau einer Gasmaske**

Begasungen

Schädlingsbekämpfung und Desinfektion von biologischem Material dürfen nur von ausgebildeten Begasungsleitern durchgeführt werden.

Zur **Entwesung und Entseuchung** von Gebäuden und Laderäumen dienen Sulfuryldifluorid und andere Giftgase. ▶2

Krankenzimmer, Laboratorien, Fahrzeugen, Zelte und Tierställen werden mit Formaldehyd desinfiziert.

Für wärmeempfindliche Materialien im medizinischen Bereich kommt auch Ethylenoxid zum Einsatz.

Entwesung und Entseuchung
Brommethan (CH_3Br)
Hydrogencyanid (HCN)
Ethylenoxid
Phosphorwasserstoff (PH_3)
Formaldehyd
Sulfuryldifluorid (SO_2F_2)

Medizinische Sterilisation
Ethylenoxid (C_2H_4O)
Formaldehyd (HCHO

Raumdesinfektion
Formaldehyd (HCHO)

2 **Begasungsmittel**

2.3.8 Gesundheitsgefahren

Stoffe mit spezifischer Zielorgantoxizität (STOT) werden von anderen Gefahrenklassen nicht erfasst; sie rufen nach einmaliger Exposition unmittelbar oder verzögert, reversible oder irreversible *nichtletale* Wirkungen auf die menschliche Gesundheit hervor. Die Einstufung basiert auf Erfahrungen beim Menschen und Tierstudien. Gemische werden nicht-additiv über ihre Bestandteile eingestuft. Im früheren EU-System galt „R 48: Gefahr ernster Gesundheitsschäden bei längerer Exposition“.

Im GHS-System kennzeichnet der „Mensch mit Stern“ **besorgniserregende Stoffe** (früher T) und Verdachtsstoffe (früher Xn), sowie atemweg-sensibilisierende Stoffe (früher X).

Gefahrenklasse: Spezifische Zielorgan-Toxizität bei einmaliger und wiederholter Exposition

Specific Target Organ Toxicity following
Single Exposure (STOT Single) or Repeated Exposure (STOT Rep)

Piktogramme: GHS08 „Gesundheitsgefahr" und GHS07 „Ausrufezeichen"

Kategorie 1: Toxisch in niedriger Konzentration (Mensch, Tier)	Kategorie 2: Toxisch in moderater Konzentration (Mensch, Tier)	Kategorie 3: Atemwegsreizend oder betäubende Wirkung
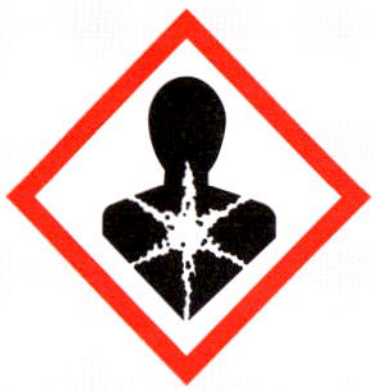		
Gefahr	Achtung/Warnung	Achtung/Warnung
H370 Schädigt die Organe. (Organe benennen, sofern bekannt. Expositionsweg angeben, falls auf anderen Wegen keine Gefahr besteht.)	**H371** Kann die Organe schädigen.	**Atemwegsreizung** **H335** Kann die Atemwege reizen.
H372 Schädigt die Organe bei längerer oder wiederholter Exposition.	**H373** Kann die Organe schädigen bei längerer oder wiederholter Exposition.	**Betäubende Wirkung** **H336** Kann Schläfrigkeit und Benommenheit verursachen.
Allgemeiner Kategoriegrenzwert: 1 %	1 %	1 %
Konzentrationsgrenzwert: ≥ 10 %	≥ 10 % (Kat.1: 1 % bis < 10%)	≥ 20 %

Sicherheitshinweise

Prävention:
P260 Staub/Rauch/Gas/Nebel/Dampf/Aerosol nicht einatmen.
P264 Nach Gebrauch ... gründlich waschen.
P270 Bei Gebrauch nicht essen, trinken oder rauchen.

P261 Einatmen von Staub/Rauch/Gas/Nebel/Dampf/ Aerosol vermeiden.
P271 Nur im Freien oder in gut belüfteten Räumen verwenden.

Reaktion:
P307+P311 Bei Exposition: Giftinformationszentrum oder Arzt anrufen.
P321 Besondere Behandlung (siehe Kennzeichnungsetikett)

P309+P311 Bei Exposition oder Unwohlsein: Giftinformationszentrum oder Arzt anrufen.

P304+P340 Bei Einatmen: An die frische Luft bringen und in einer Position ruhigstellen, die das Atmen erleichtert.
P312 Bei Unwohlsein Giftinformationszentrum oder Arzt anrufen

Lagerung:
P405 Unter Verschluss aufbewahren.

P403+P233 Behälter dicht verschlossen an einem gut belüfteten Ort aufbewahren.

Entsorgung: **P501** Inhalt / Behälter ... zuführen.

1 GHS-Kennzeichnung gesundheitsschädlicher Stoffe

Aspirationsgefährliche flüssige oder feste Stoffe können beim Eindringen in die Luftröhre oder in den unteren Atemtrakt schwerwiegende akute Wirkungen auf die Lunge hervorrufen. Die Einstufung erfolgt aufgrund von Erfahrungen beim Menschen.

GHS-Gefahrenklasse: **Aspirationsgefahr** (Aspiration Toxicity 1)			
H304 Kann bei Verschlucken und Eindringen in die Atemwege tödlich sein.	Sicherheitshinweise		
	▪ Reaktion:	**P301+P310+P331** Bei Verschlucken: Sofort Giftinformationszentrum oder Arzt anrufen. Kein Erbrechen herbeiführen.	
Kohlenwasserstoffe mit einer kinematischen Viskosität $\nu \leq 20{,}5\ mm^2/s$ bei 40 °C	▪ Lagerung:	**P405**	
	▪ Entsorgung:	**P501**	

1 GHS-Kennzeichnung lungengängiger Stoffe

Ein **Gemisch** ist aspirationsgefährlich, wenn es mindestens 10 % aspirationsgefährliche Stoffe enthält und die kinematische Viskosität höchstens $20{,}5\ mm^2/s$ bei 40 °C beträgt. Mehrphasengemische sind aspirationsgefährlich, wenn bereits eine Phase die Kriterien erfüllt. Reizende und sensibilisierende Stoffe: ►Kap. 2.3.6.

2.3.9 Bedenkliche Stoffe (CMR-Stoffe)

Für krebserzeugende und erbgutverändernde Stoffe kann man nicht – wie für viele Gifte – anhand der Dosis-Wirkungs-Kurve einen „ungefährlichen" Schwellenwert (No Observed Effect Level. NOEL) ableiten. Folglich gibt es für CMR-Stoffe keine Arbeitsplatzgrenzwerte.

> Kanzerogene und mutagene Stoffe können bereits bei geringsten Expositionen irreversible Schäden hervorrufen. Durch individuelle Unterschiede im Stoffwechsel ist die Gefährdung einzelner Personen bei gleicher Einwirkung nicht gleich groß.

Krebserzeugende Stoffe (Karzinogene) erregen bei Einatmen, Verschlucken oder Aufnahme über die Haut Krebs oder erhöhen die Tumorhäufigkeit (§ 4 GefStoffV). Der Krebserkrankung geht eine in der Regel Jahre lange Latenzzeit nach der Exposition voraus. Die Einstufung basiert auf Erfahrungen beim Menschen (epidemiologische Studien) und vorläufigen Tierstudien. Gemische werden nicht-additiv über ihre Bestandteile eingestuft.

Erbgutverändernde Stoffe (Mutagene) können vererbbare Schäden in den menschlichen Keimzellen hervorrufen oder Anlass zur Besorgnis geben. Gemische werden nicht-additiv über ihre Bestandteile eingestuft.

Fortpflanzungsgefährdende Stoffe (reproduktionstoxische Stoffe) sind a) **fruchtschädigend** (teratogen), wenn sie bei Einatmen, Verschlucken oder Aufnahme über die Haut nicht vererbbare Schäden der Nachkommenschaft (Missbildungen am Embryo) hervorrufen oder deren Häufigkeit erhöhen, b) **fruchtbarkeitsgefährdend**, wenn sie die männliche oder weibliche Fortpflanzungsfunktion oder -fähigkeit (Sexualfunktion und Fruchtbarkeit) beeinträchtigen.

> **Bedenkliche Stoffe** haben eine nachteilige Wirkung auf Mensch, Tier und Umwelt, ohne als Biozide wirksam zu sein. Sie schädigen die Gesundheit bereits in geringer Dosis irreversibel und kumulativ. Kanzerogene wirken auf Körperzellen, Mutagene auf Keimzellen. Teratogene verursachen Missbildungen von Embryonen.

Biozide zur Schädlingsbekämpfung: ►Kap. 5

Persistente Stoffe (Persistent Organic Pollutants, POP): ►Kap. 5

Der Handel mit Stoffen wie DDT, Ethylenoxid, PCP, PCB, PBB und Blauasbest wird durch die PIC-Konvention (Rotterdam-Konvention: Prior Informed Consent) der Vereinten Nationen nur zum „Import nach vorheriger Zustimmung" freigegeben.

GHS-Gefahrenklasse: CMR-Eigenschaften **Kanzerogenität, Keimzell-Mutagenität, Reproduktionstoxizität** Englische Kürzel: Carcinogenicity, Mutagenicity, Reproductive Toxicity		
Kategorie 1A: gesichert (beim Menschen)	Kategorie 1B wahrscheinlich (Tierversuch)	Kategorie 2 möglich

Gefahr	Achtung/Warnung
Kanzerogen (C) **H350** Kann Krebs erzeugen. **H350i** Kann beim Einatmen Krebs erzeugen.	**H351** Kann vermutlich Krebs erzeugen
Mutagen, erbgutverändernd. (M) **H340** Kann genetische Defekte verursachen.	**H341** Kann vermutlich genetische Defekte verursachen.
Reproduktionstoxisch (R) **H360** Kann die Fruchtbarkeit beeinträchtigen oder das Kind im Mutterleib schädigen. **F Fertilität**: Kann die Fruchtbarkeit beeinträchtigen. **D Teratogen**. Kann das Kind im Mutterleib schädigen.	**H361** Kann vermutlich die Fruchtbarkeit (**f**) beeinträchtigen oder das Kind im Mutterleib (**d**) schädigen. **H362** Lactation Effects Kann Säuglinge über die Muttermilch schädigen.

H360FD Kann die Fruchtbarkeit beeinträchtigen. Kann das Kind im Mutterleib schädigen.
H360Fd Kann die Fruchtbarkeit beeinträchtigen. Kann *vermutlich* das Kind im Mutterleib schädigen.
H360Df Kann das Kind im Mutterleib schädigen. Kann *vermutlich* die Fruchtbarkeit beeinträchtigen.
H361fd Kann *vermutlich* die Fruchtbarkeit beeinträchtigen. Kann *vermutlich* das Kind im Mutterleib...

Allgemeiner Kategoriegrenzwert (Berücksichtigung einer Komponente im Gemisch ab...)

Kategorie 1A	Kategorie 1B	Kategorie 2
0,1 %	0,1 %	Kanzerogenität: 0,1% Mutagenität: 1 % Reproduktionstoxizität: 0,1 % während der Stillzeit: 0,3 %

Allgemeiner Konzentrationsgrenzwert (Summe der Bestandteile im Gemisch)

Kategorie 1A	Kategorie 1B	Kategorie 2
≥ 0,1 % Fortpflanzungsgefährdend: ≥ 0,3 %	≥ 0,1 % Fortpflanzungsgefährdend: ≥ 0,3 %	Kanzerogenität: ≥ 1 % Mutagenität: ≥ 1 % Reproduktionstoxizität: ≥ 3 %

Sicherheitshinweise

Prävention:
P201 Vor Gebrauch besondere Anweisungen einholen.
P202 Vor Gebrauch alle Sicherheitshinweise lesen und verstehen
P281 Vorgeschriebene persönliche Schutzausrüstung verwenden.
P264 Nach Gebrauch ... gründlich waschen.
P270 Bei Gebrauch nicht essen, trinken oder rauchen.

Reaktion: **P308+P313** Bei Exposition, falls betroffen: Ärztlichen Rat einholen / ärztl. Hilfe hinzuziehen

Lagerung: **P405** Unter Verschluss aufbewahren.

Entsorgung: **P501** Inhalt / Behälter ... zuführen.

1 **GHS-Kennzeichnung bedenklicher Stoffe**

	Irreversible nicht letale Wirkung Schwerwiegende chronische Wirkung		
EU-Kennzeichnung	gesichert	wahrscheinlich	möglich
	beim Menschen nachgewiesen	im Tierversuch nachgewiesen	Verdachtsstoffe
			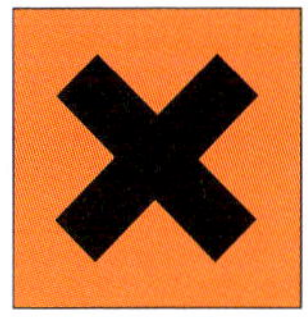
Krebserzeugend *kanzerogene* (karzinogene) Wirkung	K1	K2	K3
	R45: kann Krebs erzeugen R 49: kann Krebs erzeugen beim Einatmen		R 40: Verdacht auf krebserzeugende Wirkung
Erbgutverändernd *Mutagene* Wirkung	M1	M2	M3
	R46: kann vererbbare Schäden verursachen		R 40: Verdacht auf krebserzeugende Wirkung
Fruchtbarkeitsgefährdend *Reproduktionstoxische* Wirkung	R_F 1	R_F 2	R_F 3
	R 60: Kann die Fortpflanzungsfähigkeit (Fruchtbarkeit) beeinträchtigen		R 62: beeinträchtigt möglicherweise die Fruchtbarkeit
Fruchtschädigend *Teratogene* Wirkung	R_E 1	R_E 2	R_E 3
	R 61: kann das Kind im Mutterleib schädigen		R 63: schädigt möglicherweise das Kind im Mutterleib R 64: kann Säuglinge über die Muttermilch schädigen

Sicherheitsratschläge

S2 Stoff darf nicht in die Hände von Kindern gelangen
S53 Exposition vermeiden, vor Gebrauch Anweisung einholen.
S45 Bei Unfall oder Unwohlsein sofort Arzt aufsuchen.

1 EU-Kennzeichnung bedenklicher Stoffe (gültig bis 2015)

Kat.	MAK-Kommission	WHO-IARC	GHS
1	nachgewiesen	carcinogenic to humans	Cat. 1A
2	positiv im Tierversuch	2A: probably 2B: possibly carcinogenic to humans	Cat. 1B
3A	keine Einstufung wegen Datenmangel	not classifiable	Cat. 2
3B	Verdachtsstoff ohne Zuordnung		
4	nicht genotoxisch	probably not carcinogenic to humans	
5	geringe Wirkstärke		

2 Klassifizierung humaner Kanzerogene (IARC, International Agency for Research on Cancer)

Umgang mit bedenklichen Stoffen

Für CMR-Stoffe bestehen **Herstellungs- und Verwendungsverbote**, Beschäftigungsbeschränkungen (Mutterschutz-, Jugendarbeitsschutzgesetz), Schutz- und Unterweisungspflichten (§ 11, § 14 GefStoffV).

Werdende Mütter dürfen CMR-Stoffen nicht ausgesetzt werden (Art. 1 Mutterschutzrichtlinienverordnung).

Schutzstufe 4 für Tätigkeiten mit CMR-Stoffen (Kategorie 1 und 2; §4 GefStoffV) erfordert: laufende Überwachung der Arbeitsplatzgrenzwerte, Vorsorgeuntersuchungen, abgegrenzte Gefahrenbereiche, Rauchverbot, Schutzkleidung und Atemschutzgeräte.

- Vorsicht mit alkylierenden Verbindungen, polycyclischen aromatischen Kohlenwasserstoffen und Heterozyklen, aromatischen Aminen und Nitroverbindungen, Nitrosaminen und Nitrosamiden, Azoverbindungen und Hydrazinen, Schwermetallverbindungen und Faserstäuben.
- Im Abzug mit kleinstmöglichen Mengen arbeiten, möglichst in geschlossenen Apparaturen. Gefahrenbereich abgrenzen und kennzeichnen. Laborfremde Personen ausschließen. Direkten Hautkontakt vermeiden. Schutzhandschuhe, ggf. Körper- und Atemschutz tragen.
- Gefahrstoffe minimieren und ersetzen. S. 85 ▶1, 3
- *Entsorgungsmaßnahmen*: Kontaminierte Glasgeräte, Spatel usw. entgiften, z. B. Umsetzung von Dimethylsulfat mit Ammoniaklösung. Krebserzeugende und erbgutverändernde Stoffe in eigenen, stets geschlossenen Abfallbehältern im Abzug sammeln. Verschüttete Flüssigkeiten mit Absorptionsgranulat aufnehmen, in Kunststoffbeutel verpacken und sachgerecht verbrennen lassen.

Vom Herstell- und Verwendungsverbot (§ 18 GefStoffV, ▶1) ausgenommen sind:
1. Forschungs-, Analyse- und wissenschaftliche Lehrzwecke,
2. Abbruch-, Sanierungs- und Instandhaltungsarbeiten,
3. gemeinwohlverträgliche Abfallbeseitigung.

Wenige Stoffe sind für den Menschen eindeutig als **kanzerogen** erkannt – im Gegensatz zur riesigen Zahl von „Nagetier-Kanzerogenen" (überhöhte Dosierungen, Speziesunterschiede). Nicht „alle Kanzerogene sind Mutagene"; denn es gibt epigenetische Kanzerogene und Tumorentstehung durch chronische Entzündungen und parasitäre Infektionen.

Mutagene sind z. B. Acrylamid, Benzo[*a*]pyren, Diethylsulfat, Ethylenoxid, Ethylenimin, HMPT, Atrazin.

Fruchtschädigend sind: Bleiverbindungen, CO, Warfarin, Benzo[*a*]pyren, Nickeltetracarbonyl, 2-Methoxyethanol, *N,N*-Dimethylformamid, CS_2. Als unbedenklich gelten: Acrylaldehyd, Benzoylchlorid, Cyclohexan, 1,2-Dichlorpropan, Diisodecylphthalat, 1-Nitronaphthalin, Peroxyessigsäure, Toluol, 1,2,4-Trichlorbenzol, H_2O_2.

- Asbest und biopersistente Fasern
- Arsen[verbindungen]
- Bleicarbonate, Bleisulfate (z. B. in Farben)
- Cadmium[verbindungen], z. B. in Kunststoffen u. Lacken
- Chromathaltiger Zement
- Quecksilber[verbindungen]
- Zinnorganische Verbindungen und Di-µ-oxo-di-*n*-butylstanniohydroxyboran (z. B. in Antifoulingfarben)
- Benzol (außer Treibstoffe), Teeröle, polyzyklische aromatische Kohlenwasserstoffe (PAK) und besonders gefährliche Kanzerogene
- Chloralkane (CCl_4, CH_2Cl_2, $CHCl_3$, $C_2H_3Cl_3$, $C_2H_2Cl_4$, C_2HCl_5, C_2Cl_6, C_{10} bis C_{13}) und Chloralkene ($Cl_2C{=}CH_2$, Vinylchlorid $H_2C{=}CHCl$)
- Flammschutzmittel (Penta- und Octabromdiphenylether)
- Hexachlorcyclohexan (HCH), DDT; 1,2,4-Trichlorbenzol
- Polychlorierte Biphenyle und Terphenyle, halogenierte Diphenylmethane
- Alkylphenole, Pentachlorphenol[derivate], Nonylphenol[ethoxylate], z. B. als Holzschutz
- Perfluoroctansulfonate (PFOS)
- 2-Naphthylamin, 4-Aminobiphenyl, Benzidin, 4-Nitrobiphenyl, Azofarbstoffe
- Kühlschmierstoffe (mit nitrosierenden Agentien)
- Dekorationsgegenstände mit flüssigen Gefahrstoffen
- Starke-Säure-Verfahren zur Herstellung von Isopropanol

1 **Herstellungs- und Verwendungsverbote**
(§ 18 GefStoffV, Anh. IV)

Asbesthaltige Stoffe

Partikelförmige Gefahrstoffe (GefStoffV, Anh. III Nr. 2) sind Stäube und Rauche – disperse Verteilungen fester Stoffe in der Luft, entstanden durch mechanische, thermische bzw. chemische Prozesse oder Aufwirbelung.

Einatembar heißt der über die Atemwege aufgenommene Anteil, **alveolengängig** der Teil des einatembaren Anteils, der die Alveolen und Bronchiolen erreichen kann. ▶Kap. 9.1

Asbestfasern (0,2 bis 200 µm lang, 18 bis 30 nm dick) sind lungengängig und krebserregend.

- **Serpentinasbest** ist aus natürlichen Magnesiumsilicaten mit Serpentin $Mg_3Si_2O_5(OH)_4$ zusammengesetzt.
- **Chrysotil** (Weißasbest) ist bis 1500 °C beständig, aber wenig säurebeständig, wurde früher im Asbestzement eingesetzt.
- **Amphibolasbeste**: Krokydolith (Blauasbest) ist bis 1200 °C stabil, besser säurebeständig; wurde bis 1979 als Spritzasbest (Brandschutz, Kabelschächte, Deckenisolierungen) eingesetzt.

> Herstellung und Inverkehrbringen der meisten Asbestprodukte ist in Europa verboten. Das Verhältnis von Faserlänge (> 5 µm) zu Durchmesser (< 3 µm) muss größer als 3:1 sein.

Als Orientierungswert für Innenräume gilt weniger als 1000 Fasern · m^{-3}. Erlaubt sind Asbestforschung, analytische Untersuchungen und Gebäudesanierungen, bis Ende 2010 war auch der Einsatz chrysotilhaltiger Diaphragmen für die Chloralkalielektrolyse in bestehenden Anlagen erlaubt.

Fototoxische Stoffe

Fototoxische Stoffe lösen bei UV-Bestrahlung Hautreaktionen aus; sie müssen nicht auf die Haut aufgetragen werden, sondern können sich bei systemischer Gabe in der Haut anreichern.

- Der **Fotoirritationsfaktor** PIF = IC_{50} (ohne UV) / IC_{50} (mit UV) von Kosmetika und Arzneimitteln wird *in-vitro* (3T3-NRU-PT) an einer Maus-Fibroblastenzelllinie durch die Verschiebung der Zytotoxizität-Konzentrations-Kurve mit und ohne UV-Einstrahlung bestimmt (IC_{50} = Halbhemmkonzentration mit Neutralrot als Vitalfarbstoff).
- **Fotosensibilisierung** oder **Fotoallergie** bedeutet die verzögerte Hautreaktion nach Lichtexposition und wiederholter Gabe des Fremdstoffes.

Übertragungsgrundsätze (Bridging Principles)

Übertragungsgrundsätze sind Regeln mit denen ein ungeprüftes Gemisch eingestuft werden kann, wenn ausreichende Information über ähnliche geprüfte Gemische vorliegen.

> Bei der Einstufung von Gemischen helfen Übertragungsgrundsätze über fehlende Erfahrungen beim Menschen hinweg.

- **Verdünnung**: Wird mit einer weniger gefährlichen Komponente verdünnt, gilt die Einstufung des Grundgemisches.

Toluol oder Cyclohexan statt Benzol
Dimethylcarbonat statt Dimethylsulfat
Dimethylsulfoxid, 1-Methyl-2-pyrrolidon, Sulfolan und cyclische Harnstoffe (DMEU, DMPU) statt HMPT
N-Nitroso-*N*-methyl-*p*-toluolsulfonamid statt *N*-Nitroso-*N*-methylharnstoff
Flachs, Hanf, Kunststoff-, Glasfasern, Steinwolle statt Asbest

1 Ersatzstoffe

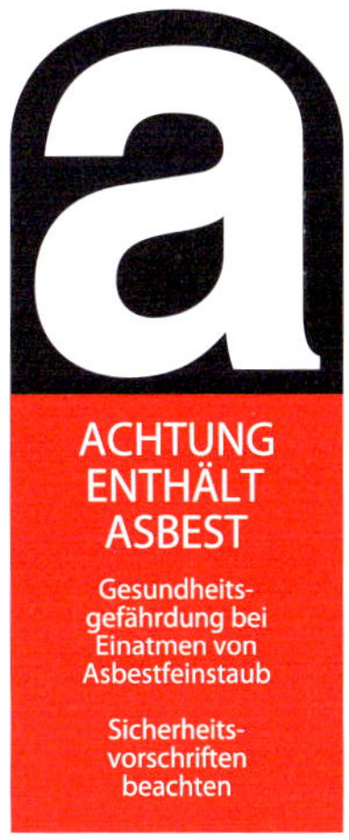
a
ACHTUNG
ENTHÄLT
ASBEST
Gesundheitsgefährdung bei Einatmen von Asbestfeinstaub
Sicherheitsvorschriften beachten

2 Hinweis auf Faserstäube

Nur in geschlossenen Anlagen dürfen eingesetzt werden:
6-Amino-2-ethoxynaphthalin
Bis(chlormethyl)ether
(Chlormethyl)methylether
Dimethylcarbamoylchlorid
Hexamethylenphosphorsäuretriamid (HMPT)
1,3-Propansulton
N-Nitrosamine (mit Ausnahmen)
Tetranitromethan
1,2,3-Trichlorpropan

3 Expositionsverbote

- **Chargenvergleich**: Gleiche Produkte erhalten dieselbe Einstufung.
- **Konzentrierung**: Die Einstufung der gefährlichsten Komponente gilt als maßgeblich.
- **Interpolation**: Ein Gemisch mittlerer Zusammensetzung wird zwischen einem weniger bzw. höher konzentrierten Gemisch der gefährlichen Stoffe eingeordnet.
- **Substantiell gleiche Gemische**: Zwei Gemische AB und AC, die sich in einer Komponente (gleiche Einstufung, gleiche Konzentration) unterscheiden, werden gleich eingestuft.
- **Veränderte Zusammensetzung**: Die ursprüngliche Einstufung gilt weiterhin, wenn die ursprüngliche Konzentration c nur wenig verändert wird:
  a) für $c \leq 2{,}5\ \%$ um $\pm\ 30\ \%$
  b) für $2{,}5\ \% < c \leq 10\ \%$ um $\pm\ 20\ \%$
  c) für $10\ \% < c \leq 25\ \%$ um $\pm\ 10\ \%$
  d) für $25\ \% < c \leq 100\ \%$ um $\pm\ 5\ \%$
- **Aerosole**: Erhöht das Treibmittel die gefährlichen Eigenschaften des Gemisches nicht, gilt die Einstufung der Wirkstofflösung.

Einstufung von Gemischen über die Inhaltsstoffe

Misslingen die Übertragungsgrundsätze, wird das Gemisch über die Eigenschaften und Konzentrationen der Inhaltsstoffe eingestuft. **Einzelstoffverfahren** bewerten die einzelnen Bestandteile im Gemisch isoliert voneinander. **Additivitätsverfahren** berücksichtigen das Zusammenwirken der einzelnen Bestandteile im Gemisch.

- Akute Toxizität, Ätzung und Reizung von Haut und Augen, Aspirationsgefahr und Wassergefährdung werden über alle Inhaltsstoffe, getrennt für jeden Expositionsweg, aufaddiert (**Summierungsmethode**).
- Kanzerogene, mutagene und reproduktionstoxische Stoffe (CMR), sensibilisierende Stoffe und Stoffe mit spezifischer Zielorgan-Toxizität bei einmaliger oder mehrmaliger Exposition werden isoliert für jeden Inhaltsstoff betrachtet (**Einzelstoffverfahren**).
- Ungiftige Stoffe wie Wasser und Zucker (LD_{50} > 2000 mg/kg) gehen nicht in die Berechnung der akuten Toxizität ein.

Schätzwert für die akute Toxizität von Gemischen (ATS, engl. ATE)	$A_{mix} = \frac{100 - W}{\sum_{i}^{N} \frac{w_i}{A_i}}$	A akute Toxizität (mg/kg) w Massenanteil (%) N Anzahl der Bestandteile i Komponente W Anteil der Bestandteile mit unbekannter Toxizität (höchstens 10% erlaubt)

Zur **Beweiskraftermittlung**, wenn die Anwendung der Einstufungskriterien nicht einfach oder nicht eindeutig ist, werden durch Beurteilung von Experten alle verfügbaren Informationen, die für den Stoff oder für das Gemisch gefahrenrelevant sind, gegeneinander abgewogen. ▶1

1. Liste der Gefahrstoffe
Metall[verbindungen]: Be, Pb, As, Cd, Cr(VI), Ni, Pt, Hg
Staub (Hartholz, Mehl, SiO_2), Asbest, Gase (CO, H_2S), Fluor[verbindungen], weißer Phosphor
Lösungsmittel: Acrylnitril, Benzol, Dimethylformamid, Methanol, CS_2, Styrol, Tetrachlorethen, Toluol, Trichlorethen, Vinylchlorid, Xylol
Aromatische Nitro- und Aminoverbindungen, Nitroglycerin, Nitroglycol
PAK, Pyrolyseprodukte
2.1 Liste der Tätigkeiten
Feuchtarbeit (4 h/Tag)
Schweißrauch (> 3 mg/m³)
Umgang mit:
Getreide- und Futtermittelstäuben (> 4 mg/m³)
Isocyanaten (Hauptkontakt oder > 0,05 mg/m³)
Labortierstaub
Naturgummilatexhandschuhen (Protein > 0,03 mg/g)
Epoxidharzen
2.2 Tätigkeiten für freiwillige Vorsorgeuntersuchungen
Schädlingsbekämpfung
Begasungen
Umgang mit *n*-Hexan, *n*-Heptan, 2-Butanon, 2-Hexanon, Methanol, Ethanol, 2-Methoxyethanol, Benzol, Toluol, Xylol, Styrol, Dichlormethan, 1,1,1-Trichlorethan, Trichlorethen, Tetrachlorethen
Umgang mit krebserzeugenden oder erbgutverändernden Stoffen
u. a.

1 Arbeitsmedizinische Vorsorgeuntersuchungen (GefStoffV Anh. V)

2.3.10 Umweltgefährliche Stoffe

Umweltgefährliche Stoffe (§4 GefStoffV) oder ihre Umwandlungsprodukte verändern die Beschaffenheit des Naturhaushalts von Wasser, Boden, Luft und Klima, schädigen Tiere, Pflanzen oder Mikroorganismen, sodass dadurch sofort oder später Gefahren für die Umwelt entstehen.

1 **GHS-Piktogramm: Umweltgefahr**

Gewässergefährdende Stoffe rufen akute oder längerfristige Schadwirkungen gegenüber Wasserorganismen hervor.

Die **aquatische Toxizität** (Giftigkeit gegenüber Wasserorganismen) wird stellvertretend mit Daphnien, Fischen und Algen ermittelt. Die effektive Konzentration $\mathbf{EC_{50}}$ eines Schadstoffes löst bei 50 % einer Population eine definierte Wirkung aus. $\mathbf{E_rC_{50}}$ ist beispielsweise die Konzentration, die bei 50 % einer Testpopulation die Wachstumsrate nachhaltig beeinträchtigt.

- Die **akute** aquatische Toxizität bezeichnet die niedrigste letale und effektive Konzentration. Sie wird in der Regel mit den Prüfungen LC_{50} (96 h, Fisch), EC_{50} (48 h, Schalentier) und E_rC_{50} (72 h oder 96 h, Alge) bestimmt.
- Die **chronische** aquatische Toxizität berücksichtigt Abbaubarkeit, Bioakkumulation und die höchste unwirksame Konzentration (No Observed Effect Concentration, NOEC). „Chronisch 1"-Stoffe müssen auch in „Akut 1" eingestuft werden (aber nicht umgekehrt). „Chronisch 4" umfasst vorausschauend schwerlösliche Stoffe (< 1 mg/L), die erst beim Auflösen akut giftig werden.
- Die Einstufung von **Gemischen** erfolgt nötigenfalls durch Übertragungsgrundsätze oder Betrachtung der Inhaltsstoffe. Aquatisch akut sehr giftige Stoffe (≤ 1 mg/L) werden durch einen Multiplikationsfaktor (*M*-Faktor) in Gemischen gewichtet.

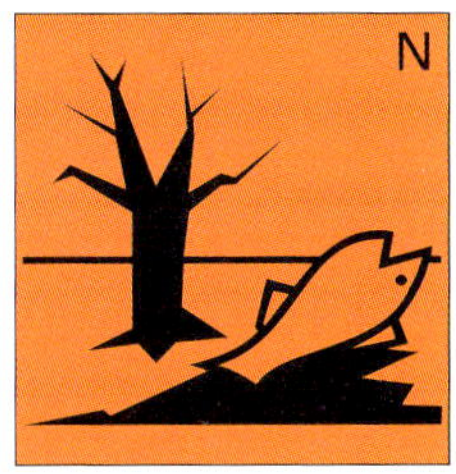

2 **EU-Kennzeichnung: Umweltgefährlich**

Biologische Abbaubarkeit (Bioabbaubarkeit)

1. **Primäre Bioabbaubarkeit**: die Veränderung der Struktur eines Schadstoffs durch Mikroorganismen, wobei die grenzflächenaktiven Eigenschaften verloren gehen.
2. **Vollständige aerobe Bioabbaubarkeit**: Verbrauch des Schadstoffs durch mikrobiellen Abbau in Gegenwart von Sauerstoff zu CO_2, Wasser, Mineralsalzen und Biomasse.

3 **UN-Kennzeichnung für wassergefährdende und sonstige gefährliche Güter**

Bioakkumulation bedeutet die Anreicherung von Stoffen in biologischen Systemen nach der Aufnahme aus der belebten oder unbelebten Umwelt. Sie wird durch den Biokonzentrationsfaktor BCF (für BCF ≥ 500 gilt Biokonzentrantionspotential als gegeben) oder den Verteilungskoeffizienten K_{OW} (entsprechende Einstufung bei log $K_{ow} \geq 4$) bewertet.

Daten zur Abbaubarkeit und Bioakkumulation sind wenig aussagekräftig für die Bewertung der längerfristigen Wirkung von Gemischen.

GHS-Gefahrenklasse: **Gewässergefährdend** (H400ff)				
Akut (Aquatic Acute)	**Chronisch** (Aquatic Chronic)			
Kat. 1	Kat. 1	Kat. 2	Kat. 3	Kat. 4
		kein Piktogramm		
Achtung	Achtung	kein Signalwort		
H400 Sehr giftig für Wasserorganismen $LC_{50} \leq 1$ mg/L	H410 Sehr giftig für Wasserorganismen, Langzeitwirkung $LC_{50} \leq 1$ mg/L	H411 Giftig für Wasserorganismen, Langzeitwirkung $LC_{50} \leq 10$ mg/L	H412 Schädlich für Wasserorganismen, Langzeitwirkung $LC_{50} \leq 100$ mg/L	H413 Kann für Wasserorganismen schädlich sein, Langzeitwirkung
keine Langzeitwirkung	NOEC ≤ 1 mg/L langsam abbaubar oder Bioakkumulation			Anlass zur Besorgnis (Sicherheitsnetz)
Allgemeiner Kategoriegrenzwert: 0,1 %	0,1 %	1 %	1 %	1 %
Konzentrationsgrenzwert: ≥ 25 %	$M \cdot LC_{Kat1}$ ≥ 25 %	$M \cdot 10 \cdot LC_{Kat1} + LC_{Kat2}$ ≥ 25 %	$M \cdot 100 \cdot LC_{Kat1} + 10 \cdot LC_{Kat2} + LC_{Kat3}$ ≥ 25 %	$LC_{Kat1} + LC_{Kat2} + LC_{Kat3} + LC_{Kat4}$ ≥ 25 %

Akute aquatische Toxizität von Gemischen	$LC_{50m} = \dfrac{\sum c_i}{\sum \dfrac{c_i}{LC_{50i}}}$	c Konzentration des Bestandteils i LC Letale Konzentration

Multiplikationsfaktor für akut-gewässergefährdende Kategorie 1 und chronische Kategorie 1: Kehrwert der Größenordnung der letalen Konzentration

$M = \dfrac{1}{\mathrm{INT}(\log LC)}$ für LC ≤ 1 mg/L. Die Funktion INT schneidet die Nachkommastellen ab.

LC = min { LC_{50} (96 h, Fisch), EC_{50} (48 h, Schalentier), EC_{50} (72 h od. 96 h, Alge) }

Keine Einstufung: schnell abbaubar und keine Bioakkumulation und kein Anlass zur Besorgnis

Sicherheitshinweise

Prävention: **P273** Freisetzung in die Umwelt vermeiden.

Reaktion: **P391** Verschüttete Mengen aufnehmen.

Entsorgung: **P501** Inhalt / Behälter … zuführen.

1 GHS-Kennzeichnung umweltgefährlicher Stoffe

Wasserqualität

Das **Wasserhaushaltsgesetz** (WHG) regelt den Schutz von Gewässern vor Verunreinigungen und die schonende Nutzung von Gewässern. Die Schadstofffracht ist nach dem Stand der Technik so niedrig wie möglich zu halten. ▶1

Eine **Wassergefährdung** ist nach der Verwaltungsvorschrift „VwV wassergefährdende Stoffe" durch bauliche Maßnahmen (Auffangwannen etc.) abzuwehren, z. B. bei:

- Schwermetallionen (As, Sb, Ba, Be, B, Pb, Cd, Cr, Co, Cu, Ni, Mo, Hg, Se, Ag, Te, Tl, Ti, U, V, Sn, Zn),
- Säuren, Basen, Anionen (Cyanid, Fluorid, Chromat, Nitrit),
- Kohlenwasserstoffen und Chlorkohlenwasserstoffen,
- Bioziden: Desinfektionsmittel, Pestizide,
- metallorganischen Verbindungen.

Nach dem **Abwasserabgabengesetz** (AbwAG) müssen Kommunen und Betriebe, die Abwasser in ein Gewässer einleiten, 35,79 € pro Schadenseinheit (Stand 2002) bezahlen. Für Direkteinleiter, z. B. für Kläranlagen, wird eine widerrufbare Erlaubnis erteilt. Indirekte Einleiter in die öffentliche Kanalisation müssen ebenfalls Grenzwerte einhalten.

Summenparameter sind Kennzahlen, die die Wasserbelastung beschreiben. ▶2

- Der **chemische Sauerstoffbedarf** (CSB) misst die durch das starke Oxidationsmittel Dichromat oxidierbaren organischen Stoffe im Wasser.
- Der gesamte **organisch gebundene Kohlenstoff** (TOC, Total Organic Carbon) wird aus der erzeugten CO_2-Menge beim Verbrennen der Probe im Sauerstoffstrom berechnet.
- Die **adsorbierbaren organischen Halogenverbindungen** (AOX), z. B. chlorierte Lösungsmittel, werden auf Aktivkohle abgeschieden, anschließend verbrannt und die gebildeten Halogenwasserstoffe analysiert.
- Der **biologische Sauerstoffbedarf** (BSB_5) misst den Sauerstoffverzehr beim mikrobiellen Abbau der organischen Wasserinhaltsstoffe innerhalb von fünf Tagen.

EU-Einstufung

Umweltgefährliche Stoffe (§4 GefStoffV) oder ihre Umwandlungsprodukte verändern die Beschaffenheit des Naturhaushalts von Wasser, Boden, Luft und Klima, schädigen Tiere, Pflanzen oder Mikroorganismen, sodass dadurch sofort oder später Gefahren für die Umwelt entstehen.

Wasserorganismen		96 h LC_{50} (Fisch)	48 h LC_{50} (Daphnia)	72 h LC_{50} (Alge)
R 50	sehr giftig	≤ 1 mg/L	≤ 1 mg/L	≤ 1 mg/L
R 51	giftig	≤ 10 mg/L	≤ 10 mg/L	≤ 10 mg/L
R 52	schädlich	≤ 100 mg/L	≤ 100 mg/L	≤ 100 mg/L
R 53	langfristig schädliche Wirkung in Gewässern			

3 EU-Einstufung für Wasserorganismen

0	**Nicht wassergefährdende** Stoffe unterliegen nicht mehr dem WHG: anorganische Salzlösungen ($CaSO_4$, K_2SO_4, KCl, $MgSO_4$, NaCl), Alkohole, Aceton, Paraffine, Wachse, Magnesiumstearat
1	**Schwach wassergefährdend:** Säuren und Basen (NaOH, H_3PO_4, H_2SO_4, SO_2, Essigsäure), Salzlösungen (KNO_3, NaF, Na_3PO_4), Methanol, Ethanol
2	**Wassergefährdend:** NH_3, Cl_2, H_2S, Schwermetallionen, Benzin und Lösungsmittel, Seifen und Tenside, Ammoniak, Formaldehyd
3	**Stark wassergefährdend:** Cyanide, Chromate, Quecksilber, Altöl, FCKW (Tri- und Tetrachlorethen), Pestizide (DDT, Lindan), Benzin, Quecksilber

1 Wassergefährdungsklasse
WGK 0 ist veraltet

	SE	Schwellenwert	
	kg	mg/L	kg/a
CSB	50	20	250
Phosphor	3	0,1	15
Anorganischer Stickstoff (Nitrat, Nitrit, Ammonium)	25	5	125
AOX	2	0,1	10
Schwermetalle			
Hg	0,02	0,001	0,1
Cd	0,1	0,005	0,5
Cr, Ni, Pb	0,5	0,05	2,5
Cu	1	0,1	5

2 Summenparameter und Schadenseinheiten (SE)

R 54	Giftig für	Pflanzen.
R 55		Tiere.
R 56		Bodenorganismen.
R 57		Bienen.
R 58	Langfristig schädliche Wirkungen auf die Umwelt.	
R 59	Gefährlich für die Ozonschicht	

1 EU-Einstufung für die nicht-aquatische Umwelt

Ozonschicht und Treibhauseffekt

Für die **Schädigung der Ozonschicht** kennt das GHS der Vereinten Nationen kein Symbol. Das Ozonloch in der Stratosphäre (20–30 km Höhe) entsteht durch die fotochemische Spaltung von O_3-Molekülen, insbesondere durch Fluor-Chlor-Kohlenwasserstoffe (FCKW) aus Treibmitteln in Spraydosen, Kältemitteln in Klimaanlagen und Flammschutzmitteln. Die Ozonschicht schützt die Erdoberfläche vor ultravioletter und kosmischer Strahlung. ▶2, ▶Kap. 3.1.7

Schädigung der Ozonschicht
Ozone Depl.; H420 Schädigt die öffentliche Gesundheit und die Umwelt durch Ozonabbau in der äußeren Atmosphäre
kein Piktogramm
Gefahr
Gemische: nicht-additive Bewertung der Bestandteile
allgemeiner Kategoriegrenzwert: 0,1 %
Konzentrationsgrenzwert in Gemischen, der zur Einstufung führt: ≥ 0,1 %

2 GHS-Erweiterungen

Der **Treibhauseffekt** wird durch Spurengase in der Atmosphäre verursacht: CO_2, bodennahes Ozon, Methan, Lachgas N_2O, Wasserdampf und andere Moleküle speichern die bei Tag von der Erdoberfläche reflektierte Sonnenenergie in Molekülschwingungen. Bei Nacht wirken die schwingenden Moleküle wie eine Infrarot-Wärmelampe, die eine zu starke Abkühlung der Erdoberfläche verhindert. Ohne den natürlichen Treibhauseffekt wäre die Erde unbewohnbar; die zusätzlichen vom Menschen verursachten Treibhausgase tragen zur langfristigen Erderwärmung bei. Im Kyoto-Protokoll (1997, verlängert 2012) vereinbarten die Industrienationen, den Ausstoß der Treibhausgase bis 2020 um 5,2 % (25–40 %) gegenüber dem Wert von 1990 zu senken.

2.3.11 Biologische Arbeitsstoffe

Natürliche und genetisch veränderte **Mikroorganismen** (Bakterien, Pilze, Algen, Protozoen, Viren), Zellkulturen und menschliche Endoparasiten können Infektionen, Allergien und toxische Wirkungen auslösen. Als Mikroorganismen gelten zelluläre und nichtzelluläre mikrobiologische Einheiten, die zur Vermehrung oder zur Weitergabe von genetischem Material fähig sind. Vorsorgeuntersuchungen und Impfungen sind Pflicht bei Tätigkeiten mit impfpräventablen oder chronisch schädigenden biologischen Arbeitsstoffen. ▶3, 4

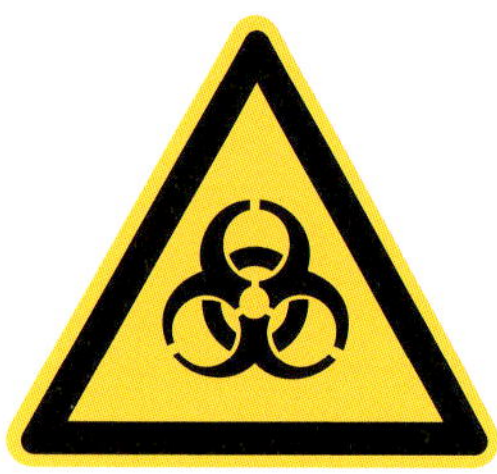

3 Warnzeichen: Biogefährdung

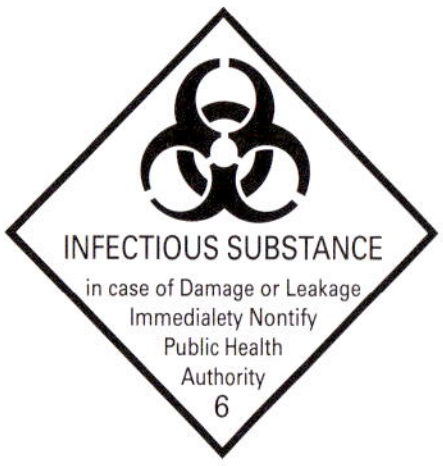

4 Gefahrguttransport: Klasse 6.2: Ansteckungsgefährliche Stoffe

Biologisch luftgetragene Kontaminanten in Innenräumen sind Bioaerosole (Mikroorganismen, Pollen, Zellkomponenten, Federn, Speichel, Kot), von organischen Stoffen freigesetzte flüchtige Verbindungen und biologische Produkte (Enzyme, Mykotoxine). S. 91 ▶1

Für die Hygiene von Räumen sind **Reinheitsklassen** definiert.

Für Lebensmittel, Trink- und Badewasser gilt der **Keimgehalt** als Grenzwert. S. 91 ▶2

§ 3 BioStoffV	Gefahr	Krankheiten beim Menschen	Verbreitung in der Bevölkerung	Vorbeugung oder Behandlung
Gruppe 1:	ungefährlich	nein		
Gruppe 2:		möglich	unwahrscheinlich	möglich
Gruppe 3:	gefährlich	schwer	möglich	möglich
Gruppe 4:	sehr gefährlich	schwer	hoch	nicht möglich

1 Einteilung biologischer Arbeitsstoffe

Koloniebildende Einheiten (KBE) in der Atemluft, z. B. mesophile Schimmelpilze
a) Orientierungswerte für biologische Abfallbehandlungsanlagen:

	< 50 000	KBE/m³	organisatorische und technische Schutzmaßnahmen
	5 000 bis 50 000	KBE/m³	hygienische Maßnahmen erforderlich
	> 5 000	KBE/m³	keine weiteren Maßnahmen notwendig
b) Papierindustrie:	< 1 000	KBE/m³	Luft
	< 1 000	KBE/mL	Befeuchterwasser

Endotoxineinheiten (EU, Endotoxin Unit): 1 EU = 0,1 ng Endotoxin/m³ Luft
c) Richtwert für Büroräume: 50 EU/m³ (8-Stunden-Mittelwert)

2 Schimmelpilzbelastung der Luft am Arbeitsplatz

Technischer Kontrollwert (TKW): Die niedrigste nach dem Stand der Technik erreichbare Konzentration biologischer Arbeitsstoffe in der Luft für einen Arbeitsbereich, ein Verfahren oder einen Anlagentyp; als Summenwert oder bezogen auf eine Mikroorganismengruppe.

- Gesamtzahl der anzüchtbaren und auszählbaren Bioarerosole, z. B. Schimmelpilze ohne Artendifferenzierung
- spezifische anzüchtbare oder auszählbare Bioaerosole, z. B. **Leitkeime** wie *Aspergillus fumigatus* in Kompostieranlagen
- spezifisch **infektiöse** Bioaerosole, z. B. *Legionella pneumophila*
- Bestandteile von Zellwänden und biologischen Partikeln, z. B. Endotoxine, β-1,3-Glucane und andere Allergene

Sicherheit in Laboratorien

- Petrischalen mit undefinierten Kulturen aus der Umwelt vor Bebrütung mit Parafilm oder Klebeband versiegeln; nach der Bebrütung (möglichst nicht um 37 °C) verschlossen lagern. Eingetrocknete offene Präparate bilden Stäube!
- Abwasser- und Fäkalproben (z. B. aus Kläranlagen) im Schullabor nicht verwenden.
- Keine humanpathogenen Reinkulturen einsetzen, sondern solche zur Herstellung von Lebensmitteln. Kein eigenes Isolat zur Weiterzucht verwenden. Schimmelpilze nur auf Kohlenhydrat-Nährsubstrat züchten. *Aspergillus*-Arten produzieren auf eiweißhaltigen Ölsamen (Nüsse) giftige Aflatoxine.
- Entsorgung von Bakterien- und Pilzkulturen: Im Autoklaven (oder Dampfkochtopf) bei > 120 °C und 1 bar Überdruck 20 min (bzw. 30 min) sterilisieren.

Biozid-Produkte sind vom Hersteller oder Einführer nach der Biostoffverordnung einzustufen. Tätigkeiten mit Biozid-Produkten sind auszuführen 1. gemäß den in der Zulassung festgelegten Bedingungen und Kennzeichnungen, 2. mit einer kleinstmöglichen Menge unter sachgerechter Berücksichtigung physikalischer, biologischer, chemischer und sonstiger Alternativen. Biozid-Produkte dürfen nicht verwendet werden, wenn schädliche Auswirkungen auf die Gesundheit von Menschen oder anderen Organismen bzw. auf die Umwelt zu erwarten sind.

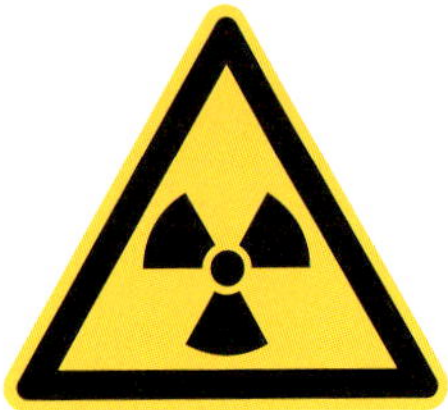

1 Warnzeichen am Arbeitsplatz: Radioaktiv/Röntgenstrahlung

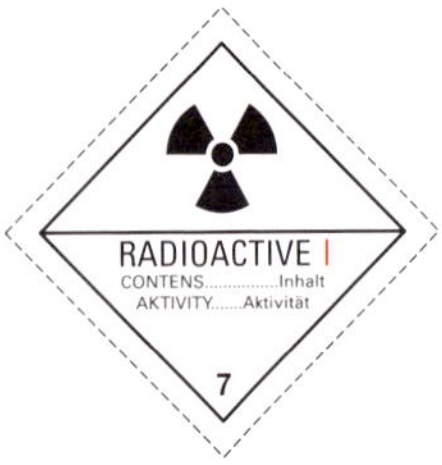

Kategorie I

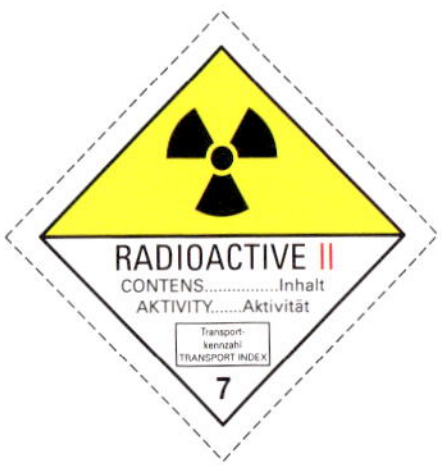

Kategorie II

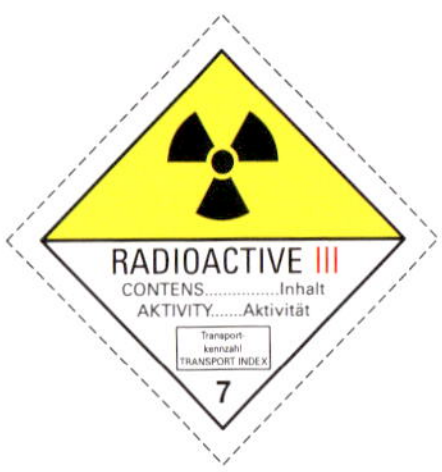

Kategorie III

2 Gefahrgutkennzeichnung

R 26/28	Sehr giftig beim Einatmen und Verschlucken.
R 33	Gefahr kumulativer Wirkungen.
S 20/21	Bei der Arbeit nicht essen, trinken, rauchen.
S 45	Bei Unfall oder Unwohlsein sofort Arzt aufsuchen; Etikett vorzeigen.

3 EU-Gefahrenhinweis

2.3.12 Radioaktive Stoffe

Radioaktiv sind Stoffe, die α-, β- oder γ-Strahlen aussenden.

Uranpräparate und andere sind zusätzlich giftig. ▶1–3

Die **Strahlenschutzverordnung** (StrlSchV) gilt auch für Laborarbeiten. Die Unterweisung der Beschäftigten (§ 38 StrlSchV) auf Grundlage der Strahlenschutzanweisung (§ 34) ist Pflicht.

Andere als „genehmigungsfreie Tätigkeiten" (Anlage I) sind dem Gewerbeaufsichtsamt anzuzeigen, z. B. Umgang mit radioaktiven Stoffen oberhalb der Freigrenzen. Radioaktive Abfälle sind an die Landessammelstelle abzuliefern.

Die Einteilung in **Radiotoxizitätsklassen** berücksichtigt die physikalische und biologische Wirkung der Radionuklide. ▶4

Freigrenzen: genehmigungsfreie Aktivität in Bq (StrlSchV III)

	10 kBq	100 kBq	1 MBq	10 MBq	1 GBq
1	^{90}Sr, ^{239}Pu, ^{241}Am, ^{226}Ra	^{90}Y		^{211}At	
2	^{210}Pb, ^{233}U, ^{210}Po	^{234}Th, ^{144}Ce	^{131}I, ^{89}Sr, ^{170}Tm, ^{59}Fe	^{45}Ca	
3	^{137}Cs	^{60}C, ^{24}Na	^{22}Na, ^{36}Cl, ^{198}Au, ^{190}Ir, ^{109}Cd	^{105}Rh	
4	^{238}U		^{18}F, ^{85}Sr	^{7}Be, ^{14}C, ^{51}Cr, ^{201}Tl	^{3}H

	Einheiten	Veraltet
Aktivität	1 Bq = 1 s^{-1}	= 27 · 10^{-12} Ci (Curie)
biologische Strahlenbelastung	1 Sv = 1 J/kg	= 100 rem
Dosisleistung	1 mSv/h	
natürliche Strahlenbelastung	1 mSv/a	

4 Radiotoxizitätsklassen

Die **Strahlenbelastung** von 5 mSv/a ist bei 230 Arbeitstagen beim täglichen Umgang mit 3800 Bq oder 0,15 g Uran (spezifische Aktivität 25 kBq/g) oder 0,27 g Uranylacetat (spezifische Aktivität 14 kBq/g) erreicht.

Beruflich strahlenexponierte Personen (StrlSchV) der Kategorie A (> 6 mSv/a) und B (> 1 mSv/a) sind durch Arbeiten oder Tätigkeiten ionisierender Strahlung ausgesetzt.

Für die Exposition durch *äußere* ionisierende Strahlung (Kontamination der Haut) und durch *innere* Bestrahlung bei der Aufnahme radioaktiver Stoffe in den Körper ist insgesamt der **Dosisgrenzwert** einzuhalten. Die Dosis durch innere Bestrahlung wird aus der zugeführten Aktivität und nuklidspezifischen Dosiskoeffizienten berechnet.

	Max. mSv/a	Kat. A mSv/a	Kat. B mS/a
• zulässige Effektive Dosis im Kalenderjahr	20	> 6	> 1
• für die Augenlinse	150	> 45	> 15
• für Haut, Hände, Unterarme, Füße, Knöchel	500	> 150	> 50
• für Keimdrüsen, Gebärmutter, Knochenmark	50	–	–
• für Schilddrüse, Knochenoberfläche	300	–	–
• Dickdarm, Lunge, Magen, Blase, Leber, Speiseröhre u.a.	150	–	–
• Radon-222 am Arbeitsplatz: $2 \cdot 10^6$ Bq $m^{-3}h^{-1}$ (§ 95 StrlSchV)	6	–	–

1 Zulässige Strahlendosis für beruflich exponierte Personen (§ 55 StrlSchV)

Die Berufslebensdosis darf 400 mSv betragen (§ 56 StrlSchV). Freiwillige *Rettungshelfer* dürfen einmal im Jahr > 100 mSv und einmal im Leben > 250 mSv erleiden; gebärfähige Frauen maximal 2 mSv im Monat an der Gebärmutter. ▶1–3

Überwachungsbereich	mSv/a
Personendosis	> 1
Augen	> 15
Haut, Hände, Arme, Füße, Knöchel	> 50
Kontrollbereich	mSv/a
Personendosis	> 6
Augen	> 45
Haut, Hände, Arme, Füße, Knöchel	> 150
Sperrbereich	mSv/h
Ortsdosisleistung	> 3

2 Strahlenschutzbereiche (§ 36 StrlSchV)

	mSv/a
Personendosis	1
Augen	15
Haut	50
Radioaktive Stoffe in Luft und Wasser	0,3

3 Strahlenexposition der Bevölkerung (§ 46, 47 StrlSchV)

Umgang mit Radionukliden und Strahlenquellen

- Zum Schutz gegen äußere Bestrahlung muss die kleinstmögliche Mengen verwendet werden. Nuklide auf Abstand halten! Die Dosisleistung nimmt mit dem Quadrat der Entfernung von der Strahlenquelle ab (und außerdem linear mit der Aktivität).
- **Abschirmmaßnahmen**: γ-Strahlenquellen mit Bleibausteinen und mobilen Bleiwänden umschließen. Für β-Strahler dicke Glas- oder Kunststoffscheiben verwenden; kein Blei wegen der Gefahr der Röntgenbremsstrahlung. α-Strahler in Kunststoff- oder Glasbehältnisse stellen.
- Zum **Schutz gegen innere Bestrahlung** (Inkorporation): Radionuklide in abgesaugten Handschuhkästen verwenden. Essen, Rauchen, Trinken, Schnupfen, das Benutzen kosmetischer Mittel und das Pipettieren durch Ansaugen mit dem Mund sind im Kontrollbereich verboten!
- **Kontamination der Haut** vermeiden. Arbeitsflächen und Geräte mit Folien und saugfähigem Material abdecken.
- Schutzkittel, Schutzanzug, Handschuhe, Überschuhe und dergleichen tragen. Labortüren geschlossen halten (Wahrung des Unterdrucks). Gegenstände des persönlichen Bedarfs nicht in den Kontrollbereich mitnehmen.
- Beim Verlassen des Kontrollbereiches Hände, Schuhe und Schutzausrüstung auf **Kontamination** überprüfen. Laborkleidung in einem Schwarzweißbereich ablegen und gegen Normalkleidung tauschen.
- Persönliche Belastung mit Röntgenstrahlung mit einem **Filmdosimeter** prüfen.
- Beim Arbeiten mit intensiven **Lichtquellen** (Laser, Xenon- und Quecksilber-Hochdrucklampen, Lichtbogenlampen) eine das UV-Licht stark absorbierende Brille tragen. Wegen Ozonentwicklung Räume gut lüften. ▶4

4 Warnzeichen: Laserstrahlung

2.4 Transport, Lagerung, Entsorgung

2.4.1 Gefahrguttransport

X Stoff reagiert in gefährlicher Weise mit Wasser.

X423	**Gefahrnummer** (Kemler-Zahl)
1428	**Stoffnummer** (UN-Nummer), hier Natrium

Entzündbarer Feststoff, der mit Wasser heftig reagiert, wobei brennbare Gase entweichen

Beispiele

30	entzündbare Flüssigkeit
1202	Dieselkraftstoff, Heizöl

33	sehr leicht entzündbare Flüssigkeit
1203	Benzin

336	sehr leicht entzündbare Flüssigkeit, giftig
1131	Schwefelkohlenstoff

23	brennbares Gas
1965	Propan, Butan

68	giftig und ätzend
1671	Phenol

1 Gefahrgutkennzeichnung

PAX / CAO F

Transport in Passagierpflugzeug (Passenger Aircraft) und Frachtflugzeug (Cargo Aircraft Only)
F = FORBIDDEN

2 Luftfracht

In Deutschland gilt das **Gefahrgutbeförderungsgesetz** (GGBefG) und die „Gefahrgutverordnung Straße und Eisenbahn" (GGVS, GGVE) auf Basis internationaler Übereinkommen für den Straßenverkehr (ADR), Eisenbahnen (RID), Binnen- und Seeschiffe (GGV-See, ADNR, IMDG) und Flugzeuge (IATA, ICAO).

Durch eine Regelung der Vereinten Nationen weisen Straßen- und Eisenbahnfahrzeuge bei Gefahrguttransporten auf orangefarbenen Warnschildern die **Gefahrgutklasse** (als Gefahrnummer, auch Kemler-Zahl genannt) und die **Stoffnummer** aus. Am Gefahrgutbehälter befinden sich rautenförmige Gefahrzettel mit dem Gefahrensymbol und der Gefahrenklasse (▶1). In Flugzeugen werden nur Versandstücke gekennzeichnet. ▶2

	Gefahrgutklassen
1	explosive Stoffe und Gegenstände
2	Gase
3	entzündbare flüssige Stoffe (brennbare Flüssigkeiten)
4.1	entzündbare feste Stoffe
4.2	selbstentzündliche Stoffe
4.3	Stoffe, die bei Wasserkontakt entzündbare Gase entwickeln
5.1	Oxidationsmittel: entzündend wirkende Stoffe
5.2	organische Peroxide
6.1	giftige Stoffe
6.2	ansteckungsgefährliche Stoffe
7	radioaktive Stoffe
8	ätzende Stoffe
9	verschiedene gefährliche Stoffe und Gegenstände

Zwei oder drei gleiche Ziffern in einer Gefahrnummer zeigen eine Zunahme der Gefahr an.

20	Gas
22	tiefgekühltes Gas
223	tiefgekühlt verflüssigtes Gas, entzündbar
268	Gas, giftig, ätzend
X333	selbstentzündbar, flüssig, reagiert mit Wasser
44	entzündbarer Feststoff im geschmolzenen Zustand
539	oxidierend, flüssig (organisches Peroxid)
66	sehr giftig
606	ansteckungsgefährlicher Stoff
78	radioaktiv und ätzend
90	umweltgefährdender Stoff

Binnenschiffe, die Gefahrgüter transportieren, tragen bei Tag blaue Kegel und nachts blaue Lichter. **Seeschiffe** tragen bei Tag die Flagge „B" des Internationalen Signalbuches, bei Nacht ein rotes Rundumlicht.

2.4.2 Lagerung von Chemikalien

Lagern bedeutet das für Unbefugte unzugängliche Aufbewahren von Stoffen zur späteren Verwendung. Von Lagergut gehen Gesundheits-, Brand-, Explosions-, Berst- und Umweltgefahren aus. Das **Bereithalten** brennbarer Flüssigkeiten für den Handgebrauch darf

- am Laborplatz höchstens 1 Liter für längstens 24 h,
- in Chemikalienschränken höchstens 15 Liter in Sicherheitsflaschen und Blechkanistern, sowie 5 Liter in Glasgefäßen umfassen.

Behältnisse übersichtlich anordnen, mit Inhaltsbezeichnung und Gefahrensymbolen versehen. Keine Lebensmittel- und Getränkeverpackungen verwenden!

- **Polyethylenflaschen** für Flüssigkeiten, Feststoffe, Alkalien und Flusssäure. Nicht für konzentrierte Salzsäure und Salpetersäure, sowie organische Lösungsmittel.
- **Glasflaschen** für Säuren, organische Lösungsmittel, bedingt für Laugen; nicht für Flusssäure! *Braunglasflaschen* für lichtempfindliche Stoffe, Silber- und Iodverbindungen, CS_2, Ether.

Chemikalien, die heftig miteinander reagieren können, sind **getrennt**, sehr giftige und explosionsgefährliche Stoffe diebstahlsicher **unter Verschluss** aufzubewahren. ▶1

- Unter Verschluss und nicht ins Schullabor gehören: Explosive und instabile Stoffe (Phosphide, Cyanide, Azide, Alkalimetalle, $SnCl_4$); giftige und halogenhaltige Gase (CO, H_2S, Brom, HCN, HF); giftige Metallsalze (Be, As, Sb, Cd, Tl, Hg, Ni); halogenhaltige Lösungsmittel; bedenkliche Stoffe (Kaliumbromat; Chromate, CS_2, Allylchlorid, Allylalkohol, Amino- und Nitroaromaten, α,α-Azoisobutyronitril, Brilliantgrün, Alkaloide, Pestizide, *N*-Phenyl-thioharnstoff)
- Selbstentzündliche und brennbare Stoffe trennen!
- Natrium und Kalium unter Petroleum oder Paraffin
- Weißen Phosphor unter Wasser aufbewahren, Glasgefäß in eine mit Sand gefüllte Blechbüchse stellen.
- Nach dem Sprengstoffgesetz Bleiazid, Ammoniumdichromat, Pikrinsäure und Benzoylperoxid auf 100 g begrenzen.
- Königswasser stets frisch herstellen.

Lösungsmittel, Reizstoffe und brennbare Gase müssen an einem **gut gelüfteten Ort** aufbewahrt werden. Typisch ist ein 10-facher Luftwechsel pro Stunde in entlüfteten Chemikalienschränken. Chemikalien, die gesundheitsschädliche Gase oder Dämpfe abgeben, im Abzug aufbewahren.

Vorprodukte für Drogen (EU 3677/90) und Chemiewaffen (EU 3381/94) keinesfalls weitergeben! Beispiele: Phenylpropanon, Essigsäureanhydrid, Anthranilsäure, Piperidin, Ephedrin, Phenylessigsäure; Säuren, Oxidations-, Reduktion- und Lösungsmittel; Halogenierungsmittel, Fluoride, Katalysatoren.

Die UN-Gefahrgutklassen eignen sich auch als System für die Lagerung von Chemikalien im Gefahrstofflager. S. 96 ▶1

Acetylen	Cl_2, Br_2, F_2, Cu, Ag, Hg
Aktivkohle	$Ca(OCl)_2$, Oxidantien
Alkalimetalle	Wasser, CO_2, CCl_4, Halogene, RX
NH_3	Hg, X_2, $Ca(OCl)_2$, HF
NH_4NO_3	Säuren, Metallpulver, brennbare Flüssigkeiten, Chlorate, Nitrate, Schwefel, Stäube
Anilin	HNO_3, H_2O_2
Benzin	NH_4NO_3, CrO_3, H_2O_2, HNO_3, NaO_2, Halogene
Brom, Chlor	NH_3, Acetylen, Butadien, Butan, CH_4, Propan, H_2, Petroleum, Benzol, Metallpulver
Chlorate	Ammonium, Säuren, Schwefel, Stäube
Chromtrioxid	Essigsäure, Naphthalin, Campher, Glycerin, Petroleumbenzin, Alkohole, brennbare Flüssigkeiten
Cumolhydroperoxid	organische und anorganische Säuren
Cyanide	Säuren
Essigsäure	CrO_3, HNO_3, Alkohole, Ethylenglycol, $HClO_3$, Peroxide, $KMnO_4$
Fluor	nahezu jede Substanz
HF	NH_3 (Gas und Lösung)
Iod	Acetylen, NH_3
$KMnO_4$	Glycerin, Glycol, Benzaldehyd, H_2SO_4
Kupfer	Acetylen, H_2O_2
Natriumperoxid	Methanol, Ethanol, Eisessig, Essigsäureanhydrid, Benzaldehyd, CS_2, Glycerin
Oxalsäure	Ag, Hg
$HClO_4$	Essigsäureanhydrid, Bi, Alkohole, Papier
Phosphor	Schwefel, Chlorat u.a.
Hg	Acetylen, NH_3
HNO_3	Essigsäure, Anilin, CrO_3, HCN, H_2S, brennbare Fluide
H_2SO_4	$KClO_4$, $KClO_3$, $KMnO_4$
H_2S	rauchende HNO_3, oxidierende Gase
Silber	Acetylen, Oxal-, Weinsäure, Ammonium
H_2O_2	Cu, Cr, Fe, Metall(salze), Alkohole, Aceton, Anilin, Nitromethan, brennbare Stoffe

1 Unverträgliche Chemikalien
X = Halogen, R = organ. Rest

1	explosive Stoffe
2A 2B	Druckgase Druckgaspackungen (Spraydosen)
3A 3B	entzündliche Flüssigkeiten brennbare Flüssigkeiten
4.1B 4.3B	entzündbare Feststoffe Stoffe, die in Berührung mit Wasser entzündliche Gase bilden
5.1AB 5.1C 5.2	entzündend wirkende Stoffe (Oxidationsmittel) Ammoniumnitrat u.a. organische Peroxide
6.1A 6.1B 6.2	giftige Stoffe, brennbar giftige Stoffe, n. brennbar infektiöse Stoffe
7	radioaktive Stoffe
8	ätzende Stoffe
10	brennbare Flüssigkeiten (außer 3A, 3B)
11	brennbare Feststoffe
12	nicht brandgefährliche Flüssigkeiten
13	nicht brandgefährliche Feststoffe

1 Lagerklassen (Verband der Chemischen Industrie)

A	halogenfreie organische Lösungsmittel und Lösungen organischer Stoffe
B	halogenhaltige organische Lösungsmittel
C	feste organische Chemikalienrückstände
D	Salzlösungen, pH 6-8, unbedenklich
E	giftige anorganische Rückstände, Schwermetallsalze und ihre Lösungen
F	giftige brennbare Stoffe (außer Lösungsmittel), z. B. Karzinogene
G	Quecksilber[salze]
H	regenerierbare Metallsalze (Recycling)
I	feste anorganische Chemikalienrückstände
K	Glas-, Metall-, Kunststoffabfälle (Recycling)

2 Sammlung von Laborabfällen (nach Merck)

2.4.3 Entsorgung von Chemikalien

Die Entsorgung von Abfällen umfasst das Einsammeln, Befördern, Lagern und Behandeln von Abfällen. Das **Kreislaufwirtschafts- und Abfallgesetz** (KrW/AbfG) regelt die stoffliche oder energetische Verwertung (Recycling, Energiegewinnung) und Endlagerung (Deponie). Abfallvermeidung hat Vorrang!

- Chemische Abfälle werden zum Abtransport als Sondermüll gesammelt, halogenorganische Lösungsmittel wegen Korrosionsgefahr nicht Aluminium- oder Stahlbehälter füllen!
- Nur **ungiftige wasserlösliche Stoffe** dürfen in die Kanalisation gelangen, z. B. Zucker, Aminosäuren, Kalk, verdünnte Salzlösungen, Mineralsäuren und Basen nach Neutralisation, Ethanol. Lösungsmittel und Schwermetalle nicht einleiten!
- Chemikalienreste in Originalflaschen zur Entsorgung geben.
- Filter, Aufsaugmassen, Chromatografieplatten und Säulenfüllungen getrennt sammeln und entsorgen!
- Chromschwefelsäure nicht mehr verwenden. Lösungsmittel nicht mehr über Natrium trocknen.

Inaktivierung reaktiver und giftiger Stoffe

Alkalimetalle im Mehrhalskolben mit Kühler und Rührer in eine Mischung aus Petrolether 40/60 und Ethanol (für Natrium) bzw. Isopropanol (für Kalium) eintragen. Wasserstoff über einen Schlauch am Kühlerausgang in den Abzugskanal ableiten. Die Alkoholatlösung hydrolysieren, neutralisieren, Abfall A. ▶2

Bei Natriumdraht in wasserfreien Lösungsmittelresten direkt Alkohol, Wasser-Alkohol (1:4), dann Wasser zugeben, Abfall D.

$$2\ Na + 2\ (CH_3)_2CHOH \rightarrow 2\ (CH_3)_2CHONa + H_2$$

Aldehyde mit konzentrierter Natriumhydrogensulfitlösung in Bisulfitaddukte überführen; Abfall A (B).

Amine zur Geruchsminderung mit verdünnter Salzsäure oder Schwefelsäure neutralisieren (pH 7), Abfall A.

Azide mit Iod plus Natriumthiosulfat zersetzen; Abfall D.

$$2\ HN_3 + I_2 \rightarrow 2\ HI + 3\ N_2$$

Basen und **Alkoholate** mit Salzsäure neutralisieren; D oder E.

Brom, Iod, Chlorwasser, Hypochlorite, Perchlorate mit wässriger Natriumthiosulfatlösung zu Halogeniden reduzieren. Abzug!

$$Cl_2 + S_2O_3^{2-} + H_2O \rightarrow 2\ HCl + SO_4^{2-} + S$$

Chlor, Chlorwasserstoff, Phosgen wie saure Gase

Carbide in Kleinstmengen nötigenfalls im Freien vorsichtig mit Wasser umsetzen, freigesetzte Kohlenwasserstoffe verbrennen.

Chrom(III), Chromat(VI), Dichromat, Chromsäure: Abfall E. Chromate mit der doppelten Masse Hydrogensulfitlösung zu Chrom(III) reduzieren (pH 2–3, ca. 2 h).

Chromatografierückstände auswaschen, absaugen und trocknen, Abfall I. DC-Träger und Säulen: Abfall K

Cyanide (NaCN, KCN, HCN) in wässriger Lösung bei pH 10-11 mit einem Überschuss von 2-5 mL 30 % H_2O_2 je g KCN zu Cyanat oxidieren. Bei pH 8–9 das Cyanat weiter oxidieren. Einige Tropfen gesättigte $CuSO_4$-Lösung als Katalysator. Abzug! Nach 2 h Abfall D.

$2\,KCN + 5\,H_2O_2 \rightarrow 2\,KOH + 4\,H_2O + N_2 + 2\,CO_2$

Nitrile RCN, Acetonitril und Acrylnitril wie Reduktionsmittel

Isocyanate RNCO mit Ethanol und halbkonzentrierter Ammoniaklösung (1 : 1) verrühren.

Explosionsgefährliche Stoffe: Nicht als Abfall aufbewahren, vorsichtig in kleinsten Portionen im Freien verbrennen. Pikrinsäure, Peroxide, Ammoniumdichromat, Azodiisobutansäurenitril durch 30 % Wasserzusatz phlegmatisieren.

Fluoride, Flusssäure, Oxalate mit Calciumhydroxid zu Calciumfluorid umsetzen. Abzug! Niederschlag: I; Filtrat: D (E).

Hydride: Alkali**borhydride** mit Methanol zersetzen im Dreihalskolben mit Rührer, Kühler und Tropftrichter. (Erd)alkali**amide**, -hydride, Organoaluminium- und Organozinn**hydride** in Ether suspendieren, mit 2-Propanol versetzen. Wasserstoff ableiten. Mit Wasser hydrolysieren, neutralisieren, Abfall D (E).

$NaBH_4 + 4\,CH_3OH \rightarrow NaB(OCH_3)_4 + 4\,H_2$

$LiH + (CH_3)_2CHOH \rightarrow (CH_3)_2CHOLi + H_2$

Lithiumaluminiumhydrid mit Ether aufschlämmen; mit Ethylacetat (1 : 4) im verwendeten Ether unter Schutzgas umsetzen; A.

$LiAlH_4 + 2\,CH_3COOEt + 4\,H_2O \rightarrow 4\,EtOH + LiOH + Al(OH)_3$

Hydraziniumsalze: F; oder mit 30 % H_2O_2 oxidieren, dann D.

Nitrit: D; oder mit NH_3 oder Amidosulfonsäure zu N_2 reduzieren.

Kohlenstoffdisulfid: F; nötigenfalls im Freien verdunsten lassen.

Lösungsmittelreste: A, B; nötigenfalls im Freien abbrennen.

Metallorganyle in 1-Butanol eintropfen. Nach Beendigung der Gasentwicklung rühren (1 h) und viel Wasser zugeben; A und D. Aluminiumalkyle unter Schutzgas mit Petroleumbenzin verdünnen; mit Octanol umsetzen, dann Wasser zutropfen. Abfall E.

$AlR_3 + 3\,R'OH \rightarrow Al(OH)_3 + 3\,RR'$

Alkyllithium unter Argon oder Stickstoff langsam mit Isopropanol umsetzen. Alkoholat mit Wasser hydrolysieren.

***Raney*-Nickel** in wässriger Salzsäure auflösen; Abfall E. *Raney*-Nickel auf Filterpapier neigt an Luft zur Selbstentzündung!

Peroxide: a) Anorganische in saurer Natriumthiosulfatlösung reduzieren; Abfall D. b) Organische mit Wasser oder Lösungsmittel auf < 10 % verdünnen; in $FeCl_3$-Lösung eintropfen, bis Peroxid-Test negativ; Abfall D.

Phosphor, weiß: 1. Spuren mit $KMnO_4$-Lösung zu Phosphat und Mn(II) umsetzen; insbesondere an Glaswandungen. Metallgeräte ausglühen, Papier verbrennen. 2. Kleinstmengen im Freien mit Ethanol entzünden. 3. Im Mehrhalskolben unter Inertgas vorlegen und im darüber geleiteten Luftstrom verbrennen. Oxide in einer wässrigen, alkalischen Vorlage neutralisieren.

Phosphor, rot: Abfall I.

Phosphide in Kleinstmengen mit Wasser im Freien zu Phosphin umsetzen.

xx	**Herkunftsbranche**
01	Bergwerke/Bodenschätze
02	Land-und Forstwirtschaft, Gartenbau, Teichwirtschaft, Nahrungsmittelverarbeitung
03	Holz- und Möbelindustrie
04	Leder-, Pelz-, Textilindustrie
05	Erdölraffination, Erdgasreinigung, Kohlepyrolyse
06	anorganisch-chemische Prozesse
07	organisch-chemische Prozesse
08	Farben, Lacke, Email, Klebstoffe, Dichtmassen, Druckfarben (Herstellung, Zubereitung, Vertrieb, Anwendung)
09	Fotografische Industrie
10	Thermische Prozesse
11	chemische Oberfächenbearbeitung und Werkstoffbeschichtung
12	mechanische Formgebung und Oberflächenbearbeitung
13	Ölabfälle (außer Speiseöl und Nr. 05, 12, 19)
14	organische Lösungsmittel, Kühlmittel, Treibgase (außer Nr. 07 und 08)
15	Verpackungsabfall, Wischtücher, Filter, Schutzkleidung
16	Sonstige Abfälle
17	Bau- und Abbruchabfälle
18	ärztliche Versorgung und Forschung (ohne Küchenabfälle)
19	Abfallbehandlungsanlagen, Wasseraufbereitung
20	Siedlungsabfälle (Haus- und Gewerbemüll)
yy	**Entstehungsprozess** 99 =unbekannt
zz	**Abfallbezeichnung** 99 = unbekannt

Beispiel:

04 0104 chromhaltige Gerblösung aus der Leder- und Pelzindustrie.

1 Europäische Abfallschlüsselnummer xx yy zz

Phosphor(III)-Verbindungen im Abzug in 100 ml eisgekühlte 5%ige Natriumhypochloritlösung mit 5 ml 50%iger Natronlauge eintropfen (pro g P); mit $Ca(OH)_2$ Phosphate fällen.

Phosphate mit Calciumhydroxid fällen (I); Lösung in Abfall D.

Phosphorchloride: ▶Säurechloride

Organische Reagentien: flüssig A, B; fest C.

Oxidationsmittel: Feste Chlorate, Peroxide, $KMnO_4$ getrennt sammeln; evtl. anfeuchten; Feststoffabfall I. ▶Azid, Brom, Nitrit, Peroxide

Quecksilber(verbindungen) mit Chemizorb aufnehmen; G.

Radioaktive Abfälle zur Landessammelstelle

Reduktionsmittel, z. B. Sulfide, Sulfite, Thiole, Nitrile, Isonitrile, mit < 15%iger wässriger Natriumhypochloritlösung über Nacht oxidieren. Abzug! Überschüssiges Oxidationsmittel mit Natriumthiosulfat zerstören; organische Phase A, wässrige Phase D (E).

Säuren in Eiswasser hydrolysieren; mit Natronlauge neutralisieren; Abfall D. **Oleum** erst in eisgekühlte 40 %ige Schwefelsäure geben. **Organische Säuren** und Salze, flüssig oder gelöst, in Abfall A. Oder mit $NaHCO_3$ oder NaOH neutralisieren (D). Aromatische Carbonsäuren mit Salzsäure fällen und absaugen (C, Filtrat D).

Saure Gase (z. B. HBr, Cl_2, HCl, HI, $COCl_2$, SO_2) über eine grobe Fritte unter Rühren in 20%ige Natronlauge einleiten. Kühlen! Abfall D. Chlor disproportioniert zu Chlorid und Hypochlorit.

Alkylsulfate, z. B. Dimethyl- und Diethylsulfat, in Abfall F. Zur Deaktivierung in gerührte, eisgekühlte konzentrierte Ammoniaklösung tropfen. Abzug! Nach Neutralisation in Abfall D.

$$(RO)_2SO_2 + 2\ NH_4OH \rightarrow 2\ ROH + (NH_4)_2SO_4$$

Säurechloride und Säureanhydride (z. B. $SOCl_2$, PCl_5, $POCl_3$, $ClSO_3H$, Acetanhydrid) unter Eiskühlung in 10%ige Natronlauge eintragen, Abfall B. Organische **Säurehalogenide, -anhydride-, -isocyanate** tropfenweise in einen Überschuss Methanol geben, um Methylester bzw. Methylcarbamate zu bilden. Mit Natronlauge neutralisieren; Abfall A.

$$RCOX + CH_3OH \rightarrow RCOCH_3 + HX$$

Schwermetallsalze (ohne Chromat und Hg): Zur Volumenminderung Behälter E mit Kalkmilch oder Natronlauge auf ca. pH 8 einstellen; nach einigen Tagen Hydroxidniederschlag zu E, neutralisierte Flüssigkeit in Abfall D.

Selenverbindungen: Oxidation mit konz. Salpetersäure; Fällen von Selen mit $NaHSO_3$-Lösung. Entsorgung in Abfall H.

Thalliumsalze: Giftig! Rückgewinnung von Tl_2O_3 durch Fällung mit Natronlauge; dann H.

Trockenmittel im Exsikkator über Wasser befeuchten, dann in Wasser eintragen. Mit Natronlauge neutralisieren, Trägermaterial abfiltrieren. Wässrige Lösung ins Abwasser geben.

2.5 Übungsaufgaben

1. Auf welcher gesetzlichen Kette werden internationale **Chemieabkommen** in deutsches Recht umgesetzt? Geben Sie Beispiele.
2. Was sind SVHC und die ECHA-Liste?
3. Welchen Vorteil bringt das **GHS-System** für die Einstufung einer giftigen Chemikalie mit LD_{50}(oral) = 257 mg/kg?
4. Welche Änderungen bringt das GHS-System für den Arbeitsschutz gegenüber dem früheren EU-System?
5. Was besagen **H- und P-Sätze**?
6. Wodurch können giftige Stoffe gefährlich werden?
7. An welcher Kennzeichnung erkennen Sie einen krebserzeugenden Stoff?
8. Vergleichen Sie ätzende und reizende Stoffe.
9. Was ist mit Einführung des Global Harmonisierten Systems zu tun? (ja/nein)
   a) Daten für Neueinstufung besorgen
   b) Wechsel des Lieferanten
   c) neue Betriebsanweisungen
   d) neue Sicherheitsdatenblätter
   e) neue Etiketten
   f) Mitteilung an Kreisverwaltungsbehörde
   g) neues Gefahrstoffverzeichnis
   h) neue Gefährdungsbeurteilungen
   i) neue Labortüren
   j) Erklärung von Umstufungen bei der Sicherheitsbelehrung
   k) neue Zuordnung bei der Lagerung
   l) Genehmigung des Laborbetriebs einholen

10. Was sind explosionsgefährliche Stoffe?
11. Beurteilen Sie die **akute Toxizität** von Natriumchlorid, Methanol, Ammoniumchlorid und Kaliumdichromat.
12. Welche **GHS-Einstufung** ist für das folgende wässrige Gemisch vorzunehmen?
    a) Flammpunkt 78 °C
    b) pH 5,5; greift Aluminiumoberflächen an.
    c) Enthält keine Peroxide und ist stabil.
    d) Wie ist die akute Toxizität einzustufen? Enthält 75 % Wasser, 1,5 % A (Acute Tox. 3), 2,0 % B (LD_{50} oral > 2000 mg/kg), 3,5 % C (unbekannt), 18 % D (LD_{50} oral = 1200 mg/kg).
    e) Wie ist die dermale Toxizität einzustufen?
    f) Handelt es sich um ein Inhalationsgift?
    g) Ist das Gemisch ätzend mit 2 % B (Skin Corr. 1B, H315)?
    h) Wird ein Augenschutz benötigt? Enthalten sind 1,5 % A und 2,0 % B (Eye Dam. 1, H318), 3,5 % C (Eye Irrit. 2, H319).
    i) Gibt es weitere Gesundheitsgefahren für die Komponente 2,0 % B (Resp. Sens. 1, H334)?
    k) Besteht eine akute Umweltgefahr?
    1,5 % A: EC_{50} (48 h, Daphnia) = 2,8 mg/L
    3,5 % C: EC_{50} (48 h, Daphnia) = 0,03 mg/L
    75 % Wasser, Rest: unlösliche Feststoffe
    l) Besteht eine chronische Umweltgefahr?
    1,5 % A: Aquatic Chronic 2, H411;
    3,5 % C: Aquatic Acute 1, H400;
    18 % D: Aquatic Chronic 3, H412
    m) Welche Piktogramme müssen insgesamt das Produkt kennzeichnen?
    n) Welches Signalwort ist anzugeben?
13. Welche **Gefahr** bergen folgende Stoffe?
    a) Benzol – b) Ethylenoxid
    c) Dimethylformamid – d) Melamin
    e) Phthalsäureanhydrid – f) Wo gibt es Informationen für die Einstufung?
14. Welche Gefahr bergen folgende Versuche?
    a) Mischen von Kaliumchlorat und Phosphor
    b) Destillation von Ethern
    c) Einleiten von Acetylen in Silbernitratlösung
    d) Erhitzen von Phosphor und Schwefel
    e) Entsorgen von Natrium in Wasser
    f) Salzsäure wirkt auf Kaliumpermanganat ein
    g) Schwefelsäure wirkt auf Natriumcyanid ein
15. Erstellen Sie eine **Betriebsanweisung** für Natriumcarbonat, das in Mengen von höchstens 1 kg zur Neutralisation von Säuren eingesetzt wird und bei der Reaktion im geschlossenen Reaktor CO_2 freisetzt.
16. Verbessern Sie folgende Anweisungen:
    a) „Atemschutz verwenden"
    b) „Arbeitsplatz gut lüften"
    c) „Ausreichend spülen"
17. Sulfuryldifluorid SO_2F_2 wird als Begasungsmittel gegen Holzwürmer eingesetzt. Was bedeutet: a) **MAK**: 21 mg/m³
    b) LC_{50} inhalativ (Ratte): sehr giftig
18. Im 180 m³ großen Labor fällt ein Kolben mit 75 ml Dichlorethan (Dichte 1,18 g · cm^{-3}) auf den Boden. Wird der Arbeitsplatzgrenzwert von 410 mg · m^{-3} (ÜF 2) überschritten?
19. Wieviel Formaldehyd darf in einem Raum von 10 m Länge, 5 m Breite und 4 m Höhe verdampfen, bis der Arbeitsplatzgrenzwert von 0,3 mL · m^{-3} überschritten wird?
20. Was besagt ein **BAT**-Wert für Kohlenmonoxid von „5 % CO-Hb B b"?
21. Was bedeutet der Begriff „biologisch wirksame Dosis (Target Dose)"?
22. Was besagt der Human-**Biomonitoring**-Wert I/II für Blei von 150 µl/L und 250 µg/L?
23. a) Welche körpereigenen Moleküle eignen sich für das biochemische Effekt-Monitoring? b) Wie kann man die Belastung eines Arbeiters mit Ethylenoxid durch Biochemisches Effekt-Monitoring verfolgen?
24. Welche Methoden eignen sich für das biologische Effekt-Monitoring?
25. Eisenwolle kann man durch Berührung mit einer 9-V-Blockbatterie entzünden. Wie ist das möglich?
26. Wie löschen Sie a) einen Brand von Alkalimetallen, Lithiumaluminiumhydrid, Silanen; b) einen kleinen oder c) einen großen Brand von Holz und Papier; d) einen brennenden Kanister mit Ethanol oder Benzin?
27. Was passiert, wenn trockenes Glycerin auf Kaliumpermanganat tropft?
28. Was befindet sich in einer **Gasflasche** mit den folgenden Farben a) weißer Kopf/Flasche blau, b) rot, c) Kopf schwarz/Flasche grün, d) grüner Kopf/Flasche grau, e) grau?
29. Wie sammeln und entsorgen Sie a) organische, b) anorganische Laborabfälle? Welcher Abfallschlüssel gilt?
30. Wie inaktivieren Sie kleine Reste von Kaliumdichromat?
31. Was besagen die orangefarbenen Hinweisschilder an Gefahrguttransporten?

3 Erstickende, reizende und ätzende Stoffe: Gase, Dämpfe, Säuren und Basen

Atemgifte und **Lösungsmitteldämpfe** verursachen bei Inhalation oder Hautkontakt akute Vergiftungen. Kanzerogene Stoffe sind in Kapitel 4 und Nervengifte in Kapitel 5 zusammengestellt.

3.1 Lokal reizende Gase

Gabe	Verfügbarkeit
intravenös (i.v.)	vollständig
inhalativ (Gase, Dämpfe)	vollständig (Gleichgewicht)
in die Bauchhöhle (i.p.)	vollständig (je nach Löslichkeit verzögert)
intramuskulär (i.m.)	
unter die Haut (s.c.)	
inhalativ (Aerosole)	variabel (Depoteffekt)
oral	
dermal	

1 Anflutungsgeschwindigkeit

3.1.1 Toxikokinetik von Atemgiften

Ein Erwachsener atmet in völliger Ruhe etwa 7 Liter Luft pro Minute. Inhalierte Gase werden sehr schnell bioverfügbar. ▶1

- **Wasserlösliche Gase** reizen die Schleimhäute von Augen, Rachen und Luftröhre, verätzen die oberen Atemwege und lösen chronische Entzündungen aus; z. B. Ammoniak (NH_3), Chlorwasserstoff (HCl) und Formaldehyd (HCHO). ▶2
- Bei **wenig wasserlöslichen Gasen** überwiegen Hustenreiz, Schleimabsonderung und Bronchospasmen; z. B. bei Stickstoffoxiden (NO_x), Phosgen ($COCl_2$), Fluorwasserstoff (HF), Benzindämpfen und Ozon (O_3).

Nach einer Latenzzeit von mehreren Stunden kann das **toxische Lungenödem** („Wasserlunge") auftreten und bis zum Erstickungstod in der schäumenden Lungenflüssigkeit führen. ▶3, S. 101 ▶1

Spätfolge einer Gasvergiftung kann eine *Bonchiolitis obliterans* (Atemwegsverschluss) sein.

Schlecht lösliche **Aerosole** treten gering ins Blut über und werden durch Schleimzellen entfernt (Selbstreinigung der Bronchien, mucoziliäre Clearance).

Wasserlösliche Gase reizen vorrangig die Schleimhäute; lipophile Gase schädigen die Lunge.

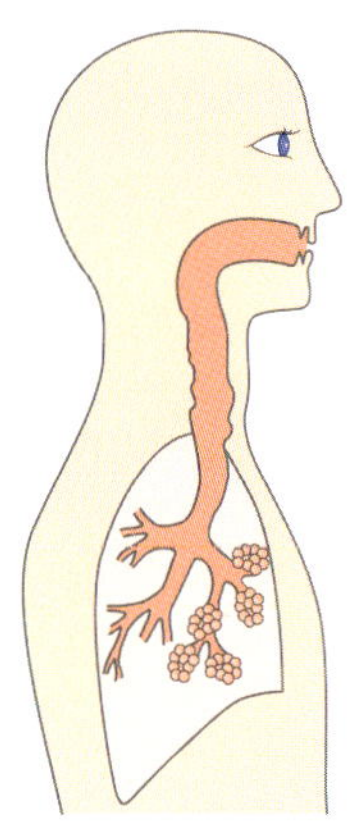

← hydrophil … lipophil →

Angriffsort	Stoff
Auge Kehlkopf Luftröhre	NH_3 HCl HCHO S_2Cl_2 Acrolein F_2
Bronchien Bronchiolen	SO_2 Cl_2, Br_2 RCOCl Isocyanate
Bronchiolen Alveolen Kapillaren	O_3 NO_2 $COCl_2$ CdO

2 Angriffsorte von Atemgiften

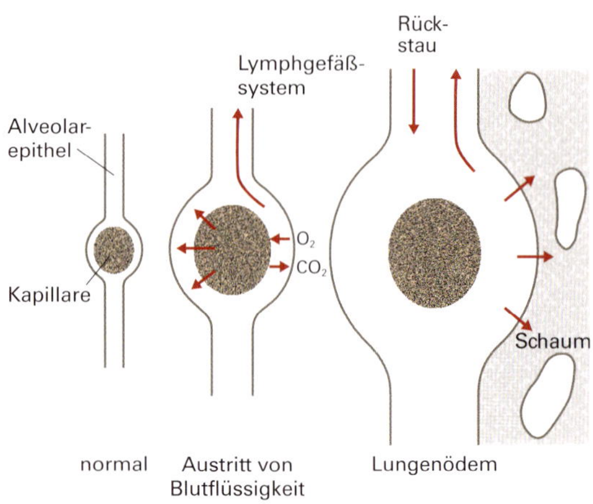

3 Toxisches Lungenödem

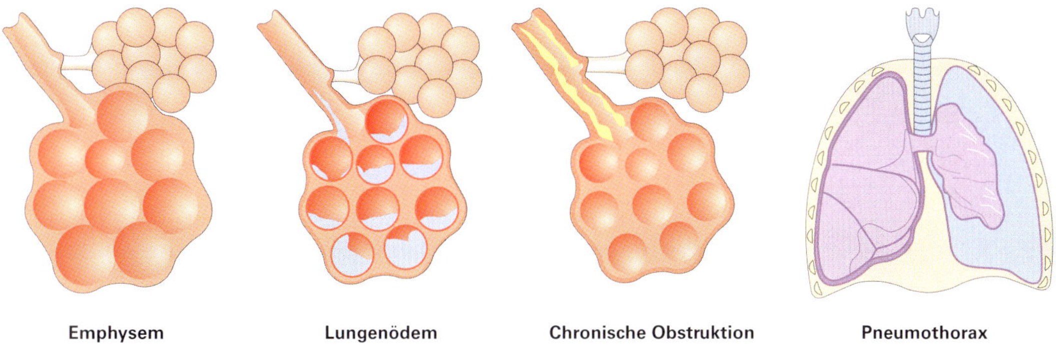

1 **Lungenkrankheiten**

Die physikalisch-chemischen Stoffeigenschaften bestimmen die Verteilung von Giften im Körper. ▶2

- Polare, **wasserlösliche** (hydrophile) Stoffe werden kaum aktiv aus dem Magen-Darm-Trakt resorbiert. Sie diffundieren passiv wie Wasser in die Blutbahn und werden rasch über die Nieren und mit dem Urin ausgeschieden. Weil sie die Lipidmembranen der Zellen praktisch nicht durchdringen, verbleiben sie im Raum zwischen den Zellen (Extrazellulärraum).
- Unpolare, **wasserunlösliche** (hydrophobe), fettlösliche (lipophile) Verbindungen werden im Magen-Darm-Trakt gut resorbiert. Sie dringen durch die Zellmembranen ins Innere der Zellen vor und reichern sich bevorzugt im Fettgewebe an. Lipophile Verbindungen überwinden sogar die Blut-Hirn-Schranke und Plazentaschranke (zwischen Mutterblut und Embryoblut).

> Wasserlösliche Stoffe sammeln sich in Blut und Zellzwischenräumen. Lipophile Verbindungen überwinden Zellmembranen, Blut-Hirn-Schranke und Plazentaschranke.

Lipophile Substanzen haben einen großen **Verteilungskoeffizient**; das bedeutet: sie verteilen sich in einem Gemisch von Wasser und Octanol vorzugsweise in der weniger polaren Octanolphase. ▶Kap. 1.2.3

Ein hoher **Dissoziationsgrad** begünstigt die Wasserlöslichkeit, indem hydrophile Substanzen in Ionen zerfallen $AB \rightarrow A^+ + B^-$. Lipophile Stoffe ziehen hingegen den ungeladenen Zustand vor. Das Ausmaß der Dissoziation hängt vom pH-Wert der umgebenden wässrigen Lösung bzw. des Blutes ab.

Lipophile Moleküle dringen mit ihren typisch langen Kohlenwasserstoffresten in die Lipidschicht von Membranen ein, während die polaren funktionellen Gruppen (wie COOH, OH, NH_2) in den Extrazellulärraum ragen. Durch diese **Grenzflächenaktivität** verändern sie die räumliche Struktur (Konformation) und Durchlässigkeit der Zellmembran.

Damit sich lipophile Substanzen nicht beliebig im Fettgewebe anreichern, werden sie in der Leber in wasserlösliche Stoffe umgewandelt (Metabolisierung). ▶3

Eigenschaft	polar-hydrophil	unpolar-lipophil
Löslichkeit	groß	klein
Verteilungskoeffizient	klein (eher in Wasser)	groß (eher in Octanol)
Dissoziationsgrad	groß (eher ionisch)	klein (eher ungeladen)
Oberflächenaktivität	gering (nicht benetzend)	groß, (Netzmittel)

2 **Physikalisch-chemische Stoffeigenschaften**

Aufnahme
Lunge (inhalativ),
Haut (dermal),
Magen-Darm-Trakt (oral)

Resorption
(Aufnahme in die Blutbahn)

Verteilung und Entgiftung
1. Blutplasma →
Leber (Biotransformation)
2. Fettgewebe,
andere Zielorgane

Ausscheidung
a) Blut → Niere → Urin
b) Blut → Leber → Gallenflüssigkeit → Magen/Darm → Stuhl

3 **Gasvergiftung**

3.1.2 Halogene und Halogenide

1 Kennzeichnung von Fluor

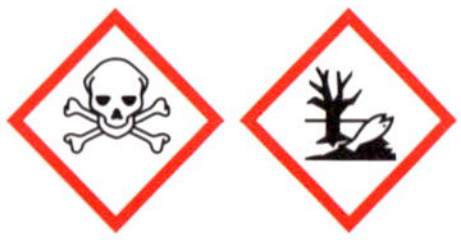

2 Kennzeichnung von Chlor

Fluor (F_2) ist das aggressivste Nichtmetall, kommt in freier Form aber praktisch nicht vor. Das sehr giftige Gas löst schmerzhafte Entzündungen aus. Die letale Konzentration LC_{50} beträgt 185 mL · m^{-3} (1 h). ▶1, S. 104 Tabelle ▶A

Das giftige **Chlor** (Cl_2) entsteht durch Einwirkung von Salzsäure auf Oxidationsmittel (Hypochlorite, Chlorkalk, Mangandioxid, Dichromat) oder bei der Verbrennung von Chlorwasserstoff.

$$CaCl(OCl) + 2\,HCl \rightarrow Cl_2 + CaCl_2 + H_2O$$

$$MnO_2 + 4\,HCl \rightarrow Cl_2 + MnCl_2 + 2\,H_2O$$

$$Cr_2O_7^{2-} + 14\,H^+ + 6\,Cl^- \rightarrow 3\,Cl_2 + 2\,Cr^{3+} + 7\,H_2O$$

$$4\,HCl + O_2 \rightarrow 2\,Cl_2 + 2\,H_2O$$

Chlor wirkt auf die meisten Materialien korrosiv und bleicht Farbstoffe aus (▶2). Zur Entsorgung werden Chlor, Chlorwasserstoff und Phosgen in verdünnte Natronlauge eingeleitet. Chlorgas zerfällt dabei in Chlorid und Hypochlorit; letzteres kann mit Thiosulfat zu Chlorid reduziert werden.

$$Cl_2 + 2\,OH^- \rightarrow OCl^- + Cl^- + H_2O$$

$$S_2O_3^{2-} + 4\,OCl^- + H_2O \rightarrow 4\,Cl^- + 2\,SO_4^{2-} + 2\,H^+$$

Die instabilen **Chloroxide** neigen zum explosiven Zerfall. In wässriger Lösung bilden sie Chlorsäuren. ▶3

Brom (Br_2) ist eine rotbraune, stechend riechende Flüssigkeit, die schmerzhafte Wunden auf der Haut verursacht. Zur Vernichtung wird mit Thiosulfat-Lösung zu Bromid reduziert.

$$4\,Br_2 + S_2O_3^{2-} + 5\,H_2O \rightarrow 8\,Br^- + 2\,SO_4^{2-} + 10\,H^+$$

Natronlauge macht Cl_2, SO_2, HCl und $COCl_2$ unschädlich. Thiosulfat zerstört Br_2 und OCl^-.

Iod

Iod (I_2) besteht aus schwarzgrauen, metallisch glänzenden Schuppen, die in Wasser wenig, in Ethanol und vielen organischen Lösungsmitteln gut löslich sind. Die Dämpfe sind gesundheitsschädlich. Iod kommt in Desinfektions- und Röntgenkontrastmitteln vor. Gebundenes Iod findet sich in Meeresfrüchten, iodiertem Salz, Molkereiprodukten, im Trinkwasser und den Schilddrüsenhormonen Thyroxin (T_4) und Triiodthyronin (T_3). Radioaktives Iod (^{125}I, ^{131}I) unterstützt die Diagnose und Therapie der Schilddrüsenüberfunktion. Weil sich Iod leicht in iodidhaltiger Lösung löst, dient Kaliumtriiodlösung (KI_3) zur iodometrischen Titration und Iodbromid (IBr) in Eisessig zur Bestimmung der Iodzahl von Fetten und Ölen.

Iodmangel führt zu Schilddrüsenunterfunktion (Hypothyreose), Kropf (Struma), in schweren Fällen zu Kretinismus und Taubstummheit, beim Ungeborenen zu Störungen von Wachstum und Gehirnentwicklung. Ein Überangebot (> 2 mg/Tag) kann ein Myxödem auslösen. Empfohlene Tagesdosis: 0,2 mg/d.

Chloroxide	
Dichloroxid	Cl_2O
Chlordioxid	ClO_2
Dichlorhexaoxid	Cl_2O_6
Dichlorheptaoxid	Cl_2O_7
Chlorsäuren	
Hypochlorige Säure	$HClO$
Chlorige Säure	$HClO_2$
Chlorsäure	$HClO_3$
Perchlorsäure	$HClO_4$
Säurechloride	
Phosgen	$COCl_2$
Chlorsulfonsäure	$Cl\text{-}SO_2OH$
Sulfurylchlorid	SO_2Cl_2
Thionylchlorid	$SOCl_2$
Nitrosylchlorid	$NOCl$
Chromylchlorid	CrO_2Cl_2
Nichtmetallchloride	
Stickstofftrichlorid	NCl_3
Phosphortrichlorid	PCl_3
Phosphorpentachlorid	PCl_5
Dischwefeldichlorid	S_2Cl_2
Schwefeltetrachlorid	SCl_4

3 Chlorhaltige Gase, Dämpfe und Säuren

Alkylierte **Triiodbenzole** und iodierte Stearinsäureester werden als **Röntgenkontrastmittel** für Hohlräume und Gefäße (außer Magen-Darm-Trakt) eingesetzt. Weil Kontrastmittel in hyperosmolarer Konzentration verabreicht werden müssen, sind ungeladene und dimere Substanzen vorteilhaft. Hydrophile Stoffe residieren eher am Ort der Anwendung, während hydrophobe Substanzen sich auf Leber und Gallenwege verteilen. ▶1

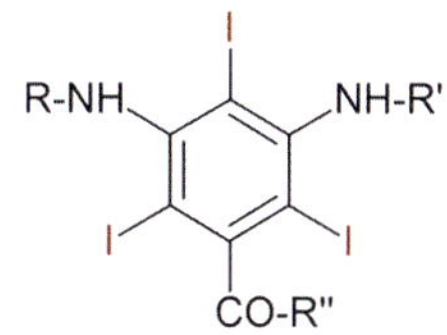

1 **Röntgenkontrastmittel**

Halogenwasserstoffe

Chlorwasserstoff (HCl) und **Bromwasserstoff** (HBr) sind stark korrosive, farblose, unbrennbare Gase, die beim Einleiten in Wasser Salzsäure bzw. Bromwasserstoffsäure bilden. Sie entstehen durch Einwirkung von Säuren auf Halogenide. ▶2

$NH_4Cl + H_2SO_4 \rightarrow HCl + (NH_4)HSO_4$

$KBr + H_3PO_4 \rightarrow HBr + KH_2PO_4$

2 **Kennzeichnung von Chlorwasserstoffgas**

Konzentrierte Schwefelsäure treibt beim Erhitzen aus Bromiden und Iodiden Brom bzw. Iod aus. Die nicht oxidierende Phosphorsäure setzt hingegen HBr bzw. **Iodwasserstoff** HI frei. Die Entgiftung erfolgt durch Einleiten in Natronlauge.

Chlorid (Cl^-) ist Bestandteil der Magensäure, sowie Gegenion für Natrium außerhalb der Zelle und ist beteiligt am Säure-Base-Gleichgewicht und Elektrolythaushalt (▶3). Käse, Wurst, Brot, Mehl, Eier, Fisch und Milch sind reich an Chlorid (1000–14 000 mg/kg).

- Hyperchloridämie (> 105 mmol/L Blut) tritt bei Nierenerkrankungen und Anreicherung in Erythrozyten auf.
- Hypochloridämie (< 95 mmol/L Serum) kommt vor bei schwerer Azidose, Urämie, Pneumonie, starkem Erbrechen, Austrocknung, Durchfall, Verengung des Magenausgangs.

Ion	Blutplasma	Interstitiell	Intrazellulär
	mmol/L		mmol/kg
Na^+	142	144	10
K^+	4	4	150
Ca^{2+}	2,5	1,25	1
Mg^{2+}	1,5	0,75	13
Cl^-	103	114	3
HPO_4^{2-}	1	1	50
SO_4^{2-}	0,5	0,5	10

3 **Normwerte**

Säurechloride

Von der Kohlensäure leitet sich das Giftgas **Phosgen** ($COCl_2$, Carbonyldichlorid) ab, das trotz seines Namens keinen Phosphor enthält. ▶4

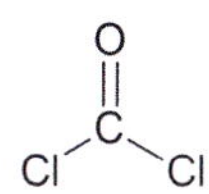

4 **Phosgen**

Durch Umsetzung von HCl mit SO_3 entsteht **Chlorsulfonsäure** ($Cl\text{-}SO_2OH$), in der eine OH-Gruppe der Schwefelsäure durch Cl ersetzt ist. **Sulfurylchlorid** (SO_2Cl_2), **Thionylchlorid** ($SOCl_2$), **Nitrosylchlorid** (NOCl) und **Chromylchlorid** (CrO_2Cl_2) sind an der Luft rauchende, wasserempfindliche Flüssigkeiten. ▶5–6

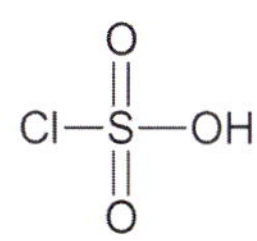

5 **Chlorsulfonsäure**

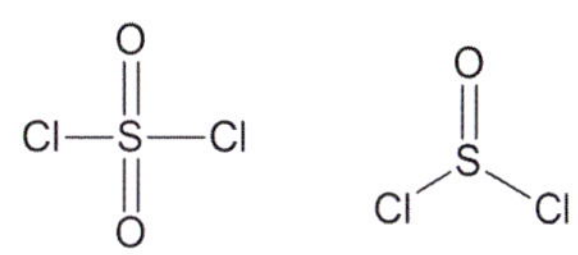

6 **Sulfuryl- und Thionylchlorid**

3.1.3 Ammoniak

Ammoniak (NH_3) ist ein giftiges, ätzendes, korrosives, wasserlösliches Gas, das mit oxidierenden Gasen explosive Gemische bildet. Es entsteht in Vulkanen, bei der Fäulnis von Eiweiß und durch Einwirkung von Laugen auf Ammoniumverbindungen.

$NH_4Cl + KOH \rightarrow NH_3 + KCl + H_2O$

$2\,NH_4Cl + Ca(OH)_2 \rightarrow 2\,NH_3 + CaCl_2 + 2\,H_2O$

Nitrit macht Ammoniak unschädlich (zu Stickstoff).

Gas	Symptomatik	Erste Hilfe und Therapie
Phosgen Carbonyldichlorid $COCl_2$	Giftig! Husten, Tränenreiz, Beklemmung, Übelkeit, Lungenödem, Erstickungsgefahr, Herzschwäche, Tod Vorkommen: Geruch nach faulem Obst. Diisocyanatsynthese (für Polyurethane). Entsteht bei der thermischen Zersetzung von Chlorkohlenwasserstoffen und beim Schweißen.	Frischluft, ruhig lagern, warm halten. Atemschutz für Helfer!
Halogene Fluor F_2 Chlor Cl_2 Brom Br_2	Inhalation: Verätzung der Atemwege und Augenbindehaut, Laryngospasmus (Kehlkopfkrampf), Brennen, Blasenbildung (bei Brom), Hustenreiz, Kurzatmigkeit, Erstickungsanfälle, Lungenödem, Zyanose (Blaufärbung durch Sauerstoffmangel) Verschlucken: Verätzung von Mund, Rachen, Magen-Darm-Trakt, Ulzerationen und Perforationen (Geschwüre, Durchbrüche), Leibschmerzen, Tachykardie (Herzrasen), Erschöpfungszustand, Kreislaufkollaps	Inhalation: Sauerstoff! Augendusche! Haut mit Wasser und Seife waschen; bei Brom mit 3%iger Natriumthiosulfatlösung. Ferner Ethanoldämpfe inhalieren. Verschlucken: Erbrechen, Magenspülung, Schocktherapie
Iod I_2	Haut und Schleimhautreizung mit brennenden Schmerzen, Husten, „Iodschnupfen" Verschlucken: Braunfärbung der Mundschleimhaut, Magen-Darm-Beschwerden, Glottisödem (Kehlkopf), Erbrechen, Leibschmerzen, Durchfall, Schock, Nephritis (Nierenentzündung), Kreislaufkollaps	Augendusche! Abwaschen mit Wasser und Seife. Verschlucken: Milch trinken (hier Ausnahme!). Magenspülung, Flüssigkeits- und Elektrolytersatz, Schockbehandlung
Halogenwasserstoffe Chlorwasserstoff HCl Fluorwasserstoff HF	starke Haut- und Schleimhautreizung, Atemnot. Später starke Schmerzen und schlecht heilende Geschwüre (bei HF), Lungenödem möglich (vgl. nitrose Gase).	Frischluft, Kleidung wechseln; ruhiglegen, wärmen, abwaschen, nicht erbrechen! Umspritzen bzw. Gabe von 1%iger Calciumgluconatlösung (bei HF): $Ca^{2+} + 2\,F^- \rightarrow CaF_2$
Halogenketone und **-carbonsäuren** Chloraceton, Bromaceton, Bromessigester, Bromacetophenon u. a.	Augenreizung, Tränenfluss, Lidkrampf	Augendusche (Wasser, 3% $NaHCO_3$, Kamillenaufguss). Haut abwaschen. Frischluft! Glucocorticoidspray. Bei Atemnot: Sauerstoff. Arzt aufsuchen!

A Toxikologie wichtiger halogenhaltiger Lungenreizstoffe
Detallierte Erste-Hilfe-Maßnahmen siehe GESTIS-Stoffdatenbank
(IFA Institut für Arbeitsschutz der Deutschen Gesetzlichen Unfallversicherung)

Gas	Symptomatik	Erste Hilfe und Therapie
Ammoniak und Ammoniakwasser NH_3	Ätzend auf Haut und Schleimhäute, Husten, Erstickungsgefühl, Leibschmerzen, Kapillarlähmung, Kreislaufkollaps Nach Verschlucken: Magenkrämpfe, blutige Durchfälle, Koliken	Benetzte Kleidung entfernen, Augendusche, Abwaschen, Druckbeatmung, Corticosteroidspray, Sauerstoff. Sofort zum Arzt. Magenspülung Normalwert: 12–55 µmol/L (Serum)
Stickstoffoxide nitrose Gase NO NO_2 N_2O_4	Hustenreiz, Atemnot, Lungenödem (Erstickungsanfälle); später Bronchitis, Pneumonie (Lungenentzündung) Vorkommen: Lichtbogen- und Elektroschweißen, Verbrennungsmotorabgase; Freisetzung aus Sprengstoffen und Agrarabfällen, Einwirkung von Salpetersäure auf Metalle, Holz und Gewebe; im Tabakrauch Bildung von Nitrosonornicotin.	Reinsauerstoff, Bettruhe, warm halten. Atemschutz des Helfers! Cortison (inhal., i.v.) gegen Lungenödem.
Ozon O_3	Reizung der Augen und oberen Luftwege, Lungenödem ($\geq$ 0,2 mg/m^3) Vorkommen: Lichtbogenschweißen, Smog, Verkehr. In atmosphärischen Konzentrationen (300 mL/m^3) lungenschädigend.	Glucocorticoidspray (Lungenödemprophylaxe)
Schwefeldioxid SO_2	Reizung des Bronchialsystems, Niesen, Husten, Dyspnoe (Atemnot: ab 10 mL/m^3), Lungenödem Vorkommen: Verbrennung schwefelhaltiger Kohle und Öle, Erzverarbeitung (Rösten), Zementwerke, saurer Regen	Sauerstoff-Druckbeatmung
Ethylenoxid „Epoxid" $(CH_2)_2O$	Schleimhautreizung, Kopfschmerzen, Erbrechen, Atemnot, lokale Erfrierungen durch entspannte Flüssigkeit	Augenspülung. An der Haut festgefrorene Kleidung mit Wasser abtauen. Bei Atemnot: Sauerstoff. Glucocorticoidspray
Ethylenimin $(CH_2)_2NH$	Augen- und Luftwegreizung; Lungenentzündung/-ödem	Augen und Haut mit Wasser spülen. Keine Zeit verschwenden mit Entkleiden. Arzt aufsuchen! Glucocorticoidspray. Bei Atemnot: Sauerstoff.

B Toxikologie wichtiger halogenfreier Lungenreizstoffe

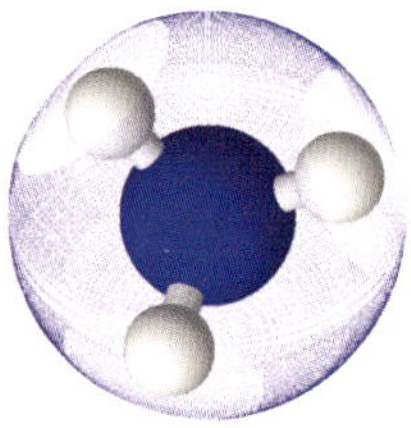

1 **Ammoniak NH_3**

Ammoniumchlorid	NH_4Cl
Ammoniumsulfat	$(NH_4)_2SO_4$
Natriumamid	$NaNH_2$
Bleiimid	PbNH
Magnesiumnitrid	Mg_3N_2
Amidoschwefelsäure	$(NH_2)HSO_3$
Schwefelsäurediamid (Sulfamid)	$(NH_2)_2SO_2$
Hydrazin	$H_2N{-}NH_2$
Hydroxylamin	NH_2OH

2 **Stickstoffverbindungen**

Distickstoffmonoxid (Lachgas)	N_2O
Stickstoffmonoxid	NO
Distickstofftrioxid (zerfällt in NO + NO_2)	N_2O_3
Stickstoffdioxid	NO_2
Distickstofftetraoxid	N_2O_4
Districkstoffpentaoxid (explosiv)	N_2O_5
Hyposalpetrige Säure	$H_2N_2O_2$
Salpetrige Säure	HNO_2
Salpetersäure	HNO_3

3 **Stickstoffoxide und Säuren**

Die wässrige Ammoniaklösung (Ammoniakwasser) wirkt stark ätzend. Das **Ammonium**ion NH_4^+ verhält sich chemisch und biochemisch wie das nahezu gleich große Kalium K^+. ▶1–2

3.1.4 Stickstoffoxide (nitrose Gase)

Stickstoffmonoxid (NO) entsteht bei der Einwirkung von Säuren auf Nitrite. ▶3

$$NO_2 + NO \rightleftharpoons N_2O_3 \xrightarrow{H_2O} 2\,NO_2^- + 2\,H^+$$

$$6\,NaNO_2 + 3\,H_2SO_4 \rightarrow 3\,Na_2SO_4 + 2\,HNO_3 + 4\,NO + 2\,H_2O$$

Das farblose, giftige, korrosive, wenig wasserlösliche, nicht brennbare, nicht reizend wirkende Gas führt im Körper zu Methämoglobinbildung, Zyanose, Thrombozytenaggregation und Blutdrucksenkung durch Gefäßerweiterung (Vasodilatation). NO wirkt als natürlicher **Erschlaffungsfaktor** an Gefäßmuskelzellen; es entsteht bei der enzymatischen Umwandlung von Arginin in Citrullin und aktiviert die zytosolische Guanylatzyklase, deren Botenstoff cGMP den Muskel erschlaffen lässt. Daher wirken **Salpetersäureester** wie Nitroglycerin gefäßerweiternd. Die venöse Blutmenge am Herzen nimmt ab, die diastolische Wandspannung (Vorlast) sinkt, die Koronarperfusion und damit die Sauerstoffversorgung des Herzens wird verbessert, z. B. bei einem akuten Angina-Pectoris-Anfall. S. 105 Tabelle ▶B

> NO wirkt stark blutdrucksenkend und blockiert Hämoglobin.

Durch Luftsauerstoff wird NO zum rotbraunem, giftigen Reizgas **Stickstoffdioxid** (NO_2) oxidiert. In der Kälte (< –9 °C) liegt das feste Dimere N_2O_4 vor; oberhalb 150 °C existiert nur NO_2. Belastungen entstehen bei der Herstellung von Düngemitteln, Salpetersäure, Nitroverbindungen und Sprengstoffen sowie beim Schweißen, in landwirtschaftlichen Silos und in Autoabgasen.

Nitrose Gase entstehen beim Erhitzen von Schwermetallnitraten oder Schwermetallen in konzentrierter Salpetersäure.

$$2\,Pb(NO_3)_2 \rightarrow 2\,PbO + O_2 + 4\,NO_2$$

NO und NO_2 treten nebeneinander auf, weil NO_2 in Gegenwart von Wasser in Salpetersäure und NO zerfällt (disproportioniert).

$$3\,NO_2 + H_2O \rightleftharpoons 2\,HNO_3 + NO \text{ (über } N_2O_3\text{)}$$

Die Entsorgung nitroser Gase erfolgt mit Amidoschwefelsäure (zu Stickstoff). Der Nachweis von NO_2 und Nitrit erfolgt durch den roten Azofarbstoff, der sich mit *N*-Naphthyl-1-ethylendiammoniumchlorid und Sulfanilsäure bildet. Die Entgiftung im Körper erfolgt über Nitrit und Nitrat über die Nieren.

NO_2 verursacht toxische **Lungenödeme** („Wasserlunge"), Lungenemphyseme und eine chronische Lungenfibrose, die durch Vitamin-E-Mangel verstärkt wird. Die Schädigung des Elastins und Kollagens im Bindegewebe der Lunge, bis hin zum Zerfall von Mastzellen (nachgewiesen bei Ratten bei 0,5 mL/m³ für 4 h oder 1 mL/m³ für 1 h), begünstigt Entzündungen und eine bakterielle oder virale Besiedelung der Lunge. Ab 2 mL/m³ treten bei Mensch und Tier Einschränkungen der Lungenfunktion auf:

Verringerung der Compliance (Dehnbarkeit), Erhöhung des Atemwegswiderstandes und der Atemfrequenz. Tödliche Dosis: 300–700 mL/m³. NO_2 und NO wirken möglicherweise mutagen.

> NO_2 ist ein bronchialverengendes Reizgas. Es besteht die Gefahr von Lungenödemen! ▶1

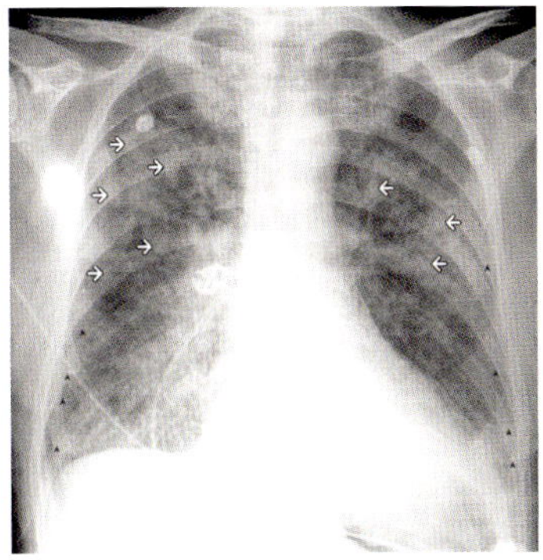

1 Lungenödem (hell = Wasser)

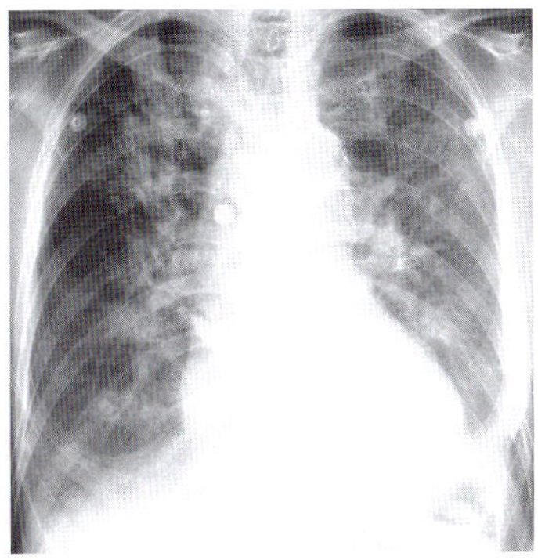

2 Lungenemphysem im Röntgenbild (dunkel = Luftraum)[2]

3.1.5 Schwefeloxide

Schwefeldioxid (SO_2) ist ein giftiges, stechend riechendes, farbloses, wasserlösliches Gas, schwerer als Luft, das unterhalb –10 °C flüssig wird. Es entsteht bei Verbrennungsprozessen, in Vulkanen, beim Rösten (Oxidation) von Sulfiden, durch Einwirkung von Säure auf Sulfite oder beim Erhitzen von Edelmetallen mit konzentrierter Schwefelsäure.

$$4\,FeS_2 + 11\,O_2 \rightarrow 2\,Fe_2O_3 + 8\,SO_2$$

$$SO_3^{2-} + 2\,H^+ \rightarrow SO_2 + H_2O$$

$$HSO_4^- + 3\,H^+ + Cu \rightarrow Cu^{2+} + SO_2 + 2\,H_2O$$

SO_2 dient zur Herstellung von Schwefelsäure, als Konservierungs- und Desinfektionsmittel für Wein und Trockenfrüchte, zur Abscheidung von Selen aus Selenitlösungen und zur Synthese anderer Schwefelverbindungen (Sulfite, Thiosulfate, $SOCl_2$, SO_2Cl_2, Dithionit, Alkansulfonate, Hydroxymethansulfinat).

Eingeatmetes SO_2 bindet an Proteine und verbleibt über Tage im Körper. Atembeschwerden und eine Bronchitis mit Mukosahypertrophie (Schleimhautschwellung) treten auf, weil SO_2 die Zilienbewegung in den Atemwegen hemmt und wahrscheinlich auch die vom vegetativen Nervensystem gesteuerte glatte Atemwegsmuskulatur.

Schweflige Säure (H_2SO_3, ▶2), die wässrige Lösung von SO_2, und ihre Natriumsalze sind Bleichmittel für Stroh, Wolle und Seide. Calciumhydrogensulfit $Ca(HSO_3)_2$ dient zur Zellstoffgewinnung. In konzentrierten Lösungen bilden sich Disulfite.

Schweflige Säure, Natriumsulfit Na_2SO_3 und Natriumdisulfit $Na_2S_2O_5$ dienen als milde Reduktionsmittel, letzteres als fotografischer Entwickler. Sie entfärben Iod, Malachitgrün und Fuchsin und reduzieren Eisen(III), Quecksilber(I) und Chromat(VI). An Luft bilden sich langsam Sulfate.

$$SO_3^{2-} + I_2 + 2\,OH^- \rightarrow SO_4^{2-} + 2\,I^- + H_2O$$

Löst man H_2S in schwefliger Säure (*Wackenroder*-Flüssigkeit), entsteht über Polysulfandisulfonsäuren $S_n(SO_3H)_2$ Schwefel.

Zur Entsorgung wird schweflige Säure zu Sulfat oxidiert.

> H_2O_2 in Natronlauge macht SO_2 unschädlich.

Schwefeldioxid und Sulfite dienen als **Konservierungsmittel** für Trockenobst und Wein. S. 108 ▶1, ▶Kap. 6

Sulfonsäure ist eine tautomere Form der schwefligen Säure (H_2SO_3). Die Strukturen stehen miteinander im Gleichgewicht und unterscheiden sich durch Verschiebung eines H-Atoms. ▶3

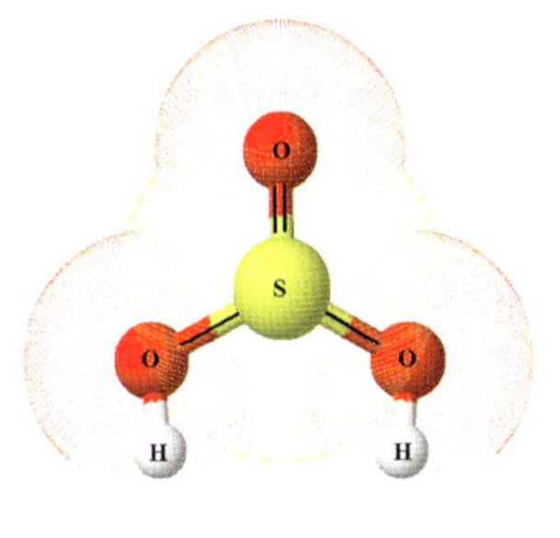

Schweflige Säure H_2SO_3

↓↑

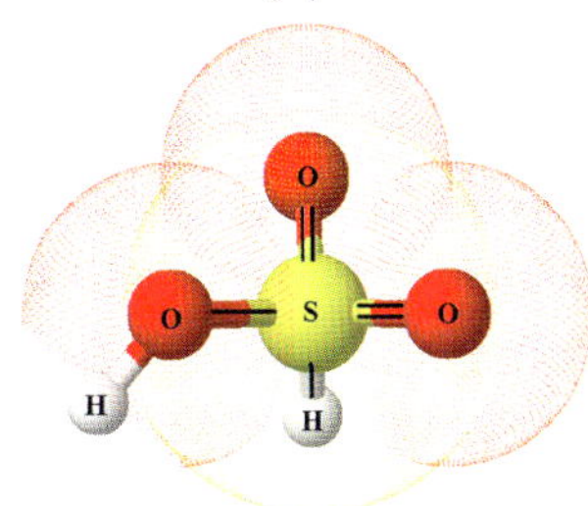

Sulfonsäure $HO{-}SO_2H$

3 Tautomerie

E220	SO_2 und H_2SO_3
E222	$NaHSO_3$
E228	$KHSO_3$
E227	$Ca(HSO_3)_2$
E221	Na_2SO_3
E226	$CaSO_3$
E223	$Na_2S_2O_5$
E224	$K_2S_2O_5$

1 Sulfit in Lebensmitteln

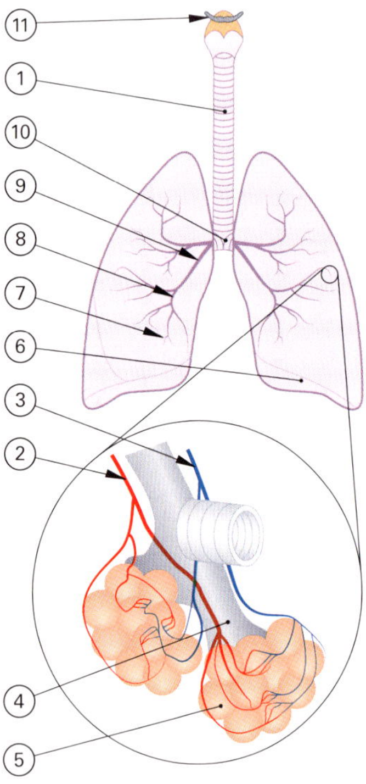

2 Aufbau der Lunge

1: Luftröhre
2: Lungenarterie
3: Lungenvene
4: Alveolargang (Bronchiolus terminalis)
5: Alveole
6: Herzeinschnitt
7: kleine Bronchien
8: Tertiärbronchus
9: Sekundärbronchus
10: Hauptbronchus
11: Kehlkopf

Schwefeltrioxid

Schwefeltrioxid (SO_3, Schwefelsäureanhydrid) entsteht durch Oxidation von Schwefeldioxid an Staubpartikeln in der Luft.

$$2\,SO_2 \xrightarrow[\text{(Metallstaub)}]{+\,O_2} 2\,SO_3$$

SO_3-Gas erstarrt bei 17 °C zum an der Luft rauchenden, „eisartigen" trimeren γ-$(SO_3)_3$, das langsam in polymeres, nadelförmiges β-SO_3 übergeht (Schmelzpunkt 32 °C), neben wenig „asbestartigem" polymeren α-$(SO_3)_x$ (Schmelzpunkt 62 °C). Im stabilisierten SO_3 verhindert ein Zusatz von Thionylchlorid oder Oxalylchlorid die Polymerisation.

SO_3 wirkt stark wasserziehend und bildet bei Kontakt mit Wasser explosionsartig Schwefelsäure; es verkohlt sogar Cellulose.

3.1.6 Ozon

Ozon (O_3) ist ein giftiges, heuartig riechendes, bläuliches, starkes Oxidationsmittel, das durch die Einstrahlung von ultraviolettem Licht in der Stratosphäre in etwa 25 km Höhe aus Sauerstoff gebildet wird. In der Troposphäre kommt es ubiquitär vor und zerfällt mit einer Halbwertszeit von 7 min. Zum Ozonloch ▶3.1.7.

Über die Lungen aufgenommenes Ozon dringt schnell ins Blut vor (▶2). Ozon zerstört Lipide in der Zellmembranen, Proteine und Hyaluronsäure; es bilden sich Hydroperoxide ROOH und Radikale (ROO·, RO·, $O_2{\cdot}^-$, ·OH). Kap. ▶3.3.5

Der Ozonnachweis erfolgt mit *Dräger*-Röhrchen durch Entfärbung einer hellbauen Indigoschicht, sowie mit kontinuierlichen Messgeräten.

Vergiftungssymptome treten ab 0,1 mL/m^3 (0,2 mg/m^3) auf: Tränenfluss, Zyanose, Lungenfunktionsstörungen, Leistungsabfall. Bei chronischer Einwirkung (0,5–1 mg/m^3): Bronchiolitis (Entzündung der Atemwege), **Lungenemphysem** (aufgeblähter, toter Luftraum durch Zerstörung des Lungengewebes), Hyperplasie der Alveolarzellen (vergrößerte Lungenbläschen), erhöhte Infektionsgefahr durch Hemmung des bakterienabtötenden Superoxidradikals $O_2{\cdot}^-$ und der Ziliarfunktion des Flimmerepithels in den Lungen (Flimmerhärchen).

Ozon gilt als mutagen und als entzündungsauslösender Tumorpromotor. Ein erhöhtes Krebsrisiko bei Schutzgasschweißern, Solarienbetreibern und durch Fotokopiergeräte ist nicht belegt.

3.1.7 Luftbelastungen und saurer Regen

Anthropogene Noxen sind vom Menschen verursachte Luftschadstoffe. Kohlenstoffoxide entstehen bei der Verbrennung fossiler Energieträger, Schwefeloxide aus schwefelhaltiger Kohle, Stickstoffoxide in Verbrennungsmotoren, Halogenkohlenwasserstoffe aus halogenhaltigen Treibgasen und PVC im Müll. Die Folge sind spezifische Verunreinigungen in der Luft. S. 109 ▶1

Smog

Stickstoffoxide verursachen **Smog** (gebildet aus den englischen Wörtern smoke = Rauch und fog = Nebel) und Ozonbildung in mittleren Lagen. Der in Los Angeles beschriebene Sommersmog steht für eine durch fotochemische Reaktionen ausgelöste Luftbelastung aus Ozon, Stickstoffoxiden, Aldehyden, Peroxyacetylnitrat und Kohlenwasserstoffen.

Der legendäre Londoner Winter-Smog von 1952 wurde bei nasskalter, windarmer Wetterlage durch SO_2 (bis 1,3 mL/m³ Luft) und seine sauren Oxidationsprodukte (H_2SO_3, H_2SO_4), in Kombination mit einer hohen Schwebstaub-Belastung durch Ruß, ausgelöst. Innerhalb von zwei Wochen starben 4000 Menschen.

> Smog reizt Augenschleimhäute und Luftwege und senkt die körperliche Leistungsfähigkeit.

SO_2 und seine Folgeprodukte, zusammen mit Salpetersäure und Ammoniumsulfat, verursachen das **Waldsterben**. Versauerte Waldböden werden stellenweise mit Kalk neutralisiert. ►2

Bestandteil	Vol-%
N_2	78,09
O_2	20,95
Ar	0,932
CO_2	0,033
Ne	$1,8 \cdot 10^{-3}$
He	$5,2 \cdot 10^{-4}$
Kr	10^{-4}
H_2	$5 \cdot 10^{-5}$
O_3	$2 \cdot 10^{-6}$

1 Zusammensetzung trockener Luft

Saurer Regen

Die Nichtmetalloxide NO_x und SO_x bilden in Wasser saure Lösungen und in Niederschlägen den **sauren Regen**. In den ersten Minuten regnet in belasteten Gebieten verdünnte Schwefelsäure (bis pH 3) vom Himmel, die Bäume und Böden, Kalkstein und Beton zerstört.

$$\mathbf{SO_2} \xrightarrow{H_2O} \mathbf{H_2SO_3} \xrightarrow{½O_2} \mathbf{H_2SO_4} \xleftarrow{H_2O} \mathbf{SO_3}$$

$$H_2S \xrightarrow{O_3,\,-H_2O} SO_2 \qquad H_2SO_3 \xrightarrow{H_2O} SO_3^{2-} \xrightarrow{½O_2} SO_4^{2-} \xleftarrow{H_2O} H_2SO_4$$

1 Vorgänge beim sauren Regen

Salpetersäure im sauren Regen entsteht aus den in der Luft gelösten Stickstoffoxiden und aus Ammoniak.

$$2\,NO_2\,(\rightleftharpoons N_2O_4) + H_2O \rightarrow HNO_2 + HNO_3$$
$$3\,HNO_2 \rightarrow HNO_3 + 2\,NO + H_2O$$
$$2\,NO + O_2 \rightarrow 2\,NO_2\,(\rightleftharpoons N_2O_4)$$
$$4\,\mathbf{NO_2} + O_2 + 2\,H_2O \rightarrow 4\,\mathbf{HNO_3}$$

Der saure Regen zerstört Baudenkmäler und Gebäude. Sulfat-Ionen und **Gips** ($CaSO_4 \cdot 2\,H_2O$) bauen durch Wasseraufnahme einen Hydratations- und Kristallisationsdruck auf, der Gestein und Mörtelfugen sprengt. Bei Sanierungsmaßnahmen werden Steinoberflächen mit Siliconen versiegelt.

Mauersalpeter (Calciumnitrat) zerstört Putz und Wände.

$$2\,HNO_3 + Ca(OH)_2 + 2\,H_2O \rightarrow Ca(NO_3)_2 \cdot 4\,H_2O$$

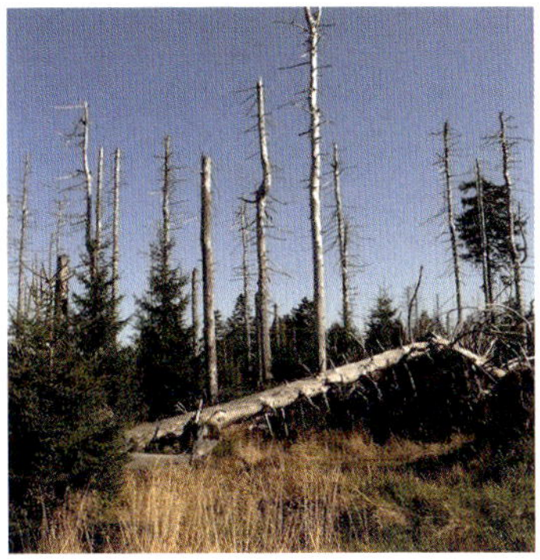

2 Waldsterben im Harz

Motoremissionen

Der **Dreiwegekatalysator** für Viertakt-Benzinmotoren wandelt bei 300 bis 850 °C die Schadstoffe Kohlenmonoxid, Kohlenwasserstoffe („C_nH_m") und Stickstoffoxide in ungefährliches Kohlenstoffdioxid, Wasser und Stickstoff um. ►3

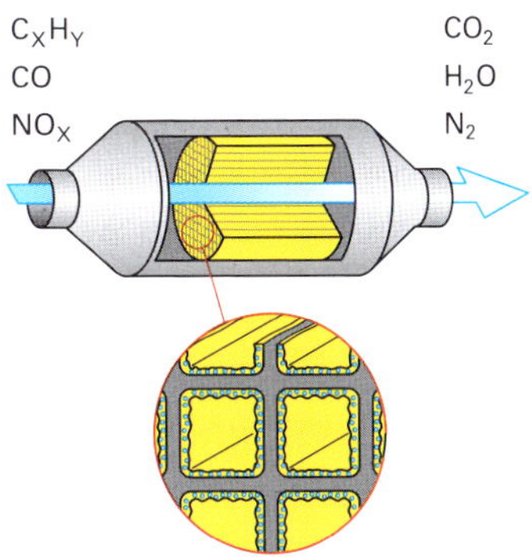

3 Kfz-Abgaskatalysator und Wabenkörper

$$\lambda = \frac{\text{zugeführte Luftmenge}}{\text{stöchimetrische Luftmenge}}$$

> 1	Mageres Gemisch, Luftüberschuss: Reaktion (1) läuft gut; CO für Reaktion (2) fehlt → NO_x im Abgas
= 1	Stöchiometrisches Gemisch: 3,5 g O_2 = 17 g Luft pro g Benzin (Hexan)
< 1	Fettes Gemisch, Luftmangel O_2 fehlt für Reaktion (3) → Kohlenwasserstoffe bleiben im Abgas

1 Kraftstoff-Luft-Verhältnis

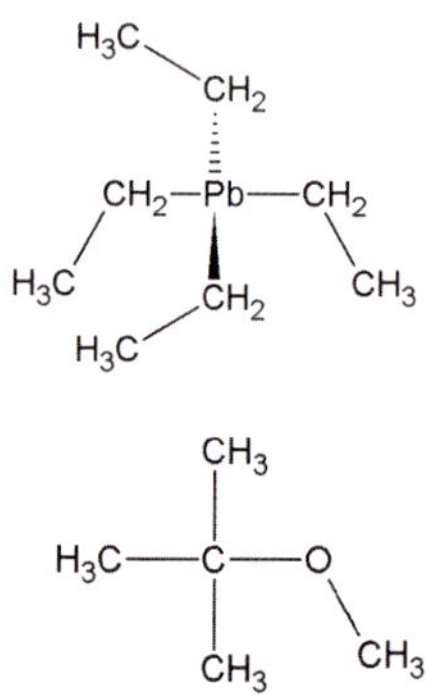

2 Antiklopfmittel

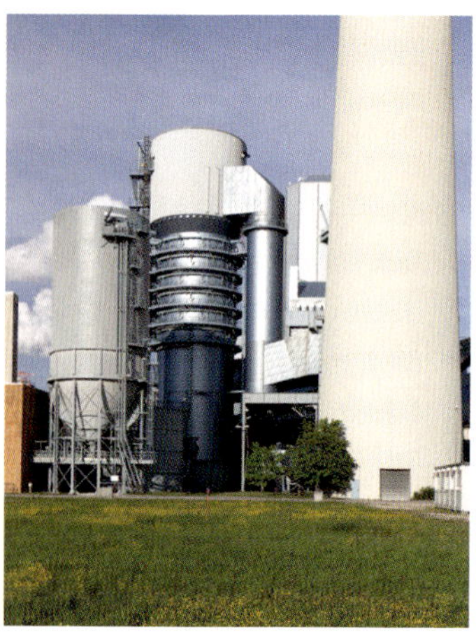

3 Rauchgasentschwefelungsanlage, Kohlekraftwerk Zolling

Auf dem Wabenkörper aus hitzebeständigem Aluminium-Silicium-Oxid (Zeolith), durch dessen Öffnungen das Abgas strömt, befindet sich auf einer Zwischenschicht („washcoat") feinverteiltes Platin (für Oxidationsprozesse) und Rhodium oder Palladium (für Reduktionsprozesse). Gleichzeitig werden Kohlenwasserstoffe oxidiert, aber Stickstoffoxide reduziert.

(1)	**CO**	+	$\frac{1}{2}\,O_2$	→	CO_2
(2)	NO	+	**CO**	→	$\frac{1}{2}\,N_2 + CO_2$
(3)	C_nH_m	+	$(n + \frac{m}{4})\,O_2$	→	$n\,CO_2 + \frac{m}{2}\,H_2O$

Damit eine geringe Menge CO für die NO-Reduktion übrig bleibt, muss Sauerstoff knapp stöchiometrisch zum Kraftstoff zugemischt werden. Rest-O_2 im Abgas wird durch die Lambda-Sonde (ein Sauerstoffsensor aus Zirconiumdioxid-Keramik) gemessen und das Kraftstoff-Luft-Verhältnis auf $\lambda \approx 1$ geregelt. ▶1

Katalysatoren beschleunigen die Einstellung der chemischen Gleichgewichte, indem sie die Aktivierungsenergien senken, ohne die Gleichgewichtslage zu verändern. Kinetisch gehemmte Reaktionen haben eine hohe Aktivierungsenergie und laufen ohne Katalyse nicht ab, selbst wenn die berechneten Reaktionswärmen negativ sind. Katalysatoren gehen theoretisch unverbraucht aus den Reaktionen wieder hervor. Viele Katalysatoren beeinflussen allerdings den Reaktionsmechanismus, so dass mehrere Übergangszustände durchlaufen werden.

Inhibitoren bremsen die Reaktionsgeschwindigkeit, z. B. bei Korrosionsvorgängen. **Kontaktgifte** (CO, H_2S, Metalle) schädigen die Wirksamkeit der heterogenen Katalyse. Das frühere Antiklopfmittel Tetraethylblei $Pb(C_2H_5)_4$ wurde deshalb im bleifreien Benzin durch *tert*-Butylmethylether (MTBE) ersetzt. „Schwefel" vergiftet v. a. die NO-Reduktion. Das Fahrzeug verliert etwa 1 µg Platin/km. Die Umweltrisiken sind unklar. ▶2

Reinigung von Kraftwerksabgasen

Rauchgasentschwefelung. SO_2 aus Verbrennungsabgasen von Kraftwerken wird mit Trocken- oder Nassverfahren abgetrennt.

- Eine im Gegenstrom zugeführte Kalksuspension (Calciumcarbonat) wandelt Schwefeldioxid unter Luftzutritt in Gips (Calciumsulfat) um, der in der Bauindustrie Abnehmer findet.
  $$CaCO_3 + SO_2 + \tfrac{1}{2}\,O_2 \rightarrow CaSO_4 + CO_2$$
- Die Gaswäsche ist auch mit Kalkmilch (Calciumhydroxidlösung), Ammoniak oder Aminen möglich.
  $$Ca(OH)_2 + SO_2 + \tfrac{1}{2}\,O_2 \rightarrow CaSO_4 + H_2O$$
- Beim trockenen Verfahren wird Calciumoxid eingeblasen.
  $$CaO + SO_2 + \tfrac{1}{2}\,O_2 \rightarrow CaSO_4$$
- SO_2 kann auch in Schwefelsäure umgesetzt werden.

Denoxierung. Verbrennungsmotoren und Feuerungsanlagen werden mit Luft betrieben, sodass N_2 und O_2 bei den üblichen Temperaturen im Brennraum schädliche Stickstoffoxide (NO, NO_2) bilden. Die Rauchgasentstickung gelingt durch katalytische Verfahren.

- Wirbelschichtöfen mit niedrigen Verbrennungstemperaturen und kurzer Verweilzeit der Brenngase mindern den NO_x- und SO_x-Ausstoß, erfüllen jedoch nicht die Luftgrenzwerte.
- Bei der **selektiven katalytischen Reduktion** (SCR-Verfahren) wird Ammoniakgas unter Verwendung von WO_3/V_2O_5-haltigen TiO_2-Katalysatoren auf glasfaserverstärkten Wabenkörpern bei 200–450 °C eingeblasen.

$$2\,NH_3 + 2\,NO + \tfrac{1}{2}\,O_2 \rightarrow 2\,N_2 + 3\,H_2O$$

- Im Fahrzeugbereich wird statt des korrosiven Ammoniaks **Harnstofflösung** – technisch aus flüssigem Ammoniak und Kohlendioxid (100 °C, 250 bar) gewonnen – eingesetzt.

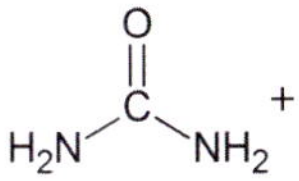
$$+ 2\,H_2O \rightarrow (NH_4)_2CO_3 \rightleftharpoons 2\,NH_3 + CO_2 + H_2O$$

Treibhausgase

Die CO_2-Konzentration in der Luft stieg zwischen den Jahren 1750 und 2000 von 280 mg/kg Luft auf über 360 mg/kg an, wie Messungen an Lufteinschlüssen in Gletschereis belegen. ▶1

Der natürliche **Treibhauseffekt** beruht vor allem auf Wasserdampf und CO_2 und verhindert das Auskühlen der Erde (▶2.3.10). Luftschadstoffe verstärken den Treibhauseffekt. Infrarotes Licht der Sonne würde bei klarer Atmosphäre in den Weltraum reflektiert. Doch CO_2, Fluor-Chlor-Kohlenwasserstoffe (FCKW, ▶Kap. 4), Methan CH_4, Ozon O_3, Lachgas N_2O und andere Treibhausgase absorbieren die irdische Wärmestrahlung, speichern sie in Form von Molekülschwingungen und strahlen sie zur Erdoberfläche bei Tag und Nacht zurück. Dadurch erwärmt sich die Atmosphäre bis zum Jahr 2050 um voraussichtlich 3–4 °C. Teile des Polareises werden abschmelzen, der Meeresspiegel wird um etwa 0,5 m steigen, die Schneefallgrenze in Europa wird auf über 1500 m Höhe steigen und die Grundwasserspiegel werden absinken. ▶2

Als **Treibgase** für Sprays werden heute Propan, Butan, Isobutan oder Dimethylether verwendet. Sie sind feuergefährlich!

Fotooxidantien

Ultraviolettes Licht durchdringt Wolken, Nebel und 30 cm klares Wasser, nicht aber Fensterglas, Rauch und Dunst. Kurzwelliges UV-Licht unter 320 nm Wellenlänge ruft Sonnenbrand hervor.

Fotooxidantien sind Luftverunreinigungen, die im Sonnenlicht kurzlebige Radikale bilden (▶3.3.5). Stickstoffoxide verursachen die unerwünschte Ozonbelastung am Boden. Ozon wird durch UV-Licht (< 310 nm) gespalten. ▶3

$$NO_2 \xrightarrow[-NO]{\text{UV-Licht}} O^* \xrightarrow{+O_2} O_3 \xrightarrow[-O_2]{NO} NO_2$$

$$O_3 \xrightarrow[-O_2^*]{\text{UV-Licht}} O^* \xrightarrow{+H_2O} 2 \cdot OH$$

Ozonloch

Durch kurzwellige UVC-Strahlung gespaltener Sauerstoff führt

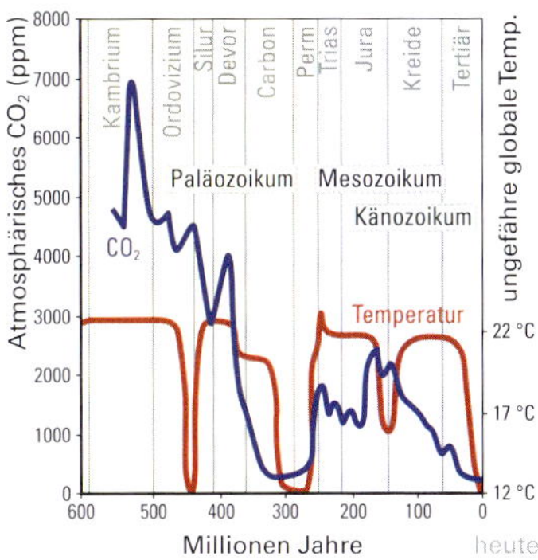

1 CO_2-Belastung und atmosphärischer Temperaturanstieg

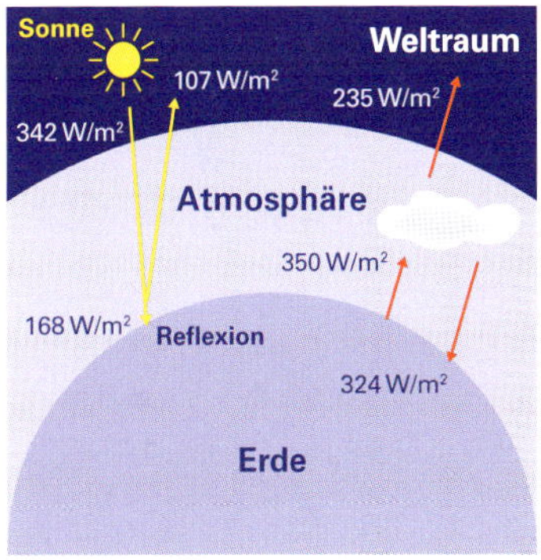

2 Treibhauseffekt

	Wellenlänge	Bezeichnung
Vis	380 – 780 nm	Sichtbar
UV A	315 – 380 nm	Nahes UV
UV B	280 – 315 nm	Mittleres UV
UV C	200 – 280 nm	Fernes UV
VUV	30 – 200 nm	Vakuum-UV

3 Spektralbereiche

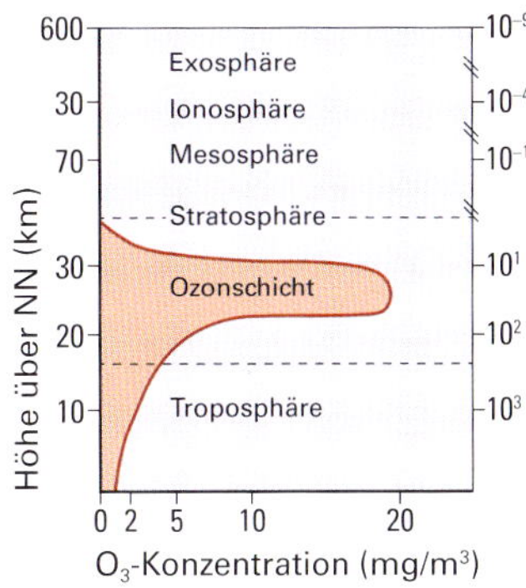

4 Verteilung von Ozon

zum Aufbau der **Ozonschicht** in der Stratosphäre, die die Erdoberfläche vor kosmischen Strahlen schützt (S. 111 ▶4).

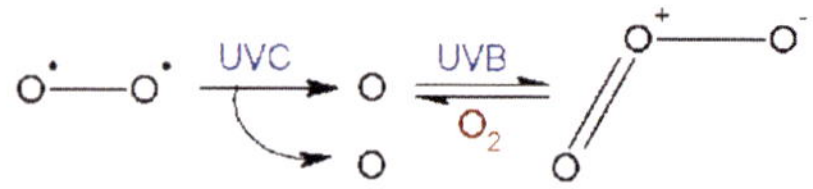

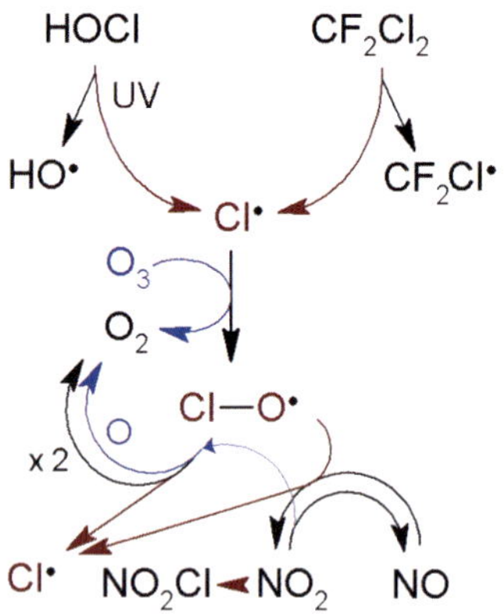

1 **Mechanismus des Ozonabbaus**

Das Gleichgewicht von Ozonbildung und Ozonabbau wird durch langlebige **Fluor-Chlor-Kohlenwasserstoffe** gestört, die durch eine warme Strömung in der Nähe des Äquators aufsteigen. Zeitlich mit dem Wachstum des **Ozonlochs** wurde eine Zunahme von **Chlormonoxid** (ClO, Chlorosylradikale) beobachtet. In der Dunkelheit des Winters reichern sich Chlorverbindungen, Ozon und Eiskristalle im austauscharmen Südpolargebiet an. Eingebettet in –80 °C kalte Wirbelwinde, laufen im Licht der aufgehenden Frühjahrssonne komplizierte Kettenreaktionen ab, bei denen ein Chloratom theoretisch 1000 Ozonmoleküle zerstört (▶1, ▶Kap. 4.3.3). In den nördlichen Polargebieten bremsen die benachbarten Kontinente das Aufkommen zirkumpolarer Luftwirbel, so dass das Ozonloch in der Arktis weniger groß ist als in der Antarktis. Ferner spielen Schwefelverbindungen und **Brom** eine Rolle beim Ozonabbau.

3.2 Systemisch giftige Gase

Blutbestandteil	Zahl je µL
Erythrozyten	4,2–6,2 Mio.
Retikulozyten	5000 – 21 000
Thrombozyten	150 000–400 000
Leukozyten	4800 – 10 000
Hämoglobin	120–180 g/L

2 **Blutbestandteile**

Blutzellen sind mit Oxidations-Enzymen ausgerüstet, die Entgiftungsfunktionen außerhalb der Leber übernehmen oder Immunreaktionen auslösen. Alle Blutzellen entstehen aus einer Stammzelle (dem *Hämozytoblast*) im Knochenmark. ▶2

- **Erythrozyten:** Die 25 Billionen roten Blutkörperchen beim gesunden Erwachsenen enthalten etwa 0,65 kg Hämoglobin. Ein großer Anteil nicht ausgereifter Erythrozyten (Retikulozyten) belegt eine verstärkte Blutbildung.
- **Leukozyten** (weiße Blutkörperchen) umfassen die für das Immunsystem wichtigen **Granulozyten, Lymphozyten** und **Monozyten**.
- **Thrombozyten** (Blutplättchen) vermitteln die Blutgerinnung.
- **Makrophagen** sind bewegliche „Fresszellen" in Bindegeweben, Leber, Lunge, Knochen, ZNS, Lymphknoten und Haut.

Blutgifte schädigen Knochenmarkszellen oder die Blutbildung im Knochenmark (Anämie, Leukämie), vermindern die Zahl der Granulozyten, zerstören die Erythrozyten oder hemmen die Blutgerinnung. Anders als Lungenreizgase unterbrechen Cyanwasserstoff (HCN) und Kohlenmonoxid (CO) unmittelbar die **Sauerstoffversorgung** aller Zellen im Körper.

Wegen der schnellen Biotransformation haben CO, CO_2, H_2S und Ozon eine ungiftige Schwellendosis; es gilt nicht die *Haber*-Regel, nach der bei konstantem Produkt aus Gaskonzentration und Einwirkzeit der gleiche toxische Endpunkt erreicht wird.

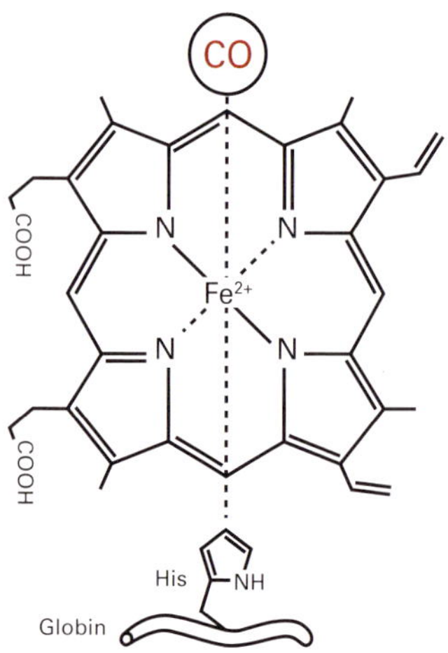

3 **CO-Hämoglobin**

Giftgase wirken oberhalb einer Schwellendosis schädlich.

3.2.1 Kohlenstoffmonoxid (CO)

Das farblose, geruchlose und geschmacklose Gas mit der Struktur |C≡O| ist etwas leichter als Luft und bildet mit Luft explosionsfähige Gemische. Es kommt in Autoabgasen, Tabakrauch, Brandschwelgasen, Synthesegas ($CO + 3H_2$), Wassergas ($CO + H_2$), Generator- und Hochofengas (N_2, CO, CO_2), Leuchtgas und als Ligand in Carbonylkomplexen wie $Ni(CO)_4$, vor. In der Natur entsteht CO bei mikrobiellen Vorgängen, der Oxidation von Methan in der Troposphäre und dem Abbau von Chlorophyll in Laub. CO entsteht beim Erwärmen von Ameisensäure und Dicarbonsäuren (z. B. Oxalsäure).

$$HCOOH \rightarrow CO + H_2O$$
$$H_2C_2O_4 \rightarrow CO + CO_2 + H_2O$$

Die Vernichtung erfolgt am besten durch Verbrennen. Wo CO_2 ist, ist immer auch CO: Durch das *Boudouard*-Gleichgewicht

$$\text{Energie} + CO_2 + C \rightleftharpoons 2\,CO$$

liegt bei hoher Temperatur überwiegend CO vor, in der Kälte und unter Druck überwiegt CO_2.

Zum CO-Nachweis eignet sich mit Palladiumsalzen getränktes Filterpapier, das sich durch Metallabscheidung dunkel verfärbt. Der CO-Nachweis mit *Dräger*-Röhrchen beruht auf der Reduktion von I_2O_7 zu braungrünem Iod.

CO-Vergiftung. Hat eingeatmetes CO die Alveolarmembran der Lunge durchdrungen, gelangt es schnell ins Blutplasma der Lungenkapillaren und in die Erythrozyten. Mit 250-fach größerer Affinität als Sauerstoff besetzt CO den Blutfarbstoff **Hämoglobin** (Hb) (S. 112 ▶1). Der Muskelfarbstoff **Myoglobin** ist 100-fach weniger CO-empfindlich.

	Halbsättigung
$Hb + CO \rightleftharpoons Hb \cdot CO$	bei 0,07 Vol.-% CO
$Hb + O_2 \rightleftharpoons Hb \cdot O_2$	bei 20 Vol.-% O_2

$$\frac{[Hb \cdot CO]}{[Hb \cdot O_2]} = \frac{250\,p(CO)}{p(O_2)}$$

Hämoglobin besteht aus vier Untereinheiten. Je mehr CO an die Eisenatome bindet (CO-Vergiftung), umso schwerer wird der gebundene Sauerstoff an den restlichen Eisenatomen wieder abgegeben (*Haldane*-Effekt): Hämoglobin kann beim Partialdruck $p(O_2) = 36$ mbar 50 % O_2 aufnehmen und abgeben. Ist hingegen an 50 % des Hämoglobins CO gebunden (50 % HbCO) so ist es schon bei $p(O_2) = 20$ mbar oder 15 % O_2 gesättigt. Weniger als 0,1 Vol-% CO (50 % HbCO) halbieren die O_2-Transportkapazität. 1 % CO wirkt binnen Minuten tödlich. ▶1

> Das Blutgift CO blockiert reversibel das zweiwertige Eisen im **Hämoglobin** und somit den Sauerstofftransport im Blut.

Die CO-Vergiftung verläuft schleichend, weil CO schlecht wasserlöslich ist und die Gleichgewichtseinstellung mehrere Stunden braucht (▶2). 0,1 Vol-% CO erreicht nach 5 Stunden die tödliche HbCO-Sättigungskonzentration im Blut von 60 %. Bei schwerer körperlicher Arbeit wird durch das höhere Atemminutenvolumen (≈ 30 L/min) gegenüber Ruhe (≈ 10 L/min) der CO-

5 – 10 %	Einschränkung von Visus (Sehschärfe), Psychomotorik und Reaktionsfähigkeit. Erhöhter anaerober Energiestoffwechsel. 30 mL/m³ (8 h) ≈ 5 % HbCO
10 – 20 %	Kopfschmerz, Mattigkeit, Unwohlsein, Kurzatmigkeit bei Anstrengung, Herzklopfen
20 – 30 %	Schwindel, Bewusstseinseinschränkung, Gliederschlaffheit und -lähmung
30 – 40 %	Haut rosafarben, Bewusstseinsschwund, Atmung verflacht, Kreislaufkollaps
40 – 60 %	tiefe Bewusstlosigkeit, Lähmung, *Cheyne-Stokes*-Atmung, Abkühlung
60 – 70 %	tödlich in < 1 h
> 70 %	tödlich in < 10 min

1 Symptome der CO-Vergiftung (HbCO in %)

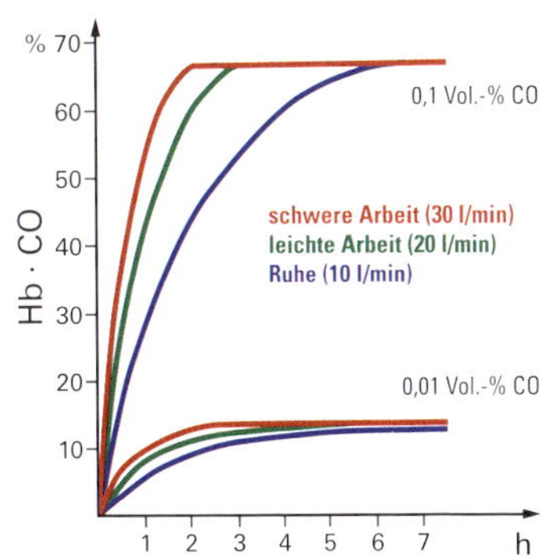

2 Sättigung von Hämoglobin mit CO

1 GHS-Kennzeichnung von CO

2 GHS-Kennzeichnung von HCN

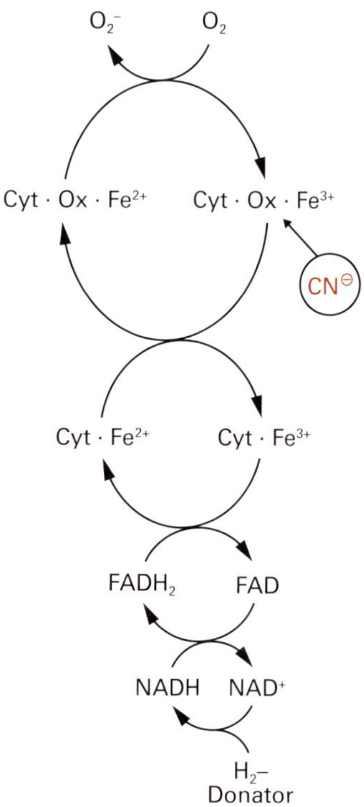

3 Atmungskette

Sättigungswert schneller erreicht. Erhöhter Grundumsatz und Anämie verstärken die CO-Toxizität, insbesondere bei Kindern. Raucher blockieren bis zu 15 % Hämoglobin mit CO. Durch den Sauerstoffmangel, den Anstau von CO_2 und eine Lactatazidose treten Organschäden auf. Rauchende Mütter schädigen das Gehirn des Fötus, weil CO die Planzenta rasch überwindet.

Akute Toxizität: Kopfschmerzen, Übelkeit, Ohrensausen, Augenflimmern, Schwäche, Kollaps, Koma. Der Carboxyhämoglobingehalt im Blut entspricht selten dem klinischen Zustand des Patienten; ein besserer Indikator ist der Lactatgehalt des Blutes. Die kirschrote Hautverfärbung tritt selten auf; beim Sektionsbefund aber die kirschrote Farbe der Muskulatur. ▶1

Therapie: Frischluft, Sauerstoff (3 bar), Carbogen (95 % O_2 + 5 % CO_2); Hydrogencarbonat i.v. (gegen Azidose); Mannit 20 % i.v. und Corticosteroide (gegen Hirnödem). Warm halten!

Spätschäden bei Gehirnhypoxie und Azidose: neuropsychiatrische Störungen (Desorientiertheit, Amnesie, Apathie, Sprech- und Antriebsstörungen), Inkontinenz, Gangstörungen, Blasenbildung auf der Haut, Myoglobinschädigung (Rhabdomyolyse), Nierenversagen durch Myoglobinurie.

3.2.2 Blausäure, Cyanide und Nitrile

Cyanwasserstoffgas (H–C≡N), die wässrige Lösung „**Blausäure**" und deren Salze, die **Cyanide** (CN^-), zählen zu den besonders schnell wirkenden Giften. In der Technik kommen sie vor:

- bei Metallhärtung (Carbonitrierung), Galvanik, Synthese von Kunstfasern (PAN, PMMA), Thiocyanaten und Berliner-Blau-Pigmenten, Gold- und Silbergewinnung durch Cyanidlaugerei,
- als Calciumcyanamid (CaNCN) in Düngemitteln,
- als Entwesungsmittel für Schiffsspeicherräume, z. B. an Kieselgur absorbierte Blausäurelösung (▶2),
- bei der **Verbrennung** von Tabak, Trockenbrennstoff (Hexamethylentetramin), Kunststoffen und Naturfasern (Polyurethan, Polyacrylnitril, Wolle, Seide),
- durch Zersetzung von **Nitrilen** (R–CN) und Glycosiden in Bittermandeln, Cassava-Maniokknollen, Kirschlorbeer und Leinsamen,
- als Nitroprussid-Natrium $Na_2[Fe(CN)_5(NO)] \cdot 2\,H_2O$.
- Erhitzte Edelmetallcyanide setzen giftiges **Dicyan** $(CN)_2$ frei.

Cyanwasserstoff wird durch *Dräger*-Röhrchen nachgewiesen, indem aus $HgCl_2$ freigesetzte Salzsäure einen Methyrot-Indikator verfärbt. HCN-Gas ist leichter als Luft.

Alkalicyanide zersetzen sich an Luft mit der Zeit unter Bildung ungefährlicher Hydrogencarbonate; Kohlensäure treibt die schwache Blausäure (pK_a 9,2) aus ihren Salzen.

$$KCN + CO_2 + H_2O \rightarrow KHCO_3 + HCN$$

Vorsicht: Cyanid plus Säure gibt Cyanwasserstoff!

Blausäurelösung zerfällt langsam zu Ammoniumformiat. In stark saurer Lösung bilden sich Ammoniumsalze und Ameisensäure, in Natronlauge Natriumformiat und Ammoniak; konzentrierte Schwefelsäure setzt Kohlenmonoxid frei.

$$HCN + 2\,H_2O \rightarrow HCOOH + NH_3$$

Die **Entsorgung** von Cyaniden erfolgt durch Oxidation mit Wasserstoffperoxid oder Natriumhypochlorid bei pH 10–11 zu Cyanat, und weiter bei pH 8–9 zu Stickstoff.

$$2\,HCN \underset{-2\,OH^-}{\overset{+2\,OCl^-}{\rightleftharpoons}} 2\,CNCl \underset{-2\,Cl^-,\,2\,H_2O}{\overset{+4\,OH^-}{\rightleftharpoons}} + 2\,OCN^- \underset{-3\,Cl^-,\,2\,OH^-}{\overset{+3\,OCl^-,\,H_2O}{\rightleftharpoons}} 2\,CO_2 + N_2$$

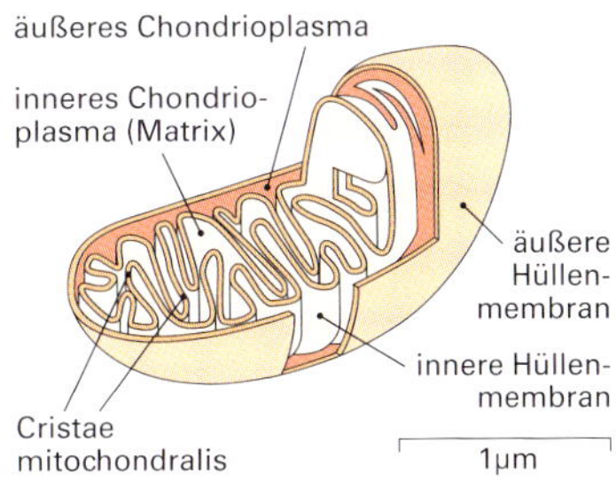

1 Mitochondrien

Cyanidvergiftung

Durch genetische Veranlagung riecht die Hälfte der Bevölkerung nicht den bittermandelartigen Geruch von HCN-Gas und Blausäure! Die Geruchschwelle liegt bei 0,2–5 mL/m³. Warnwirkung ist ein leichter Rachenreiz. Die sehr schwache Säure diffundiert leicht durch Zellmembranen und die Haut. Es kommt umgehend zur **inneren Erstickung** durch Hemmung der Zellatmung. CN^- bindet reversibel an das Fe(III) der mitochondrialen Cytochrome aa_3 und anderer metallhaltiger Enzyme der Atmungskette (S. 114 ▶3). Die **Mitrochondrien** (▶1) sind die wenige Mikrometer großen Stoffwechselzentren in jeder Zelle, in denen Oxidationsprozesse zur Energiegewinnung (Aufbau von Adenosintriphosphat ATP) stattfinden. Wichtigstes Zielorgan der Cyanidvergiftung ist das Gehirn: O_2 wird nicht mehr aktiviert, Kreatininphosphat und ATP verarmen; Milchsäure übersäuert die Zellen (Lactatazidose), weil nun Gärungsprozesse statt der Zellatmung ablaufen.

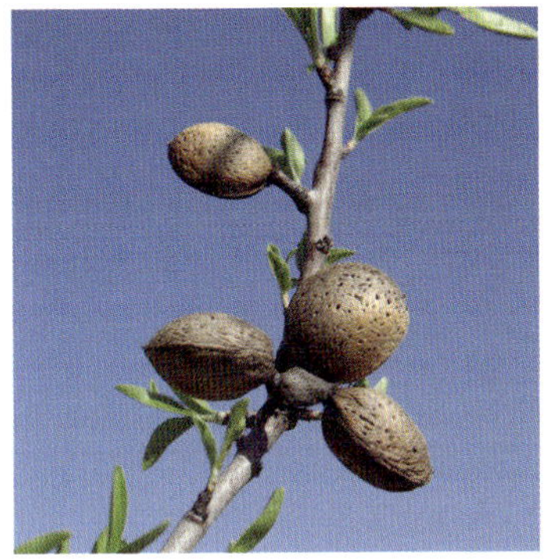

2 Bittermandeln am Baum

> Cyanid blockiert reversibel das dreiwertige Eisen in der lebenswichtigen **Cytochromoxidase** der Atmungskette.

HCN-Gas wirkt innerhalb von Sekunden (≈ 250 mL · m⁻³); Cyanid innerhalb von Minuten nach Freisatz von HCN im sauren Medium des Magens und wird im Pfortaderkreislauf resorbiert; Nitrile (R–CN) brauchen 15 bis 60 Minuten.

Tödliche Dosis: ≈ 1 mg HCN pro kg Körpergewicht. Fünfzig Bittermandeln (zehn für Kinder) sind ebenfalls tödlich. ▶2

Die **Entgiftung** chronisch aufgenommener Cyanidmengen im Körper erfolgt durch Kopplung an Schwefel in der Leber (0,1–1 mg kg⁻¹h⁻¹). Mindergiftiges **Thiocyanat** (Rhodanid) wird über Blut, Nieren und Urin ausgeschieden. Kleine Mengen Cyanid werden über Zwischenschritte zu Kohlendioxid oxidiert. ▶3

$$CN^- + S \rightleftharpoons SCN^-$$

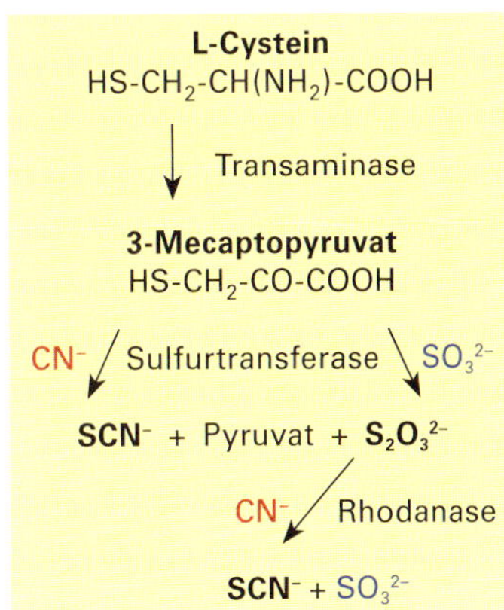

3 Cyanidentgiftung im Körper

Die in den Zellen vorhandene Schwefelmenge ist begrenzt, so dass Natriumthiosulfat i.v. verabreicht wird. Die Erste Hilfe erfolgt durch den **Methämoglobinbildner** 4-Dimethylaminophenol i.v. (DMAP ▶4), um Cyanid von der Cytochromoxidase auf oxidiertes Hämoglobin zu übertragen.

$$Hb \cdot Fe^{3+} + CytOx \cdot Fe^{3+} \cdot CN^-$$
$$\rightleftharpoons Hb \cdot Fe^{3+} \cdot CN^- + CytOx \cdot Fe^{3+}$$

Hydroxycobalamin bindet Cyanid als ungiftigen Komplex, ohne wie DMAP die Sauerstoffversorgung einzuschränken; aus galenischen Gründen muss ein Liter Lösung verabreicht werden.

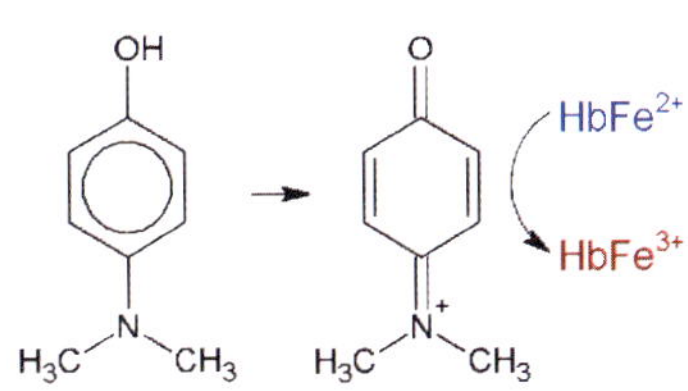

4: 4-Dimethylaminophenol (4-DMAP)

Symptomatik	Erste Hilfe / Therapie
Bei Inhalation, Hautkontakt, Verschlucken: ▪ Rachenreiz, Zungenbrennen, Übelkeit, Kopfschmerzen, Schläfrigkeit, Blutdruckabfall ▪ Atemnot, Hyperpnoe (vertiefte Atmung), hypoxidotische Krämpfe, Ohnmacht, zentrale und periphere **Atemlähmung** ▪ Erregungsleitungsstörung am Herzen, Herzrasen, zuletzt **Herzstillstand** ▪ Rotfärbung der Haut durch das kirschrot gefärbte, hämoglobin-blockierte Venenblut („Arterialisierung des Venenblutes") ▪ weite Pupillen ▪ Spätfolge: irreversible Nervenschäden durch Sauerstoffmangel und Azidose	▪ Beatmung mit **Reinsauerstoff**; Augen und Haut mit viel Wasser spülen. Kontaminierte Kleidung entfernen. ▪ Nach Verschlucken: Erbrechen (nach Wasser- und Kohlegabe), Magenspülung ▪ **4-Dimethylaminophenol** (DMAP) i.m., Amylnitrit-Inhalation ▪ Entgiftung: Natriumthiosulfat 250 mg/kg i.v. ▪ Komplexbildung: Hydroxycobalamin (modifiziertes Vitamin B_{12}) i.v.; nicht zusammen mit Thiosulfat! Veraltet ist Co_2EDTA. ▪ Gegen Lactatacidose: $NaHCO_3$ i.v.

1 Symptomatik und Therapie der Cyanidvergiftung

Bei erblicher Störung des Vitamin B_{12}-Umsatzes wird Cyanid mangelhaft entgiftet: Sehnerventzündungen (Retrobulbärneuritis), Bewegungsstörungen (ataktische Neuropathien), sowie Schwachsichtigkeit (Tabak-Amblyopie) und Unfruchtbarkeit bei starken Raucherinnen sind als Folgen bekannt. ▶1

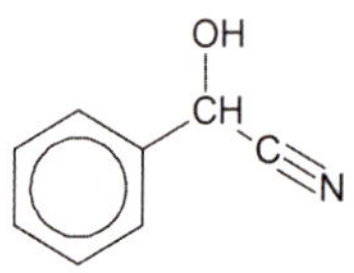

2 Mandelsäurenitril

Komplex gebundene und organische Cyanide

Kaliumhexacyanoferrat(II), $K_4[Fe(CN)_6]$, „gelbes Blutlaugensalz", bildet beim Erhitzen in konzentrierter Schwefelsäure CO statt HCN. **Dinatriumpentacyanonitrosylferrat**, Nitroprussid-Natrium, $Na_2[Fe(CN)_5(NO)] \cdot 2\ H_2O$, das gefäßerweiterndblutdrucksenkende Medikament, erzeugt überdosiert eine Cyanidvergiftung.

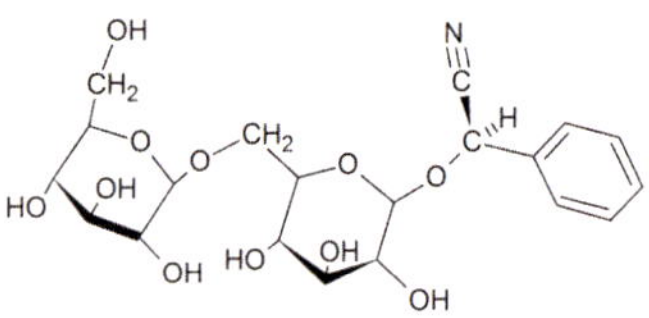

3 (*R*)-Amygdalin

Das Lösungsmittel **Acetonitril** $CH_3C{\equiv}N$ entfaltet eine nur schwache Cyanidwirkung. **Mandelsäurenitril** (Benzaldehydcyanhydrin) entsteht durch Fermentierung aus dem cyanogenen Glycosid **Amgydalin**, das in Bittermandeln, Pfirsich-, Aprikosen-, Pflaumen-, Birnen- und Apfelkernen vorkommt. Mandelsäurenitril und **Linamarin** in Maniok-Knollen zersetzen sich, wenn die Ernte traditionell in Wasser eingeweicht, zu Brei verarbeitet und an der Sonne getrocknet wird. Andernfalls kam es in Südostafrika zu Neuropathien, der Konzo- oder Mantekassa-Krankheit. ▶2–4

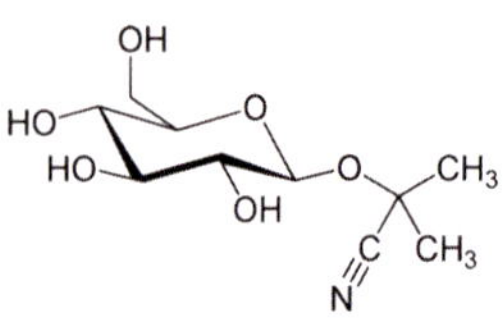

4 Linamarin

Thiocyanate, die Salze der Thiocyansäure (HSCN) werden in der Färberei verwendet. Organische **Isothiocyanate** (RNCS) kommen in Senfölen vor.

> Komplexe Cyanide, Nitrile und Thiocyanate sind wenig giftig.

3.2.3 Schwefelwasserstoff und Sulfide

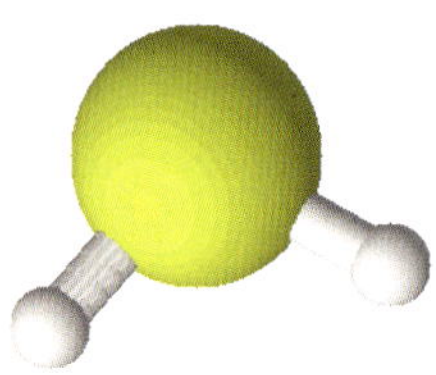

5 H_2S-Molekül

Schwefelwasserstoff (Hydrogensulfid, H_2S, ▶1) ist ein sehr giftiges, farbloses Nervengas, brennbar und schwerer als Luft, das mit Luft explosionsfähige Gemische bildet. Es riecht unverwechselbar nach faulen Eiern (> 0,025 mL/m^3) und reizt die Schleimhäute. Rasch tritt Gewöhnung und Betäubung der Geruchswahrnehmung ein. Reihenvergiftungen bei Rettungshelfern sind möglich! ▶1

H_2S kommt in Schwefelheilquellen und mit bis zu 10 % im Kanal-, Klär- und Kokereigas vor; es tritt bei älteren Zellulosefabriken aus und führt zur „Spinnerkeratitis" (Keratokonjunktivitis, Schädigung der Hornhaut) bei Arbeitern in der Kunstfaserherstellung.

Natriumsulfid (Na_2S) dient zum Weichmachen und Enthaaren von Rohleder, zur Reduktion von Nitroverbindungen und zur Farbstoffsynthese. **Erdalkalisulfide** (CaS, SrS, BaS) in Enthaarungsmitteln zersetzen Eiweißstoffe reduktiv. Eisen, Cobalt, Nickel, Kupfer und Blei kommen in **sulfidischen Erzen** vor. Die Einwirkung starker Säuren setzt aus beliebigen Sulfiden H_2S frei.

$$FeS + 2\ HCl \rightarrow FeCl_2 + H_2S$$

Zur **Entsorgung** wird H_2S zu SO_2 verbrannt oder durch Einleiten in KI_3-Lösung oder NaOCl oxidiert.

Vorsicht: Sulfid plus Säure gibt Schwefelwasserstoff!

Aus Sulfiden mit Säure freigesetzter Schwefelwasserstoff kann mit Bleiacetatpapier nachgewiesen werden, das sich braun färbt. H_2S reagiert mit Silber zu Silbersulfid, dies bewirkt die bekannte Verfärbung von Silberbesteck. ▶2–3

Vergiftung. Der Tod tritt durch „innere Erstickung" ein. Der Mechanismus der H_2S-Vergiftung ist ungeklärt. Vermutlich gilt:

H_2S blockiert Metallenzyme und sulfiert Hämoglobin.

Die **Entgiftung** im Körper erfolgt durch Oxidation zu Sulfat; ein Nebenweg läuft zu Methanthiol und Dimethylsulfid. Hydrogensulfid bindet wie Cyanid an Fe(III)-Hämoglobin und blockiert die Cytochromoxidase und Monooxidasen.

Akute Toxizität: Tränen- und Speichelfluss, Augenbrennen, Reizhusten (10–50 mL/m^3), Hyperpnoe (Atemnot), Benommenheit, Schwäche, Übelkeit, Erbrechen, Durchfall, Verwirrtheit, Schwindel, schlagartiger Bewusstseinsverlust, zentrale Atemlähmung (> 500 mL/m^3), Krämpfe.

Chronische Toxizität: „Gasauge" (subakute Keratokonjunktivitis), erhöhter Atemwiderstand, Lungenödem, Pneumonie; Spätfolge: Herzmuskeldegeneration. Nicht reproduktionstoxisch.

Therapie: Bei Haut- und Augenkontakt mit viel Wasser spülen. Unbedingt Augenarzt aufsuchen (Hornhautschädigung).
Nach Einatmen: Sauerstoff! Methämoglobinbildner (Natriumnitrit, *p*-Aminopropiophenon) sind umstritten; kein Thiosulfat!

3.2.4 Phosphorwasserstoff und Phosphite

Phosphan (PH_3, „Phosphin", Monophosphan), entsteht 1. durch Einwirkung von Wasser auf Calciumphosphid (Ca_3P_2) oder Aluminiumphosphid (AlP) oder 2. aus Phosphor und Lauge oder 3. durch Erhitzen von Phosphinaten (Hypophosphiten) oder Phosphonaten (Phosphiten), die starke Reduktionsmittel sind.

Geruchsschwelle:	0,025 bis 1 mL/m^3
Dichte:	1,19-mal schwerer als Luft
pK_a	7,07 und 11,96
im Körper:	überwiegend als Hydrogensulfid HS^-
Löslichkeit	Ether; Wasser
tödliche Dosis:	500 bis 1000 mL/m^3

1 Eigenschaften von H_2S

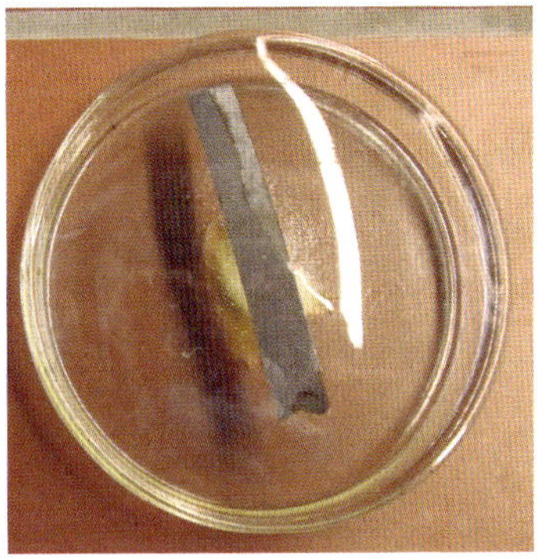

2 H_2S-Nachweis

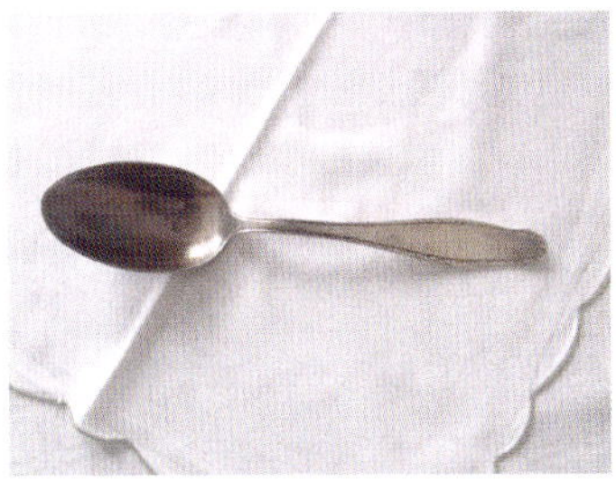

3 Verfärbung von Silberbesteck

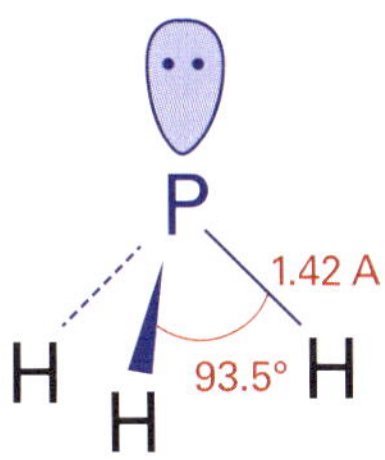

4 Monophosphan

Geruchs-schwelle:	> 1 mL/m³ > 1,41 mg/m³
Dichte:	1,18-mal schwerer als Luft
Tödl. Dosis:	300 bis 600 mL/m³

1 Eigenschaften von PH_3

2 GHS-Kennzeichnung von Monophosphan

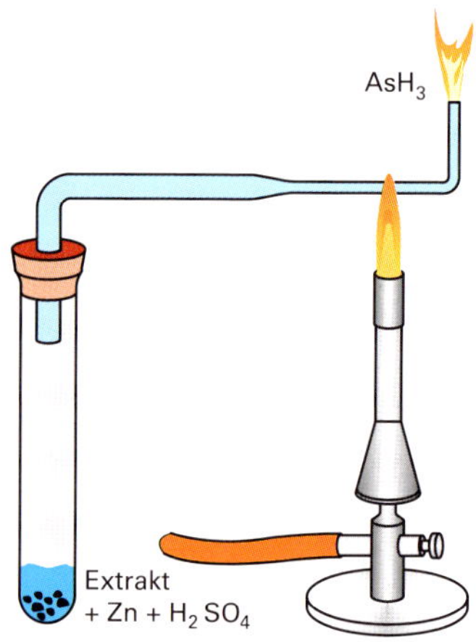

3 *Marsh*-Probe

HCN, KCN, $Ca(CN)_2$ gegen Nagetiere
CH_3Br gegen Nagetiere und Insekten in Transportbehältern
Ethylenoxid $(CH_2)_2O$ gegen Insekten in Begasungsanlagen
Formaldehyd HCHO gegen Nagetiere
PH_3 in Transportbehältern
Sulfuryldifluorid SO_2F_2

4 Begasungsmittel

Aluminium- und Calciumphosphid dienen zur Bekämpfung von Wühlmäusen und Zinkphosphid als Fraßgift (Rodentizid).

$$Ca_3P_2 + 6\,H_2O \rightarrow 2\,PH_3 + 3\,Ca(OH)_2$$
$$4\,P + 3\,NaOH + 3\,H_2O \rightarrow PH_3 + 3\,NaH_2PO_2$$
$$2\,Ba(H_2PO_2)_2 \rightarrow 2\,PH_3 + Ba_2P_2O_7 + H_2O$$

PH_3 erlaubt die *n*-Dotierung von Siliciumhalbleitern; Gallium- und Indiumphosphid (GaP, InP, GaAsP, InGasAsP) finden sich in Leuchtdioden. Ein kleiner Gehalt an **Diphosphan** (P_2H_4) verursacht die Selbstentzündlichkeit von Phosphan. ▶2–3

Phosphan erzeugt **reaktive Sauerstoffspezies**, die auch DNA-Basen schädigen, hemmt die mitochondriale Atmung (Cytochrom-*c*-Oxidase u. a.) und bildet Methämoglobin. Sehr giftig!

Akute und chronische Toxizität: süßlich-faulig-lauchartiger Geruch, mehrstündige Latenzzeit. Reizwirkungen am Magen, Kopfschmerzen, Schwindel, Übelkeit (< 2 mL/m³); Atemnot, Brennen betroffener Körperteile, Hirn- und Lungenödem (< 300 mL/m³). Tod durch zentrale Atemlähmung und Kreislaufversagen. Spätfolge: Leber- und Nierenschäden, Reizleitungsstörung am Herzen. Therapie: Symptomatisch. Dekontamination mit 0,1 %iger $KMnO_4$-Lösung. Glucocorticoide zur Lugenödempropylaxe.

3.2.5 Arsenwasserstoff

Das giftige, nach Knoblauch riechende **Arsan** (AsH_3, früher: Arsin), bildet sich bei der Einwirkung von atomarem Wasserstoff auf Arsenverbindungen. Durch thermische Zersetzung von AsH_3 entsteht ein Arsenspiegel, der in der Gerichtsmedizin früher für die *Marsh*-Probe genutzt wurde. ▶3

$$As_2O_3 + 6\,Zn + 12\,H^+ \rightarrow 2\,AsH_3 + 6\,Zn^{2+} + 3\,H_2O$$
$$4\,AsH_3 + 3\,O_2 \rightarrow 4\,As + 6\,H_2O$$

Die giftige Wirkform ist vermutlich **Diarsan** H-As=As-H.

Akute Toxizität: akute hämolytische Anämie (Blutzersetzung, intravasale Hämolyse), rotgefärbter Harn (Hämoglobinurie), Verstopfung der Nierenkanälchen mit Hämoglobin; Milz- und Leberschädigung, Gelbsucht, Urämie, Tod durch innere Erstickung (Erythrozytenmangel).

Therapie: Chelatbildner (BAL), Austauschtransfusion, Diurese.

Antimonwasserstoff, Stiban (SbH_3) verhält sich analog zu AsH_3.

3.2.6 Begasungsmittel

Schädlinge an unzugänglichen Stellen dürfen mit erlaubnispflichtigen Begasungsmitteln durch sachkundiges Personal bekämpft werden (§25 GefStoffV, TRGS 512 und 513). ▶4

Brommethan CH_3Br wird als Warnsubstanz das reizende Chlorpikrin zugemischt. Das Nervengift reagiert mit körpereigenen SH-Gruppen. In den 1960er Jahren gab es in Kalifornien mehr Todesfälle durch Brommethan als durch Organophosphate.

Ethylenoxid $(CH_2)_2O$ ist ein farbloses, stark reizendes Gas mit mutagener und kanzerogener Nebenwirkung.

Krebserzeugende Begasungsmittel sind in Deutschland verboten: Acrylnitril (CH_2=CH-CN), Kohlenstoffdisulfid (CS_2), Tetrachlormethan (CCl_4), Chlorpikrin, 1,2-Dibromethan, Dibromchlorpropan.

Substanz		RfD	Tolerierbare tägliche Dosis und resorbierte Dosis			Risiko				Arbeitsplatzgrenzwert	
			ADI TDI*	TRD oral	TRD inhalativ					*A* (MAK)	*B* (BAT)
			µg $kg^{-1}d^{-1}$		µg/m^3	C	M	R_E	R_F	mg/m^3	mg/L
Cyanwasserstoff	HCN		50		50 (70 %)			C	–	2,1 H	
Cyanid	CN^-		12*	10 (100 %)				C	–	2 E H	
Kohlenmonoxid	CO							B	1A	35	**B**: 5 % HbCO
Kohlendioxid	CO_2									9100	
Oxalsäure	$(COOH)_2$									1 E H	
Lachgas	N_2O							C	–	180	
Stickstoffmonoxid	NO							D	–	0,63	
Stickstoffdioxid	NO_2					3B		D	–	0,95	
Ammoniak	NH_3							C	–	14	
Hydrazin	N_2H_4					1B				(0,13) HS	
Phosphan	PH_3							C	–	0,14	
Ozon	O_3					3B				3B	
Schwefelwasserstoff	H_2S							C	–	7,1	
Schwefeldioxid	SO_2							C	–	2,7	
Fluor	F_2									(1,6)	
Fluorwasserstoff	HF							C	–	0,83 H	4 Ub
Chlor	Cl_2		150*					C		1,5	
Clorwasserstoff	HCl							C		3	
Chlordioxid	ClO_2							D	–	0,28	
Phosgen	$COCl_2$							C		0,41	
Brom	Br_2									(0,7)	
Bromwasserstoff	HBr		1000 Br^-					D	–	6,7	
Iod	I_2		17							(1) H	

A Toxikologische Daten von Gasen und Dämpfen

ADI = Acceptable Daily Intake, **RfD** = Acute Reference Dose (in µg $kg^{-1}d^{-1}$)
TDI = Tolerable Daily Intake (in µg $kg^{-1}d^{-1}$), **TRD** = Tolerable Resorbierte Dosis bei gegebener Resorption
Einstufung: **C** krebserzeugend, **M** erbgutverändernd = mutagen, **R_E** frucht- oder entwicklungsschädigend = teratogen, **R_F** gefährdet die Fortpflanzungsfähigkeit/Fruchtbarkeit = reproduktionstoxisch:
1 sicher beim Menschen; **2** (oder 1B) im Tierversuch; **3** besorgniserregend: 3A vorläufig, 3B verdächtig im Tierversuch; **4** nicht genotoxisch; **5** unbedenklich bei Einhaltung des MAK und BAT. Quelle: www.baua.de
Schwangerschaftsgruppe: **A** (früher R_E) fruchtschädigend-teratogen; **B** (in TRGS900: Z) möglicherweise fruchtschädigend; **C** (in TGS900: **Y**) kein Risiko bei Einhaltung der Grenzwerte, **D** Datenlage unsicher
Arbeitsplatzgrenzwert *A*: geltendes Recht (TRGS) bzw. Empfehlung (MAK-Kommission)
E = einatembare Fraktion (Gesamtstaub), **A** = alveolengängige Fraktion (Feinstaub),
S = sensibilisierend: Sa Atemwege, Sh Haut, SP Fotokontaktsensibilisierung
H Hautresorption (+++ vorrangiger, ++ überwiegender, + wichtiger Aufnahmeweg)
Biologischer Grenzwert *B* oder Leitwert für Expositions- bzw. Schichtende (b), Langzeitexposition (c) oder vor nachfolgenden Schicht (d) in: **H**arn, **Bl**ut, **E**rythrozyten, **P**lasma, **S**erum, als **K**reatinin im Harn, **M**etabolit.

3.3 Sauerstoff und Radikale

Sauerstoff (O_2) wird durch Erythrozyten transportiert. ▶1

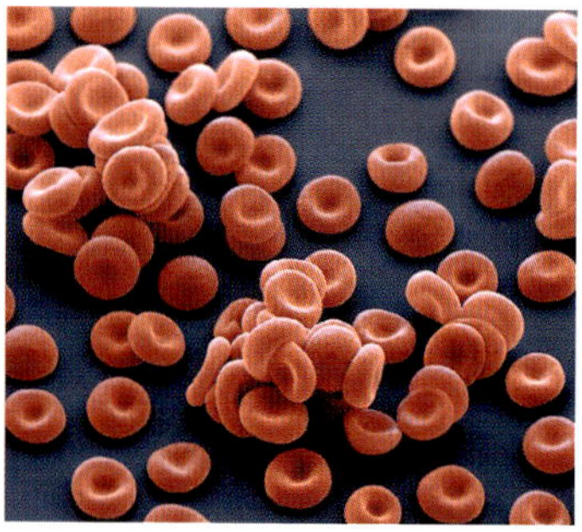

1 Erythrozyten

3.3.1 Sauerstoff

Sauerstoff wird beim Erhitzen von Chloraten und Mangandioxid frei und gilt nur bei Drücken von bis zu 3 bar als ungiftig.

$$2\,KClO_3 \rightarrow 2\,KCl + 3\,O_2$$

Die verfügbare Sauerstoffmenge aus einer 200-bar-Gasflasche ist etwa $V = (200\text{ bar}/1\text{ bar}) \cdot V_{\text{Flasche}}$.

Die **Sauerstoffüberdrucktherapie** mit 100 %igem Sauerstoff in einer Druckkammer, einem Sauerstoffzelt oder über eine Atemmaske dient zur Behandlung von CO-, Cyanid- und Rauchgasvergiftungen, Verbrennungen und Gasbrand. Ab 2,4 bar Druck können Krampfanfälle auftreten, bei wiederholter Behandlung vorübergehende Taubheitsgefühle und Kurzsichtigkeit. Frühgeborene können durch Vernarbung der Netzhaut hinter der Augenlinse erblinden (retrolentale Fibroplasie).

Bei der **Taucherkrankheit** (Gasembolie) tritt eine Überblähung der Lungen auf. Während des Auftauchens (selbst in einem Schwimmbecken) dehnt sich angehaltene Luft durch den nachlassenden Umgebungsdruck rasch aus und dringt in die Lungengefäße ein; Luftbläschen im Gehirn führen plötzliche Bewusstlosigkeit und Krämpfe herbei. Sofortige Rekompressionstherapie in einer Sauerstoffüberdruckkammer!

Die schmerzhafte **Dekompressionskrankheit** bei Tauchern oder nach plötzlichem Druckverlust in einer Flugzeugkabine wird durch Luftbläschen in Blut und Gewebe verursacht. Während Sauerstoff laufend verwertet wird, müssen Stickstoff und andere Inertgase über die Lungen ausgeatmet werden. ▶2

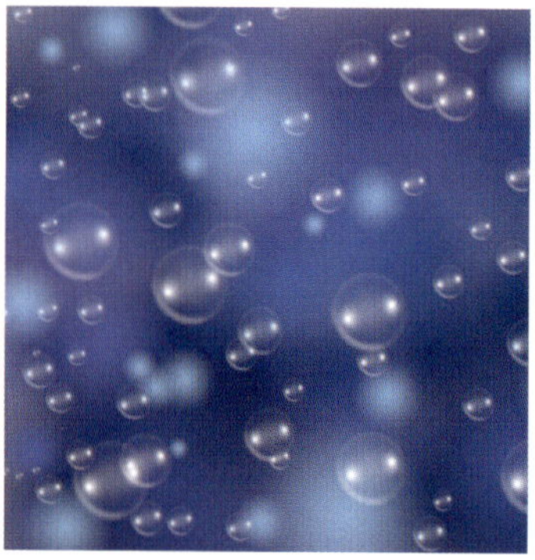

2 Sauerstoffblasen

Die **Höhenkrankheit** entsteht durch den geringen Sauerstoffgehalt der Luft im Gebirge. Beschwerden treten ab einem Höhenunterschied von 2700 m pro Tag auf. Sauerstoffmangel (Hypoxie) regt das Atmen an, durch übermäßige CO_2-Abgabe steigt jedoch der pH-Wert im Gewebe (respiratorische Alkalose). Durch Hemmung der O_2-abhängigen Natriumpumpe reichern sich Natriumionen und Wasser in den Zellen an, während Kaliumionen ausströmen; Hirn- und Lungenödeme sind die Folge.

> Sauerstoffmangel lässt den Blut-pH ansteigen.
> Kohlendioxidüberschuss führt zur respiratorischen Azidose.

Therapie: Acetazolamid oder *N*-(5-Sulfamoyl-1,3,4-thiadiazol-2-yl)-acetamid als **Carboanhydrasehemmer**. ▶3

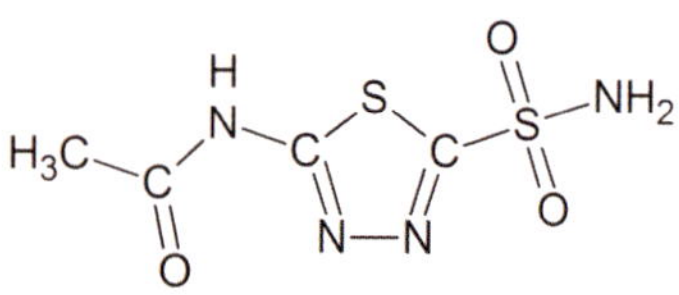

3 Acetazolamid

3.3.2 Sauerstoffradikale

Bei physiologischen Prozessen und nach dem Tod entstehen freie **Radikale**; das sind Molekülbruchstücke mit ungepaarten Elektronen von extremer Reaktionsfreudigkeit. ▶4

H_2O_2	Wasserstoffperoxid
$\cdot O_2^-$	Superoxid-Radikalanion, Hyperoxid-Anion
$^1O_2$	Singulettsauerstoff
$\cdot OH$	Hydroxylradikal

zunehmende Oxidationskraft ↓

4 Reaktive Sauerstoffspezies

Triplett- und Singulett-Sauerstoff

Sauerstoff (O_2) im Grundzustand ist nicht O=O, sondern ein Biradikal der Struktur O÷O, das wegen zweier ungepaarter Elektronen mit parallelen Spins [↑|↑] in den 2pπ*-Orbitalen **Triplett-Sauerstoff** genannt wird. Der Gesamtspin $S = ½ + ½ = 1$ ergibt die Multiplizität $2S + 1 = 3$ für Triplett. ▶1

Sauerstoff besitzt zwei angeregte Zustände mit antiparallel ausgerichteten Spins, den **Singulett-Sauerstoff**. Diese Zustände $^1\Sigma_g^+$ [↑|↓] und $^1\Delta_g$ [↑↓|] haben den Gesamtspin $S = ½ - ½ = 0$ und die Multiplizität $2S+1 = 1$. Ein Singulett-Zustand hat seinen Namen daher, dass die beiden Elektronen mit entgegengesetztem Spin im elektromagnetischen Feld der anderen Elektronen im Atom nur eine Spektrallinie hervorrufen. Singulett-Sauerstoff entsteht bei der Phagozytose, Prostaglandin-Biosynthese und der **Chemolumineszenz** von Leuchtkäfern.

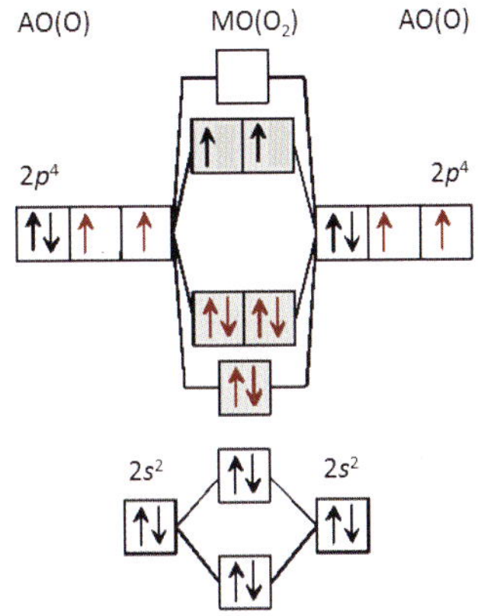

1 **Molekülorbital-Schema des Triplett-Sauerstoffmoleküls**

Lumineszenz

Angeregte Moleküle versuchen die absorbierte Lichtenergie möglichst schnell wieder abzugeben. Das ***Jablonski*-Diagramm** erklärt als **Lumineszenz** bezeichnete Leuchterscheinungen. ▶2

1. Aus dem **angeregten Zustand** (S_1) kehrt das Elektron nach etwa 10^{-8} s in den **Grundzustand** (S_0) zurück. Diese spontane Emission von längerwelligem Licht wird als **Fluoreszenz** bezeichnet. Durch mindestens blaues Licht angeregtes Fluorescein leuchtet dadurch im Tageslicht gelbgrün. ▶3
2. Elektronenübergänge sind von **Molekülschwingungen** begleitet, deren Frequenz im Infrarotbereich liegt. Deswegen fühlen sich farbige Gegenstände im Sonnenlicht warm an. Weil keine Aussendung von UV/Vis-Licht stattfindet, spricht man von **strahlungslosen Übergängen** oder **Schwingungsrelaxation**.

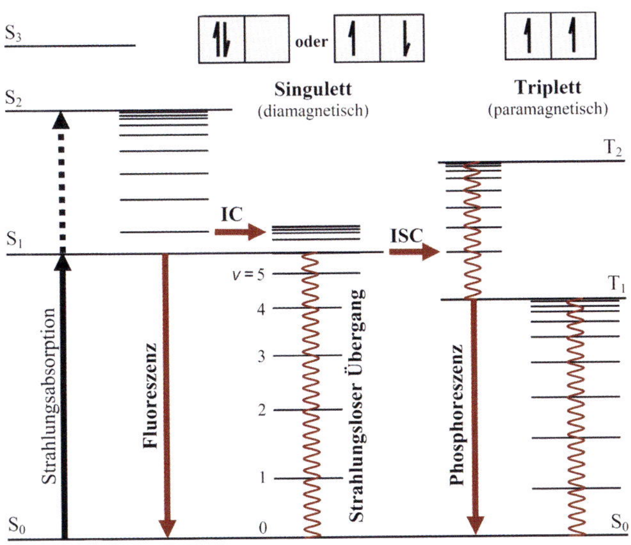

2 ***Jablonski*-Diagramm**

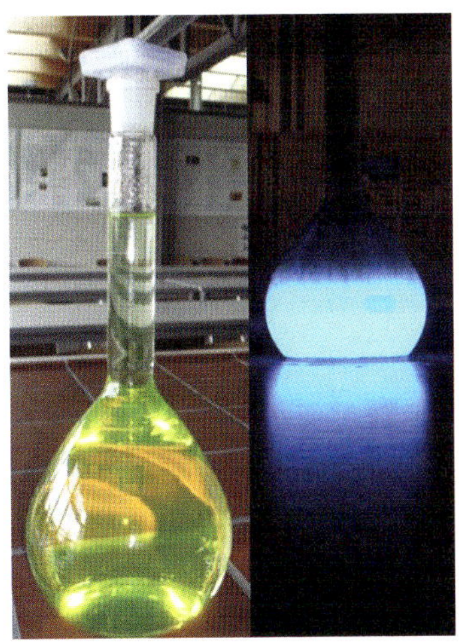

3 **Fluorescein und Luminol**

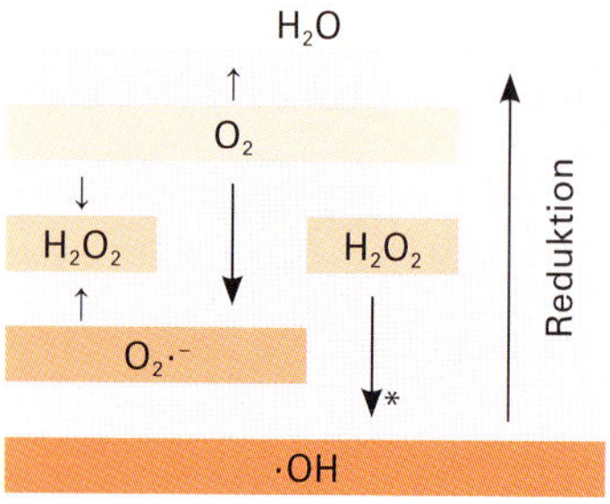

1 Redoxaktive Sauerstoffspezies

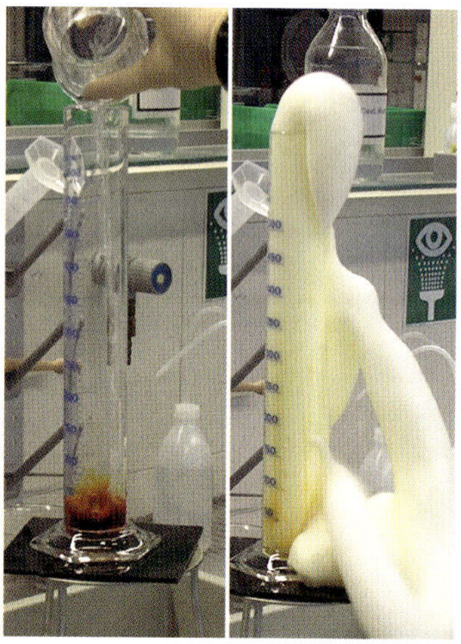

2 H_2O_2 mit KI und Spülmittel

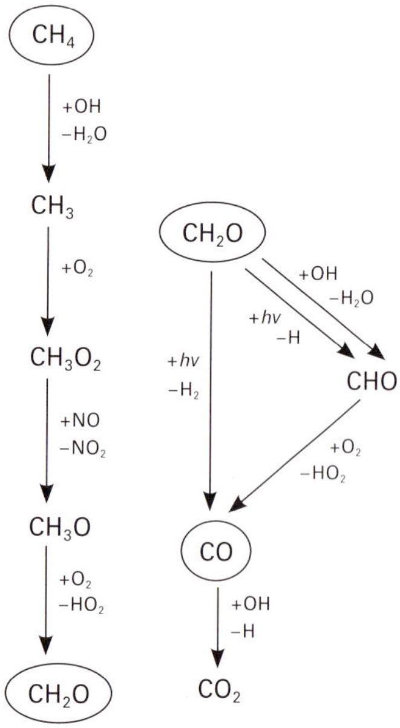

3 Atmosphärischer Abbau

Strahlungslose Prozesse begleiten jeden Wechsel des Elektrons auf eine tiefere Schale mit hoher Schwingungsenergie, englisch **Internal Conversion** (IC) genannt.

3. Beteiligt sich das Elektron an **fotochemischen Reaktionen**, werden chemische Bindungen gebrochen, das Molekül lagert sich um oder zerfällt. **Chemolumineszenz** ist die Lichtaussendung bei chemischen Reaktionen, z. B. von 3-Aminophthalsäurehydrazid (Luminol) mit Wasserstoffperoxid. S. 121 ▶3
4. Außer der **Fluoreszenz** gibt es die zeitverzögerte **Phosphoreszenz**, die das Nachleuchten von weißem Phosphor im Dunklen verursacht. Phosphoreszenz tritt zeitverzögert auf, weil sich Elektronen von entgegengesetzter auf gleiche Spinrichtung ausrichten müssen, was in der Natur selten vorkommt. Dieser **Singulett-Triplett-Übergang** heißt auch **Interkombination** oder englisch **Intersystem Crossing** (ISC).

Aktive Sauerstoffspezies

Das Dioxid(1–)- oder **Superoxid-Radikalanion** $O_2^{\cdot -}$ entsteht bei der mitochondrialen Atmung ($O_2 + e^- \rightarrow O_2^{\cdot -}$, durch Phagozyten bei Entzündungsprozessen) und durch die Xanthinoxidase (im Gewebe bei Sauerstoffmangel). Phagozyten töten eingeschlossene Bakterien durch reaktive Sauerstoffspezies. Radikale regen Immunmoleküle wie den Komplementärfaktor C_{5a}, Leukotrien B_4 und Tumorpromotoren wie Phorbolmyristylacetat an.

Wasserstoffperoxid (H_2O_2) entsteht als Nebenprodukt der Monoaminooxidase, $2\ O_2^{\cdot -} + 2\ H^+ \rightarrow O_2 + H_2O_2$, oder durch indirekte Sauerstoffreduktion $O_2 + 2\ e^- + 2\ H^+ \rightarrow H_2O_2$ (statt des direkten Weges $O_2 + 4e^- + 4\ H^+ \rightarrow 2\ H_2O$). Wasserstoffperoxid kann in der Zelle als Oxidations- oder Reduktionsmittel wirken. Wasserstoffperoxid kann ein Sauerstoffemphysem der Schleimhäute hervorrufen. Bei der Zersetzung wird Sauerstoff frei. ▶2

Das **Hydroxylradikal** ·OH ist eines der stärksten Oxidationsmittel überhaupt (▶1); es entsteht

- im entzündeten Gewebe durch die *Fenton*-Reaktion:
  $$H_2O_2 + Fe^{2+} \rightarrow Fe^{3+} + OH^- + \cdot OH$$
- bei der Reaktion von H_2O_2 mit Stickstoffoxiden
- durch die *Haber-Weiss*-Reaktion bei hoher Konzentration von Wasserstoffperoxid mit Superoxid-Radikalen:
  $$H_2O_2 + O_2^{\cdot -} \rightarrow O_2 + \cdot OH + OH^-$$

Organische Sauerstoffspezies

Kohlenwasserstoffe werden in der Atmosphäre über Aldehyd- und Peroxycarbonsäure-Radikale zu CO_2 und H_2O abgebaut (▶3). Im Körper entstehen **Alkoxyradikale** RO· und **Peroxyradikale** ROO· beim Abbau von 1,2-Dibromethan, Tetrachlormethan oder Paracetamol.

3.3.3 Radikalfänger

Sauerstoffradikale spielen eine biochemische Rolle bei der Zerstörung von Biomolekülen (S. 123 ▶1). Lebende Zellen schützen sich durch enzymatische und nichtenzymatische Systeme.

Enzymatische Schutzsysteme

Enzyme sind Biokatalysatoren, die Reaktionen beschleunigen.

- **Superoxid-Dismutasen** (SOS) setzen an ihrem Metallzentrum (Kupfer, Zink, Eisen, Mangan) das Superoxid-Radikalanion O_2^- – augenblicklich in Wasserstoffperoxid um:

  $$2 \cdot O_2^- + 2\,H^+ \rightarrow H_2O_2 + O_2$$

- **Katalase**, ein eisenhaltiges Protein in allen Säugetiergeweben und den Peroxisomen der Leber- und Nierenzellen, katalysiert die H_2O_2-Zersetzung (Dismutation, ▶2):

  $$2\,H_2O_2 \rightarrow O_2 + 2\,H_2O$$

- **Glutathion-Peroxidasen** sind Enzyme im Zellplasma. Sie besitzen ein Selenatom im aktiven Zentrum und reduzieren Wasserstoffperoxid und Hydroperoxide ROOH unter Verbrauch des redoxaktiven Tripeptids Glutathion zu Wasser und Glutathion-Disulfid:

  $$H_2O_2 + 2\,GHS \rightarrow 2\,H_2O + GSSG$$

- **Glutathion-Transferasen** sind selenunabhängige Glutathion-Peroxidasen, die Hydroperoxide nicht zu H_2O_2 umsetzen:

  $$R\text{-}OO\text{-}H + 2\,GSH \rightarrow H_2O + ROH + GSSG$$

  Glutathion-Reduktase wandelt das Disulfid zurück. Das Reduktionsmittel NADPH wird durch Glucose-6-phosphat nachgeliefert.

  $$GSSG + NADPH + H^+ \rightarrow 2\,GSH + NADP^+.$$

Radikalfänger

Nichtenzymatische Radikalfänger sind redoxaktive Moleküle.

- **Ascorbinsäure** (Vitamin C) fängt $O_2^{\cdot -}$, $\cdot OH$, H_2O_2, Singulett-O_2.
- **β-Carotin** inaktiviert Singulett-O_2 in der Netzhaut.
- **α-Tocopherol** (Vitamin E) ist ein lipophiles Antioxidationsmittel, das mit Alkoxy- und Peroxyradikalen und peroxidierten Membranphospholipiden reagiert.
- **Taurin** und **Harnsäure** fangen wasserlösliche Radikale ($\cdot OH$, $ROO\cdot$, Singulett-O_2) ab.
- **Glutathion**, das Tripeptid γ-Glutamyl-Cysteinyl-Glycin, fängt Sauerstoffradikale ($O_2^{\cdot -}$, $\cdot OH$, $RO\cdot$, $ROO\cdot$) unter Sulfidbildung:

  $$R\cdot + GSH \rightarrow RH + GS\cdot \quad \text{und } 2\,GS\cdot \rightarrow GSSG$$

3.3.4 Bleichmittel und Entfärber

Bleichmittel enthalten starke Oxidationsmittel, die Haut und Schleimhäute reizen (▶3). **Natriumperborat** wird im Körper zu Borsäure zersetzt. **Natriumhypochlorit**, **Isocyanursäure** und **Natriumpercarbonat** in Geschirrspülmitteln, Abflussreinigern und Fleckensalzen wirken ätzend. Beim Mischen von sauren und basischen Sanitärreinigern sowie beim Erhitzen von Bleichlaugen (Hypochlorite) wird giftiges **Chlorgas** frei:

$$NaOCl + NaCl + 2\,HY\,(\text{Säure}) \rightarrow Cl_2 + 2\,NaY + H_2O$$

Das Reduktionsmittel **Natriumdithionit** in Textilentfärbern geht beim Fleckenlösen in reizendes Schwefeldioxid über.

- Oxidation ungesättigter Fettsäuren und Cholesterol
- Inaktivierung von Neurotransmittern
- Zerstörung von Proteinen, Kollagen, Enzymen, Erythrozyten
- Zerstörung von Mucopolysacchariden (Glycosaminoglycane) in der Synovialflüssigkeit (Gelenkschmiere)
- Tumorpromotion und Tumorinitiation

1 Radikalreaktionen im Körper

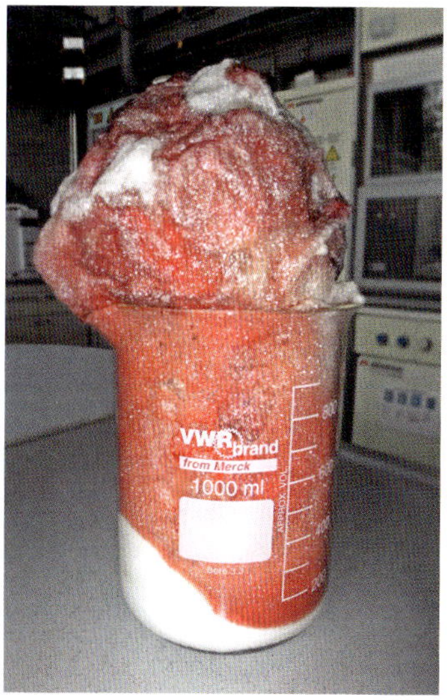

2 H_2O_2-Zersetzung durch Enzyme in Blut

Wasserstoffperoxid H_2O_2

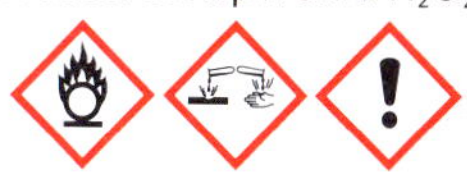

Natriumperborat $NaBO(O_2)$
Peroxodisulfate z. B. $Na_2S_2O_8$ Natriumhypochlorit NaOCl
Isocyanursäure (1,3,5-Triazin-2,4,6-trion)
Natriumpercarbonat $Na_2CO_3 + H_2O_2$ (2:3)

3 Bleichmittel

3.4 Erstickende und narkotische Gase

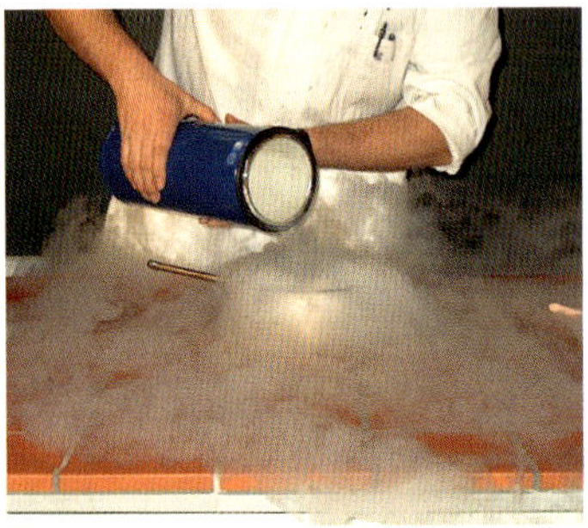

1 Flüssiger Stickstoff

	mmol/L
Ammoniak	0,012–0,055
Ascorbinsäure	0,023–0,085
Chlorid	100–108
Glucose	3,9–5,6
Harnsäure	180–420
Lactat	0,5–2,2
Pyruvat	≤ 0,11
Salicylat	0,72–1,45

2 Normalwerte im Blutserum

	kPa
$p(CO_2)$	4,7–6,0
$p(O_2)$	10–13,3

1 kPa = 0,1 bar ≈ 75 mmHg

3 Partialdrücke im Blut

Norm	$c(CO_2)$ = 24 bis 30 mmol/L pH 7,35 bis 7,45 (Blut)
erniedrigt	Durchfall, Fasten, Austrocknung, Salicylat-, Thiazidvergiftung, Nierenversagen, diabetische Azidose, renale tubuläre Azidose
erhöht	Lungenemphysem, Magenverengung, Aldosteronüberproduktion

4 CO_2 im Blutserum

Vicle ungiftige Gase führen durch Verdrängung der Atemluft zur Erstickung und wirken teilweise narkotisch.

3.4.1 Stickstoff

Das farblose, nicht brennbare Gas N_2 ist etwas leichter als Luft und sehr reaktionsträge. Im Labor ist Stickstoff durch Erwärmen von Ammoniumnitrit (aus einer Mischung von Ammoniumsulfat und Natriumnitrit) zugänglich. Verunreinigungen mit NO und NH_3 können mit Wasser ausgewaschen werden.

$$NH_4NO_2 \rightarrow N_2 + 2\ H_2O$$

Flüssiger Stickstoff siedet bei –196 °C. ▶1

Die **Stickstoffnarkose** ähnelt der Alkohol- und Lachgasvergiftung. Tiefseetaucher (> 60 m) verwenden Helium statt Stickstoff als Verdünnungsgas, um den Tiefenrausch zu vermeiden.

3.4.2 Lachgas

Das farblose, reaktionsträge **Distickstoffmonoxid** (N_2O) hat die gleiche Struktur und Elektronenkonfiguration wie CO_2 (Isosterie), entsteht beim Erhitzen von Ammoniumnitrat und wird zum Aufschäumen von Sahne verwendet. N_2O dient als ungiftiges schwaches **Narkosegas** und starkes Analgetikum (schmerzstillendes Mittel). Bei Inhalation im Gemisch mit 20 % Sauerstoff aus einem Ballon – wegen Vereisungsgefahr nicht aus der Gasflasche – tritt der Rauschzustand schlagartig ein und klingt nach Sekunden bis Minuten wieder ab. Im Erregungsstadium (Exzitation) vor und nach der Narkose treten lebhafte Halluzinationen und Träume auf, die zur Enthemmung oder Belustigung der Umgebung beitragen können; daher der Name Lachgas.

N_2O hemmt den *N*–Methyl-D-Aspartat-(NMDA)-Rezeptor. Lachgas oxidiert zudem Co(II) im Cobalamin (Vitamin B_{12}), hemmt dadurch die Methionin-Synthetase und verändert langfristig Megaloblasten-Knochenmarkszellen.

> Lachgas wirkt narkotisch.

Vergiftung: Hypoxie, Ersticken. Chronische Wirkung: Psychische Abhängigkeit, Toleranz, Gehirnschädigung (*Olney*-Läsionen), Knochenmarkdepression, Blutbildveränderung, Polyneuropathie. Teratogen. Bei Operationsschwestern sind Fertilitätsstörungen, Fehlgeburten und missgebildete Kinder bekannt.

3.4.3 Edelgase

Helium wirkt erstickend ohne systemisch-giftige Wirkung.
Xenon wirkt im Gemisch mit Sauerstoff narkotisch und gilt als ungefährlicher Ersatz für Lachgas. Als Füllgas in Lichtbogen-Gasentladungs-Lampen erzeugt es taghelles Licht in Autoscheinwerfern und Filmprojektoren.

3.4.4 Kohlendioxid und Carbonate

Der Mensch atmet täglich 0,7 kg oder 350 Liter **Kohlendioxid** CO_2 aus, etwa 220 mL · min^{-1} in Ruhe, 1700 mL · min^{-1} bei mittlerer Anstrengung und 75 000 mL · min^{-1} in erstickender Atmosphäre (10 Vol.-% CO_2). In handelsüblichen Stahlflaschen befindet sich CO_2 unter einem Druck von 55 bar (20 °C); es erstarrt beim Ausströmen bei –78,5 °C durch Abkühlung (*Joule-Thomson*-Effekt) zu **Kohlensäureschnee** („Trockeneis"), der in Mischung mit Ethanol für Kältebäder verwendet wird.

CO_2 entsteht durch Einwirkung von Säuren oder beim Erhitzen aus **Carbonaten** wie Kalk und Marmor ($CaCO_3$). Das Kalk-Kohlensäure-Gleichgewicht verursacht kalkhaltiges Trinkwasser und die Bildung von Kesselstein ($CaCO_3$) in Dampferzeugern. CO_2 kann durch Gaswäsche in 50 %iger Kalilauge entfernt werden.

$$CaCO_3 \rightleftharpoons CO_2 + CaO$$
$$CaCO_3 + 2\,HCl \rightarrow CO_2 + H_2O + CaCl_2$$
$$Ca(HCO_3)_2 \rightleftharpoons CO_2 + H_2O + CaCO_3$$

CO_2 löst sich in kaltem Wasser überwiegend physikalisch; nur 0,3 % des hydratisierten CO_2 bildet die nicht isolierbare, schwach saure **Kohlensäure** (H_2CO_3).

$$CO_2 + H_2O \rightleftharpoons CO_2 \cdot H_2O \rightleftharpoons H_2CO_3 \rightleftharpoons H^+ + HCO_3^-$$

Die **CO_2-Vergiftung** ist besonders bei Tauchern gefährlich. Nicht abgeatmetes CO_2 löst Bewusstlosigkeit aus. Weil CO_2 schwerer ist als Luft, ist in Gärkellern, Bergwerken, Tunneln, Höhlen Brunnenschächten, Laderäumen und Silos Vorsicht geboten. CO_2 durchdringt die Alveolarmembran schneller als Sauerstoff und wird im Blut durch die **Carboanhydrase** zu Kohlensäure hydratisiert. Der Partialdruck im Venenblut beträgt $p(CO_2) \approx 61$ mbar. Auf die **respiratorische Azidose**, d. h. Übersäuerung des Blutplasmas durch Kohlensäure und Anregung des Atemzentrums (bei 3–5 Vol-%), folgt die Narkose (> 5 Vol-%). Bei chronischer Belastung kommt es zur Carbonatablagerung in der Knochensubstanz, z. B. bei U-Bootfahrern. ▶1–2, S. 124 ▶2–4

Akute Toxizität: Kopfschmerzen (ab 0,1 Vol-% CO_2), Atemnot (ab 3 Vol-%); Schwäche, Ohrensausen, erhöhte Schmerzempfindlichkeit (10 Vol-%); Herzrasen, Krämpfe (25 Vol-%), Bewusstlosigkeit. Therapie: Atemhilfe, Sauerstoff.

Carbonate sind ungiftig. CO_2 wirkt erstickend.

Carbonatpuffer

Das **Hydrogencarbonat-Puffersystem** (HCO_3^-) reguliert den Säure-Base-Haushalt des Körpers; es gehorcht der *Henderson-Hasselbalch*-Gleichung.

$$pH = 6{,}1 + \log\frac{c(HCO_3^-)}{p(CO_2)}$$

c	Konzentration (mol · L^{-1})
p	Partialdruck (Pa)

Der pH-Wert des Blutserums beträgt 7,36 bis 7,44. Ein Überschuss von Hydrogencarbonat führt zur metabolischen **Alkalose**, ein Mangel zur metabolischen Azidose (pH < 7,3).

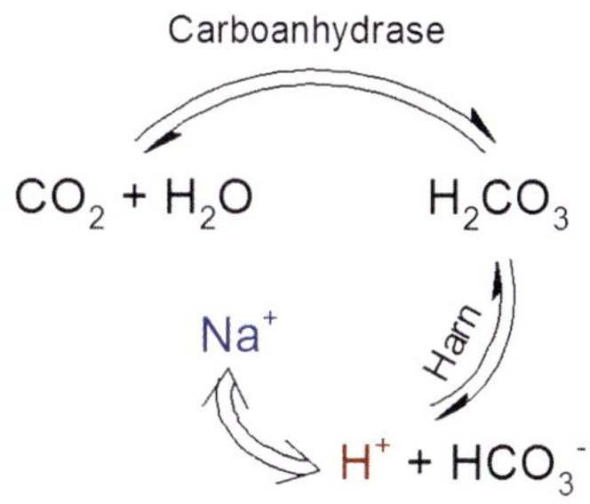

1 **Kohlensäurebildung in Blut, Lunge und Niere**

Azidose	**Metabolisch** HCO_3^- und Blut-pH fallen, Anionen reichern sich an. Ursachen: Nierenschäden (mangelnde NH_3-Produktion), diabetische Ketoazidose (durch Acetessigsäure, Hydroxybutansäure), Lactatazidose (durch Milchsäuregärung), Vergiftung durch Salicylat, Ethylenglycol (Oxalat), Methanol, Paraldehyd, Acetazolamid, Ammoniumchlorid
	Respiratorisch $p(CO_2)$ steigt, Blut-pH fällt. Ursachen: Sauerstoffmangel, Atemdepression, Anästhetika, Bronchitis, Asthma, Enzephalopathie, Koma
Alkalose	**Metabolisch** HCO_3^- und Blut-pH steigen. Ursachen: Diuretika (Thiazide, Etacrynsäure, Furosemid), Schilddrüsenüberfunktion (Aldosteronüberproduktion), Verlust von saurem Magensaft, Erbrechen
	Respiratorisch $p(CO_2)$ fällt, Blut-pH steigt. Hyperventilationssyndrom, Angst, Leberzirrhose, Hypoxämie, Fieber

2 **Azidose und Alkalose**

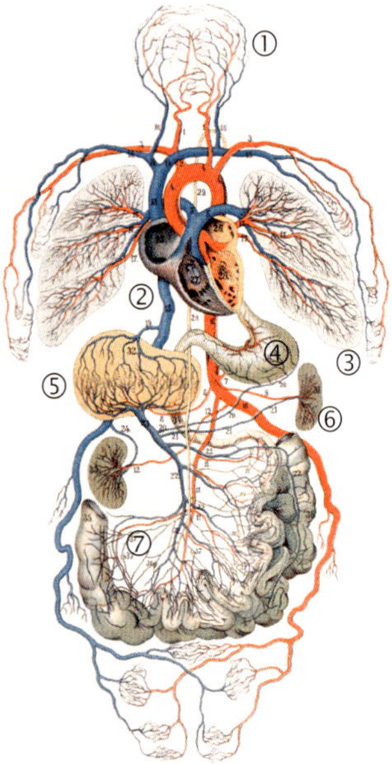

1 Blutkreislauf
1: Gehirn
2: Herz
3: Lunge
4: Magen
5: Leber
6: Niere
7: Darm

Ein Überschuss an Kohlensäure (CO_2-Überschuss) führt zur respiratorischen **Azidose**, eine vermehrte Lungenbelüftung (CO_2-Mangel) zur respiratorischen Alkalose. Das **arterielle Blut** ist um etwa 0,04 pH-Stufen basischer als das **venöse Blut** und bindet weniger CO_2 (▶1). Im sauren Medium bindet Hämoglobin bereitwilliger Sauerstoff und 2,3-Phosphoglycerat wird langsamer gebildet. Im alkalischen Medium ist es umgekehrt.

Therapie: $NaHCO_3$ i.v. und O_2-Beatmung gegen Azidose durch anorganische Säuren; Natriumchlorid i.v. gegen Alkalose.

CO_2 führt zur Azidose, CO_2-Mangel zur Alkalose.

3.4.5 Wasserstoff

Wasserstoff (H_2) entsteht durch Einwirkung von Säuren oder Laugen auf unedle Metalle oder die Zersetzung von Wasser durch Alkalimetalle (bei hoher Temperatur auch durch Eisen, Kohlenstoff oder Methan).

$$Zn + 2\,HCl \rightarrow ZnCl_2 + H_2$$
$$2\,Al + 2\,KOH + 6\,H_2O \rightarrow 2\,K[Al(OH)_4] + 3\,H_2$$
$$2\,Na + 2\,H_2O \rightarrow 2\,NaOH + H_2$$

Mit Sauerstoff und Chlor bilden sich explosive Gemische.

Toxizität: erstickend, keine Reizwirkung. Tiefkaltes und aus Druckgasflaschen entspanntes Gas ruft Erfrierungen hervor.

Dichte bei 20 °C: bei 0 °C:	1 mL/m³ = 0,0840 mg/m³ 0,0899 mg/m³
relative Dichte	14,4-mal leichter als Luft
Siedetemperatur	−252,76 °C
Löslichkeit in Wasser	1,6 mg/L (20 °C)
LC_{50} (1 h)	> 15 000 mL · m^{-3}

2 Eigenschaften von H_2

3 GHS-Kennzeichnung von H_2, Methan und Acetylen

3.4.6 Erdgas und Schweißgas

Methan (CH_4) und **Acetylen** (HC≡CH) wirken toxikologisch ähnlich wie CO, erstickend durch Verdrängung von Sauerstoff.

Akute Toxizität: Kopfschmerzen, Schwindel, Atemnot, Verwirrtheit, weite Pupillen, Krämpfe, Koma. Therapie: Reinsauerstoff.

3.4.7 Lösemitteldämpfe

Inhalierte Lösemitteldämpfe wirken giftig, insbesondere wenn Flüssigkeitströpfchen in die Lunge gelangen (▶Kapitel 4):

- **Benzin** wirkt ab 500 mL/m³ narkotisch; Benzintröpfchen rufen Atemnot und Lungenentzündungen (Pneumonie) hervor.
- **Aromaten** (Benzol, Toluol, Xylol) und **Terpene** (Kampfer) lösen Benommenheit und Krämpfe aus.
- **Halogenkohlenwasserstoffe** ($CHCl_3$, CCl_4, $Cl_2C{=}CCl_2$) wirken narkotisch und atemlähmend. Dichlormethan (CH_2Cl_2) bildet im Körper giftiges Kohlenmonoxid.
- **Ether** $(C_2H_5)_2O$ hat eine narkotische Wirkung.
- **Alkohole** wirken auch beim Einatmen berauschend.
- **Aldehyde** wie Formaldehyd (HCHO) reizen Augen, Nasenschleimhaut und Bronchien, bis hin zur Pneumonie.
- **Aceton** (CH_3-CO-CH_3) reizt die Bronchien, evtl. Lungenödem.

Substanz	Ph = Benzolkern C_6H_5	RfD	ADI *TDI	TRD oral µg kg⁻¹d⁻¹	TRD inhalativ µg/m³	Risiko C	M	R_E	R_F	*A* (MAK) mg/m³	*B* (BAT) mg/L
Kohlenwasserstoffe											
Benzol (Benzen)	PhH					1A	1B	–	–	3 H	
Toluol (Toluen)	$PhCH_3$		223*	200 (100 %)	700 (50 %)		–	C	–	190	1 BU
Ethylbenzol	$PhCH_2CH_3$		97*	300 (100 %)	5000 (50 %)	4	–	C	–	88	300UM
Xylole (Xylene)	$Ph(CH_3)_2$		179*	150 (100 %)	1000 (65 %)		–	D	–	440	1,5 B
1,3-Butadien						1A	1B			11	
Styrol (Styren)	$PhCH{=}CH_2$		7,7*			5	–	C	–	86	600UM
Benzo[*a*]pyren						1B	1B	–	1B	HS	
Halogenkohlenwasserstoffe											
Chlorbenzol			87*	70 (100 %)			–	C		47	25 UK
Trichlorbenzol			7,7*	15 (100 %)	18 (100 %)	3B	–	C		38	
Dichlormethan	CH_2Cl_2		6*	60 (100 %)	1000 (60 %)	3A	–			260	1 B
Chloroform	$CHCl_3$,			10 (100 %)		2(4)	–	C		2,5 H	
Tetrachlormethan	CCl_4,		0,714*			2(4)	–	C		3,2 H	0,07 B
Vinylchlorid	$H_2C{=}CHCl$					1A	–			7,8	
Trichlorethen	$Cl_2C{=}CHCl$				560 (50 %)	1B	2	C		H	
Tetrachlorethen	$Cl_2C{=}Cl_2$		14*	20 (100 %)	200 (50 %)	3B	–	B		138 H	1 B
Alkohole, Ether, Epoxide											
Epichlorhydrin	$H_2C(O)CH–Cl$		143*			1B	3B			12 H S	
Phenol	PhOH				50 (100 %)	3B	3B			8 H	300 H
Carbonylverbindungen											
Formaldehyd	HCHO		150*			2(4)	5	C		0,37 H S	
Trichloressigsäure	Cl_3COOH		17,8*				–				
Nitrilotriessigsäure			10*				–				
Di(2-ethylhexyl)phthalat, DEHP			25*			4	–	C	1B	10	
Stickstoffverbindungen											
2,4,6-Trinitrotoluol (TNT)				0,5 (100 %)	2,3 (75 %)	2	3B			H S	
Pyridin						3B	–			16 H	
Dimethylnitrosamin						1B	–			H	
Schwefelverbindungen											
Dimethylsulfat						1B	2			0,2 H S	

A Toxikologische Daten inhalierbarer organischer Verbindungen

Schwangerschaftsgruppe: **A** (früher R_E) fruchtschädigend, *teratogen*; **B** (in TRGS900: Z) möglicherweise fruchtschädigend; **C** (in TGS900: Y) kein Risiko bei Einhaltung des MAK und BAT, **D** Datenlage unsicher

C krebserzeugend: **1A** (oder 1) sicher beim Menschen; **1B** (oder 2) im Tierversuch; **3** besorgniserregend (3A vorläufig, 3B verdächtig im Tierversuch; **4** nicht genotoxisch; **5** unbedenklich bei Einhaltung des MAK und BAT

M erbgutverändernd, *mutagen* (1, 2, 3A, 3B, 5); **R_F** fortpflanzungsgefährdend, *reproduktionstoxisch*

S sensibilisierend: Sa Atemwege, Sh Haut, SP Fotokontaktsensibilisierung

H Hautresorption (**+++** vorrangiger, **++** überwiegender, **+** wichtiger Aufnahmeweg)

A alveolengängige Fraktion (Feinstaub); **E** einatembare Fraktion (Gesamtstaub)

BAT oder Leitwert BLW für Expositions- bzw. Schichtende (**b**), Langzeitexposition (**c**) oder vor nachfolgenden Schicht (**d**) in Vollblut (B), Erythrozyten (E), Plasma oder Serum (P/S), Urin (U), Kreatinin (K), als Metabolit (M).

3.5 Säuren, Laugen und Salze

Basische Reiniger	
Natriumcarbonat	Na_2CO_3
Natriumhypochlorit	$NaOCl$
Chlorkalk	$CaCl(OCl)$
Natriumsilicat	Na_2SiO_3
Natriumhydroxid	$NaOH$
Kaliumhydroxid	KOH
Saure Reiniger	
Citronensäure	$C_6H_8O_7$
Essigsäure	CH_3COOH
Ameisensäure	$HCOOH$
Salzsäure	HCl
Amidoschwefelsäure	$H_2N\text{-}SO_3H$
Natriumhydrogensulfat	$NaHSO_4$

1 **Reinigungsmittel**

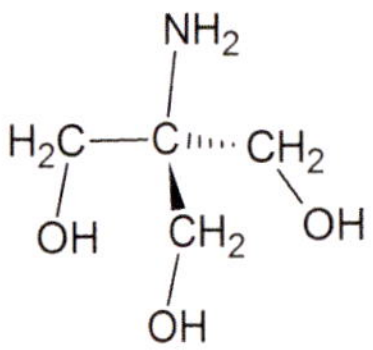

2 **TRIS-Puffer**

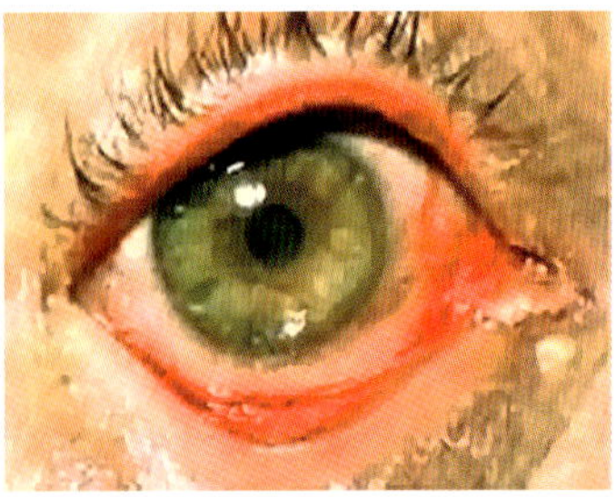

3 **Leichte Verätzung**

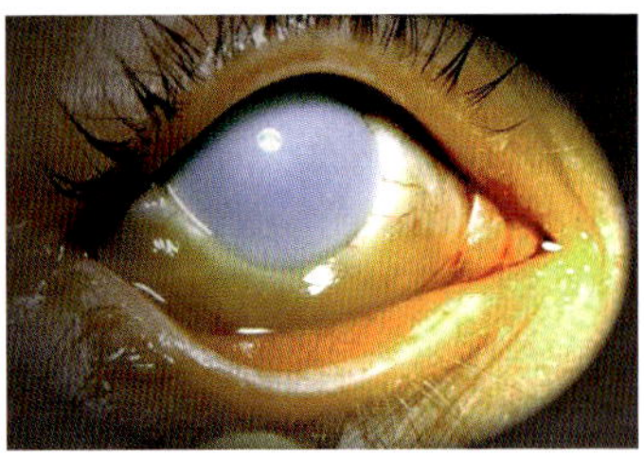

4 **Schwere Verätzung**

Mineralsäuren und **Alkalilaugen** verätzen Schleimhäute und Augen, Mund, Rachen, Speiseröhre und Magen bis hin zur tiefgreifenden Zerstörung. Organische Säuren und basische Basen wirken weniger stark ätzend. **Säuren** sind in Handspülmitteln, Entkalkern und Sanitärreinigern enthalten, **Laugen** in Geschirrspülmitteln, Sanitär- und Rohrreinigern. ▶1

Verätzung mit Säuren

Säuren führen zu einer **Koagulationsnekrose** (Gerinnungsnekrose), d. h. zum Absterben des Gewebes durch Zerstörung der Proteine, wobei die Gewebestruktur noch erkennbar bleibt.

Nach der Resorption aus dem Magen-Darm-Trakt ändert sich der Blut-pH nur unmerklich, weil Hämoglobin, Plasmaeiweiße, Phosphat- und Hydrogencarbonat puffernd wirken. Ist die Alkalireserve aufgebraucht, kommt es zur **Azidose** mit Atembeschwerden und Blutdruckabfall und zur Ansäuerung des Harns.

Blut: $HCO_3^- + H^+ \rightarrow CO_2 + H_2O$
Harn: $NH_3 + H^+ \rightarrow NH_4^+$

Typisch sind lokal starke Schmerzen und das Infektionsrisiko der Wunden. Lokale Verätzungen können akute Perforationen („Druchbruch") von Magen oder Speiseröhre und narbige Verengungen der Hohlorgane (Strikturen) auslösen.

Verätzung mit Laugen

Laugen erzeugen schwammige **Kolliquationsnekrosen** (Erweichungsnekrosen), die tief ins Gewebe vordringen und eine strukturlose Masse zurücklassen. Die Strikturgefahr ist groß.

Laugen schädigen das Gewebe mehr als Säuren.
Reichlich Wasser geben! Kein Erbrechen!

Erste Hilfe bei Verätzungen:

- **Haut**: Verunreinigte Kleidung, auch Unterwäsche und Schuhe, sofort ausziehen. Haut mit viel Wasser spülen.
- **Augen**: Sofort ausgiebig mit Wasser spülen, auch um den Augapfel zu kühlen. Augendusche! Augenarzt! ▶3–4
- **Mund, Speiseröhre, Magen**: Reichlich Wasser in kleinen Schlucken trinken lassen. Bei Laugenvergiftung Citronensäure oder Essigsäure zusetzen. Auf keinen Fall Erbrechen herbeiführen! Im Krankenhaus: Schmerz- und Schocktherapie.
- Magenspülung bei Säurevergiftung mit Magnesiumoxid; nicht mit $NaHCO_3$! Keine Magenspülung bei Laugen!
- **Azidose**: Natriumphosphat i.v., Natriumlactat i.v. oder TRIS-Puffer i.v. = Tris(hydroxymethyl)aminomethan mit alkalisierender und diuretischer Wirkung. ▶2

Die Ausschwemmung durch Vermehrung des Urinvolumens ist selten hilfreich. **Alkalisierung** oder **Ansäuerung** des Urins kann die Ausscheidung schwacher Säuren bzw. Basen durch die Niere beschleunigen, z. B. $NaHCO_3$ bei Salicylatvergiftungen.

Dialyse und Hämoperfusion helfen in Ausnahmefällen bei wasserlöslichen Giften, z. B. Alkohole, Borsäure, Halogenide, Chlorate, Chromsäure, Metallionen, Salicylate, Thiocyanate.

3.5.1 Salzsäure und Chloride

Beim Lösen von Chlorwasserstoffgas (HCl) in Wasser entsteht **Salzsäure** (Chlorwasserstoffsäure). Die 37 %ige, konzentrierte, mit Gas übersättigte Lösung raucht an feuchter Luft durch einen haut- und lungenreizenden Nebel von Salzsäuretröpfchen. ▶1

Salzsäure ist eine der stärksten Mineralsäuren ($pK_a \approx -7$), d. h. in wässriger Lösung liegt HCl ausschließlich dissoziiert vor. Unedle Metalle löst verdünnte Salzsäure unter Bildung von Wasserstoff auf. Aus Carbonaten wird CO_2 freigesetzt. Mit Basen bilden sich Salze, die **Chloride**.

$$HCl + H_2O \rightarrow H_3O^+ + Cl^-$$
$$Zn + 2\,HCl \rightarrow ZnCl_2 + H_2$$
$$CaCO_3 + 2\,HCl \rightarrow CaCl_2 + CO_2 + H_2O$$
$$NH_3 + HCl \rightarrow NH_4Cl$$

Der Magen sondert täglich etwa einen Liter 0,1–0,5%ige Salzsäure (pH 0,9–2,3) ab. Chlorid findet sich natürlich im Blut. ▶2

1 **GHS-Kennzeichnung von Salzsäure**

Norm	100–108 mmol/L
erhöht	Austrocknung, Salicylatvergiftung, Diabetes insipidus, renale tubuläre Azidose, akutes Nierenversagen
erniedrigt	Lungenemphysem, Herzinsuffizienz, Schwitzen, Durchfall, Magenverengung, Aldosteronüberschuss, Nebennierenrinden-insuffizienz

2 **Chlorid im Blutserum**

3.5.2 Flusssäure und Fluoride

Fluorwasserstoffsäure (Flusssäure) ist eine zum Ätzen von Glas verwendete Lösung von Fluorwasserstoff (HF) in Wasser, die in Kunststoffgefäßen aufbewahrt werden muss. Mit vielen Kationen bildet HF **Fluorokomplexe**, z. B. $[SiF_6]^{2-}$, $[BF_4]^-$, $[AlF_2]^+$ bis $[AlF_6]^-$. Flusssäure ist eine weniger starke Säure als Salzsäure; doch greift sie aggressiv Knochen und Zahnschmelz an. ▶3

Hydroxylapatit	+ Fluorid	→	Fluorapatit
$[Ca_3(PO_4)_2]_3 \cdot Ca(OH)_2$	$2\,F^-$		$[Ca_3(PO_4)_2]_3 \cdot CaF_2 + 2\,OH^-$

3 **GHS-Kennzeichnung von Flusssäure**

Fluoride werden als Konservierungsmittel für Holz und Leder verwendet. Hochverdünnte **Hexafluorokieselsäure** $H_2[SiF_6]$ dient als Desinfektionsmittel. **Natriumhexafluoroaluminat** (Kryolith) Na_3AlF_6 wird bei der Gewinnung von Aluminium durch Schmelzflusselektrolyse eingesetzt.

Spuren von Fluorid (F^-), z. B. in Tee und Kaffee, werden in Knochen- und Zahnmaterial eingelagert und dienen der Kariesvorsorge, empfohlene Tagesdosis: $2{,}9–3{,}8\ mg \cdot d^{-1}$. Ein Überangebot ruft **Dentalfluorose** hervor; der Trinkwasserzusatz zur Kariesvorsorge ist in Deutschland verboten. Über 2 mg/Tag Fluorid im Trinkwasser verursachen weiße Flecken auf der Zahnoberfläche von der Geburt bis zum 15. Lebensjahr, z. B. in vulkanischen Gebieten außerhalb Europas. ▶4

Über 20 mg/Tag führen zu Knochenverhärtung und Gelenkversteifung, der **Fluorose**. Fluorid hemmt glycolytische Prozesse, fällt Calcium aus und stört so die Hormonsynthese (idiopathischer Hypoparathyreoidismus), daraus folgen Wachstums- und Fortpflanzungsstörungen.

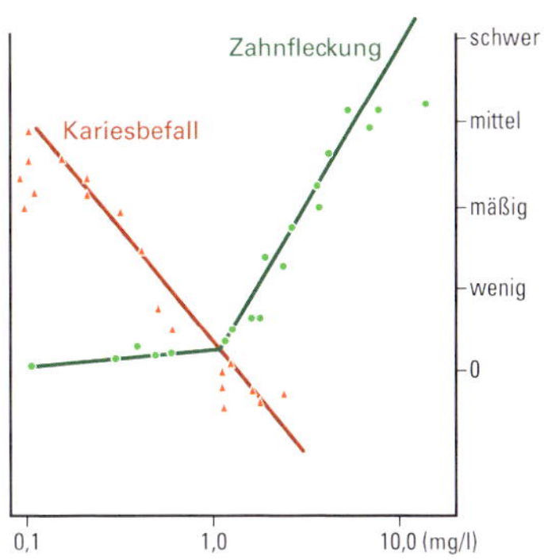

F^--Konzentration im Trinkwasser

4 **Fluorid im Trinkwasser**

	Symptomatik	Therapie
Inhalation	Verätzung der Augen- und Nasenschleimhaut; Kopfschmerzen, Dyspnoe (Atemnot), Erstickungsgefühl, Glottisödem (Kehlkopfschwellung), Lungenödem, Bronchitis, Pneumonie (Lungenentzündung); mediastinales und subkutanes Emphysem (gasgefüllte Blasen im Brustraum und unter der Haut)	Sauerstoffbeatmung, Prednison (gegen toxische Pneumonitis), Dexamathasonspray (gegen Lungenödem)
Haut	tiefe Verätzungen	Abwaschen mit Wasser, Entfernung weißen Gewebes; Calciumgluconat 10%ig lokal unterspritzen; Magnesiumoxidpaste
Verschlucken	Salz- oder Seifengeschmack, Tremor (Zittern), zerebrale Krämpfe, ZNS-Depression, Schock, Nierenversagen	Erbrechen, Magenspülung, Aluminiumhydroxidgel, Säurefänger ($Ca(OH)_2$, $Mg(OH)_2$, $MgCl_2$) im Magen belassen, Glucose und Kochsalz i.v., Calciumgluconat 10 % i.v., EKG, Schocktherapie, Trinken.

1 Symptomatik und Therapie der Fluoridvergiftung

Die akute Vergiftung löst Erbrechen und Krämpfe aus. ▶1

3.5.3 Bromsäuren und Bromide

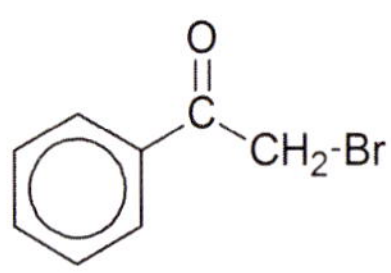

2 Bromacetophenon

Bromwasserstoffsäure (HBr) und **Iodwasserstoffsäure** (HI) färben sich an Luft durch Brom- bzw. Iodausscheidung langsam gelb. Sie sind stärkere Säuren als HCl.

Bromide (Br^-) sind giftiger als die weitgehend harmlosen Chloride. Kaliumbromid und **bromorganische Verbindungen** werden als nervenberuhigende und schlafbringende Mittel eingesetzt. Dämpfe von Bromacetophenon wirken als Tränengas. ▶2

Brom ist ein lebensnotwendiges **Ultraspurenelement**, dessen Mangel im Tierversuch Wachstumsstörungen und reduzierte Lebenserwartung verursacht. Die empfohlene tägliche Aufnahme sind 4–24 mg.

Akute Toxizität: Übelkeit, Erbrechen, akneartiger Hautausschlag, verwaschene Sprache, Ataxie (Bewegungsstörungen), Verwirrtheit, exogene Psychose, Koma, Lähmung.

Therapie: Erbrechen, Natriumchlorid i.v., Diurese.

3 GHS-Kennzeichnung von Schwefelsäure

3.5.4 Schwefelsäure und Sulfate

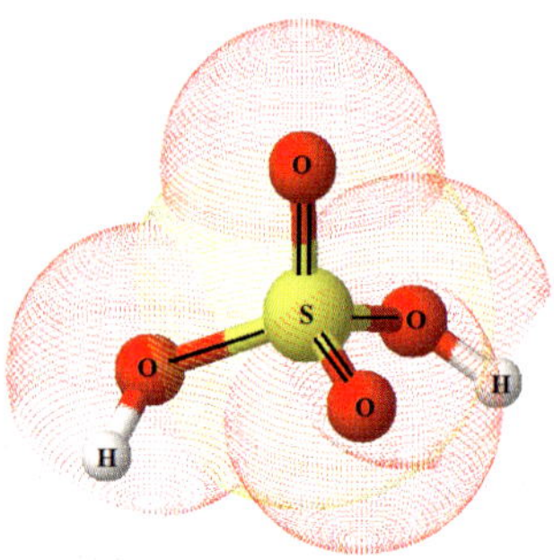

4 Schwefelsäure-Molekül

Die Salze der **Schwefelsäure** (H_2SO_4) sind weitgehend wasserlöslich und ungefährlich. Unlösliche Schwermetallsulfate wie $BaSO_4$, $SrSO_4$, $PbSO_4$ werden nicht resorbiert. ▶3–4

Thiosulfate bilden sich beim längeren Kochen von Sulfitlösungen mit Schwefel und bei der Oxidation von Sulfiden an Luft. Natriumthiosulfat dient in der Schwarzweiß-Fotografie als Fixiersalz und in der Lederindustrie als schwaches Reduktionsmittel. Starke Oxidationsmittel wandeln Thiosulfat in Sulfat um; beim Ansäuern fällt aus Thiosulfaten elementarer Schwefel aus.

Peroxodisulfate $[S_2O_8]^{2-}$ sind starke Oxidationsmittel, die sich in Deodorants, Desinfektionsmitteln, Bleichmitteln und Badetabletten finden. In Wasser und beim Erhitzen geben sie H_2O_2 ab.

$$[S_2O_8]^{2-} \xrightarrow{H_2O} (SO_4^{2-} + H_2SO_5) \xrightarrow{H_2O} SO_4^{2-} + H_2SO_4 + H_2O_2$$

3.5.5 Phosphorsäure und Phosphate

Neben der mittelstarken Phosphorsäure (H_3PO_4) gibt es eine Vielzahl stärkerer, höherer Phosphorsäuren. ▶1–2

Phosphate finden sich in Sanitärreinigern (Na_3PO_4 + NaOCl). Phosphorsäure dient als Säuerungsmittel in Cola-Getränken (bis 700 mg/L), Limonaden und Malzbieren. Phosphate als Antioxidantien verhindern, dass Fette ranzig werden und Fleisch, Wurst, Kuchenfüllungen, Milch- und Puddingpulver sich verfärben. Durch Phosphatierung werden Eisenwerkstoffe mit Zinkphosphatüberzügen geschützt. Superphosphat-Dünger entsteht durch Aufschluss von Apatit (3 $Ca_3(PO_4)_2 \cdot CaF_2$) mit 60 %iger Schwefelsäure.

$$Ca_3(PO_4)_2 + 2\ H_2SO_4 \rightarrow Ca(H_2PO_4)_2 + 2\ CaSO_4$$

Diphosphate finden sich in Zahnpasta, Backpulver ($Na_2H_2P_2O_7$), Reinigungs- und Konservierungsmitteln, Hydroxylapatit ($Ca_5(PO_4)_3OH$) im Knochenmaterial, Phospholipide in der Nahrung. Phosphorit ($Ca_3(PO_4)_2 \cdot Ca(OH)_2$) und Guano sind tierische Ausscheidungsprodukte.

Polyphosphate entstehen durch Wasserabspaltung (Kondensation) beim Erhitzen und Abschrecken aus Orthophosphaten; sie dienen als Entkalker in Waschmitteln, Lebensmittelzusatzstoff für Schmelzkäse und Kuttermittel für Brühwürste. Der Wasserenthärter $Na_5P_3O_{11}$ (aus Na_2HPO_4 + NaH_2PO_4 im Verhältnis 2:1) wurde wegen der Eutrophierung der Gewässer durch Zeolithe ersetzt. ▶3

> Anorganische Phosphate sind weitgehend ungiftig.

Organische Phosphate sind Nervengifte. ▶Kap. 5

Phosphorsäure

Die technische Gewinnung mäßig reiner 30–50 %iger Phosphorsäure erfolgt im Megatonnenmaßstab durch Aufschluss von Apatit (Calciumphosphat) mit Schwefelsäure.

$$Ca_3(PO_4)_2 + 3\ H_2SO_4 \rightarrow 2\ H_3PO_4 + 3\ CaSO_4$$

Handelsübliche 85 %ige Phosphorsäure ist zähflüssigsirupös wegen zwischenmolekularer Wasserstoffbrückenbindungen. Sie wird rein durch Lösen der Verbrennungsgase von weißem Phosphor in Wasser hergestellt. **Phosphorpentaoxid** P_2O_5, das Säureanhydrid, kommt auch in einer dimeren Modifikation P_4O_{10} (aus zwei P_2O_5-Einheiten) vor und dient als scharfes Trocknungsmittel. 100 %ige Phosphorsäure ist fest, schmilzt bei +42 °C und zerfällt langsam in Diphosphorsäure.

$$P_4 + 5\ O_2 \rightarrow 2\ P_2O_5 \xrightarrow{+6\ H_2O} 4\ H_3PO_4 \longrightarrow 2\ H_4P_2O_7 + 2\ H_2O$$

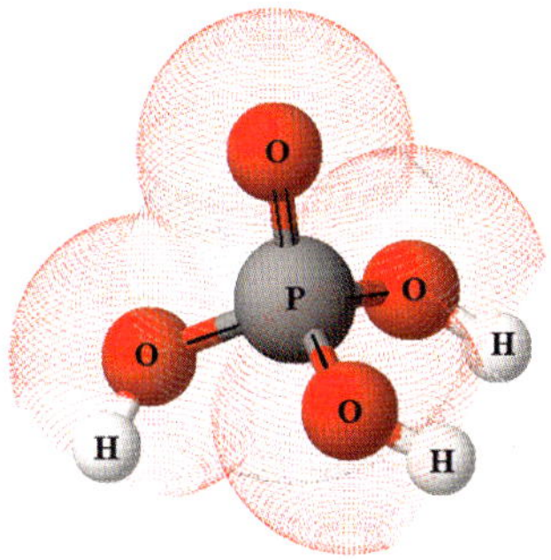

1 Phosphorsäure-Molekül

Phosphorsäure (Orthophosphorsäure)	H_3PO_4
Phosphonsäure (phosphorige Säure)	$H_2(PHO_3)$ „H_3PO_3"
Phosphinsäure (Hypophosphorige Säure)	$H(PH_2O_2)$ „H_3PO_2"
Diphosphorsäure	$H_4P_2O_7$
Polyphosphorsäuren (n = 3 bis 5000)	$H_{n+2}P_nO_{3n+1}$
Metaphosphorsäuren (ringförmig, n = 3 bis 8)	$(HPO_3)_n$

2 Phosphorsäuren

E 338	H_3PO_4 (Säuerungsmittel)
E 339	Natriumphosphate: NaH_2PO_4, Na_2HPO_4 und Na_3PO_4
E 340	Kaliumphosphate
E 341	Calciumphosphate
E 343	Magnesiumphosphate
E 450	Diphosphate
E 451	Triphosphate
E 452	Polyphosphate
E 541	saures $Na_2HAl(PO_4)_2$
E 1410	Stärkephosphat
E 1412	Distärkephosphat
E 1413	phosphatiertes Distärkephosphat
E 1414	acetyliertes Distärkephosphat
E 144	Hydroxypropyldistärkephosphat

3 Lebensmittelzusatzstoffe

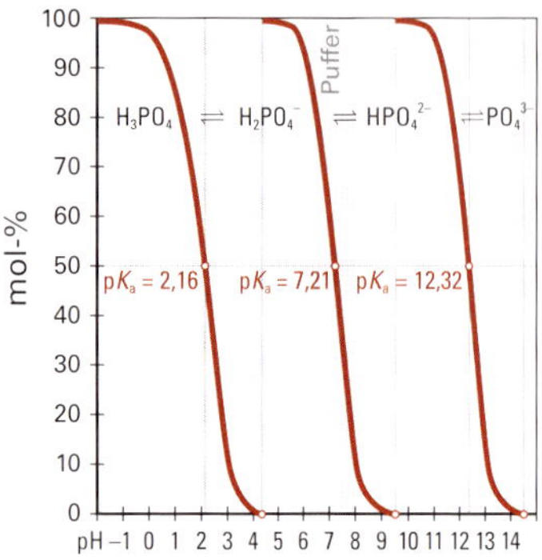

1 Phosphate in Lösung

Verdünnte H_3PO_4 ist als mittelstarke Säure weit weniger aggressiv als Schwefel- und Salzsäure. Undissoziierte H_3PO_4 existiert nur in extrem sauren Lösungen (pH < 0). Bei pH 4,5 liegen 100 % Dihydrogenphosphat vor, bei pH 9,5 100 % Hydrogenphosphat. Eine Mischung aus $H_2PO_4^-$ und HPO_4^{2-} wirkt als Puffer im Bereich pH 6–8. Reines Phosphat liegt theoretisch bei pH > 14,5 vor, so dass man Phosphorsäure in wässriger Lösung nicht vollständig neutralisieren kann. ▶1

Phosphonsäure

Phosphonsäure H_3PO_3 entsteht beim Lösen von **Phosphortrioxid** P_2O_3 in Wasser. Sie dient als Reduktionsmittel und zur Herstellung von basischem Bleiphosphonat (PVC-Stabilisator). Die **Phosphorige Säure** ist eine seltene tautomere (durch Verschiebung eines H-Atoms hervorgehende) Form. ▶2

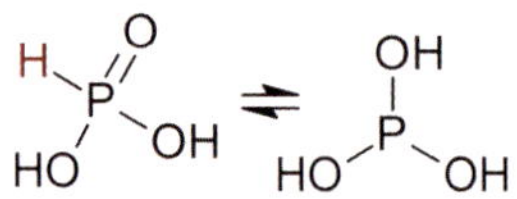

2 Phosphonsäure

3.5.6 Borsäure

Die schwache Borsäure H_3BO_3 ist wenig giftig, aber als reproduktionstoxisch eingestuft, NOAEL (Ratte p. o.) 18 mg(B) · $kg^{-1}d^{-1}$. Die Anwendung als Bakterizid und Fungizid ist überholt. ▶3

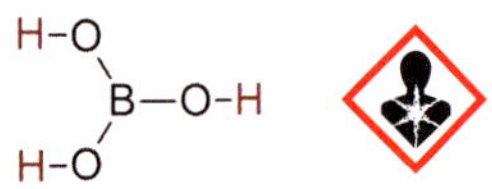

3 Borsäure

Akute Toxizität: Übelkeit, Erbrechen, Durchfall, hämorrhagische Gastroenteritis, Schwäche, Apathie, ZNS-Depression, Krämpfe, scharlachähnliches Exanthem, Schock. Therapie: Erbrechen, Hautsäuberung, Schock- und Elektrolyttherapie.

3.5.7 Chromsäure und Chromate

Chromschwefelsäure, eine Mischung aus Kaliumchromat $K_2Cr_2O_7$ in Schwefelsäure, **Chromate** CrO_4^{2-} und **Chromtrioxid** CrO_3 sind ätzende, extrem starke Oxidationsmittel. Sie fällen Eiweiß, in Europa sind sie in der Gerberei verboten. ▶4

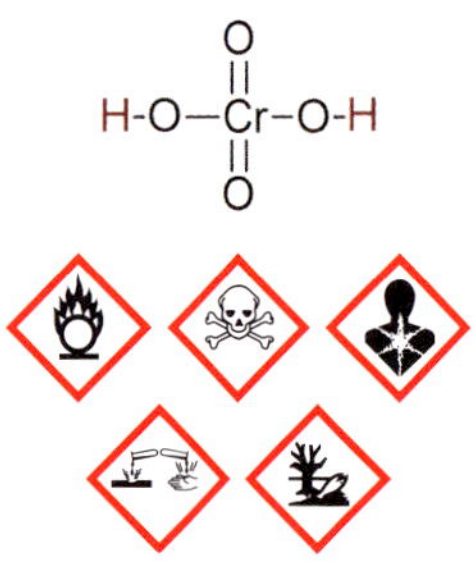

4 Chromsäure

Akute Toxizität: Verätzung von Haut und Schleimhaut, Ulzeration (Geschwürbildung) z. B. am Nasenseptum, schwere Gastroenteritis (Magen-Darm-Entzündung), Schock, Schwindel, Koma, Nephritis (Nierenentzündung). Therapie: Haut mit Seifenwasser waschen, Erbrechen, Wasser trinken, BAL oder Penicillamin, Flüssigkeits-/Elektrolytausgleich. Nierenfunktion überwachen!

3.5.8 Kaliumpermanganat

Kaliumpermanganat $KMnO_4$ ist ein wenig giftiges, starkes Oxidationsmittel, das früher zur Hautdesinfektion eingesetzt wurde und bei Verschlucken Koagulationsnekrosen auslöst. ▶5

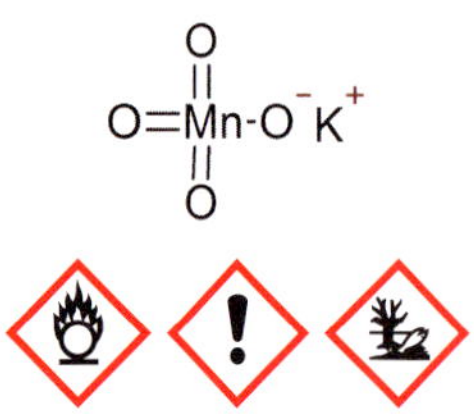

5 Kaliumpermanganat

Akute Toxizität: Braune Verfärbung und Verätzung der Mundschleimhaut, Glottisödem (Kehlkopfschwellung), Hypotonie (Blutdruckabfall), Nierenbeteiligung. Therapie: Spülen mit Wasser, Trinken, Schleimhautschutz. Keine Aktivkohle!

3.5.9 Organische Säuren

Organische Säuren und ihre Salze sind in der Natur und in Nahrungsmitteln weit verbreitet. Ihre Giftigkeit ist gering.

Essigsäure (CH_3COOH) entsteht bei der Vergärung von Apfelmost und Wein durch *Acetobacter*- oder *Acetomonas*-Bakterien. Essigessenz ist 80%ige Essigsäure. Wasserfreie Essigsäure („Eisessig") dient zur Herstellung von Kunststoffen (Polyvinylacetat, Acetatseide) und Arzneimitteln (Acetylsalicylsäure). ▶1

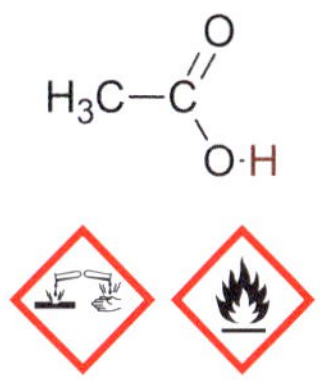

1 Essigsäure

Oxalsäure $(COOH)_2$ und ihre Salze (Oxalate) kommen in Sauerklee, Sauerampfer, Rhabarber, Sellerie, Spinat und schwarzem Tee vor. Technisch wird sie in Rostlösern, Beiz- und Metallputzmitteln und zur Teerfarbstoffsynthese eingesetzt. Größere Mengen stören durch Bildung von unlöslichem **Calciumoxalat** (CaC_2O_4) den Calciumstoffwechsel. ▶2 und ▶Kap. 10.16

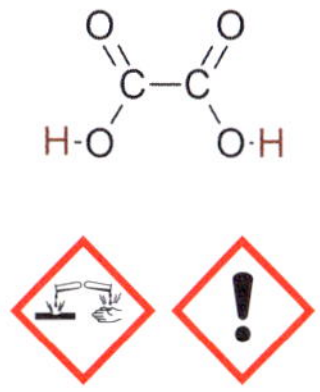

2 Oxalsäure

> Oxalsäure hemmt die Calciumaufnahme aus der Nahrung.

Akute Toxizität: Brennende Schmerzen im Rachen, blutiges Erbrechen, starke Schmerzen, Hypotonie, Tetanie, Schock, Kehlkopfschwellung (Glottisödem), Nierenschaden, Oxalatkristalle im Urin. Therapie: Milch oder Calciumlactat oral, vorsichtige Magenspülung, Calciumgluconat 10 % i.v., Schmerzmittel, isotone Kochsalzlösung (gegen Schock), orale Demulgentien.

Weinsäure ($C_4H_6O_6$) und ihre Salze (Tartrate) kommen in Früchten vor und dienen als Beiz- und Reduktionsmittel, Backpulverzusatz und Komplexierungsmittel für Metallionen (Al^{3+}, Fe^{3+}, Cr^{3+}, Pb^{2+}, Cu^{2+}). Kaliumhydrogentartrat scheidet sich als „Weinstein" ab. Kaliumnatriumtartrat (*Seignette*-Salz) ist Bestandteil der *Fehling*-Lösung zum Zuckernachweis. ▶3

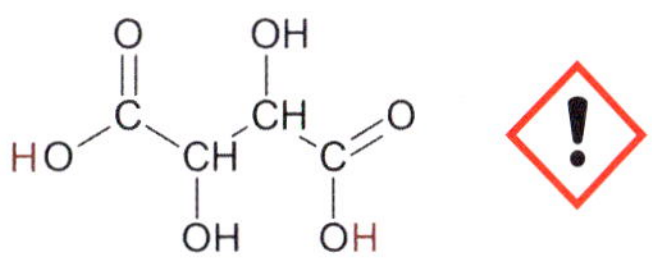

3 Weinsäure

Gerbstoffe (Saponine) hemmen die Eisenaufnahme und steigern die Ausscheidung von Calcium und Magnesium. ▶Kap. 10

3.6 Methämoglobinbildner

Das zweiwertige Eisen im Blutfarbstoff Hämoglobin (Hb) wird durch Sauerstoff zum Fe^{3+} oxidiert (1 % pro Stunde) und kann dann keinen Sauerstoff mehr binden. Es entsteht das schokoladenbraune **Methämoglobin** (Ferrihämoglobin), Oxidationsmittel begünstigen seine Bildung. Im gesunden Organismus bleibt Methämoglobin durch enzymatische Reduktion unter 1 %. Pathologisch empfindlich sind Menschen mit genetischem Mangel an Glucose-6-phosphat-dehydrogenase. **Oxidativer Stress** (durch AsH_3, Cu^{2+}, Pb^{2+}; ClO_3^-, Schlangengifte) oder Antikörper-Immunkomplexe zerstört Erythrozyten direkt. **NO-freisetzende Verbindungen** hemmen die Thrombozyten-Aggregation, d. h. die Blutgerinnung.

> Methämoglobinbildner oxidieren Hämoglobin-Fe(II) zu Fe(III).

Direkte Oxidation
$[Fe^{III}(CN)_6]^{3-}$, Cu^{2+}, H_2O_2, Chromat, Chlorat, Nitrit, NO, NO_2, Nitroprussid, NH_2OH, NF_3, $C(NO_2)_3$, Chinone, Methylenblau

Sauerstoffabhängig über $HbFe^{III}O\text{-}OH$
Aminophenole
Arylhydroxylamine
Arsine, Phosphine,
Hydrazinderivate

Nach Biotransformation
Aromatische Amine
Azoverbindungen
Nitroaromaten

4 Methämoglobinbildner

3.6.1 Nitrite

Die instabile **Salpetrige Säure** (HNO_2) zerfällt bereits in verdünnter wässriger Lösung in NO und NO_2 (weiter zu Nitrat); sie wird zur Herstellung von Azofarbstoffen eingesetzt. In Abwesenheit von Sauerstoff bildet sich **Nitrosylferrohämoglobin** (HbNO).

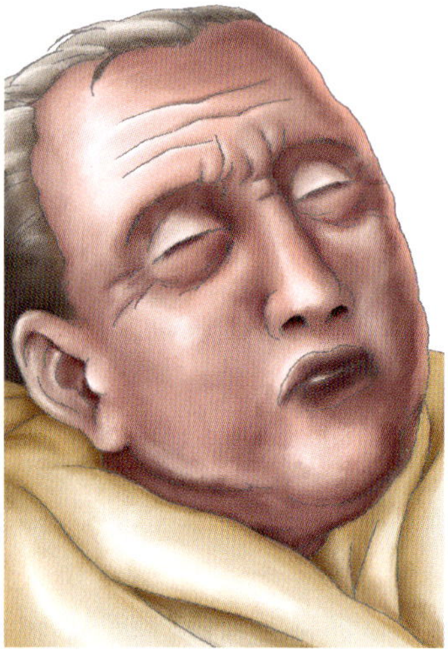

2 **Zyanose**

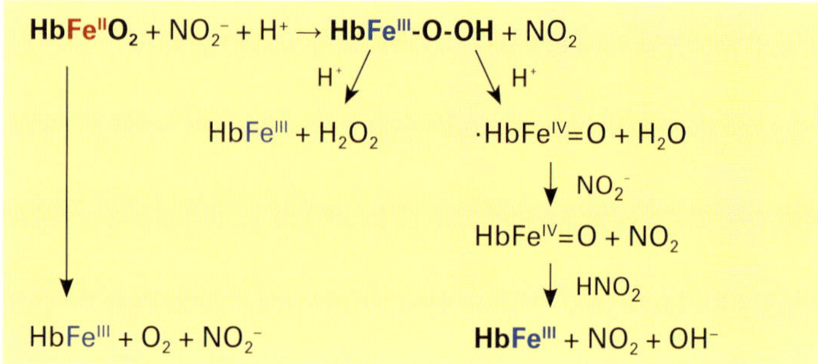

1 **Methämoglobinbildung**

NO bindet 1000-mal stärker als CO an Hb. In Gegenwart von Sauerstoff entsteht ein Produkt aus Methämoglobin und H_2O_2.

Natriumnitrit ($NaNO_2$) dient als Pökelsalz zur Rotfärbung von Wurst und Bekämpfung des hochgiftigen Bakteriums *Clostridium botulinum*. Nitrit blockiert den Sauerstoffzutritt am Muskelfarbstoff Myoglobin und konserviert so die tiefrote Fleischfarbe. 100 mg/kg Körpergewicht (Mensch) gelten als tolerierbar. Rohschinken enthält etwa 150 mg Nitrit/kg. Bei Brat- und Grillwürsten ist das Pökeln verboten. Aus Aminen (organische Verbindungen des Ammoniaks), z. B. im Käse, können sich beim Erhitzen krebserregende Nitrosamine bilden. ▶3

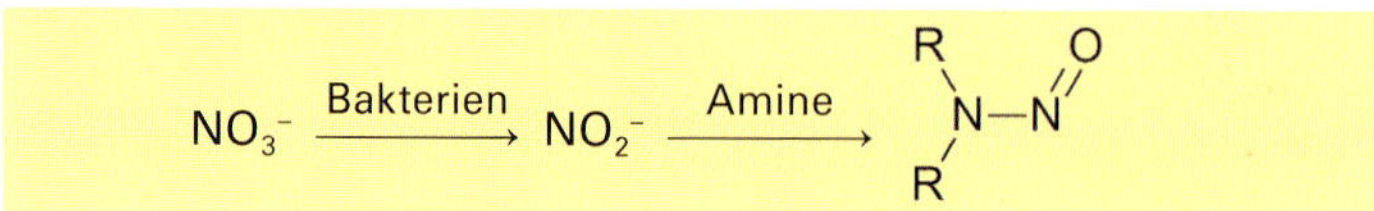

ADI = lebenslang tolerierbare Dosis ($mg \cdot kg^{-1} \cdot d^{-1}$)		
E 249	Kaliumnitrit	0,2
E 250	Natriumnitrit	
E 251	Natriumnitrat	5,0
E 252	Kaliumnitrat	

3 **Lebensmittelzusatzstoffe**

Akute Toxizität: Methämoglobinämie, Zyanose („Blausucht" ▶2), Anoxie, Magen-Darm-Störungen, Erbrechen, Kopfschmerzen, Benommenheit, Hypotonie, Atemlähmung, Koma.

Therapie: Erbrechen, Trinken, Sauerstoff. **Methylenblau** 1 % i.v. oder Ascorbinsäure reduzieren Fe(III)-MetHb zurück. ▶4

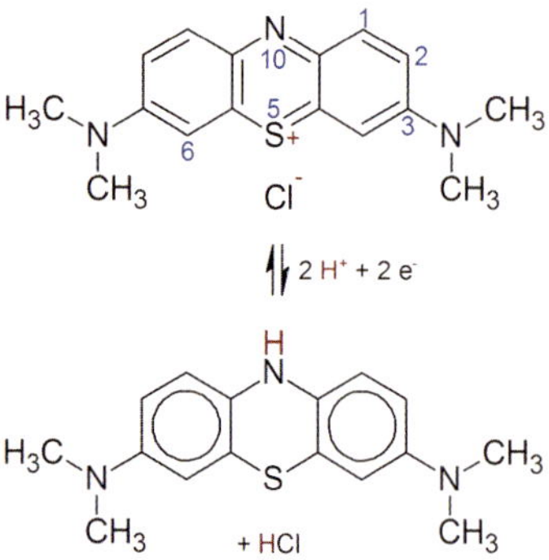

4 **Methylenblau und Leukobase**

Zur **Entsorgung** wird Nitrit in Amidosulfonsäure oder Ammoniak zu Stickstoff umgesetzt.

$$HNO_2 + NH_2HSO_3 \rightarrow N_2 + H_2SO_4 + H_2O$$
$$HNO_2 + NH_3 \rightarrow N_2 + 2\,H_2O$$

3.6.2 Nitrate

Salpetersäure (HNO_3) ist eine starke, oxidierende Säure, die Metalle (außer Gold und Platinmetalle) auflöst und Haut unter Gelbfärbung angreift (Xanthoproteinreaktion). **Nitrate**, die Salze der HNO_3, und **organische Salpetersäureester** wie Nitroglycerin sind Methämoglobinbildner. S. 135 ▶1

Kaliumnitrat KNO_3 („Salpeter") dient als Oxidationsmittel im Schwarzpulver. Stickstoffhaltige Düngemittel, wie „Nitrophoska" bestehen aus $(NH_4)_2SO_4 + (NH_4)_2HPO_4 + KNO_3$.

Ammoniumnitrat NH_4NO_3 ist explosionsgefährlich und wird daher mit Zuschlagstoffen versehen (Ammoniumsulfat, Kalk, Calciumsulfat, Calciumnitrat, Phosphate).

Nitrathaltige Lebensmittel bilden oberhalb 8 °C Nährböden für Bakterien (*Bacillus cereus*), die Nitrat zu Nitrit reduzieren – insbesondere durch mehrfaches Aufwärmen von Gemüsekonserven. Nitrat wird auch durch Mikroorganismen im Speichel zu Nitrit reduziert. Reich an Nitrat ist Treibhausgemüse, das in der lichtarmen Zeit bei künstlicher Beleuchtung wächst. Kopfsalat, Rettich, Petersilie, Gartenkresse, Kohlrabi, Radieschen, Rote Beete, Spinat aus dem Feldanbau sind vorzuziehen. Kopfsalat enthält bis zu 7000 mg/kg, Rohschinken bis zu 600 mg/kg Nitrat!

Säuglinge in den ersten drei Lebensmonaten erkranken an **Blausucht** (Zyanose, Methämoglobinämie), wenn überhöhte Nitratgaben (6 mg/kg) im Magen-Darm-Trakt Nitrit bilden, das den Blutfarbstoff Hämoglobin blockiert.

Trinkwasser stellt kaum eine Gefahr dar (Grenzwert 50 mg/L).

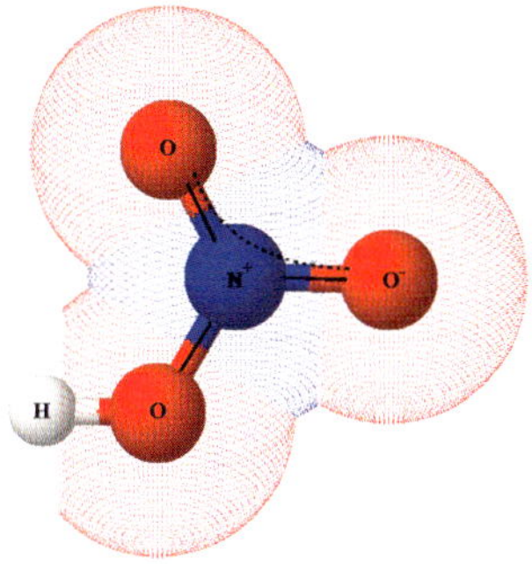

1 **Salpetersäure-Molekül**

> Nitrat wird im Körper zum antimikrobiellen Nitrit reduziert.

Akute Toxizität: Übelkeit, Diarrhoe, Zyanose, toxische Nephritis, Schock, zerebrale Krämpfe, Atemlähmung, Koma, Gelbsucht.

Therapie: Erbrechen auslösen, Magenspülung, Transfusion bei schwerer Zyanose, Methylenblau, Sauerstoff, Schocktherapie.

3.6.3 Chlorate, Bromate, Iodate

Die Salze der **Chlorsäure** $HClO_3$ und **Bromsäure** $HBrO_3$ sind Methämoglobinbildner. **Natriumchlorat** $NaClO_3$ dient in der älteren Zellstoffindustrie als Quelle für das Bleichmittel Chlordioxid (ClO_2). Das Oxidationsmittel **Kaliumchlorat** ($KClO_3$) ist Bestandteil von Streichhölzern, Feuerwerkskörpern und Raketentreibstoffen. Beim Erhitzen von Chlorsäure entsteht **Perchlorsäure** ($HClO_4$), eine der stärksten Säuren überhaupt. ►2

$$3\,HClO_3 \rightarrow HClO_4 + 2\,ClO_2 + H_2O$$
$$2\,ClO_2 \rightarrow Cl_2 + 2\,O_2$$

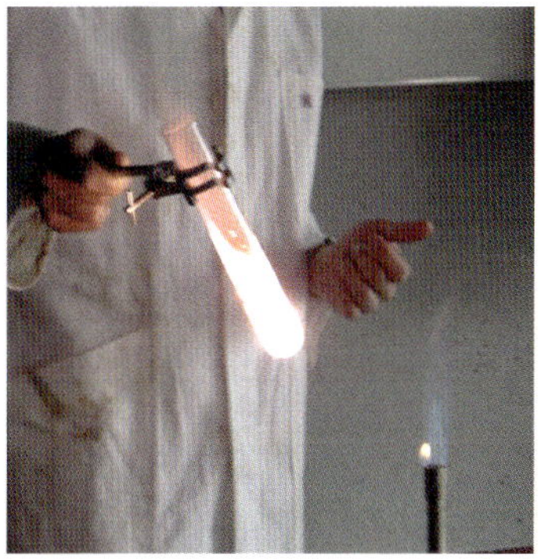

2 **Gelatine-Oxidation in $KClO_3$**

> Chlorate und Perchlorate sind explosive Oxidationsmittel.

Perchlorate sind Thyreostatika, d. h. sie blockieren die Iodaufnahme in die Schilddrüse und hemmen die Hormonbildung.

Akute Toxikologie: Hämolyse, Methämoglobinbildung, Methämoglobinurie, Nierenversagen.

Iodsäure (HIO_3) ist beständiger als Chlor- und Bromsäure. Calciumiodat $Ca(IO_3)_2$ und Natriumiodat $NaIO_3$ kommen im Chilesalpeter ($NaNO_3$) vor. Iodate reagieren mit Iodid unter Iodausscheidung. **Periodsäure** und **Periodate** sind relativ stabil. ►3

instabil	→	stabiler
(HIO)	HOBr	HOCl
$HClO_3$	$HBrO_3$	HIO_3
$HClO_4$	$HBrO_4$	HIO_4

3 **Stabilität der Halogensäuren**

3.6.4 Salpetersäureester und Explosivstoffe

Die Ester der Salpetersäure $RO{-}NO_2$ sind Bestandteile von Sprengmitteln. **Nitroglycerin** (Glycerintrinitrat), der schlagempfindliche Salpetersäureester mit dem Alkohol Propan-1,2,3-triol, diente früher als Sprengstoff für Fels- und Gesteinssprengungen, sowie als gefäßerweiterndes Medikament. ►4, ►Kap. 3.1.4

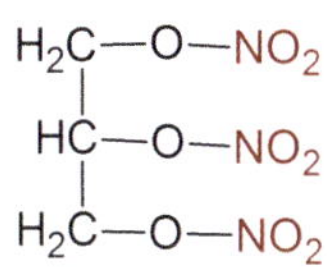

4 **Nitroglycerin**

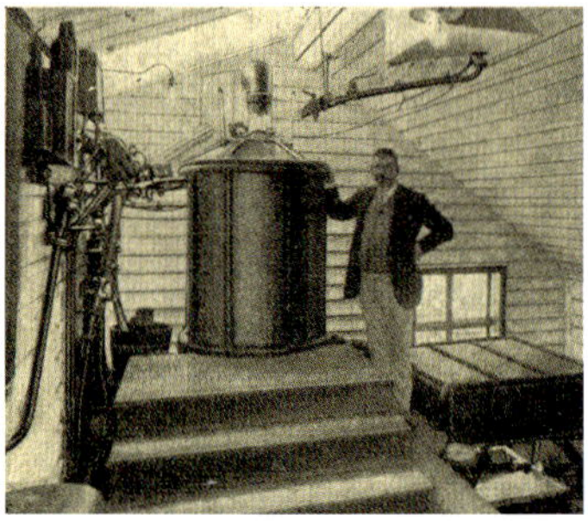

1 Dynamitsynthese um 1920

Im transportsicheren **Dynamit** wird Nitroglycerin anteilig durch gefrierfestes Ethandioldinitrat, Bis(2-hydroxyethyl)etherdinitrat, Nitropentaerythrit, Nitroisobutantrioltrinitrat und 2-Methyl-2-nitro-propan-1,3-diol-nitrat ersetzt und in Kieselgur oder Kollodiumwolle aufgesaugt (Sprenggelatine, Gelatine-Dynamit). ▶1

Nitrocellulose (Cellulosenitrat, „Schießbaumwolle"): Nitrierter Zellstoff brennt bei Entzündung blitzschnell ab. Auf dem Eisbad wird handelsübliche Watte in eine Mischung aus konzentrierter Salpetersäure und rauchender Schwefelsäure getaucht, anschließend im Exsiccator 24 h getrocknet. ▶2

Nitrat- und Chloratsprengmittel

Explosivstoffe für Bergbau und Gesteinssprengungen, die durch Sprengkapseln gezündet werden, sind:

- Schwarzpulver (KNO_3, C, S), Sprengsalpeter ($NaNO_3$, C, S),
- Ammoniumnitrat mit Nitroaromaten (TNT, Pikrinsäure), Aluminiumpulver und Holzmehl,
- Kaliumchlorat mit Nitroaromaten und Rhizinusöl (mindert die Reibempfindlichkeit),
- Wettersprengstoffe im Kohlebergbau: NH_4NO_3, NaCl/KCl, Glycerintrinitrat, Holzmehl, $Ca(NO_3)_2$, Nitroaromaten.

Militärische Explosionsmittel

Rauchschwaches **Gewehr- und Geschützpulver** (Single-Base-Treibstoffe) enthält 98 % Cellulosenitrat und 2 % Diphenylamin (als NO_2-Radikalfänger, Alterungsschutz).

Kalte Geschützpulver für Flug- und Panzerabwehr (Triple-Base-Treibstoffe) basieren auf 50 % Nitrocellulose, 50 % Nitroglycerin (siehe oben), 20 % Nitroguanidin, 2 % Akardit (Diphenylmethylharnstoff), 0,5 % K_3AlF_6.

Granaten-, Bomben-, Minen- und Torpedopulver enthalten: Trinitrotoluol (TNT) mit 40 % NH_4NO_3, *N*-Methyl-*N*-nitro-2,4,6-trinitroanilin, 1,3,5-Trinitrocyclotrimethylentriamin, 2,4,6-Trinitrophenol. Zur Toxikologie ▶Kap. 4.5

Raketentreibstoffe

Flüssigtreibstoffe (Petroleum, Anilin, Alkohole, Hydrazin, flüssiges NH_3, Borane, Leichtmetalle in Mineralölen) erfordern zum Abbrand ein **Oxidationsmittel** (flüssiger Sauerstoff, H_2O_2, flüssiges Fluor, ClF_3, rauchende HNO_3).

Ohne Oxidationsmittel funktionieren Nitromethan, Petroleum/Tetranitromethan, Methylnitrat/Methanol, Methylnitrat/Hydrazin.

Double-Base-Treibstoffe bestehen aus 50 % Cellulosenitrat, 40 % Nitroglycerin, 1 % Kupfersalicylat, 2,5 % Bleiresorcinat (Brandmoderator), 2 % 2,4-Dinitrophenylamin (Radikalfänger), 4 % Di-*n*-propyladipat (Weichmacher), 0,5 % K_3AlF_6 (Flammenunterdrückung).

Composite-Festtreibstoffe bestehen aus 85 % NH_4ClO_4 (Oxidationsmittel), 13 % Kunststoff als Binder und Brennstoff (Polyurethan/hydroxyterminiertes Polybutadien und Isophorondiisocyanat), 2 % Fe_2O_3 (als Abbrandmoderator).

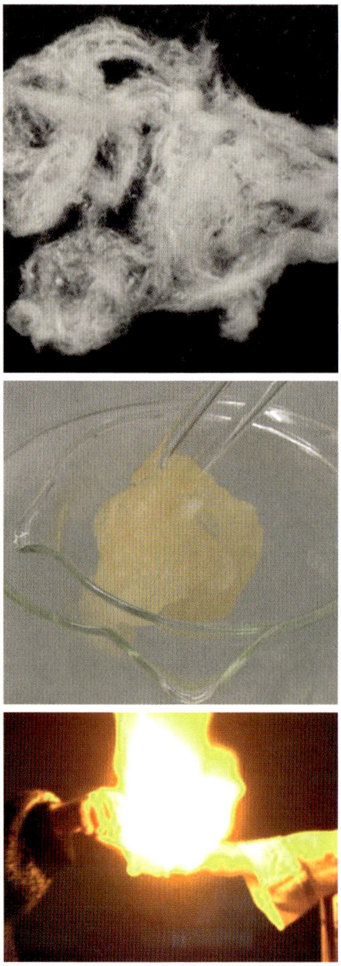

2 Nitrocellulose

3.6.5 Hypochlorite

Hypochlorige Säure (HOCl) und ihre Salze, die **Hypochlorite**, werden als Bleichmittel verwendet. Sie werden durch Einleiten von Chlor in Wasser bzw. in Laugen hergestellt. **Chlorkalk** setzt beim Ansäuern Chlor und beim Erhitzen Sauerstoff frei. ▶1

Akute Toxizität: wenig schmerzhafte, geringe Entzündung der Mund- und Gastrointestinalschleimhaut, Husten, Dyspnoe, Erbrechen, auf der Haut Blasenbildung. Therapie: Trinken, Schockbekämpfung.

Hybrobromige Säure (HOBr) ist bei Raumtemperatur wenig stabil. Hypobromite zerfallen in Bromat und Bromid.

Hypochlorige Säure	HOCl
Natriumhypochlorit (Eau de Labarraque)	NaOCl
Kaliumhypochlorit (Eau de Javel)	KOCl
Chlorkalk	CaCl(OCl)

1 **Chlorhaltige Bleichmittel**

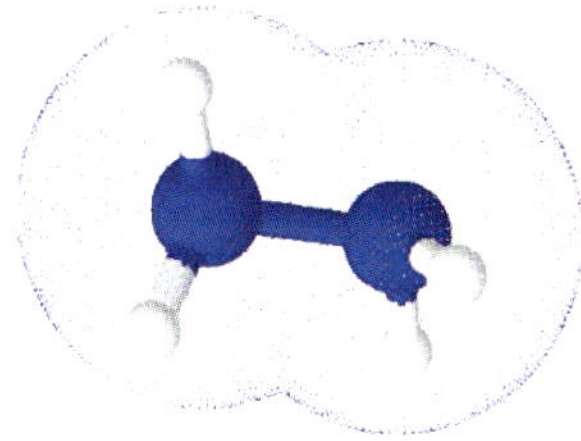

2 **Hydrazin**

3.6.6 Hydrazin und Hydroxylamin

Hydrazin (N_2H_4) ist eine giftige, brennbare, ätzende und umweltgefährliche flüssige Base, die durch Oxidation von Ammoniak mit Natriumhypochloritlösung entsteht. Hydrazin bzw. das Salz **Hydraziniumsulfat** $[N_2H_6]SO_4$ dienen zum Korrosionsschutz durch Sauerstoffreduktion in Druckkesseln und als Reduktionsmittel für die nicht-galvanische Kupfer-, Silber- und Nickelabscheidung auf Metallen, Kunststoffen, Leder und Holz. Organische **Hydrazide** (R–NH–NH_2) sind Stickstofftreibmittel für die Schaumstoffherstellung. ▶2, kanzerogene Wirkung ▶Kap. 6

> Hydrazin ist ein sauerstoffabhängiger Methämoglobinbildner.

Hydroxylamin NH_2OH und Hydroxylammoniumsalze $[NH_3OH]Cl$ sind starke Basen und Reduktionsmittel. Hydroxyamin dient zur Herstellung von Oximen und Caprolactam für die Polyamid-Synthese (Nylon) und zur Reinigung von Ketonen und Aldehyden in der Riechstoffindustrie.

6-Aminonicotinamid
Azide
Kohlenmonoxid
α-Chlorhydrin
6-Chlordesoxyglucose
Cyanide
Nitrobenzole
3-Nitropropansäure
Stickstofftrichlorid

3 **Neurotoxische Substanzen**

3.6.7 Azide

Azide, die Salze der explosiven **Stickstoffwasserstoffsäure** (HN_3), ähneln chemisch den Halogeniden („Pseudohalogene") und werden aus Natriumamid und Lachgas hergestellt. Die explosiven Schwermetallazide PbN_3, CuN_3, $Hg(N_3)_2$ dienen als Initialzünder für Sprengstoffe; **Natriumazid** NaN_3 verpufft erst beim starken Erhitzen und eignet sich als Gasbildner für Automobil-Airbags und als Bakterizid und Algizid für technische Flüssigkeiten. In wässriger Lösung ist HN_3 etwa so stark wie Essigsäure. ▶3–5

Azide wirken auf den Energiestoffwechsel; sie hemmen die Cytochromoxidase, Katalase und Peroxidase. Weil sie über NO zu N_2 abgebaut werden, senken Azide den Blutdruck, wirken kardiotoxisch (Tachypnoe, Tachykardie) und im Tierversuch mutagen.

> Azide sind explosiv und giftig wie NO.

Siedetemperatur:	37 °C
relative Dichte:	1,49-mal schwerer als Luft
Säurestärke:	$pK_a = 4,7$
1 mL/m³ =	1,79 mg/m³

4 **Eigenschaften von HN_3**

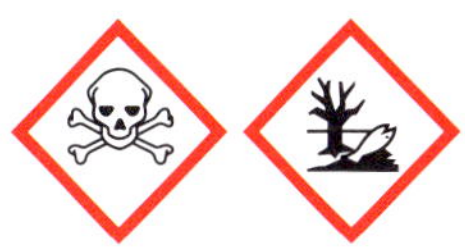

5 **GHS-Symbole für Natriumazid**

3.7 Exkurs in die Rechtsmedizin

- 1: leichte Vergiftung: vorübergehend
- 2: mittelschwer: ausgeprägt bis anhaltend
- 3: schwer: Lebensbedrohlich
- 4: tödlich

1 Schweregrad meldepflichtiger akuter Vergiftungen

Unsicher
Bewusstlosigkeit
Atemstillstand
Herzstillstand
Hautblässe und Abkühlung
Pulslosigkeit
Sicher
rötlich-blaue Leichenflecke
Leichenstarre

2 Todeszeichen

Asphyxie
Strangulation (Erhängen, Erdrosseln, Erwürgen)
Ertrinken
Verlegung der Luftwege (Knebel, Bolus, Aspiration)
Thoraxlähmung/Kompression (Muskelrelaxantien, Quetschung)
Verschluss der Atemöffnung
Schädigung des Atemzentrums (Morphinvergiftung)
Hypoxie
Sauerstoffmangel
Inneres Ersticken
Gifte der Zellatmung (CO, NO, HCN)

3 Ersticken

Die Gerichtsmedizin untersucht Vergiftungen und physikalische Einwirkungen, wenn Straftaten vermutet werden. ▶1

3.7.1 Tod und Leichenschau

Die Sterbephase (Agonie) endet im „Exitus letalis", wenn die Lebensfunktionen erlöschen. Der Tod kommt in drei Phasen:

1. **Klinischer Tod**: Kreislauf, Schlagaderpuls und Atmung kommen zum völligen Stillstand, die Pupillen sind weit, Haut und Schleimhäute färben sich blau-rot. Die Großhirnaktivität erlischt. Noch ist die Reanimation möglich.
2. **Hirntod**: sämtliche Hirnfunktionen, auch von Klein-, Mittel- und Stammhirn, fallen irreversibel aus. Leichenflecken und Leichenstarre entstehen. Herz- und Kreislauffunktion können künstlich aufrechterhalten werden.
3. **Biologischer Tod**: Alle Organ- und Zellfunktionen des „intermediären Lebens", wie z. B. Beinzucken, erlöschen endgültig.

Zum Zeitpunkt des Todes (Hirntod) erlischt die Hirnfunktion.

Die **Leichenschau** stellt Tod, Identität, Todeszeit, Todesursache, Todesart und Auffälligkeiten fest. Sie wird durch Angehörige, Mitbewohner, Polizei oder Notarzt veranlasst.

Sichere **Todeszeichen** sind rotblaue **Totenflecke** nach ½ bis 1 h (außer an den Aufliegestellen), die bis zu 6 h lang weggedrückt werden können und nach 12 h zerfließen. Die **Totenstarre** breitet sich von den Kiefergelenken aus absteigend aus (1,5–8 h). Wird sie gebrochen, bildet sie sich ab 10 h nach dem Tod nicht mehr aus. ▶2

Die **Inspektion** der entkleideten Leiche gilt der Beurteilung von Totenflecken und Totenstarre, Verletzungen und Blutungen an Rücken, Kopf, Gesicht, Hals, Brustkorb, Extremitäten, Genitalien, After und Mund. Die forensische **Sektion** (Autopsie, Obduktion) erfolgt auf richterliche Anordnung durch Öffnung der drei Körperhöhlen.

3.7.2 Ersticken

Äußeres Ersticken durch mangelnde Sauerstoffzufuhr erfolgt:

- **asphyktisch**: CO_2 kann nicht abgeatmet werden und der Hirnstamm löst einen Atemreflex aus; z. B. bei Strangulation Ertrinken, Verengung der Luftwege, Thoraxlähmung oder Schädigung des Atemzentrums (Morphinvergiftung); ▶3
- **hypoxisch**: durch Sauerstoffmangel in der Atemluft, obgleich CO_2 abgeatmet werden kann; z. B. durch CO_2-Vergiftung oder Höhenkrankheit.

Inneres Ersticken unterbindet die zelluläre Sauerstoffverwertung, z. B. bei CO-, Methämoglobin-, Blausäure-Vergiftung.

3.7.3 Ertrinken

Der Ertrinkende leidet an **Sauerstoffmangel** (Hypoxie) und CO_2-Anhäufung (Hyperkapnie, Azidose) im arteriellen Blut, hat Wasser eingeatmet, so dass Lungenabschnitte fleckenweise unbelüftet bleiben (Atelektase), oder hat einen Stimmritzenkrampf (Laryngospasmus) entwickelt. Zunahme des Blutvolumens durch aufgenommenes Süßwasser, Lungen- und Hirnödeme, Blutzersetzung (Hämolyse), Aufhören des Pulsschlags (Asphyxie) und Kammerflimmern folgen.

Zeichen des Ertrinkens sind der Schaumpilz vor Nase und Mund, die faltig-gequollene Waschhaut und das „Fettwachs“, das Wasserleichen nach 4–6 Wochen durch Spaltung von Unterhaut-Fett in Glycerin und Fettsäuren konserviert. ▶1

Der **Tauchreflex** ermöglicht Säuglingen ein Überleben unter kaltem Wasser, indem sauerstoffreiches Blut zum Herzen und Gehirn umgeleitet wird und sich der Herzschlag verlangsamt.

Schaumpilz
(Luft, Wasser, Bronchialsekret)

Lunge
geblähte Lungen (im Süßwasser)
Lungenödem (im Salzwasser)

Magen
wässriger Mageninhalt

Haut
Waschhaut
Algenbesiedelung
„Fettwachs“ (Adipocire)

1 Zeichen des Ertrinkens

3.7.4 Hitzeeinwirkung und Verbrennungen

Hitzeschäden auf den menschlichen Körper erfolgen durch Erhöhung der Umgebungstemperatur oder Flüssigkeitsverlust.

- Beim **Hitzschlag** (Hyperpyrexie) und Sonnenstich versagt die Wärmeabgabe. Die Haut ist heiß, rot und trocken; der Puls rast. Kopfschmerzen, Schwäche und Bewusstseinsverlust treten auf. Ab 42 °C Körpertemperatur besteht Lebensgefahr. Durch feuchte Wickel abkühlen!
- Der **Hitzekollaps** ist ein hypovolämischer Schock: Durch Flüssigkeitsverlust beim exzessivem Schwitzen sammelt sich das Blut in den durch die Hitze erweiterten Blutgefäßen der unteren Extremitäten. Die Haut ist blass und feuchtwarm; der Puls langsam. Erschöpfung, Übelkeit und Ohnmacht treten auf. Salzhaltige Flüssigkeit zuführen!
- **Hitzekrämpfe** sind Folge eines Natriummangels oder auch Kalium- und Magnesiumverlustes durch starkes Schwitzen, z. B. bei Hochofenarbeitern und Bergsteigern.

Verbrennungen

Verbrennungen treten durch Hitze, ätzende Chemikalien, heiße Flüssigkeiten oder Dämpfe (Verbrühungen) sowie Einwirkung von elektrischem Strom auf. Gefährlicher als die Gewebsverletzungen mit Eiweißdenaturierung, Wundödemen und Verlust von Gewebeflüssigkeit sind die systemischen Wirkungen wie Schock, Sepsis (Blutvergiftung), Infektion, Verletzung der Atemwege und Organschäden.

Der Schweregrad der Verbrennung wird nach dem Anteil der erfassten Körperoberfläche beschrieben. ▶2–3, S. 140 ▶1

Versengte Haare sind ein Hinweis auf eine **Flammeneinwirkung**. Eingeatmeter **Ruß** deutet darauf hin, dass das Opfer bei Brandeinwirkung noch gelebt hat und verschluckter Ruß, dass es noch bei Bewusstsein war. **Rauchgase** (CO, Cyanid) sind im Blut

Anteil der Körperoberfläche	
gering:	< 15 %
mittel:	15 bis 49 %
ausgedehnt:	50 bis 69 %
schwer:	> 70 %

2 Schwere von Verbrennungen

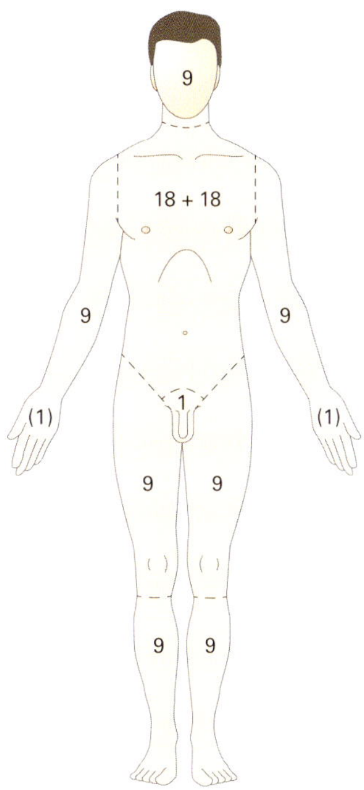

3 Köperoberfläche bei Erwachsenen in % (Neunerregel)

1. Grades:	Hautrötung, bei Druck blass
2. Grades:	Blasenbildung (Sonnenbrand)
3. Grades:	weiß-nachgiebige Nekrosen
4. Grades	Verkohlung

1 Tiefe von Verbrennungen

1. Grades:	Blässe, Abkühlung, Gefühllosigkeit
2. Grades:	Blasenbildung
3. Grades:	rotblaue Nekrosen („Frostbrand")

2 Grad der Erfrierungen

Körperkerntemperatur ≥ **32 °C**: Frieren, Zittern
25 bis 32 °C: Abfall von Puls, Blutdruck, Atmung, Vorhofflimmern, Wärmegefühl (Gefäßweitung), Schläfrigkeit
< 25 °C: Kammerflimmern, wiederbelebbarer Zustand

3 Verlauf der Erfrierung

Wechselstrom	Gleichstrom
Kammerflimmern	
60–100 mA	300–500 mA
Schmerzgrenze	
1–10 mA	5–10 mA
Loslassstrom	
≥ 15 mA	≥ 75 mA

4 Wirkung des elektrischen Stromes (110–220 V)

	$k\Omega\ cm^{-2}$
schwielige Hand oder Fußsohlen	2000–3000
trockene Haut	20–30
feuchte, dünne Haut	~0,5
feuchte Schleimhäute	0,2–0,3

5 Hautwiderstand

nachweisbar und durch Verletzungen (Inhalationstrauma) an der Luftröhre. Der Tod tritt durch Rauchgasvergiftung sofort, durch Brandverletzung spät ein.

Die Brandlast erfasst eher die Extremitäten als die inneren Organe, die durch Wasserverlust geschrumpft und rissig erscheinen. Zwischen Schädelknochen und harter Hirnhaut sammelt sich austretendes Blut an (epidurales Hämatom).

3.7.5 Kälteeinwirkung

Der menschliche Körper kühlt in Wasser schneller ab als an Luft. Die Unterkühlung (Hypothermie) ist ab einem gewissen Punkt nicht mehr spürbar. ►2–3

In **feuchter Kälte** treten oberflächliche Erfrierungen mit einer schwarzen Schale (Frostgangrän) über dem gesunden Gewebe auf. Erfrorene Gliedmaßen in heißwarmem Wasser langsam erwärmen! Warme Getränke und Kleidung bereitstellen!

In **trockener Kälte** überwiegen Frostblasen und Unterkühlung (Hypothermie). Hört das Zittern auf, vermag der Körper sich nicht mehr selbst zu erwärmen. 45–48 °C heißes Wannenbad!

Im Sektionsbefund erscheinen helle Totenflecken (wegen des sauerstoffreichen Blutes) und blassblaue Frostbeulen (Pernio).

3.7.6 Elektrischer Strom

Durch Stromschläge oder atmosphärische Elektrizität (Blitzschlag) treten **physiologische Störungen** und **Verbrennungen** auf, je nach Stromstärke I und Dauer, elektrischem Widerstand R und Stromweg durch den Körper. Die abgegebene Stromwärme beträgt $P = I^2 \cdot R$. Wechselstrom (50–60 Hz) ist gefährlicher als Hochfrequenzstrom und Gleichstrom derselben Spannung und Stärke. Fließt Strom durch das Herz, besteht Lebensgefahr! Strom abschalten! Verletzten mit einem Isolationsmaterial von der Stromquelle wegziehen! ►4–5

Wechselstrom verhindert durch Muskelkrämpfe das Ablösen der Hand von der Leitung eher als **Gleichstrom**. Kammerflimmern, Atemstillstand (durch ZNS-Schädigung oder Lähmung der Atemmuskulatur), Verbrennungen und Gewebeschäden, Knochenbrüche, Muskel- und Sehnenrisse folgen. Hochspannung hinterlässt Koagulationsnekrosen an inneren Geweben.

Der Stromkontakt hinterlässt (außer im Wasser) warzenartige Verbrennungsmale (Strommarken), die den stromdurchflossenen Leiter nachzeichnen; bei Hochspannung überwiegen großflächige Verbrennungen und grauschwarze Aufdampfungen durch Einwirkung eines Lichtbogens.

Blitzschlag hinterlässt selten Verbrennungen, Eintritts- und Austrittswunden, weil der Stromfluss nur sehr kurz ist. Die Folgen sind vorübergehende geistige Verwirrung, Bewusstlosigkeit, bis hin zum Herz- und Atemstillstand (kardiale Asystolie).

Badewannenunfälle durch elektrische Geräte im Wasser und Erdschluss enden mit Herzstillstand ohne Verbrennungen.

3.8 Chemische Kampfstoffe I: Atem- und Hautgifte

Die patriotische Anwendung chemischen Wissens brachte 1915 den Abgrund des Gaskrieges hervor und besitzt Aktualität bis in unsere Zeit (Golfkrieg 1980–1988, Anschlag in Tokio 1995). ▶1–2

Kampfstoffe haben eine traurige Geschichte: Arsentrioxiddämpfe im alten China, brennender Schwefel im antiken Griechenland, im Türken- und Krimkrieg, Pikrinsäure im Burenkrieg, Bromessigsäureethylester gegen die deutsche Einnahme von Paris 1914. Die Bundesrepublik Deutschland hat in den Brüsseler Verträgen von 1954 auf Herstellung und Besitz chemischer Waffen verzichtet. Nach dem „Genfer Protokoll" von 1925 sind B- und C-Waffen geächtet.

Nach dem Wirkort im Körper werden unterschieden:

- Augenreizstoffe
- Blutkampfstoffe: Blausäure (AC), Chlorcyan (CK), Arsenwasserstoff (SA) ▶Kap. 3.2.2
- Lungenkampfstoffe
- Hautkampfstoffe
- Nervenkampfstoffe ▶Kap. 5
- Psychokampfstoffe ▶Kap. 8

Nicht **sesshafte** Kampfstoffe zerfallen innerhalb von Minuten bis Stunden (z. B. Sarin); sesshafte Kampfstoffe persistieren Tage bis Wochen, insbesondere im Winter. Altlasten in Munition und Behältern können ihre Giftigkeit über Jahrzehnte bewahren.

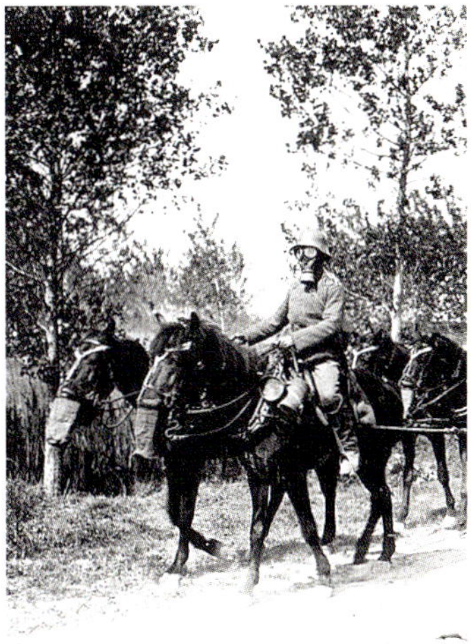

1 **Atemschutz im I. Weltkrieg**

3.8.1 Augenreizstoffe

Weißkreuzkampfstoffe, benannt nach der deutschen Kennzeichnung der Munition im Ersten Weltkrieg, sind **Tränengase**, die international in Gaspistolen und Wasserwerfern eingesetzt werden. Sie werden mit Buchstabencodes bezeichnet, die später von der US-Armee eingeführt wurden. CS und CN wirken alkylierend auf Thiol- und Amingruppen. Eine Einwirkung aus kurzer Entfernung kann zu schweren Augenschäden bis zur Erblindung führen. CS riecht pfefferartig. CN und CS alkylieren SH- und NH-Gruppen in Biomolekülen.

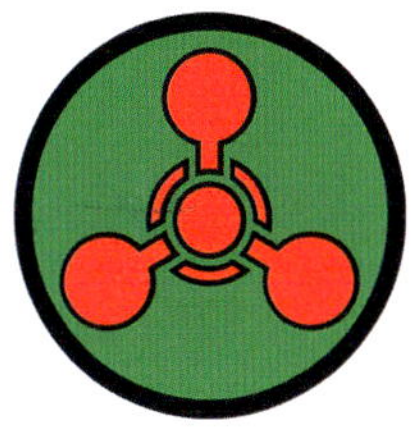

2 **Warnzeichen für chemische Waffen (US-Armee)**

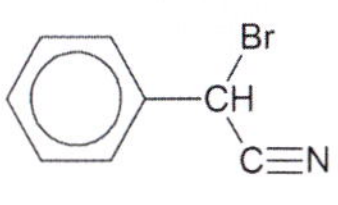

Brombenzylcyanid (CA)

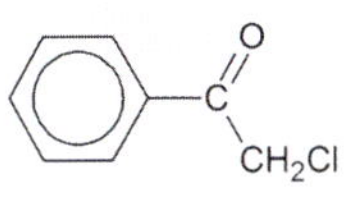

Chloracetophenon (CN)

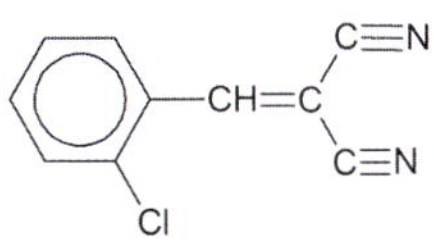

o-Chlorbenzylidenmalodinitril (CS)

Toxikologie: Reizung der Schleimhäute (Augen, Nase, Rachen, Nasennebenhöhlen), Kopfschmerzen, Übelkeit, toxisches Lungenödem, Hautschäden (Blasen, Allergie, Kontaktdermatitis). Reizschwelle: 0,004 mg/m³ (CS), 0,15–0,4 mg/m³ (CN); Erträglichkeitsgrenze: ≈ 1–5 mg/m³. Therapie: Frischluft, Augenspülung, Abwaschen. Kein Hypochlorit!

	LCt_{50} in mg · min · m^{-3}	
	CN	CS
Maus	18 200–73 500	36 000–76 000
Ratte	3700–23 330	26 000–88 480
Mensch	≈ 4000–11 000	25 000

3 **Dosis-Zeit-Produkt**

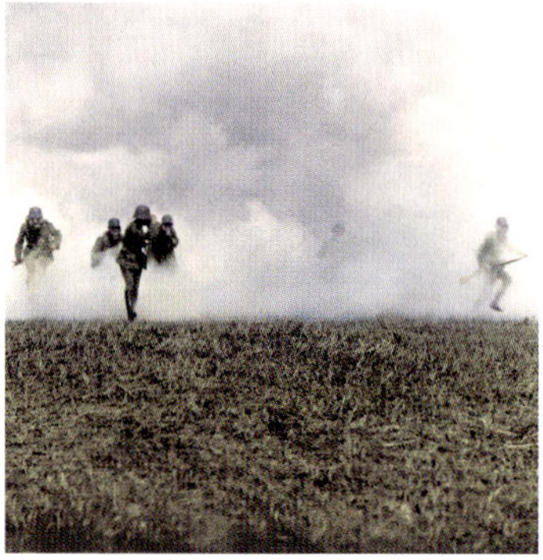

1 **Westfront 1917**

Brompropanon (Bromaceton, BA) ($Br-CH_2-CO-CH_3$) und 1-Brombutan-2-on (Brommethylethylketon) ($Br-CH_2-CO-CH_2CH_3$) wirken ebenfalls tränenreizend.

Das *„Haber'sche* Tödlichkeitsprodukt", d. h. das Produkt aus Konzentration und Einwirkungszeit einer Substanz, das eine definierte Wirkung hervorruft, kann für Versuchstiere sehr unterschiedlich sein (S. 141 ►3 und ►Kap. 1.2.2.).

3.8.2 Lungenkampfstoffe

Grünkreuzkampfstoffe schädigen das Lungengewebe. Chlorpikrin reizt außerdem stark die Augenbindehaut. Phosgen und Chlorgas verursachten im Ersten Weltkrieg die meisten Gastoten. Polyfluorierte Kohlenwasserstoffe wie Perfluorisobuten werden durch Aktivkohlefilter nicht zurückgehalten.

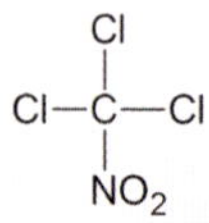

Trichlornitromethan (Chlorpikrin, PS)

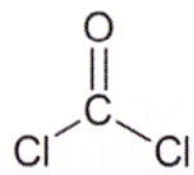

Carbonyldichlorid (Phosgen, CG)

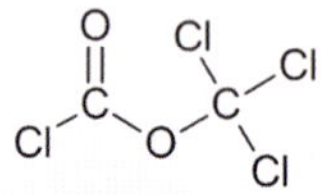

Chlorameisensäure-trichlormethylester (Perstoff, DP)

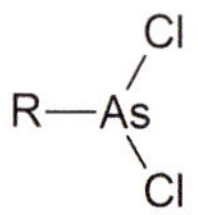

2 **Alkylarsindichlorid**
R = Methyl (MD) oder Ethyl (ED)

Blaukreuzkampfstoffe sind Nasen-Rachen-Reizstoffe, die die oberen Luftwege angreifen, z. B. **arsenorganische Verbindungen** wie „Chlor-Arsen-Kampstoffe" (Clark).

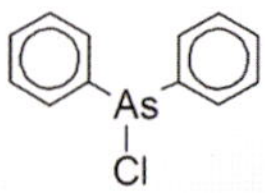

Diphenylchlorarsan Clark I, DA

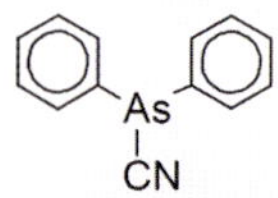

Diphenylcyanarsan Clark II, DC

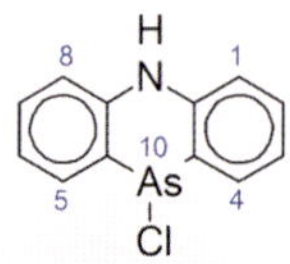

Diphenylaminchlorarsan, Adamsit, DM

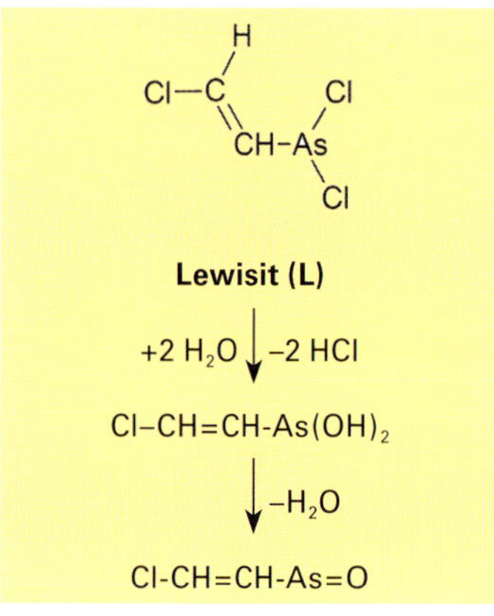

3 **Wirkung von Lewisit**

Chlorvinylarsindichlorid (Lewisit, L) ist ein Hautgift der Gelbkreuzgruppe, das erstmals im Zweiten Weltkrieg von Japan gegen China eingesetzt wurde. Das geranienartig riechende technische Produkt ist eine violett-grün-schwarze Flüssigkeit. Es hydrolysiert im wässrigen Gewebe rasch, greift SH-Gruppen an und hemmt Citratzyklus und Energiestoffwechsel (durch Reaktion mit Liponsäure). Innerhalb von Stunden reichert sich Arsen in Lunge, Leber, Nieren, Haut und ZNS an. Tödliche Dosis: inhalativ 48 mg/m^3 (30 min) oder 2 mL perkutan. Kanzerogen beim Menschen!

Toxikologie: Augenreizung, Lidkrampf, Corneatrübung/-erosion, Reizhusten, Pseudomembran, Bronchialnekrosen, toxisches Lungenödem, Übelkeit, Erbrechen, Koliken, Durchfall, Hautrötung, Schwellung, Blasenbildung nach 12–24 h, Schwäche, Hautblutungen, Ödeme, toxischer Schock, Leber-, Nieren-, Gehirnschäden, Parästhesien, Bewegungsstörungen.

Therapie: Dithiole i.v. (DMPS, früher BAL), Glucocorticoide gegen toxisches Lungenödem.

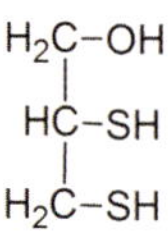

BAL

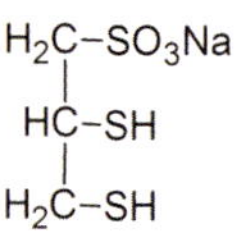

DPMS

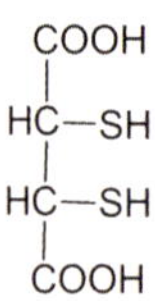

DMSA

4 **Komplexbildner**

3.8.3 Hautkampfstoffe

Gelbkreuzkampfstoffe sind aggressive Haut- und Lungengifte, die erstmals bei Ypern (1917) eingesetzt wurden.

Lost (Senfgas) steht für den nach *Fritz Habers* Mitarbeitern *W. Lommel* und *W. Steinkopf* am Berliner Kaiser-Wilhelm-Institut für physikalische und Elektrochemie in Berlin-Dahlem (1916) benannten, chlorierten Schwefelether Bis(2-chlorethyl)sulfid (▶1). Habers Frau, Dr. Clara Immerwahr, nahm sich 1915, zehn Tage nach dem ersten Chlorblasangriff der Geschichte das Leben; Haber emigrierte 1933 als Nichtarier aus Nazideutschland.

Der Kampfstoff wurde als Aerosol in Granaten verschossen oder in Flüssigform versprüht. Temperatur, Luftfeuchte, Witterung und Windverhältnisse haben einen großen Einfluss auf die militärische Wirksamkeit. Bei Wind und Regen verbleibt Lost ½ bis 2 Tage, bei trockenem Wetter 2 bis 7 Tage, bei windstillem Winterwetter 2 bis 8 Wochen im Gelände. ▶2, 4

Lost durchdringt Textilien und poröses Material; das Opfer bemerkt die Vergiftung spät. Der knoblauchähnliche Geruch durch Verunreinigungen und die milchig-gelbliche Farbe durch kolloidal gelösten Schwefel sind nur im technischen Produkt vorhanden. Bei Wasserkontakt greift das Schwefelatom in einer innermolekularen S_N1-Reaktion das chlorgebundene Kohlenstoffatom an; es entsteht das Thiiraniumion und Salzsäure. Die Zwischenstufe wirkt stark alkylierend auf Guanin in der DNA und funktionelle Gruppen in Proteinen und andere Nukleophile Y^-. ▶3

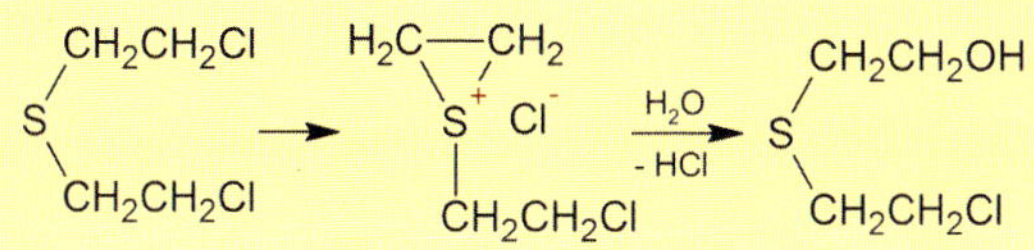

3 S_N1-Reaktion

Die körpereigene DNA-Reparatur durch eine Polymerase lässt die Zellen an NAD verarmen, Glycolyse und Energiestoffwechsel brechen zusammen, Proteasen werden freigesetzt und der Zelltod folgt (Hypothese nach *Papirmeister*). Ferner werden die Calciumadenosintriphosphatase (Calciumanhäufung in der Zelle) und die Acetylcholinesterase gehemmt.

Loste sind starke Alkylantien.

Akute Toxizität: Ödeme, verhindern die Öffnung der Augenlider und führen zur vorübergehenden Erblindung. Durch Verätzung der Haut bilden sich zeitverzögert schmerzhafte, juckende, teilweise braun verfärbte, schlecht heilende Blasen (S. 144 ▶1). Eingeatmete Dämpfe zerstören die Bronchien (Husten, Bronchitis, Bronchialnekrosen, Pneumonie). Übelkeit, Erbrechen, Durchfall. LD_{50} oral Ratte: 17 mg/kg; LD_{50} dermal Kaninchen: 40 mg/kg.

Chronisch: Schädigung der Augen (Konjunktivitis, Corneaerosion) und des Atemtraktes (spastische Bronchitis, Bronchialmalignome), chronische Gastritis, Pigmentstörung der Haut (Mali-

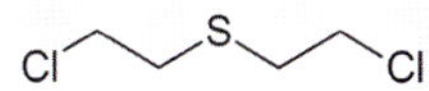

Senfgas, Lost,
H nach Levinstein, **HD** destilliert
Bis(2-chlorethyl)sulfid

HT Bis(2-chlorethylthioethyl) ether mit HD gemischt

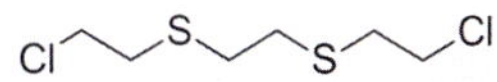

Sesqui-Yperit, Q
1,2-Bis-(2-chlorethylthio)-ethan

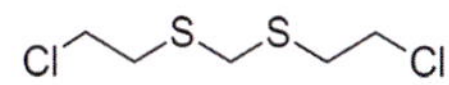

HK
Bis-(2-chlorethylthio)-methan

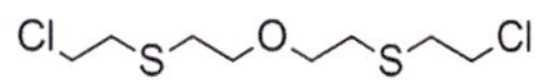

Oxol-Lost, T
Bis-(2-chlorethylthioethyl)-ether

1 Schwefelloste

	HD	HN-1	HN-2	HN-3
LD_{50} (Mensch) in mg/kg				
oral	–	–	–	2
Haut	~50	–	15	15
Letales Dosis-Zeit-Produkt LCt_{50} (Mensch) in mg · min/m³				
inhal.	900	–	1500	400
Flüchtigkeit in mg/L				
20 °C	0,62	1,6	2,6	0,07

2 Toxizität von Losten

Alter	Gewicht	Körperoberfläche	
	kg	m²	m²/kg
0	3,4	0,21	0,0618
1	9,3	0,41	0,0441
4	15,5	0,65	0,0419
10	30,5	1,05	0,0344
Erw.	70	1,81	0,0259

4 Körperoberfläche

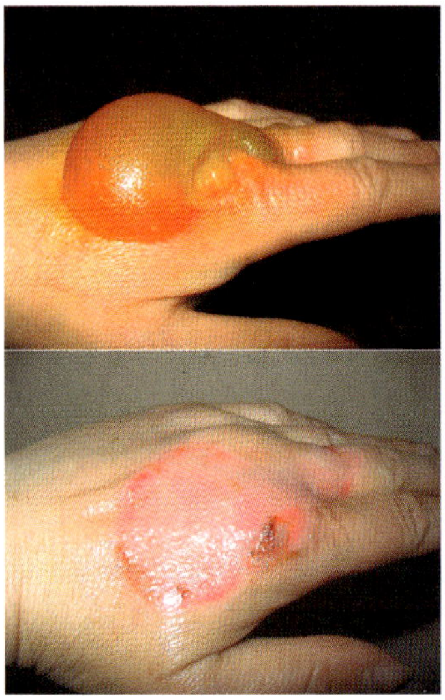

1 **Brandblase nach 4 Tagen und nach 9 Tagen**

gnome, Morbus Bowen), Leukämie, neurotische Störungen. S-Lost wirkt geringer mutagen als Tabak, Radon und Chromat. Krebsfälle bei Arbeitern in Senfgasfabriken sind bekannt.

Erste Hilfe: Antidote: Natriumthiosulfat i.v., BAL. Augen mit Wasser und 3 %iger Natriumhydrogencarbonatlösung spülen. Haut mit Chlorkalklösung (1–2 %), Wasserstoffperoxid, Kaliumpermanganat oder Hexamethylentetramin (Urotropin) waschen. Zur Not Bäckermehl als Adsorbens verwenden und feucht abwischen! Offene Körperhöhlen (Schädel, Brustkorb, Abdomen) mit 0,9 %iger Kochsalzlösung reinigen. Antibiotika gegen Infektionen. Verschlucken: Wasser geben! Keine Aktivkohle!

Die **Entgiftung** erfolgt durch Oxidationsmittel wie Chlorkalk $3\,CaCl(OCl)\cdot Ca(OH)_2\cdot 5\,H_2O$ oder Hydrolyse mit alkalischen Lösungen (Aminoalkoholate) zu Thiodiglycol.

Vom Senfgas leiten sich **Schwefelloste** (S-Lost) ab. **Oxol-Lost** ist deutlich giftiger als Senfgas. **Winterlost** wurde, um den Gefrierpunkt zu senken, Lewisit oder Arsinöl (aus Phenylarsinchlorid $(C_6H_5)_{1...3}AsCl_{2...0}$ und $AsCl_3$) zugefügt.

Im Dritten Reich produziertes Lost, kam nicht zum Einsatz; heute noch existieren Altlasten auf ehemaligen Fabrikgeländen. Restbestände wurden nach den Kriegen in der Ostsee versenkt und führten nach Durchrosten der Fässer zum Auftreten bernsteinähnlicher, weicher Lost-Klumpen bis an Badestrände.

Stickstoffloste (N-Lost)

Stickstoffloste sind chlorierte, tertiäre Amine (▶2), die auf dem um 1930 hergestellten Warzenentferner **Bis-(2-chlorethyl)-ethylamin** (HN-1) basieren. Das Hydrochlorid ist ein Feststoff.

Der Kampfstoff ***N,N*-Bis-(2-chlorethyl)-*N*-methylamin** (HN-2; Mustargen®) wurde später als Medikament zur Chemotherapie gegen Lymphknotenkrebs (Morbus Hodgkin) hergestellt. Nebenwirkungen sind Übelkeit, Blutbildstörungen, Haarausfall, Schwerhörigkeit, Appetitlosigkeit, Schwäche und Durchfall. Die toxische Wirkung verläuft über ein Aziridiniumion.

N-Loste sind kanzerogene und teratogene Alkylierungsmittel (▶Kap. 5). Erfolgreiche Krebsmedikamente auf Lost-Basis sind Cyclophosphamid, Ifosfamid, Melphalan und Chlorambucil.

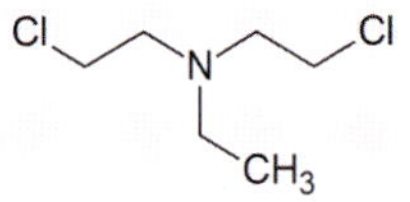

HN-1, Ethyl-S
Bis-(2-chlorethyl)ethylamin

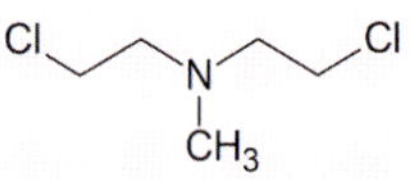

HN-2, *N,N*-Bis-(2-chlorethyl)-*N*-methylamin, Mechlorethamin, Chlormethin, N-Lost

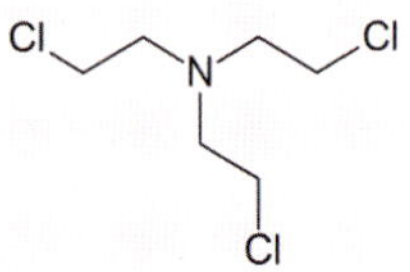

HN-3
Tris-(2-chlorethyl)-amin

2 **Stickstoffloste**

3.8.4 Chemiewaffenvorprodukte

Für Chemikalien und Technologien, die missbräuchlich zur Herstellung chemischer Waffen tauglich sind, gelten die Exportbeschränkungen der europäischen **Dual-Use-Verordnung**428/2009. Dazu gehören unter anderem:

- Cyanide (KCN, NaCN) und Carbonylverbindungen ($COCl_2$, Dimethylbutanon, Benzilsäure, Oxalylchlorid)
- Phosphorchloride und -sulfide (PCl_3, PCl_5, $POCl_3$, P_2S_5) und
- [Thio]Phosphorsäurederivate (Alkylphosphite, Amiton etc.)
- Arsentrichlorid
- Schwefelverbindungen (Na_2S, S_2Cl_2, SCl_2, SO_2Cl_2, $SOCl_2$, Thiodiglycol)

- Fluoride (HF, $NH_4F \cdot HF$, KF, NaF, Na_2SiF_6) und organische Halogenverbindungen (Chlorethanol, CCl_3NO_2, N≡C-Cl, Bromacetophenon, PFIB)
- Alkylamine, Alkylammoniumsalze, Ethanolamin-Derivate und Alkylaminoethanthiole (NR_3, NR_4X, R_3NCH_2OH, R_3NCH_2SH)
- Ferrocenderivate
- Halluzinogene (Atropinsulfat, Benzilsäureester (BZ), Hydroxymethylpiperidin)

Umsicht beim Export von Stickstoff-, Phosphor, Schwefel- und Halogenverbindungen!

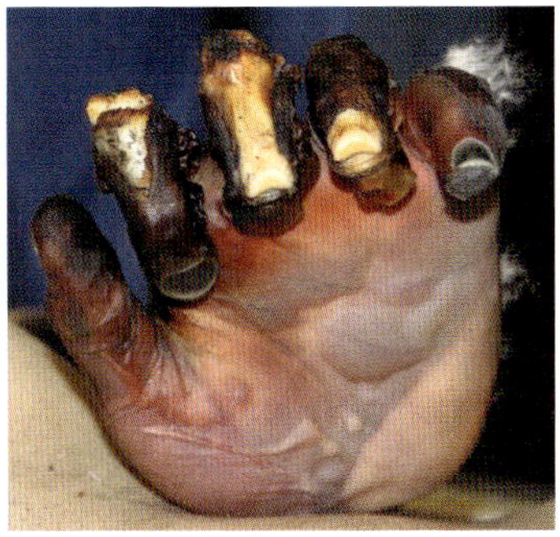

1 Verbrennung 4. Grades

3.9 Brandmittel

Verbrennungen durch Einwirkung von Hitze entstehen durch Feuer, heiße Gase, Flüssigkeiten und erhitzte Körper (glühende Metalle) sowie mechanische Reibung (z.B. an Seilen).

Verbrennungen 4. Grades führen bis zur Verkohlung des Gewebes. Verbrennungen 3. Grades zerstören die Leder- und Unterhaut (Dermis und Subkutis) und Nervenendigungen. Verbrennungen 1. und 2. Grades erzeugen Rötung und schmerzhafte Blasenbildung. ▶1, S. 144 ▶1

Der Einsatz von **Brandwaffen** gegen Zivilpersonen verstößt gegen das Genfer Abkommen und seine Zusatzprotokolle. Historische Dokumente verdeutlichen den Schrecken des Feuersturms durch den flächendeckenden Abwurf von Brandbomben. Großbrände ziehen mit orkanartiger Geschwindigkeit die Luft an sich und ersticken die Umgebung; die hohen Temperaturen erzeugen eine ungeheure Thermik der Brandgase.

Brandmittel basieren auf festen und flüssigen Brennstoffen:

- **Thermit** ist eine zum Schweißen verwendete Mischung aus Eisen(III)-oxid und Aluminiumgranulat, als Anzündladung für den Werkstoff Elektron (Magnesium-Aluminium-Legierung) oder Benzin.
- **Metallpulver** (Magnesium, Aluminium, Zirconium, Uran)
- **Weißer Phosphor** wird auf Celluloid oder in Brandkanistern (Leichtbenzin, flüssiger Rohkautschuk, weißer Phosphor gelöst in Kohlenstoffdisulfid) eingesetzt. Der an Luft selbstentzündliche, giftige Phosphor brennt mit einer Temperatur von 1300 °C ab. ▶2
- **Napalm** wurde 1943 von *L. F. Fieser* (1899–1977) als „Incendiary Gel" aus alkylierten Cyclopentan- und Cyclohexansäuren (Naphthensäuren) und Palmitinsäure zum Patent angemeldet. Benzin wird durch Verdickungsmittel (Aluminiumseifen von Carbonsäuren, später Polystyrol, Kautschuk, Polymethacrylat) zu einer zähflüssigen, klebrigen Masse verarbeitet, die schlecht mit Wasser gelöscht oder abgewaschen werden kann. ▶3–4

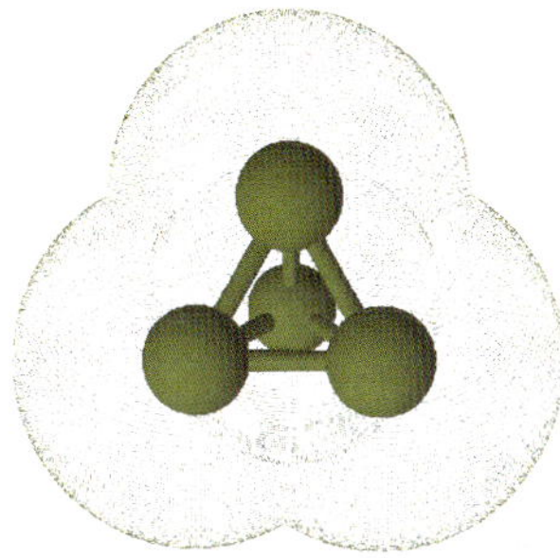

2 Weißer Phosphor P_4

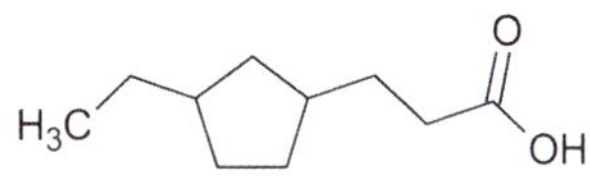

3 Naphthensäure

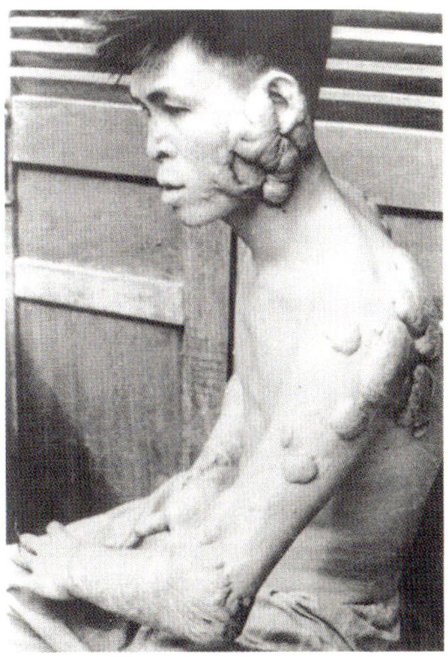

4 Napalmopfer: Vietnam 1971

3.10 Übungsaufgaben

1. Wie unterscheiden sich Vergiftungen mit wasserlöslichen und lipophilen Reizgasen?
2. Beurteilen Sie die Gefährlichkeit von a) Xenon und CO_2 gegenüber b) HF, NO_2, Cl_2 und O_3.
3. Wie entsteht der reizende „Schwimmbadgeruch"?
4. Warum führt bei einer gleichzeitigen Vergiftung mit CO und HCN die Erste Hilfe mit Diaminophenol zum Tod?
5. Warum führt
   a) eine CO-Vergiftung zu einer Azidose, aber
   b) ein Aufenthalt in Reinsauerstoff zur Alkalose?
6. Die CO_2-Konzentration (in Vol-%) in Innenräumen steigt zeitlich gemäß:
   $\varphi(CO_2) = 0{,}03 + 2 \cdot n \cdot (1 - e^{-f \cdot t}) / (f \cdot V)$.
   a) Wird durch $n = 2$ Personen in einem $V = 50$ m^3 großen Raum bei $f = 0{,}3$-fachem Luftwechsel pro Stunde nach 2 Stunden eine kritische Konzentration erreicht?
   b) Nach welcher Zeit wird bei einem Luftwechsel von 0,5 h^{-1} der kritische Wert erreicht?
7. Welches Problem werfen Blausäure und Kohlenmonoxid für Gasmasken auf?
8. In den 1970er Jahren führte ein angebliches Krebsmedikament auf Amygdalin-Basis zu Todesfällen, wenn gleichzeitig Kernobst verzehrt wurde. Warum?
9. Nennen Sie reaktive Sauerstoffspezies. Wie sind die höchsten Orbitale besetzt?
10. Welche zellulären Schutzmechanismen gegen freie Radikale gibt es?
11. Warum wird eine Kontamination mit Lost mit Oxidationsmitteln bekämpft?
12. Welcher Unterschied besteht beim Ertrinken in Süßwasser und in Meerwasser?
13. Warum gehört zu einer gesunden Ernährung iodiertes Speisesalz?
14. Ein Kind hat Säure getrunken.
    a) Warum darf der Magen nicht mit Natriumhydrogencarbonat gespült werden?
    b) Warum ist TRIS-Puffer zur Neutralisation geeigneter als Natriumphosphat?
15. Aciclovir ist ein basisches Virostatikum. Was passiert, wenn es versehentlich neben statt in die Vene verbreicht wird?
16. Welche Gefahr birgt das „Schnüffeln" von Lösungsmitteln und Klebstoffen?
17. Welche Körpersekrete eignen sich zur Asservierung bei Vergiftungsverdacht?
18. Ist es sinnvoll, Blut- und Harnproben zur Sicherheit mit alkoholischen Desinfektionsmitteln zu behandeln?
19. Bei einer CO-Hämoglobin-Untersuchung werden 10 % gefunden. Ist es wichtig, dass das Opfer Raucher war?
20. Welche Folgerungen ergeben sich aus einem erhöhten Methämoglobin-Spiegel?
21. Wie prüfen Sie schnell auf giftige Gase und Dämpfe in der Atemluft?

4 Organische Verbindungen und Lösemittel: Krebserzeugende und sensibilisierende Stoffe

Dieses Kapitel beleuchtet **Tumoren** oder **Allergien** auslösende Stoffe. Vergiftungen mit Petroleum und Reinigungsmitteln sind bei Kindern häufig. Bei Erwachsenen überwiegen Unfälle mit Brandgasen, Lösemitteln und Pestiziden (▶Kap. 5).

4.1 Kohlenwasserstoffe

Als *Friedrich Wöhler* 1828 beim Erhitzen von „anorganischem" Ammoniumcyanat (NH_4OCN) Harnstoff (H_2NCONH_2) erhielt, widerlegte er die Vorstellung, dass allein eine „Lebenskraft" organische Stoffe hervorbringen könne. **Organische Verbindungen** bestehen aus Ketten oder Ringen von Kohlenstoffatomen, an die Wasserstoff, Sauerstoff, Stickstoff und andere **Heteroatome** gebunden sind (▶3). Arzneimittel, Farben, Kunststoffe und Insektizide: die über zehn Millionen bekannten organischen Stoffe werden in **Stoffklassen** eingeteilt (▶1). Für die chemische Reaktivität und Toxizität sind vorrangig die **funktionellen Gruppen** im Molekül verantwortlich (in ▶1 rot); der Kohlenwasserstoffrest R verhält sich reaktionsträge.

Kohlenwasserstoffe bestehen aus Kohlenstoff- und Wasserstoffatomen. Mit ansteigender Zahl der C-Atome bilden die Alkane C_nH_{2n+2} eine **homologe Reihe** gleichartiger Verbindungen, deren Glieder sich nur in der Anzahl der CH_2-Gruppen, d. h. der Kettenlänge, unterscheiden: Methan CH_4, Ethan C_2H_6, Propan C_3H_8, Butan C_4H_{10}, Pentan C_5H_{12}, Hexan H_6H_{14} usw. ▶Tabelle A

Zu einer Summenformel gibt es meistens mehrere mögliche Strukturformeln, was man **Isomerie** nennt (▶2). Isomere besitzen bei gleicher Zusammensetzung (Summenformel) unterschiedliche Atomanordnungen (Strukturen). Mit der Zahl der C-Atome in der Kohlenstoffkette wächst die Zahl der Isomere stark an. Isomere unterscheiden sich in ihrer chemischen Reaktivität nur wenig, wohl aber in den physikalischen Eigenschaften, z. B. den Schmelz- und Siedetemperaturen.

Wegen der ähnlichen Elektronegativität von Kohlenstoff (2,5) und Wasserstoff (2,1) liegen nahezu unpolare Atombindungen vor. Kohlenwasserstoffe sind daher **lipophil** und **hydrophob**, d. h. sie lösen unpolare Substanzen wie Fette und mischen sich nicht mit polaren Lösemitteln wie Wasser.

Stoffklasse	Formel
Alkane	R–H
Alkohole	R–OH
Ether	R–O–R'
Aldehyde	R–CHO
Ketone	R–CO–R'
Carbonsäuren	R–COOH
Ester	R–COOR'
Amine	R–NH_2
Amide	R–CO–NH_2

1 Beispiele für Stoffklassen

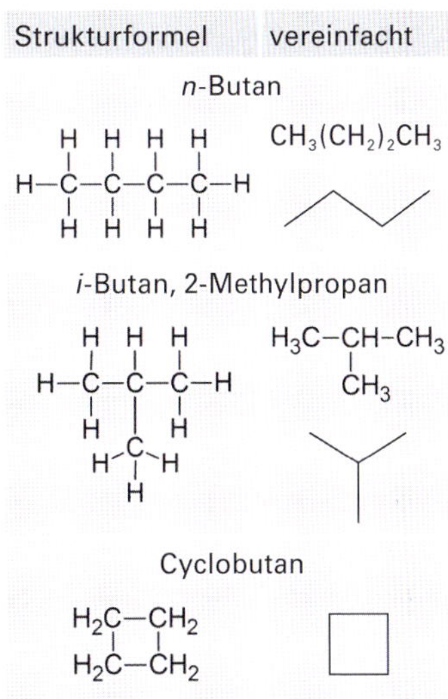

2 Isomere des Butans

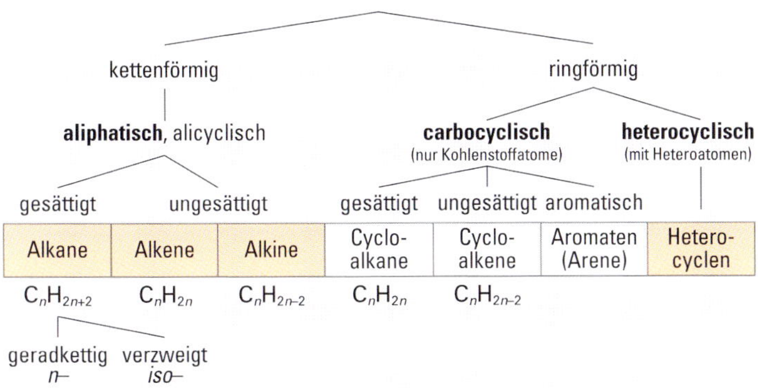

3 Systematik der organischen Verbindungen

Zahl der Isomeren		Summenformel	Strukturformel	Schmelz-/Siedetemperatur (°C)		Dichte (g/cm³)	Brechzahl		Vorkommen Verwendung
Methan	1	CH_4		–182,5	–161,5			gasförmig	**Erdgas**, Erdöldestillation
Ethan	1	C_2H_6	$H_3C–CH_3$	–183,3	–88,6				
Propan	1	C_3H_8	$H_3C–CH_2–CH_3$	–187,7	–42,1	0,943 fl			Erdgas, „Flüssiggas"
Butan	2	C_4H_{10}	$H_3C–CH_2–CH_2–CH_3$	–138,4	– 0,5	0,573 fl	1,329		
Pentan	3	C_5H_{13}	$H_3C–(CH_2)_3–CH_3$	–129,7	36,1	0,621	1,355	flüssig	**Erdöl** Benzin (C_7, C_8)
Hexan	5	C_6H_{14}	$H_3C–(CH_2)_4–CH_3$	–95,3	68,7	0,655	1,372		
Heptan	9	C_7H_{16}	$H_3C–(CH_2)_5–CH_3$	–90,6	98,4	0,680	1,385		
Octan	18	C_8H_{18}	$H_3C–(CH_2)_6–CH_3$	–56,8	125,7	0,698	1,395		
Nonan	35	C_9H_{20}	$H_3C–(CH_2)_7–CH_3$	–53,5	150,8	0,714	1,403		
Decan	75	$C_{10}H_{22}$	$H_3C–(CH_2)_8–CH_3$	–29,7	174,1	0,726	1,410		
Undecan	159	$C_{11}H_{24}$	$H_3C–(CH_2)_9–CH_3$	–25,6	195,9	0,737	1,415		Dieselöl (C_{11}, C_{12})
Dodecan	353	$C_{12}H_{26}$	$H_3C–(CH_2)_{10}–CH_3$	– 9,6	216,3	0,745	1,419		
Tridecan	802	$C_{13}H_{28}$		– 6,0	(230)				
Tetradecan		$C_{14}H_{30}$		5,5	251				
Pentadecan		$C_{15}H_{32}$		10,0	268				Heizöl (C_{15}, C_{16})
Hexadecan		$C_{16}H_{34}$		18,2	287	0,770	1,433		
Heptadecan		$C_{17}H_{36}$		22,0	303			fest	**Paraffin** im engeren Sinn: Kerzen, Zündhölzer, Imprägnieröle
Octadecan		$C_{18}H_{38}$		28,0	308				
Nonadecan		$C_{19}H_{40}$		32,0	330				
(E)**icosan**		$C_{20}H_{42}$	366 319 Isomere	36,4	–	0,785	1,441		
Henicosan		$C_{21}H_{44}$		40,4	–				C_{40} Tetracontan C_{50} Pentacontan C_{60} Hexacontan u.s.w.
Docosan		$C_{22}H_{46}$		44,4	–				
Tricosan		$C_{23}H_{48}$		47,4	–				
Tetracosan		$C_{24}H_{50}$		51,1	–				
Tria**contan**		$C_{30}H_{62}$							
Hectan		$C_{100}H_{202}$							
Isoalkane									
2-Methylpropan		*i*-Butan	$CH_3CH(CH_3)CH_3$	–159,6	–11,7	0,551 fl			
2-Methylbutan		*i*-Pentan	$CH_3CH(CH_3)CH_2CH_3$	–159,9	27,9	0,615	1,351		
2,2,Dimethylpropan		Neopentan	$(CH_3)_3C–CH_3$	– 16,6	9,5	0,585 fl	1,339		
2-Methylpentan			$CH_3CH(CH_3)CH_2CH_2CH_3$	–153,7	60,3	0,649	1,369		
3-Methylpentan			$CH_3CH_2CH(CH_3)CH_2CH_3$		63,3	0,660	1,374		
2,2-Dimethylbutan			$CH_3C(CH_3)_2CH_2CH_3$	– 99,9	49,7	0,644	1,366		
2,3-Dimethylbutan			$CH_3CH(CH_3)CH(CH_3)CH_3$	–128,5	58,0	0,657	1,372		
Cycloalkane									
Cyclopropan			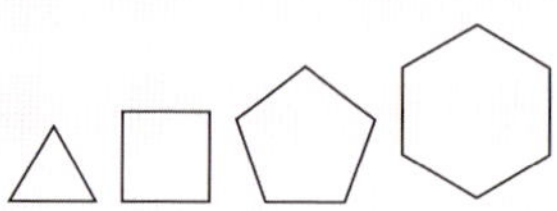	–127,4	–32,8				
Cyclobutan				–90,7	12,5	0,689 fl	1,362		
Cyclopentan				–93,9	49,3	0,740	1,404		
Cyclohexan				6,6	80,7	0,774	1,424		

A Stoffdaten gesättigter Kohlenwasserstoffe

Kohlenstoffatome bilden Einfach- und Mehrfachbindungen und bauen Ketten und Ringe auf:

- **Gesättigte Kohlenwasserstoffe** (Alkane, Paraffine) bilden am 4-bindigen Kohlenstoffatom C–H- und C–C-Einfachbindungen aus. Sie gehen nur unter scharfen Bedingungen (UV-Licht, Hitze) chemische Reaktionen ein und bilden dabei Radikale (kurzlebige Bruchstücke).
- **Ungesättigte Kohlenwasserstoffe** besitzen reaktionsfreudige C=C-Doppelbindungen (Stoffklasse der Alkene) und C≡C-Dreifachbindungen (Alkine).
- **Aliphatische Kohlenwasserstoffe** besitzen ein kettenförmiges oder ringförmiges Kohlenstoffskelett. *n*-Alkane sind geradkettig, *iso*-Alkane verzweigt und Cycloalkane ringförmig.
- **Aromatische Kohlenwasserstoffe** (Aromaten) leiten sich vom Benzol ab. ▶Kap. 4.1.4

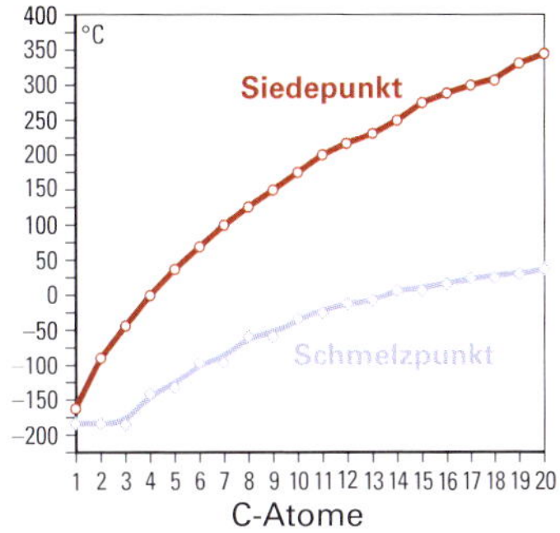

1 Schmelz-und Siedetemperaturen der Alkane

4.1.1 Erdöldestillate

Zu den Erdöldestillaten zählen: Asphalt, Benzin, Heizöl, Kerosin, Mineralöle, Naphtha, Petrolether, Petroleum, Schmieröle und Teer. Die Siedetemperatur der Erdölfraktionen steigt mit der Kettenlänge der Verbindungen. ▶1

a) **Leichtbenzin** (Siedebereich 50–100 °C) enthält Hexan, Heptan, Octan und Aromaten. **Reinigungsbenzin** ist nahezu frei von Aromaten und weniger giftig als aromatische Fraktionen. Das Gemisch niedrig siedender, inhalierbarer Kohlenwasserstoffe verteilt sich im Fettgewebe. Vergiftungsunfälle kommen vorrangig bei Kleinkindern und schnüffelsüchtigen Teenagern vor. Schnell tritt eine narkotische Wirkung ein, die das Abatmen erschwert. Das uringängige Oxidationsprodukt **Hexandion** verursacht motorische Lähmungen (Polyneuropathien). Weniger wichtige Stoffwechselprodukte sind 2,5-Dimethylfuran, Pentanon, CO_2 und 2-Aminohexansäure. ▶2

Akute Toxizität

- Nach **Inhalation**: Euphorie, Narkose, Rausch, Übelkeit, Herz- und Nervenerregung: tonisch-klonische Krämpfe (starke und lange Kontraktionen sowie kurze Zuckungen), Tachykardie (Herzrasen), Dyspnoe (Atemnot), Tod durch Atemlähmung ab 7,5 mL/kg Körpergewicht.
- Nach **Verschlucken**: Husten, Würgen, Brennen in Brust und Magen, Erbrechen, Durchfall, Nierenschädigung, Apathie, Krämpfe, Koma, Zyanose, Atemstillstand.
- Nach **Aspiration** (Eindringen in die Atemwege): „Benzinpneumonie" (Lungenentzündung), Lungenödem.

Chronische Toxizität: Lungenkrankheiten, psychiatrische Zustandsbilder: Depression, Delir, Gedächtnisschwund, Persönlichkeitszerfall. Periphere Polyneuropathie (Nervenlähmung) ähnlich wie bei Triarylphosphatvergiftung. ▶Kap. 3.7.4

Bei dünnflüssigen Kohlenwasserstoffen überwiegt die Gefahr der Aspiration vor der neurotoxischen Wirkung.

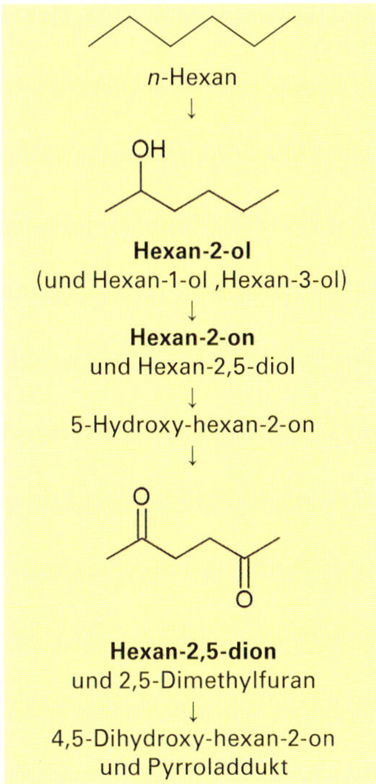

2 Metabolismus des Hexans

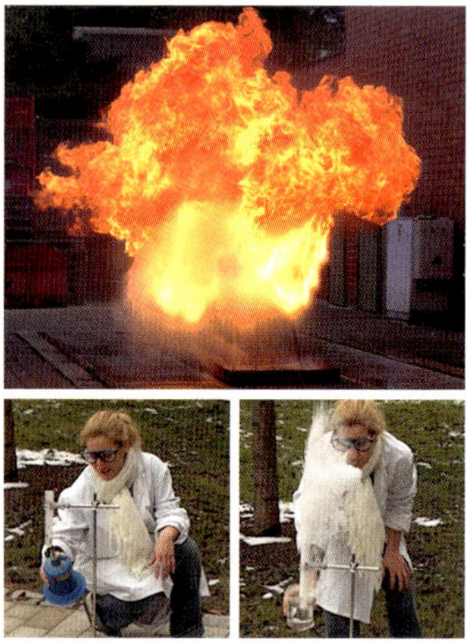

1 Benzinbrand, Paraffinspaltung

Therapie bei Lungenödem: Sauerstoff-Beatmung, Überwachung der arteriellen Blutgaswerte. Magenspülung bei schnellem Auftreten von Depressionen. Kein Erbrechen herbeiführen!

b) **Schweröl** (100–160 °C) und **Petroleum** (150–300 °C) enthalten höhersiedende Kohlenwasserstoffe. **Lampenöle** sind gereinigte und angefärbte Petroleumfraktionen oder Paraffinöle; die Parfümierung ist seit 2000 verboten.

c) **Paraffin** und Paraffinöl gelten als nicht giftig, weil sie nicht mehr resorbiert werden. Wasser, das mit siedendem **Kerzenwachs** (400 °C) Berührung kommt, verdampft explosionsartig mit 3000-facher Volumenzunahme. ▶1

Ab C_{16} werden Kohlenwasserstoffe nicht mehr resorbiert.

4.1.2 Krebserzeugende Olefine

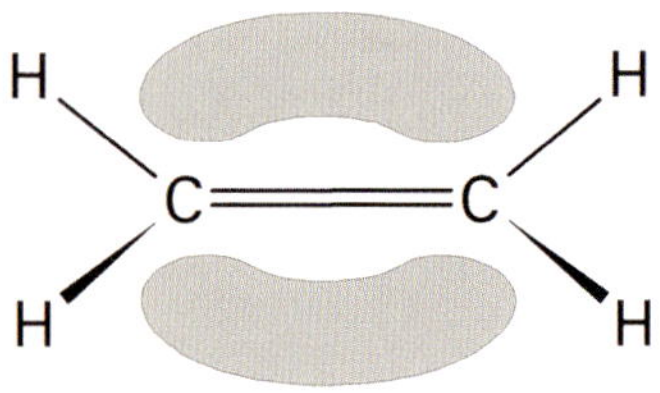

2 Ethen

Alkene C_nH_{2n} (Olefine) sind ungesättigte Kohlenwasserstoffe (▶Tabelle B). Die typische Reaktion der C=C-Doppelbindung ist die **elektrophile Addition**: An der Elektronenwolke oberhalb und unterhalb der C=C-Bindungsebene greifen bereits bei Raumtemperatur elektrophile Reagentien (Teilchen mit Elektronenmangel) an, z. B. Halogene und Oxidationsmittel. Die C=C-Bindung geht dabei in eine C–C-Bindung über. ▶2

Ethen (Ethylen, $H_2C{=}CH_2$) und **Propen** (Propylen, $CH_3CH{=}CH_2$) wirken als Narkosegase; sie kommen im Erdgas vor und entstehen durch Pyrolyse (thermische Spaltung) von Rohbenzin bei der Erdöldestillation. Sie werden zu den Kunststoffen Polyethylen bzw. Polypropylen verarbeitet. Ethen beschleunigt als „Phytohormon" die Reifung von Früchten. Im Körper entstehen in geringem Ausmaß Ethylenoxid und Propylenoxid, ohne dass im Tierversuch eine kanzerogene Wirkung auftritt.

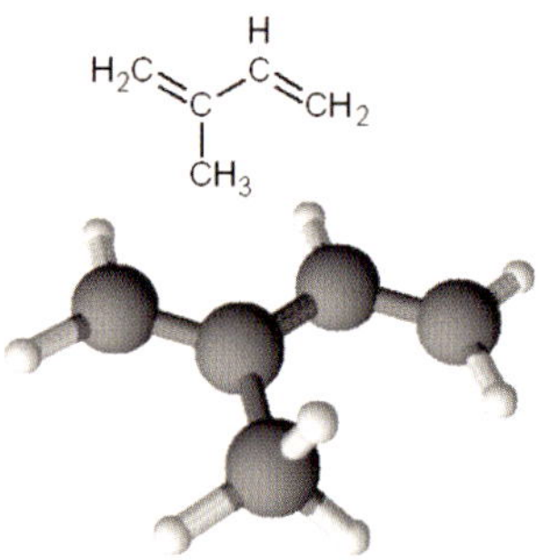

3 Isopren

Butadien, ein Keimzellmutagen, wird im Körper zum Diepoxid oxidiert, das Stickstoffatome in DNA-Basen der Erbsubstanz angreift (▶4 und ▶Kap. 4.2). Auf alternativem Weg geht 2-Ethyloxiran (Butadienepoxid) in 3-Buten-1,2-diol und 2,3-Expoxy-1,2-butandiol über und bindet an Glutathion. Bei Arbeitern traten Leukämiefälle auf. Letale Konzentration in Luft: 285 000 mg/m³.

Isopren, 2-Methyl-buta-1,3-dien, das reizende Monomer des Naturkautschuks, wird von Pflanzen ausgeschieden und von Mensch und Tier endogen gebildet. Wohl wegen des Diepoxids wirkt Isopren im Tierversuch mutagen und kanzerogen.

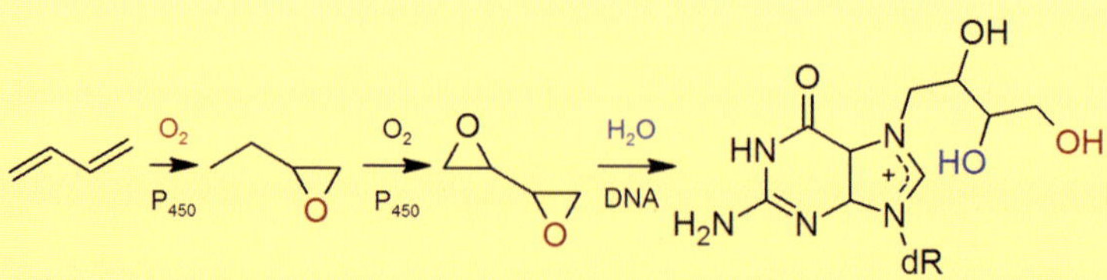

Buta-1,3-dien 2-Ethyloxiran 2,2'-Bioxiran N[7]-Guanosinaddukt (dR = Desoxyribosylrest)

4 Kanzerogene Wirkung von Alkenen

***n*-Alkene**	Trivialnamen	Strukturformel	Schmelz-/Siede-temperatur (°C)		Brech-zahl	Dichte (g/cm³)
Ethen	Ethylen	$H_2C{=}CH_2$	–169,2	–103,7		
Propen	Propylen	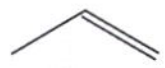 $CH_3CH{=}CH_2$	–185,3	– 47,7		0,505 (fl)
But-1-en, Buten		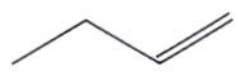 $CH_3CH_2CH{=}CH_2$	–185,4	– 6,3	(Gase)	0,589 (fl)
cis-But-2-en		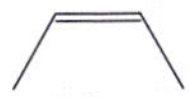 $CH_3CH{=}CHCH_3$	–138,9	+ 3,7		0,615 (fl)
trans-But-2-en		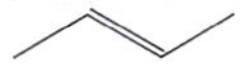	–105,6	+ 0,88		0,598 (fl)
Pent-1-en, Penten		$CH_3(CH_2)_2CH{=}CH_2$	–165,2	30,0	1,368	0,635
cis-Pent-2-en		$CH_3CH_2CH{=}CH{-}CH_3$	–151,4	36,9	1,380	0,650
trans-Pent-2-en			–140,2	36,4	1,376	0,643
Hex-1-en		$CH_3(CH_2)_3CH{=}CH_2$	–139,8	63,5	1,385	
cis-Hex-2-en		$CH_3(CH_2)_2CH{=}CHCH_3$	–141,1	68,9	1,395	
trans-Hex-2-en			–133,0	67,9	1,391	
cis-Hex-3-en		$CH_3CH_2CH{=}CHCH_2CH_3$	–137,8	66,5	1,392	
trans-Hex-3-en			–113,4	67,1	1,391	
Hept-1-en, Hepten		$CH_3(CH_2)_4CH{=}CH_2$	–119,0	93,6	1,397	
Oct-1-en, Octen		$CH_3(CH_2)_5CH{=}CH_2$	–101,7	121,3	1,406	
Phenylethen	Styrol	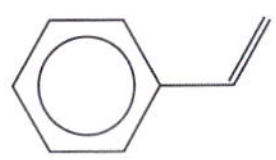 $C_6H_5CH{=}CH_2$	– 30,6	146,2		0,907
***i*-Alkene**						
2-Methylpropen	Isopropylen	$CH_3C(CH_3){=}CH_2$	–140,4	– 6,9		0,588 (fl)
2-Methyl-1-buten		$CH_3CH_2C(CH_3){=}CH_2$	–137,6	31,2		0,645
3- Methyl-1-buten		$CH_3CH(CH_3){-}CH{=}CH_2$	–168,5	20,1		0,622 (fl)
2-Methyl-2-buten		$CH_3CH{=}C(CH_3)CH_3$	–133,8	38,6		0,657
2,3-Dimethyl-2-buten		$CH_3C(CH_3){=}C(CH_3)CH_3$	– 74,3	73,2		0,703
Cylcoalkene						
Cyclopropen		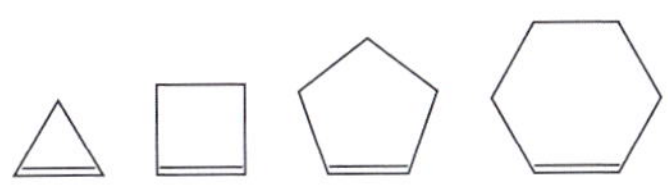				
Cyclobuten				2		
Cyclopenten			–135,1	44,2	1,419	
Cyclohexen			–103,5	83,0	1,444	
Diene						
Propadien	Allen	$H_2C{=}C{=}C{=}CH_2$	–136,3	–34,5		
Buta-1,2-dien		$CH_3CH{=}C{=}CH_2$	–136,2	10,9		0,646 (fl)
Buta-1,3-dien		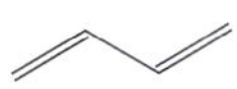 $H_2C{=}CH{-}CH{=}CH_2$	–108,9	– 4,4		0,615 (fl)
2-Methylbuta-1,3-dien	Isopren	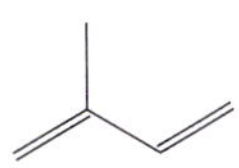 $H_2C{=}CH{-}C(CH_3){=}CH_2$	–146,0	34,1	1,419	0,676
Cyclopentadien		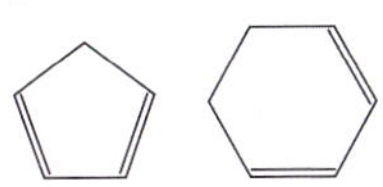	– 97,2	40,8	1,443	0,802
Cyclohexa-1,3-dien			– 98	80,5	1,415	0,841
Alkine						
Ethin	Acetylen	$HC{\equiv}CH$	– 80,8	–84,0		
Propin		$CH_3C{\equiv}CH$	–102,7	–23,2		
But-1-in, Butin		$CH_3CH_2{-}C{\equiv}CH$	–125,7	8,1		0,65 (fl)
But-2-in		$CH_3C{\equiv}C{-}CH_3$	– 32,3	27,0	1,389	0,686
Pent-1-in, Pentin		$CH_3(CH_2)_2C{\equiv}CH$	–105,7	40,2	1,382	0,689
Pent-2-in		$CH_3CH_2C{\equiv}C{-}CH_3$	–109,3	56,1	1,401	0,706
Hex-1-in, Hexin		$CH_3(CH_2)_3C{\equiv}CH$	–131,9	71,3	1,396	0,710

B Stoffdaten ungesättigter Kohlenwasserstoffe

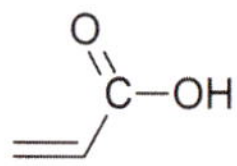

1 **Acrylsäure**

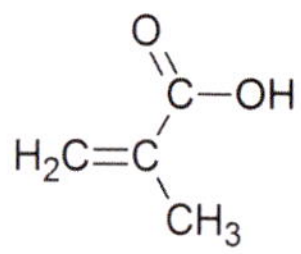

2 **Methacrylsäure**

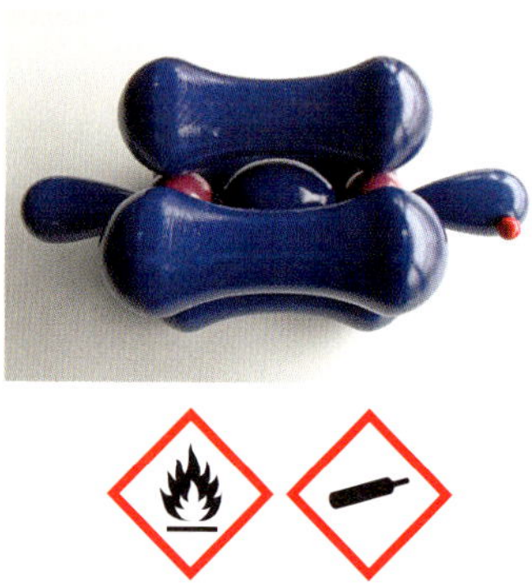

3 **Acetylen (Ethin)**

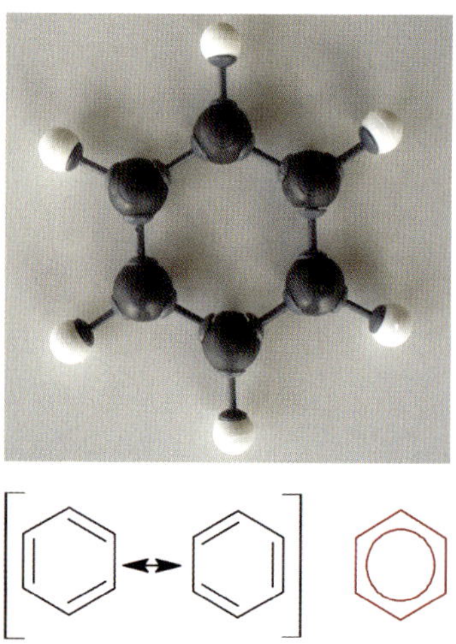

4 **Benzol**

Alkene werden durch Cytochrom-P_{450}-Leberenzyme in Epoxide umgewandelt, die DNA-Basen verändern. Krebsrisiko!

1-Alkene (α-Monoolefine, Alfene) mit 12 bis 18 C-Atomen dienen als Ausgangsstoffe für **Schmieröle** (Poly-α-olefine).

Kanzerogene Alkenylbenzole ▶Kap. 4.1.4

Acrylsäure $H_2C{=}CH{-}COOH$ (Propensäure) und ihre Ester (Acrylate) dienen zur Synthese von Polyacrylaten (z. B. Plexiglas® PMMA). Kurzkettige Acrylsäuren sind giftiger als langkettige und Acrylate giftiger als **Methacrylate** (LD_{50} > 5000 mg/kg). Lokale Zellschädigung führt im Tierversuch zur Tumorbildung. ▶1–2

4.1.3 Alkine

Alkine, C_nH_{2n-2}, ungesättigte Kohlenwasserstoffe mit C≡C-Dreifachbindungen reagieren bereitwillig mit Elektrophilen (Teilchen mit Elektronenmangel) und Nucleophilen (Teilchen mit freien Elektronenpaaren). ▶3

Acetylen (Ethin, HC≡CH) dient als Schweißgas. Weil es unverdünnt unter Normaldruck ab 160 °C detonationsartig zerfällt, wird es in Druckgasflaschen in Aceton zu einer porösen Masse gelöst. Mit Alkali-, Erdalkali- und Edelmetallen (in flüssigem Ammoniak als Lösungsmittel) bildet es Salze. In ammoniakalischer Silbernitratlösung fällt Silberacetylid Ag[C≡C]Ag aus, das im trockenen Zustand schlagempfindlich ist. Im Labor lässt sich Ethin aus Calciumcarbid CaC_2 und Wasser darstellen. Bis zur unteren Explosionsgrenze (≈ 2,5 Vol-%) ist Acetylen nicht giftig; in höheren Konzentrationen wirkt es narkotisch und erstickend (▶Kap. 3.4.6). Es gilt weder als mutagen noch kanzerogen.

4.1.4 Aromatische Kohlenwasserstoffe

Benzolähnliche Arene (▶Tabelle C) sind stark lichtbrechende Flüssigkeiten (▶2); sie brennen mit rußender Flamme, lösen sich wenig in Wasser, aber gut in unpolaren Lösemitteln. Die typische Reaktion der Aromaten ist die elektrophile Substitution, bei der ein H-Atom am Ring gegen eine andere Gruppe ausgetauscht wird.

Benzol (C_6H_6) kommt in Benzin, Kohle, Erdöl, Tabakrauch vor, früher auch in Druckfarben und Klebstoffen. Straßenverkehr, Tankstellen, Raffinerien und Kokereien verteilen es in Spurenkonzentrationen von 1 bis 300 µg m^{-3} auf die Außenluft und Innenräume. In Gewässern wird es mikrobiell gebildet. ▶4

Benzol wird über Lunge (inhalativ: 40–80 %), Haut (dermal: 1 %) und Magen-Darm-Trakt (oral: 100 %) resorbiert.

Es verteilt sich langfristig im Körperfett und schädigt Knochenmarkszellen; initial sind auch Gehirn, Herz, Nieren, Haut und Muskulatur betroffen.

Die Elimination erfolgt direkt über die Lunge (10–70 %), sowie gebunden an Schwefelsäure und Glucuronsäure über Urin (20–50 %) und Fäzes (10 %).

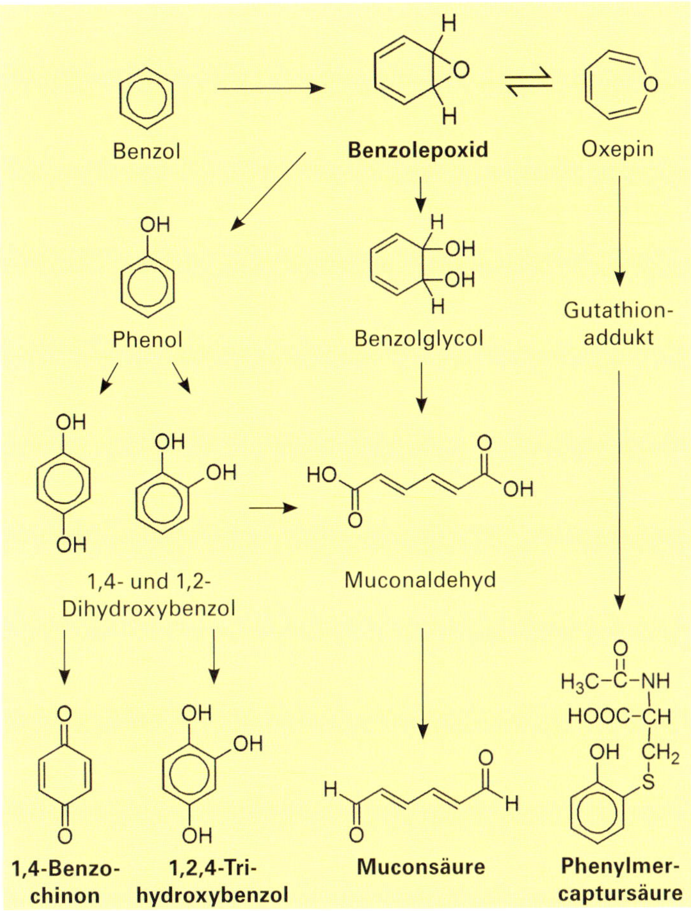

2 Metabolismus des Benzols

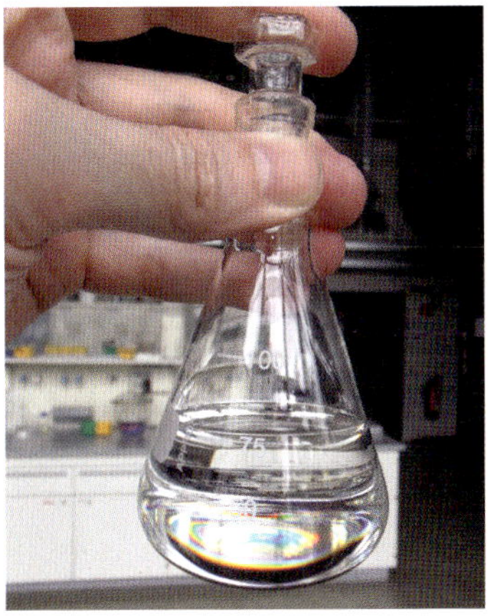

1 Lichtbrechung von Toluol

3 Kennzeichnung von Benzol und Toluol

Benzol ist ein **Präkanzerogen**. Die metabolische Entgiftung durch Cytochrom-P_{450}-abhängige Leberenzyme verläuft über DNA-schädliche **Epoxide** zu aromatischen Alkoholen (Phenolen). Daneben führen Abbauwege zu Benzochinon und Muconsäure. Der Metabolit *S*-Phenylmercaptursäure (Acetylcysteinderivat) dient zur Expositionsüberwachung am Arbeitsplatz. ▶2

Akute Benzolvergiftung: Fieber, Kopfschmerzen, Schwindel, Schweißausbruch, Narkose, Sehstörungen, Übelkeit, Erbrechen, Pupillenstarre. Ab 2300 mg · m^{-3} über 30 min: Herzrhythmusstörungen, Krämpfe, Bewusstlosigkeit, Tod durch zentrale Atemlähmung und Kreislaufversagen.

Chronische Vergiftung: Benzol wirkt mutagen, kanzerogen und im Tierversuch teratogen.

- Rückgang der Blutkörperchen (aplastische Anämie, Thrombozytopenie, Leukopenie), Blutungen
- Leukämie (Blutkrebs)
- Zell- und Chromosomenveränderungen in Lymphozyten- und Knochenmarkzellen (1 mL · m^{-3})
- Veränderung der Immunantwort durch Abnahme der B- und T-Lymphozyten.
  Hemmung von Makrophagen gegenüber Tumorzellen (durch den Metaboliten *p*-Benzochinon)

Therapie: Erbrechen und Magenspülung nur bei größerer oraler Aufnahme (> 0,5 mL/kg). Sauerstoff, Atemhilfe, EKG-Überwachung von Kammerflimmern. Diazepam gegen Krämpfe, Transfusion bei schwerer Anämie. Kein Adrenalin! Keine Milch geben, da sie die Resorption fördert!

Erbrechen und Milch sind tabu bei Kohlenwasserstoffvergiftungen. Aspirationsgefahr!

mg/m³	Symptome
9,4	Geruchsschwelle
< 375	Schläfrigkeit, Kopfschmerzen
750	Rachen-/Augenreizung, verzögerte Reaktionsfähigkeit, Schwindel
1125	Koordinationsstörungen (Finger-Nase-Versuch)
1500	Tränenfluss, Parästhesie, Verwirrung
< 2250	Gangstörungen, Übelkeit, Nervosität, Erinnerungsverlust
3000	Unruhe, Schlaflosigkeit
15 000	Narkose, Tod

1 Toluolvergiftung

Toluol und Alkylbenzole

Alkylierte Benzole sind nicht blutschädigend und kanzerogen.

Toluol ($C_6H_5CH_3$) dient als Lösemittel für Farben, Klebstoffe, Druckerschwärze und Möbelpflegemittel, sowie als nicht genotoxischer Ersatzstoff für Benzol. Es wird über Lunge (inhalativ: 50 %), Haut (dermal: 1 %) und Magen-Darm-Trakt (oral: 100 %) resorbiert. Die Elimination erfolgt über die Lunge (20 %) und nach Metabolisierung (▶2) über Niere und Harn (80 %). Im Tierversuch ist Toluol weder embryotoxisch noch teratogen, mutagen oder kanzerogen. Toluol hemmt jedoch die metabolische Umwandlung von Benzol, Styrol, Xylol und Trichlorethen und steigert die Toxizität von Benzo[*a*]pyren. 7,5 mg · m^{-3} über 24 h gelten als unbedenklich (WHO-Leitwert). Symptomatik ▶1.

Toluol ist nicht genotoxisch.

Xylole (1,2-, 1,3- und 1,4-Dimethylbenzol) und Ethylbenzol finden sich in Lösemitteln, Fleckentfernern, Farben, Klebstoffen, Benzin und Autoabgasen. Die Hintergrundkonzentration erreicht in Reinluftgebieten 0,1 µg · m^{-3}, in Ballungsräumen 50 µg · m^{-3} und in häuslichen Innenräumen bis zu 300 µg · m^{-3}. **Ethylbenzol** kommt natürlich in Honig, Jasmin, Papaya, Olivenöl und Käse vor. Bei der Pyrolyse von Ethylbenzol, z. B. im Tabak, entstehen kanzerogene Aromaten (Benzol, Phenanthren, Styrol, PAK). 44 000 mg · m^{-3} wirken binnen Minuten tödlich auf Meerschweinchen (Lungenödem). Die Entgiftung erfolgt über **Ketone**. ▶3

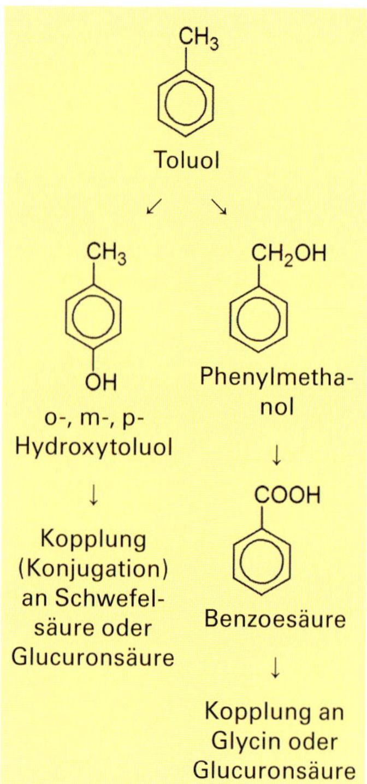

2 Metabolismus von Toluol

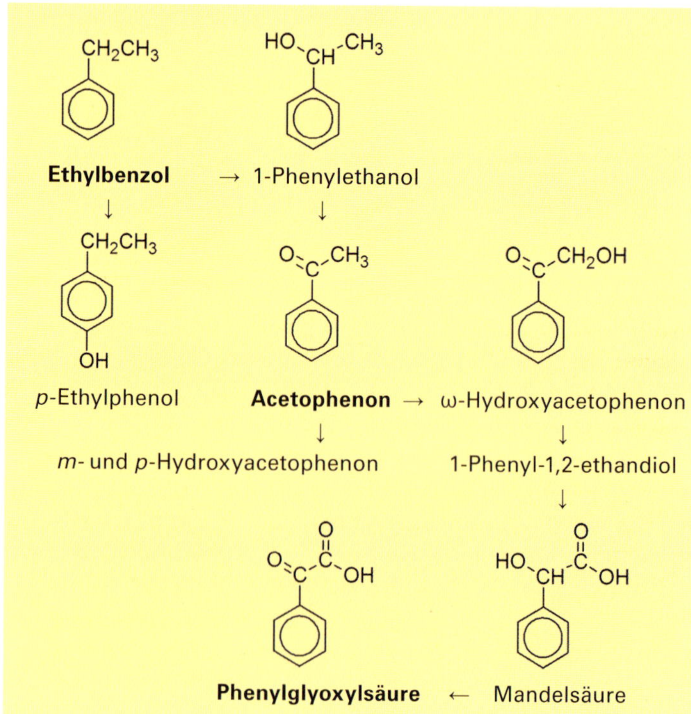

3 Abbau von Ethylbenzol

Wirkung	Symptome	Benzol	Toluol	Xylole
ZNS-Wirkungen	unspezifisch: Kopfschmerz, Schwindel, Fieber	XX	X	XX
	Narkose	X	X	X
	Sehstörungen	X		
	Übelkeit	X		
Atmung, Herz und Kreislauf	Reizung der Atemwege und Augen		X	X
	Arrhythmien (Herzrhythmusstörungen)	X		
	Tachykardie (Herzrasen)	X		
	Myokardschäden (Herzmuskelschädigung)			X
Blut	Knochenmarktoxizität, Leukämie	X	–	
	Blutveränderungen (Zytopenie, Anämie)	X	–	X
Innere Organe	Störung der Leber- und Nierenfunktion		X	X

1 Symptomatik der akuten und chronischen Vergiftung mit BTX-Aromaten

Xylol wird inhalativ (bis zu 60 %), oral (100 %) und dermal (1 %) resorbiert; 5 % werden abgeatmet, der Rest an den Methylgruppen oxidiert, konjugiert und über die Nieren ausgeschieden. Fetotoxische Wirkung im Tierversuch! ▶1

Dimethylbenzole (Xylole) sind Blutgifte.

5-*tert*-Butyl-2,4,6-trinitro-*m*-xylol (Moschusxylol) gilt als besorgniserregend.

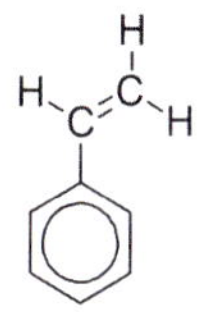

2 Styrol

Alkenylbenzole

Styrol (Vinylbenzol, Ethenylbenzol, Phenylethen, Cinnamol) wird zur Synthese von Polystyrol und Butadien-Styrol-Gummi (Latex) verwendet; es reizt die Schleimhäute der Augen und des Atemtraktes und entfettet die Haut. 50 mL · m^{-3} zeigen einen Einfluss auf das Nervensystem im Elektroenzephalogramm (EEG). Der Abbau erfolgt über Styrol-7,8-oxid → Phenylglycol → Mandelsäure → Phenylglyoxylsäure oder zu Benzoesäure, wobei das Epoxid auch direkt an Glutathion gebunden wird. Weitere Metaboliten sind Phenylethanole. Styrol wirkt mutagen (Säugetierzellen), reproduktionstoxisch (Ratte) und möglicherweise kanzerogen (lymphatische Leukämie). In der menschlichen Lunge wird kein Styrolepoxid gebildet. ▶2

Estragol, Methyleugenol und **Safrol** sind als Lebensmittelzusatzstoffe unzulässig, weil sie im menschlichen Körper DNA-schädliche Schwefelsäureester bilden. ▶3–4 und ▶Kap. 4.2

Safrol, 4-Allyl-1,2-methylendioxybenzol, kommt in Safranöl, Anisöl, Kampferöl, Zimtöl, Muskatnussöl, Ingwer, Kakao, schwarzem Pfeffer und anderen Gewürzen vor.

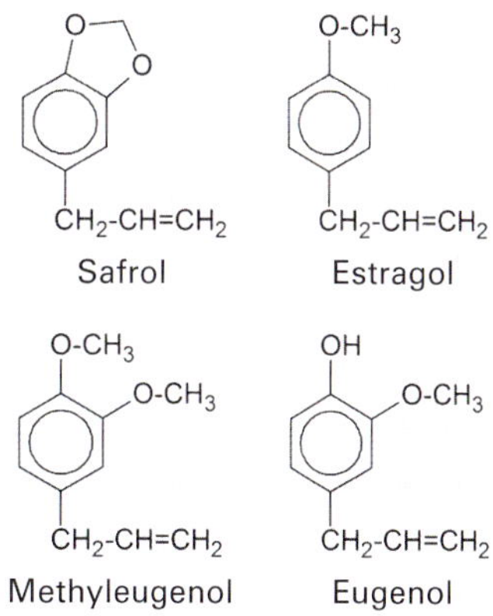

3 Alkenylbenzole

Alkenylbenzole bilden DNA-schädliche Schwefelsäureester.

Safrol	→	1'-Hydroxysafrol	→	1'-Sulfooxysafrol	→	N^7-Guaninaddukt
Ar–CH_2R		Ar–CH(R)–OH		Ar–CH(R)–OSO_3H		

4 Genotoxische Wirkung von Alkenylbenzolen

a) Monozyklische benzoide Arene		Struktur	Schmelz-	Siede-	Dichte	Brech-zahl
			temperatur (°C)		(g/cm³)	
Benzol	Benzen, engl. *benzene* kurz: PhH	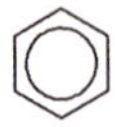	+5,4	80,1	0,876	1,498
Toluol	Methylbenzol Toluen	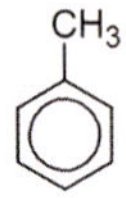	–94	110,6	0,862	1,494
Ethylbenzol	Phenylethan	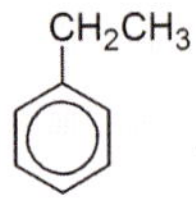	–95	136,2	0,863	1,493
Propylbenzol	Phenylpropan		–99,6	159,3	0,860	1,490
Xylol	Dimethylbenzol Xylen	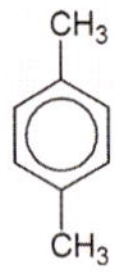				
o- oder 1,2-			–25,2	144,4	0,876	1,503
m- oder 1,3-			–47,9	139,1	0,860	1,495
p- oder 1,4-			+13,3	138,4	0,857	1,493
Cumol	Isopropylbenzol	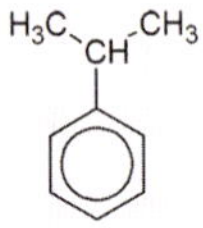	–96,0	152,4	0,858	1,489
Cymol	2-Phenyl-2-methylpropan, Isopropyltoluol	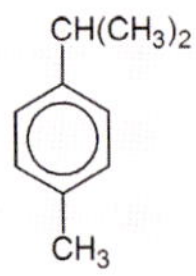	–57,9	169,1	0,862	1,490
Mesitylen	1,3,5-Trimethylbenzol	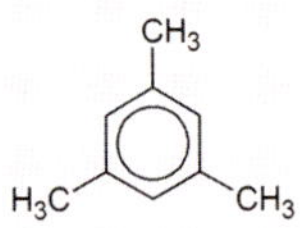	–44,7	164,7	0,861	1,497
Prehnitol	1,2,3,4-Tetramethylbenzol		–6,3	205,0	0,902	1,518
Styrol	Vinylbenzol Ethenylbenzol Phenylethen	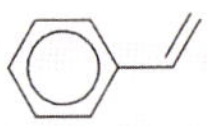	–30,6	146,2	0,907	
b) Polyzyklische benzoide Arene						
Biphenyl		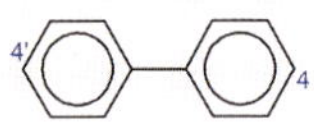	70,5	254	0,991	
***p*-Terphenyl**		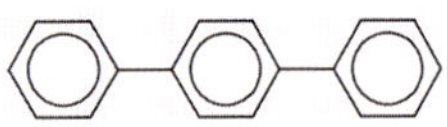	171			
Diphenylmethan		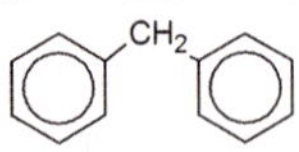	27	262	1,000	
Bibenzyl	1,2-Diphenylethan	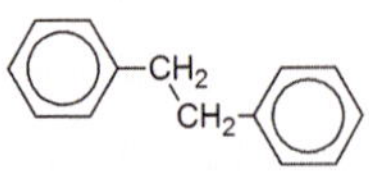				
***cis*-Stilben**	1,2-Diphenylethen	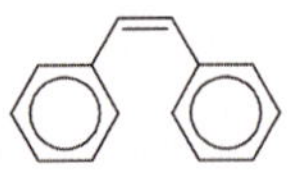	1	145 (13 mm)	0,97	
Triphenylmethan		Ph_3CH	92	359	1,014	
Fulven	Methylen-cyclopentadien	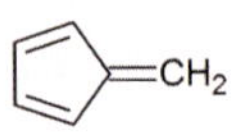				

C Stoffdaten aromatischer Kohlenwasserstoffe

Polyzyklische aromatische Kohlenwasserstoffe (PAK)

PAK (▶Tabelle D) sind schwer flüchtige Kohlenwasserstoffe mit mehreren aneinandergereihten oder „annellierten" Benzolringen. Sie entstehen bei Schwelungs-, Röst- und Räuchervorgängen, durch unvollständige Verbrennung von aromatischen Kohlenwasserstoffen und Pyrolyse von Aminosäuren, Fettsäuren und Kohlenhydraten. Kohle, Öl, Teer, Tabak, Holz und Pflanzenteile, die unter Sauerstoffmangel erhitzt werden, hinterlassen **krebserzeugende Pyrolyseprodukte**. Dieselmotoren emittieren **Rußpartikel** mit anhaftenden PAK. ▶1

PAK werden über Rachen und Lunge (50 %), Haut und Darm (10 %) resorbiert. Höchstens 50 % werden wieder abgeatmet; Metabolite erscheinen in Urin (≤ 80 %) und Fäzes (≤ 90 %). Oral aufgenommene PAK wandern innerhalb von Tagen aus Blut und Muskulatur ins Fettgewebe. Der Abbau zu DNA-schädlichen Epoxiden erfolgt in der Leber und geringfügig am Einwirkungsort. PAK hemmen das Wachstum von Organen.

Die kanzerogene Potenz reicht von „nicht nachweisbar" bei Benzo[*e*]pyren bis zu „sehr stark wirksam" bei Benzo[*a*]pyren und 1,2-Dimethylbenzanthracen; dosisabhängig treten **Lungentumoren** (bei Inhalation) und **Hautkrebs** (bei Hautkontakt) auf.

Für die Kanzerogenität ist die durch drei anguläre Benzolringe gebildete Einbuchtung (Bay- oder Fjord-Region, ▶2) maßgeblich (Ausnahme: Phenanthren). Bei Benzo[*a*]pyren gilt das *anti*- und *syn*-Dio**lepoxid** als ultimales Kanzerogen, das an DNA-Basen wie Guanin bindet. Es entsteht aus 7,8-Epoxid über 7,8-Diol. Entgiftend wirkende Epoxidhydrolasen versagen wegen der sterischen Hinderung in der Fjord-Region zwischen vier U-förmig verknüpften Benzolringen.

PAK sind Präkanzerogene.

Naphthalin ist ein flüchtiger aromatischer Kohlenwasserstoff, der früher in Mottenkugeln und Deodorantien eingesetzt wurde.

Anthracenöle und -pasten gelten als kanzerogen und mutagen.

Braun- und Steinkohlenteer, Pech und Teeröl

gebrauchte Motoröle und Schneidöle

Dieselruß

Kokereirohgase, Kamin, Heizung, Holzkohlenrauch, Kiefernzapfenrauch

Tabakrauch (0,02 µg je Zigarette)

geräucherte Lebensmittel: Wurst, Schinken, Grillfleisch (Grenzwert 1 µg/kg)

Trinkwasser: WHO-Leitwert für Benzo[*a*]pyren ist 0,01 µg/L

Klärschlamm

Müllkompost

Torf

Verkehrswege

Bodenaltlasten (~mg/kg)

1 Vorkommen von PAK

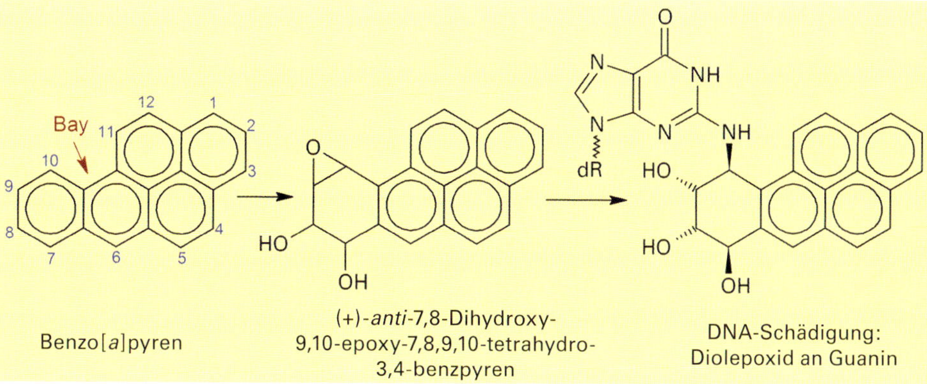

2 Kanzerogene Wirkung von Benzopyren

PAK
↓ Cyt P450
aktivierte Epoxide → Phenole
↓ Epoxid-Hydrolase
Dihydrodiole → Konjugate
↓ Cyt P450
Diolepoxide
↙ ↘
DNA-Addukte | Kopplung an Glutathion, Schwefelsäure, Glucuronsäure (Lunge, Lymphozyten, Plazenta)

1 **Metabolismus der PAK**

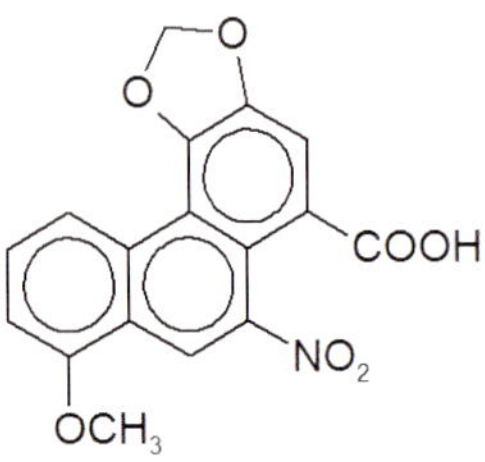

2 **Aristolochiasäure**

3 **Kennzeichnung von Pyrrol**

4 **Kennzeichnung von Furan**

5 **Kennzeichnung von Thiophen**

Akute Toxizität

- Bei **Hautkontakt**: Dermatitis (Hautausschlag), korneale Ulzerationen (Augenhornhautgeschwür)
- Bei **Inhalation**: Kopfschmerzen, Verwirrtheit, Erbrechen, Dyspnoe (Atemnot)
- Bei **Verschlucken**: abdominelle Koliken, Übelkeit, Erbrechen, Kopfschmerzen, Verwirrtheit, Miktionsstörungen (beim Harnlassen), intravasale Hämolyse (Auflösung der roten Blutkörperchen in den Gefäßen), Krämpfe, hämolytische Anämie (Blutarmut)

Therapie

- Bei Kontakt: Haut und Augen spülen.
- Bei Verschlucken: Erbrechen, Magenspülung, evt. Bluttransfusion, Alkalisierung bei Hämoglobinurie (Hämoglobin im Harn), Krampfbekämpfung

Aristolochiasäure kommt in Osterluzeigewächsen (*Aristolochiaceae*) vor und diente früher als Immunstimulans bei chronischen Eiterungen, weil sie die Makrophagenaktivität erhöht. Diese Nitrophenanthrencarbonsäure wirkt genotoxisch und nephrotoxisch (Nierengift). Durch die Bildung von DNA-Basenaddukten treten bei Ratten binnen Wochen Magen-, Dünndarm-, Leber-, Nieren- und Hauttumoren auf. ▶2

Naturstoffe mit kondensierten Benzolringen sind kanzerogen.

4.1.5 Heteroaromaten

Heteroaromaten sind Fünf- und Sechsringe, in denen Stickstoff, Sauerstoff- oder Schwefelatome freie Elektronenpaare oder Valenzelektronen in das konjugierte Ringsystem mit Kohlenstoffatomen einspeisen. Sie zeigen im Wesentlichen dieselben Reaktionen wie benzolähnliche Aromaten. S. 159 ▶Tabelle D

Pyrrol, 1-Aza-2,4-cyclopentadien, ist eine giftige, entzündbare Flüssigkeit zur Herstellung von Arzneimitteln, Farbstoffen und dem Kunststoff Polypyrrol. ▶3

Furan ist eine hochentzündliche, licht- und luftempfindliche Flüssigkeit, die aus natürlichen Harzen oder synthetisch gewonnen wird und in Nahrungsmitteln durch thermische Belastung entsteht. Metabolisch aktiviertes Furan (wahrscheinlich *cis*-2-Buten-1,4-dial) führt in Leberzellen zur Verarmung an ATP, in dem es die oxidative Phosphorylierung entkoppelt und den Calciumstoffwechsel stört. Addukte mit Aminosäuren, Proteinen und DNA erklären die vermutete krebserzeugende Wirkung. ▶4

Furan stört den Energiestoffwechsel.

Thiophen ist eine leicht entzündliche Flüssigkeit von mäßiger Giftigkeit (▶5).

Von den Heteroaromaten abgeleitete giftige **Naturstoffe**, die Alkaloide, sind in Kap. 10 beschrieben.

c) Nichtbenzoide Arene			Schmelz- temperatur (°C)	Siede- temperatur (°C)	Dichte (g/cm³)	Brech- zahl
Annellierte Ringe werden nicht als „Benzolringe“ gezeichnet, weil diese ein 12- statt 10-Elektronensystem vortäuschen würden.						
Naphthalin		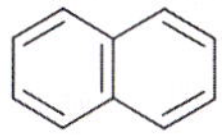	80,2	218,0	1,145	1,582
Anthracen		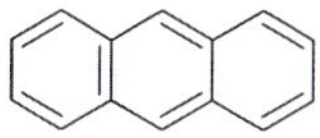	217	340	1,242	1,582
Phenanthren		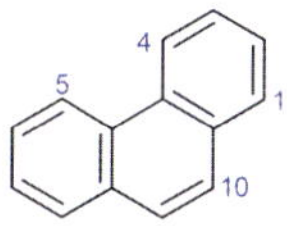	100,5	340	1,179	1,594
Fluoren		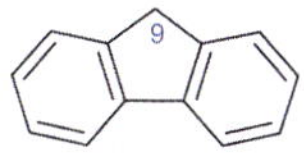	115	294	1,203	
Inden, 1*H*-		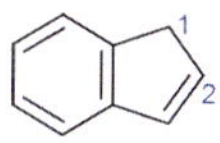	−2	182	1,000	
Azulen		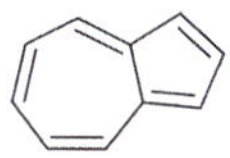	99	249		
b) Heteroaromaten						
Ein freies Elektronenpaar am Heteroatom (bei Fünfringen) bzw. ein Valenzelektron (bei Pyridin) wird in das mesomere 6π-Elektronensystem einbezogen.						
Pyrrol	reaktiver als Benzol	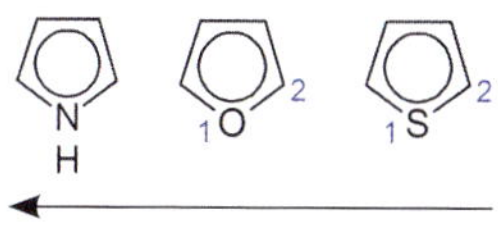	−23	130	0,970	1,509
Furan			−86	31	0,951	1,421
Thiophen			−38	84	1,065	1,529
Pyridin	weniger reaktiv als Benzol, wirkt als Base	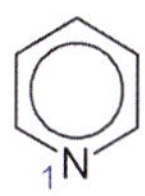	−42	115,5	0,978	1,507
Pyrimidin		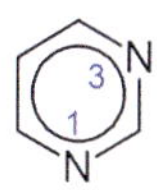	22	124		1,500

D Stoffdaten nichtbenzoider Arene und Heteroaromaten

Rektive Stelle im Molekül	Alkylrest	Aromat	Halogen	Alken	Carbonylgruppe
	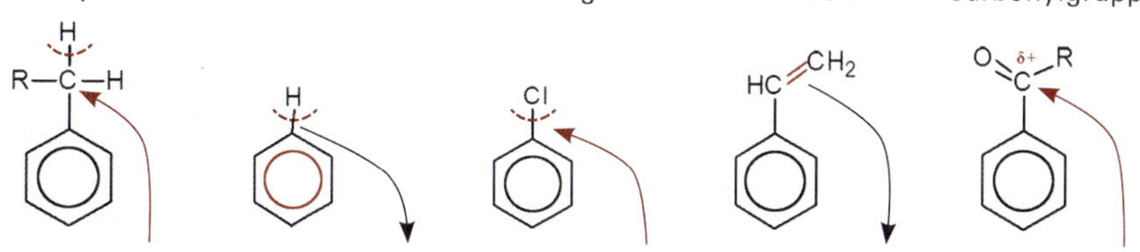				
Angreifer	**Radikal Cl**	**Elektrophil Y⁺**	**Nucleophil X⁻**	**Elektrophil Y⁺**	**Nucleophil X⁻**
Mechanismus	S_R	S_E	S_N	A_E	A_N
	Substitution			**Addition**	

E Die fünf grundlegenden Reaktionsmechanismen

4.2 Chemie der Krebsentstehung

Chemische Reaktionen zwischen Kanzerogenen und Erbgut erklären die Entstehung von Tumoren. ▶Kap. 1.3.6

4.2.1 Summations- und Kumulationsgifte

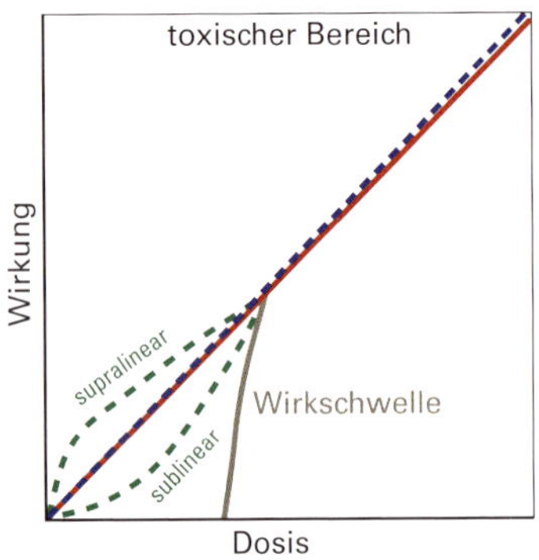

1 Dosis-Wirkungskurven für Kanzerogene

Bestimmte Fremdstoffe lösen durch Wechselwirkungen mit Erbsubstanz und Körperzellen Tumorwachstum (kanzerogene Wirkung), Missbildungen des Kindes im Mutterleib (teratogene Wirkung) oder Allergien (sensibilisierende Wirkung) aus.

▪ **Mutagene** oder **genotoxische Kanzerogene** (Karzinogene) sind **Summationsgifte**. Sie schädigen irreversibel das genetische Material gesunder Körperzellen durch

- Punktmutation der Desoxyribonucleinsäure (DNA) oder
- Chromosomenaberration oder
- Änderung der Chromosomenzahl (Genmutation)

und werden dann ausgeschieden. Ein Beispiel ist Benzolepoxid. Eine unbedenkliche Schwellendosis gibt es nicht. Durch erneute Exposition kommen weitere DNA-Schäden hinzu. ▶1

Genotoxische Karzinogene (Mutagene) haben keine unbedenkliche Dosis und summieren sich in ihrer Wirkung.

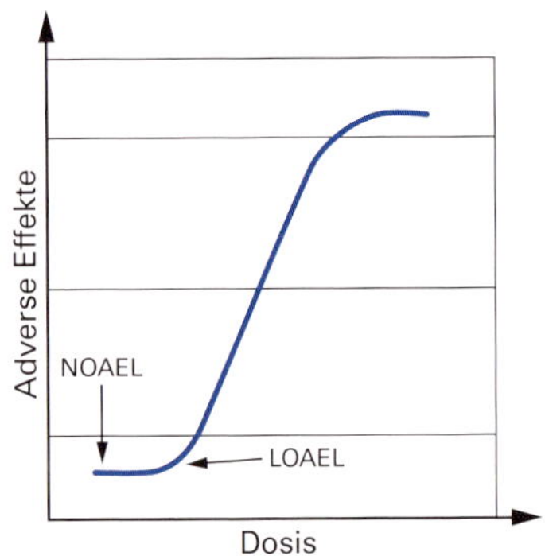

2 Wirkungsschwellen

▪ **Epigenetische Kanzerogene** sind **Kumulationsgifte** (Konzentrationsgifte): Sie reichern sich im Körper an und führen oberhalb eines Schwellenwertes, der geringsten schädlichen Dosis LOAEL (▶2) zu einer schleichenden Vergiftung. Durch Einflüsse außerhalb des Genmaterials kommt es zum Tumorwachstum. Das eigentliche Kanzerogen entsteht in der Regel aus einem **Präkarzinogen**, z. B. bei Asbest, Phenol, Methylquecksilber und Cadmium.

Das **Krebsrisiko** für andauernde, lebenslange Exposition gegenüber einem Kanzerogen in niedriger Konzentration wird durch einen Risikowert (Unit risk, ▶3) abgeschätzt. Die lebenslange Inhalation von 1 µg Benzol je m^3 Luft erhöht beispielsweise das Risiko, an Krebs zu erkranken, um 0,000 83 %. Statistisch erkranken also etwa 8 von 1 Million Menschen aufgrund dieser Exposition an Krebs. Durch individuelle Unterschiede im Stoffwechsel, Medikamenteneinfluss oder chronische Exposition ist die Gefährdung durch dasselbe Kanzerogen für einzelne Personen jedoch höchst unterschiedlich. ▶Kap. 1.3.14 und 2.2.5

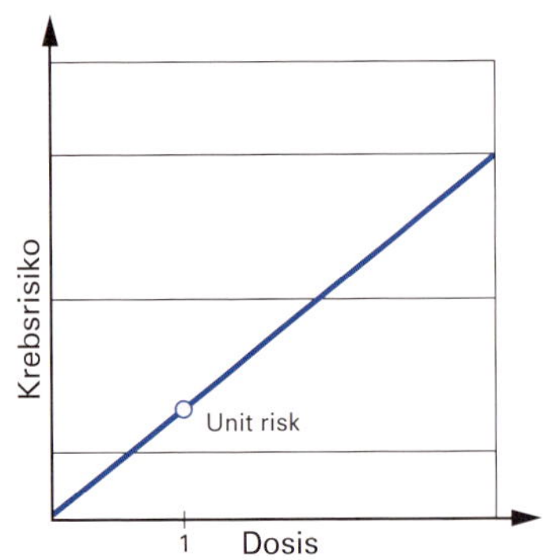

3 Krebsrisiko

▪ **Teratogene** rufen Missbildungen beim Embryo hervor. Die schädliche Wirkung beschränkt sich beim Menschen auf die Zeit der Embryogenese und Organdifferenzierung vom 14.–18. Tag bis zum 75. Tag nach der Befruchtung. ▶Kap. 1.3.8

▪ **Allergene** lösen eine Überempfindlichkeit des Organismus bei wiederholter Einwirkung aus. Sie wirken **sensibilisierend**, indem das Immunsystem spezifische Antikörper gegen das einwirkende Antigen bildet. Bei erneutem Kontakt tritt eine Abwehrreaktion gegenüber dem Schadstoff auf. ▶Kap. 1.3.4

4.2.2 Chemische Mutation des Erbguts

Kanzerogene, Oxidationsmittel, ionisierende Strahlung und biologische Faktoren (UV-Licht, Viren) schädigen die DNA-Basen.

- **Kanzerogene** (Karzinogene), z. B. Alkylierungsmittel, verändern direkt die zellulären Nucleinsäuren und Proteine.
- **Cokanzerogene** und **Tumorpromotoren** verstärken die Wirkung krebserzeugender Substanzen, ohne selbst eine maligne Zelltransformation auszulösen. Mehrere Kanzerogene addieren oder potenzieren sich in ihrer Wirkung!
- **Präkanzerogene** bilden bei der Entgiftung im Körper krebserzeugende Stoffwechselprodukte, z. B. bildet Benzol ein Epoxid. Für die metabolische Aktivierung des Kanzerogens spielen Enzyme wie Cytochrom-P_{450} eine wichtige Rolle.

Die chemische Mutation des Erbguts erfolgt durch Alkylierung, Oxidation, Hydrolyse oder Vernetzung der DNA-Basen.

Alkylierung

Alkylierungsmittel können die Purin- und Pyrimidinbasen der Desoxyribonucleinsäure (englisch *Deoxyribonucleic Acid* DNA) im Zellkern an zwölf Stellen schädigen. ▶1 und ▶Kap. 1.3.7

Elektrophile Reagentien (*Lewis*-Säuren, Teilchen mit Elektronenmangel) greifen bevorzugt an den elektronenreichen Stickstoffatomen der DNA-Basen an. Guanin wird zu 92 % am Stickstoff und nur zu 8 % am Sauerstoff alkyliert. ▶2

N-Alkylierung: $R_2NH + R'X \rightarrow R_2N{-}R' + HX$

O-Alkylierung: $RCH_2(R)C{=}O + R'X \rightarrow RCH{=}CR{-}OR' + HX$

Bei der zelleigenen **DNA-Reparatur** übernimmt das „Suizidenzym" O^6-Methylguanin-DNA-Methyltransferase den Methylrest von Methylguanin. O^6-Methylguanin kombiniert im DNA-Doppelstrang falsch mit Thymin statt mit Cytosin. Doch das Mismatch-Reparatursystem (MMR) erkennt die Fehlpaarung nach der Replikation, korrigiert durch Neusynthese – oder führt via Doppelstrangbruch den programmierten Zelltod herbei.

> Die N-Atome der DNA-Basen werden bevorzugt alkyliert.
> O^6-Methylguanin ist eine wichtige prämutagene Läsion.

Oxidation

Durch ionisierende Strahlung und UV-Licht gebildete reaktive Sauerstoffspezies erzeugen hydroxylierte und formylierte DNA-Basen. Gebildete Enole gehen in die stabileren Ketone über.

Oxidation: $R_2CH_2 + [O] \rightarrow R_2CH{-}OH$

Glycolbildung: $RCH{=}CHR + 2\,[O] \rightarrow RC(OH){-}C(OH)R$

> Bei DNA-Basen werden CH_2-Gruppen und C=C-Bindungen oxidiert. 8-Oxoguanin ist eine wichtige prämutagene Läsion.

8-Oxoguanin paart im DNA-Doppelstrang falsch mit Adenin statt mit Cytosin. ▶3

N-Alkylierung der Purin- und Pyrimidinbasen

O-Alkylierung der Purin- und Pyrimidinbasen

Alkylierung am Phosphat-O

1 Angrifforte elektrophiler Reagentien an der DNA

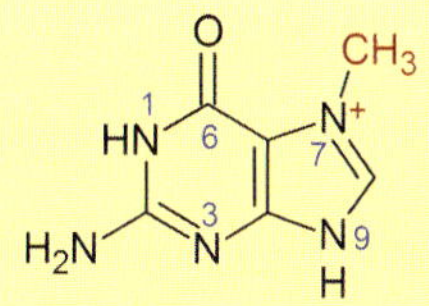

N^7-Methylguanin (2-Amino-7-methyl-1,9-dihydro-6*H*-purin-6-on)

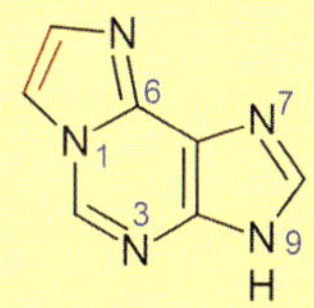

1,N^6-Ethenoadenin (3*H*-Imidazo[2,1-*i*]purin)

2 Alkylierte DNA-Basen

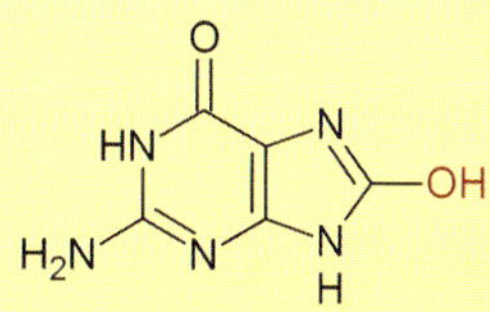

8-Hydroxyguanin (Enolform)

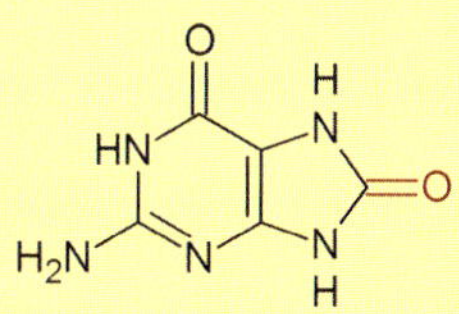

8-Oxoguanin (Ketoform)

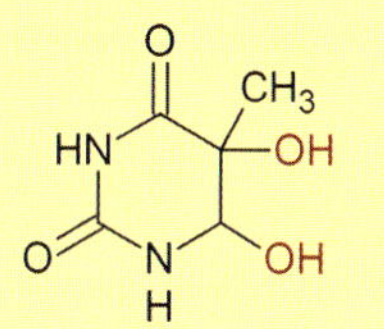

Thyminglycol

3 Oxidierte DNA-Basen

Clonorchis sinensis (Parasit)

Humanes Papilloma-Virus 31, 33

Kaposi 's sarcoma-associated herpes virus (Humanes Herpes-virus 8)

UV-Strahlung A, B und C

1 Krebserzeugende biologische Faktoren

NER-Defizienz	Lichtüberempfindlichkeit, Hautkrebsrisiko, (Xeroderma pigmentosum, Trichothiodystrophie, *Cockayne*-Syndrom)
Doppelstrangbruch-Reparatur-Defekt	Chromosomale Instabilität (Krebsrisiko), Wachstums-/Immundefekt, vorzeitiges Altern (*Nijmegen*-Bruchsyndrom, *Werner*-Syndrom)

2 Erbliche DNA-Reparatur-Schäden

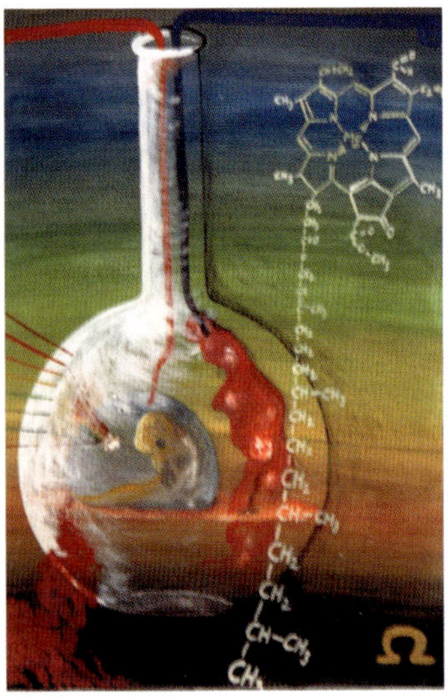

3 Das Wunder des Lebens

Hydrolyse

In alkylierten DNA-Basen wie N^3-Methylguanin und N^3-Methyladenin ist die *N*-glycosidische Bindung geschwächt; die Base hydrolysiert leicht und hinterlässt eine apurinische/apyrimidinische Lücke, kurz **AP-Läsion**, die die Transkription und Replikation des Erbguts blockiert. AP-Läsionen werden durch die körpereigene **Basenexzisionsreparatur** (BER) entfernt; DNA-Glycolyase schneidet die veränderte Base aus; dann flicken AP-Endonuclease, DNA-Polymerase und DNA-Ligase die Fehlstelle mit dem richtigen Nucleotid oder einer Sequenz.

Die **Nucleotidexzisionsreparatur** (NER) korrigiert DNA-Fehler durch größere Addukte, z. B. durch UV-Einstrahlung entstandene Pyrimidindimere und andere fotochemische Produkte, sowie Schäden durch Aflatoxine, Benzpyren und Platinzytostatika. Personen mit NER-Gendefekt sind überempfindlich gegenüber Sonnenlicht. ▶2

Vernetzung

Moleküle mit mehreren funktionellen Gruppen können Basen in verschiedenen DNA-Strängen miteinander vernetzen (Intra- und Interstrang-**Crosslink**). DNA-**Doppelstrangbrüche** werden durch Funktionsproteine erkannt und durch DNA-Proteinkinase und Ligasen geflickt. Personen mit Gendefekt bei der DNA-Doppelstrangbruch-Reparatur altern schneller. ▶2, ▶Kap. 1.3.7

Basenschäden stören die Transkription (Proteinbiosynthese) und DNA-Replikation (Zellteilung) und verursachen die genomische Instabilität von Tumorzellen.

- **Genmutationen** durch Basenaustausch und Sequenzfehler
- **Chromosomenmutation**: Schwesterchromatidenaustausch, Chromosomenaberrationen und DNA-Amplifikation, insbesondere als Folge von DNA-Doppelstrang-Brüchen
- **Zytotoxizität**: programmierter Zelltod (Apoptose), Absterben von Zellen (Nekrose), katastrophale Zellteilung (Mitose)
- **maligne Transformation**: unregulierte Zellteilung und Zellalterung (Immortalisierung) durch fehlerhaft programmierte Onkogene, Tumorsuppressorgene und DNA-Reparaturenzyme
- **Teratogenese**: Keimzellmutationen führen zu Missbildungen.

4.2.3 Krebserzeugende Arbeitsstoffe

Die Liste gesundheitsschädlicher Arbeitsstoffe der Deutschen Forschungsgemeinschaft (DFG) wird jährlich aktualisiert.

- Die krebserzeugende Wirkung der Stoffe der **Kategorie 1** ist beim Menschen und der **Kategorie 2** im Tierversuch nachgewiesen. Am Arbeitsplatz sind Schutzmaßnahmen einzuhalten.
- Verdachtsstoffe der **Kategorie 3A** (beim Menschen) und **3B** (im Tierversuch) haben noch keine Arbeitsplatzgrenzwerte.
- Kanzerogene der **Kategorie 4** (*nicht*-genotoxisch) und **Kategorie 5** (genotoxisch) bergen bei Einhaltung der Arbeitsplatzgrenzwerte kein erhöhtes Risiko für den Menschen. S. 163 ▶Tabelle A

Stoffklasse		**1** Beim **Menschen** krebserzeugend (GHS: 1A)	**2** Im **Tierversuch** krebserzeugend (GHS: 1B und 2)	**3A Verdacht** auf krebserzeugende Wirkung beim Menschen
Metalle und Stäube	Metallsalze	■ Arsen[verbindungen] ■ Beryllium[verbind.]	Indiumphosphid	–
	Staub (A = alveolen gängig)	■ Cadmium[verb.] ■ Chrom(VI)-Verbind. außer $PbCrO_4$, $BaCrO_4$ ■ Nickel[verbindungen] ■ Siliciumdioxid (A) ■ Hartmetall (WC, Cobalt)	■ Antimon[verbindungen] außer SbH_3 ■ Blei[verb.] außer $Pb_3(AsO_4)_2$, $PbCrO_4$ ■ Cobalt[verbindungen] ■ Vanadium[verbindungen]	Titandioxid
	Mineral-fasern	Asbest[staub] Erionit u. a.	Aluminiumoxid Attapulgit Dawsonit Glasfasern Kaliumtitanat Keramikfasern Siliciumcarbid Steinwolle	–
	Holzstäube	Buche, Eiche		
Kohlenwasserstoffe	Alkane	–	–	Trimethylpentan
	Alkene	1,3-Butadien	Vinylcyclohexen	Terpentinöl
	Aromaten	Benzol Pyrolysate Passivrauch	Anthanthren Benzo[*a*]anthracen Benzofluoranthen Benzo[*b*]naphto-[2,1-d]thiophen Benzo[*a*]pyren Bitumen (Dampf, Aerosol) Chrysen Cyclopenta[cd]pyren Dibenzo[*a,h*]anthracen Dibenzopyren Dieselmotoremissionen Indenopyren 1-Methylpyren Naphthalin	Ethylbenzol Kresol (alle Isomeren)
Halogenverbindungen	Fluor~	–	Tetrafluorethen	–
	Chlor~	α-Chlortoluole im Gemisch mit Benzoylchlorid Trichlorethen Vinylchlorid	2-Chloropren *p*-Chlor-Benzotrichlorid Chlorfluormethan chloriertes Camphen α-Chlortoluol α,α-Dichlortoluol Dichloracetylen 1,4-Dichlor-2-buten 1,4-Dichlorbenzol 1,2-Dichlorethan 1,3-Dichlorpropen Pentachlorphenol (PCP) 2,3,4-Trichlor-1-buten 1,2,3-Trichlorpropan α,α,α-Trichlortoluol	Dichlormethan
	Brom~	–	Bromdichlormethan Bromethan 1,2-Dibromethan 1,2-Dibrom-3-chlorpropan	–
	Iod~	–	Iodmethan	–

A Krebserzeugende Arbeitsstoffe (MAK- und BAT-Werte-Liste der DFG)

		1 Beim **Menschen**	2 Im **Tierversuch**	**3A Verdacht**
Sauerstoffverbindungen	Alkohole Phenole	–	1,3-Dichlor-2-propanol 1,4-Dihydroxybenzol	Bisphenol-A-digly-cidylether
Sauerstoffverbindungen	Ether Lactone	Monochlordimethylether Bis(chlormethyl)ether	β-Propiolacton Diglycidylresorcinether Phenylglycidylether	–
Sauerstoffverbindungen	**Epoxide**, O-Hetero-zyklen	–	Ethylenoxid, Propylenoxid Epichlorhydrin 1,2-Epoxybutan 1-Allyoxy-2,3-epoxypropan Furan Glycid (Epoxypropanol) Glycidyltrimethyl-ammoniumchlorid 4-Vinyl-1,2-cyclohexendiepoxid	–
Sauerstoffverbindungen	Carbonyl-verbin-dungen	–	*Michlers* Keton	Dichloressig-, Laurin-, Ölsäure, Nitrilotriessigsäure [salze], Tallöldestilat
Sauerstoffverbindungen	Ester	–	–	Vinylacetat
Stickstoffverbindungen	Amine	■ Benzidin[salze] ■ 4-Aminodiphenyl ■ 2-Naphthylamin ■ *o*-Toluidin (2-Methyl-anilin) ■ 4-Chlor-*o*-toluidin ■ *N*-Methyl-bis(2-chlorethyl)-amin	2-Amino-4-nitrotoluol 6-Amino2-ethoxynaphthalin Auramin, *p*-Chloranilin 2,4-Diaminoanisol 1,5-Diaminonaphthalin 4,4'-Diaminodiphenylmethan 3,3'-Dichlorbenzidin 3,3'-Dimethylbenzidin (*o*-Tolidin) 3,3'-Dimethyl-4,4'-diaminodiphenylmethan 3,3'-Dimethoxybenzidin (*o*-Dianisidin) *p*-Kresidin 2-Methoxyanilin (o-Anisidin) 4,4'-Methylen-bis(2-chloranilin) 4,4'-Methylen-bis(*N,N*-dimethylanilin) 4,4'-Oxydianilin, 2,4-Toluylendiamin 2,4,5-Trimethylanilin 2,4-Xylidin	4-Nitroanilin
Stickstoffverbindungen	*N*-Hetero-zyklen	–	Ethylenimin, Propylenimin *N*-Chlorformyl-morpholin *N*-Vinylpyrrolidon	–
Stickstoffverbindungen	Amide	–	Acrylamid	–
Stickstoffverbindungen	Carba-mate	–	Ethylcarbamat Dimethylcarbamidsäurechlorid	–
Stickstoffverbindungen	Isocyanate	–		Toluoldiisocyanat
Stickstoffverbindungen	Nitrile	–	Acrylnitril	–
Stickstoffverbindungen	Nitrover-bindun-gen	–	2-Nitro-, Dinitro-, 2,4,6-Trinitrotoluol 5-Nitroacenaphthen, 2-Nitronaphthalin 2-Nitroanisol, 4-Nitrobiphenyl 2-Nitropropan, Tetranitromethan	–
Stickstoffverbindungen	Oxime	–	Butanonoxim	–
Stickstoffverbindungen	Nitrosa-mine	–	*N*-Nitrosodi-[*n*-butyl, ethanol, ethyl, methyl, (iso)propyl]-amin *N*-Nitroso-[ethylphenyl, methylethyl, methylphenyl]-amin *N*-Nitrosomorpholin, *N*-Nitrosopiperidin, *N*-Nitrosopyrrolidin	
Stickstoffverbindungen	Azoverb.	–	Diazomethan, *o*-Aminoazotoluol	–
Stickstoffverbindungen	Hydrazine	–	Hydrazin, 1,1- u. 1,2-Dimethylhydrazin, Hydrazobenzol	
Schwefel-verbindungen		2,2'-Dichlordiethylsulfid 1,3-Propansulton	Diethylsulfat, Dimethylsulfat, 2,4-Butansulton, Dimethylsufamoylchlorid, 4,4'-Thiodianilin	
Phosphor-verbindungen			Hexamethylenphosphorsäuretriamid (HMPT)	Di-*n*-butylphosphat
Naturstoffe		Aflatoxine Buchen-, Eichenholzstaub	Ochratoxin	–

4.3 Halogenkohlenwasserstoffe

Halogenkohlenwasserstoffe sind wichtige Lösemittel und Zwischenprodukte in der industriellen Chemie. S. 166 ▶Tabelle A

4.3.1 Halogenalkane

Halogenalkane sind zytotoxische **Radikalbildner** und wirken als chronische **Lebergifte** mit weitreichenden Folgen: Zelluntergang (Nekrose), abnorme Speicherung von Fett (Steatose) und Lipidperoxidation. Durch ihren hohen Dampfdruck werden halogenierte Lösemittel vorrangig inhalativ aufgenommen; sie verteilen sich in Leber, Niere, Fettgewebe und Gehirn. Die Elimination erfolgt durch Abatmung, Urin, Fäzes sowie Abbau in der Leber zu Alkoholen. Die Reaktivität sinkt von Iod- über Brom- und Chlor- zu Fluorkohlenwasserstoffen. Viele wirken narkotisch.

> Halogenalkane sind narkotisch wirkende Lebergifte.

Chlormethan CH_3Cl („Methylchlorid") ist ein Nervengift, das hirnorganische Störungen hervorruft. Fetotoxisch! ▶1

Brommethan CH_3Br („Methylbromid") ist vom Einzeller bis zum Säugetier giftig und wird als Begasungsmittel zur Schädlingsbekämpfung eingesetzt. Es löst Sehstörungen, Psychosen, Krämpfe und Lähmungen aus; der Tod tritt durch Hirnödem und Atemlähmung ein. Nervengift! Als neurotoxischer Metabolit gilt Methanthiol CH_3SH. ▶3.2.6

Dichlormethan (CH_2Cl_2, Methylenchlorid) wirkt narkotisch (≥ 1 % in Luft) und blockiert Hämoglobin. Die Exposition von 100 mL · m^{-3} über 8 Stunden bildet 3 % CO-Hb im Blut. Große Mengen binden an Glutathion und werden über Formaldehyd zu CO_2 abgebaut; kleine Mengen werden überwiegend zu CO oxidiert. Lebergift! Krebsverdächtig! ▶2 und ▶Kap. 3

Chloroform ($CHCl_3$) wirkt wie Ether und Lachgas narkotisch und birgt die Gefahr des plötzlichen Herztods. Beim langen Stehen an Licht und feuchter Luft sowie bei Bränden ensteht ebenso wie in der Leber giftiges Phosgen. Zur Stabilisierung wird 1 % Ethanol zugesetzt, das Phosgen als Kohlensäurediethylester $OC(OC_2H_5)_2$ bindet. Chloroform ist ein krebsverdächtiges Leber- und Nierengift. ▶3

Tetrachlormethan (CCl_4) wurde bis 1991 als Reinigungs-, Feuerlösch-, Narkose- und Wurmmittel eingesetzt. Die zytotoxische Wirkung beruht auf den Radikalen $\cdot CCl_3$ und $Cl_3COO\cdot$, die durch Cytochrom P_{450} und Sauerstoff in der Leber gebildet werden und in $CHCl_3$ bzw. Cl_3COOH übergehen, indem sie ungesättigte Fettsäuren der Membranlipide in Radikale umwandeln. Durch Peroxidation des Lipids entstehen Pentan, Ethan und Propandial (Malondialdehyd) sowie mutagene Folgeprodukte der Lipidzerstörung. Die Leberzelle geht durch Calcium- und Kaliumverlust und Zerstörung von Enzymen unter. Durch wiederholte Exposition erlischt die Giftung durch die Leber, so dass allmählich akut toxische Dosen toleriert werden. ▶3

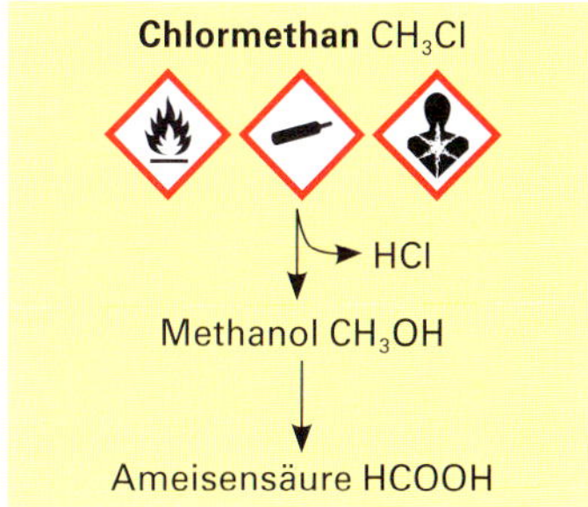

1 Metabolismus von CH_3Cl

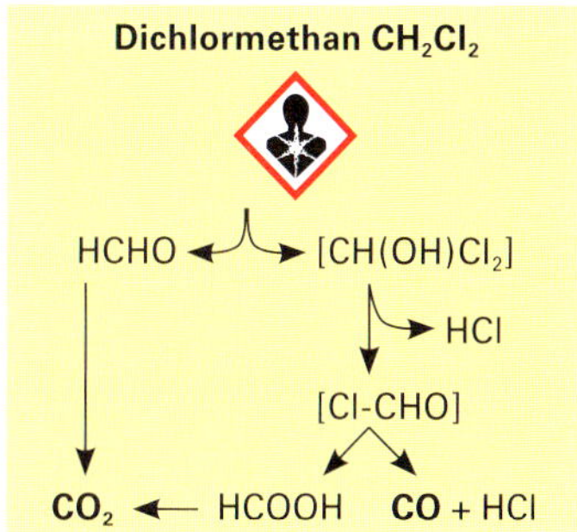

2 Metabolismus von CH_2Cl_2

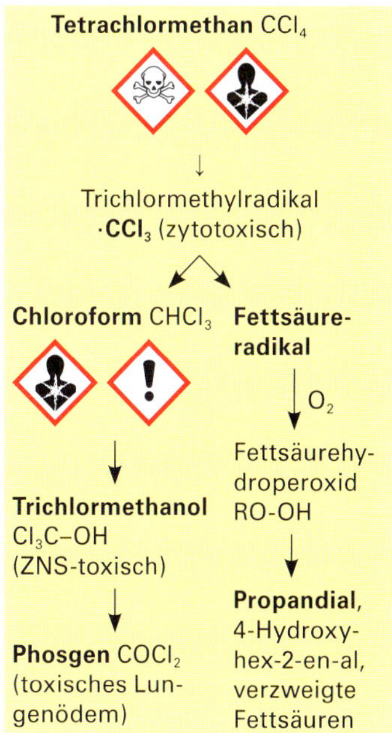

3 CCl_4 und $CHCl_3$ in der Leber

Name	Trivialname	Formel	Schmelz-/ Siede temperatur °C		Dichte g/cm³	Brech-zahl
Monochlormethan	Methylchlorid	CH_3Cl	–97,7	–24,2	0,707 fl	1,336
Dichlormethan	Methylenchlorid	CH_2Cl_2	–95,1	39,8	1,316	1,421
Trichlormethan	Chloroform	$CHCl_3$	–63,5	61,7	1,480	1,443
Tetrachlormethan	Tetrachlorkohlenstoff	CCl_4	–23,0	76,5	1,584	1,457
Brommethan	Methylbromid	CH_3Br	– 93,6	3,6	1,622 fl	1,422
Iodmethan	Methyliodid	CH_3I	–66,5	42,4	2,265	1,527
Triiodmethan	Iodoform	CHI_3	119	(218)	4,178	
Fluormethan	Methylfluorid	CH_3F	–141,8	–78,4	0,557 fl	1,167
Difluorchlormethan	R 22	$CHClF_2$	–146	–40,8	1,491	
Trifluorchlormethan	R 13	$CClF_3$	–181	–81,1		
Fluordichlormethan	R 21	$CHCl_2F$	–135	9	1,405 fl	1,372
Difluordichlormethan	R 12	CCl_2F_2	–158	–29,8	1,75 fl	
Chlorethan	Ethylchlorid	CH_3CH_2Cl	–136,4	12,3	0,891 fl	1,365
1,2-Dichlorethan		$Cl–CH_2CH_2–Cl$	–35,7	83,5	1,246	1,442
1,2-Dibromethan	Ethylendibromid	$Br–CH_2CH_2–Br$	9,8	131,4	2,169	1,536
Hexachlorethan	Perchlorethan	$Cl_3C–CCl_3$	Subl.	187	2,091	
1-Chlorhexan	Hexylchlorid	$CH_3(CH_2)_4CH_2Cl$	–94,0	134,5	0,874	1,418
Monochlorethen	Vinylchlorid	$H_2C=CHCl$	–153,8	–13,4	1,366 fl	0,901
***cis*-1,2-Dichlorethen**		$Cl–CH=CH–Cl$	–80,5	60,3	1,284	1,449
***trans*-1,2-Dichlorethen**			–50	47,5	1,258	1,445
Trichlorethen	Trichlorethylen, „Tri“	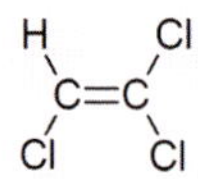	–73	87,5	1,466	
Tetrachlorethen	Perchlorethylen, „Per“	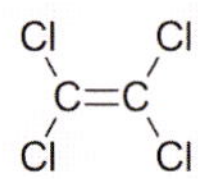	–42,5	146	1,602	
***cis*-1-Chlorpropen**		$CH_3CH=CH–Cl$	–134,8	32,8	0,927	1,400
***trans*-1-Chlorpropen**			–99,0	37,4	0,927	1,400
3-Chlor-1-propen	Allylchlorid	$H_2C=CH–CH_2Cl$	–136	175	0,94	
Chlorethin	Chloracetylen	$HC≡C–Cl$	–126	–32		
Chlorbenzol		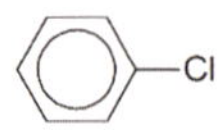	–45	132	1,106	1,525
1,2-Dichlorbenzol	*o*-Dichlorbenzol	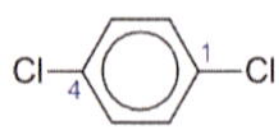	–17	179	1,305	1,549
1,3-Dichlorbenzol	*m*-Dichlorbenzol		–25	172	1,288	1,546
1,4-Dichlorbenzol	*p*-Dichlorbenzol		53	174	1,533	1,521
Phenylchlormethan	Benzylchlorid	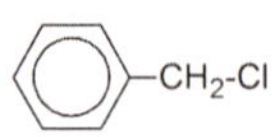	–39	179,3	1,100	1,539
***(RS)*-2-Brom-2-chlor-1,1,1-trifluorethan**	Halothan	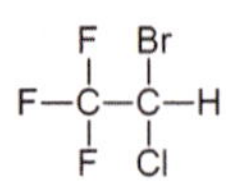	Narkotikum			

A Stoffdaten von Halogenkohlenwasserstoffen

Wirkung	Symptome	CH_3Cl	CH_2Cl_2	$CHCl_3$	CCl_4
ZNS-Wirkungen	Kopfschmerz, Schwindel, Sehstörungen, Übelkeit, Erbrechen	X	X		X!
	Rausch, Bewusstlosigkeit, Koma	X	X	X!	
	Parästhesien (Kribbeln u.a. Missempfindungen)				X
Atmung und Kreislauf	Atemlähmung	X	X	X	
	Blutdruckabfall, Arrhythmien, Herztod			X!	X
Innere Organe	Magen-Darm-Schleimhautreizung		X		
	Leberschaden, toxische Hepatitis, Gelbsucht			X!	X
	Nierenschädigung, Harnstau, Harnvergiftung			X	X
Haut	Nekrosen (Zelltod), Ulzera (Geschwüre)			X	

1 Symptomatik der akuten und chronischen Halogenalkan-Vergiftung

Akute Toxizität: Akute Leberzellnekrose! ZNS-Störungen (Erregung, Kopfschmerzen, Benommenheit, Schwindel, Sehstörungen, Übelkeit, Erbrechen), Parästhesien (bei CCl_4), Blutdruckabfall, Schock, Atemlähmung, Kammerflimmern (≥ 2,5 Vol-% $CHCl_3$ in Luft), Leberschäden (toxische Hepatitis, Gelbsucht, Leberkoma), Nierenschädigung (Tubulusnekrose, Anurie, Urämie). ▶1

Therapie: Augen mit Wasser spülen, Haut mit Seifenwasser abwaschen, kontaminierte Kleidung entfernen. Nach Einatmen: Hyperventilationsbehandlung, Sauerstoff. Nach Verschlucken: Absorption an Paraffinöl (5 mL/kg), Erbrechen, Magenspülung. Kein Alkohol, Adrenalin und Ephedrin!

Bromtrichlormethan $CBrCl_3$ wirkt stärker giftig als CCl_4, weil das Bromatom leichter abspaltet.

Iodoform (CHI_3, Triodmethan) ruft Dermatitis, Erbrechen, ZNS-Depression, Erregung, Koma und Ateminsuffizienz hervor.

Chlorethan

1,2-Dichlorethan $ClCH_2{-}CH_2Cl$ und **1,2-Dibromethan** dienten früher als Bleifänger in Kraftstoffen, Saatbeiz- und Rheumamittel. Durch Aktivierung im Körper entsteht das kanzerogene und genotoxische Episulfoniumion, ein Alkylierungsmittel. Giftiger als CCl_4 bewirken sie Leberschäden.

1,1,1-Trichlorethan $Cl_3C{-}CH_3$, das fast ungiftige, aber ozonschädliche Lösemittel, wurde früher z. B. im „Tipp-Ex" verwendet. Es wird über Trichlorethanol zu Trichloressigsäure abgebaut. ▶2

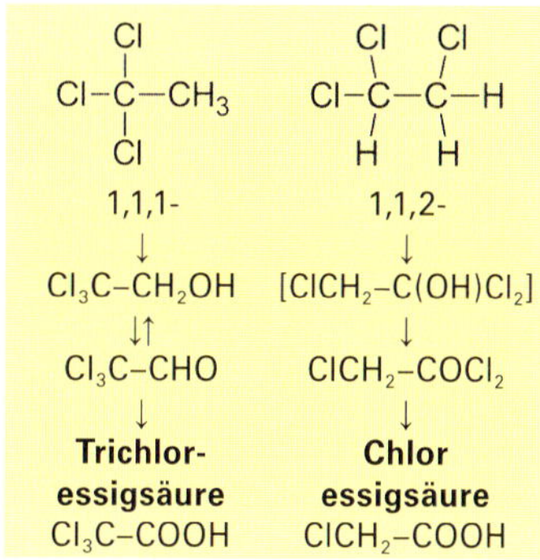

2 Abbau von Trichlorethan

Das reizende **1,1,2-Trichlorethan** wirkt hingegen hepato- und nephrotoxisch wie Chloroform.

1,1,2,2-Tetrachlorethan $Cl_2CH{-}CHCl_2$ war früher in der Textilindustrie verbreitet. Die Aufnahme von 3 mL führt zum akuten Leberversagen (Dystrophie) ähnlich wie CCl_4. Intermediär entsteht das reaktive Dichloracetylchlorid. Beim Einatmen treten ZNS-Wirkungen (Kopfschmerzen, Übelkeit, Tachykardie) und Schleimhautreizung auf; bei chronischer Vergiftung Leber- und Nierenschäden (Gelbsucht, Bauchwassersucht) und Polyneuropathien.

Chlorethane bilden reaktive, giftige Säurechloride. Leber- und Nierengifte!

Höhere Halogenalkane

1,2-Dichlorpropan und 1,3-Dichlorpropen („D-D-Mischung"), sowie **1,2-Dibrom-3-chlorpropan** dienen als Bodenbegasungsmittel gegen Fadenwürmer (Nematozid). Intermediär entsteht das kanzerogene Epoxid **Epichlorhydrin** (1-Chlor-2,3-epoxipropan). **1,1,3-Dichlorpropan-2-ol** wirkt direkt mutagen und genotoxisch.

Schwermetalle:
Blei, Cadmium, Quecksilber

Halogenkohlenwasserstoffe

Antiinfektika:
Aminoglycoside, Glycopeptide, β-Lactam-Antibiotika, Fluorochinolone

Antimykotika: Amphotericin A

Virustatika: Aciclovir

Immunosuppressiva:
Ciclosporin A

Zytostatika:
Cisplatin, Ifosfamid

Analgetika:
Phenacetin, Acetylsalicylat, Paracetamol

1 **Nierengifte**

Chlorparaffine als Flammschutzmittel in Kunststoffen sind ölige bis wachsartig-feste Leber- und Nierengifte; die kurzkettigen, giftigeren Chlorparaffine schädigen auch die Schilddrüse. Genotoxizität und Teratogenität sind unklar, die Kanzerogenität in hoher Dosis wahrscheinlich.

> Kurzkettige Chlorparaffine sind schwache Kanzerogene.

Nephrotoxizität

Bei der Entgiftung lipophiler Fremdstoffe zu wasserlöslichen Ausscheidungsprodukten können in der **Niere** direkte oder indirekte Nephrotoxine oder zellschädliche Sauerstoffspezies entstehen. Benzin-**Kohlenwasserstoffe** lösen beim Menschen keine chronischen Nierenerkrankungen aus. **Chlorierte Kohlenwasserstoffe** bilden mit Glutathion nierenschädliche Stoffwechselprodukte. Nierenschädlich sind ferner Schwermetalle, Arzneimittel gegen Krankheitserreger und Tumorzellen, Schmerzmittel und Röntgenkontrastmittel. ▶1

> Die Entgiftung lipophiler Stoffe kann Nierengifte erzeugen.

4.3.2 Halogenalkene

Halogenalkene sind kanzerogene **Epoxidbildner**. Sie beeinträchtigen die Funktionen der Leber. ▶2

Kohlenhydratstoffwechsel:
Blutzuckerregulation
Fructose-, Galactose-Abbau

Proteinstoffwechsel:
Plasmaproteine, Gerinnungsfaktoren, NH_3-Entgiftung

Fettstoffwechsel:
Fettsäuren, Fette, Lipoproteine

Porphyrinsynthese:
Häm, glucuronidiertes Bilirubin

Biotransformation von Fremdstoffen

biliäre Exkretion (Galle)

2 **Aufgaben der Leber**

Vinylchlorid

Chlorethen $H_2C{=}CH{-}Cl$, das Monomer der PVC-Synthese, ist ein farbloses, explosives, giftiges und narkotisches Gas. Es erzeugt beim Menschen Hämangiosarkome, d. h. von den Blutgefäßen ausgehende Lebertumoren, und greift das Gefäßsystem an (nichtzirrhotischer Pfortaderhochdruck, Peliosis hepatis). Das sich anhäufende mutagene Kanzerogen **Chloroxiran** (ein Epoxid) und sein Umlagerungsprodukt **Chloracetaldehyd** $Cl{-}CH_2{-}CHO$ greifen DNA-Basen an und alkylieren zelluläre Makromoleküle (▶3). Das Epoxid geht, an Glutathion gebunden, in uringängiges Hydroxyethyl-*N*-acetylcystein über. Chloracetaldehyd wird zur Chloressigsäure oxidiert, an Glutathion gebunden und als Thiodiglycolsäure $(HOOH{-}CH_2)_2S$ entgiftet. Arbeitsplatz-Grenzwerte verhindern die „Vinylchlorid-Krankheit" heute.

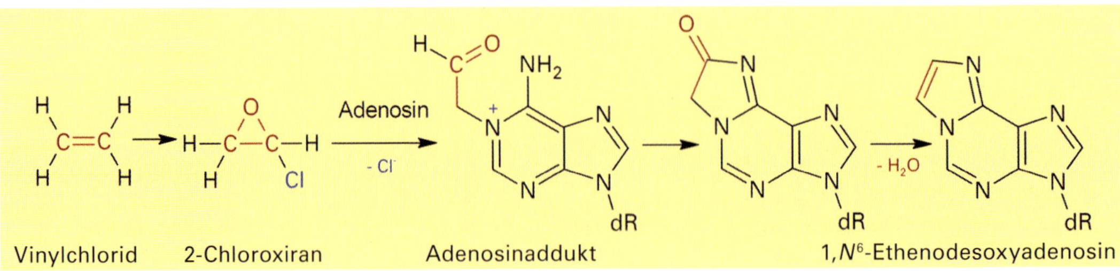

3 **Metabolismus des Vinylchlorids über kanzerogene Epoxide**

1,1-Dichlorethen $Cl_2C{=}CH_2$ (Vinylidenchlorid, VDC) ist eine akut hepatotoxische Flüssigkeit zur Polymersynthese (z. B. PVDC, PAN-Fasern). Im Stoffwechsel treten Epoxide und Chloressigsäure auf. Trotz Nierentumoren bei männlichen Mäusen besteht kein erhöhtes Risiko beim Menschen.

Trichlorethen

Trichlorethen $Cl_2C{=}CHCl$ (Trichlorethylen, „Tri") wurde früher zur Textilreinigung und Metallentfettung eingesetzt und ist heute verboten. Jeder Stoffwechselpfad birgt giftige Produkte. ▶1

1. Der Abbau erfolgt hauptsächlich über Trichloroxiran zu **Trichlorethanol**; dieser Stoff verursacht das „psychoorganische Syndrom" mit Sehstörungen, neurologischen Ausfällen, psychiatrischen Auffälligkeiten und psychischer Abhängigkeit.

   Der Metabolit **Trichlorethanal** (Chloral) verursacht Müdigkeit, Kopfschmerzen und psychoneurotische Beschwerden, bis hin zur psychischen Abhängigkeit („Tri-Sucht").

   Der Metabolit **Trichloressigsäure** verstärkt Arzneimittelwirkungen (z. B. von Phenylbutazon, Dicumarol, Antikonvulsiva) und löst Lebertumoren aus.
2. Die Entgiftung durch Glutathion-S-Transferasen (GST) führt zu Konjugaten mit **Glutathion** (GSH) und, nach Abspaltung von L-Glutaminsäure und Glycin, weiter zu wasserlöslichen S-substituierten **Acetylcystein**-Derivaten, den **Mercaptursäuren**. Eine β-Lyase formt die L-Cysteinyl-Derivate in nierenschädliche Metaboliten um. Zudem wurden bei Arbeitern, die Trichlorethen ausgesetzt waren, Mutationen des *von-Hippel-Lindau*-(VHL)-Tumorsuppressorgens gefunden, das mit Nierenkarzinomen in Zusammenhang steht.

> Die Entgiftung von Trichloethen erzeugt mutagene Cystein-Derivate.

3. Der Metabolit **Dichloracetylen** Cl-C≡C-Cl degeneriert Hirnnerven. Zwischenfälle kamen in U-Booten, Raumfahrzeugen und Narkosegas-Systemen mit alkalischen CO_2-Absorbern vor.

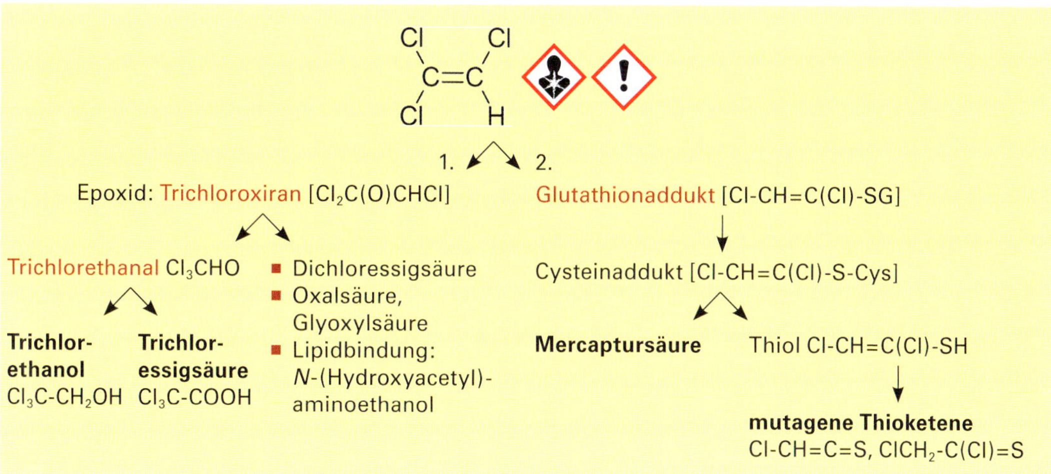

1 **Metabolismus von Trichlorethen**

Tetrachlorethen

Tetrachlorethen $Cl_2C{=}CCl_2$ (Perchlorethylen, „Per") darf zur Metallreinigung nur noch in geschlossenen Kreisläufen eingesetzt werden. Mit einer Halbwertszeit von 4 Tagen wird es im Körperfett gespeichert. Der Abbau erfolgt über Tetrachloroxiran (Epoxid) zu **Trichloressigsäure**, sowie nachrangig über den GSH-abhängigen Stoffwechselpfad zur *S*-Trichlorethenyl-Mercaptursäure und giftigen Metabolilten. Es treten Übelkeit, Trunkenheit, Bewusstlosigkeit, Leber-, Nieren- und ZNS-Schädigung auf. Krebsverdacht! ▶2 und S. 170 ▶1

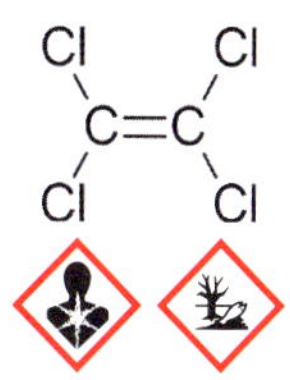

2 **Tetrachlorethen**

Wirkung	Symptome	Vinyl-chlorid	Tetrachlor-ethen
ZNS-Wirkungen	Kopfschmerz, Schwindel, Übelkeit, Narkose	X!	X
	Polyneuropathien (Taubheitsgefühl), Nervenschäden	X	X
Atmung und Kreislauf	Schleimhautreizung, toxisches Lungenödem	1. X	2. X
	Herzrhythmusstörungen	X	
	Zyanose	X	
Innere Organe	Magen-Darm-Beschwerden	X	X
	Leberschwellung, Leberkrebs	X!	X
	Nierenschädigung		X
Haut	Sklerodermie (Gewebeverhärtung)	X	
	Kontaktdermatitis		X

1 Symptomatik der akuten und chronischen Halogenalken-Vergiftung

Höhere Chloralkene

3-Chlorpropen (Allylchlorid) ist ein Nervengift. **2-Chlorbuta-1,3-dien** (Chloropren) zur Elastomersynthese ist ein Nerven- und Lebergift. Krebsverdacht! **Hexachlorbutadien** ($Cl_2C{=}C(Cl){-}C(Cl){=}CCl_2$) erzeugt Nierenkarzinome bei Nagetieren. Mit **Chlorindol-3-essigsäure** in Erbsen und antibakteriellen Stoffen in Pilzen, Flechten und Algen bringt auch die Natur Organochlorverbindungen hervor.

Fluorierte Alkene

Fluorethen (Vinylfluorid, $H_2C{=}CH{-}F$) zur Produktion von Fluorpolymeren (PVDF u. a.) ist wenig giftig und wird langsamer verstoffwechselt als Chlorethen. Leberkarzinogen im Tierversuch!

1,1-Difluorethen (Vinylidenfluorid, $H_2C{=}CF_2$) das Monomer der PVDF-Synthese, wirkt wenig giftig (LC_{50} 128 000 mL/m³, 4 h) und narkotisch. Möglicherweise kanzerogen (Lipome bei Ratten).

Tetrafluorethen ($F_2C{=}CF_2$), das Monomer der PTFE-Synthese, ist wenig giftig (LC_{50} > 25 000 mL/m³) und erhöht die Fluoridausscheidung im Urin. Zielorgane sind Niere und Leber. Nach heutigem Kenntnisstand nicht mutagen und kanzerogen.

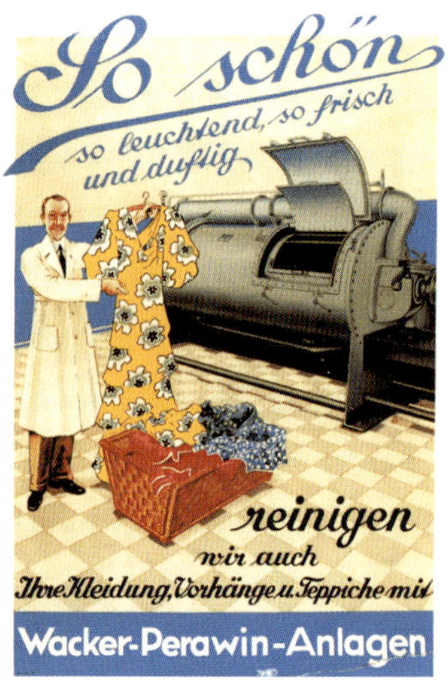

2 Chemische Reinigung mit chlorierten Lösemitteln 1927

Fluoralkene sind weniger gefährlich als Chloralkene.

4.3.3 Fluor-Chlor-Kohlenwasserstoffe

Viele halogenierte Lösemittel, bromierte Flammschutzmittel, Pestizide, Betäubungsmittel, Treibgase und Kühlmittel unterliegen in Deutschland gesetzlichen Anwendungsverboten.

Chlorfluorkohlenwasserstoffe (CFKW) – landläufig FCKW genannt, engl. *chlorofluorocarbons* (CFC) – sind allgemein wenig giftig für Pflanzen, Tiere und Menschen. Jedoch überdauern sie Tage bis Millionen von Jahren in der Atmosphäre und zerstören die natürliche Ozonschicht. $CFCl_3$ (R 11) und CF_2Cl_2 (R 12), die als Kältemittel und zur Schaumstoffherstellung verwendet wurden, persistieren in der Troposphäre 75 bis 100 Jahre, CH_3Cl (R 40) ein Jahr und C_2F_6 (R 116) 100 000 Jahre. ▶2, S. 171 ▶1–3

Chlorfluorkohlenwasserstoffe sind persistent und tragen zum Treibhauseffekt und Abbau der Ozonschicht bei.

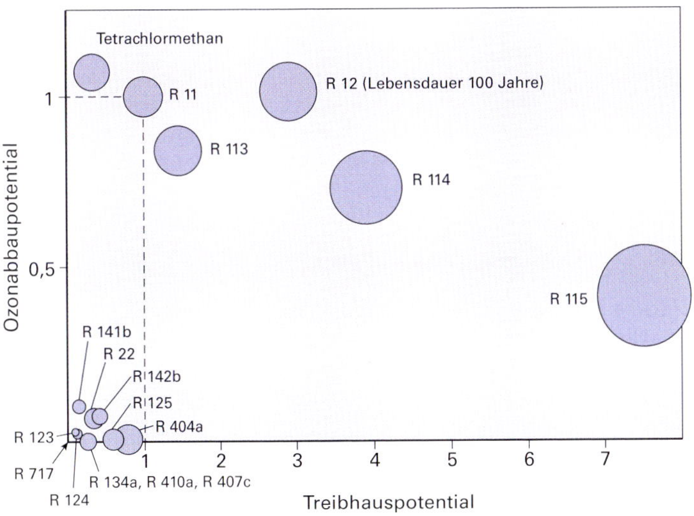

1 Relativer Treibhauseffekt und Ozonabbaupotential von Chlorfluorkohlenwasserstoffen, bezogen auf $CFCl_3$ (R 11).

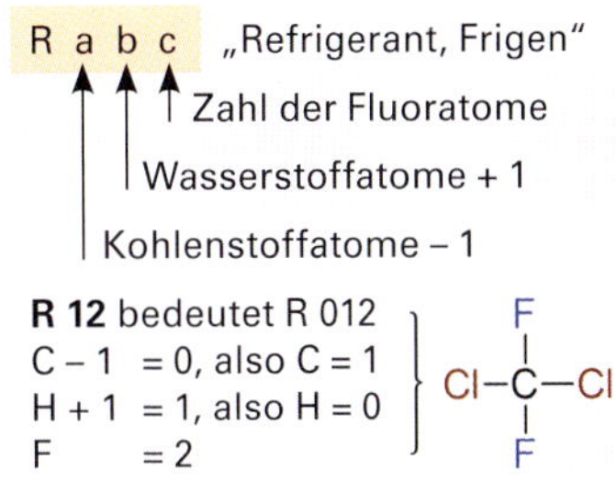

2 Kürzel für technische Kühlmittel

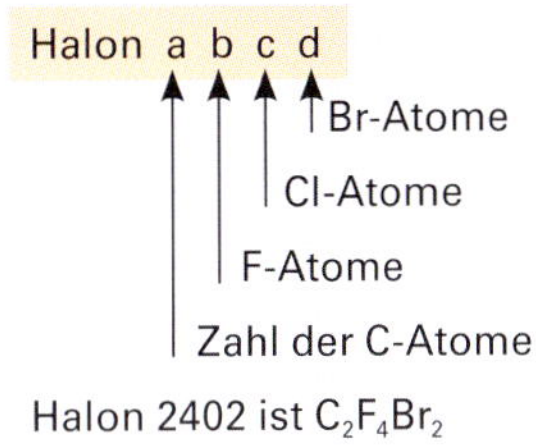

3 Kürzel für bromierte Flammschutzmittel

1,1,2-Trichlor-1,2,2-trifluorethan (R 113) wurde bis 1995 als Entfettungsmittel breit eingesetzt. Als **besorgniserregende Stoffe** gelten 1,2-Dichlorethan, 1,2,3-Trichlorpropan, Trichlorethen, 2,2'-Dichlor-4,4'-methylendianilin, chlorierte Alkane C_{10} bis C_{13} und Hexabromcyclododecan (HBCDD).

Fluorchlorkohlenwasserstoffe (CFKW) werden rasch über die Lungen resorbiert und wieder abgeatmet. Durch ihre lipophilen Eigenschaften dringen sie schnell ins Gehirn vor und lösen Anästhesie, Lethargie und Bewegungsstörungen aus. In der Leber werden sie langsam zu uringängigen Essigsäurederivaten abgebaut; z. B. 2-Chlor-1,1,1,2-tetrafluorethen zur Trifluoressigsäure. Der überwiegende Teil wird unverändert ausgeatmet.

Bei **Chlorfluormethan** (R 31), **2,2-Dichlor-1,1,1-trifluorethan** (R 123) und **1,1,1-Trifluorethan** (R 143a) sind mutagene und kanzerogene Wirkungen bekannt (▶4). Chlorfreie Kohlenwasserstoffe wirken nicht mutagen. Die letale Dosis liegt von CFKW liegt oberhalb von 30 000 mg/kg, d. h. 3 % des Körpergewichts!

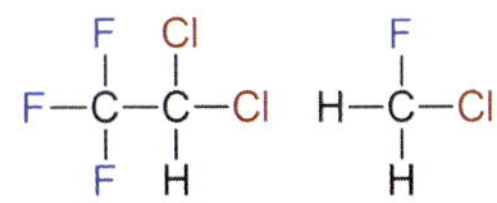

4 Kanzerogene Halogenalkane

Chlorfreie Fluorkohlenwasserstoffe sind wenig giftig.

Therapie: Gabe von Kohle und Natriumsulfat ist bei Aufnahme größerer Mengen als 1–2 Schluck notwendig. Adrenalin und Katecholamin lösen Herzrhythmusstörungen aus!

4.3.4 Narkotisierende Halogenalkane

Halogenierte Lösemittel wirken entfettend, reizend und narkotisch; sie schädigen ZNS, Leber, Nieren und Herz. ▶5

Halothan (2-Brom-2-chlor-1,1,1-trifluorethan) wurde als Inhalationsnarkotikum wegen seiner Leber- und Nierenschädlichkeit, auch beim Klinikpersonal, durch fluorierte und chlorierte Ether ersetzt. Intermediär entsteht Trifluoressigsäurechlorid CF_3COCl.

Lachgas N_2O

Xenon

Halogenierte Ether

Sevofluran	$(CF_3)_2C–O–CH_2F$
Desfluran	$CHF_2–O–CHF–CF_3$
Isofluran	$CF_3–CHCl–O–CHF_2$
Enfluran	$ClCHF–CF_2–O–CHF_2$

Halogenkohlenwasserstoffe

Halothan	$F_3C–CHBrCl$

5 Inhalationsanästhetika

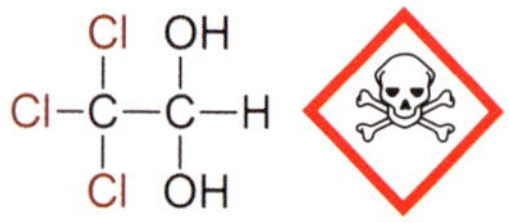

1 **Chloralhydrat**

Chloralhydrat, $Cl_3C–CH(OH)_2$, 2,2,2-Trichlor-1,1-ethandiol, diente früher als starkes Beruhigungs- und Schlafpulver. Es riecht stechend und birgt die Gefahr der Entwicklung einer Abhängigkeit. Vergiftungen ähneln der Barbituratvergiftung (▶Kap. 7). Die elektronenziehenden Chlorliganden stabilisieren die Verbindung, obgleich mehrere OH-Gruppen am gleichen C-Atom normalerweise nicht beständig sind. ▶1

4.3.5 Halogenaromaten

Chlorierte Benzole und Phenole werden als Insektizide, Fungizide und Bakterizide eingesetzt. Sie erregen Besorgnis weniger durch akut oder chronisch toxische Wirkungen, als durch ihre globale Verteilung und Persistenz in der Umwelt. ▶Kap. 5

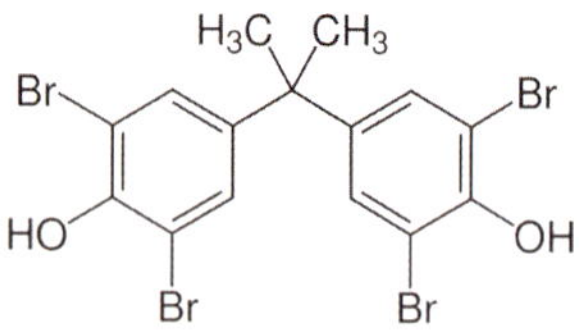

2 **Tetrabrombisphenol A**

Tetrabrombisphenol A, das Flammschutzmittel in Kunststoffen, ist wenig giftig, wirkt lokal gering reizend, weder sensibilisierend noch mutagen oder teratogen. Andere **bromierte Flammschutzmittel** wie polybromierte Biphenyle und Diphenylether erzeugen bromierte Furane und Dioxine beim Brand. ▶2

4.4 Sauerstoff- und Schwefelverbindungen

Zu den organischen **Sauerstoffverbindungen** zählen Alkohole, Ether und Carbonylverbindungen. **Schwefelverbindungen** sind analog aufgebaut (▶3). **Alkohole** und **Phenole** bergen ein eher geringes Krebsrisiko für den Menschen (▶Kap. 7). Phenole wirken ätzend.

4.4.1 Kanzerogene Alkylierungsmittel: Radikal- und Epoxidbildner

Alkohol R–OH	**Thiol** R–SH
Phenol 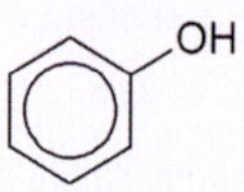	**Thiophenol** 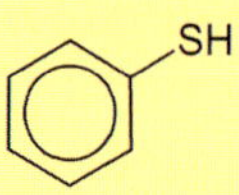
Ether R–O–R′	**Thioether** R–S–R′
Epoxid 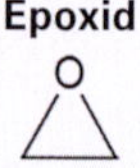	**Thiiran** 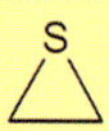
Carbonsäure R–COOH	**Sulfonsäure** $R–SO_2OH$
Amid $R–CONH_2$	**Sulfonamid** $R–SO_2NH_2$

3 **Analogie von Sauerstoff- und Schwefelverbindungen**

Ether und **Epoxide**, Thioether, Amine und Schwefelsäureester wirken kanzerogen, indem sie aggressive **Radikale** (Molekülbruchstücke) bilden, die Funktionsmoleküle und die DNA direkt angreifen. Diese Alkylierungsmittel wirken **clastogen**, d. h. sie lösen Chromosomenaberrationen aus. S. 173 ▶1

- **Alkylsulfate** $(RO)_2SO_2$ (eine Untergruppe der Schwefelsäureester) sind starke Methylierungsmittel.
- **α-Chlorether**, z. B. Bis(chlormethyl)ether und Bis(dichlorpropyl)ether, sind Nebenprodukte der technischen Chlorhydrinsynthese.
- **Chlorhydrine**, z. B. 3-Chlor-1,2-propandiol und 1,3-Dichlor-2-propanol, entstehen beispielsweise durch salzsaure Hydrolyse von pflanzlichen Proteinen in Würzen.
- **Lactone** sind ringförmige Ester wie β-Propiolacton.
- **Epoxide** R(O)R′ werden als Kunststoffmomomere eingesetzt oder entstehen bei der Bioaktivierung von Alkenen.
  Als **Reproduktionstoxin** gilt Bis(2-methoxyethyl)ether.

> Alkylierungsmittel sind direkte Kanzerogene (Mutagene); sie schädigen die DNA ohne metabolische Aktivierung.

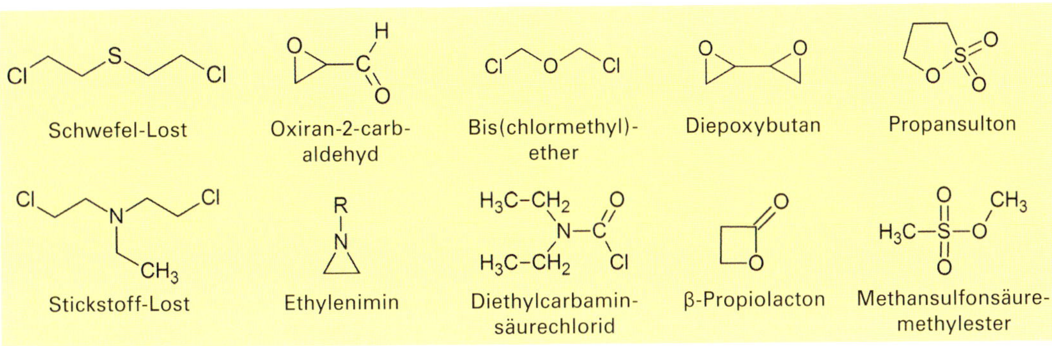

1 Alkylierungsmittel

Epoxide

Ethylenoxid $CH_2(O)CH_2$ (Oxiran) dient zur Herstellung von Epoxidharzen und zur Sterilisation medizinischer Geräte. Das haut- und atemtraktreizende Nervengift wird rasch über den Urin ausgeschieden; es wirkt alkylierend, mutagen, kanzerogen (Lungentumoren) und fetotoxisch (Entwicklungsretardierung) im Tierversuch, aber nicht teratogen. Der Nachweis ist über den Alkylierungsgrad von Histidin im Hämoglobin möglich. ▶2

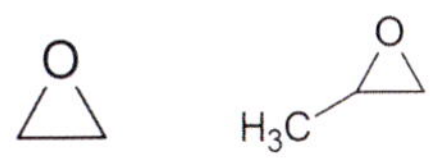

2 Ethylen- und Propylenoxid

Propylenoxid (Epoxypropan, $CH_3CH(O)CH_2$) wirkt als schwaches Nervengift, alkylierend, mutagen und kanzerogen.

Epichlorhydrin (1-Chlor-2,3-expoxypropan, $Cl\text{-}CH_2CH(O)CH_2$) zur Herstellung von Epoxidharzen wirkt akut giftig, haut-, augen- und atemtraktreizend, sensibilisierend. Zielorgane sind zentrales Nervensystem, Atemtrakt und Nieren. Es wirkt mutagen, kanzerogen und reproduktionstoxisch. Zum Abbau ▶3.

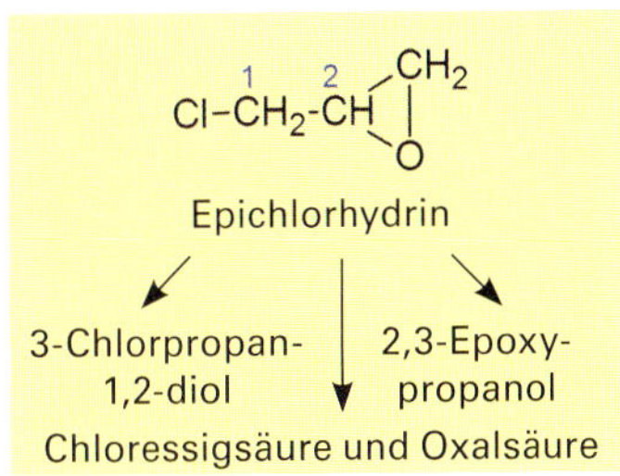

3 Metabolismus von Epichlorhydrin

Bisphenol-A-diglycidylether zur Herstellung von Epoxidharzen ist wenig giftig, jedoch hautsensibilisierend und als DNA-Adduktbildner möglicherweise kanzerogen. Er kann aus Lebensmittelverpackungen austreten. ▶4

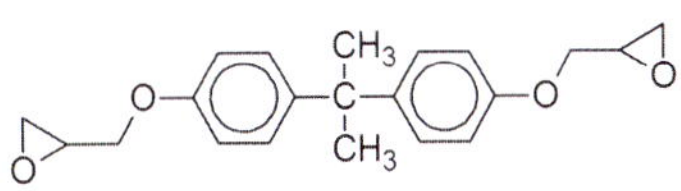

4 Bisphenol-A-diglycidylether

> Epoxide sind alkylierende Mutagene und Kanzerogene.

Alkylierende Zytostatika

Elektrophile Stickstoff- und Schwefelverbindungen sind als hautreizende **chemische Kampfstoffe** bekannt, die bei chronischer Exposition an der Einwirkstelle Krebs erzeugen.

Senfgas, Bis(2-chlorethyl)sulfid, Lost (▶2, ▶Kap. 3.8.3) kam im Ersten Weltkrieg zum Einsatz. Die beiden Chlorethylgruppen attackieren bevorzugt das N^7-Atom des Guanins; dadurch entstehen Crosslinks zwischen den DNA-Strängen, die die Transkription und DNA-Replikation blockieren und durch kontrollierten Zelltod (Apoptose) **zytotoxisch** wirken.

Das in der Krebstherapie verwendete **Cyclophosphamid, Ethylenimin** und **Chlornaphazin**, sowie arsen- und teerhaltige Salben lösen selbst Tumorneubildungen aus.

Natürliche Kanzerogene

a) Mykotoxine kommen in Schimmelpilzen vor. ▶Kap. 12

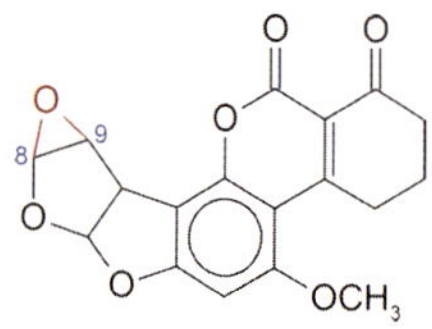

1 Aflatoxin-B$_1$-8,9-epoxid

Aflatoxine aus *Aspergillus flavus* gelten als die stärksten bekannten Kanzerogene. Aflatoxin B$_1$ in verschimmelten Nüssen, Getreide und Mohn löst bei Menschen Leberkrebs aus; ab 1 µg je kg Nahrung treten Lebertumoren bei Ratten signifikant auf. Aflatoxin B$_2$, G$_1$ und G$_2$ sind weniger aktiv. Im Körper entsteht durch Cytochrom-P$_{450}$ das Aflatoxin-B$_1$-8,9-oxid, das Proteine und DNA-Basen (am N^7-Atom von Guanin) alkyliert – sofern die hydrolytische Öffnung des Epoxidrings zum Diol versagt hat. Die Maus vermag Aflatoxin-B$_1$-epoxid in der Leber durch Bindung an Glutathion zu entgiften; das hierzu notwendige Glutathion-S-Transferase-Isoenzym fehlt Ratte und Mensch. Beim Menschen vervielfacht eine Hepatitis-B-Infektion das Krebsrisiko durch Aflatoxine.

> Schimmelpilzgifte (Aflatoxine) sind starke Kanzerogene; über Epoxide rufen sie prämutagene DNA-Schädigungen hervor.

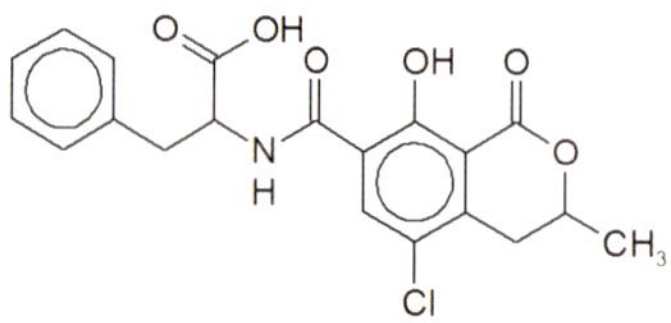

2 Ochratoxin A

Ochratoxine aus *Aspergillus ochraceus* in Mais, Weizen, Erdnüssen und grünen Kaffeebohnen lösen Nierentumoren aus. Mäuse sind weniger empfindlich als Ratten. *In-vitro*-Tests zeigen keine Genotoxizität an.

b) Bakterielle Kanzerogene sind die als Antitumor-Antibiotika genutzten Anthracycline und Streptozo(to)cine, ferner Azaserin, Elaiomycin aus *Streptomyces* und Ethionin aus *E. coli*.

c) Pflanzliche Kanzerogene sind in Tabak, Betelnuss, Safrol, Kreuzkraut-Alkaloiden, Adlerfarn, Osterluzei und Pflanzenfarbstoffen enthalten, wie an anderer Stelle ausgeführt.

Safrol	▶Kap. 4.1.4
Aristolochiasäure	▶4.1.4
Pyrrolizidin-Alkaloide	▶4.5.1

4.4.2 Reizende und krebserzeugende Carbonylverbindungen

Carbonylverbindungen besitzen Carbonylgruppen, die in Aldehyden besonders reaktionsfreudig sind. Der elektronegative Sauerstoff zieht die π-Wolke der C=O-Bindung an sich; am entschirmten Kohlenstoffatom greifen **Nucleophile** (Teilchen mit Elektronenüberschuss) bevorzugt an und bringen vielfältige Derivate hervor. ▶3 und S. 178 ▶Tabelle A

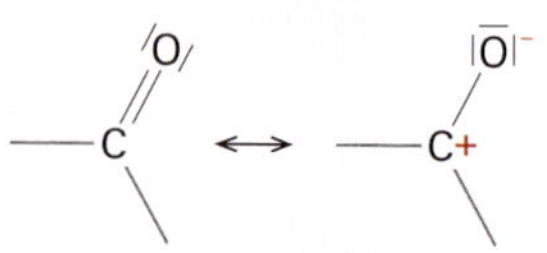

COCl CHO COCH$_3$ COOR CONR$_2$ COOH

← Reaktionsfreudigkeit

3 Carbonylgruppe

Aldehyde

Aldehyde (▶4) sind die Oxidationsprodukte der primären Alkohole. Als starke Reduktionsmittel werden sie durch Luft und heftig durch KMnO$_4$ oder Peroxid zu Carbonsäuren oxidiert.

> Aldehyde reagieren heftig mit Oxidationsmitteln.

Aldehyde	Ketone
Alkan**al**	Alkan**on**

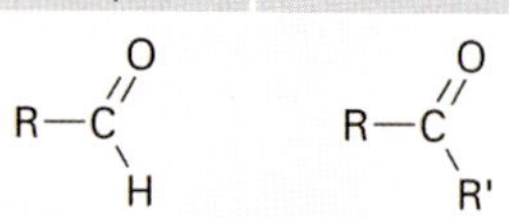

4 Carbonylverbindungen

Aldehyde werden technisch durch Luftoxidation oder Hydroformylierung gewonnen.

$$H_2C{=}CH_2 + \tfrac{1}{2}\,O_2 \rightarrow CH_3CHO$$

$$RCH{=}CH_2 + CO + H_2 \rightarrow RCH_2CH_2CHO + \text{Isomere}$$

Starke Reduktionsmittel (z. B. LiAlH$_4$) führen die Carbonylgruppe in Hydroxy- oder Methylengruppen über.

Formaldehyd

Formaldehyd (Methanal, HCHO, ▶1) ist ein technisch durch Oxidation von Methanol mit Luft gewonnenes, stechend riechendes, brennbares Reizgas, wenig schwerer als Luft, das auf Gold- und Silberlösungen reduzierend wirkt. Die Geruchsschwelle beträgt 0,06–0,22 mg pro m^3 Luft. Der Richtwert für Innenräume beträgt 0,12 mg/m^3 (0,1 mL · m^{-3}). ▶Kap. 3

Formaldehyd findet sich ubiquitär in der Luft und wird rasch zu CO_2 abgebaut. Es verursacht 50 % der Aldehydbelastung im Smog von Großstädten und entsteht beim fotochemischen Abbau von Kohlenwasserstoffen (Methanoxidation) in der Atmosphäre, bei der Verbrennung von Holz, Kohle, Tabak und Benzin, entweicht aus Spanplatten und Harnstoff-Formaldehyd-Harzen. Formaldehyd kommt in Räucherwaren, Fisch (Kabeljau, Seelachs), Wurst, Milch, Gemüse und Obst (Tomaten, Blumenkohl, Birnen) vor. Die Konservierung von Fleischerzeugnissen und Bierschaum mit Formaldehyd ist verboten! In Mundwasser und Kosmetika sind 0,1–0,2 % Formaldehyd zugelassen. Im Holzschutz gibt es Formaldehyd abspaltende Fungizide. ▶2

Aldehydbelastungen lösen Kopfschmerzen und Augenreizungen aus. Die akute Toxizität ist gering: LD_{50} 100 mg/kg (Ratte oral). Die Entgiftung erfolgt durch Oxidation zu Ameisensäure innerhalb einer Minute durch die Formaldehyd-Dehydrogenase (mit dem Cofaktor Glutathion) oder Katalase (sofern H_2O_2 zugegen ist). Formaldehyd als körpereigenes (endogenes) Stoffwechselprodukt entsteht bei der Oxidation *N*-methylierter Verbindungen wie Serin, Glycin und Coffein. ▶3

Formaldehyd wirkt zytotoxisch, ferner mutagen auf Bakterien, Hefezellen, Säugerzellkulturen, jedoch nicht im intakten Tier. Durch chronische Reizwirkung erzeugt Formaldehyd in exzessiven Begasungsversuchen an Nagern (obligatorische Nasenatmer, ≥ 6 ppm, 2 Jahre) Nasenschleimhauttumoren; der Befund ist nicht auf den Menschen übertragbar. Tumoren im Nasen-Rachenraum sind jedoch bei Arbeitern bekannt.

> Formaldehyd wirkt desinfizierend (Biozid).
> Die Entgiftung erfolgt durch Oxidation zu Ameisensäure.

Akute Vergiftung

- Nach **Inhalation**: Reizung der Augen, Nasenschleimhaut und Bronchien, Laryngospasmus (Stimmritzenkrampf), Glottisödem (Kehlkopfschwellung), Schluckstörungen, Bronchitis, Pneumonie, toxisches Lungenödem (> 25 mL · m^{-3}). Zilientoxisch, d. h. stört die Selbstreinigung der Lunge.
- **Haut**: Reizung, Koagulationsnekrose, „Lederhaut", Dermatitis, „Formalin-Ekzem", Sensibilisierung (Allergie).
- **Verschlucken** von Formalin: schmerzhafte Verätzung von Speiseröhre und Magen-Darm-Trakt, Übelkeit, Hämatemesis (blutiges Erbrechen), Schock, Hämaturie (Blut im Harn), Anurie (Harnverhaltung), Koma, Ateminsuffizienz (Atemstörung). Tödliche Dosis: 10–20 mL Formalin (35 %). LD_{50} (Ratte p.o.) 800 mg · kg^{-1}, LC_{50} (Ratte, 4 h) 984 mg · m^{-3}.

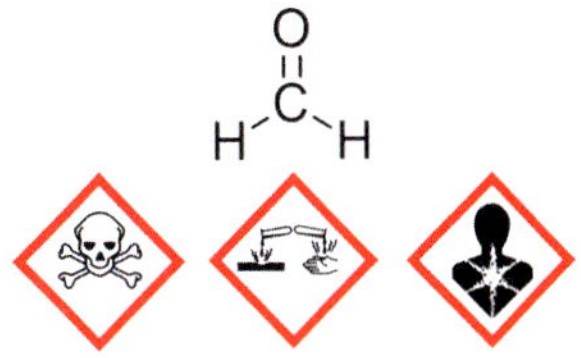

1 Formaldehyd

Kunststoffe
Polyoxymethylene
Formaldehyd-Harnstoff-Harze
Phenolharze
Melaminharze

Synthesebaustein
Pentaerythrit, Trimethylolpropan, Neopentylglycol, Butan-1,4-diol, Isopren, β-Propiolacton,

Desinfektionsmittel
gegen Bakterien, Pilze, Sporen, Viren

Hilfsmittel
in der Textil-, Leder-, Pelz-, Papier- und Holzindustrie, in Düngemitteln,
Farben, Kosmetika

Cyanidentgiftung
zusammen mit Wasserstoffperoxid zur Abwasserreinigung

2 Formaldehyd in der Technik

Oxidation zu Ameisensäure
$HCHO + \frac{1}{2}\,O_2 \rightarrow HCOOH$
und weiter zu CO_2

Hydroxymethylierung von Aminogruppen
Denaturierung von Proteinen, Genmutationen:
$HCHO + RNH_2 \rightarrow RNH\text{–}CH_2OH$

Bindung an Cystein
zu Thiazolidin-4-carboxylat

Bindung an Harnstoff
zu Hydroxymethyladdukten:
$HCHO + NH_2CONH_2 \rightarrow$
$HO\text{-}CH_2\text{-}NH\text{-}CONH_2$

3 Toxikologisch bedeutsame Reaktionen von Formaldehyd

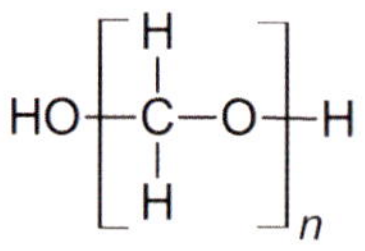

1 **Polyoxymethylen**

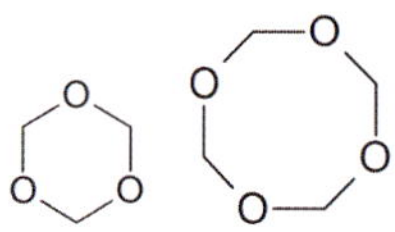

2 **Trioxan und Tetraoxan**

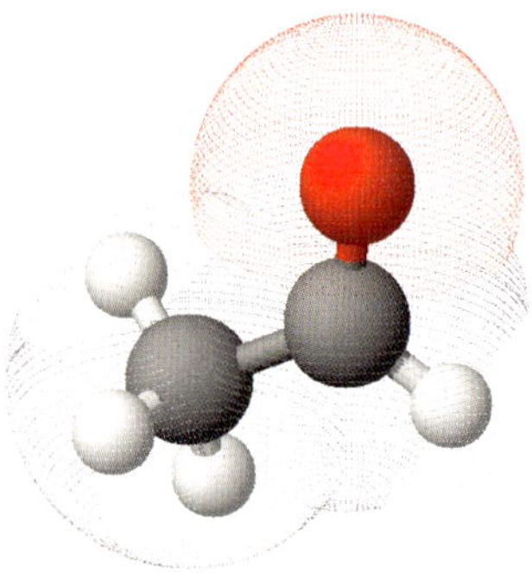

3 **Acetaldehyd**

Benzaldehyd: Sexualpheromon

Terpen-Aldehyde: Keimtötung, Nahrungserkennung, Eiablage-Signal, Verteidigung

Salicylaldehyd: Verteidigung, Hygiene

Tridecanon: Abwehr

4 **Signalstoffe**

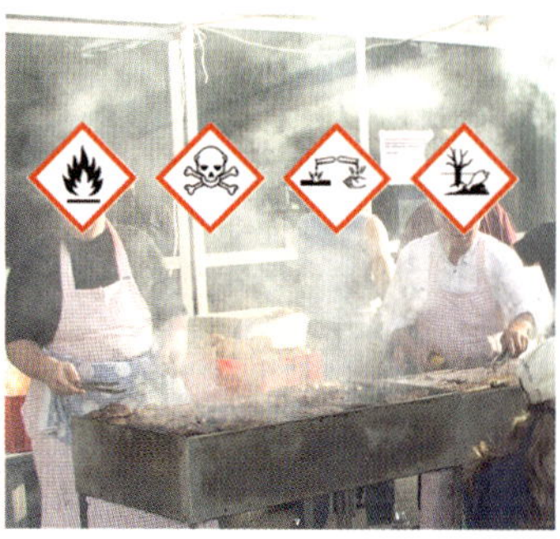

5 **Acrolein bei der Fettspaltung**

Chronische Exposition: ZNS-, Gedächtnis- und Schlafstörungen, Schleimhautreizungen, Atemwegserkrankungen, Hautauschläge (Typ I und Typ IV, ▶Kap. 4.7).

Therapie: Augenspülung mit isotonischer Kochsalzlösung, Sauerstoff, Atemhilfe, Haut mit Seife und Wasser waschen, Wasser geben, Schocktherapie, $NaHCO_3$ gegen Azidose (Übersäuerung), auf Magendurchbruch achten.

Formalin, eine 37%ige wässrige Formaldehyd-Lösung, ist mit 15 % Methanol gegen Polymerisation stabilisiert und besteht überwiegend aus Formaldehydhydrat $HO–CH_2–OH$ und Spuren von Oligooxymethylenglycolen $HO[CH_2O]_nH$. Eiweiß bildet mit Formalin wasserunlösliche Kondensationsprodukte, was beim Gerben, Räuchern, Desinfizieren und Konservieren eine Rolle spielt (S. 175 ▶3). Formalin wirkt sensibilisierend bei Hautkontakt.

Paraformaldehyd ist eine Mischung farblos-kristalliner, linearer Polyoxymethylene $HO[CH_2O]_{8...100}H$ (Polyacetal). Es löst Sprachstörungen, Miosis, Atemdepression und Koma aus. ▶1

1,3,5-Trioxan ist das feste Trimere des wasserfreien Formaldehyds, **1,3,5,7-Tetraoxan** (Tetraoxymethylen) das Tetramere. ▶2

Alkanale

Acetaldehyd (Ethanal, CH_3CHO, ▶3) ist eine stechend riechende, brennbare, hochreaktive Flüssigkeit, die leicht zum ringförmigen Trimer „Paraldehyd“ und Tetramer „Metaldehyd“ polymerisiert oder Dimere „Aldole“ bildet (Aldol-Addition). Bei starker Erhitzung entstehen Methan und Kohlenmonoxid. Acetaldehyd ist das Oxidationsprodukt des Ethanols und findet sich in alkoholischen Getränken, Bier, Sherry, Röstkaffee, Orangensaft und PET-Verpackungen. Die Entgiftung in der Leber durch die Aldehyd-Dehydrogenase führt zur Essigsäure, die über den Urin ausgeschieden wird. Acetaldehyd wirkt mutagen in Bakterien- und Säugetierzellen; DNA-Addukte wurden in Leukozyten von Alkoholikern gefunden. Toxizität: Reizung und Verätzung der Augen, Atemwege, Lungen und Haut, betäubend. Bei chronischer Einwirkung Gewebeschäden, Tumoren des Atmungstraktes im Tierversuch ($\geq$ 750 mL/m^3 inhalativ).

Metaldehyd, das zyklische Oligomer des Acetaldehyds, dient als Molluskizid (Schneckengift). **Glutaraldehyd** (Pentan-1,5-dial, $OCH–CH_2–CH_2–CH_2–CHO$) reizt Augen, Atemwege und Haut; LD_{50} (Ratte oral) 134 mg/kg. Das Bakterizid dient zur Gerätedesinfektion und gegen korrosionsverursachende Bakterien in Ölfeldern, als Fixativ für biologisches Gewebe in der Mikroskopie, Härter für Gelatine, Gerbmittel für Leder, sowie als Hydrophobierungsmittel für Papier und Textilien.

Einige Aldehyde sind **Signalstoffe** im Tierreich. ▶4

α,β-ungesättigte Aldehyde

Ungesättigte Aldehyde (Alkenale) sind stechend riechende Monomere. Sie treten in der Kunststoffindustrie auf und entstehen auch bei Verbrennungsprozessen (Benzin, Holz, Tabak, Fett, Kerzen). Sie schädigen die DNA direkt oder nach Umwandlung in Epoxide. ▶5

Alkenale wirken direkt (oder als Epoxid) **genotoxisch**.

Acrolein ($H_2C{=}CH{-}CHO$, Propenal, Acrylaldehyd), eine leicht flüchtige, stechend riechende Flüssigkeit, wirkt stärker reizend als Formaldehyd (> 0,6 mL · m^{-3}) und trägt mit 5 % der Aldehydbelastung zum Großstadt-Smog bei. Es bildet sich in überhitztem Fett, im Labor beim Erhitzen von Glycerin mit Kaliumhydrogensulfat, sowie *in vivo* aus dem Krebsmedikament Cyclophosphamid (▶1). In Beeren, Kohl, Möhren, Tomaten, Fisch, Käse, Speiseöl, Whisky, Rotwein und Bier kommt es in Mengen von µg/kg bis mg/kg vor. LC_{50} (Ratte) 65 mg · m^{-3}. Genotoxisch und mutagen in Bakterien- und Säugerzellsystemen, bleibt Acrolein ohne Nachweis einer kanzerogenen Wirkung im Tier.

Crotonaldehyd ($CH_3CH{=}CH{-}CHO$, Buten-2-al) entsteht bei der Fettspaltung und birgt krebserzeugendes Potential. LD_{50} (Maus oral) 240 mg · kg^{-1}. **4-Hydroxynonenal** ($CH_3(CH_2)_4CH(OH){-}CH{=}CH{-}CHO$) und **Malondialdehyd** ($OCH{-}CH_2{-}CHO$) entstehen beim peroxidativen Fettsäureabbau an Phospholipidmembranen.

Aromatische Aldehyde

Benzaldehyd kommt als Cyanhydrin (Mandelsäurenitril), an den Zucker Gentobiose gebunden, im Bittermandelöl vor. Er riecht angenehm und bildet an der Luft Benzoesäure; diese radikalische Oxidation wird durch Licht, Radikalbildner und Metallionen beschleunigt. Die technische Synthese erfolgt durch Hydrolyse von α,α-Dichlortoluol oder katalytische Oxidation von Toluol mit Luftsauerstoff. Benzaldehyd addiert Carbonylverbindungen (Aldol-Addition), die durch Wasserabspaltung in ungesättigte Carbonylverbindungen übergehen. Mit primären Aminen und Anilin bilden sich Azomethine (*Schiff*-Basen, Ph–CH=N–Ph). Wenig giftig: LD_{50} (Ratte oral) 1300 mg/kg. ▶2

Ketone

Ketone sind die Oxidationsprodukte der sekundären Alkohole. Für die weitere Oxidation (Dehydrierung) fehlt ein β-ständiges H-Atom; eher spalten Ketone in Säuremoleküle. ▶Tabelle A

Aceton (Propanon, $CH_3{-}CO{-}CH_3$, ▶3–4) ist ein aromatisch riechendes, feuergefährliches Lösemittel. Es löst ein 300faches Volumen Acetylen (▶Kap. 2.3.5), entsteht durch Oxidation aus Propan-2-ol, bildet ein explosives trimeres Peroxid und kommt bei Vulkanemissionen, der Holzverbrennung und Fotooxidation der Alkane vor. Als Acetonersatz eignet sich Butan-2-on. Spuren von Aceton kommen in Blut und Harn vor, pathologisch bei Diabetes (Acetonurie). LD_{50} (Ratte oral) 5800 mg · kg^{-1}. Teilweise aquatische Toxizität für Wasserflöhe *(Daphnia magna)* LC_{50} 39 mg · L^{-1}. Gut abbaubar in Wasser und Atmosphäre (≈ 8,3 d); geringe Sorption an Bodenpartikeln; keine Bioakkumulation.

Toxizität: entzündliche Rötung der Haut (Erytheme), Kopfschmerzen, Müdigkeit, Bronchienreizung, Narkose, Hyperämie (Blutüberfüllung) der Lunge, Lungenödem, Dyspnoe, Rauschzustand, Stupor (Erstarrung). Bei Verschlucken: ohne direkte Lungenschädigung. Therapie: Frischluft, Magen leeren, Sauerstoffgabe, Trinken, metabolische Azidose ausgleichen.

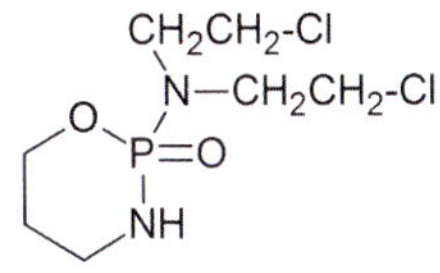

1 Cyclophosphamid

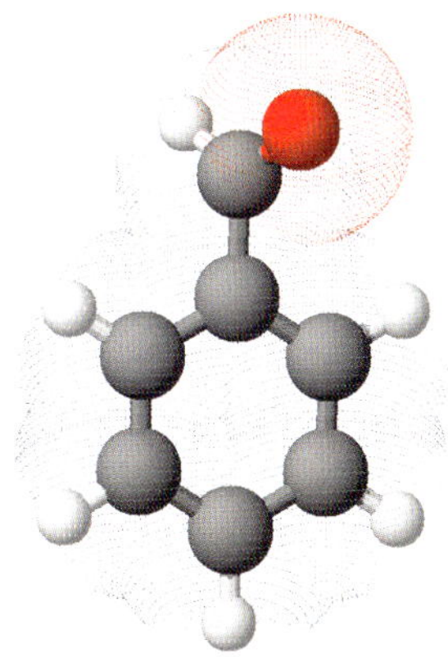

2 Benzaldehyd

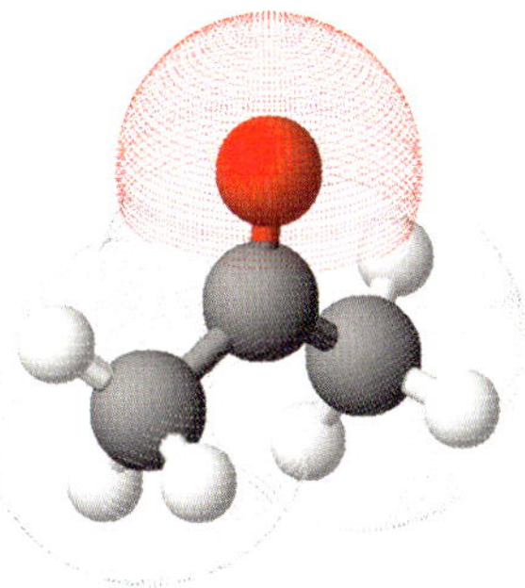

3 Aceton

Löslich
Fette, Öle, Weichmacher, organische Lösemittel, Wasser
Celluloseester und -ether
Polyvinylacetat
Polyvinylchlorid-Lack
Chlorkautschuk
Polyacrylsäureester
Alkydharze, Novolake

Unlöslich
Schellack, Kautschuk, Asphalt, Teer, Pech, Polyisobuten, Polystyrollack, Polyvinylbutyrale, Polyvinylcarbazol

4 Aceton als Lösemittel

Aldehyde		Formel	Schmelz-/Siede-temperatur °C		Dichte g/cm³	Brech-zahl
gesättigte						
Methanal	**Formaldehyd**	HCHO	–117	–19,2		
Ethanal	**Acetaldehyd**	CH_3CHO	–123	20,1	0,771	1,328
Propanal	Propionaldehyd	CH_3CH_2CHO	–80	47,9	0,791	1,359
Butanal	*n*-Butyraldehyd	$CH_3CH_2CH_2CHO$	–97	74,8	0,796	1,377
2-Methylpropanal	Isobutanal	$(CH_3)_2CH{-}CHO$	–65	64,1	0,784	1,370
Pentanal	*n*-Valeraldehyd	$CH_3(CH_2)_3CHO$	–91	102.5	0,805	1,392
Hexanal	*n*-Capronaldehyd	$CH_3(CH_2)_4CHO$	–56	128,7	0,810	1,402
Trichloracetaldehyd	Chloral	$Cl_3C{-}CHO$	–57,5	97,8	1,512	1,456
2-Hydroxyethanal	Glycolaldehyd Hydroxyacetaldehyd	$HO{-}CH_2{-}CHO$		96		
3-Hydroxybutanal	Aldol	$CH_3CH(OH)CH_2CHO$		83	1,103	1,424
Benzaldehyd	Benzolcarboxaldehyd	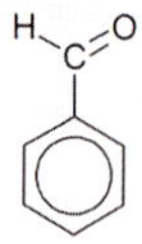	–26	178,1	1,042	1,546
o-Hydroxy-B.	Salicylaldehyd	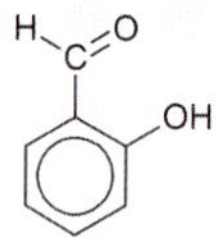	1,6	197	1,169	–
p-Methoxy-B.	Anisaldehyd	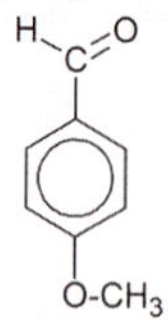	2,5	248	1,123	–
Vanillin	4-Hydroxy-3-me-thoxy-benzaldehyd	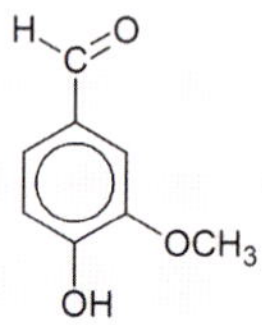	81	285	1,056	–
Furfural	2-Furanaldehyd 2-Furancarbaldehyd	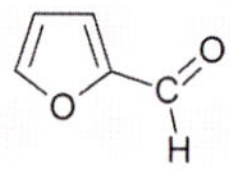	–38	161	1,159	1,526
ungesättigte						
Prop-1-enal	**Acrolein**	$H_2C{=}CH{-}CHO$	–87,0	53	0,841	1,402
Buten-2-al	Crotonaldehyd	$CH_3{-}CH{=}CH{-}CHO$	–74	104	0,849	1,437
(E)-3-Phenylprop-2-enal	*trans*-Zimtaldehyd	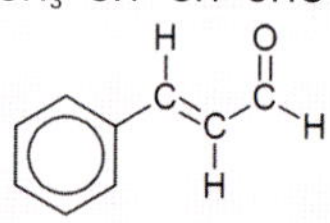	–7	246	1,050	1,619
Dialdehyde						
Ethandial	Glyoxal	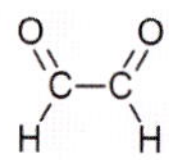	15	50,4	1,14	1,383
Butandial	Succinaldehyd	$OHC{-}CH_2CH_2{-}CHO$				
Pentandial	Glutaraldehyd	$OHC{-}CH_2CH_2CH_2{-}CHO$				
Ketone						
Propanon	**Aceton**, Dimethylketon	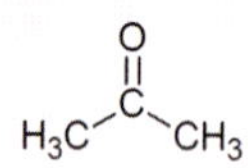	–94,7	56,1	0,785	1,356
Chloraceton		$ClCH_2{-}CO{-}CH_3$	–44,5	119	1,162	
Butan-2-on	Methylethylketon	$CH_3CH_2{-}CO{-}CH_3$	–86,3	79,6	0,800	1,376
Pentan-2-on	Methylpropylketon	$CH_3(CH_2)_2{-}CO{-}CH_3$	–77,5	102,3	0,802	1,388
3-Methyl-butan-2-on		$(CH_3)_2CH{-}CO{-}CH_3$	–92	94,2	0,798	1,386
Pentan-3-on	Diethylketon	$CH_3CH_2{-}CO{-}CH_2CH_3$	–39,4	101,8	0,809	1,390
Hexan-2-on		$CH_3(CH_2)_3{-}CO{-}CH_3$	–55,8	127,5	0,807	1,399
4-Methylpentan-2-on	Methylisobutylketon	$(CH_3)_2CHCH_2{-}CO{-}CH_3$	–84	116,2	0,796	1,393
Heptan-4-on	Dipropylketon, Butyron	$CH_3(CH_2)_2{-}CO{-}(CH_2)_2CH_3$				
Cyclobutanon		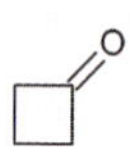	–51	99	0,955	1,422
Cyclopentanon		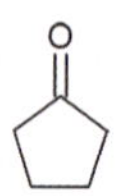	–52	130,6	0,953	1,437
Cyclohexanon		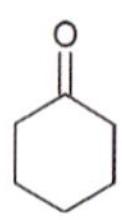	–28	155,7	0,948	1,451
Cyclohex-2-enon		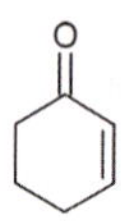	–53	172	0,962	1,488

A Stoffdaten von Carbonylverbindungen

		Formel	Schmelz-/Siede-temperatur °C		Dichte g/cm³	Brech-zahl
Ethenon	**Keten**	$CH_2{=}CO$	–151	–56		
But-3-en-2-on	Methylvinylketon	$CH_3{-}CO{-}CH{=}CH_2$				
aromatische Ketone						
Acetophenon	Phenylethanon Methylphenylketon Rest: Phenacyl-	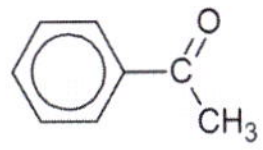	20,5	202,0	1,028	1,537
Benzophenon	Dimethylmethanon	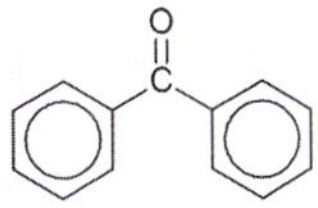	48,1	305,9	1,146	1,608
Chalkon	1,3-Diphenyl-prop-2-en-1-on	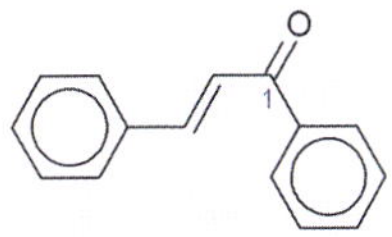				
Anthrachinon	–	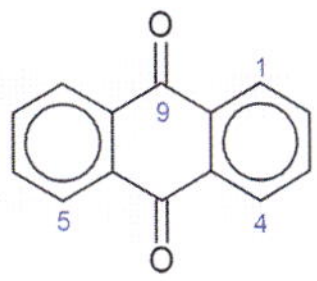				
Anthron	9(10H)-Anthracenon: mit 10 CH_2					
Phenanthron	9(10H)-Phenanthrenon	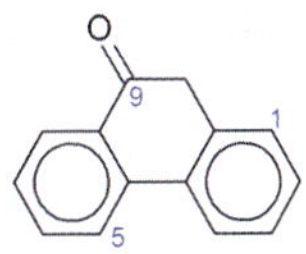				
Phenanthren-9,10-dion	mit 10 C=O					
3-Acetylpyridin	1-(3-Pyridyl)ethanon Methyl-(3-pyridyl) keton	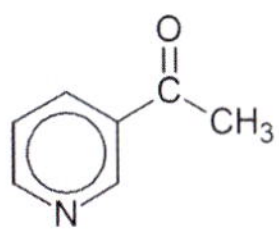				
4-Pyridon	4(1*H*)-Pyridon	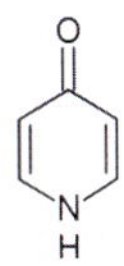				
Mehrfachketone						
2,3-Butandion	Diacetyl $n = 0$	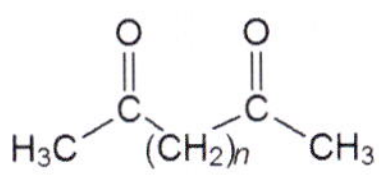	–2,4	88	0,981	1,395
2,4-Pentandion	Acetylaceton $n = 1$		–23	139	0,972	1,449
2,5-Hexandion	Acetonylaceton $n = 2$					
Diphenylethandion	Benzil Bibenzoyl	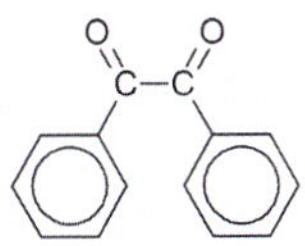				
o-Benzochinon		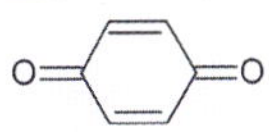				
p-Benzochinon	„Chinon"		113	subl.	1,318	–
Menadion	2-Methyl-1,4-naphtho-chinon	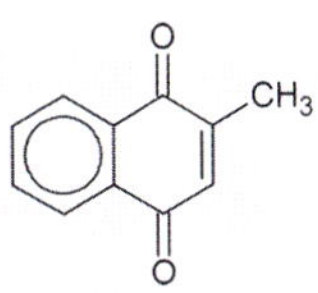				
Dantron (INN)	1,8-Dihydroxy-anthrachinon 1,8-Dihydroxy-9,10-antracendion	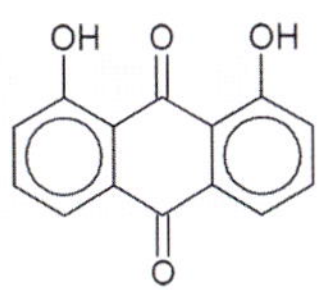				
Terpene						
Carvon	*p*-Metha-6,8-dien-2-on	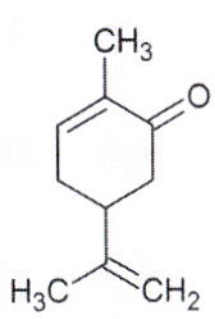				
Thujon	3-Thujanon	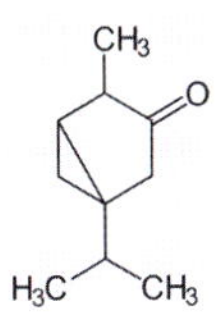				

A Fortsetzung

Hydrate	
Chloralhydrat, 2,2,2-Trichlor-1,1-ethandiol	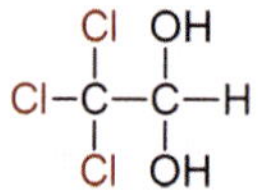
Ninhydrin, 2,2-Dihydroxy-1,3-indandion	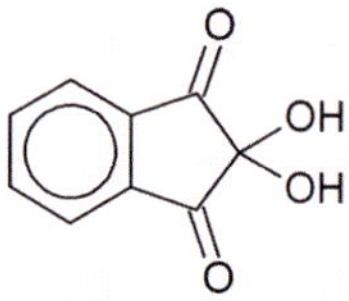
Dihydroxymalonsäure (Mesoxalsäurehydrat)	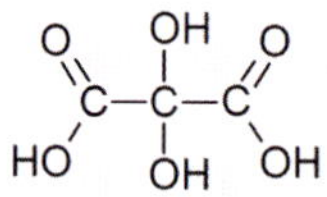
Acetale	
2,2,-Diethoxypropan (Acetondiethylacetal)	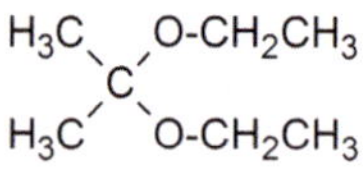
Semicarbazon	
Acetonsemicarbazon	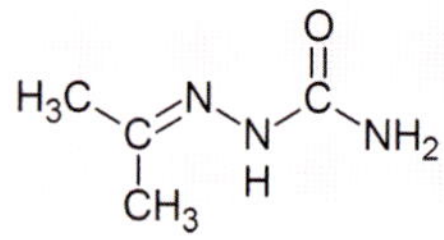
Hydrazon	
Acetophenonphenyl-hydrazon	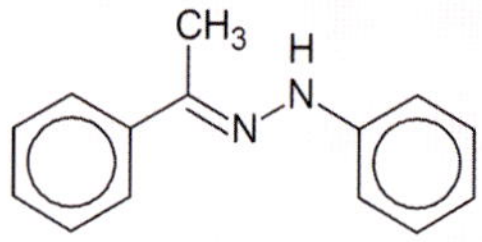
Oxime	
Biacetyldioxim, 2,3-Butandiondioxim, „Dimethylglyoxim“	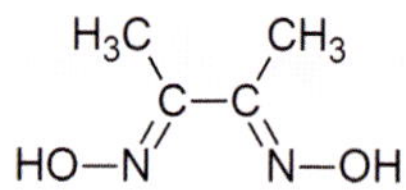
Thione	
2-Propanthion Thioaceton	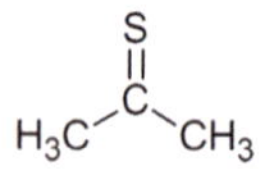

B Derivate der Carbonylverbindungen

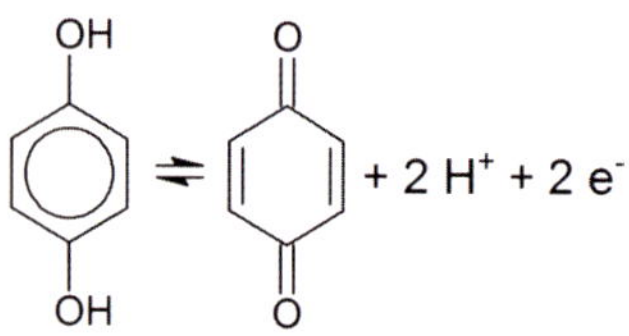

1 Hydrochinon-Chinon-System

Chinone

Chinone sind formal Oxidationsprodukte der Aromaten: Durch Dehydrierung des farblosen **Hydrochinons** entsteht das gelbe **Benzo-1,4-chinon** ohne aromatisches Doppelbindungssystem. Chinone kommen in Farbstoffen, Blüten, Pilzen, Bakterien, Antibiotika, Vitamin K (Phyllochinon, Menachinon) vor; sie entstehen durch enzymatische Oxidation von Polyphenolen bei der Braunfärbung angeschnittener Äpfel und sind Elektronenüberträger in der Atmungskette (Ubichinone) und Fotosynthese (Plastochinon). Aziridinyl-Chinone wirken zytostatisch (Mitomycin C, Triaziquon). ▶1 und Tabelle B

Chinone sind starke Oxidationsmittel und Bakterizide.

Mono-, Di- Tricarbonsäuren

Aminosäuren

Hydroxysäuren

Oxosäuren:
Aldon, Uron-, Harz-, Naphthen-, Gallensäuren

Steroid-Carbonsäuren

Imid-, Hydroxam-, Thiosäuren

2 Carbonsäuren

4.4.3 Carbonsäuren

Aliphatische Carbonsäuren bis C_{10} sind flüssig; die höheren Säuren und **aromatische Carbonsäuren** sind fest. ▶2, S. 181 ▶Tabelle C

Freie Carbonsäuren kommen in Pflanzensäften, Schweiß und Tiersekreten vor. Über Acetyl-Coenzym-A werden bevorzugt Carbonsäuren mit einer geraden Zahl von Kohlenstoffatomen biologisch aufgebaut; der Abbau erfolgt über ungeradzahlige und verzweigte Carbonsäuren. Die **ätzende Wirkung** von Carbonsäuren wurde in ▶Kapitel 3 beschrieben.

Carbonsäuren sind wenig giftig.

Adipinsäure, Hexan-1,6-disäure, ist das Monomer für die Synthese von Polyestern, Polyurethanen und Polyamiden. Wenig giftig, jedoch augen- und hautreizend, aber weder mutagen noch kanzerogen oder teratogen, wird Adipinsäure mit dem Urin ausgeschieden oder in kleiner Menge zu CO_2 veratmet. ▶3

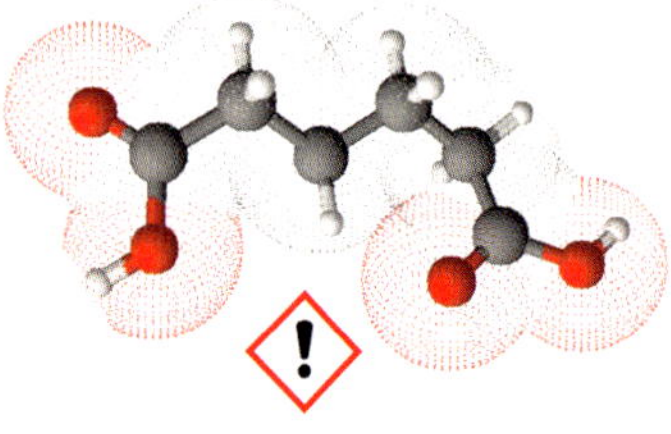

3 Adipinsäure

Monocarbonsäuren		Trivialnamen			Formel (R-COOH)	Schmelz-/Siedetemp. °C		Dichte g/cm³	Brechzahl
systematisch	Anion	~säure	Anion						
Methansäure	Methanoat	**Ameisen~**	formiat		H–COOH	8	101	1,214	1,369
Ethan~	Ethanoat	**Essig~**	acetat		CH_3–COOH	17	118	1,044	1,370
Propan~	Propanoat	Propion~	propionat		CH_3CH_2–COOH	–21	141	0,988	1,384
Butan~		Butter~	butyrat		$CH_3CH_2CH_2COOH$	–5	163	0,952	1,396
2-Methylpropan~		Isobutter~	isoburyrat		$(CH_3)_2CHCOOH$	–46	155	0,943	1,391
Pentan~		Valerian~	valerat		$CH_3(CH_2)_3COOH$	–34	185	0,935	1,406
3-Methylbutan~		Isovalerian~	isovalerat			–34	185	0,935	1,406
2,2-Dimethylpropan~		Pivalin~	pivalat		$(CH_3)_3C$–COOH	35	164	0,905	1,393
Hexan~		**Capron~**	capronat		$CH_3(CH_2)_4COOH$	–3	206	0,923	1,415
Heptan~		Oenanth~			$CH_3(CH_2)_5COOH$				
Octan~		Capryl~			$CH_3(CH_2)_6COOH$				
Nonan~		Pelargon~			$CH_3(CH_2)_7COOH$				
Decan~		Caprin~			$CH_3(CH_2)_8COOH$				
Dodecan~		Laurin~	laurat		$CH_3(CH_2)_{10}COOH$				
Tetradecan~		Myristin~	myristat		$CH_3(CH_2)_{12}COOH$				
Hexadecan~		**Palmitin~**	palmitat		$CH_3(CH_2)_{14}COOH$				
Octadecan~		**Stearin~**	stearat		$CH_3(CH_2)_{16}COOH$				
Eicosan~ (Icosan~)		Arachin~			$CH_3(CH_2)_{18}COOH$				
Docosan~		Behen~			$CH_3(CH_2)_{20}COOH$				
Ungesättigte Monocarbonsäuren									
Propen~		**Acryl~**	acrylat		H_2C=CH–COOH				
2-Methylpropen~		Methacryl~	methacrylat		H_2C=C(CH_3)–COOH				
But-3-ensäure		Vinylessig~			CH_2=CH–CH_2COOH	–39	163		
trans-But-2-en~		Croton~	crotonat		H_3C–CH=CH–COOH	72	189		
cis-But-2-en~		Isocroton~	isocrotonat						
cis-*(Z)*-Octadec-9-en~		Öl~	oleat		$CH_3(CH_2)_7$CH=CH–$(CH_2)_7COOH$				
trans-oder *(E)*-O.		Elaidin~							
cis-Docos-13-en~		Eruca~			$CH_3(CH_2)_7$CH=CH–$(CH_2)_{11}COOH$	33	265	0,86	1,476
trans-~		Brassidin~							
(E,E)-Hexa-2,4-dien~		Sorbin~	sorbat		CH_3–$(CH=CH)_2$–COOH	134	228	1,204	–
(Z,Z)-Octadeca-9,12-dien~		**Linol~**			$CH_3(CH_2)_4[CH=CH–CH_2]_2(CH_2)_6COOH$	28	181	–	–
(Z,Z,Z)-Octadeca-9,12,15-trien~, 18:3ω³		**Linolen~**			$CH_3CH_2[CH=CH–CH_2]_3(CH_2)_6COOH$				
(all-*Z*)-Icosa-5,8,11,14-tetraen~, 20:4ω⁶		Arachidon~			$CH_3(CH_2)_4[CH=CH–CH_2]_4(CH_2)_2COOH$				
Propin~		Propiol~	propiolat		HC≡C–COOH				
Butinsäure		Tetrol~			CH_3–C≡C–COOH	77	203		
Dicarbonsäuren		~säure							
Ethandi~		**Oxal~**	oxalat	*n*	HOOC–COOH	157	subl	1,900	
Propandi~		**Malon~**	malonat	1		136	140	1,619	
Butandi~		Bernstein~	succinat	2		188	235	1,572	
Pentandi~		Glutar~	glutarat	3		99	303	1,424	
Hexandi~		**Adipin~**	adipat	4	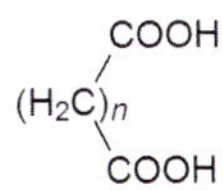	153	zers	1,360	
Heptandi~		Pimelin~	pimelat	5					
Octandi~		Suberin/Kork~	suberat	6					
Nonandi~		Azelain~	azela(in)at	7					
Decandi~		Sebacin~	sebac(in)at	8					
Ungesättigte Dicarbonsäuren									
cis-oder *(Z)*-Butendi~		**Malein~**	maleat		HOOC-CH=CH-COOH	139	zers	1,590	
trans-oder *(E)*-Butendi~		**Fumar-**	fumarat			300		1,635	
(Z)-Methylbutendi~		Citracon~	citraconat		HOOC-CH=C(CH_3)COOH				
(E)-Methylbutendi~		Mesacon~	mesaconat						

C Stoffdaten von Carbonsäuren

				Smp. °C	Sp. °C	ϱ g/cm³	*n*
Carbozyklische Carbonsäuren							
Benzolcarbonsäure	**Benzoe~**	benzoat	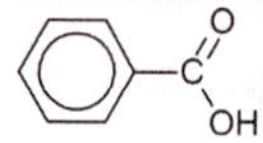	122	249	1,266	1,504
2-Aminobenzoe~	Anthranil~		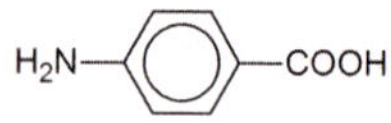	146		1,412	
3-Aminobenzoe~				174		1,510	
4-Aminobenzoe~				188		1,374	
2-Nitrobenzoe~			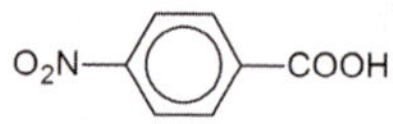	147		1,575	
3-Nitrobenzoe~				141		1,494	
4-Nitrobenzoe~				242		1,610	
2-Methylbenzoe~	**Toluyl~**	toluat	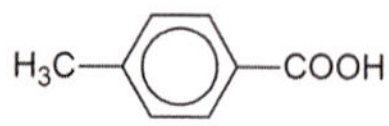	107	258	1,062	1,512
3-Methylbenzoe~				112		1,054	1,509
4-Methylbenzoe~				182	275		
Phenylethansäure	Phenylessig~		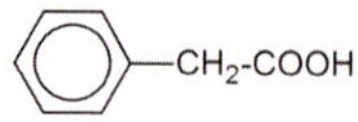		77	265	1,228
Phenylpropansäure	Hydratropa~	hydratropat		49	169		
2-Phenylpropensäure	Atropa~	atropat	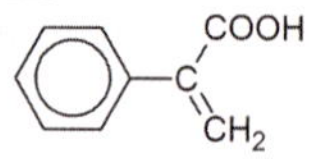				
trans-3-Phenylpropen~	**Zimt~**	cinnamat	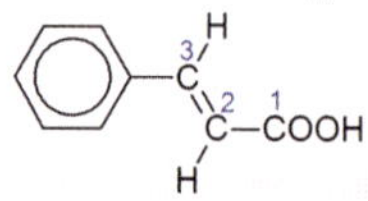	143	300	1,247	–
Phenylpropin~	Phenylpropiol~		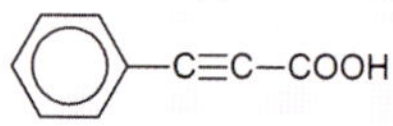	137	subl	1,28	–
1,2-Benzoldicarbon~	**Phthal~**	phthalat	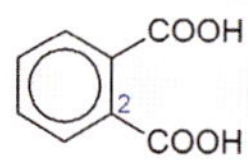	207	zers	1,593	–
1,3-Benzoldicarbon~	Isophthal~						
1,4-Benzoldicarbon~	**Terephthal~**	terephthalat		–	300s	–	–
1-Naphthalincarbon~	1-**Naphthoe~**	naphthoat	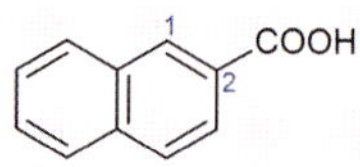	161	> 300	1,077	–
2-Naphthalincarbon~				185			
Heterozyklische Carbonsäuren							
2-Furancarbonsäure	Brenzschleim~	furoat	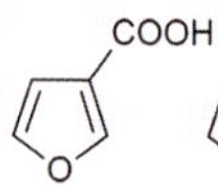 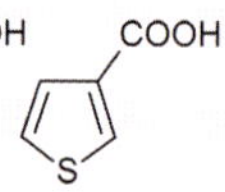				
3-Furancarbon~							
2-Thiophencarbonsäure	Thenoyl~	thenoat					
2-Pyridincarbonsäure	Picolin~		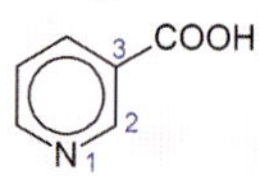				
3-Pyridincarbon~	**Nicotin~**			237	subl	1,473	–
4-Pyridincarbon~	Isonicotin~						
3-Hydroxy-5-hydroxy-methyl-2-methyl-4-~	Pyridoxin~		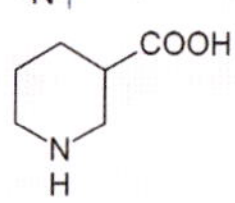				
2,3-Pyridindicarbonsäure	Chinolin~						
2-Piperidincarbonsäure	Pipecolin~						
2,6-Dioxo-1,2,3,6-tetra-hydropyrimidin-4-carbon~	**Orot~**		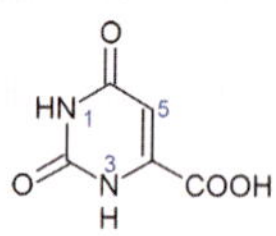 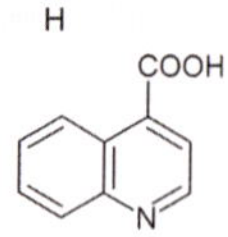				
4-Chinolincarbonsäure	Chinchonin~						
Halogencarbonsäuren							
Brommethan~			$BrCH_2COOH$	50	208	1,934	1,480
Chlorethan~	**Chloressig~**		$ClCH_2COOH$	63	188	1,404	1,435
Dichlorethan~			$Cl_2CHCOOH$	13	194	1,563	1,466
Trichlorethan~			Cl_3CCOOH	58	198	1,62	1,460
Fluorethan~			FCH_2COOH	35	165	1,369	
Iodethan~			ICH_2COOH	83			
2-Chlorpropan~			$CH_3CH(Cl)COOH$		186	1,258	
3-Chlorpropan~			$ClCH_2CH_2COOH$	41	204		
2-Chlorbutan~			$CH_3CH_2(Cl)CH_2COOH$		101	1,179	1,441
3-Chlorbutan~			$CH_3CH(Cl)CH_2COOH$	44	116	1,190	1,442
4-Chlorbutan~			$ClCH_2(CH_2)_2COOH$	16		1,224	1,464

C Fortsetzung

				Smp. °C	Sp. °C	ϱ g/cm³	n
2-Chlorbenzoesäure			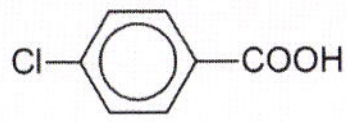	142	subl	1,544	
3-Chlorbenzoe~				158	subl	1,496	
4-Chlorbenzoe~				243			
Hydroxycarbonsäuren	~säure						
Hydroxyethan~	Glycol~	glycolat	HO–CH_2–COOH	80			
D(+)-2-Hydroxypropan~	**Milch~**	lactat	CH_3–CH(OH)–COOH	53	(103)		1,206
2-Hydroxy-2-phenylethan~	Mandel~	mandelat	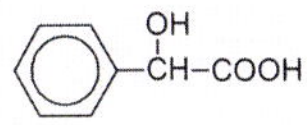				
Hydroxypropandi~	Tartron~	tartronat	HOOC–CH(OH)–COOH				
Hydroxybutandi~	Apfel~	malat	HOOC–CH_2CH(OH)–COOH				
2,3-Dihydroxybutandi~ (2*R*,3*R*)- oder L(+)-	**Wein~**	tartrat		206		1,788	
Dihydroxybutandi~	Threar~		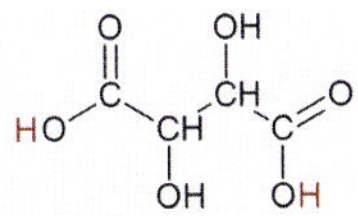	172		1,760	
(2*R*,3*S*)-oder *meso*-	Erythrar~			147		1,666	
Dihydroxybutandi~							
(2*R*,3*S*,4*S*,5*S*)-2,3,4,5-	Glucar~ od.						
Tetrahydroxyadipin~	Zucker~						
(2*R*,3*S*,4*R*,5*S*)-2,3,4,5-	Schleim~	mucat	} HOOC–[CH(OH)]$_4$–COOH				
Tetrahydroxyadipin~							
2-Hydroxy-1,2,3-propantricarbon~	**Citronen~**	citrat	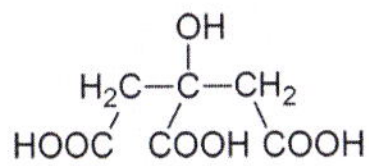				
Hydroxybenzoesäure							
2- od. *o*-	**Salicyl~**	salicylat	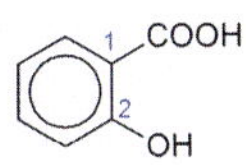	159		1,443	1,565
3- od. *m*-				202			
4- od. *p*-				215			
3-Hydroxy-2-phenylpropan~	Tropa~	tropat	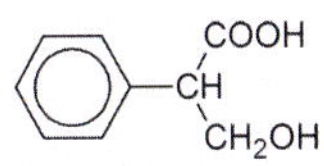				
2-Hydroxy-2,2-diphenylethan~	Benzil~	benzilat	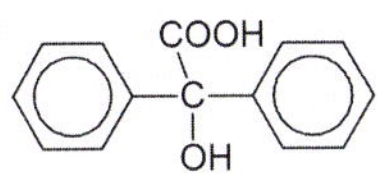				
Oxocarbonsäuren	~säure						
2-Oxoethansäure	Glyoxyl~	glyoxylat	HCO–COOH				
3-Oxopropan~	**Brenztrauben~**	pyruvat	HCO–CH_2–COOH				
3-Oxobutan~	Acetessig~		CH_3CO–CH_2–COOH				
4-Oxopentan~	**Levulin~**	levulinat	CH_3CO–$CH_2$$CH_2$–COOH				
3-Oxopentandi~	Acetondi~		HOOC–CH_2COCH_2–COOH				
3-Hydroxy-4-oxo-4*H*-pyran-2,6-dicarbonsäure	Mecon~		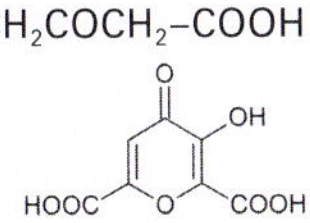				
Am(id)säuren	~säure						
	Carbamid~		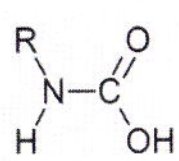 R = H				
	Carbanil~		R = Ph				
	Carbazin~		R = NH_2				
Ethandisäureamid	Oxam~		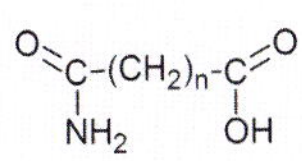 n = 0				
Propandisäureamid	Malononam~		n = 1				
Butandisäureamid	Succinam~		n = 2				
	Allophan~		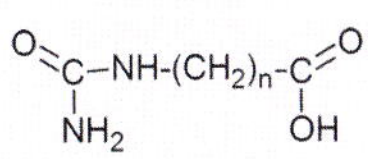 n = 0				
	Hydantoin~		n = 1				

C Fortsetzung

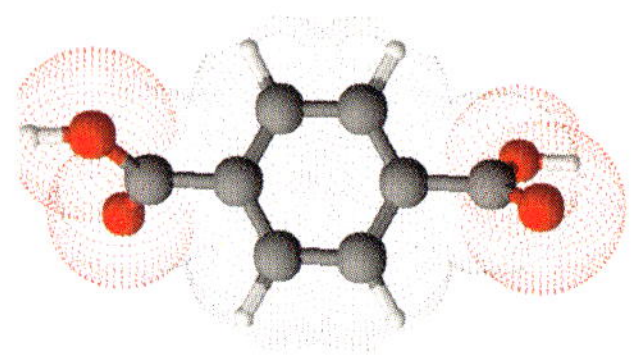

1 Terephthalsäure

Salicylsäure ist der Grundstoff für Aspirin. Salicylsäureester in Lebensmittel rufen Allergien hervor. ▶Kap. 6

Terephthalsäure, Benzol-1,4-dicarbonsäure, ist das Monomer für Polyethylenterephthalat (PET). Wenig giftig, weder reizend noch mutagen, führen hohe Dosen zu Blasensteinen, bis hin zu Tumoren, und sind fetotoxisch (Ratte). Eine GHS-Kennzeichnung wurde nicht vergeben.

4.4.4 Ester und Anhydride

Mit Alkoholen veresterte Carbonsäuren kommen in natürlichen Ölen, Fetten, Wachsen, Aromen und Harzen vor. S. 185 ▶Tabelle D

Die **Veresterung** läuft als säurekatalysierte Addition eines Alkoholmoleküls an die CO-Gruppe ab. Die **Verseifung** (Esterspaltung) im alkalischen Medium nimmt den umgekehrten Weg und endet bei Alkalisalzen der Carbonsäuren, den Seifen.

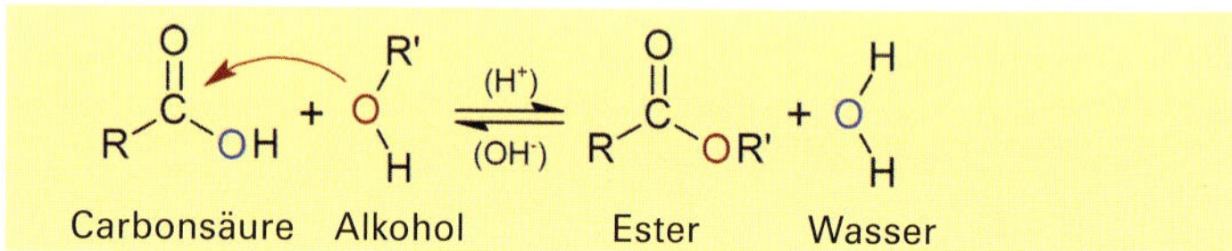

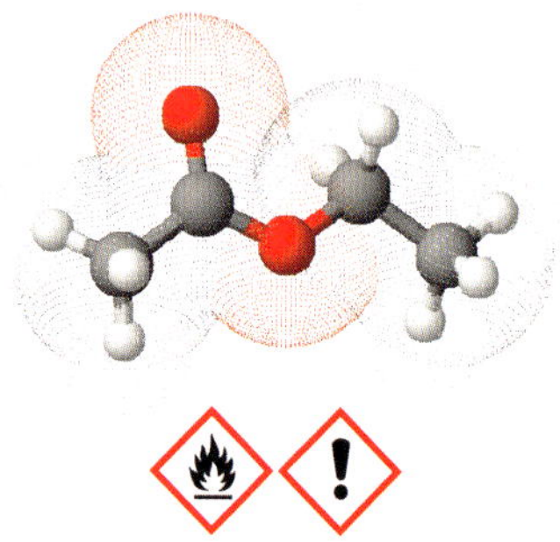

2 Essigsäureethylester

^{18}O-Isotopenmarkierungsexperimente belegen, dass der Sauerstoff im Wasser aus der Säure stammt und der Sauerstoff im Ester aus dem Alkohol. Die Veresterung ist eine Gleichgewichtsreaktion, für die das Massenwirkungsgesetz gilt. Vorteilhaft für hohe Esterausbeute sind: ein Überschuss an wasserfreiem Alkohol, konzentrierte Schwefelsäure als Katalysator und die Entfernung des Esters durch Abdestillieren.

Essigsäureethylester (Ethylacetat) ist ein stechend riechendes, technisches Lösemittel für Klebstoffe. Es reizt die Augen und Atemwege und wirkt in hohen Konzentrationen narkotisch.

Die Ester der Essigsäure, Benzoesäure und Salicylsäure riechen oftmals angenehm fruchtartig: **Salicylsäuremethylester** wurde vor 1900 als „Wintergrünöl"-Rheumamedikament eingesetzt. **Oct-2-insäuremethylester** duftet nach Veilchen, **Cumarin** nach Heu und Waldmeister. Die Natur kennt jedoch Duftstoffe, die keine Ester sind. ▶3

1-Brom-2-phenyl-ethen (Hyazinthe)
2-Phenylethanol (Veilchen)
Menthol (Pfefferminze)
Naphth-2-yl-methylether (Orangenblüten)
Phenylethanal (Flieder)
2-Methoxy-4-hydroxy-benzaldehyd (Vanillin)
Cycloheptadec-9-en-1-on (Zibeton)

3 Nicht-Ester-Duftstoffe

3,5-Dinitrobenzoesäureester dienen als Derivate zur Charakterisierung von Alkoholen und Estern.

$$\text{R-COOR'} + \text{Ph(NO}_2)_2\text{COOH} \rightarrow \text{R-COOH} + \text{R'-OCO-Ph(NO}_2)_2$$

Lipide

Die Ester langkettiger Carbonsäuren bilden **Fette** und **Öle** sowie „fettähnliche" Lipoide wie Wachse, Steroide, Glycolipide, Phosphatide und Prostaglandine. Fette sind **Triglyceride**, d. h. Ester höherer Monocarbonsäuren C_{12}, C_{14},..., C_{20} mit Propantriol (Glycerin). S. 185 ▶Tabelle D und ▶Kap. 6

Wachse sind Ester aus langkettigen Monocarbonsäuren und primären Alkoholen – auf Blättern, Früchten, im Bienenwachs, in Polituren, Dichtungspasten, Salben, Schuhcremes.

Anhydride

Essigsäureanhydrid (Acetanhydrid) wird statt Essigsäure für Acetylierungen eingesetzt. Die stechend riechende, entzündbare Flüssigkeit verätzt Augen und Schleimhäute und reizt die Haut. LC_{50} (Ratte, 4 h) 2000 mL · m^{-3}. An Mikroben nicht mutagen.

Phthalsäureanhydrid, die dehydratisierte Form der Benzol-1,2-dicarbonsäure, dient zur Herstellung von Kunststoffharzen; es reizt Haut, Schleimhäute und Atemtrakt stark, wirkt sensibilisierend auf die Atmungsorgane („Anhydridasthma"), ist jedoch weder mutagen noch kanzerogen. Mit dem Urin wird rasch Phthalsäure ausgeschieden.

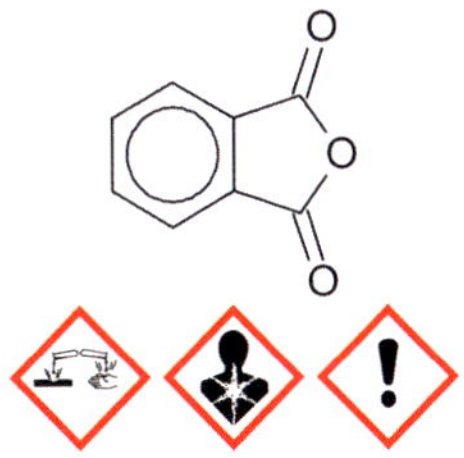

1 Phthalsäureanhydrid

Ester und Lactone		Formel	Schmelz-/ Siede-T. °C		ϱ g/cm³	n
Methansäuremethylester (Ameisensäuremethylester)	Methylformiat	$HCOOCH_3$	−99	31	0,974	1,343
Methansäureethylester	Ethylformiat	$HCOOCH_2CH_3$	−80	54	0,917	1,360
Ethansäuremethylester (Essigsäuremethylester)	Methylacetat	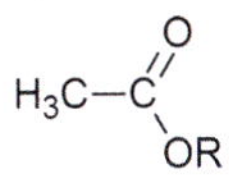 $-CH_3$	−98	57	0,933	1,359
Ethansäureethylester	**Ethylacetat**	$-CH_2CH_3$	−84	77	0,900	1,372
Ethansäurepropylester	Propylacetat	$-CH_2CH_2CH_3$	−95	102	0,888	1,384
Ethansäureisoproylester	Isopropylacetat	$-CH(CH_3)_2$	−73	90	0,872	1,377
Ethansäurebutylester	Butylacetat	$-(CH_2)_3CH_3$	−78	126	0,883	1,394
Ethansäurephenylester	Phenylacetat	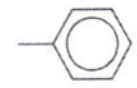	fl.	196	1,078	1,503
Propansäuremethylester	Methylpropionat	$CH_3CH_2COOCH_3$	−87	80	0,915	1,378
Propansäureethylester	Ethylpropionat	$CH_3CH_2COOCH_2CH_3$	−74	99	0,892	1,384
Butansäuremethylester	Methylbutyrat	$CH_3(CH_2)_2COOCH_3$	−85	102	0,898	1,388
Benzoesäuremethylester	Methylbenzoat	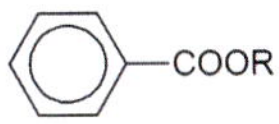 $-CH_3$	−12	200	1,089	1,516
Benzoesäureethylester	Ethylbenzoat	$-CH_2CH_3$	−37	213	1,047	1,501
Salicylsäuremethylester	Methylsalicylat	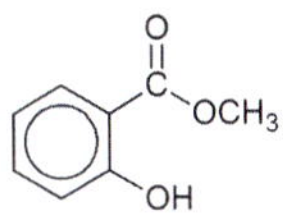				
Acetylsalicylsäure	2-Acetoxybenzoesäure, Aspirin®	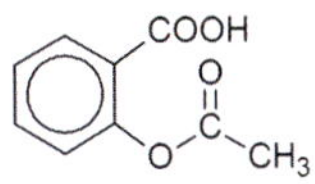				
1,2,3-Propantriyl-1,2-dipalmitat-3-stearat	Glycerol-1,2-dipalmitat-3-stearat	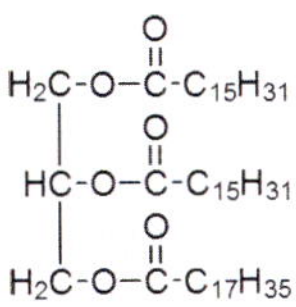			**Fette** sind Ester der höheren Carbonsäuren!	
β-Propiolacton	3-Propanolid Hydracrylolacton	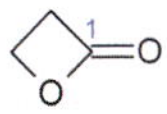			**Lactone** sind ringförmige Ester.	
Cumarin	2-Oxo-2*H*-chromen	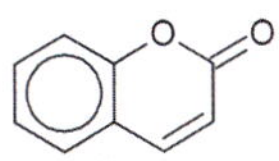				
Dilactid (von Milchsäure)	3,6-Dimethyl-1,4-dioxan-2,5-dion	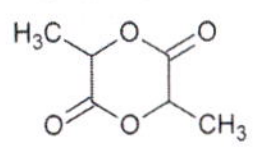			**Lactide**: ringförmige Ester aus Hydroxycarbonsäuren.	
Säureanhydride						
Ethansäureanhydrid	**Essigsäureanhydrid**	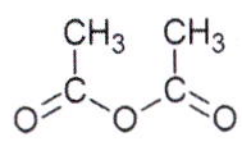	−73	136	1,082	1,391

D Carbonsäureester und Anhydride

Säure	RCOOH	RSO_3H
Salze	RCOONa	RSO_3Na
Ester	RCOOR'	RSO_2OR'
Chlorid	RCOCl	RSO_2Cl
Amid	$RCONH_2$	RSO_2NH_2

1 Analogie von Carbon- und Sulfonsäuren

4.4.5 Sulfonsäuren

Sulfonsäuren RSO_3H leiten sich von Schwefelsäure durch Austausch einer OH-Gruppe durch einen Alkylrest ab. Sie dürfen nicht mit Alkylsulfaten, den Schwefelsäureestern der Alkohole $RO{-}SO_3H$, verwechselt werden, die ein O-Atom mehr im Molekül aufweisen. Analog zu den Carbonsäurechloriden und Amiden gibt es Sulfonsäurechloride und Sulfonsäureamide (Sulfonamide). ▶1–2

Methansulfonsäure	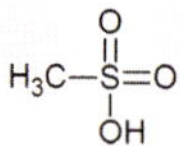		Rest: Mesyl- Anion: Methansulfonat
p-Toluolsulfonsäure 4-Methylbenzolsulfonsäure	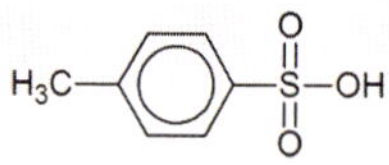		Rest: Tosyl- Anion: *p*-Toluolsulfonat
Benzolsulfonsäureanhydrid	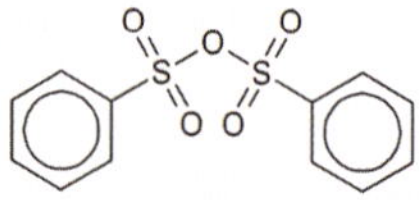		Analog: Carbonsäureanhydride
N-1-Naphthylsulfamidsäure 1-Naphthylamidoschwefelsäure	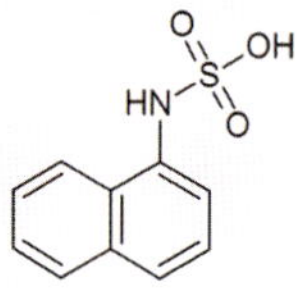		Analog: Urethane R–NHCOOR'

2 Beispiele für Sulfonsäuren und ihre Derivate

4.5 Stickstoffverbindungen

Aromatische Amine, Nitroaromaten und Nitrosoverbindungen zählen zu den krebserzeugenden Substanzen.

Hydroxid	pK_b	–1,74
Guanidin		0,30
Diethylamin		3,02
Triethylamin		3,24
Ethylamin		3,25
Dimethylamin		3,29
Methylamin		3,36
Trimethylamin		4,26
Benzylamin		4,64
Ammoniak		4,75
p-Diaminobenzol		7,96
Pyridin		8,77
Anilin		9,42
Diphenylamin		13,1
Harnstoff		13,8
Actetamid		14,5

3 Basizität von Stickstoffverbindungen

4.5.1 Amine

Amine bilden wichtige organische Zwischenprodukte für Farbstoffe, Arzneimittel, Tenside und Kunststoffe. Nach der Zahl der Kohlenwasserstoffreste an der Aminogruppe $-NH_2$ werden primäre, sekundäre und tertiäre Amine sowie quartäre Ammoniumsalze unterschieden. ▶Tabelle A

Aliphatische Amine

Amine sind stärkere Basen als Ammoniak (▶3). Bei den tertiären Aminen ist die Solvatation allerdings sterisch behindert. Mit Säuren bilden sich **quartäre Ammoniumsalze**.

$$(CH_3)_3N + HCl \rightarrow [(CH_3)_3NH]^+Cl^-$$

Ungesättigte Amine (Enamine) lagern sich in Imine um.

$$R{-}CH{=}CH{-}NH_2 \rightleftharpoons R{-}CH_2{-}CH{=}NH$$

Hexamethylen-1,6-diamin ($NH_2(CH_2)_6NH_2$) ist ein Zwischenprodukt zur Herstellung von Polyamiden (Nylon); es wirkt ätzend und zeigt weder teratogene noch mutagene Eigenschaften.

Aromatische Amine

Arylamine kommen im Zigarettenrauch vor und sind Grundstoffe für Azofarbstoffe, Haarfärbemittel, Polyurethane und Lebensmittelfarben. Teilweise entstehen sie umgekehrt auch aus diesen Stoffen im Körper, z. B. durch Reduktion der Azogruppe durch Darmbakterien oder Leberenzyme.

Anilin (Aminobenzen) ist ein primäres aromatisches Amin, das durch Reduktion von Nitrobenzol gewonnen wird. Die Basizität ist geringer als bei Ammoniak; das einsame Elektronenpaar am N-Atom steht nämlich nur unvollständig für die Bindung eines Protons zur Verfügung, da es in das mesomere System einbezogen wird (+M-Effekt). Anilin bildet dennoch mit starken Säuren **Aniliniumsalze**, die leicht hydrolysieren und durch Ammoniak zersetzt werden:

$$[C_6H_5NH_3]Cl + NH_3 \rightarrow C_6H_5NH_2 + NH_4Cl$$

Durch Alkylierung am Anilin-N-Atom entstehen sekundäre und tertiäre Amine. Starke Oxidationsmittel spalten Anilin in *p*-Phenylendiamin und weiter in *p*-Benzochinon.

***p*-Phenylendiamin** in Färbemitteln rief früher bei Arbeitern in der Pelzindustrie Asthmaanfälle hervor.

Akute Toxikologie: Arylamine erzeugen „oxidativen Stress", Hämosiderosen (Eisenablagerungen) und Erythrozytenabbau. Anilinöl, Anilinfarben, Chloranilin, Nitroanilin, Phenacetin und Acetanilid behindern die Sauerstoffversorgung des Körpers durch Bildung von **Methämoglobin**. Geringste Mengen Alkohol wirken verstärkend. Die Therapie besteht in der Gabe von Redoxfarbstoffen wie Methylenblau i.v. ▶1, ▶Kap. 3

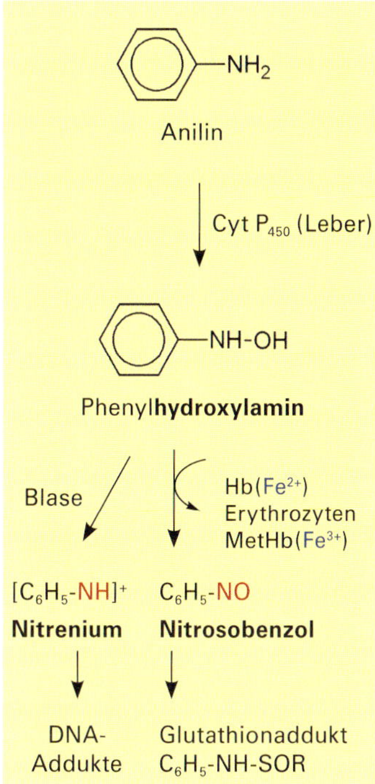

1 Bildung von Methämoglobin

Chronische Toxikologie: Der Abbau der Arylamine erfolgt 1. durch die *N*-Acetyltransferase im Zellplasma zu ausscheidbaren Amiden $ArNH\text{-}COCH_3$ oder 2. durch *N*-Hydroxylierung und Bindung an Glucuronsäure in der Leber und Ausscheidung über die Nieren. Als Stoffwechselprodukt treten *N*-Hydroxylamine auf, die im sauren Medium der Blase mutagene **Nitreniumionen** $[C_6H_5NH]^+$ bilden, das Gewebe der Harnblase schädigen und Blasenkrebs auslösen. Arylamine wirken schwach **genotoxisch** (mutagen) und als Tumorpromotoren. Die **kanzerogene Wirkung** ist systemisch: Leber-, Harnblasen- und Brustkrebs treten bei Nagern auf. Je nach Tierart sind die an der Aktivierung beteiligten Enzyme sehr unterschiedlich. ▶2, S. 189 ▶1

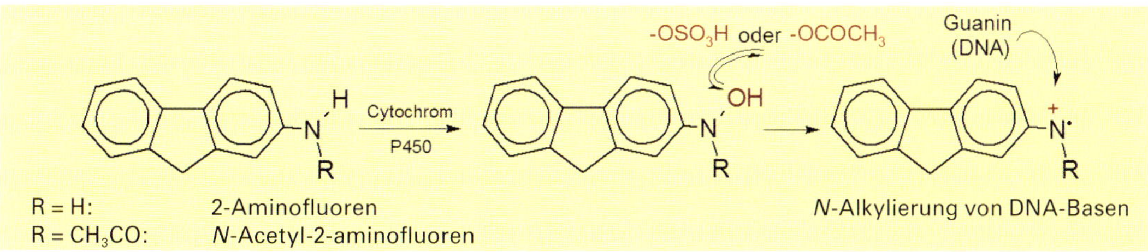

2 Kanzerogene Wirkung von Aminofluoren und alkylierten Derivaten

Anilin wirkt im Tierversuch mutagen und schädigt die Milz. Die kanzerogene Wirkung beim Menschen ist gering. Bei Farbenfabrikarbeitern trat bereits um 1900 „Anilinkrebs" (Blasentumoren) durch **2-Naphthylamin** und **4-Aminobiphenyl** als Verunreinigungen in Anilin auf.

Arylamine bilden Methämoglobin und mutagen-kanzerogene Nitreniumionen.

Primäre Amine		Formel	T_m °C	T_S °C	Dichte g/cm³	Brechzahl
Methanamin	Methylamin	CH_3NH_2	–93	–6	0,656f	1,349f
Ethanamin	Ethylamin	$CH_3CH_2NH_2$	–81	17	0,677f	1,363f
1-Propanamin	1-Propylamin	$CH_3CH_2CH_2NH_2$	–83	48	0,712	1,385
2-Propanamin	2-Propylamin		–95	32	0,682	1,371
1-Butanamin	1-Butylamin	$CH_3CH_2CH_2CH_2NH_2$	–49	77	0,735	1,399
2-Butanamin	2- Butylamin			62	0,720	1,391
2-Methyl-1-propanamin	Isobutylamin	$(CH_3)_2CHCH_2NH_2$	–85	68	0,730	1,395
2-Methyl-2-propanamin	*tert.*-Butylamin	$(CH_3)_3C–NH_2$		44	0,691	1,376
2-Aminoethanol	Ethanolamin	$HO–CH_2CH_2–NH_2$				
2-Aminoethylnitrat		$O_2N–O–CH_2CH_2–NH_2$				
1,6-Hexandiamin	Hexamethylendiamin	$H_2N–(CH_2)_6–NH_2$				
Aminobenzol	**Anilin**	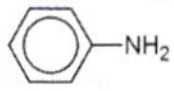	–6	184	1,022	1,586
2-Chloraminobenzol	*o*-Chloranilin		–14	209	1,213	1,589
3-Chloraminobenzol	*m*-Chloranilin	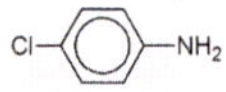	–10	230	1,216	1,594
4-Chloraminobenzol	*p*-Chloranilin		72	232	1,429	1,555
2-Methylanilin	*o*-**Toluidin**		–24	200	0,998	1,572
3-Methylanilin	*m*-Toluidin	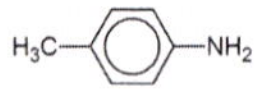	–30	203	0,989	1,568
4-Methylanilin	*p*-Toluidin		44	201	0,962	1,564
4-Methoxy-anilin	*p*-**Anisidin**	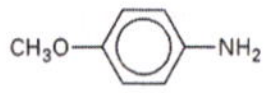	58	243	1,071	1,556
4-Ethoxyanilin	*p*-**Phenetidin**	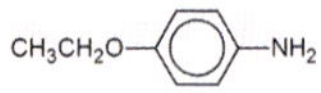	5	254	1,065	1,553
2-Nitroaminobenzol	*o*-Nitroanilin		71	284	1,442	
3-Nitroaminobenzol	*m*-Nitroanilin	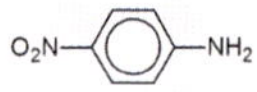	114	(306)	1,430	
4-Nitroaminobenzol	*p*-Nitroanilin		149	332	1,424	
1,2-Diaminobenzol	*o*-**Phenylendiamin**		102	256		
1,3-Diaminobenzol	*m*-Phenylendiamin	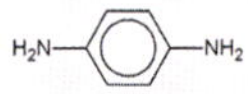	63	283		
1,4-Diaminobenzol	*p*- Phenylendiamin		140	267		
1-Naphthylamin	α-Naphthylamin	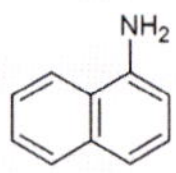	49	301	1,023	1,614
4,4′-Diaminobiphenyl	**Benzidin**	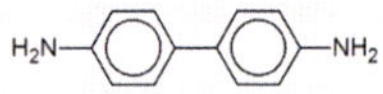	127	401	–	–
3,3′-Dimethyl-4,4′-biphenyldiamin	*o*-Tolidin 3,3′-Dimethylbenzidin	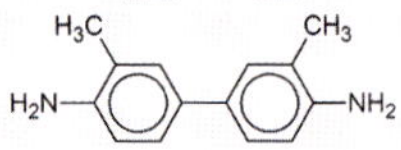				
2,3-Furandiamin		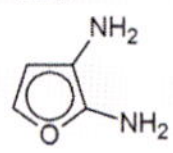				
6-Amino-7*H*-purin	**Adenin** (Ade)	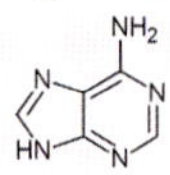				
Sekundäre Amine						
Dimethylamin	Methylmethanamin	$(CH_3)_2NH$	–92	6,9	0,650f	1,357f
Diethylamin	Ethylethanamin	$(CH_3CH_2)_2NH$	-115	89,5	0,723	1,398
Ethylmethylamin		$CH_3–NH–CH_2CH_3$				
N-Methylanilin		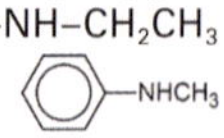	–57	197	0,989	1,568
N-Phenylaminobenzol	Diphenylamin	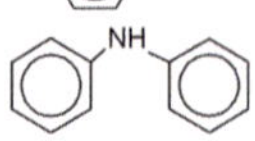	54	302	1,160	
Betahistin (INN)	2-[2-(Methylamino) ethyl]pyridin	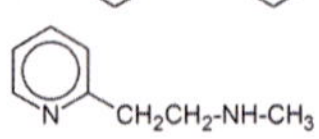				
Tertiäre Amine						
Trimethylamin	Dimethylmethanamin	$(CH_3)_3N$	-117	3	0,627f	1,244f
Triethylamin	Diethylethanamin	$(CH_3CH_2)_3N$				
N,N-Dimethylanilin		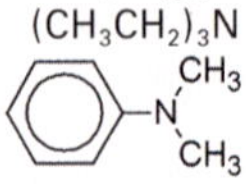	2	193	0,956	1,558

A Aliphatische Amine und Arylamine

Wirkung	Symptome	akut	chronisch
ZNS-Wirkungen	vegetative Störungen: Schwäche, Schwindel		X
Atmung und Kreislauf	Zyanose, Atemnot (v. a. Chloranilin)	X	
	Asthma		X
Blut	Anämie		X
Innere Organe	Blasenreizung (v.a. Anilin, Toluidin)	X	
	Leber- und Nierenschäden (v. a. Benzidin)		X
	Ödeme, Nierenversagen (v. a. *p*-Phenylendiamin)		X
Haut	Dermatitis (*p*-Phenylendiamin)		X

1 **Symptomatik der Arylamin-Vergiftung**

1-Naphthylamin ist nicht krebserzeugend. ▶2

Benzidin, **4-Aminobiphenyl**, **4-Chlor-*o*-toluidin** und **Auramin** verursachen Blasenkarzinome beim Menschen. Benzidin wird erst durch *N*-Acetylierung kanzerogen und durch Cytochrom P_{450} zum *N*-Hydroxylamin umgesetzt. Das Stellungsisomere 2-Aminobiphenyl bildet kein und 3-Aminobiphenyl kein mutagenes *N*-Hydroxylamin.

Als kanzerogen gelten 2-Methoxyanilin (*o*-Anisidin), oligomere Anilin-Formaldehyd-Reaktionsprodukte, 2,2'-Dichlor-4,4'-methylendianilin und 4,4'-Diaminodiphenylmethan (MDA). Als Modellsubstanzen für die chemischen Kanzerogene dienen 4-Aminobiphenyl, 2′,3-Dimethyl-4-aminobiphenyl, 2-Naphthylamin, 2-Aminofluoren und 2-Acetylaminofluoren.

Zielorgane der Arylamine im Tierversuch sind Milz, Leber (v. a. bizyklische Arylamine), Lunge, Blut (Nitroarylamine), Schilddrüse (v. a. Methoxyarylamine). Einige Arylamine rufen Allergien hervor. ▶1

N,N′-Diphenylthioharnstoff ($S=C(NH-C_6H_5)_2$) ist ein aus Anilin und CS_2 hergestellter Kautschuk-Vulkanisationsbeschleuniger.

4-Aminobiphenyl

Benzidin = 4,4′-Diaminobiphenyl

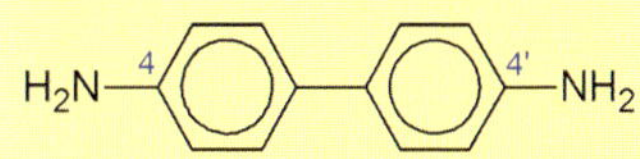

4-Aminoazobenzen und „Buttergelb" $Ph-N=N-Ph-N(CH_3)_2$

4,4′-Methylenbis(2-chloranilin)

4-Dimethylaminostilben

2-Naphthylamin

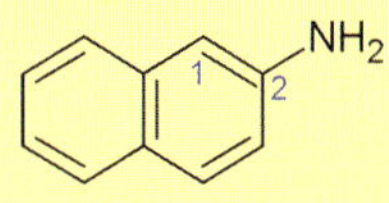

2-Aminophenanthren

2-Aminofluoren

N-Acetyl-2-aminofluoren

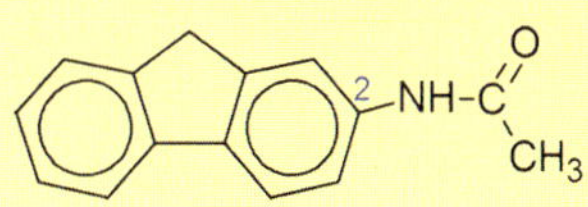

2 **Krebserzeugende Amine**

Heterozyklische Amine

Heterozyklische aromatische Amine (und Nitroverbindungen) bilden sich beim scharfen Braten und Grillen von Fleisch, Geflügel und Fisch aus den Aminosäuren Tryptophan und Glutaminsäure und bei der Zersetzung von Kreatin. Kreatin (Methylguanidinoessigsäure), Kreatinphosphat und die zyklische Ausscheidungsform Kreatinin liegen in der Muskelmasse als Stoffwechselprodukte vor. Kreatinin, Aminosäuren und Kohlenhydrate bilden schon bei 100 °C durch die *Maillard*-Reaktion Aminoimidazole.

> Beim Erhitzen von Proteinen entstehen Aminoimidazole.

Die kondensierten Ringsysteme aus Imidazol/Chinoxalin, Imidazol/Pyridin oder Indol/Pyridin werden durch Cytochrom P_{450} aktiviert, sind stark mutagen in Bakterien und Säugetierzellen und erzeugen Colonkarzinome (Darmkrebs) in Ratten und Mäusen. Beim Menschen führen besonders 2-Amino-1-methyl-6-phenylimidazol[4,5-*b*]pyridin (kurz PhIP) und 2-Amino-3,8-dimethylimidazo[4,5-*f*] chinoxalin (MeIQx) zum Darmkrebs. ▶3

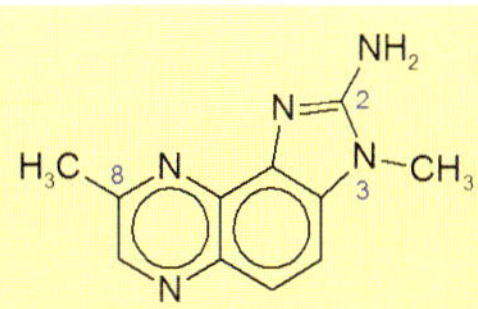

2-Amino-3,8-dimethylimidazo [4,5-*f*]chinoxalin („MeIQx")

3 **Kanzerogene in Lebensmitteln**

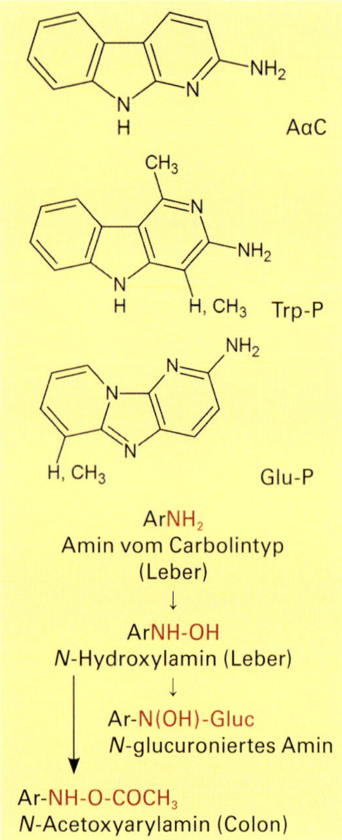

1 Abbau heterozyklischer aromatischer Amine (Mensch)

Die kanzerogene Wirkung entfaltet sich auf dem Weg von der Leber in den Dickdarm, wo das an Glucuronsäure gebundene Amin durch bakterielle β-Glucosidasen wieder gespalten und in der Darmschleimhaut zum ***N*-Acetoxyarylamin** umgewandelt wird. In diesem Fall hat die Ausscheidung von Glucuronsäureaddukten des Amins oder Hydroxylamins über die Nieren versagt. Bei Ratten erzeugen heterozyklische aromatische Amine vorrangig Leberkrebs, neben Colon-, Drüsen-, Harnblasen-, Pankreas-, Prostata- und Klitoristumoren. ▶1

Kanzerogene Naturstoffe

Pyrrolizidin-Alkaloide in Pflanzen der Gattungen *Senecio* (Kreuzkraut), *Crotalaria* (Schmetterlingsblütler), *Heliotropium* (Sonnenwende) und *Echium* (Natternkopf) lösen beim Menschen Leberkrebs aus. Weidetiere meiden Kreuzkräuter von Natur aus. Bei Kräutertees ist Umsicht angeraten.

> Vorsicht beim langfristigen Genuss von überseeischen Kräutertees („Bushteas").

Monocrotalin wird durch Cytochrom P_{450} oxidiert, wodurch der rechte Teilring aromatisch wird. Es folgt die Hydrolyse zum Dehydroretronecin, das schließlich in ein reaktives Elektrophil zerfällt und die freie Aminogruppe des Guanins alkyliert. ▶2

2 Pyrrolizidinderivat und Monocrotalinfragment

4.5.2 Aminosäuren und Peptide

2-**Aminocarbonsäuren** (α-Aminosäuren) bilden farblose, oft süßlich schmeckende, optisch aktive Kristalle. Ihre räumlichen Strukturen verhalten sich wie Bild und Spiegelbild (Spiegelbildisomere ▶3–4). Als **Ampholyte** reagieren sie je nach Reaktionspartner als Säure oder Base. In saurer Lösung bildet die NH_2-Gruppe ein Ammoniumion, in basischer Lösung die COOH-Gruppe ein Carboxylation. Bei einem mittleren pH-Wert, dem **isoelektrischen Punkt** (IEP), liegt die Aminosäure als **Zwitterion** (inneres Salz, Betain) vor. Das salzartige Zwitterion erklärt die hohen Schmelztemperaturen, geringe Flüchtigkeit und mäßige Löslichkeit in organischen Lösemitteln. S. 191 ▶1

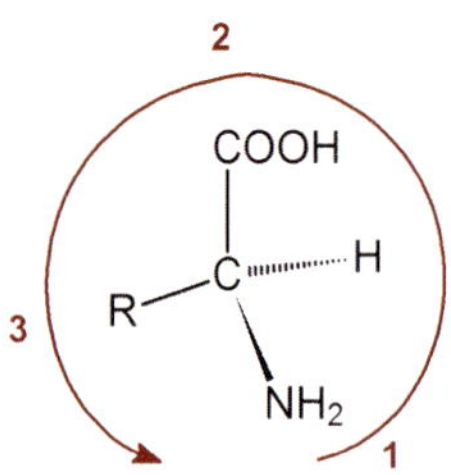

3 CIP-Nomenklatur: (*S*)-Konfiguration

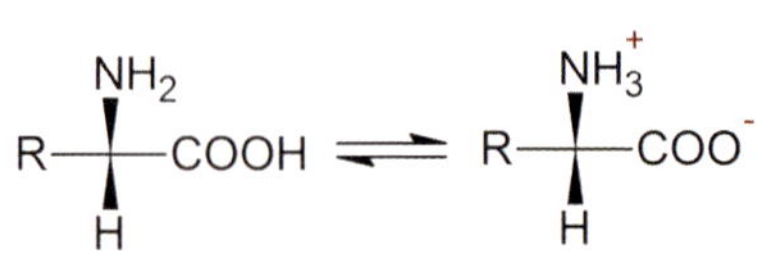

$$IEP = \frac{pK_{a,1} + pK_{a,2}}{2}$$

	Säureexponent
$pK_{a,1}$	saure Form: $R(NH_3^+)COOH$
$pK_{a,2}$	basische Form: $R(NH_2)COO^-$

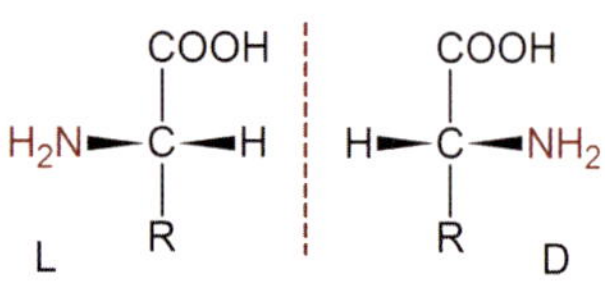

4 *Fischer*-Projektion

Der isoelektrische Punkt (IEP) ergibt sich als Mittelwert der pK_a-Werte, die an den Halbtitrationspunkten der Säure-Base-Titrationskurve abgelesen werden (▶1). Am Halbtitrationspunkt sind die Konzentrationen von Säure und korrespondierender Base gleich groß, so dass sich die *Henderson-Hasselbalch*-Gleichung für Puffersysteme vereinfacht.

$$\mathrm{pH} = \mathrm{p}K_a + \log\frac{c(\text{Base})}{c(\text{Säure})} \approx \mathrm{p}K_a$$

Unter physiologischen pH-Bedingungen liegen stets Ionen vor, wodurch Aminosäuren schwach sauer reagieren und wasserlöslich sind. Im sauren oder basischen Milieu abseits des IEP wandern Aminosäuren im elektrischen Feld. ▶2

Glycin ist die einzige Aminosäure ohne chirales Zentrum, daher optisch nicht aktiv. Die Synthese aller anderen Aminosäuren ergibt **racemische Gemische** aus chemisch nicht unterscheidbaren (*R*)- und (*S*)-Enantiomeren. Bei der **Racemattrennung** werden die COOH-Gruppen verestert und die Aminofunktion mit Dibenzoyl-D-Weinsäure oder L(+)-*threo*-1-(4-Nitrophenyl)-2-amino-propan-1,3-diol zu Salzen umgesetzt. Die diastereomeren Kristalle verhalten sich nicht mehr wie Bild und Spiegelbild; sie sind durch fraktionierte Kristallisation trennbar. ▶3

Zehn natürliche **α-Aminocarbonsäuren** sind für die Ernährung unerlässlich, d. h. essentiell (▶Kap. 6). Zwanzig α-Aminosäuren in der L-Konfiguration bauen durch verknüpfte Säureamid- oder Peptidbindungen –CO-NH– Proteine und sind durch Nucleinsäuren in den Genen codiert (▶Kap. 1.3.7). Selenocystein (Sec) und L-Pyrrolysin zählen ebenso zu den proteinogenen Aminosäuren. S. 192 ▶Tabelle A

Genetisch nichtcodierte Aminosäuren aus dem Pflanzen- und Tierreich sind: L-Citrullin, L-Homocystein (Hcy), L-Homoserin (Hse), (4*R*)-4-Hydroxy-L-prolin (Hyp), (5*R*)-5-Hydroxy-L-lysin (Hyl, die beiden letzten in Collagen), L-Ornithin (Orn), Sarcosin (Sar, Me-Gly) sowie einige D-Aminosäuren (in Bakterienzellwänden, Peptidantibiotika und Opioiden).

***p*-Aminomethylbenzoesäure**, **ε-Aminohexansäure** und ***p*-Aminomethylcyclohexancarbonsäure** (Tranexamsäure) dienen als Plasmin-Hemmstoff zur Stillung von Blutungen. Sie blockieren die Bindung von Plasmin an Fibrin (über einen Lysinrest) und hemmen dadurch die Fibrinspaltung.

α-Aminosäuren bilden mit **Ninhydrin** eine blauviolette Farbe, die sich zum Aminosäurenachweis eignet.

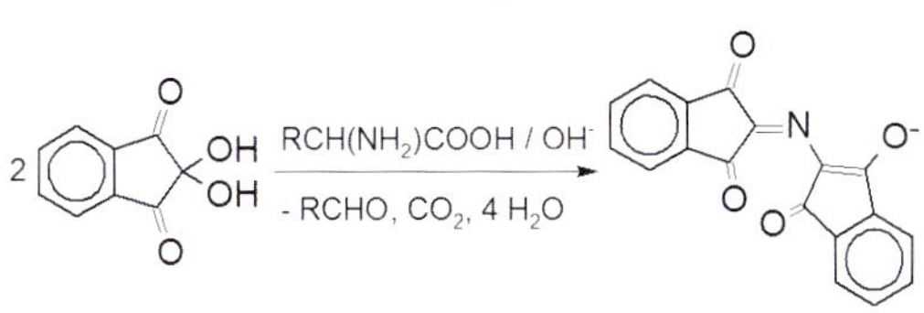

Lactame sind ringförmige, innere Amide, die sich bilden, indem die NH_2- und COOH-Gruppe einer Aminosäure zyklisieren. Aus ε-Aminohexansäure entsteht ε-Caprolactam, die Vorstufe für Polyamid-6 (Nylon). ▶4

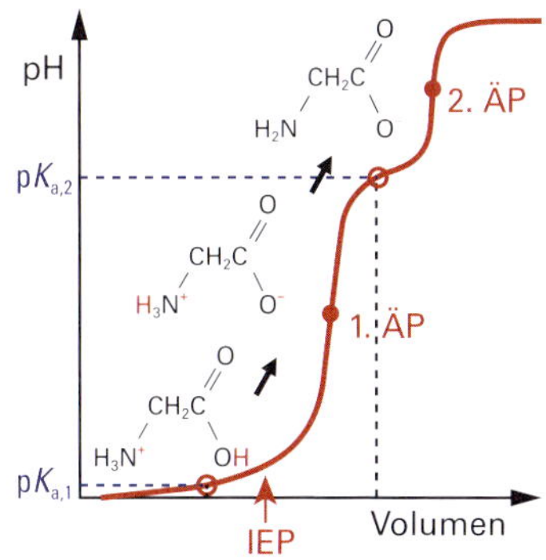

1 Titrationskurve von Glycin

Aminosäure	$RCH(NH_2)$ COOH
Aminoacylrest	$RCH(NH_3)CO\cdot$
Aminocarboxyl**at**	$RCH(NH_2)COO^-$
Alkylammon**ium**	$RCH(NH_3^+)$ COOH

2 Nomenklatur

Base B	Säure HA	Diastereomeres Salz $[BH]^+A^-$
L-Aminosäureester	D-Weinsäure	L-Aminosäureester-D-Weinsäure
D-Aminosäureester	D-Weinsäure	D-Aminosäureester-D-Weinsäure

3 Racemattrennung

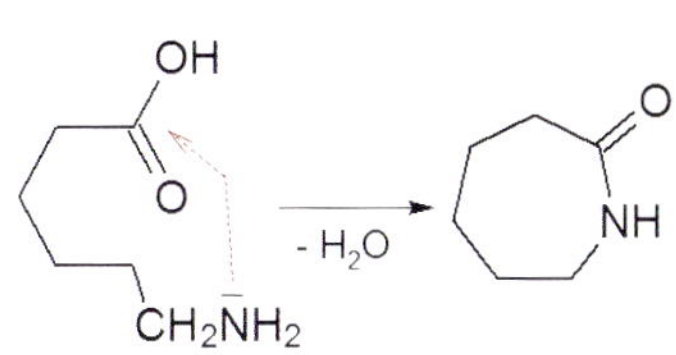

4 Caprolactam

Systematisch	Trivialname	Code Häufigkeit in Proteinen	Formel	Smp. °C	ϱ g/cm³	$pK_{a,1}$ COOH	$pK_{a,2}$ NH_3^+	$pK_{a,3}$ Rest (IEP)
Mit unpolaren Seitenketten								
~säure								
Aminoethan~	Glycin	Gly, G (7,5 %)	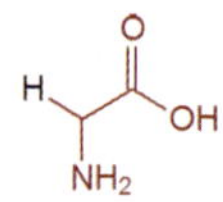	(262)	0,828	2,35	9,78	
2-Amino-propan~	Alanin	Ala, A (6,9 %)	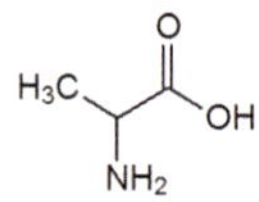			2,35	9,62	
2-Amino-3-methylbutan~	Valin*	Val, V (6,9 %)	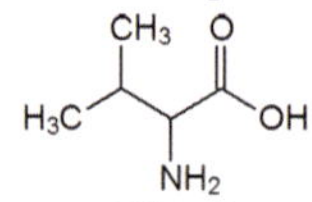			2,32	9,62	
2-Amino-3-methylpentan~	Isoleucin*	Ile, I (4,6 %)	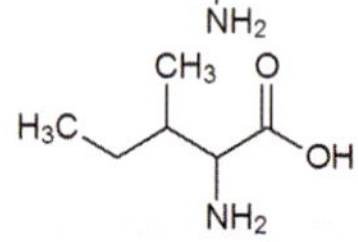			2,26	9,62	
2-Amino-4-methylpentan~	Leucin*	Leu, L (7,5 %)	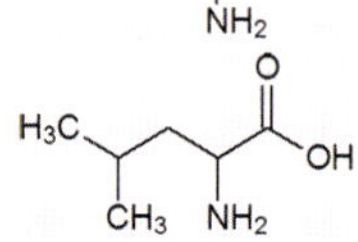			2,36	9,60	
2-Amino-4-(methylthio)butan~	Methionin*	Met, M (1,7 %)	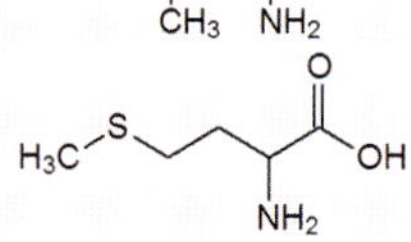			2,28	9,21	
2-Amino-3-phenyl-propan~	Phenylalanin*	Phe, F (3,5 %)	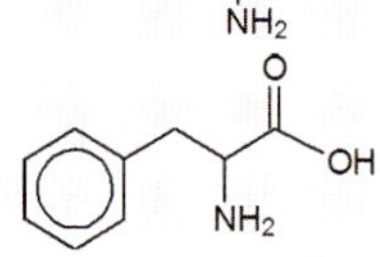			1,83	9,13	
2-Pyrrolidin-carbon~	Prolin	Pro, P (4,6 %)	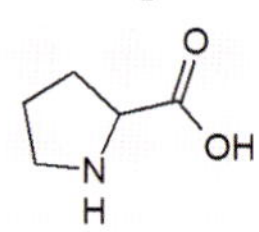			1,99	10,6	
2-Amino-3-(3-indolyl)propan~	Tryptophan*	Trp, W (1,1 %)	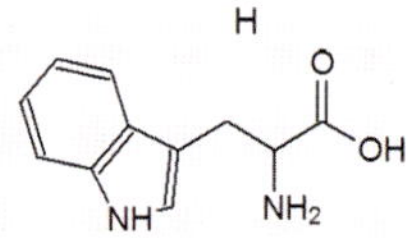			2,43	9,39	
Mit polaren Seitenketten								
2-Amino-3-hydroxypropan~	Serin	Ser, S (7,1 %)	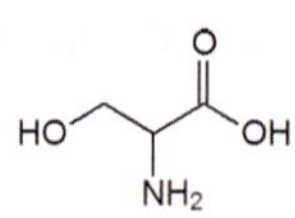			2,21	9,15	
2-Amino-3-mercapto-propan~	Cystein	Cys, C (2,8 %)	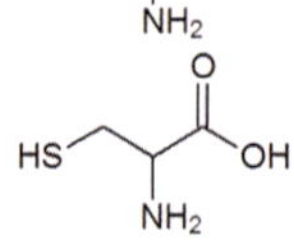			1,92	10,78	8,33 5,02
	L-Cystin	Cys–S–S–Cys						
	Homocystein	Hcy	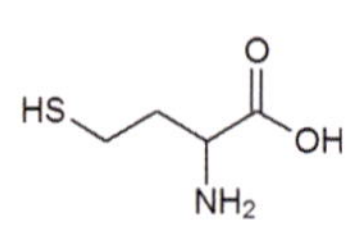					
2-Amino-3-hydroxybutan~	Threonin*	Thr, T (6,0 %)	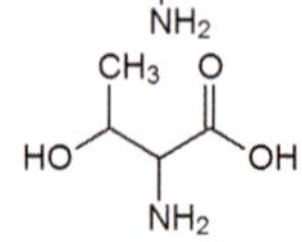			2,15	9,12	

A Essentielle (*) und genetisch nicht codierte Aminosäuren

Systematisch	Trivialname	Code Häufigkeit in Proteinen	Formel	Smp. °C	ϱ g/cm³	p$K_{a,1}$ COOH	p$K_{a,2}$ NH_3^+	p$K_{a,3}$ Rest (IEP)
2-Amino-glutaram~	Glutamin	Gln, Q Glu-NH_2 (3,9 %)	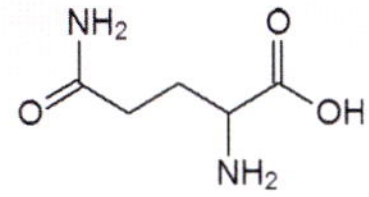			2,17	9,13	
2-Amino-3-(4-hydroxyphenyl) propan~	Tyrosin	Tyr, Y (3,5 %)	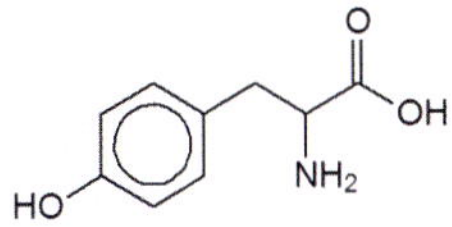			2,20	9,11	10,11
2-Amino-3-(3,4-dihydroxy-phenyl)propan~	L-Dopa Levodopa		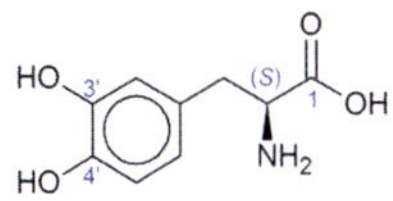					
*O*⁴-(4-Hydroxy-phenyl)tyrosin	Thyronin		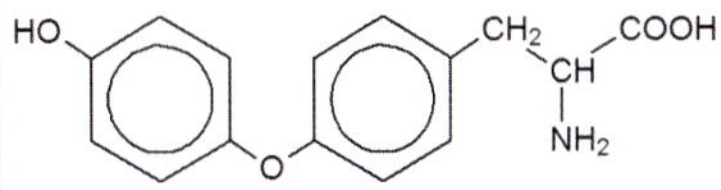					
Mit geladenen Seitenketten								
2,5-Diamino-pentan~	Ornithin	Orn	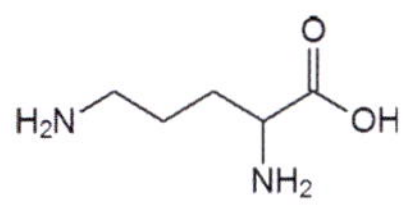					
2,6-Diamino-hexan~	Lysin*	Lys, K (7,0 %)	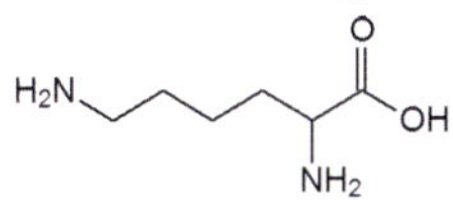			2,20	8,90	10,28 9,59
2-Amino-5-guanidino-pentan~	Arginin	Arg, R (4,7 %)	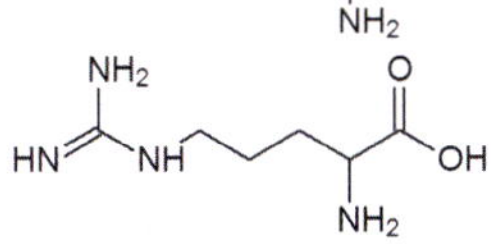			1,82	8,99	12,48 11,5
α-Amino-1*H*-imidazol-4-propan~	Histidin	His, H (2,1 %)	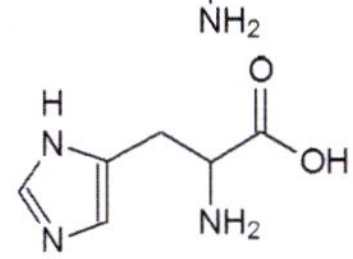			1,80	9,07	5,99 7,50
Aminodicarbonsäuren								
2-Amino bernstein~	Asparagin-säure	Asp, D (5,5 %)	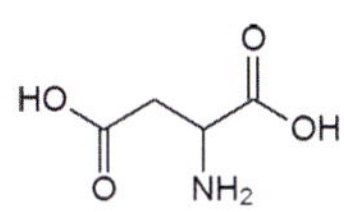			1,99	9,90	3,90 2,77
2-Amino-succinam~	Asparagin	Asn, N Asp-NH_2 (4,4 %)	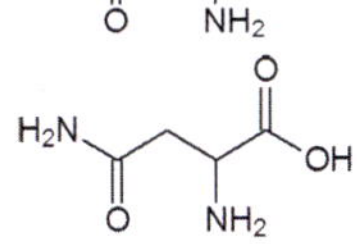			2,10	8,84	
2-Aminoglutar~	Glutamin-säure	Glu, E (6,2 %)	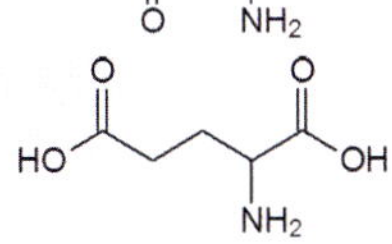			2,10	9,47	4,25 3,22
5-Oxo-2-pyrro lidincarbon~, Pidolin~	5-Oxoprolin, Pyroglutamin-säure	Glp	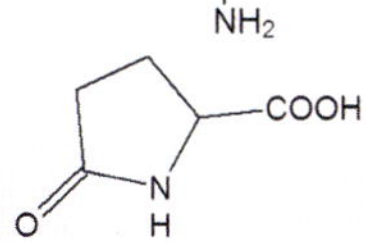					
Acylierte Aminosäuren								
N-Benzoyl-glycin	Hippursäure		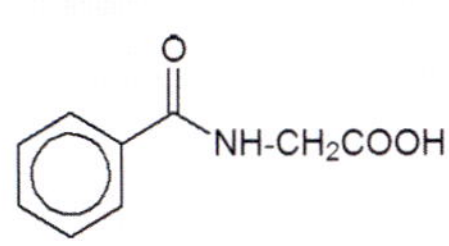					

A Fortsetzung

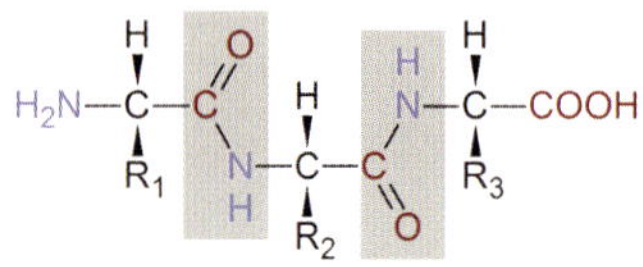

1 Peptidbindung

Wechselwirkung		kJ/mol
Disulfidbrücke	···–S–S–···	200
Coulomb-Kräfte	$-NH_3^+ \ldots ^-OOC-$	> 130
Ion-Dipol-Kräfte	$-NH_3^+ \cdots O{=}C<$	40–130
Wasserstoffbrücken	$-OH \cdots O{=}C<$ $>NH \cdots O{=}C<$	< 20
van-der-Waals-Kräfte	$>CH_2 \cdots CH_2<$	< 10

2 Nebenvalenzkräfte

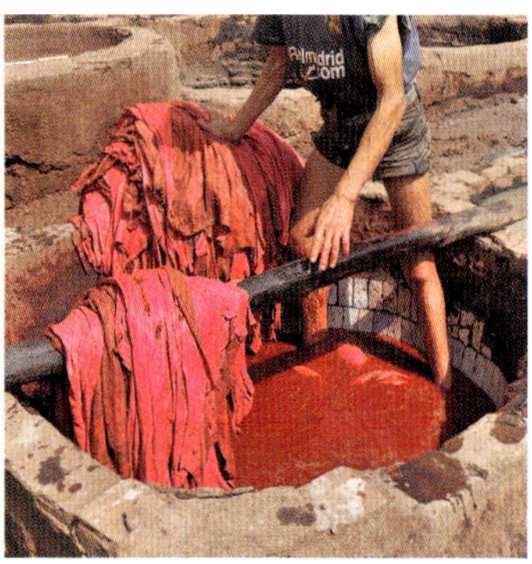

3 Tradionelle Gerberei

$H_2N\text{-}CO\text{-}CH_2\text{-}CH(NH_2)\text{-}COOH$

Asparagin (in Gegenwart reduzierender Zucker)

↓ $-CO_2$

$H_2N\text{-}CO\text{-}CH_2\text{-}CH_2\text{-}NH_2$

↓ $-NH_3$

$CH_2{=}CH\text{–}CO\text{–}NH_2$

Acrylamid

4 *Maillard*-Reaktion

Peptidbindung und Proteine

Proteine (Eiweißstoffe) sind hochmolekulare Naturstoffe aus vielen Aminosäuren, die durch Peptidbindungen –CO–NH– wie Säureamide verknüpft sind. ▶1

- **Oligopeptide** bestehen aus bis zu 10 Aminosäuren in Ketten oder Ringen, z. B. Glutathion bzw. Oxytocin,
- **Polypeptide** aus bis zu 100 Aminosäuren,
- **Proteine** (Makropeptide) aus über 100, z. B. Insulin.

Der räumliche Bau der Proteinmoleküle erklärt die spezifische Wirkung von Enzymen, Hormonen und Arzneimitteln. Nach dem „Schlüssel-Schloss-Prinzip" passt die aktive Stelle des Wirkstoffes genau in den Rezeptor. ▶Kap. 1.2.1

Wasserstoffbrückenbindungen zwischen den Carboxy- und Aminogruppen räumlich benachbarter Aminosäuren, sowie **Disulfidbrücken** –S–S– zwischen zwei Cysteinresten bestimmen die Raumstruktur der Proteine. ▶2

- **Primärstruktur**: Aminosäuresequenz, die Reihenfolge und Verknüpfung der Aminosäuren in der Proteinstruktur
- **Sekundärstruktur**: die geometrische Ausrichtung der Polypeptidketten; z. B. Faltblattstruktur (periodische Faltung von Proteinsträngen) oder α-Helix (Wendeltreppe)
- **Tertiärstruktur**: die unregelmäßige oder knäuelartige Faltung einzelner Molekülabschnitte
- **Quartärstruktur**: Verknüpfung (Assoziation) von Proteinuntereinheiten; z. B. Hämoglobin aus vier Untereinheiten

Gerbprozesse

Zum Gerben wird die Lederhaut von Säugetieren, Fischen und Reptilien in Wasser geweicht, die Oberhaut durch „Äschern" (mit CaO, Na_2S) und Entkalken (Milchsäure, NH_4-Salze) entfernt, die Unterhaut auf Walzenmaschinen „entfleischt", Pigmente mit Enzymen gebeizt und zur Restentkalkung „gepickelt" (H_2SO_4, HCl). Beim **Gerben** der „Blöße" vernetzen die Kollagene (wasserunlösliche Faserproteine der Tierhaut) im Verlauf von Tagen bis Monaten. Wasserentziehende Gerbstoffe sind: Polyphenole (Baumrinden), Phenol-Formaldehyd-Kondensationsprodukte, Mineralien (Al, Cr(III), Fe(III), Zr-Salze), organische Stoffe (Alkylsulfate, Dicyandiamid, Sulfochloride).

4.5.3 Amide und Sulfonamide

Amine bilden mit Säurechloriden **Carbonsäureamide**.

$$RCOOH + SOCl_2 \rightarrow RCOCl + SO_2 + HCl$$
$$RCOCl + R'NH_2 \rightarrow RCO\text{-}NHR' + HCl$$

Acrylamid ($H_2C{=}CH{-}CONH_2$, Acrylsäureamid), das feste, wasserlösliche, reizend-sensibilisierende Kunststoffmonomer, entsteht durch die *Maillard*-Reaktion auch beim Erhitzen von stärke- und asparaginhaltigen Lebensmitteln (Kartoffelchips, Knäckebrot, Gebäck, Toast, ▶4). Acrylamid schädigt Nervenzellen (periphere Neuro- und Axonopathie bei Acrylamid-Arbeitern).

Das im Körper gebildete **Glycidamid** (▶1) greift DNA-Basen an und verursacht wohl die mutagene (Nager, ≈40 mg/kg) und kanzerogene Wirkung (Ratte, ≥ 0,5 mg/kg) des Acrylamids. Die Krebsgefahr beim Menschen wird durch Studien nicht belegt. Lebensmittel sollen nicht über 190 °C erhitzt; frittierte und gebratene Lebensmittel nicht stark gebräunt und Bratkartoffeln aus gekochten Kartoffeln hergestellt werden.

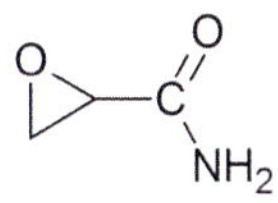

1 **Glycidamid**

> Acrylamid ist ein Nervengift.

***N,N*-Dimethylacetamid** gilt als Reproduktionstoxin.

Benzamide werden als Derivate zur Charakterisierung von Aminosäuren herangezogen, indem die Probe mit Benzoylchlorid in $NaHCO_3$-Lösung geschüttelt wird.

$$RCH(NH_2)COOH + Ph\text{-}CO\text{-}Cl \rightarrow Ph\text{-}CO\text{-}NH\text{-}CHR\text{-}COOH + HCl$$

Diethyltoluamid (DEET, *N,N*-Diethyl-3-methylbenzamid) wird seit 1953 als Insektenabwehrmittel eingesetzt; die Substanz verstärkt die toxische Wirkung von Carbamat-Insektiziden.

Caprolactam (Hexan-6-lactam), das Monomer von Nylon-6, ist ein krampfauslösendes Nervengift, haut- und schleimhautreizend, ohne eindeutig allergene Wirkung; es wirkt nicht genotoxisch, teratogen oder reproduktionstoxisch. ▶2

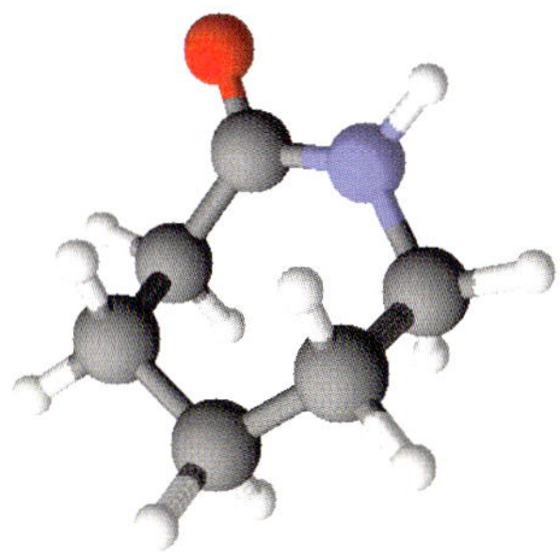

2 **Caprolactam**

Acetanilide

Paracetamol (Acetoaminophen, ▶3) ist ein verbreitetes fiebersenkendes Schmerzmittel, das in übermäßiger Dosierung Leberschädigungen verursacht. Cytochrom P_{450} in der Leber reduziert es zum Benzochinonimin, welches an Proteine bindet, Glutathion-Konjugate bildet oder Wasserstoffperoxid freisetzt.

Akute Toxizität: Übelkeit, Erbrechen, Schwitzen, Blässe, Oligurie (> 4–10 g/Tag). Nach 1–2 Tagen: protrahiertes Erbrechen, Lebervergrößerung, Schmerzen im rechten Oberbauch, Gelbsucht, Gerinnungsstörung, Hypoglykämie, hepatische Enzephalopathie, Leberausfall, Nierenversagen, manchmal toxische Kardiomyopathie (vgl. CCl_4). Therapie: Erbrechen auslösen; Antidot: *N*-Acetylcystein i.v. liefert Cystein für Glutathion-Synthese.

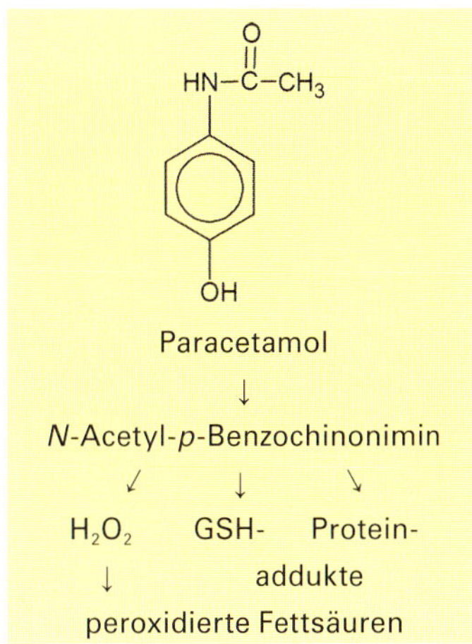

3 **Paracetamolvergiftung**

Antibiotika

Sulfonamide (Sulfonsäureamide, Sulfamide) wirken als Antibiotika und Nagetiergift. Sie werden durch Umsetzung von Aminen mit *p*-Toluolsulfonylchlorid („Tosylchlorid“) hergestellt. Die Sulfonamide der primären Amine $ArSO_2NHR$ sind in Alkalien löslich, die der sekundären Amine $ArSO_2NR_2$ mangels H-Atom nicht, was man nach *Hinsberg* zur Amintrennung nutzt. Tertiäre Amine bilden keine Sulfonamide. Beim Kochen in Mineralsäuren spalten die Amine wieder ab. ▶4

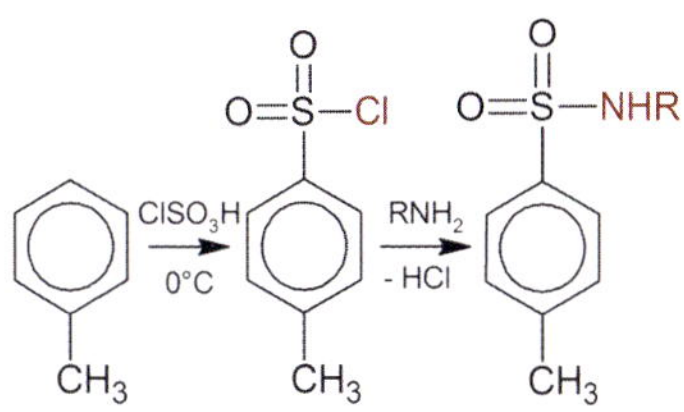

4 **Sulfonamide**

Süßstoffe

Saccharin (*o*-Sulfonylbenzoesäureimid Natriumsalz) süßt 550mal stärker als Rohrzucker, besitzt aber keinen Nährwert. Die Synthese erfolgt auf dem Weg 2-Methylbenzol-sulfonsäurechlorid → 2-Methylbenzolsulfonamid → 2-Sulfamoylbenzoesäure → Saccharin. S. 196 ▶Tabelle A und ▶Kap. 6

Amide und Lactame		Formel	Schmelz-/Siedepunkt °C		Dichte g/cm³	Brechzahl
Methansäureamid	**Formamid**	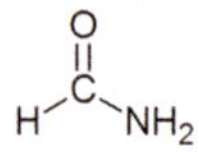	3	220	1,129	1,446
Ethansäureamid	**Acetamid**	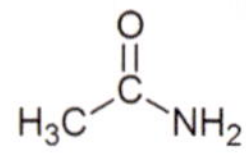	81	221	0,999	1,428
N-Phenylacetamid	**Acetanilid**	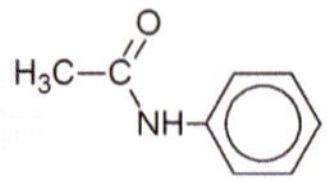				
3-Pyridincarboxamid	**Nicotinamid**	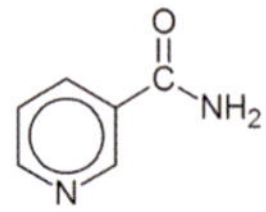				
6-Hexanlactam	**ε-Caprolactam** Hexahydro-2*H*-azepin-2-on	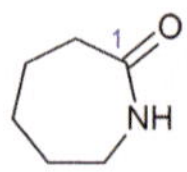	**Lactame**: ringförmige Amide			
Imide						
2-Sulfobenzoesäureimid	**Saccharin** 1,2-Benzisothiazol-3(2*H*)-on-1,1-dioxid, 1,1-Dioxo-2*H*-1λ⁶,2-benzisothiazol-3-on	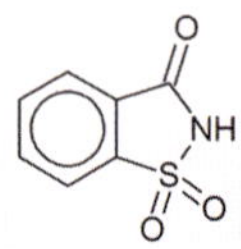				
Sulfonamide						
p-Aminobenzolsulfonamid	Sulfanilamid (INN)	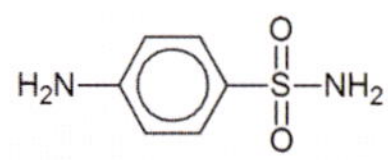				
4-Butansultam	1,2-Thiazinan-1,1-dioxid, 1,1,-Dioxo-1λ⁶,2-thiazinan	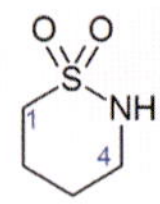	**Sultame**: zyklische Sulfonamide			

A **Stoffdaten von Amiden und Sulfonamiden**

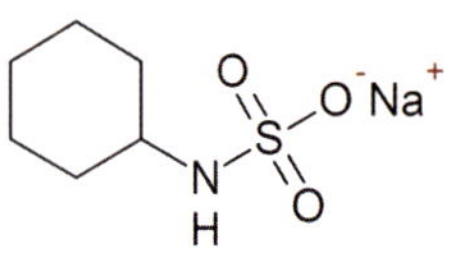

1 **Cyclamat**

Cyclamat® (Cyclohexylsulfamidsäure) wird durch Hydrierung von Anilin zu Cyclohexylamin und anschließende Umsetzung mit Chlorsulfonsäure hergestellt. Das Natriumsalz ist im Handel.

Dulcin (*p*-Ethoxyphenylharnstoff) entsteht aus *p*-Ethoxy-anilinhydrochlorid beim Erhitzen mit Harnstoff; es ist 200mal süßer als Rohrzucker.

Aspartam ist ein Dipeptid von der 200-fachen Süßkraft des Rohrzuckers: α-L-Aspartyl-L-phenylalaninmethylester (APM).

4.5.4 Nitro- und Nitrosoverbindungen

Nitroalkane werden durch radikalische Nitrierung von Alkanen mit wässriger Salpetersäure in der Gasphase bei 500 °C oder durch nucleophile Substitution von Brom- oder Iodalkanen mit Nitrit hergestellt. Nebenprodukte sind die Ester der Salpetrigen Säure, die **Alkylnitrite**.

$$R{-}Br + NaNO_2 \rightarrow R{-}NO_2 + NaBr$$
$$(R{-}Br + NaNO_2 \rightarrow R{-}O{-}N{=}O + NaBr)$$

Nitroalkane sind schwache Säuren: Das α-H-Atom dissoziiert wegen der elektronenziehenden Nitrogruppe leicht ab. ►2

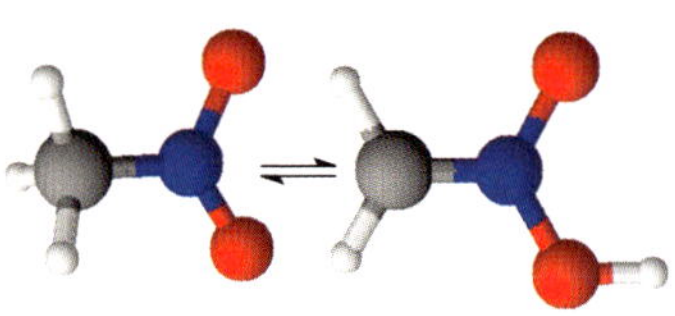

2 **Nitroalkan-Nitronsäure**

Durch H-Verschiebung (Tautomerie) entstehen **Nitronsäuren**, die mit Natronlauge Salze bilden (▶1). Wegen ihres sauren Charakters addieren Nitroalkane in einer Aldoladdition an Aldehyde und in einer *Michael*-Addition an ungesättigte Nitrile und Carbonylverbindungen. In saurer Lösung kann man Nitroverbindungen zu Aminen reduzieren.

Nitroalkane wie **2-Nitropropan** erzeugen Lebertumoren.

> Nitroalkane sind teilweise kanzerogen.

Alkylnitrate RO–NO_2, die Ester der Salpetersäure mit Alkoholen, haben Bedeutung als Medikamente und Sprengstoffe, z. B. Nitroglycerin und Cellulosenitrat. ▶2 ▶Kap. 3.4

Aromatische Nitroverbindungen

Nitroaromaten sind Bestandteile von Explosivstoffen und Ausgangsstoffe für Arzneimittel (Chloramphenicol), Farbstoffe, Aromastoffe (synthetischer Moschusduft) und Pestizide (Parathion). Sie lenken elektrophile Zweitsubstituenten in *m*-Stellung und lassen sich nucleophil durch Amino- und Ethergruppen substituieren. Bei der Reduktion von Nitrobenzol entstehen je nach pH-Wert Anilin (sauer), Hydroxylamin (neutral) oder Azo- und Hydrazobenzol (alkalisch).

Nitroaromaten werden über den Magen-Darm-Trakt, die Atemwege und die Haut resorbiert, im Fettgewebe gespeichert und zu Arylaminen und Arylhydroxylaminen reduziert. Sie wirken – wie aromatische Amine – als **Methämoglobinbildner**, reizend auf Schleimhäute, sowie schwach genotoxisch (mutagen) und gewebeschädigend.

Akute Toxizität: Methämoglobinämie (Stumpfheit, Kopfschmerzen, Erbrechen, Ataxie, Nystagmus, krampfartige Bewegungen, Delir, Zyanose, Koma, Atemstillstand); Haut: Konjunktivitis, Hornhautläsionen, Dermatitis; Oral: Magenkoliken, brauner Urin, Diarrhö. Chronische Toxizität: Erblindung („TNT-Star"), braunrote Verfärbung der Haare, Gelbfärbung von Haut und Nägeln, aplastische Anämie, Leberschäden. Therapie: Abwaschen, Sauerstoff, Bluttransfusion, Methylenblau i.v.

> Nitroaromaten bilden kanzerogene Amine.

Nitrobenzol (Mirbanöl) dient als künstliches Bittermandelöl.

1,2-Dinitrobenzol wirkt stark zyanotisch.

Dinitrotoluole und 4,6-Dinitro-*o*-kresol, schon 1882 als Pestizid eingesetzt, sind vermutlich erbgutverändernd. Die Kanzerogenität von Dinitrotoluol (Lunge), **2-Nitrotoluol** (Haut), **1-Chlor-4-nitrobenzol** (Milz, Leber), **2-Nitronaphthalin** und **4-Nitrobiphenyl** (Harnblase) sowie **2,4,7-Trinitrofluoren-9-on** (Lunge, Haut) ist bei Ratten nachgewiesen. Die akute Toxizität ist gering (120 bis 22 000 mg/kg). Der fotoelektrisch aktive Komplex aus **2,4,7-Trinitrofluoren-9-on** und Polyvinylcarbazol wird in Fotokopierern eingesetzt.

2,4,6-Trinitrotoluol (TNT) gilt als potentiell krebserzeugend. Altmunition (▶3–4) wird durch Wasserstrahlschneiden getrennt

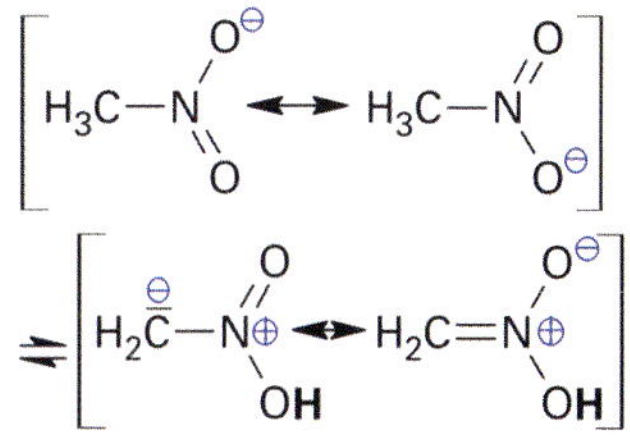

aci-Nitromethan (eine Nitronsäure)

1 Nitromethan

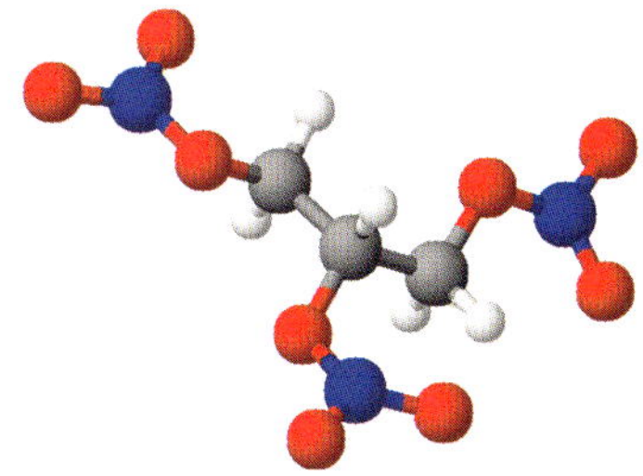

2 Nitroglycerin

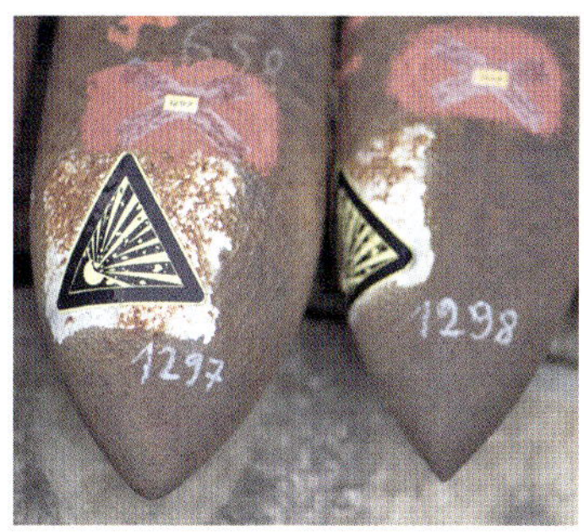

3 Munitionsaltlasten

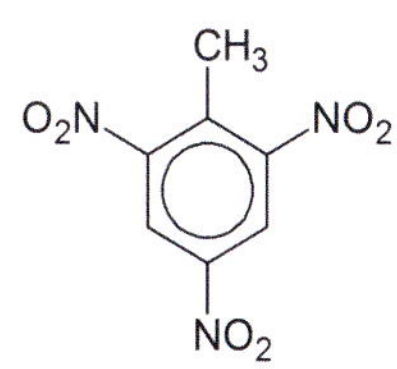

4 TNT

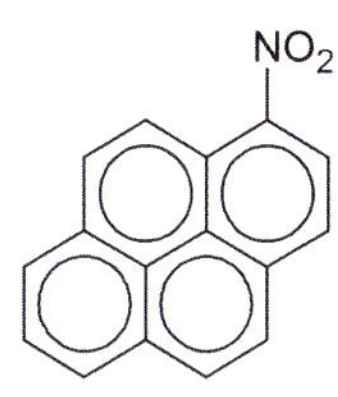

5 1-Nitropyren

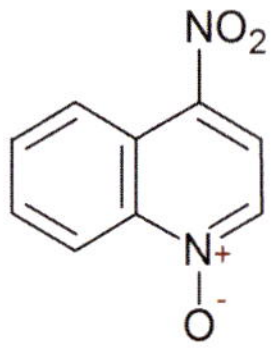

1 4-Nitrochinolin-*N*-oxid

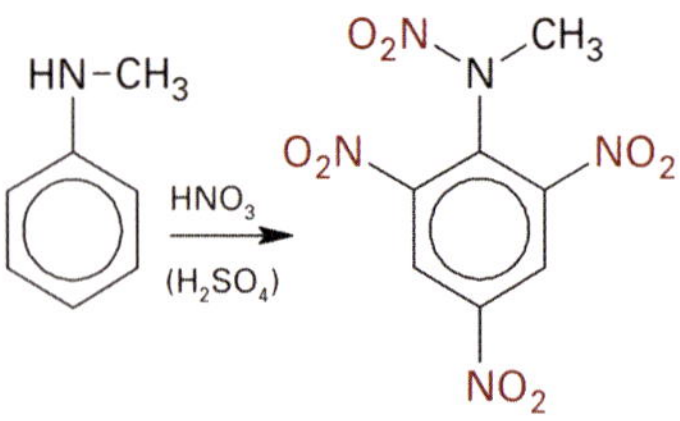

2 Tetryl-Synthese

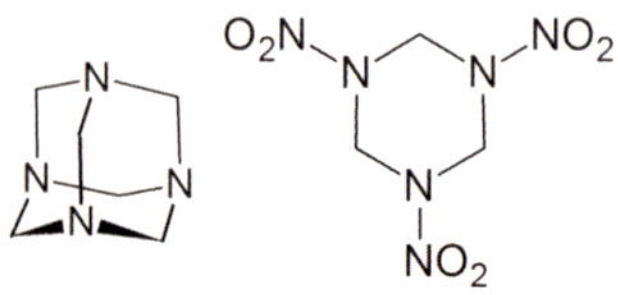

3 Urotropin Hexogen

und die Explosivstoffe im Drehrohrofen verbrannt.

2,4,6-Trinitrophenol (Pikrinsäure) wurde früher auch zum Ätzen von Metalloberflächen eingesetzt.

Polyzyklische Nitroaromaten wie 1-Nitropyren und Nitrobenzanthron in Dieselabgasen sind hochmutagen und kanzerogen. Im Stoffwechsel entstehen durch Reduktion die **Nitreniumionen** (siehe Amine ▶Kap. 4.5.1) und Epoxide (s. PAK, ▶Kap. 4.1.4). S. 197 ▶5

Nitrofurane sind ebenso kanzerogen und daher als Lebensmittelzusatz verboten.

4-Nitrochinolin-*N*-oxid dient als Modellsubstanz für Mundhöhlenkrebs. ▶1

Der Sprengstoff ***N*-Methyl-2,4,6-tetranitroanilin** (Tetryl) wird durch scharfe Nitrierung von *N*-Methyl-anilin hergestellt. ▶2

Das hochbrisante **1,3,5-Trinitro-cyclotrimethylentriamin** (Hexogen) entsteht durch Nitrierung von Hexamethylentetramin (Urotropin) und hat 6 N-Atome in einem Molekül. ▶3

Nitrosoverbindungen

***C*-Nitrosoverbindungen** R–N=O sind Oxidationsprodukte aromatischer Hydroxylamine und entstehen bei der Umsetzung von Aromaten mit Salpetriger Säure. Primäre und sekundäre aliphatische Nitrosoverbindungen sind instabil.

Nitroverbindungen		Formel	Schmelz- u. Siedepunkt °C		Dichte g/cm³	Brechzahl
Nitromethan		CH_3NO_2	– 29	101	1,131	1,380
Nitroethan		$CH_3CH_2NO_2$	– 89	114	1,045	1,390
1-Nitropropan		$CH_3CH_2CH_2NO_2$	–104	131	0,996	1,400
2-Nitropropan			– 93	120	1,024	
1-Nitrobutan		$CH_3CH_2CH_2CH_2NO_2$	– 81	153	0,968	1,408
2-Nitroethanol		$HO–CH_2CH_2NO_2$	– 80	194	1,270	
Nitrobenzol			+ 6	211	1,198	1,550
1,2-Dinitrobenzol		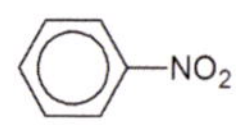	118	319	1,565	
1,3-Dinitrobenzol			90	291	1,575	
1,4-Dinitrobenzol			174	299	1,625	
2-Nitrotoluol			– 3	210	1,203	
3-Nitrotoluol		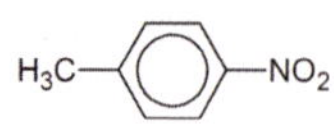	16	222	1,162	
4-Nitrotoluol			52	233	1,157	
2,4,6-Trinitrophenol	Pikrinsäure	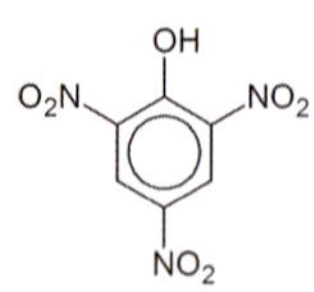	119			
1,4-Dinitrophenol			115		1,683	
2-Nitroanilin		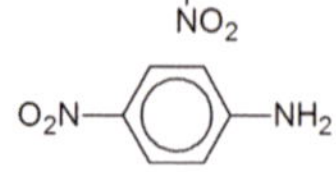	71	284	1,442	
4-Nitroanilin						
2-Nitrobenzaldehyd		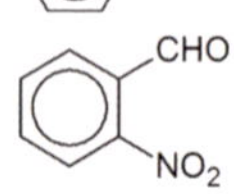	41	153^{23}		
Nitrosoverbindungen						
Nitrosobenzol		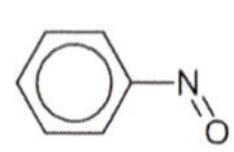	63			
Ethylnitrit	Salpetrigsäureethylester	$CH_3CH_2–O–N=O$				

A Beispiele für Nitro- und Nitrosoverbindungen

4.5.5 Nitrosamine und Nitrosamide

***N*-Nitrosoverbindungen** tragen am Stickstoffatom einer organischen Stickstoffverbindung (Amin, Amid, Harnstoff, Carbaminsäure, Guanidin) eine Nitrogruppe -N=O.

Bei der Umsetzung der Amine mit Salpetriger Säure entstehen unterschiedliche **Oxidationsprodukte**:

- Primäre Amine werden über instabile Diazoniumsalze zu Alkoholen oxidiert.
- Anilin bildet Diazoniumsalze.
- Sekundäre Amine, insbesondere schwach basische, bilden mit HNO_2, N_2O_3, NO, NO_2 oder NOCl stabile Nitrosamine.
- Tertiäre Amine sind stabil oder bilden 2-Nitrosoaromaten.

Nitrosamine

***N*-Nitrosamine** kommen in Zigarettenrauch, Schnupftabak, Räucherfisch, gepökeltem Fisch und Fleisch, Schinken, Whisky, Bier, Käse, Gummiwaren, Kosmetika und Hydraulikflüssigkeiten vor. Die gelblich-öligen Reaktionsprodukte der unprotonierten Amine mit Salpetriger Säure bilden sich auch im sauren Milieu des Magens. **Nitrit** NO_2^- entsteht durch bakterielle Reduktion aus Nitrat NO_3^- im Speichel oder ist als Pökelsalz $NaNO_2$ in Lebensmitteln enthalten. **Stickstoffoxide** wirken auch im alkalischen Medium als Nitrosierungsmittel. ▶Kap. 3.5.2

$$2\,NO_2^- + 2\,H^+ \rightarrow 2\,HNO_2 \rightarrow \mathbf{N_2O_3} + H_2O$$
$$R(R')NH + N_2O_3 \rightarrow R(R')N{-}N{=}O + NO_2^- + H^+$$

$$\text{Nitrat} \xrightarrow{\text{Bakterien}} \text{Nitrit} \xrightarrow{\text{Amin}} \text{Nitrosamin}$$

Nitrosamine bilden sich beim Erhitzen von Aminen mit Nitriten. Formaldehyd und Chlorogensäure aus Kaffee beschleunigen und Vitamin-C und Tocopherole behindern die Bildung von Nitrosaminen. Stark basische Amine wie Dimethylamin werden langsamer nitrosiert als weniger basische wie Morpholin, weil sie bei pH 3–4 in protonierter Form RNH_2^+ vorliegen.

***N,N*-Dimethylnitrosamin** (*N*-Nitrosodimethylamin, ▶1) kommt in Tabakrauch vor und wirkt im Tierversuch kanzerogen. Nitrosamine werden während der ersten Darm-Leber-Passage (First-Pass-Effekt) metabolisiert; doch erschöpft die Entgiftung oberhalb 0,04 mg/kg Körpergewicht. Cytochrom-P_{450}-abhängige Leberenzyme spalten Dimethylnitrosamin über einen instabilen Alkohol und Methylnitrosamin in ein **Methylierungsmittel**, das Nucleinsäuren und Proteine angreift. Alkohol verzögert die Entgiftung der Nitrosamine. ▶2–3

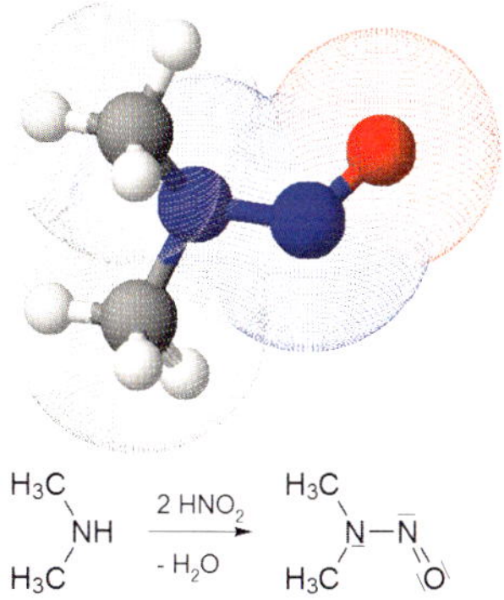

1 ***N,N*-Dimethylnitrosamin**

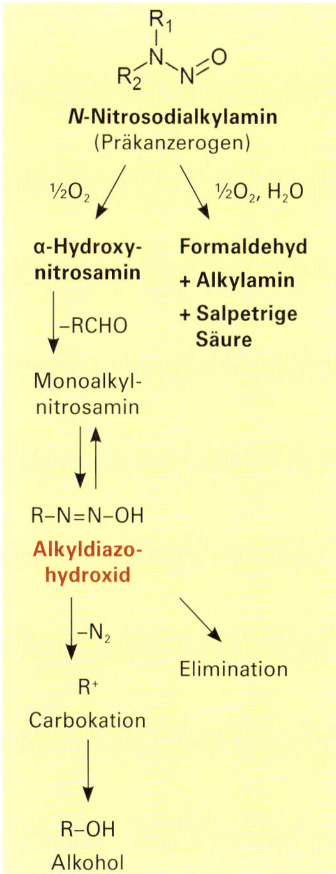

2 **Abbau von Nitrosaminen**

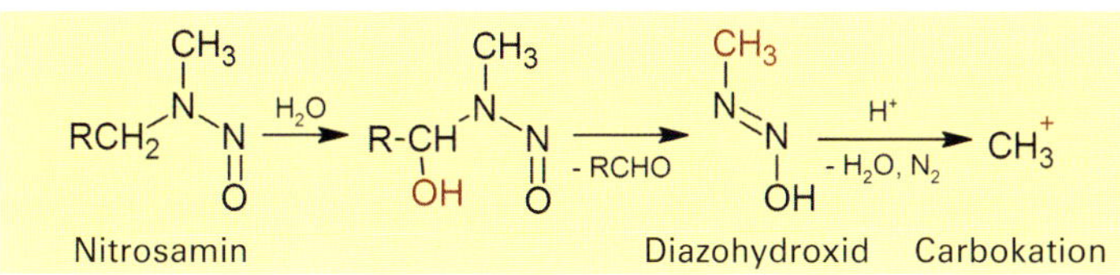

3 **Oxidative Denitrosierung von Nitrosaminen**

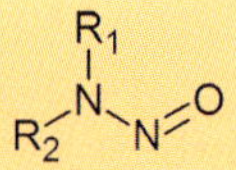

N,N-Dimethylnitrosamin
$R_1 = R_2 = CH_3$, Leber (oral)
Methyl-*n*-butyl-nitrosamin
$R_1 = CH_3$, R_2 = Bu, Speiseröhre (oral)
Dibutylnitrosamin
$R_1 = R_2$ = Bu, Leber, Blase (oral)

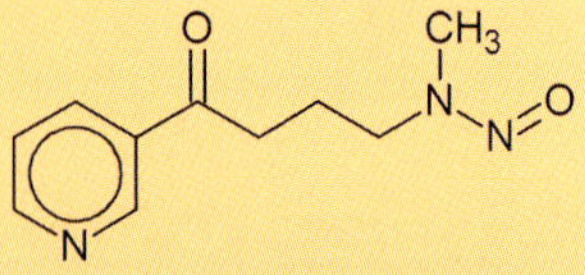

4-(Nitrosomethylamino)-1,3-pyridyl-1-butanon
(im Tabakrauch)

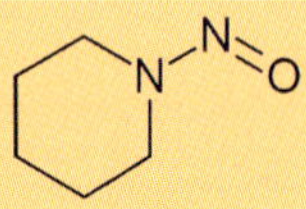

N-Nitrosopiperidin
Leber, Speiseröhre (oral, i.v.), Nasennebenhöhlen (s.c.)

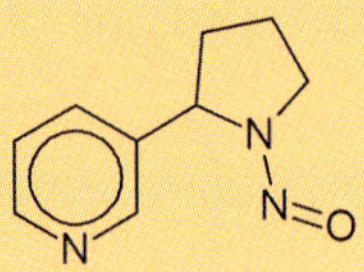

Nitrosonornicotin
(im Tabakrauch)

1 Krebserzeugende Nitrosamine (Ratte)

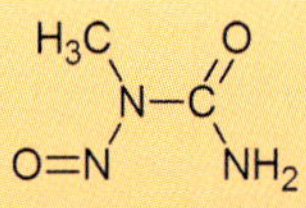

N-Nitroso-*N*-methyl-harnstoff
Magen (oral), Gehirn (i.v.), Auch Tumoren bei den Nachkommen (transplazentale Karzinogenese)

N,N'-Bis(2-chlorethyl)-nitrosoharnstoff

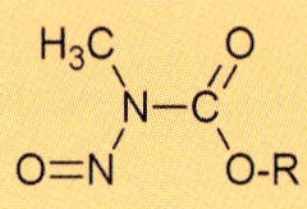

N-Nitroso-*N*-methyl-urethan
Magen (oral, Lunge (i.v.)

2 Nitrosoamide

Nitrosamine erzeugen Tumoren in praktisch allen Spezies, bei Menschen insbesondere Magenkrebs. Chronische Harnwegsinfektionen begünstigen Tumoren der Harnwege. Im Tierversuch wurden Speiseröhren-, Magen-, Leber-, Nieren und Harnwegstumoren beobachtet (≈ 2 mg/kg Körpergewicht, Ratte). ▶1

***N*-Nitrosomethylbenzylamin** gilt als giftigstes Nitrosamin: LD_{50} Ratte p.o. 18 mg/kg; das starke Leberkarzinogen ***N*-Diethylnitrosamin** hingegen ist wenig giftig (> 7500 mg/kg).

Akute Toxizität: Kachexie, Ikterus, Leberversagen, hämorrhagisches Lungenödem, Tod nach 3-7 Tagen.

> Nitrosamine (Alkylantien) wirken stark kanzerogen, ferner mutagen, teratogen und in großen Dosen zytotoxisch.

Die **Nitrosaminbelastung** von Bier (< 1 µg/L) und Fleischwaren (< 10 µg/kg) wurde durch modernisierte Malzgewinnung ohne Trocknung der Gerste an hoch erhitzter Luft und Zusatz von Ascorbinsäure beim Pökeln stark reduziert. Die Belastung in Westeuropa liegt bei etwa 0,3 µg/Tag.

Das **Pökeln von Fleischwaren** mit 0,5 % Natriumnitrit im Kochsalz hemmt das Wachstum von Bakterien wie *Clostridium botulinum*, verbessert das Aroma und stärkt die rote Farbe des Fleisches durch Bildung des hitzestabilen **Nitrosomyoglobins**.

Nitrosoprolin entsteht aus der Aminosäure Prolin im Magen-Darm-Trakt. Nitrosoprolin und andere Nitroso-Aminosäuren sind nicht kanzerogen und werden unverändert im Urin ausgeschieden. Nichtflüchtige *N*-Nitrosoverbindungen in der Nahrung sind überwiegend biologisch inaktiv.

In Kosmetika kommen flüchtige *N*-Nitrosodialkylamine, langkettige *N*-Nitroso-*N*-methyl-*N*-alkylamine sowie kanzerogene ***N*-Nitrosoalkanolamine** vor. Als Nitratquellen dienen z. B. die NO_x-freisetzenden Konservierungsstoffe Bronopol $(HOCH_2)_2CBr(NO_2)$ und Bronidox $[CH_2(OCH_2)_2CH]Br(NO_2)$.

Nitrosierte Stoffwechselprodukte

Nitrosamine, **Hydrazine**, aliphatische **Azoverbindungen** und **Azoxyverbindungen** zerfallen im Körper über dieselbe Diazohydroxid-Zwischenstufe.

Dialkylhydrazin	$R{-}NH{-}NH{-}CH_3$	→
Azoverbindung	$R{-}N{=}N{-}CH_3$	→
Azoxyverbindung	$R{-}N^+(O^-){=}N{-}CH_3$	→
Azoxyalkohol	$R{-}N^+(O^-){=}N{-}CH_2OH$	→
Nitrosamin	$R{-}NH{-}NO$	→
Diazohydroxid	$R{-}N{=}N{-}OH$	→
Diazoniumion	$R{-}N{\equiv}N^+$	→ Carbokation R^+

Das intermediäre Diazoniumion bildet unter Abspaltung von Stickstoff und Wasser das Carbokation R^+ (Carbeniumion), das DNA-Basen angreift – sofern es nicht mit Wasser primäre Alkohole oder durch Abspaltung eines Protons Alkene bildet. ▶2

***N*-Nitrosodibutylamin** zerfällt im Körper zu *N*-Nitrosobutyl-(3-carboxypropyl)amin, das Harnblasenkrebs auslöst.

4-Nitrosonornicotin im Tabakrauch, Kau- und Schnupftabak öffnet den heterozyklischen Fünfring zum R–N=N–OH und das Carbokation R^+ alkyliert direkt Guanin am O^6-Atom. Bei der Fermentation des Tabaks entstehen weitere Nitrosierungsprodukte von Alkaloiden, z. B. *N*-Nitrosoanabasin, 4-(Methylnitrosamino)-1-(3-pyridyl)-1-butanon und –butanol. S. 200 ▶1

4-(Methylnitrosamino)-1-(3-pyridyl)-1-butanol (NNAL) löst bei Rauchern Tumoren in Mundhöhle, Lunge und Speiseröhre aus. Es wird gewöhnlich am Pyridin-*N*-Atom oxidiert oder an der Carbonylgruppe reduziert und an Glucuronsäure gebunden über die Nieren ausgeschieden.

Cycasin (Methylazoxymethanol-β-D-glucosid) aus Farnpalmen *(Cycadaceae)* wird durch bakterielle Hydrolasen im Darm in Glucose und Methylazoxymethanol $CH_3–N^+(O^-)=N–CH_2OH$ gespalten.

Cimetidin und **Aminophenazon**, Medikamente, die durch Nitrosierung krebserzeugende Stoffwechselprodukte bilden, werden nicht mehr verwendet.

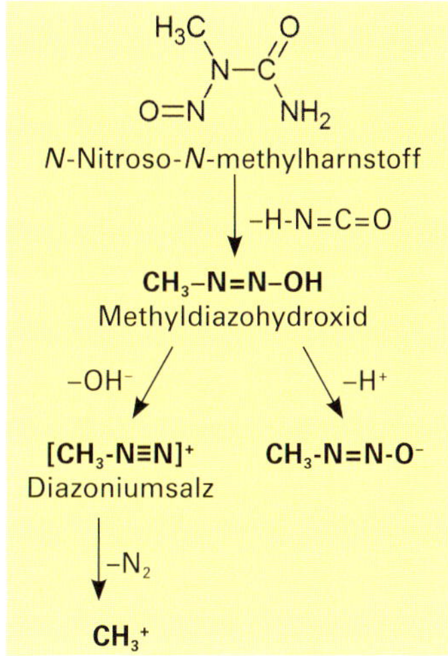

1 Zerfall von Nitrosamiden

Nitrosamide

***N*-Nitrosamide** (*N*-Nitrosoharnstoffe) $R–N(NO)–CO–NH_2$ entstehen durch Nitrosierung von Amiden. Sie zerfallen nach Abspaltung von Isocyansäure HNCO auf der Route Nitrosamid → Diazohydroxid → Diazoniumion zu alkylierenden Intermediaten, die Nucleinsäuren und Proteine angreifen. ▶1

Durch regionale Fischspeisen verursachte Magenkarzinome sind aus China bekannt. Nitrosamide spielen als Umweltgifte keine Rolle. Im Tierversuch erzeugen Alkylnitrosoharnstoffe Magentumoren (p.o.), Leukämie und neurogene Tumoren (i.v.).

***N*-Nitroso-*N*-methylnitroguanidin** dient als Standardkarzinogen im Tierversuch für Magen- und Darmtumoren.

***N,N'*-Bis(2-chlorethyl)nitrosoharnstoff** vernetzt DNA-Stränge an Guanin-Cytosin-Regionen quer und wirkt dadurch anti-neoplastisch, d. h. es hemmt am Tumorwachstum beteiligte Gene.

Nitrosamine, Hydrazine und aliphatische Azoverbindungen bilden im Körper krebserzeugende Alkylierungsmittel.

Akute Toxizität: Schädigung des Knochenmarks, Lymphopenie, Magen-Darm-Geschwüre. Stark teratogen!

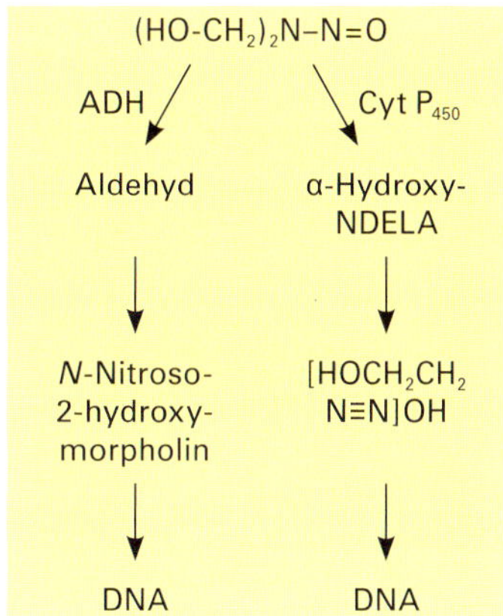

2 Aktivierung von *N*-Nitrosodiethanolamin

Kühlschmierstoffe

Kühlschmierstoffe für die Metallzerspanung und -umformung, die sekundäre Amine und Formaldehyd in alkalischem Milieu enthalten, können krebserzeugende Nitrosamine bilden, z. B. *N*-**Nitrosodiethanolamin**. ▶2

Nitrosierbare Zusatzstoffe sind: 2-Brom-2-nitropropan-1,3-diol, 2-Hydroxymethyl-2-nitropropan-1,3-diol, 5-Ethyl-3,7-dioxa-1-azabicyclo[3.3.0]octan (EDAO), Natriumdiethyldithiocarbamat, 4-(2-Nitrobutyl)-morpholin, Phenothiazin, Piperazin.

- Benzylalkoholhemiformal
- 1,3-Bis(hydroxymethyl)harnstoff
- Bis(morpholino)methan
- Hexamethylentetramin (Urotropin)
- *N*-Methylolchloracetamid
- *N,N',N"*-Triethylhexahydro-1,3,5-triazin

3 Formaldehydabspalter

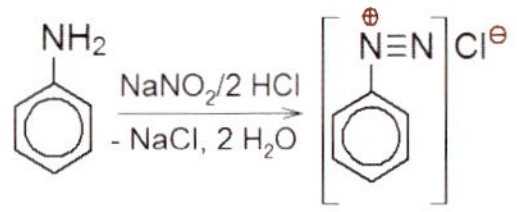

1 Diazoniumsalz

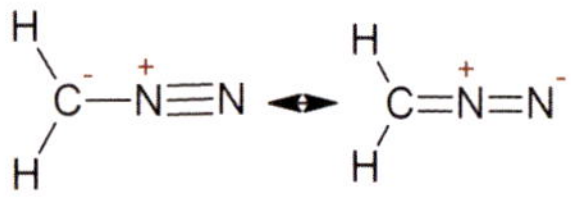

2 Diazomethan

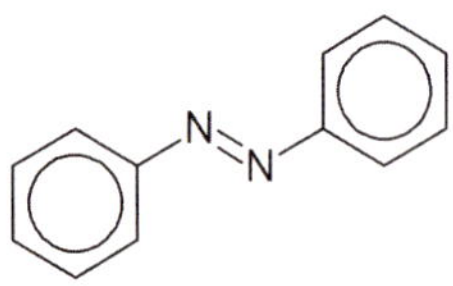

3 Azobenzol

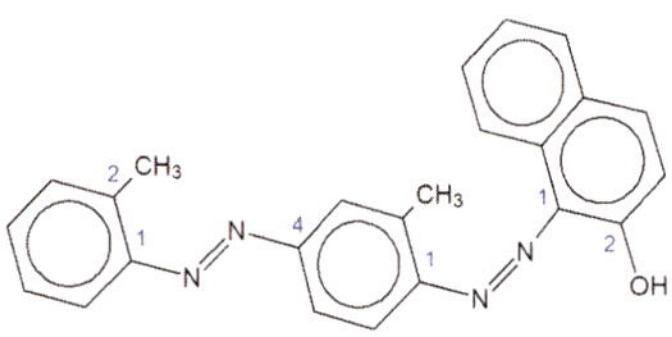

4 Scharlachrot

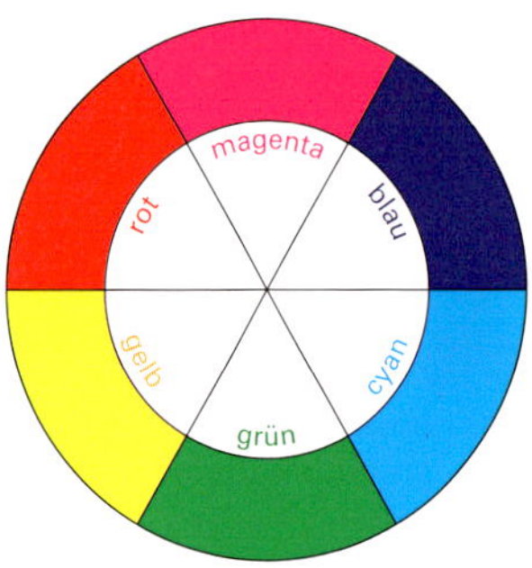

5 Komplementärfarben

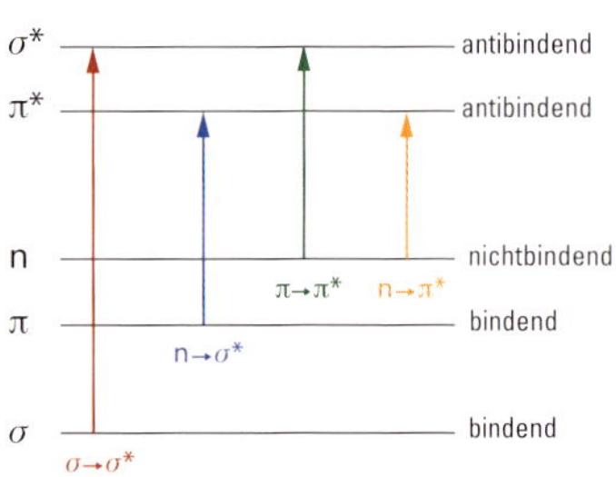

6 Elektronenübergänge

Auch **Stickstoffoxide** wirken nitrosierend; Nitrit entsteht durch bakterielle Reduktion aus Nitrat. Die Bildung von *N*-Nitrosooxazolidinen aus Bioziden ist in der Praxis unbedeutend.

Formaldehydabspalter dienen zur bakteriellen Desinfektion von Schmiermitteln. S. 201 ▶3

Gummiadditive

In **Gummi** findet die Nitrosaminbildung durch Reaktion nitrithaltiger Salzbäder mit **Vulkanisationsbeschleunigern** statt.

- Tetramethylthiuramdisulfid $[(CH_3)_2N\text{-}CS\text{-}S]_2$ bildet Demethylnitrosamin.
- Zinkdibutyldithiocarbamat $Zn[S\text{-}CS\text{-}N(C_4H_9)_2]$ bildet Dibutylnitrosamin.
- Dimorpholinyldisulfid und Morpholinyl-2-benzo-thiazylsulfonamid bilden *N*-Nitrosomorpholin.
- *N*-Nitrosodiphenylamin wurde früher als Vulkanisationsverzögerer eingesetzt.

4.5.6 Diazoniumsalze und Farbstoffe

Aromatische Amine wie Anilin bilden mit Salpetriger Säure **Diazoniumsalze**; sie spalten oberhalb 0 °C Stickstoff ab. ▶1

Diazomethan CH_2N_2 ist durch alkalische Hydrolyse von *N*-Methyl-*N*-nitrosocarbonsäureamiden, -sulfonsäureamiden oder Harnstoffen zugänglich. Aliphatische Amine zerfallen sofort zu Alkoholen; als Zwischenstufen treten Carbokationen auf. Mit Halogenid oder Alkoxidionen entstehen Halogenalkane bzw. Ester. Im Tierversuch zeigt sich Diazomethan kanzerogen. ▶2

Azoverbindungen sind Alkylierungsmittel.

Azofarbstoffe

Azoverbindungen R–N=N–R werden zum Färben von Textilien und Lebensmitteln eingesetzt, ▶Kap. 6.

Azofarbstoffe entstehen durch Kupplung (elektrophile Substitution) von Diazoniumsalzen (ein Anilin- oder Naphthylaminderivat) mit der Kupplungskomponente (Phenole, Naphthole). Scharlachrot (1-[2-Methyl-4-(2-methylphenylazo)-phenylazo]-2-naphthol) besteht aus *o*-Methylanilin und Naphthol. ▶3–4

Aromatisches Amin → Diazoniumsalz → Azofarbstoff

Farbstoffe absorbieren aus dem Spektrum des sichtbaren Lichtes (400–800 nm) den Anteil, der ihrer Komplementärfarbe entspricht. Lichtwellen regen Elektronen in den zur Lichtabsorption fähigen **chromophoren Gruppen** des Moleküls (C=C, C=O, C=N, C=S, N=O) in unbesetzte höhere Orbitale an ($\pi\rightarrow\pi^*$- und $n\rightarrow\pi^*$-Übergänge). ▶5–6

Damit der Farbstoff licht- und waschecht färbt, sind zusätzlich „verstärkende" **auxochrome Gruppen** am konjugierten System notwendig.

a) Donorgruppen (basisch: NH_2, NHR, NR_2, sauer: OH, OCH_3) wirken farbvertiefend, d. h. sie verschieben das Absorptionsmaximum des Farbstoffes zu langen Wellen hin (bathochromer Effekt, Rotverschiebung). Aus dem roten **Azobenzol** (Diphenyldiazen) wird durch Anfügen einer NH_2-Gruppe das *p*-Aminoazobenzol (Anilingelb).

b) Akzeptorgruppen (NO_2, COOH, CN, SO_3H) oder Antiauxochrome wirken elektronenziehend, farberhöhend (hypsochromer Effekt, Blauverschiebung) und verbessern die Wasserlöslichkeit.

c) Salzbildung wirkt farbvertiefend (Halochromie). In saurer Lösung erscheint **Methylorange** (▶1) gelb, in basischer Lösung rot. Das 4-(4-Dimethylaminophenylazo)benzolsulfonsäure Natriumsalz wird aus Sulfanilsäure (*p*-Aminobenzolsulfonsäure) in salzsaurer Lösung bei 0 °C und Azokupplung mit *N,N*-Dimethylanilin gewonnen. Wegen der sterischen Behinderung bildet sich bei der elektrophilen Substitution kein *ortho*-Produkt. Die Verbindung ist giftig. LD_{50} (Ratte oral) 60 mg/kg.

Kanzerogene Azofarbstoffe

Benzidin und seine Derivate, **Aminoazobenzol** sowie **Aminonaphthalin** bilden sich rückwärts aus Azofarbstoffen durch 1. reduzierend tätige Darmbakterien und 2. Azoreduktasen in der Leber und anderen Geweben. Die Spaltprodukte sind im Urin nachweisbar und erzeugen Blasenkrebs. ▶2

> Azofarbstoffe des Benzidins sind kanzerogen.

Triphenylmethanfarbstoffe

Triphenylmethanfarbstoffe sind leuchtstark, aber nicht licht- und waschecht. Einige lösen möglicherweise Krebs aus. ▶3, 5

Phenolphthalein (3,3-Bis(4-hydroxyphenyl)phthalid) der Indikator für die Säure-Base-Titration, wird durch Erwärmen von Phenol, Phthalsäureanhydrid und Schwefelsäure hergestellt.

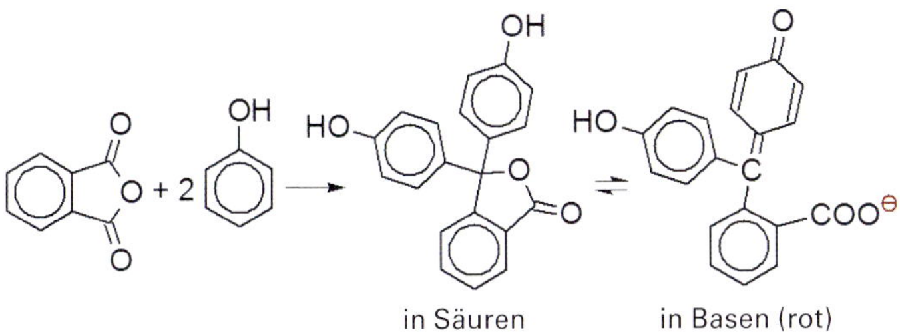

Fluorescein (2-(6-Hydroxy-3-oxo-(3H)-xanthen-9-yl)benzoesäure) wird aus Phthalsäureanhydrid und Resorcin hergestellt. In Wasser und verdünnten Alkalien rufen schon Spuren von Fluorescein eine intensive gelbgrüne Fluoreszenz hervor. 10 kg Fluorescein lösten 1877 das Rätsel der Donauversickerung bei Immendingen, als sich 60 Stunden später die Aach im Hegau gelb färbte. ▶4

Eosin, das rote Trinatriumsalz des Tetrabromfluoresceins, entsteht bei der Bromierung von Fluorescein in Eisessig.

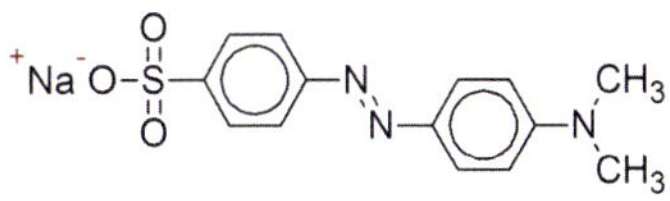

1 Methylorange

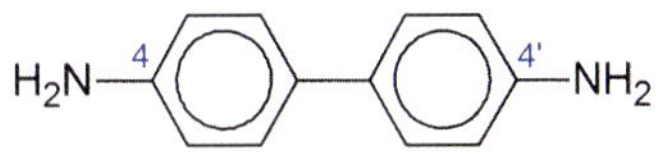

2 Benzidin

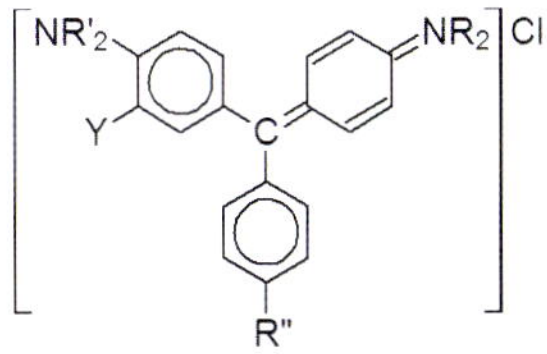

	R	R'	R''	Y
Malachitgrün	CH_3	CH_3	H	H
Fuchsin	H	H	NH_2	CH_3
Kristallviolett	CH_3	CH_3	CH_3	H

3 Triphenylmethanfarbstoffe

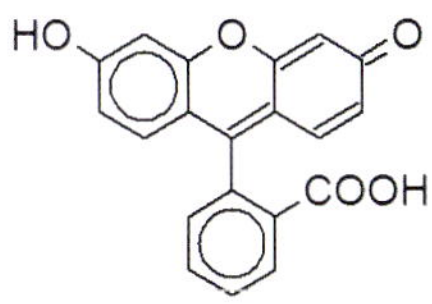

4 Fluorescein

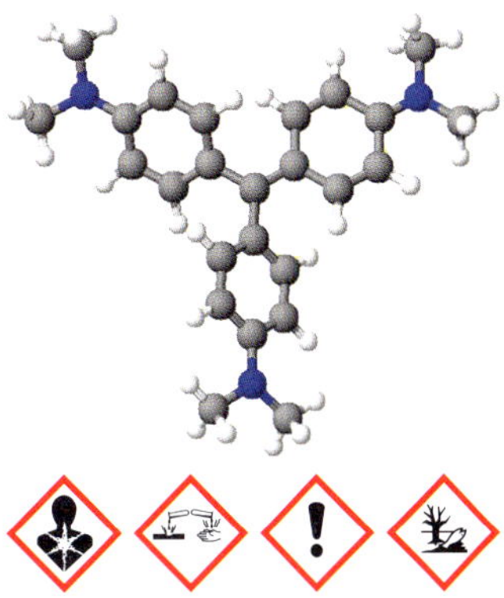

5 Kristallviolett

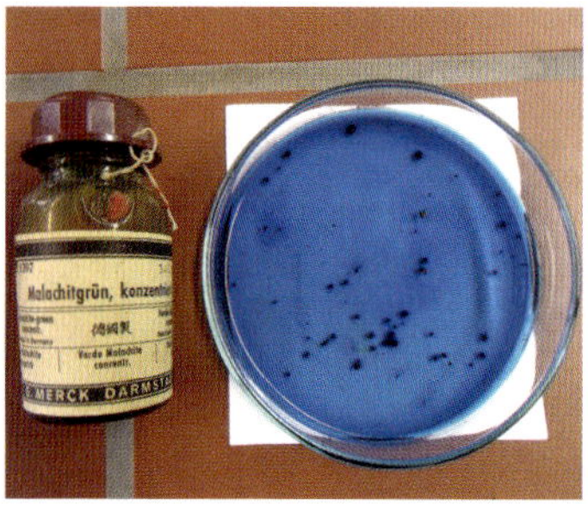

1 Malachitgrün

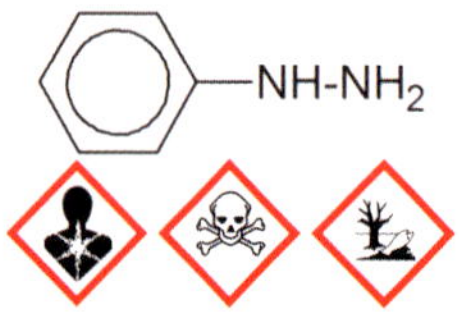

2 Hydrazobenzol

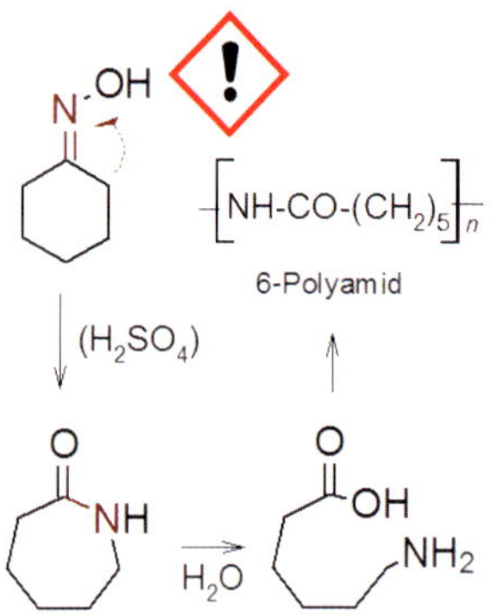

3 *Beckmann*-Umlagerung

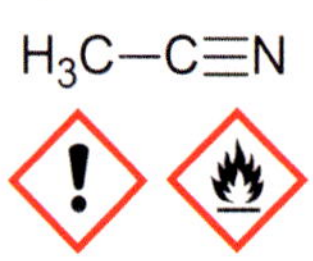

4 Acetonitril

Fuchsin (Magenta) wird aus gleichen Teilen Anilin, *o*-Toluidin und *p*-Toluidin in Gegenwart von Nitrobenzol (als Oxidationsmittel) und Salzsäure hergestellt. Durch SO_2 entfärbte Fuchsinlösung (fuchsinschweflige Säure, *Schiff*-Reagenz) zeigt Aldehyde durch Rotviolettfärbung an. Möglicherweise kanzerogen!

Kristallviolett (Hexamethylparafuchsin, S. 203 ▶5) ist das Kondensationsprodukt aus 4,4'-Bis(dimethylamino)benzophenon und *N,N*-Dimethylanilin in Gegenwart von $POCl_3$. Kristallviolett bildet mit Iod einen Charge-transfer-Komplex, der „grampositive" Staphylo- und Streptokokken blau und „gramnegative" Salmonellen, Gono- und Meningokokken rot färbt.

Malachitgrün: Benzaldehyd kondensiert mit 2 mol *N,N*-Dimethylanilin in Gegenwart von wasserfreiem Zinkchlorid zur farblosen „Leukobase", die durch Oxidation (Luft, PbO_2, MnO_2) in saurer Lösung in den grünen Farbstoff übergeht. Malachitgrün ist möglicherweise reproduktionstoxisch. ▶1

4.5.7 Hydrazoverbindungen

Phenylhydrazin (Hydrazobenzol, ▶2) entsteht durch Reduktion von Benzoldiazoniumchlorid mit salzsauerer Natriumsulfitlösung. Es wirkt kanzerogen und mutagen im Tierversuch.

4.5.8 Aminoxide, Hydroxylamine und Oxime

Die Oxidationsprodukte der Amine sind teilweise kanzerogen.

Aminoxide

Tertiäre Amine bilden mit Peroxiden **Aminoxide** R_3NO, in denen eine nahezu ionische N–O-Bindung vorliegt. Beim Erwärmen zerfallen sie in Alkene (*Cope*-Eliminierung).

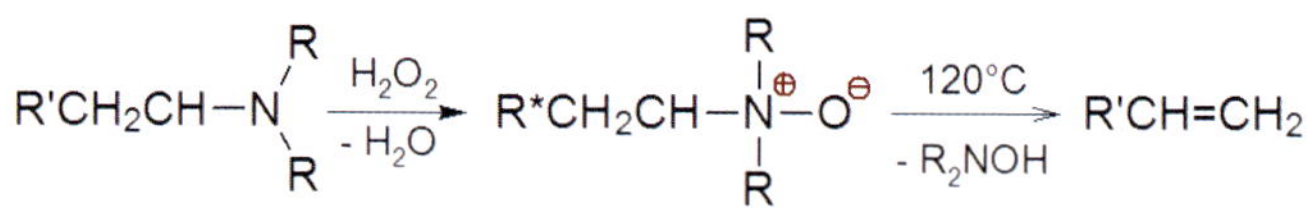

Primäre und sekundäre Amine ergeben **Hydroxylamine** $R_2N–OH$, die mutagene **Nitreniumionen** bilden (▶Kap. 4.5.1).

Oxime

Oxime $R_2C{=}NOH$ sind die nucleophilen Additionsprodukte von Hydroxylamin NH_2OH an Ketone. Sie können zu sekundären Aminen reduziert, zu Nitroalkanen oxidiert und zu Nitrilen (nur bei RCH=NOH) hydrolysiert werden. In rauchender Schwefelsäure formiert das wenig giftige **Cyclohexanonoxim** in das Säureamid Caprolactam um (*Beckmann*-Umlagerung). ▶3

Hydroxamsäuren RCO–NHOH sind die Additionsprodukte von Hydroxyalamin an Carbonsäuren.

4.5.9 Nitrile

Nitrile (Alkylcyanide, RC≡N) sind Vorstufen von Carbonsäuren. Bei der S_N2-Reaktion von Alkylhalogeniden mit Natriumcyanid in Aceton entstehen **Isonitrile** RN≡C als S_N1-Nebenprodukte.

Das „ambidente" Cyanidion reagiert bevorzugt am stärker nucleophilen C-Atom, weniger am N-Atom. Nitrile hydrolysieren in wässriger Lösung in Säureamide und weiter in Carbonsäuren. Die katalytische Reduktion oder Einwirkung starker Reduktionsmittel (Na/Ethanol, $LiAlH_4$) liefert Amine. Umgekehrt gelangt man zu Nitrilen durch scharfe Dehydratisierung von Säureamiden. S. 206 ▶Tabelle A

> Nitrile sind weitaus weniger giftig als Blausäure.

Acetonitril $CH_3C{\equiv}N$, ein wenig giftiges, reizendes, brennbares aprotisches Lösungsmittel, ist aus Dimethylsulfat und Natriumcyanid zugänglich. Es wird auch durch die Mundschleimhaut resorbiert. S. 204 ▶4 und ▶Kap. 3.2.2

Acrylnitril $H_2C{=}CH{-}CN$ (Propennitril, Vinylcyanid) ist eine haut- und schleimhautreizende, giftige, hochentzündliche Flüssigkeit zur Herstellung von Acrylfasern und ABS-Polymeren. Es bildet im Körper das mutagen-kanzerogene 2-Cyanoethylenoxid, das, wie auch Acrylnitril direkt, an Glutathion gebunden und entgiftet wird (CN → COOH, CN → OH, CN → SCN). Die kanzerogene Wirkung beim Menschen ist nicht sicher belegt. ▶Kap. 4.1.2

Isonitrile: Primäre Amine reagieren mit Chloroform in Natronlauge zu hochgiftigen, ekelhaft riechenden Isonitrilen (Isocyaniden), was man zum Aminnachweis nutzen kann.

$$RNH_2 + CHCl_3 + 3\ NaOH \rightarrow R{-}N{\equiv}C + 3\ NaCl + 3\ H_2O$$

4.5.10 Isocyanate, Carbamate und Urethane

Isocyanate sind die Reaktionsprodukte aus Aminen mit dem giftigen Carbonyldichlorid (Phosgen); sie sind wichtige Ausgangsstoffe für Polyurethane. ▶1–4

$R{-}NH_2$	+	$COCl_2$	→	$R{-}N{=}C{=}O$
Primäres Amin		Carbonyldichlorid		Isocyanat

Das sehr giftige **Methylisocyanat** CH_3NCO (MIC) löste 1984 das Chemieunglück in Bhopal aus; es siedet bereits bei 39 °C und zerfällt bei Wasserkontakt stark exotherm in Amin und CO_2.

Toluol-2,4-diisocyanat (TDI) wird aus Diaminotoluol und Phosgen hergestellt. Diisocyanate sind haut- und augenreizende Inhalations- und Lebergifte; bei Arbeitern tritt durch zunehmende Empfindlichkeit der Bronchien (Hyperreagibilität) Asthma auf. Möglicherweise ist die Substanz kanzerogen.

> Isocyanate verursachen Asthma.

Urethane sind die gewöhnlichen Ester und **Carbamate** die *N*-substituierten Ester der Carbaminsäure $NH_2{-}COOH$, die man sich als „Aminoameisensäure" vorstellen kann. Von der Grundstruktur sind Urethane und Carbamate dasselbe.

Ethylcarbamat ($CH_3CH_2O{-}CONH_2$) löst im Tierversuch Lungen-, Leber-, Haut- und Blutkrebs aus. **1-Naphthyl-*N*-methylcarbamat** wird durch Erhitzen von CH_3NCO mit 1-Naphthol als Herbizid hergestellt.

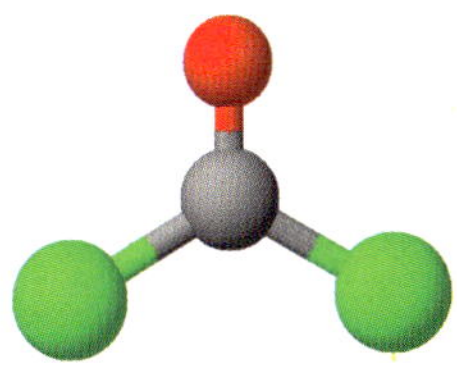

1 Phosgen $COCl_2$

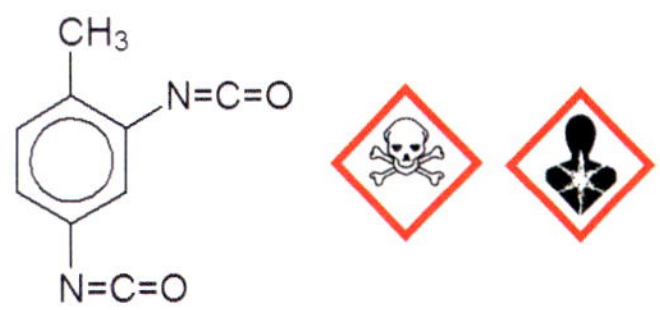

2 Toluol-2,4-diisocyanat (TDI)

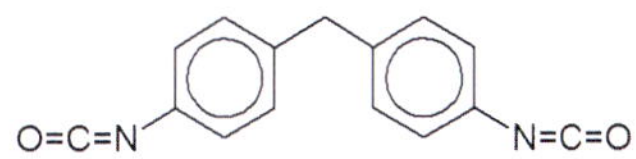

3 Diphenylmethan-4,4'-diisocyanat (MDI)

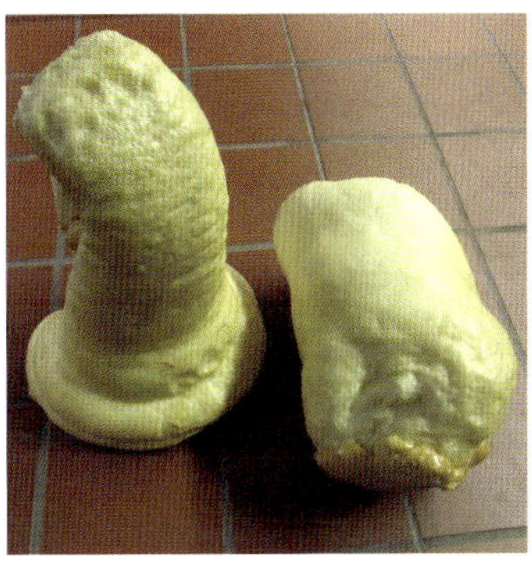

4 Polyurethanschaum

Nitrile		Formel	Schm./Siede-temp. °C		Dichte g/cm³	Brech-zahl
Ethannitril	**Acetonitril**, Methylcyanid	$CH_3{-}C{\equiv}N$	–46	82	0,777	1,342
Propannitril	Propionitril, Ethylcyanid	$CH_3CH_2{-}C{\equiv}N$	–92	97	0,781	
n-Butannitril	*n*-Butyronitril	$CH_3CH_2CH_2{-}C{\equiv}N$	–112	118	0,794	
Benzonitril	Phenylcyanid	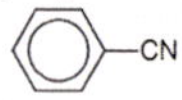	–13	191	1,005	
Cyanmethylbenzol	Benzylcyanid	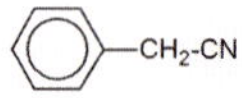	–24	233	1,018	
Propandinitril	Malononitril	$N{\equiv}C{-}CH_2{-}C{\equiv}N$				
Isocyanate						
Isocyanmethan	Methylisocyanid	$CH_3{-}N{\equiv}C$	–45	59	0,742	1,343
Isocyanbenzol	Phenylisocyanid	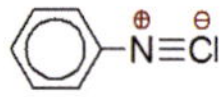		166	0,977	
(Iso)Thiocyanate						
Allylisothiocyanat		$H_2C{=}CH{-}CH_2{-}N{=}C{=}S$				
Phenylisothiocyanat	Phenylsenföl	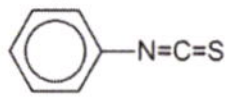				
Benzylthiocyanat	Benzylrhodanid	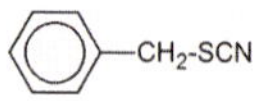				
Urethane						
Urethan	Carbaminsäureethylester, Ethylcarbamat	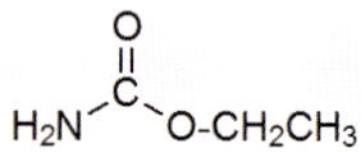				
Kohlensäureamide						
Guanidin		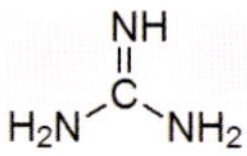				
Semicarbazid		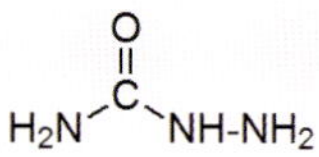				
Harnstoff	Urea (Rest: Ureido-)	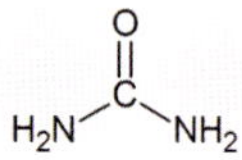	133	zers	1,32	1,484
Biuret	Carbamoylharnstoff	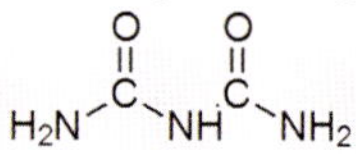	193		1,47	
Thioharnstoff	Thiourea	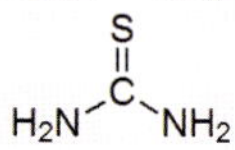				
Zyklische Harnstoffe						
Cytosin	4-Amino-2(1*H*)-pyrimidinon	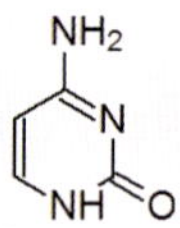				
Harnsäure	7*H*-Purin-1,6,8(1*H*,3*H*,9*H*)-trion	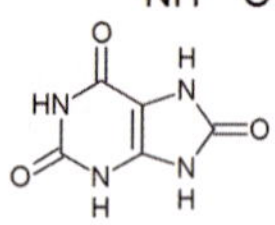				
Pyrimidinbasen			Y	R	kurz	
Uracil	2,4(1*H*,3*H*)-Pyrimidindion	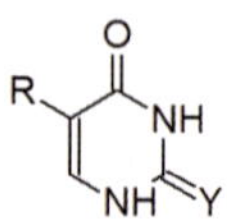	=O	–H	**Ura**	
Thymin	5-Methyl-2,4(1*H*,3*H*)-Pyridimidindion		=O	$-CH_3$	**Thy**	
Thiouracil	2,3-Dihydro-2-thioxo-4(1*H*)-pyrimidinon		=S	–H	**Sur**	
Purinbasen						
9*H*-Guanin	2-Amino-9*H*-Purin-6(1*H*)-on	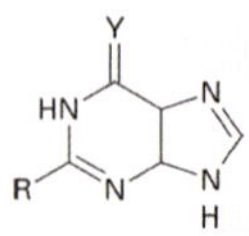	=O	$-NH_2$	**Gua**	
9*H*-Hypoxanthin	9*H*-Purin-6(1*H*)-on		=O	–H	**Hyp**	
9*H*-Thiohypoxanthin	9*H*-Purin-6(1*H*)-thion		=S	–H	**Shy**	
9*H*-Xanthin	9*H*-Purin-2,6(1*H*,3*H*)-dion		=O	=O	**Xan**	3 NH

A Kohlenstoff-Stickstoff-Verbindungen

R–NH_2	+	Cl–COOR′	→	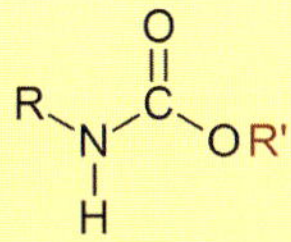
Primäres Amin		Chlorameisensäureester		Urethan
R–N=C=O	+	R′–OH	→	
Isocyanat		Alkohol oder Phenol		Carbamat

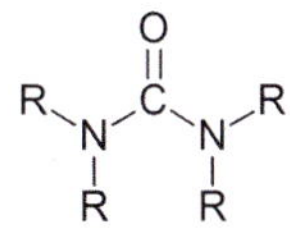

1 Harnstoff-Derivate

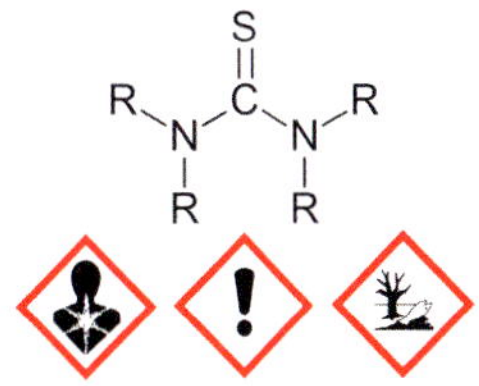

2 Thioharnstoff-Derivate

4.5.11 Harnstoff- und Thioharnstoffderivate

Harnstoff NH_2-CO-NH_2 ist nicht als gefährlich eingestuft.

Harnstoffderivate werden z. B. für Herbizide aus sekundären Aminen (R_2NH) und $COCl_2$ hergestellt, **Thioharnstoffderivate** aus primären Aminen (RNH_2) und CS_2. Auf phosgenfreiem Weg sind Harnstoffderivate aus Urethanen oder Kohlensäureestern zugänglich.

$$R_2NH + R'O{-}CONH_2 \rightarrow R_2N{-}CO{-}NH_2 + R'OH$$
$$2\ R_2NH + R'O{-}COOR' \rightarrow R_2N{-}CO{-}NR_2 + 2\ R'OH$$

Thioharnstoff (NH_2-CS-NH_2) und seine heterozyklischen Derivate wirken als Thyreostatika, d. h. sie verhindern die Oxidation von Iodid zu Iod in der Schilddrüse und damit die Hormonbildung. Thioharnstoff ist vermutlich kanzerogen und teratogen.

Melamin (2,4,6-Triamino-1,3,5-triazin, Cyanursäuretriamid, ▶3) entsteht durch Zyklisierung von Harnstoff; es dient zur Herstellung von Formaldehyd-Melamin-Harzen, als Vernetzer, Flammschutzmittel und Textilfärbemittel. Es ist unlöslich und nicht als gefährlich eingestuft. Hohe Dosen führen zu Blasensteinen und chronischen Entzündungen, bis hin zu Tumoren. Cyanursäure (1,3,5-Triazin-2,4,6-triol) könnte die giftige Wirkung verursachen, ist aber nicht als gefährlich eingestuft. ▶4

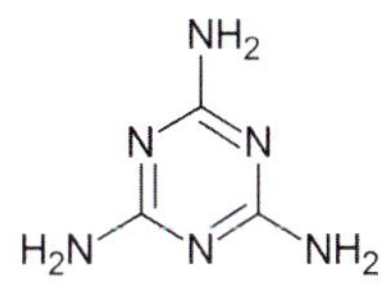

3 Melamin

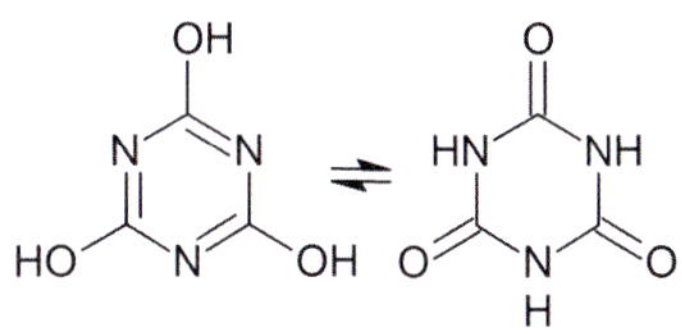

4 Cyanursäure

Isothiocyanate (Senföle, R–N=C=S) sind die Reaktionsprodukte aus Isocyanaten mit Sulfiden (P_2S_5/HgO). Sie ergeben mit Aminen Thioharnstoffderivate und mit Alkoholen Thiourethane. Reduktion und saure Hydrolyse führen zu Aminen. Phenylisothiocyanat wirkt giftig und sensibilisierend beim Einatmen. ▶5

5 Phenylisothiocyanat

4.6 Nicht genotoxische Kanzerogene

Krebs kann ohne Einwirkung von Mutagenen entstehen. Je schneller sich Zellen teilen, umso größer ist die Wahrscheinlichkeit für Fehler, weil die DNA-Reparatur während der Zellteilung (Replikation, Mitose) weniger aktiv ist. Das Krebsrisiko durch **epigenetische**, d. h. nicht genotoxische (nicht mutagene) Kanzerogene ist für den Menschen dennoch gering. ▶6

> Epigenetische Kanzerogene sind nicht mutagen und wirken erst oberhalb einer Schwellenkonzentration (NOAEL).

a) Zytotoxische Chlorkohlenwasserstoffe verursachen Zellnekrosen (Zelltod), daraus folgt eine gesteigerte Zellteilung zum Ersatz des zerstörten Gewebes (regenerative Hyperplasie).

Zellvermehrung durch Zytotoxizität
CCl_4

Zellproliferation durch rezeptorvermittelte Wirkungen
Östradiol, Phthalate, polybromierte Biphenyle, Ciprofibrat

Stimulierung der Zellteilung ohne Hormonwirkung
Phenobarbital

6 Epigenetische Kanzerogene

Komplette Kanzerogene (Tumorinitiatoren)
schädigen die DNA, mutagen,
lösen DNA-Reparatur aus,
irreversibel, additiv,
ohne Wirkungsschwelle

Tumorpromotoren (bedingt krebsauslösende Faktoren)
reagieren nicht mit DNA,
nicht mutagen,
steigern die Zellteilung,
reversibel, können additiv oder nicht-additiv sein,
Wirkungsschwelle möglich

1 Krebsriskofaktoren

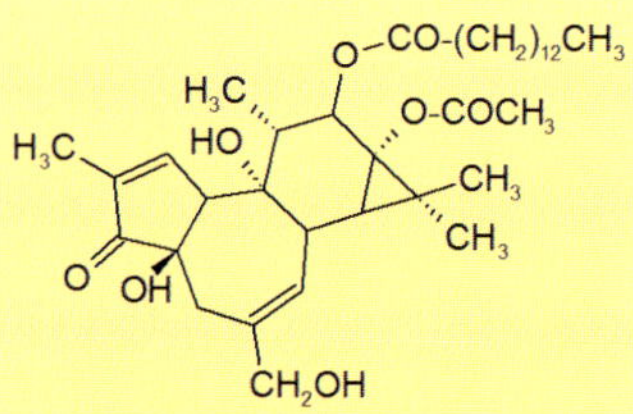

12-Tetradecanoyl-phorbol-acetat (TBA)

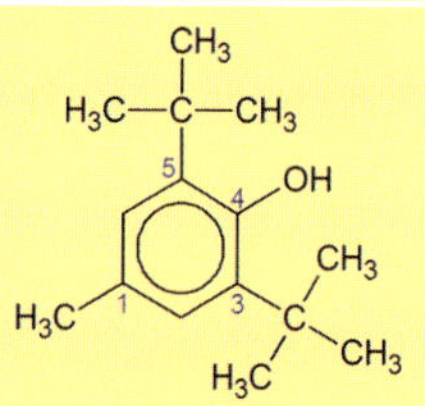

3,5-Di-*tert*-butyl-4-hydroxytoluol (BHT)

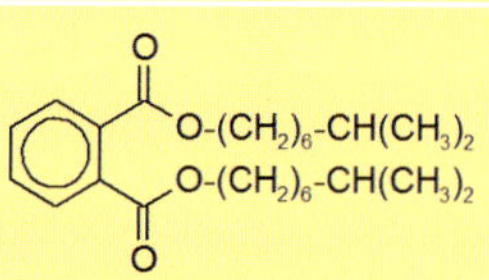

Diisononylphthalat

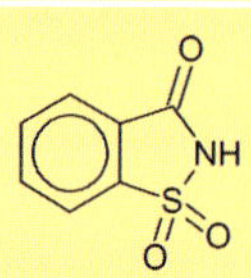

Saccharin

2 Tumorpromotoren

b) Hormonartige Wirkstoffe wirken nicht zytotoxisch; doch in hoher Langzeitdosierung regen sie die Zellteilung (additive Hyperplasie) an. Beispiele sind Progesteron, Östrogen, Diethylstilbestrol, Dopamin, Thioharnstoff, **Phytoöstrogene** (in Naturstoffen), **Xenoöstrogene** (in Umweltmedien, z. B. **Phthalate**).

c) Tumorpromotoren verkürzen die Latenzphase nach Einwirkung des Kanzerogens oder steigern die Anzahl der Tumoren pro Tier. Sie stören die Signalübertragung während der Zellteilung oder verhindern den programmierten Zelltod (Apoptose) „kranker" Zellen. **Cokanzerogene** wirken – im Gegensatz zu Promotoren – nur bei zeitgleicher Gabe mit dem Initiator. ▶1–2

■ **Crotonöl** aus dem Samen des Wolfsmilchgewächses *Croton tiglium* enthält 12-Tetradecanoyl-phorbol-13-acetat (TBA), das die Hyperproliferation über zwei Signalwege bewirkt:

(1) Proteinkinase C → Kinase ERK → Transkriptionsfaktor c-Fos → Transkriptionsfaktor AP-1 → Promotor

(2) Proteinkinase C → Kinase ERK → c-Myc → Promotor

■ **PAK, Dioxine, polychlorierte Biphenyle, Flavonoide** (Curcurmin), Prostgladine, Bilirubin und Protonenpumpeninhibitoren (Omeprazol) binden an den Arykohlenwasserstoffrezeptor (**Ah-Rezeptor**) im Zytoplasma, der mit dem Hitzeschockprotein Hsp90 und der Tyrosinkinase c-Src zusammenhängt. Der Ligand-Rezeptor-Komplex wandert in den Zellkern, wird dort komplexiert und bindet an Genregionen („Xenobiotika-Response-Elemente"), die wichtige **Entgiftungsenzyme** codieren (Cytochrom P_{450}, Dehydrogenasen, Transferasen, Cyclooxygenasen). Ein Repressorprotein unterdrückt die Aktivierung des PAK-Ah-Komplexes zur vermehrten Proteinsynthese, z. B. in menschlichen Fibroblasten.

■ Organische **Halogenverbindungen** (Dioxine, DDT, Flammschutzmittel), **Alkylphenole** und **Arylether**, langkettige **Carbonsäuren** wie 2-Ethylhexansäure, ungesättigte Fettsäuren, Orotsäure, sowie Phenobarbital sind Tumorpromotoren.

d) Peroxisomen-Proliferatoren – wie Phthalate, Prostaglandine und Leukotriene – regen den „Peroxysomenproliferator aktivierenden Rezeptor" im Zellkern zur Bildung der Zellorganellen an, die Peroxidasen und andere für den Fettsäureabbau zuständige Enzyme ausschütten. Beim Menschen sind tumorigene Wirkungen durch „oxidativen Stress" nicht nachgewiesen. Bei Ratten erzeugen Clofibrat, Phthalate und 1,1,2-Trichlorethen Leberkrebs.

e) Immunosuppressoren unterdrücken die körpereigene Immunantwort und erhöhen das Krebsrisiko an einzelnen Organen; z. B. Azathioprin, 6-Mercaptopurin, Ciclosporin A.

f) Fremdkörper erzeugen durch „lokalen Stress" freie Radikale. Der Süßstoff Saccharin löst in hoher Dosierung Blasenkrebs bei Ratten aus, indem ausfallende Kristalle das Blasenepithel chronisch reizen.

Stoffklasse		**3B Verdacht** auf krebserzeugende Wirkung in vitro oder im Tierversuch (ohne Grenzwert)	**4 Nicht-genotoxische Kanzerogene** (mit Grenzwert)	**5 Genotoxische Kanzerogene** (mit Grenzwert)
Metalle	Metallverbindungen	Bleichromat, Chromcarbonyl Molybdäntrioxid Quecksilber[verbindungen] Rhodium[verbindungen] Selen[verbindungen], H_2Se	*n*-Butylzinnverbindungen *n*-Octylzinnverbindungen Phenylzinnverbindungen	--
Metalle	Staub A = alveolengängig	Calciumnatriummetaphosphat Magnesiumoxidsulfat Ruß (Carbon Black) Steinkohlegrubenstaub (A) Talk (A)	--	--
Metalle	Fasern	*p*-Aramid (Fasern), Halloysit, Nemalith, Schlackenwolle, Sepiolith		--
	Alkene	Ethen	Polyacrylsäure (vernetzt, neutral)	Isopren, Styrol
	Aromaten	Biphenyl, Pyrolyseprodukte, Cumol	Ethylbenzol	--
Halogenverbindungen	Fluorverbindungen	2,2-Dichlor-1,1,1-trifluorethan (R123) 1,1-Difluorethen (R1132a)	Perfluoroctansäure[salze]	--
Halogenverbindungen	Chlorverbindungen	Chlordan Chlordecon (Kepone) Chlorethan Chlorierte Biphenyle Chlormethan 3-Chlor-2-methylpropen Chlorparaffine 3-Chlorpropen (Allylchlorid) 1,1-Dichlorethen (Vinylidenchlorid) 1,2-Dichlorpropan 1,1,2,3,4,4-Hexachlor-1,3-butadien 1,1,2,2-Tetrachlorethan Tetrachlorethen 1,2,4-Trichlorbenzol 1,1,2-Trichlorethan	Heptachlor Hexachlorbenzol Lindan, HCH 2,3,7,8-Tetrachlordibenzo-*p*-dioxin (TCDD) Tetrachlormethan Trichlormethan Polychlorierte Biphenyle (PCB)	--
Halogenverbindungen	Bromverbindungen	Bromchlormethan Brommethan Ethidiumbromid Tribrommethan (Bromoform)	--	--
Sauerstoffverbindungen		Ozon	--	--
Sauerstoffverbindungen	Alkohole Phenole	Furfurylalkohol Isopropylöl (Rückstand) Phenol 2-Propen-1-ol	Butylhydroxytoluol (BHT)	Ethanol
Sauerstoffverbindungen	Ether Lactone	1,2-Dichlormethoxyethan Diglycidylether Methyl-*tert*-butylether (MTBE) *iso*-Propylglycidylether	2-Butoxyethanol 1,2-Epoxypropan	--
Sauerstoffverbindungen	O-Heterozyklen	1-Butoxy-2,3-epoxypropan	Dioxan Tetrahydrofuran (THF)	--
Sauerstoffverbindungen	Carbonylverbindungen	1,4-Benzochinon Benzoylchlorid 2-Butenal Chloracetaldehyd Cyclohexanon 2-Furyl-methanal Glyoxal (Ethandial) 2-Propenal 3,5,5-Trimethyl-2-cyclohexen-1-on	Formaldehyd Glutardialdehyd	Acetaldehyd

A Krebsverdächtige Arbeitsstoffe (MAK- und BAT-Werte-Liste der DFG, jährlich aktualisiert)

Stoffklasse		**3B Verdacht** auf krebserzeugende Wirkung	**4 Nicht-genotoxische Kanzerogene**	**5 Genotoxische Kanzerogene**
	Ester	Chlorameisensäuremethylester	2-Butoxyethylacetat Di-*n*-butylphthalat Di-(2-ethylhexyl)phthalat (DEHP)	--
	Peroxide	Peroxyessigsäure	Wasserstoffperoxid	--
Stickstoffverbindungen		Stickstoffdioxid	--	--
Stickstoffverbindungen	Amine	3-Amino-9-ethylcarbazol Aminofen 5-Chlor-*o*-toluidin 3,3'-Diaminobenzidin[·4HCl] Diethanolamin 2,5-Dimethoxy-4-chloranilin *N,N*-Dimethylanilin, Diphenylamin 4-Methoxyanilin *N*-Methyl-*N*-2,4,6-tetranitroanilin Phenylendiamin (*o*-, *m*-, *p*-) *N*-Phenyl-2-naphthylamin (PBNA) *p*-Toluidin	Anilin *N*-Vinyl-2-pyrrolidon	--
Stickstoffverbindungen	N-Hetero-zyklen	Amitrol (Triazolylamin) *N*-(2-Hydroxyethyl)-3-methyl-2-chinoxalincarboxamid-1,4-dioxid (Olaquindox) Pyridin *N,N',N''*-Triethylhexahydro-1,3,5-triazin (Formaldehydabspalter)	--	--
Stickstoffverbindungen	Amide	Acetamid *N*-Methylolchloracetamid (Formaldehydabspalter)	--	--
Stickstoffverbindungen	Carbamate	Diethylcarbamidsäurechlorid	--	--
Stickstoffverbindungen	Isocyanate	4-Chlorphenylisocyanat 1,5-Naphthylendiisocyanat	Diphenylmethan-4,4'-diisocyanat und „polymeres MDI" (Staub)	--
Stickstoffverbindungen	Nitrile	2-Chloracrylnitril Chlorthalonil	--	--
Stickstoffverbindungen	Nitro-verbindungen	1-Chlor-[2 und 4]-nitrobenzol 1,2-Dichlor-4-nitrobenzol Dinitrobenzol (alle Isomeren) Dinitronaphthalin (alle Isomeren) Glycerintrinitrat 2-Nitro-4-aminophenol Nitrobenzol Nitromethan 1-Nitronaphthalin 2-Nitro-*p*-phenylendiamin Nitropyrene (Isomere) 3-, 4-Nitrotoluol 2,4,7-Trinitrofluorenon 2,4,6-Trinitrophenol (Pikrinsäure)	--	--
Stickstoffverbindungen	Nitroso-	*N*-Nitrosodiphenylamin	--	--
Stickstoffverbindungen	Nitrosa-mine	Kühlschmierstoffe (Nitritkomponente für Nitrosaminbildung)	--	--
Stickstoffverbindungen	Hydrazine	Phenylhydrazin	--	--
Schwefel-verbindungen		1,4-Butansulton Thioharnstoff Imidazolidin-2-thion(Ethylenthioharnstoff) Mercaptobenzothiazol	Schwefelsäure	--
Phosphor-verbindungen		Dimethylhydrogenphosphit Trimethylphosphat	Tri-*n*-butylphosphat	--
Naturstoffe		Holzstaub	--	--

4.7 Sensibilisierende Stoffe

Überempfindlichkeitsreaktionen (Allergien) sind überschießende oder falsche Reaktionen des Immunsystems auf ein Allergen. **Sensibilisierende Stoffe** rufen Allergien der Haut, der Atemwege und der Augenbindehäute hervor. Statt Dosis-Wirkungs-Kurven können nur qualitative Aussagen über Risikogruppen oder eine genetische Disposition gemacht werden.

4.7.1 Allergietypen

Die Immunreaktion beruht auf körpereigenen **Antikörpern**, die das körperfremde **Antigen** binden und eine **Sensibilisierung** herbeiführen. Beim erneuten Allergenkontakt werden spezifische Krankheitsbilder ausgelöst. ▶2

a) **Typ-I-Allergene** sind Pollen, Hausstaubmilben, Tierhaare, Insektengifte, Pilze, Nahrungsallergene, Antibiotika, Metallsalze und Chemikalien in Kosmetika und Reinigungsmitteln. Sie binden an **Immunglobulin-Antikörper** (IgE) und verursachen den Freisatz gefäßaktiver **Mediatoren** (Signalstoffe und Gewebehormone), die eine allergische **Sofortreaktion** auslösen.

1. **Atopie**: Rhinitis (Schnupfen), Dermatitis (Hautausschlag), Blepharitis und Konjunktivitis (Entzündung der Augenlider und Bindehäute), Asthma bronchiale (Atemnot durch Verengung der sich in die Lunge verzweigenden Luftröhre = Bronchien), Urtikaria (Nesselsucht).
2. **Anaphylaxie**: heftige bis lebensgefährliche Reaktion bei Antigenkontakt mit Atembeschwerden und Kreislaufversagen (anaphylaktischer Schock).

Angezogen durch Mediatoren, wandern in der **Spätphase** nach einigen Stunden T-Lymphozyten, Neutrophile, Eosinophile, Monozyten und Makrophagen in das entzündete Gewebe. ▶1

1. Sensibilisierung

- **T-Lymphozyten** (T-Helferzellen $CD4^+$-TH2) binden das Antigen; Signalstoff Interleukin IL-4
- B-Lymphozyten reifen zu IgE-produzierenden Plasmazellen
- **IgE** bindet an spezifische Allergenrezeptoren auf Mastzellen und Basophilen

2. Allergenkontakt mit dem IgE-Antikörper

Freisatz von **Mediatoren**: Histamin, Proteasen, Leukotriene, Prostaglandine, Thromboxan, Lipide

3. Spätphase:

chronische Entzündung

1 Ablauf der Typ-I-Reaktion

	Typ I	Typ II	Typ III	Typ IVa	Typ IVb
Name	Soforttyp, Analphylaxie	zytotoxische Reaktion	Immunkomplex	verzögerte, zellvermittelte Immunität	
Reaktion	IgE-Antikörper	IgG, IgM	IgG (IgM)	T-Helferzellen	Killerzellen
Auslösezeit	**Minuten**	**Stunden**	**Stunden**	**Tage**	
Mediatoren	Histamin, Leukotriene	Killerzellen, Serumproteine	Proteasen, Serumproteine	Lymphokine, Monokine	zytotoxische Zellreaktion
Antigen/ Allergen (Ag)	löslich	zellgebundene Antigene	löslicher Ag-Ig-Komplex	Antigene auf Körperzellen	
Beispiele für Allergene	Salicylate, Amine, Pollen	Mikroorganismen, D-Penicillamin, α-Methyldopa, Sulfonamide	Schimmelpilze, Isocyanate	Nickel, Chrom(at), Formaldehyd, Pikrinsäure, Epoxidharz, Tenside	
Beispiele für Erkrankungen	Anaphylaxie, Atopie	Myasthenia gravis, autoimmunhämolytische Anämie	Serumkrankheit, Farmerlunge	Kontaktdermatitis, Fotoallergie, Transplantatabstoßung	

2 Typen von Hypersensitivität

Dermatitis	oberflächliche Entzündung der Haut (Ekzem) mit Bläschen, Rötung, Ödem, Sekret absondernd, verkrustend, schuppend, juckend
Kontaktdermatitis	akute oder chronische Entzündung nach Kontakt mit reizenden Substanzen (Säuren, Laugen, Phenol, Seife, Aceton) oder Allergenen (Medikamente, Pflanzenteile, Gerbstoffe, Metalle, Farbstoffe, Kosmetika), Fototoxinen und Fotoallergenen (Steinkohlenteer, Schmieröle, Psoralen, Sulfonamide u. a.)
atopische Dermatitis	chronische, juckende Hautentzündung bei Allergikern (z. B. Neurodermitis, Heuschnupfen, allergisches Asthma, allergische Urtikaria)
seborrhoische Dermatitis	Entzündung von Kopfhaut und Gesicht mit gelben Schuppen an Haarlinie, Ohren, Augenbrauen, Nasensteg, Brustbein, z. B. bei Neugeborenen, Kindern und bei neurologischen Erkrankungen
nummuläre Dermatitis	chronische Entzündung, münzförmig, bläschenartig, verkrustet, schuppend, juckend, besonders bei trockener Haut im Winter und emotionalem Stress
chronische Dermatitis	chronisch entzündliche Hautausschläge an Händen und Füßen durch 1. Umgang mit Chemikalien (Kontaktdermatitis), 2. Waschlösungen („Hausfrauenekzem"), 3. Pompholyx (Dishydrose, Blasen), 3. Psoriasis (Schuppenflechte), 4. Pilzinfektion

1 Hautkrankheiten und durch Überempfindlichkeit ausgelöste Krankheiten

1. Sensibilisierungsphase (nach Hautkontakt)

Langerhans-Zellen (Monozyten-**Makrophagen** in der Haut)

- erzeugen carriergebundenes Antigen; setzen IL-1 frei
- präsentieren **T-Lymphozyten** ($CD4^+$-TH1, $CD8^+$) das Antigen

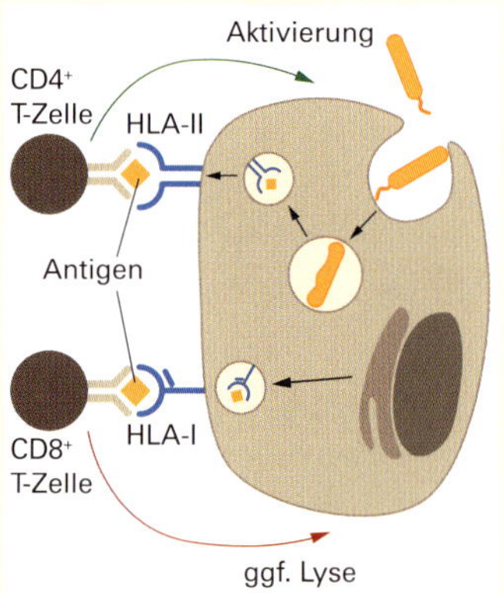

2. Manifestationsphase (beim erneuten Kontakt)

- Vermehrung der aktivierten zytotoxischen **T-Helferzellen** ($CD4^+$-TH1, IL-2, IFN-γ) bzw. **Killerzellen** ($CD8^+$)
- Auflösung der antigentragenden Zelle

2 Ablauf der Typ-IV-Reaktion

Verschwindet das Antigen, klingt die Immunreaktion wieder ab.

> **Sensibilisierung** bedeutet die verstärkte (sekundäre) Immunantwort bei erneutem Antigenkontakt. **Immunglobuline** (Ig) sind eiweißartige Antikörper, die nach Antigenkontakt von B-Lymphozyten oder Plasmazellen gebildet werden.

Anaphylaktoide oder **pseudoallergische Reaktionen** laufen ohne IgE-Sensibilisierung ab, z. B. gegen iodhaltige Kontrastmittel, Salicylate, Morphin, Curare und Dextrane.

b) Typ-II-Allergene sind Mikroorganismen und mehrzellige Parasiten; sie werden von **Immunglobulin**-Antikörpern erkannt und durch Serumproteine des Komplementsystems oder zytotoxische Killerzellen des Immunsystems zerstört.

Das **Komplementsystem** besteht aus Glycoproteinen, die an Ig-Antikörpern oder Zellwänden enzymatisch in aktive Teile gespalten werden. Das Fragment C3 markiert Fremdstoffe für Fresszellen. Der Membran-Attack-Komplex aus C5b-C6-C7-C8-C9 löst fremde Zellen durch Porenbildung auf.

c) Typ-III-Allergene, wie Schimmelpilze, Polymerpartikel und Isocyanate, verklumpen mit dem Antikörper zu einem löslichen **Immunkomplex**, der sich in Gefäßen und Geweben ablagert. Dies aktiviert über Serumproteine (C3a, C5a) die **Granulozyten** zum Fraß der Fremdstoffe, wobei gewebeschädigende Enzyme freigesetzt werden. Lokale Entzündungen sind die Folge.

Kontaktallergien

Niedermolekulare Lösemittel und andere Stoffe rufen verzögerte allergische **Kontaktekzeme** hervor. Durch Reizung der Haut werden Interleukine (IL) freigesetzt, die Makrophagen (*Langerhans*-Zellen) zur Wanderung zu **T-Lymphozyten** (T-Zellen) in den nächstgelegenen Lymphknoten aktivieren. Die T-Zellen erkennen den Makrophagen am **Histokompatibilitätsantigen** als Antigen-präsentierendes Molekül (HLA-II) oder abzutötende Fremdzelle (HLA-I). Mit der antigenspezifischen Rezeptorstruktur vermehren sich die T-Zellen und führen die Sensibilisierung herbei. S. 212 ▶2

Typ-IV-Allergene sind Vollantigene aus einem Molekül (Hapten) an einem großen Transportprotein (Carrier MHC-II); sie werden von den spezifisch **sensibilisierten T-Lymphozyten** (TH1) angegriffen: Der Untertyp $CD8^+$ arbeitet direkt als zytotoxische Killerzelle gegen die fremdstoffbehaftete Zelle, der Untertyp $CD4^+$ ruft über Signalstoffe andere Fresszellen herbei.

Zusätzlich werden **natürliche Killerzellen** (NK) ohne Immunisierung, allein durch den an die Zielzelle gebundenen Antikörper aktiv (ADCC = antikörperabhängige zelluläre Zytotoxizität). Nach der Immunantwort sterben die Helferzellen ab; es verbleiben langlebige, inaktive Gedächtniszellen, die bei neuem Antigenkontakt eine schnelle Immunantwort ermöglichen.

Zytokine

Zytokine sind die Kommunikationsproteine (Mediatoren) zwischen den Immunzellen. ▶1

- **Interleukine: IL-1** aus Makrophagen regt T-Lymphozyten zur Bildung von T-Helferzellen an, deren aktive Form **IL-2** absondert, um andere Lymphozyten (T, B, NK) zu aktivieren. **IL-4** stimuliert die Immunglobulin-Synthese. **IL-6** aktiviert in der Leber gebildete **Plasmaproteine** (Acute-Phase-Proteine), die z. B. Entzündungen und Fieber auslösen. ▶2
- **Interferon** (IFN-γ) weckt Makrophagen, T- und B-Lymphozyten und natürliche Killerzellen des Immunsystems, sowie menschliche Leukozytenantigene (HLA-II), die der Markierung körperfremder Stoffe für T-Helferzellen dienen.

Nachweis von Allergenen

Der Nachweis des Sensibilisierungsvermögens an Meerschweinchen mittels eines die Immunantwort verstärkenden *Freund*-schen Adjuvans (FCA-Test) kann zur Überbewertung des Sensibilisierungsrisikos verleiten. Der *Buehler*-Test (ohne Adjuvans) und der offene Epikutantest sind weniger irreführend. ▶Kap. 1.3.4

Die Kontaktallergie gegen **Nickel** ist weit verbreitet, aber von mäßigem Sensibilisierungsvermögen (▶3). **Sulfite, Benzoesäure, Acetylsalicylsäure** und **Tartrazin** (Farbstoff) rufen bei Erstkontakt allergieähnliche Symptome hervor, aber eine Immunreaktion läuft nicht ab. **Detergentien** wie Natriumdodecylsulfat und polare Lösungsmittel wie Dimethylsulfoxid erhöhen die Durchlässigkeit der Haut für Fremdstoffe.

4.7.2 Tenside

Grenzflächenaktive Substanzen in Wasch- und Reinigungsmitteln, Emulgatoren und Lebensmittelzusatzstoffen bestehen aus einem hydrophoben Kohlenwasserstoffskelett und hydrophilen Gruppen (COOH, SO_3H, NH_4^+, OH). In Wasser lagern sich Tensidmoleküle zu kugelförmigen Gebilden (Micellen) zusammen.

Interferone

Interleukine

TNF (Tumor-Nekrose-Faktor)

Chemokine:
Aminocysteinderivate

Monokine:
Botenstoffe der Monozyten (Vorstufe der Makrophagen)

Wachstumsfaktoren:
VEGF, CSF

1 Zytokine

CRP (C-reaktives Protein) zerstört Bakterienzellwände

Komplementprotein-Fragmente

C3b markiert Antigene/Immunzellen für die Phagozytose

C3a, C5a (Anaphylatoxine) setzen u. a. bei Anaphylaxie Mediatoren aus Mastzellen frei

2 Acute-Phase-Proteine

Nickel
Tenside
2,4-Dinitrochlorbenzol Chlormethylimidazolin Diphenylcyclopropenon Quadratsäure-diethylester *p*-Nitrobenzoylbromid

3 Kontaktallergene

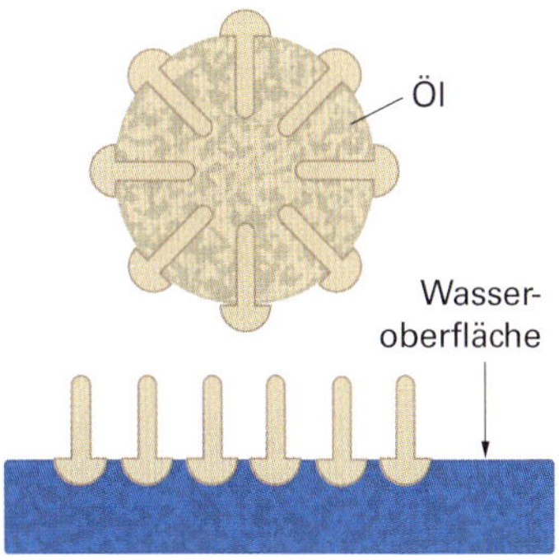

4 Micelle

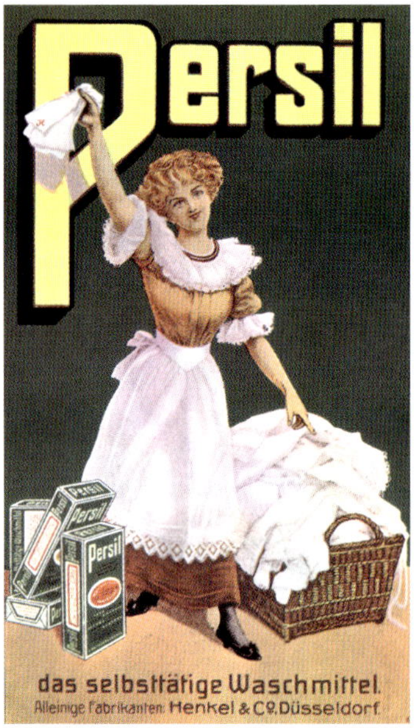

1 Persil-Werbung 1907

Die hydrophoben Reste weisen nach innen, während die polaren Gruppen mit dem Wasser in Kontakt stehen. Auf der Wasseroberfläche breiten sich monomolekulare Schichten von Stäbchenmolekülen aus, deren unpolare Reste aus der Flüssigkeit ragen. Die Grenzflächenspannung des Wassers wird dadurch herabgesetzt, Textilfasern werden leichter benetzt und das Wasser dringt in kapillare Räume vor. Die abgelösten lipophilen Schmutzpartikel (Fett, Öl) werden von Tensidmolekülen umhüllt und mit der Waschlösung fortgespült. S. 213 ▶4, ▶1

a) Anionische Tenside liegen als Salze von Alkancarbonsäuren, Sulfonsäuren oder Schwefelsäureestern vor.

Seifen, die Alkalisalze höherer Carbonsäuren ($RCOO^-Na^+$), werden durch Hydrolyse natürlicher Tierfette und Pflanzenöle mit überhitztem Wasserdampf (175 °C, MgO, 45 bar) und anschließende Neutralisation mit Natronlauge hergestellt. Kern- und Leimseifen taugen zur Körperpflege, aber nicht als Waschmittel für Textilien. Im harten Wasser gelöste Calcium- und Magnesiumionen bilden unlösliche „Kalkseifen", die sich als „Grauschleier" auf Textilien niederschlagen. Die Kaliumsalze bilden Schmierseifen.

Metallseifen mit Schwermetallen wie Zink-, Blei- und Cadmiumstearat dienen als Stabilisatoren für Polyvinylchlorid (PVC).

Alkylarylsulfonate bilden koch- und wasserhärtebeständige Waschmittel. Statt verzweigter Alkylketten werden heute biologisch abbaubare geradkettige Alkylreste (C_{11} bis C_{13}) an den Benzolkern substituiert (▶2). **Dialkylnaphthalinsulfonate** dienen als Netz-, Dispergier- und Schaummittel von geringer Waschkraft. Naphthalin lässt sich mit Alkoholen (C_3 bis C_6) in Gegenwart von Schwefelsäure gleichzeitig alkylieren und sulfonieren. Aliphatische **Alkylsulfonate** ($R_1R_2CHSO_3Na$) mit unterschiedlich langen Alkylresten sind bedeutsam als stark entfettende Netz-, Wasch-, Reinigungs- und Emulgiermittel, z. B. für Bohröle, Textilhilfsstoffe und Emulsionspolymerisation. Sie entstehen durch Verseifung von Alkylsulfonsäurechloriden mit Natronlauge oder Sulfoxidation von Alkanen (SO_2, O_2, UV-Licht).

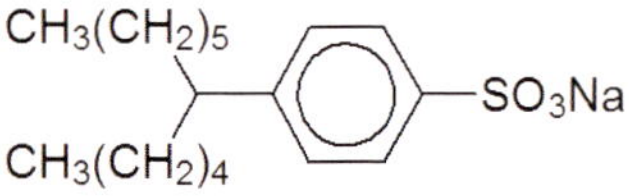

2 Anionisches Tensid: Alkylarylsulfonat

Fettalkoholsulfate $R\text{-}O\text{-}SO_3H$ sind Ester langkettiger Alkohole (C_{12} bis C_{18}) mit konzentrierter Schwefelsäure oder Chlorsulfonsäure. Sie sind biologisch abbaubar, wasserlöslich, von hoher Waschkraft und Wasserhärtebeständigkeit, jedoch nicht kochfest und neigen zur Vergrauung. Hexadecansäure wird zum Zwischenprodukt Fettalkohol reduziert und dann verestert. Sekundäre Alkylsulfate ($R_1R_2CH\text{–}O\text{–}SO_3Na$) sind weniger bedeutsam. Ungesättigte Alkanole werden zur Vermeidung von Additionsreaktionen mit Natriumchlorsulfonat oder SO_3 in Pyridin verestert.

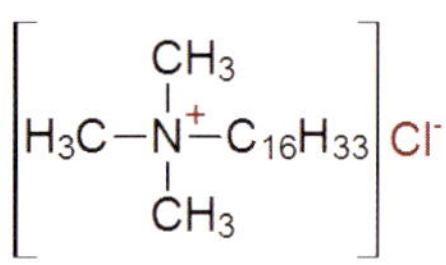

3 Kationisches Tensid: quartäres Ammoniumsalz

b) Kationische Tenside sind Salze mit quartären Ammoniumionen $[NR_4]^+$, z. B. Hexadecyl-trimethyl-ammoniumchlorid. Sie werden in Weichspülmitteln, Flotations- und Färbehilfsmitteln, Desinfektionsmitteln und Fällmitteln für Proteine in der Textil- und Lederindustrie eingesetzt. ▶3

c) Amphotere Tenside (ampholytische Tenside) sind Zwitterionen mit anionischen und kationischen Gruppen, z. B. Betaine ($^+NR_3\text{-}CH_2COO^-$) in Haarwaschmitteln und Badezusätzen.

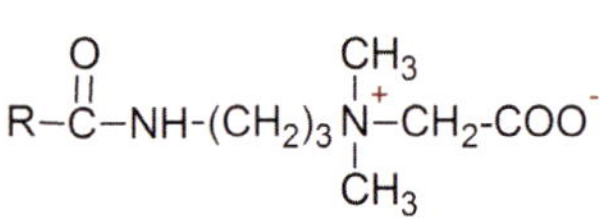

4 Amphotensid: Betainstruktur

Aminoxide (R_3NO) für Shampoos und Schaumbäder sind durch Oxidation von Fettaminen mit Wasserstoffperoxid zugänglich. **Fettamine** wie *N,N*-Dimethyldodecylamin sind biologisch abbaubar, aber wirken toxisch auf Fische und Wasserlebewesen. S. 214 ▶4

d) Nichtionische Tenside sind ungeladene Polyether und Polyester; sie werden durch Veretherung von Fettalkoholen bzw. Alkylphenolen mit Ethylenoxid gewonnen.

Kapillarinaktive Zusatzstoffe in Waschmitteln dienen der optischen Aufhellung und Hydrophobierung. ▶1

Toxikologie: Bei intensivem Langzeitgebrauch sind Hautschäden möglich. Natriumsilicate in Scheuermitteln erhöhen die Alkalität (pH ≈ 10) gegenüber Flüssigreinigern (pH ≈ 8). Kationische Tenside werden praktisch nicht resorbiert. Anionische und nichtionische Tenside wirken reizend auf Mundschleimhaut, Speiseröhre und Magen. Die Aufnahme von 1000 mg/kg Körpergewicht gilt als ungefährlich. Symptome: Übelkeit, Erbrechen, Durchfall, Leibschmerzen.

Therapie: Augen mit Wasser spülen. Bei Verschlucken Wasser oder Tee geben und Entschäumer (Dimeticon) verabreichen. Magenentleerung nur bei Suizidversuchen mit großen Mengen.

> Bei Schaumbildung im Atemtrakt kein Erbrechen auslösen!

Optische Aufheller
4,4′-Bis(5″-phenylamino-3″-hydroxyl-triazinyl-amino)stilben-2,2′-disulfonsäure

Verdickung und Versteifung
(von Textilien)
wasserlösliche Kolloide (Gelatine, Alginsäure, Stärke, Pflanzenschleime), Polymere (Polyacrylamid, Polyvinylalkohol, Celluloseether)

Polykondensationsvorstufen
Phenol-, Harnstoff-, Melaminharze für knitterfreie Textilien

Hydrophobierung
Siliconharze, Aluminiumseifen, Alkylharnstoffe, Alkoxymethylpyridiniumsalze

1 Kapillarinaktive Additive

Typ	Gruppe (R meist C_{12} bis C_{18})		Synthese
anionisch	Seifen	$[R{-}COO]^-Na^+$	Fettspaltung mit Alkalien
	Fettalkoholsulfate (Alkylsulfat)	$[R{-}O{-}SO_2O]^-Na^+$	Fettalkohol + H_2SO_4
	Glycerindifettsäureestersulfate	$CH_2{-}CH{-}CH_2$ O O O COR COR SO_2Na	Glycerinester + $NaSO_3Cl$
	Alkansulfonate	$[R{-}SO_2O]^-Na^+$	Alkan-Sulfoxidation
	Alkylbenzolsulfonate	$[R{-}C_6H_4{-}SO_2O]^-Na^+$ (C_{11} bis C_{13})	Aromaten-Alkylierung
	Alkylsulfonamidocarbonsäuren und ihre Polysäuren	$R{-}SO_2NH{-}CH_2COONa$ $RSO_2NH[CHR^1CONH]_nCHR^2COON$	Sulfonsäurechlorid + Aminoessigsäure bzw. Peptide
kationisch	Alkyltrimethylammoniumchlorid	$[R{-}N(CH_3)_3]^+Cl^-$	Benzylchlorid + tert. Amine
	Fettsäureamidammoniumchlorid	$[RCONH{-}CH_2CH_2{-}NH(C_2H_5)_2]^+Cl^-$	Fettsäurechlorid + tert. Amine
	Alkylpyridiniumchlorid	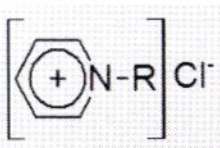	Pyridin + Halogenalkan
amphotensid	*N*-Alkylbetain	$^+NR(CH_3)_2{-}CH_2COO^-$	
	Sulfobetain	$^+NR(CH_3)_2{-}(CH_2)_3SO_3^-$	
	Aminoxid	$C_{12}H_{25}{-}N(CH_3)_2O$	
nichtionisch	Polyethylengycole (PEG)	$R{-}O{-}(CH_2CH_2O)_n{-}H$	$n = 3$ bis 15, R = C_8 bis C_{18}
	Fettsäurepolyglycolester	$RCO{-}O[CH_2CH_2O]_nH$	
	Fettsäurethanolamid	$RCO{-}N[(CH_2CH_2O)_nH]_2$	$n = 0$ bis 2, R = C_{11} bis C_{17}
	Alkylphenolpolyglycolether	$R'{-}C_6H_4{-}O[CH_2CH_2O]_nH$	$n = 5$ bis 10, R′ = C_6 bis C_{12}

2 Einteilung der Tenside

Typ	Strukturfragment
PE-HD	Niederdruck-Polyethylen hoher Dichte: nahezu unverzweigte Ketten $-[CH_2-CH_2]_n-$
PE-LD	Hochdruck-Polyethylen niedriger Dichte: verzweigte Ketten
PP	Polypropylen $-[CH_2-CH(CH_3)]_n-$
PVC	Polyvinylchlorid $-[CH_2-CH(Cl)]_n-$
PTFE	Polytetrafluorethylen $-[CF_2-CF_2]_n-$
PS	Polystyrol $-[CH_2-CH(C_6H_5)]_n-$
PAN	Polyacrylnitril $-[CH_2-CH(CN)]_n-$
PMMA	Polymethylmethacrylat $-[CH_2-C(CH_3)(COOCH_3)]_n-$
SI	Silicon (Polysiloxan) $-[Si(R)_2-O-]_n-$
PA	Polyamid $-[-CO-(CH_2)_n-NH-]_n-$
PES	Polyester $-[CO-(R_1)-COO-(R_2)-O]_n-$
PUR	Polyurethan $-[(R_1)-NH-CO-O-(R_2)-O]_n-$
EP	Epoxidharz $-[O(Ar)O-CH_2CH(OH)CH_2]_n$
PC	Polycarbonat $-[(Ar)-O-CO-O]_n-$
POM	Polyacetal $HO-[CH_2O]_n-H$

R = Kohlenwasserstoffrest
Ar = aromatischer Rest

1 Kunststoffe

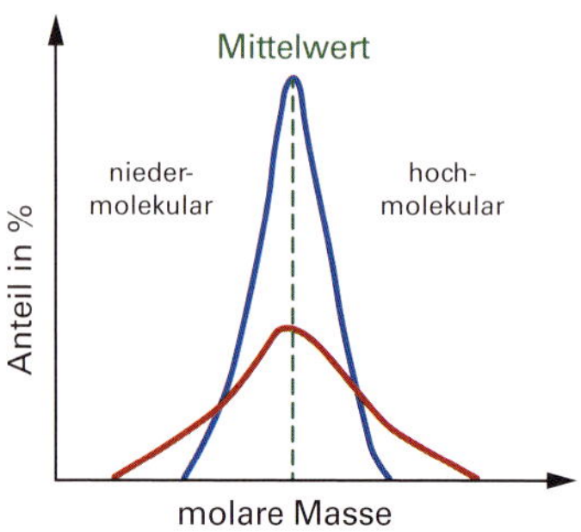

2 Molmassenverteilung

4.7.3 Kunststoffe

Kunststoffe sind synthetische Polymerwerkstoffe. Zu den natürlichen Biopolymeren zählen Kautschuk, Cellulose und Proteine.

Polymere sind **Makromoleküle** aus Tausenden gleicher Einheiten, den Monomeren, die durch **Polymerisation** verkettet werden.

Monomer: Ethen → Polymer: Polyethylen
n $CH_2=CH_2$ → $-[CH_2-CH_2]_n-$

Die langen, fadenförmigen Kohlenstoffketten falten sich um die drehbaren C–C-Bindungen zu einem ungeordneten Knäuel. Die Makromoleküle im Werkstoff haben unterschiedliche Kettenlängen. Je enger die **Molmassenverteilung** (►2) um den Mittelwert der molaren Masse liegt, desto einheitlicher sind die Eigenschaften des Polymers. Die **Vernetzung** und Art der Monomeren bestimmen die Eigenschaften des Polymers.

- **Thermoplaste** (Plastomere) aus unvernetzten Kettenmolekülen erweichen beim Erwärmen und sind formbar. Polyolefine (PE, PP), Polyvinylchlorid (PVC), Polyvinylidendifluorid (PVDF) und Polytetrafluorethylen (PTFE) widerstehen aggressiven Chemikalien. Polymethylmethacrylat (PMMA) und Polycarbonat (PC) sind weniger beständig. Polyethylenterephthalat (PET) wird oberhalb seiner Glastemperatur von etwa 80 °C zu Getränkeflaschen geblasen und erstarrt beim Abkühlen formstabil.
- **Duroplaste (Duromere)** sind harzartige Kunststoffe aus engmaschig im Raum vernetzten Molekülketten, die sich beim Erhitzen zersetzen. Epoxid- und Polyurethanharze finden sich in Lacken und Klebern.
- **Elastomere** sind gummiartige Polymere aus weitmaschigen, wenig vernetzten Ketten. Kalter Gummi zersplittert bei Schlageinwirkung wie Porzellan. Chemikalienbeständig sind Fluorpolymere und Siliconkautschuk (SIR).

Sensibilisierende Wirkung von Polymeren

Von ausgehärteten **Kunststoffen** geht in der Regel keine Sensibilisierungsgefahr aus. **Additive**, die zugefügt werden, um Färbung, Härte und Beständigkeit gegen Schlag, Licht, Luft, Hitze und Chemikalien zu verbessern, sowie **Restmonomere** und **Treibmittel** in Kunststoffen verursachen vielfach Hautausschläge (S. 217 ►1). Beispiele sind:

- Acrylate aus PAN und PMMA
- Dicarbonsäureanhydride aus Polyester (PES, UP), Polyamid (PA) und Weichmachern
- Diisocyanate aus Polyurethan (PUR)
- Glycidylverbindungen aus Epoxidharzen (EP)
- hautsensibilisierende Additive in Gummi: Dithiocarbamate, *p*-Phenylendiaminderivate, Thiazolderivate, Thiurame
- enzymhaltige Stäube, z. B. Cellulasen
- Proteine pflanzlichen und tierischen Ursprungs

Nicht sensibilisierende Polymere für Kosmetika sind **Polyvinylacetat** und **Silicone**. Gegen **Naturlatex** allergische Personen sind häufig auch allergisch gegen Gräserpollen und Nahrungsmittelallergene (Sojaprotein, Sellerie, Karotten, Früchte).

Aminoplaste sind tauglich für Lebensmittelbedarfsgegenstände, z. B. Campingbedarf. Kunststoffadditive

Hilfs- und Zusatzstoffe für die Polymerisation bleiben häufig im fertigen Polymer gebunden. ▶1 und ▶Kap. 5

- **Stabilisatoren**: Antioxidantien, Thermostabilisatoren, Lichtschutzmittel, z. B. BHT, Metallseifen, Organozinnverbindungen.
- **Weichmacher**: Phthalate, Phosphate, Adipate
- **Gleitmittel**: Paraffin, Cetylalkohol, Metallstearate
- **Flammschutzmittel**: Anorganische Salze (AlO(OH), Sb_2O_3, $Mg(OH)_2$, Borate, Phosphor), Halogenkohlenwasserstoffe (Chlorparaffine, bromierte Phenole, Phenylether, Phthalate), phosphororganische Verbindungen (Alkylphosphate und halogenierte Derivate), Stickstoffverbindungen (Melamin)
- **Füllstoffe**: Talkum, Kreide, Quarz, Glasfasern, Metalloxide (TiO_2, ZnO, Fe_2O_3), Buntmetalle
- **Peroxide** als Radikalstarter
- **Treibmittel**: Azoverbindungen, Hydrazinderivate

Formaldehyd

Formaldehyd aus Melamin-, Formaldehyd- und Phenolharzen sowie aus Druckerschwärze haftet sich an die Aminogruppen von Proteinen und löst bei empfindlichen Personen eine Immunantwort aus („Haptenisierung"). Eine Formaldehydbelastung aus Bedarfsgegenständen und Möbeln kann durch Abwaschen mit Seifenlauge entschärft werden. ▶2

> Haptene wie Formaldehyd lösen durch Anhaftung an körpereigene Proteine eine Immunantwort aus.

Kunststoffimplantate

Kunststoffe können biologische Membranen nicht durchdringen. Während das Vinylchlorid-Monomer bei Tier und Mensch Krebs auslöst, ist das PVC-Polymer ungefährlich. Der Restmonomergehalt birgt allerdings ein Risiko.

Subkutan implantierte Kunststoffe erzeugen bei langer Verweildauer bei Nagern Sarkome. Nicht die chemische Zusammensetzung, sondern die **Oberflächenbeschaffenheit** des Polymers ist verantwortlich für diese Festkörper-Kanzerogenese (z. B. bei PS, PE, PP, PTFE, PU und PA). Glatte Platten, Folien und Nadeln sind gefährlicher als Partikel und raue Oberflächen.

> Dünne, glatte Polymerimplantate erhöhen das Krebsrisiko.

Als unbedenkliches Implantatmaterial gelten **Silicone** in der plastischen Chirurgie, **PTFE** für Herzklappen, Blutgefäße, Knochenersatz, Polyolefine für Gelenkersatz, **PMMA** für Augenlinsen. Polydimethylsiloxan kann bei Injektion zu Gefäßverschlüssen führen, gilt ansonsten als nicht-kanzerogen und nicht-teratogen.

1. Hilfsstoffe

Initiatoren
(Reaktionsstarter)
Azoverbindungen,
Hydrazinderivate

Treibmittel
oftmals sensibilisierend

Vernetzer
organische Peroxide

2. Zusatzstoffe

Stabilisatoren
Thermostabilisatoren,
Antioxidantien,
Lichtschutzmittel

Weichmacher
Phthalate, Adipate,
Organophosphate

Gleitmittel
Paraffine, Cetylalkohol,
Stearate, Fettsäureester

Flammschutzmittel
organische Phosphor-, Halogen-,
Stickstoffverbindungen

Füllstoffe
Metalloxide, Quarz, Talk,
Kreide, Glasfasern

Verstärkungsmittel

Farbstoffe
Ruß, Fe_2O_3, TiO_2, ZnO,
Buntpigmente, organische
Farbstoffe

1 Kunststoffadditive

Allergen
(Formaldehyd, Diisocyanat)
↓
Haptenisierung
↓
Allergisierung
(z. B. Hautauschlag)
↓
Wiederholte Allgenaufnahme:
allergischer Schock möglich

2 Allergisierung durch Kunststoffe

Kunststoffrecycling

Der Kunststoffabfall im Hausmüll (etwa 6–7 %) erhöht vorteilhaft den Heizwert des Brenngutes bei der **Müllverbrennung**. Schwelgase bei Kunststoffbränden enthalten giftiges CO und HCN, ätzendes HCl, sowie kanzerogene Dioxine. ▶1

Polymer	Heizwert kJ/kg
Polystyrol Polyethylen	46 000
Polypropylen Heizöl	44 000
Fette	37 800
Erdgas	34 000
Braunkohle	20 000
Polyvinylchlorid	18 900
Papier	16 800

1 Heizwert von Polymeren im Vergleich

Sortenrein gesammelte Kunststoffe werden rezykliert, insbesondere Rohre aus PE und Fenster aus PVC. Nicht einschmelzbare Kunststoffe müssen durch Hydrolyse (Spaltung mit Wasser), Pyrolyse (Hitzebehandlung) oder Hydrierung (Umsetzung mit Wasserstoff) in niedermolekulare Rohstoffe gespalten werden. Einige Polymere mineralisieren durch bakterielle Enzyme zu CO_2, H_2O und Humus. UV-Strahlung erleichtert die Aufspaltung in Molekülbruchstücke.

4.7.4 Isocyanate

Das atemwegsreizende **Methylisocyanat** (CH_3NCO) und **Phenylisocyanat** (C_6H_5NCO) werden für die Herstellung von Insektiziden und Pestiziden eingesetzt.

Diisocyanate, z. B. Toluoldiisocyanat, sind Atemwegsallergene; sie dienen zur Synthese von Polyurethanen für Schaumstoffe, Isolierschäume, Klebstoffe und Lacke. Allergisierte Personen erleiden Asthmaanfälle noch Jahre nach dem letzten dermalen oder inhalativen Kontakt. Vermutlich sensibilisiert Diisocyanat die Luftwege, sodass andere Luftschadstoffe den späteren Asthmaanfall (allergische Alveolitis) auslösen können. ▶2–3

Diisocyanate wirken stark sensibilisierend.

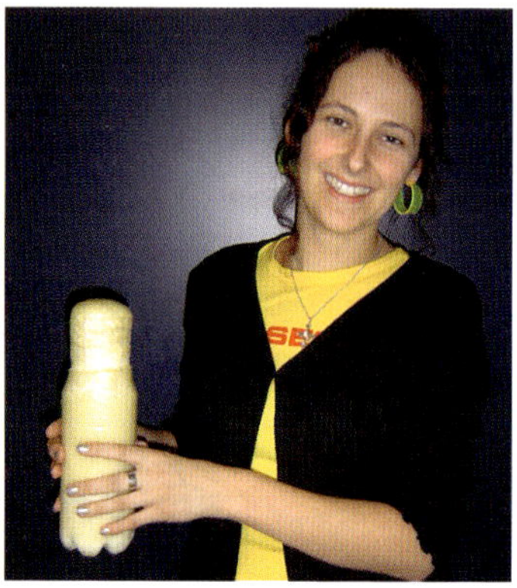

2 Polyurethan-Schaum (PUR)

- löslicher Antigen-Antikörper-Komplex lagert sich im Gewebe ab
- Freisetzung von Mediatoren (C3a, C5a, TNF, IL-1)
- gescheiterte Phagozytose durch Neutrophile; Entzündung

3 Typ-III-Reaktion

4.7.5 Sensibilisierende Antibiotika

Hämatogene Hautekzeme sind im human- und tiermedizinischen Bereich verbreitet. ▶4

- β-Lactam-Antibiotika, v. a. **Penicilline** und **Cephalosporine**, sensibilisieren die Atemwege und die Haut. IgE-vermittelte Soforttyp-Reaktionen treten auch bei Einnahme und Injektion auf.
- Einige **Aminoglycosid-Antibiotika** verursachen bei medikamentöser Anwendung (chronisch) erodierte Haut.
- Einzelne **Makrolid-Antibiotika**, wie sie in der Tierzucht eingesetzt werden, verursachen Atemwegsallergien und ein luftabhängiges Kontaktekzem.
- Polyenantibiotika, Peptidantibiotika und Tetracycline lösen äußerst selten Allergien aus.

Arzneimittelexanthem
Erythema exsudativum multiforme (akute Entzündung)
Stevens-Johnson-Syndrom
Lyell-Syndrom

4 Immunreaktionen

4.7.6 Duftstoffe, Hölzer, Naturstoffe

In Duftstoffgemischen, Hölzern und Pflanzenextrakten enthaltene Komponenten können Hautallergien auslösen. Beispiele sind:

- **Terpene**: Eugenol, Farnesol, Geraniol, Isoeugenol, Limonen, Sesquiterpenlactone, Terpentinöl
- **Harzsäuren**: Tallöl, Kolophonium S. 219 ▶1

- **Tropische Hölzer** (Akazie, Palisander, Mahagoni, Teak, Thuja)
- Naturgummilatex
- **Pflanzenextrakte**: Eichenmoos, Pyrethrum (aus Chrysanthemen), Rizinusproteine, Sojabohne
- Zimtaldehyd und Zimtalkohol

Kolophonium (Rohharz aus Nadelbäumen): Balsamharz (Rückstand von Terpentinöl), Wurzelharz, Tallharz
Terpentinöl: aus Kiefernharz
Tallöl: Nebenprodukt der Zellstoffgewinnung aus Kiefern- und Fichtenholz

1 Harzextrakte

4.7.7 Peroxide

Organische Peroxide (RO–OR) wirken entzündlich und ätzend auf Haut und Atemwege, verursachen Hautnekrosen und schädigen die Hornhaut des Auges (Corneanekrose). In der Praxis besteht kaum die Gefahr einer resorptiven Wirkung. ▶2

Hydroperoxide (RO–OH) sind kontaktsensibilisierend.

Sehr schwach
Di-*tert*-butylperoxid Dibenzoxylperoxid Dilauroylperoxid
Mäßig
tert-Butylhydroperoxid *tert*-Butylperacetat
Sehr stark
α,α-Dimethylbenzyl-hydroperoxid 2-Butanonperoxid Cyclohexanonperoxidgemische Dicyclohexylperoxid Diacetylperoxid Peroxyessigsäure

2 Hautwirkung von Peroxiden

4.7.8 Schmierstoffe

Schmieröle werden durch die Haut resorbiert, sensibilisieren und reizen die Haut.

- **Mineralische Schmieröle** (Mineralöle) sind aus Erdöl gewonnene Kohlenwasserstoffgemische.
- **Synthetische Schmieröle** bestehen aus Poly-α-olefinen, Polyglycolen, Estern oder nicht brennbaren Siliconölen.
- **Schmierfette** sind pastöse Schmieröle mit Verdickern (z. B. Metallseifen, Polymere, Tonerde, Kieselgel, Grafit).
- **Feste Schmierstoffe** bestehen aus gleitfähigen Schichtgittern, z. B. Grafit, Molybdändisulfid (MoS_2), Polytetrafluorethylen (PTFE).
- **Hydraulikflüssigkeiten** basieren auf Ölen und Emulsionen.

Oberhalb der **Flammtemperatur** kann man die Dämpfe über dem Öl entflammen. Unterhalb des **Pourpoint** (Stockpunkt) fließt Öl in der Kälte nicht mehr. Bei der **Cloudpoint**-Temperatur wird Mineralöl durch Ausscheidungen und Paraffinkristallbildung trüb.

4.7.9 Fototoxische Stoffe

Ultraviolettes Licht unter 320 nm ruft Sonnenbrand hervor und löst Hautkrebs aus. ▶3 und ▶Kap. 9

Fototoxische Stoffe erhöhen die Lichtempfindlichkeit der Haut, zum Beispiel Furocumarine und die Einnahme von Schwefelverbindungen (Sulfonamide, Thiazide), Antibiotika (Tetracycline), Benzofuranderivaten (Griseofulvin).

Fotokontaktsensibilisierende Stoffe lösen eine Lichtallergie aus, z. B. Bithionol, Zitrusöle (Bergamottöl), Sulfonamide, Salicylanilide, Kohlenteer, Wiesengräser, Petersilie.

Zum Schutz vor Sonnenlicht produziert der Körper **Melanin**, dessen ungleiche Verteilung zu Sommersprossen führt. Als **Lichtschutzmittel** werden 5%ige *p*-Aminobenzoesäure (PAB) und ihre Ester, Hydroxybenzophenone, Hydroxyphenylbenzotriazole, sowie abdeckende Pigmente (Zinkoxid, Titanoxid) eingesetzt.

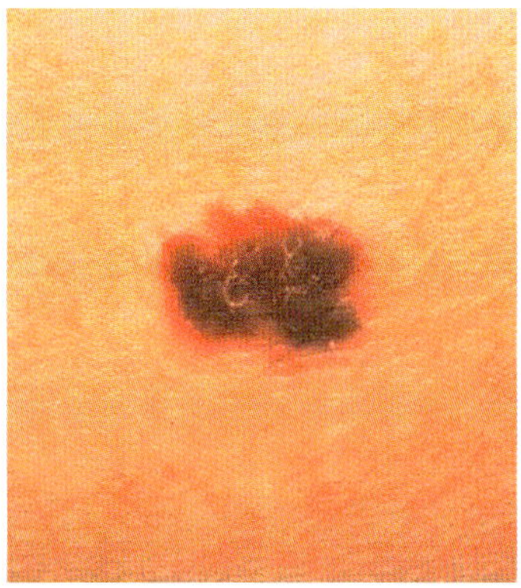

3 Malignes Melanom

4.8 Übungsaufgaben

1. Erläutern Sie die krebserzeugende Wirkung von **Olefinen**.
2. Bewerten Sie das kanzerogene Potential von **Acrylverbindungen** für den Menschen.
3. Welcher Unterschied besteht zwischen der chronischen Vergiftung mit **Benzol** und der mit Cadmium?
4. Eine hypothetisch 100 %ig DNA-zerstörende Substanz erzeuge in einer einmaligen Dosis von 300 pg (10^{-12} mol) definitiv Tumoren. Kann ein Molekül **Krebs** auslösen?
5. Ein Arbeiter reinigt heiße Metallplatten mit **chlorierten Lösemitteln** wie Trichlorethen. Welche Gefahr besteht?
6. Beschreiben Sie die allgemeine Symptomatik der Vergiftung mit **Halogenkohlenwasserstoffen**.
7. a) Was ist der Unterschied zwischen einer Veresterung und einer *O*-Acylierung, z. B. bei Salicylsäure (o-Hydroxybenzoesäure)?

   b) Kann man Glucose *O*-acetylieren?

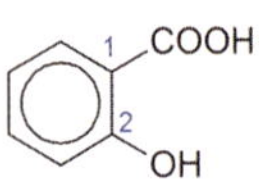

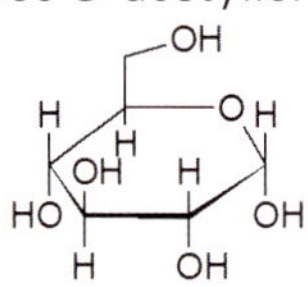

8. Was ist Phenylquecksilberacetat? Handelt es sich um einen Ester?
9. Was bedeutet der Begriff „essentiell"?
10. Wo liegt der **isoelektrische Punkt** von Serin ($pK_{a,1}$ 2,21, $pK_{a,2}$ 9,15)? Was bedeutet dieser Wert?
11. Schätzen Sie die krebserzeugende Wirkung von **Acrylamid** ein.
12. Was sind **Lactame**?
13. Welche Stoffe entstehen bei der Reduktion von **Nitrobenzol**

    a) in saurer Lösung,

    b) in neutraler Lösung,

    c) in basischer Lösung?
14. Beurteilen Sie die Stabilität von

    a) Diazoniumsalzen,

    b) Aziden,

    c) Phenylhydrazin.
15. Wofür werden **Isocyanate** eingesetzt?
16. a) Wofür wird **Melamin** (2,4,6-Triamino-1,3,5-triazin) verwendet?

    b) Chinesische Zwischenhändler mischten im Sommer 2008 der mit Wasser gestreckten Milch Melamin bei. Aus welchem Grund?

    c) Melamin erzeugt Nieren- und Blasensteine. Welche Gefahr besteht für Säuglinge?
17. Welche Gefahr geht von **Bisphenol A** oder 2,2-Bis-(4-hydroxyphenyl)-propan aus?
18. Was bedeutet „Solid-State-Kanzerogene"?

5 Halogenverbindungen, Phenole und Ester: Biozide, Teratogene und endokrine Modulatoren

Chemikalien, Pestizide und Arzneimittel verursachen die meisten der meldepflichtigen Vergiftungen. Dieses Kapitel behandelt **Nervengifte** und besorgniserregende **Umweltchemikalien**, die sich in Ökosystemen anreichern oder Missbildungen hervorrufen.

5.1 Neurotransmission und Botenstoffe

Das **zentrale Nervensystem** (ZNS) in Gehirn und Rückenmark steuert die bewussten und vegetativen Körperfunktionen.

5.1.1 Funktion der Nervenleitung

Jede gereizte **Nervenzelle** (Neuron, ▶1) leitet eine elektrische Spannung (Aktionspotential) mit fester Geschwindigkeit über den Fortsatz (Axon) weiter. Im Zellinneren befinden sich 50-mal mehr Kaliumionen und 10-mal weniger Natriumionen als im Extrazellulärraum; das Ruhemembranpotential beträgt $\Delta\varphi = \varphi_{innen} - \varphi_{außen} \approx -70$ mV. Ein überschwelliger Reiz führt nach dem Alles-oder-Nichts-Prinzip 1. zum Anstieg des **Aktionspotentials** durch Na^+–Einstrom auf $\Delta\varphi \approx +60$ mV innerhalb von 100 µs (Depolarisation) und dann 2. zur Wiederherstellung des Ruhepotentials durch K^+-Einstrom (Repolarisation). Lokalanästhetika blockieren die Na- und K-Kanäle und unterbrechen die Erregungsleitung auf diese Weise.

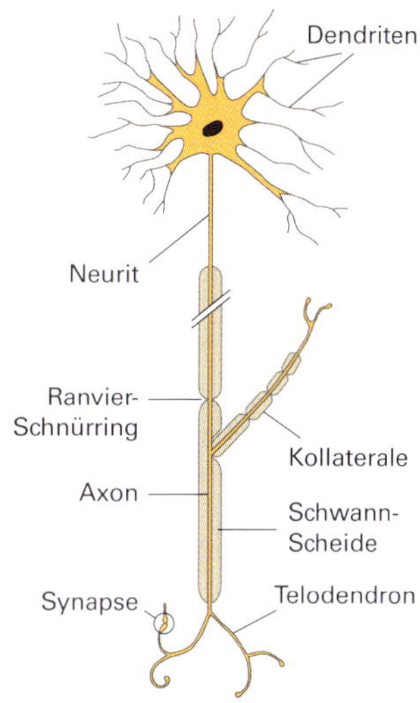

1 **Nervenzelle (Ganglienzelle)**

Bei der Impulsübertragung auf andere Effektorzellen (Nerven, Skelettmuskel, Herz) werden **Neurotransmitter** (Botenstoffe) aus der Nervenendigung freigesetzt; sie überwinden die **Synapse** (Verbindungspalt, ▶2) zur Nachbarzelle, binden an den postsynaptischen Rezeptor, werden zersetzt oder zur synaptischen Endigung (Terminal) zurücktransportiert. Neurotransmitter werden laufend enzymatisch gebildet und in **Vesikeln** (Bläschen) gespeichert. Verschmelzen Speichervesikel mit der Nervenendigung, entsteht eine Öffnung, durch die der Botenstoff ausgetrieben wird (Exozytose). Je nach Durchlässigkeit der postsynaptischen Membran werden Reizverstärkung oder Auslöschung moduliert.

> Ein Aktionspotential an der Endigung des präsynaptischen Axons (unter Einstrom von Calciumionen) führt zur Ausschüttung von Neurotransmittern aus Speichervesikeln.

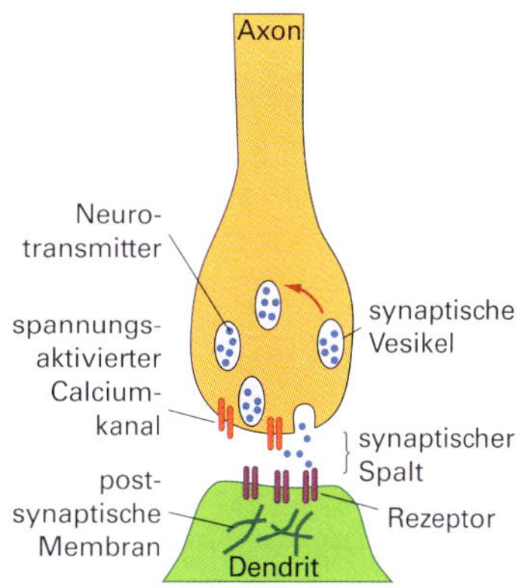

2 **Synapse**

Das zweiteilige **vegetative Nervensystem** steuert die nicht dem Willen unterworfene glatte Muskulatur, sowie Herz und Drüsen:

- Der **Sympathikus** (entspringt im Rückenmark) steigert Blutdruck und Herzschlag, erweitert die Bronchien und Pupillen.
- Der **Parasympathikus** (entspringt im Gehirn) erregt Bronchial- und Speicheldrüsen, Magen, Darm und Harnblasenspannung.

Nach den Botenstoffen Acetylcholin oder Noradrenalin werden **cholinerge** und **adrenerge** Neurone unterschieden. S. 222 ▶1

Parasympathikus	Sympathikus
1. Cholinerg-nicotinische Rezeptoren Botenstoff: Acetylcholin Stimulierend: Nicotin Hemmend: Ganglienblocker	
2a. Cholinerg-muscarinische Rezeptoren	**2b. Adrenerge Rezeptoren**
Botenstoff:	
Acetylcholin	Noradrenalin

1 Vegetatives Nervensystem

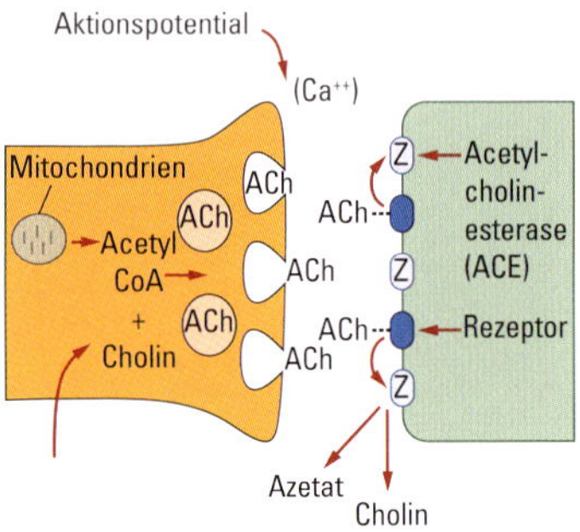

2 Cholinerge Synapse

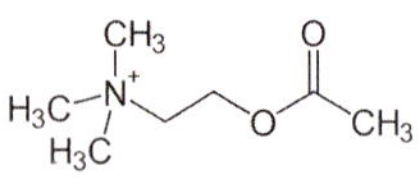

3 Acetylcholin (Ach)

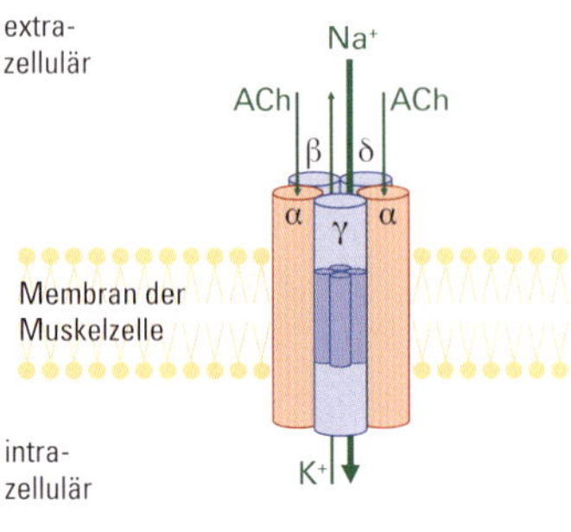

4 Ligandgesteuerter Ionenkanal

5.1.2 Rezeptoren mit Ionenkanälen

Der Neurotransmitter **Acetylcholin** (Ach) verarbeitet Muskelbewegungen und Reize des zentralen und parasympathischen Nervensystems. Auch Nicotin aktiviert die **cholinergen** Rezeptoren in Skelettmuskeln (Typ N_2), Nebennierenmark und vegetativen Ganglien (N_1). ▶2–3

Der **nicotinische Acetylcholin-Rezeptor** in der motorischen Endplatte von Skelettmuskelfasern besteht aus fünf Proteinuntereinheiten (α_1, α_2, β, γ, δ), die in der Phospholipid-Doppelmembran verankert sind (▶4). Der Ionenkanal wird vom Botenstoff (Ligand) gesteuert. Bindet **Acetylcholin**, das an einer Nervenendigung ausgeschüttet wird, an die extrazelluläre Bindungsstelle in jeder der zwei α-Untereinheiten, dann öffnet sich ein **Ionenkanal** durch die Zellwand. Mehr Na^+ fließt einwärts als K^+ auswärts; die motorische Endplatte wird depolarisiert und das Aktionspotential fortgeleitet. Binnen Millisekunden löst Acetylcholin wieder vom Rezeptor ab; es wird nicht zurückgepumpt, sondern durch **Acetylcholinesterase** (AChE) zersetzt. Nervengifte können dieses Enzym hemmen.

Antagonisten und Ganglienblocker

Rezeptoren an Ionenkanälen können, ähnlich wie Enzyme, kompetitiv und nicht kompetitiv gehemmt werden.

1. Bei der **kompetitiven Hemmung** besetzt der **Antagonist** im Wettstreit mit Acetylcholin den Rezeptor, ohne eine eigene Wirkung zu entfalten: (+)-Tubocurarin wirkt als Muskelrelaxans, indem es die muskulären nicotinischen Rezeptoren belegt, so dass Acetylcholin nicht mehr andocken kann.

> Tubocurarin hebt die Acetylcholin-Wirkung am Muskel auf. Cholinesterasehemmer verlängern die Acetylcholin-Wirkung.

2. **Nicht-kompetitive Antagonisten**:

   a) Bei der **allosterischen Hemmung** dockt der Hemmstoff außerhalb des aktiven Zentrums an und verändert dessen Konformation, so dass der Neurotransmitter nicht mehr binden kann, z. B. Benzodiazepin am **$GABA_A$-Rezeptor**.

   b) **Ganglienblocker** (Gangliophlegika) hemmen die Reizübertragung in den Synapsen der vegetativen Ganglien, entweder kompetitiv oder durch **Verschluss des Natriumkanals**. Alkylammoniumsalze $[NR_4]^+$ hemmen den nicotinischen Acetylcholinrezeptor. Das Narkotikum Cyclohexanon (Ketamin) blockiert den N-Methyl-D-Aspartat- oder **NMDA-Rezeptor**.

Durch Überstimulation mit Agonisten vermindert sich die Empfindlichkeit des Rezeptorsystems, während eine Dauertherapie mit Antagonisten die Empfindlichkeit erhöht.

> Rezeptoren werden durch Überstimulierung „taub“, und durch Dauertherapie mit Antagonisten „übersensibel“.

5.1.3 G-Protein-gekoppelte Rezeptoren

G-Protein-gekoppelte Rezeptoren arbeiten in Zeiträumen von Sekunden und damit viel langsamer als ligandgesteuerte Ionenkanäle. Jedoch bündeln sie in einer Signalkette, dem **Transduktionssystem**, verstärkende und hemmende Rezeptorsignale auf ein **Verstärkerenzym** (Effektorenzym), um Ionenkanäle zu öffnen oder Funktionsproteine (durch Phosphorylierung der Aminosäuren Serin und Thyronin) an- und abzuschalten. S. 224 ▶A

Adrenerge Synapse

Ein von den Botenstoffen **Noradrenalin** (NA, aus einer Nervenendigung) oder **Adrenalin** (aus dem Nebennierenmark) gesteuertes Rezeptorprotein nennt man **adrenerg** oder Adrenorezeptor. Es besteht aus 500 Aminosäuren in der Phospholipid-Doppelschicht außerhalb der Nervenzelle. Docken die Botenstoffe an, läuft eine Signalkette ab. ▶1–2

1. Ein im Zytoplasma an den Rezeptor gekoppeltes, bewegliches **G-Protein** (Guanylnucleotid-bindendes Protein) bildet Guanosintriphosphat (GTP, ▶3) aus GDP und Phosphat und „fährt" dieses GTP mit einer abgespaltenen Untereinheit zum membranständigen Verstärkerprotein, spaltet dort Phosphat ab und transportiert GDP wieder zurück.
2. Das Verstärkerprotein **Adenylatzyklase** wandelt Adenosintriphosphat (ATP) in den ringförmigen „Second Messenger" cyclisches **Adenosinmonophosphat** (cAMP) um. ▶4
3. **cAMP** diffundiert ins Zellplasma und aktiviert Proteinkinasen. **Proteinkinase A** aktiviert die Lipase in Fettzellen zur Spaltung von Fetten in freie Fettsäuren (Lipolyse) und die Phosphorylase in Leberzellen zur Glucose-Freisetzung aus Glycogen (Glycogenolyse). Phosphodiesterase baut das erzeugte cAMP wieder ab.

Fremdstoffe nehmen Einfluss auf die adrenerge Synapse und damit auf das synaptische Nervensystem.

- **Sympathomimetika** erregen die adrenergen Rezeptoren genauso wie Noradrenalin. **Amphetamine** befreien Noradrenalin aus den Speicherbläschen und hemmen, wie z. B. **Cocain**, die Wiederaufnahme. S. 224 ▶Tabelle B–C
- **Antisympathotonika**: Guanethidin hemmt die Erregungsleitung und, wie auch Reserpin, die Speicherung von Noradrenalin.
- **Sympatholytika**: α- und β-Rezeptor-Antagonisten blockieren die postsynaptischen Adrenorezeptoren.

Die zelluläre **Regulation der Rezeptorfunktion** geschieht durch:

- Hemmung der Signaltransduktion, z. B. durch Phosphorylierung des Rezeptorproteins,
- Endozytose des Rezeptors aus der Membran, d. h. Einverleibung ins Zellinnere („Rezeptorinternalisierung"),
- Hemmung der Rezeptorneusynthese und Rezeptordichte.

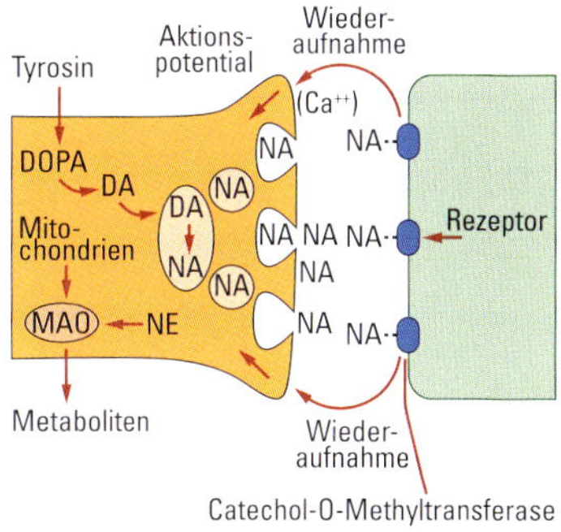

1 Adrenerge Synapse

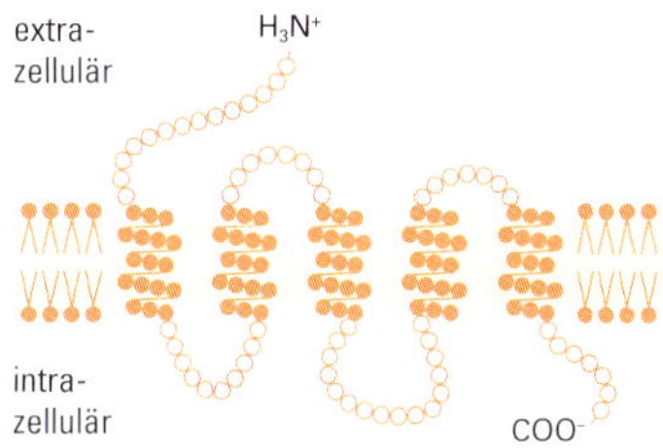

2 Rezeptor mit angekoppeltem G-Protein

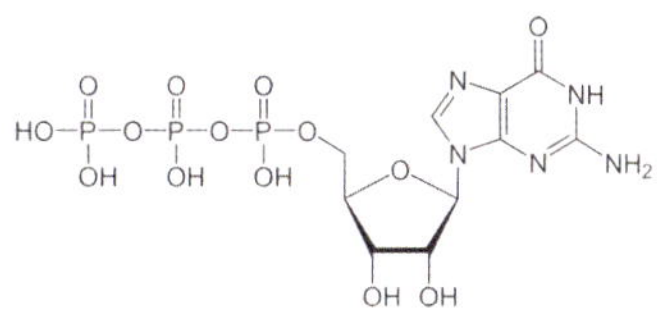

3 Guanosintriphosphat (GTP)

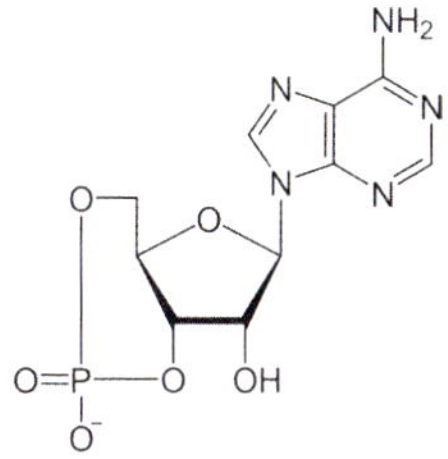

4 Cyclisches Adenosin-3',5'-monophosphat (cAMP)

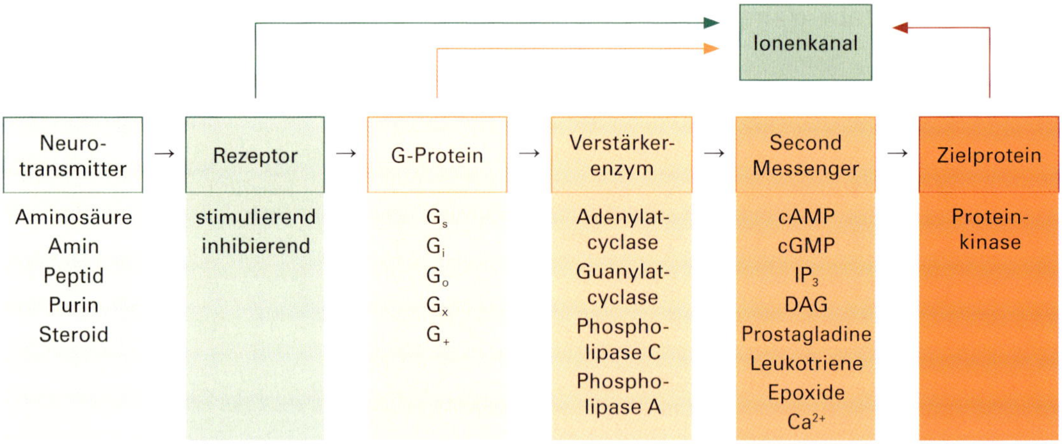

A Zelluläre Transduktionsmechanismen

	Parasympathikus	Sympathikus
Aktivierung	**Parasympathomimetika** (Cholinergika) ahmen den Parasympathikus nach: 1. direkt wie **Acetylcholin** am muscarinischen Acetylcholin-Rezeptor, 2. indirekt als **Cholinesterasehemmer**, z. B. Physostigmin, Phosphorsäureester.	**Sympathomimetika** ahmen die Wirkung des Sympathikus nach 1. direkt wie Adrenalin und **Noradrenalin** an den adrenergen Rezeptoren, 2. indirekt durch Noradrenalin-Freisetzung aus **Speichervesikeln** adrenerger Neurone, z. B. Amphetamin.
Hemmung	**Parasympatholytika** blockieren Acetylcholin-Rezeptoren vom Muscarin-Typ, z. B. Atropin, Scopolamin.	**Sympatholytika** blockieren die adrenergen Rezeptoren, z. B. Prazosin (α_1), Propranolol (β-Blocker)

B Aktivierung und Hemmung des Nervensystems

Neurotransmitter	Aktivierung (Überschuss)	Dämpfung (Mangel)
Acetylcholin	durch Cholinesterasehemmer, Organophosphate, Isoxazolvergiftung (Fliegenpilz), Carbachol, bei Myasthenia gravis	durch Botulinumtoxin, Atropin, Bungarustoxin, bei Morbus *Alzheimer*, *Lambert-Eaton*-Syndrom
Noradrenalin	durch Ephedrin, Amphetamin, Cocain, trizyklische Antidepressiva, Monoaminooxidase-Hemmer, bei Manie	durch α-Methyl-Dopa, Reserpin, Lithium, bei Depression
Serotonin	durch Tryptophan, trizyklische Antidepressiva, Monoaminooxidase-Hemmer, möglicherweise bei Autismus	durch Reserpin, bei Depression
Dopamin	durch L-Dopa, Amphetamin, bei Schizophrenie, Chorea Huntington	durch Lithium, Antipsychotika (Chlorpromazin), bei Morbus Parkinson
GABA	durch Diazepam	bei Angstzuständen, evtl. bei Epilepsie
Opioide	durch Morphin, Enkephaline, Endorphine	
Prostaglandine	durch Phospholipase A_2, Schmerzauslösung	
Glutamat	Zelltod nach Krämpfen, Trauma, Hypoxie	

C Abnormale Neurotransmission und Wirkung von Toxinen

Muscarinische Acetylcholin-Rezeptoren

Muscarinische Acetylcholin-Rezeptoren M_1 bis M_3 sind nach Muscarin, dem Gift des Fliegenpilzes benannt, das wie Acetylcholin die cholinerg-parasympathischen Nervenzellen erregt.

- M_1-Rezeptoren sitzen an Nervenzellen: Acetylcholin aktiviert über G-Proteine das Effektorprotein Phospholipase-C. Atropin wirkt als Antagonist aller M-Rezeptoren.
- M_2-Rezeptoren sitzen am Herzen: Acetylcholin verlangsamt durch Hemmung der Adenylatzyklase und Kaliumkanal-Öffnung die Herzfrequenz.
- M_3-Rezeptoren sitzen an glatter Muskulatur und Drüsen: Acetylcholin aktiviert die **Phospholipase C**, die das Membranlipid Phosphatidylinostol in die „Second Messenger“ Inositoltriphosphat **IP_3** und Diacylglycerin **DAG** spaltet. Auf IP_3 speist das endoplasmatische Retikulum Calciumionen ins Cytosol: die glatte Muskulatur spannt an und Drüsen werden zur Sekretion angeregt. ▶1

M_3-Rezeptor
↓
G-Protein
↓
Phospholipase C
↙ ↘
IP_3 | **DAG**
↓ | ↓
Ca^{2+} | Proteinkinase C
↓ | ↓
Drüsensekretion | Phosphorylierung von Proteinen

1 **Muskarin-M_3-Rezeptor**

5.1.4 Neurotransmitter und Gewebehormone

Neurotransmitter stimulieren oder inhibieren Rezeptoren und lösen zelluläre Signalketten (Transduktionssysteme) aus, Beispiele sind Amine, Aminosäuren, ATP, Peptide. S. 224 ▶A

Mediatoren sind interzelluläre Kommunikationsmoleküle, die in Drüsenzellen oder in direkt umliegende Zellen abgesondert werden. **Gewebehormone** werden nicht in Drüsenorganen, sondern in Körperzellen gebildet und arbeiten als Botenstoffe, z. B. Serotonin, Prostaglandine, Histamin, Bradykinin, Kallikrein.

Biogene Amine

β-Phenylethylamin ist der Grundkörper der physiologisch wichtigen **Catecholamine**. Catechol ist 1,2-Dihydroxybenzol.

a) **Noradrenalin** („NA“, 1-(3,4-Dihydroxyphenyl)-2-aminoethanol, Norepinephrin, ▶2) wird aus Dopamin gebildet; es aktiviert adrenerge Rezeptoren mit Transduktionssystem in sympathischen Nervenenden, glatten Muskeln, Drüsen und Herz. Als „Second Messenger“ treten cAMP, Inositol-1,4,5-triphosphat (IP_3) und Diacylglycerin (DAG) auf. Noradrenalin und Adrenalin werden inaktiviert durch **Rückaufnahme in die Nervenzelle**, Methylierung oder oxidative Desaminierung (zum Aldehyd). Antidepressive Medikamente erhöhen den Noradrenalin- und Serotoninspiegel durch Hemmung der **Monoaminooxidase** (MAO). Lithium senkt den Noradrenalinspiegel bei Manien.

b) **Dopamin** („DA“, 2-(3,4-Dihydroxyphenyl)-ethylamin) wird in Nervenzellen des Mittelhirns, der Substantia nigra und des Hypothalamus aus der Aminosäure Tyrosin über 3,4-Dihydroxyphenylalanin (DOPA) synthetisiert und in Vesikeln gespeichert. „Dopaminerge“ Rezeptoren im Gehirn aktivieren oder hemmen die **Adenylatzyklase** über G-Proteine. Dopamin wird zur synaptischen Endigung aktiv zurückgepumpt. Antipsychotika gegen Schizophrenie blockieren bestimmte Dopaminrezeptoren (D_2).

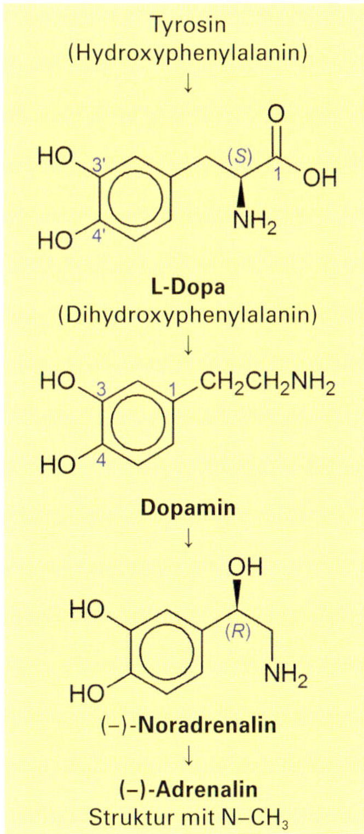

2 **Biosynthese biogener Amine (Catecholamine)**

Bei der *Parkinson*-Krankheit verknappt Dopamin präsynaptisch durch degenerierte Neurone. Die Therapie erfolgt durch 1. Gabe von **L-Dopa** als Dopaminvorstufe, kombiniert mit einem nicht-ZNS-gängigen Dopa-Decarboxylase-Hemmer zum Schutz peripherer Zellen, 2. Schutz des vorhandenen Dopamins durch Monoaminooxidase-B-Hemmer und Catechol-*O*-Methyltransferase-Hemmer, 3. Aktivierung der Dopamin-Rezeptoren durch Agonisten, z. B. Bromocriptin, 4. Hemmung der Muscarin-Rezeptoren, z. B. durch Biperiden. **Neuroleptika** besetzen die Dopamin-Rezeptoren. Reserpin entspeichert die Dopamin-Vorräte. Das Rauschgift MPTP schädigt dopaminerge Neurone.

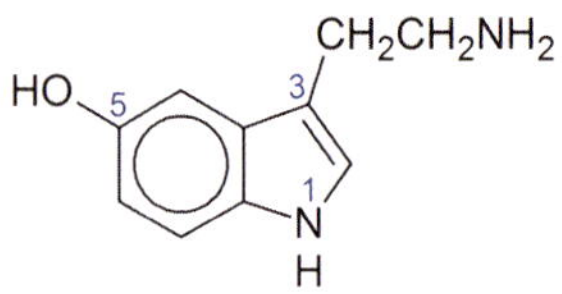

1 Serotonin

c) Serotonin („5-HT“, 5-Hydroxy-tryptamin, 3-(2-Aminoethyl)-indol-5-ol, ►1) wird in Nervenzellen, Darmschleimhaut, Thrombozyten und Granulozyten aus Tryptophan synthetisiert und nach dem Abbau durch Monoamino- und Aldehydoxidase als 5-Hydroxyindolessigsäure im Harn ausgeschieden; ein Nebenweg führt zu Melatonin. Serotonin hebt die Stimmung, zügelt den Hunger, beeinflusst Schlaf-Wach-Rhythmus, Schmerzwahrnehmung und Körpertemperatur. Bindet der Neurotransmitter (First Messenger) an prä- und postsynaptische „serotoninerge“ Rezeptoren, wird das zelluläre **Adenylatzyklase-cAMP-Transduktionssystem** aktiviert. S. 224 ►A

> Monoaminooxidase baut biogene Amine ab.
> Wiederaufnahme-Hemmer erhalten die Transmitterwirkung.

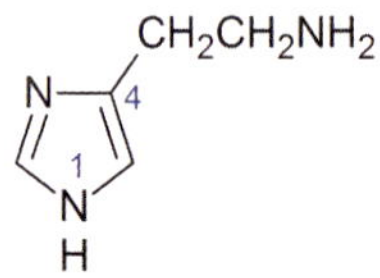

2 Histamin

d) Histamin (►2) entsteht durch Decarboxylierung der Aminosäure Histidin aus Proteinen. Bereits 4 µg wirken blutdrucksenkend, erweitern die Blutgefäße, erregen die glatte Darmmuskulatur, verengen die Bronchien und beschleunigen den Herzschlag. Bei durch Immunglobulin E vermittelten Allergien wird Histamin aus Mastzellen ausgeschüttet; Histamin aus Magenzellen stimuliert die Salzsäureproduktion; Histamin aus Nervenzellen wirkt als Botenstoff. Der Genuss histaminhaltigen Weines verursacht Kopfschmerzen und Krämpfe (> 1000 mg).

Aminosäure-Neurotransmitter

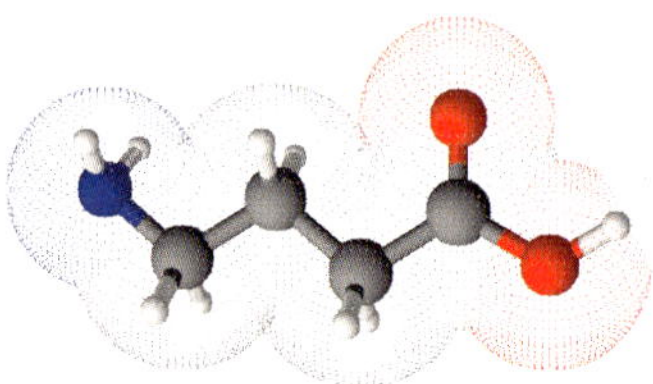

3 γ-Aminobutansäure

γ-Aminobutansäure (GABA, NH_2-$(CH_2)_3$-COOH), der wichtigste inhibitorische Neurotransmitter im ZNS, wird nach Aktivierung des postsynaptischen Rezeptors zurückgepumpt. Erlischt die GABA-Synthese aus Glutaminsäure, stellen sich Krampfanfälle, Chorea Huntington („Veitstanz“) und Manien ein. An ligandgesteuerte $GABA_A$-Rezeptor-Chloridkanäle binden auch Medikamente wie Benzodiazepine, Barbiturate, Hypnotika und Narkotika. Benzodiazepine verstärken die GABA-Bindung und verringern so Angstzustände. $GABA_B$-Rezeptoren schließen Ca^{2+}-Kanäle und potenzieren den Second Messenger cAMP. ►3

> γ-Aminobutansäure steuert einen Chloridkanal ($GABA_A$) und einen Calciumkanal ($GABA_B$).

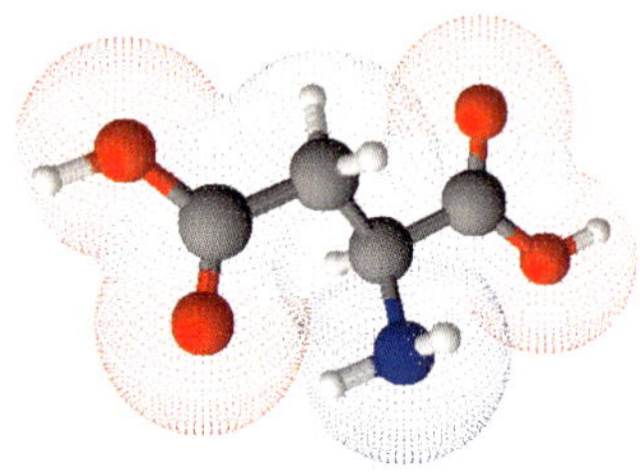

4 Asparaginsäure
HOOC-CH_2CH(NH_2)-COOH

Gegen die Epilepsie, eine Funktionsstörung des Gehirns durch Übererregung von Neuronen, blockieren **Antiepileptika** 1. spannungsabhängige Natriumkanäle, verlängern 2. die Wirkung der γ-Aminobutansäure durch Blockade des $GABA_A$-Rezeptors (Benzodiazepine, Phenobarbital), Förderung der GABA-Freisetzung oder Hemmung von Rückaufnahme und Abbau, und blockieren 3. den Calciumeinstrom in Thalamus-Nervenzellen.

Glycin hemmt vom Rückenmark und Hirnstamm veranlasste Bewegungsabläufe und steuert einen dem $GABA_A$-Rezeptor ähnlichen Chloridkanal, der durch Strychnin blockiert wird.

Glutamat (Glutaminsäure) als GABA-Vorstufe und **Aspartat** (Asparaginsäure) sind aktivierende Neurotransmitter für Sinneswahrnehmungen, Schmerzverarbeitung, Lern- und Gedächtnisfunktionen mit direkter Wirkung auf Ionenkanäle (Na^+, K^+, Ca^{2+}). Das *China-Restaurant-Syndrom* mit Hitze- und Engegefühl sowie Kribbeln im Halsbereich, wird durch den Geschmacksverstärker Natriumglutamat ausgelöst. S. 226 ▶4, ▶1

N-Methyl-D-Aspartat (NMDA) vermittelt Schmerzreize.

Peptide

Peptide erlauben durch ihre Molekülgröße keine schnellen Transmitterfunktionen; sie wirken als **Modulatoren** (Endorphine, Angiotensine, Bradykinine) oder echte **Hormone** (Insulin, Glucagon, Somatostatin, Adiuretin, Oxytocin, Cholecystokinin, Calcitonin, Gastrin, Hypophysen-Vorderlappen-Hormone).

β-Endorphin (β-End) entsteht im Axon durch enzymatische Spaltung aus dem Polypeptid Pro-Opiomenalocortin; es bindet an Opiodrezeptoren (mit G-Proteinen) und hemmt Schmerzempfindung, kognitive Funktion, Wasserhaushalt und Nahrungsaufnahme. Ähnlich wirken die kürzeren Peptidketten der Enkephaline und Dynorphine. ▶2

Substanz P ist ein Peptid aus elf Aminosäuren, das die Schmerzleitung und die glatte Darmmuskulatur erregt. ▶3

Zytokine sind bei der Immunantwort gebildete Signalmoleküle, die Zelltod, Wachstums- oder Entzündungsreaktionen auslösen, z. B. Interferone, Interleukine, Wachstumsfaktoren.

Angiotensine sind Peptidhormone des Renin-Angiotensin-Aldosteron-Systems, die gefäßverengend wirken und den Wasser- und Natriumrückhalt der Niere (und damit das Blutvolumen) steigern. Renin aktiviert Angiotensin. ▶4

Bradykinin (Kallidin I), ein Peptidhormon aus neun Aminosäuren, erweitert die Gefäße, senkt den Blutdruck und kontrahiert langsam die glatte Muskulatur (Uterus, Bronchien, Magen-Darm-Trakt).

Das Renin-Angiotensin-System dient zur Kreislaufregulation (Gefäßtonus, Blutvolumen, Sympathikus-Aktivierung).

Somatostatin, ein zyklisches Peptid aus 28 (S-28) oder 14 Aminosäuren (S-14), hemmt die Ausschüttung der Hormone STH (somatotropes Hormon), TSH (Thyroidea stimulierendes Hormon), ACTH (adrenocorticotropes Hormon), Insulin, Glucagon, Gastrin und Cholecystokinin.

Carnosin (β-Alanylhistidin) kommt im Muskelgewebe vor.

Neurotensin (aus 13 Aminosäuren) kommt im Magen-Darm-Trakt und in Tumoren vor; es vermindert die Salzsäureproduktion im Magen und die gastrointestinale Motilität und stimuliert die Pankreassekretion beim Verzehr von Fetten.

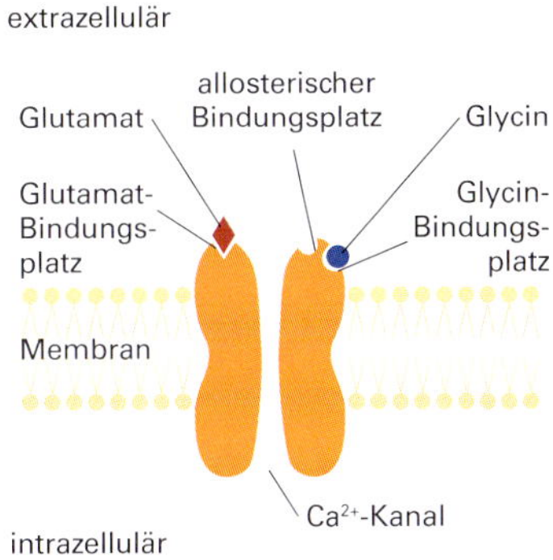

1 NDMA-Rezeptor

α-Endorphin:
Tyr-Gly-Gly-Phe-Met-Thr-Ser-Glu-Lys-Ser-Gln-Thr-Pro-Leu-Val-Thr-OH

β-Endorphin:
Tyr-Gly-Gly-Phe-Met-Thr-Ser-Glu-Lys-Ser-Gln-Thr-Pro-Leu-Val-Thr-Leu-Phe-Lys-Asn-Ala-Ile-Ile-Lys-Asn-Ala-Tyr-Lys-Lys-Gly-Glu-OH

γ-Endorphin:
Tyr-Gly-Gly-Phe-Met-Thr-Ser-Glu-Lys-Ser-Gln-Thr-Pro-Leu-Val-Thr-Leu-OH

2 Aminosäuresequenzen von Endorphinen

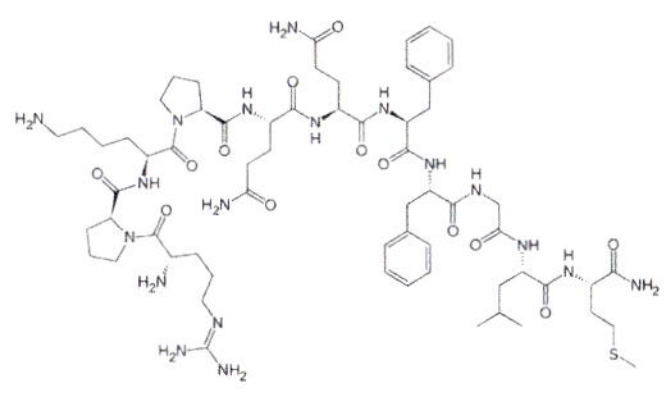

3 Substanz P

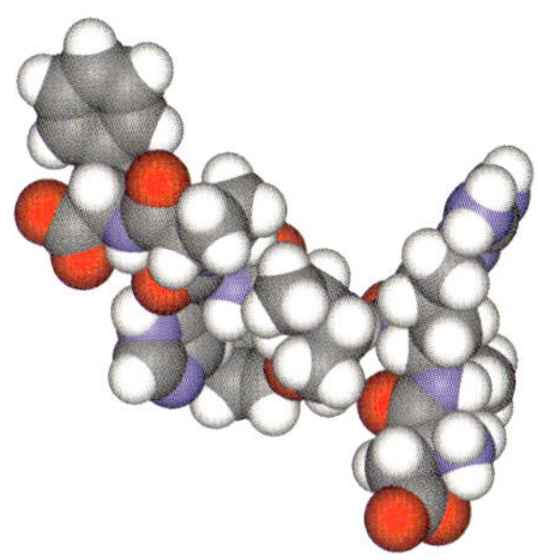

4 Angiotensin II

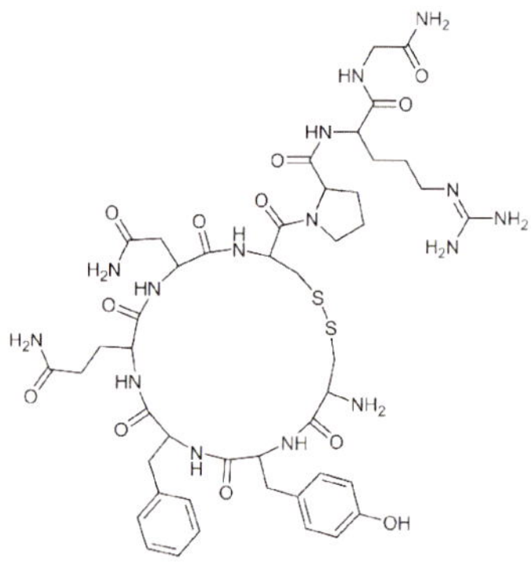

1 Vasopressin (ADH)

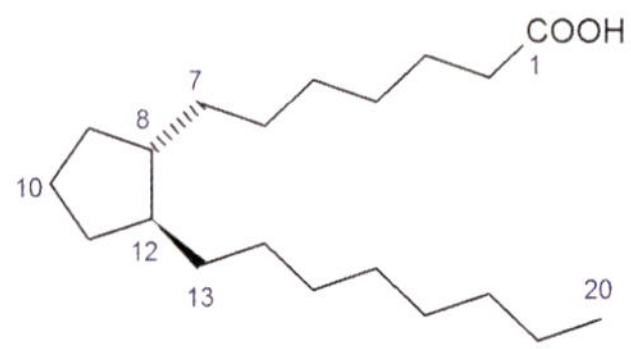

Prostansäure

	Funktionelle Gruppen	Doppelbindungen
PGA	9 C=O	10-11 C=C
PGA_1	zusätzlich	13-14 C=C (*E*) 15 –OH (*S*)
PGB	9 C=O	8-12 C=C
PGC	9 C=O	11-12 C=C
PGD	9 –OH	11 C=O
PGE	9 C=O	11 –OH
PGE_1	zusätzlich	13-14 C=C (*E*) 15 –OH (*S*)
PGF_α	9 –OH	11 –OH
$PGF_{2\alpha}$	zusätzlich	5 - 6 C=C (*Z*) 13-14 C=C (*E*) 15 –OH (*S*)
$PGF_{2\beta}$		(*R*)
PGG	9-11 O–O	13-14 C=C (*E*) 14 –OOH
PGH (PGR)	9-11 O–O	13-14 C=C (*E*) 15 –OH (*S*)
PGH_3	zusätzlich	5 - 6 C=C (*Z*) 17-18 C=C (*Z*)
PGI (PGX)	11 –OH	6 - 9 –O– 5 - 6 C=C
PGJ	9-10 C=C	11 C=O

(*Z*) steht *cis*, (*E*) steht *trans*.
(*R*) und (*S*): absolute Konfiguration
PG_n (Seitenkette: *n* C=C-Gruppen

2 Struktur der Prostaglandine

Den glatten Muskel erregende Substanzen

Oxytoxin, Vasopressin, Mutterkorn-Alkaloide und Prostaglandine erregen die glatte Gefäßmuskulatur.

Vasopressin oder das antidiuretische Hormon (ADH, Adiuretin) aus dem Hypophysenhinterlappen steuert 1. die Wasserretention und Harnkonzentrierung durch G-Protein-vermittelte Aktivierung der Adenylatzyklase und erregt 2. den Tonus der glatten Muskulatur, besonders der Gefäße. ▶1

Oxytocin erregt die glatte Muskulatur von Uterus und Milchdrüse und wirkt wehenauslösend.

Prostaglandine (PG) sind ringförmige Fettsäuren mit hormonähnlicher Wirkung in nahezu allen Geweben. Das körpereigene Enzym Cyclooxygenase stellt aus der mit der Nahrung aufgenommenen Arachidonsäure ($C_{19}H_{31}COOH$, S. 229 ▶1) in den Zellmembranen Prostaglandine her. Pharmakologisch wichtig ist:

Antiphlogistika (Entzündungshemmer wie Acetylsalicylsäure und Ibuprofen) und Corticoide (Steroidhormone aus der Nebennierenrinde) hemmen die Prostaglandinsynthese.

Prostagladine (▶2) dienen zur Geburtseinleitung (PGE_2) und Behandlung von Durchblutungsstörungen und Geschwüren.

- Sie erweitern Blutgefäße und senken den Blutdruck, z. B. bei Hypovolämie (Blut- oder Flüssigkeitsverlust durch Blutungen, Verbrennungen, Durchfall),
- steigern Nierendurchblutung, Natrium-/Wasserausscheidung als Antagonisten zum Renin-Angiotensin-Aldosteron-System,
- drosseln die Magensaftsekretion als Gegenspieler des Histamins, Pentagastrins und der Nahrungsaufnahme,
- schützen die Darm-Schleimhaut vor Alkalilaugen, kochendem Wasser, Gallensäuren, Nichtsteroid-Entzündungshemmern und bakteriellen Endotoxinen,
- entspannen die glatte Muskulatur der Bronchiolen und erhöhen die Lungendurchblutung bei Hypoxie (PGE_2) – als Gegenspieler der bronchokonstriktorischen Leukotriene,
- lösen Entzündungsreaktionen und Kopfschmerzen aus,
- hemmen die Thrombozytenaggregation (PGI_2) als Gegenspieler der „blutverdickenden" Thromboxane (TXA),
- begleiten Fieber, Schmerzen und Entzündungsprozesse.

Prostacycline (PGI) sind Prostaglandine mit zwei Ringsystemen. Sie sind Antagonisten der **Thromboxane** (TX), die Gefäße und Bronchien verengen und bei der Blutstillung dafür verantwortlich sind, dass die Blutplättchen zusammenballen (Thrombozytenaggregation). Acetylsalicylsäure hemmt kurzfristig die PGI_2-Synthese in der Gefäßwand und langfristig die TXA_2-Synthese in den Thrombozyten aus Arachidonsäure und PGH_2.

Leukotriene (LTA bis LTF) sind Arachidonsäurederivate, die Entzündungen und Allergien begleiten und mit Kommunikationsproteinen des Immunsystems (Interferone und Interleukine) wechselwirken.

Calciumantagonisten

Vasodilatantien senken den Tonus der glatten Gefäßmuskulatur. Damit eine glatte Muskelzelle kontrahiert, strömen 1. Calciumionen ein, komplexieren 2. mit dem Protein Calmodulin, das dann 3. die Myosin-Leichtketten-Kinase (MLKK) aktiviert, 4. Myosin zu phosphorylieren, welches 5. an Aktin bindet. Dies bewirkt die Kontraktion.

Calciumantagonisten blockieren den Einstrom von Ca^{2+}-Ionen durch Calciumkanal-Proteine in glatte Gefäßmuskelzellen und entspannen dadurch die Muskulatur. **Dihydropyridine** wie Nifedipin (▶2) erweitern vorwiegend Arterien. **Phenylalkylamine** wie Verapamil (▶3, als Ammoniumverbindung) hemmen nachteilig die Erregungsbildung im Sinusknoten des Herzens und vermindern Kontraktilität, Schlagfrequenz und Sauerstoffverbrauch des Herzmuskels.

Calciumantagonisten sind Medikamente gegen Hypertonie, koronare Herzkrankheiten und zerebrale Vasospasmen.

NO-Donatoren erweitern Arterien und Venen, öffnen Kaliumkanäle, hemmen die Phosphordiesterase oder wirken durchblutungsfördernd (Nicotinsäure, Vincamin). ▶Kap. 3.1.4

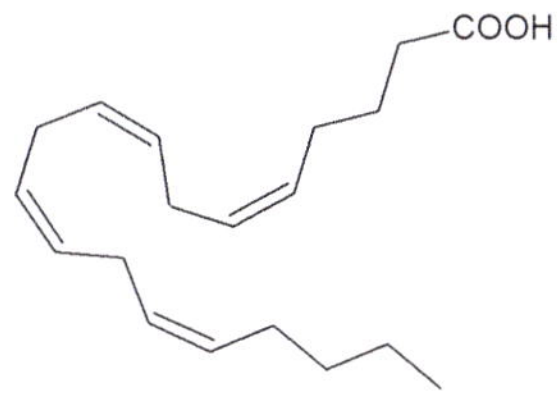

1 **Arachidonsäure**
(all-Z)-5,8,11,14-Eicosatetraensäure

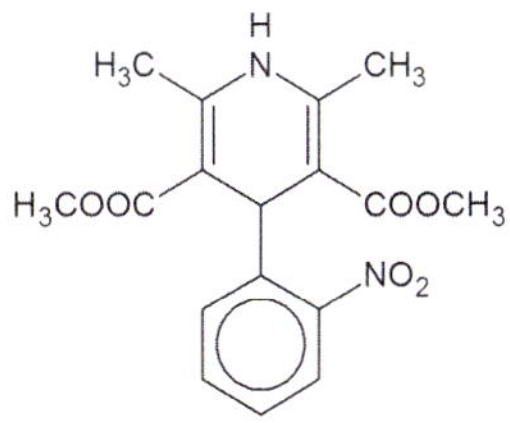

2 **Nifedipin**

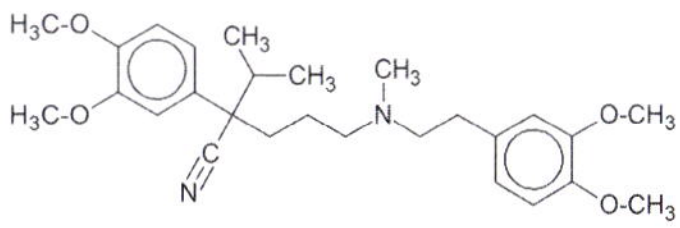

3 **Verapamil**

5.1.5 Rezeptoren mit Enzymaktivität

Rezeptoren mit Enzymaktivität sind bei **Wachstumsfaktoren** wichtig, d. h. Hormonen und leistungssteigernden Peptiden.

Insulin-Rezeptor: Dockt Insulin an den Plasmamembran-Rezeptor an, löst es die Phosphorylierung von Zellproteinen aus und „schaltet" die Tyrosinkinase-Aktivität ein.

5.1.6 Rezeptoren für die DNA-Transkription

Sehr langsam (über Stunden) arbeiten im Zytosol oder Zellkern gelegene Rezeptoren, die die Genexpression fördern oder hemmen. Docken hydrophobe Liganden an, wird eine Haftregion für bestimmte Gene freigelegt. **Cortisol** bildet zusammen mit dem „homodimeren" Rezeptor im Zellkern ein genmodulatorisches Dimer. **Triiodthyronin** lagert sich zusammen mit ***cis*-Retinoesäure** an den „heterodimeren" Rezeptor an; der Komplex verändert Gene.

5.2 Biozide und Umweltchemikalien

Ohne den Einsatz von Chemikalien nähmen von Insekten übertragene Krankheiten wie Malaria, Ernteausfälle durch Unkräuter und Pflanzenkrankheiten sowie der Verderb von Nahrungsmitteln durch Vorratsschädlinge und Schimmel überhand. Allerdings sind diese Umweltchemikalien **Kumulationsgifte**, d. h. sie reichern sich in Ökosystemen und im Körper an. ▶4

- **Biozide**[1] sind chemische und biologische Wirkstoffe zur Desinfektion, Schädlings- und Unkrautbekämpfung sowie zum Holzschutz. Zubereitungen bestehen aus synthetischen oder mikrobiellen Wirkstoffen und Grundstoffen (Verdünnungsmittel). S. 230 ▶1

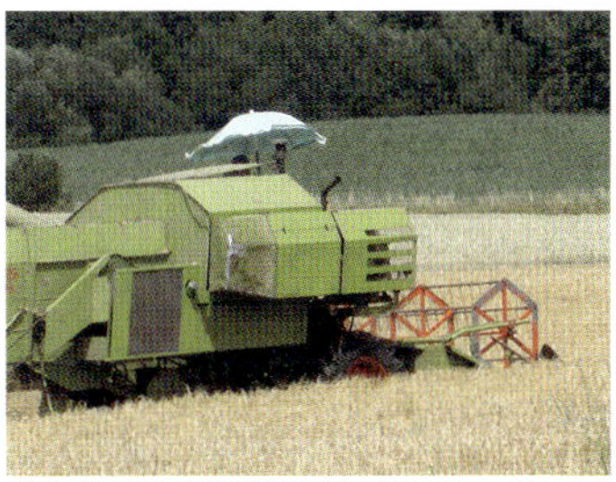

4 **Industrielle Landwirtschaft**

[1] griech. *bios* = Leben, lat. *caedare* = töten

Pestizid	Wirkung gegen
Insektizide	Insekten
Rodentizide	Nagetiere
Akarizide	Milben
Nematizide	Fadenwürmer
Molluskizide	Schnecken
Fungizide	Pilze
Herbizide	Unkräuter
Algizide	Algen
Bakterizide	Bakterien
Mikrobizide	Mikroorganismen
Viruzide	Viren

1 Einteilung der Biozide

Organochlorinsektizide
Polyhalogenierte Biphenyle (PCB, PCBB)
Polychlorierte Dioxine und Furane (PCDD, PCDF)
Toxaphen (chloriertes Camphen)

2 Persistente organische Stoffe

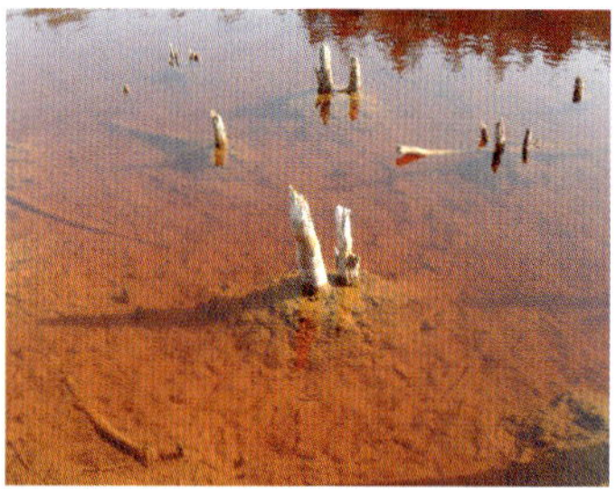

3 Saurer See im Kohlebergbau

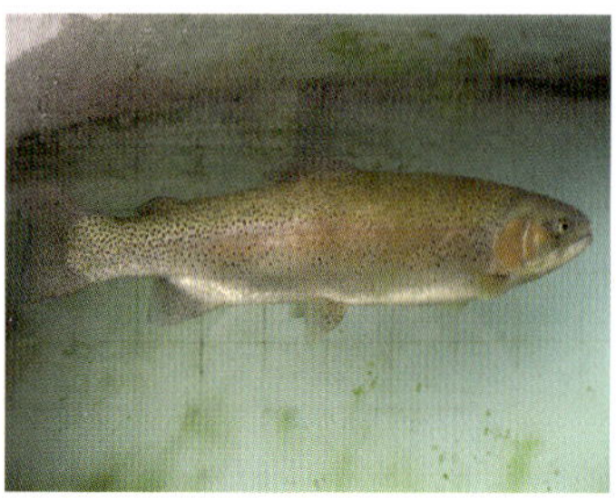

4 Forelle im Quellwasser

- **Persistente Stoffe** (Persistent Organic Pollutants, **POP**) sind biologisch schlecht abbaubar, reichern sich in der Nahrungskette an und verbreiten sich langfristig weltweit. ▶2
- **Rückstände** überdauern in Folge der Anwendung von Bioziden als Abbau-, Reaktions- und Stoffwechselprodukte in der Umwelt. Es gelten Verordnungen über Höchstmengen für Rückstände von Tierarzneimitteln und Pestiziden in Lebensmitteln, sowie das Lebensmittel- und Futtermittelgesetzbuch (LFGB). Grundstücke und stillgelegte Anlagen, auf denen mit Abfällen oder umweltgefährdenden Stoffen hantiert wurde, hinterlassen **Altlasten** nach dem Bundesbodenschutzgesetz (BBodSchG).

Der Begriff Biozid umfasst Pflanzenschutzmittel (Herbizide) und Schädlingsbekämpfungsmittel (Pestizide).

Die Liste besonders **besorgniserregender Stoffe** (Substances of very high concern, SVHC), die vom europäischen Markt verschwinden sollen, veröffentlicht die Europäische Chemikalienagentur ECHA seit 2008. Dazu gehören Weichmacher, Flammschutzmittel, Additive, Farbstoffe und Fungizide.

- **KMR-Stoffe**: kanzerogen, mutagen oder reproduktionstoxisch,
- **PBT-Stoffe**: persistent, bioakkumulierend und toxisch,
- **vPvB-Stoffe**: sehr persistent und sehr bioakkumulierend.

5.2.1 Ökotoxikologische Stoffbewertung

Die **Ökotoxikologie** untersucht die Verteilung und Wirkung chemischer Substanzen auf Organismen und Systeme, soweit daraus Schäden für Natur und Mensch entstehen. Dazu gehören

- die Aufklärung natürlicher und anthropogener Ursachen der Stoffausbreitung, z. B. durch Verwitterung, Abtragung, Ablagerung, Erdbeben, Vulkantätigkeit, industrielle Entwicklung, Verbrennung fossiler Energieträger, Land- und Forstwirtschaft, Bergbau und Industrie (▶3),
- die Beobachtung von Organismen und Ökosystemen (▶4),
- die chemische Analytik von Umweltkontaminationen.

Die ökotoxikologische **Stoffbewertung** fußt auf sechs Säulen:

1. **Produktionshöhe**: Abschätzung des Stoffeintrags in die Umwelt aus dem weltweiten Produktionsvolumen,
2. **Anwendungsmuster**: Emissionsquellen und Ausbreitung, z. B. lokal (Industrie) oder ubiquitär (Haushalt),
3. **Dispersionstendenz**: das unerwünschte Entweichen von Chemikalien vom Anwendungsort in die Umwelt,
4. **Akkumulation**: die Anreicherung von Schadstoffen in Organismen und Ökosystemen,
5. **Persistenz**: die Langzeitbeständigkeit einer Substanz in der Umwelt, ehe sie physikalisch entfernt, chemisch abgebaut oder zu CO, CO_2, NH_3, H_2O und HCl mineralisiert wird,
6. **Umwandlung**: die abiotische (durch Wasser, Wärme, Licht, Sauerstoff) oder biotische (durch Organismen bewirkte) Abbaubarkeit einer Substanz, im Gegensatz zur Persistenz.

Kriterien zur Beurteilung von Umweltchemikalien sind: akute Toxizität, Reproduktionstoxizität, Bioakkumulation, hormonartige Wirkungen und die Wirksamkeit als Signalstoffe. ▶1

Akute Toxizität oral, dermal, inhalativ; Haut-, Augenreizung; Sensibilisierung
Epidemiologie betriebliche Erfahrungen
Kumulativ-toxische Wirkung
Subchronische Toxizität an zwei Tierarten (90 Tage)
Landwirtschaftliche Nutztiere Fütterungs- und Rückstandsstudien
Chronische Toxizität Ratte (> 18 Monate)
Stoffwechselversuche
Kanzerogenität und **Mutagenität**
Reproduktionstoxizität Mehrgenerationenversuch, Embryotoxizität, Teratogenität
Umwelttoxikologie Fische, Vögel, Säugetiere

1 **Beurteilungskriterien**

5.2.2 Risikobewertung und Grenzwerte

Pflanzenschutzmittel sind zwangsläufig **Biozide**, weil sie den Stoffwechsel lebender Schadorganismen in ihrer Vermehrung hemmen oder abtöten. Gefährdungen für Mensch und Umwelt sollen durch ein Zulassungsverfahren ausgeschlossen werden. Dosierungen ohne schädliche Wirkung (NOAEL) werden z. B. aus lebenslangen Fütterungsversuchen ermittelt.

> Ein „sanftes" Pestizid kann es grundsätzlich nicht geben.

Toxikologische Grenzwerte geben tolerierbare **Höchstwerte** für Schadstoffe in Umweltmedien an, die für Lebewesen nicht schädlich sind. Sie werden auf Basis des wissenschaftlichen Kenntnisstandes über experimentelle Toxizitätswerte und Dosis-Wirkungs-Beziehungen festgelegt. Zudem spielen ökonomische Zwänge, technische Grenzen und die vorsorgliche Minimierung der Schadstoffbelastung des Menschen eine Rolle.

Das Bundesinstitut für Risikobewertung (BfR) und das Bundesamt für Verbraucherschutz und Lebensmittelsicherheit (BVL) legen maximale **Rückstandsgrenzwerte** (MRL, engl. *maximum residue limits*) für Lebensmittel fest, die sich um Sicherheitsfaktoren von der tolerierbaren täglichen Aufnahmemenge (**ADI**, engl. *acceptable daily intake*) unterscheiden. Wirkstoffe ohne MRL-Wert dürfen in Europa nicht in den Handel gebracht werden. „Gute landwirtschaftliche Praxis" (GAP) soll ein langfristiges Absenken der MRL bei Pflanzenschutzmitteln gewährleisten. Trinkwasser soll frei von Pestiziden sein (< 0,5 µg/L).

Als **Referenzwert** (Hintergrundkonzentration) gilt die statistisch vorherrschende Konzentration eines Fremdstoffs in der Bevölkerung (95%-Perzentil), allerdings ohne toxikologische oder epidemiologische Aussagekraft. Als **gefährliche Konzentration** (hazardous concentration, HC) wird die ökotoxikologisch akzeptierte Fremdstoffkonzentration bezeichnet. ▶2.2.5

Akute Referenzdosis (ARfD): über Nahrung und Trinkwasser in 24 h aufgenommene Substanzmenge ohne Gesundheitsrisko (WHO-Definition)

Tolerierbare Anwenderexposition (Acceptable Operator Exposure Level, AOEL): subakuter/subchronischer Grenzwert für die durchschnittliche Expositionsdauer

2 **Grenzwerte für Biozide**

5.3 Zyklische Chlorkohlenwasserstoffe

Insektizide wirken als Atem-, Kontakt- und Fraßgifte betäubend (Knock-down), abschreckend (repellent), austreibend oder tötend auf verschiedene Entwicklungsstadien des Insektenlebens (adultizid, larvizid, pupizid, ovizid). Problematisch sind Resistenzentwicklung, Umweltbelastungen und Rückstände. Schwermetallhaltige Verbindungen sind in Europa verboten. ▶3

Chlorierte zyklische Kohlenwasserstoffe – als Kontaktpestizide und Desinfektionsmittel – dringen durch die äußere Chitinhülle und lähmen das Nervensystem der Insekten. Durch die frühere Anwendung in Landwirtschaft und Bauwesen und ihre Persistenz sind sie ubiquitär (überall) als Hintergrundkonzentration vorhanden. Die Warmblütertoxizität ist gering.

zyklische Chlorkohlenwasserstoffe

Organophosphate

Carbamate

Pyrethroide, Spinosyne

Chloronicotinyle

Phenylpyrazole, Oxadiazine

Iuvenilhormon-Analoga

3 **Insektizid-Klassen**

Wirkung	Symptome	Mono	Di	1,2,4-Tri	1,2,4,5 Tetra	Hexa	2,4,6-Tri	Penta
		-chlorbenzol						
ZNS	ZNS-Störung (Übelkeit, Schwindel)	X						X
	Nervenschäden (Zittern, Krämpfe)						X	
	narkotische Wirkung	X	X			X		
Drüsen	Schilddrüsenveränderung					X		
Blut	Chromosomenaberrationen in peripheren Lymphozyten				X			
Atmung und Kreislauf	Augenreizung			X		X		
	Schleimhaut-, Atemwegsreizung		X	X		X	X	
	Lungenödem					X		
Innere Organe	Leberschäden (Lebertumoren)	X	X			X!	X	X
	Nierenschäden	X	X				X	X
Haut	Fototoxizität					X		
	Chlorakne						X	X

1 Symptomatik der akuten und chronischen Vergiftung mit chlorierten Benzolen und Phenolen

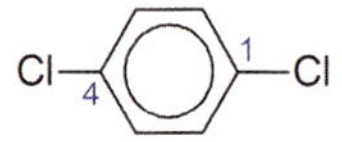

2 1,4-Dichlorbenzol

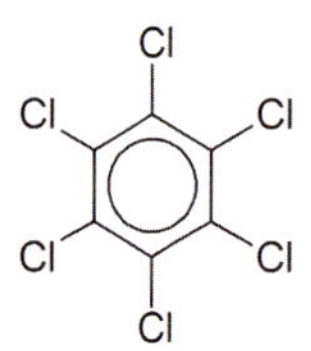

3 Hexachlorbenzol (HCB)

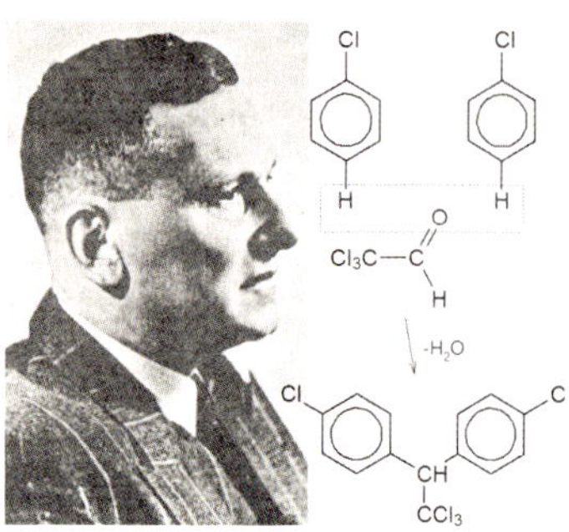

4 *P. H. Müller*: DDT-Synthese

5.3.1 Chlorbenzole

Chlorierte Benzole schädigen Nervensystem, Leber und Niere, in hohen Konzentrationen auch das Blutbild und die Lunge. ▶1

1,3-Dichlorbenzol entsteht bei der Verbrennung chlorierter Verbindungen und findet sich ubiquitär in Wasser, Boden und Luft (0,1–1 µg m^{-3}). Es wirkt weder mutagen noch teratogen; bei Ratten wurde eine tumorpromovierende Wirkung beobachtet.

1,4-Dichlorbenzol wurde früher als Insektizid, Mottenvertilgungsmittel und WC-Deodorans (Beckensteine) eingesetzt. ▶2

Hexachlorbenzol (HCB) diente bis zum Verbot 1974/1981 als Fungizid und Beizmittel für Getreidesaatgut. Es ist ubiquitär verbreitet (0,1–0,5 ng · m^{-3}) und entsteht bei der Produktion von Tri- und Tetrachlorethen und der Chlorierung von Kohlenwasserstoffen. HCB lagert sich im Fettgewebe an und induziert Cytochrom-P_{450}-abhängige Enzyme. Massenvergiftungen durch belastetes Getreide (Türkei 1954/56: 50–200 mg · d^{-1} über Monate) lösten lichtsensible Hautveränderungen (Porphyria cutanea tarda, Fotosensibilisierung, vermehrte Behaarung), Leber- und Schilddrüsenvergrößerungen, Tumoren und Todesfälle aus. HCB hemmt die Uroporphyrinogendecarboxylase; die Porphyrin-Werte steigen an. LD_{50} oral: 1000–10 000 mg/kg. ▶3

DDT

Die insektizide Wirkung von 1,1,1-Trichlor-2,2-bis(4-chlorphenyl)-ethan, kurz DDT, wurde 1939 von *Paul Hermann Müller* (Geigy AG, Nobelpreis 1948) erkannt (▶4). 1874 hatte es *Othmar Zeidler* aus Chlorbenzol und Trichlorethanal synthetisiert. Im Zweiten Weltkrieg wurde DDT großflächig zur Malaria- und Gelbfieberbekämpfung, sowie gegen Läuse und Kartoffelkäfer eingesetzt.

Das Antimalariaprogramm der Weltgesundheitsorganisation (WHO) machte DDT jahrzehntelang zum weltweit wichtigsten Insektizid. DDT wirkt gegen fast alle beißenden Insekten, doch reichert es sich in der **Nahrungskette** vom Plankton bis ins menschliche Fettgewebe und in die Muttermilch an und ist daher seit 1972 in Deutschland verboten. DDT wird über fettreiche Nahrungsmittel wie Milch, Fleisch, Fisch und Eier aufgenommen und in Fettdepots gespeichert. Die Elimination dauert etwa ein Jahr. Wassergefährdende Abbauprodukte wie **DDE** (▶1) verursachen Forellen- und Lachssterben. An Schwebstoffe adsorbiert, wird DDT in der Atmosphäre zu CO_2 und HCl abgebaut.

Die Chlorpestizide wie DDT sind **Nervengifte**; sie blockieren bei Insekten die Schließung der spannungsabhängigen Natriumkanäle in den Lipidmembranen der Nervenzellen (GABA-Rezeptoren); die Folge sind Übererregung, Lähmung und Krämpfe.

DDT ist ein Tumorpromotor, der mikrosomale Leberenzyme induziert (berufliche Vergiftung: > 0,25 mg/kg Körpergewicht über Jahre); eine hormonartige Wirkung und ein kanzerogenes Risiko wurden beim Menschen nicht bestätigt. Chronische Vergiftungen traten bei Verpackern in Pestizidfabriken und Anwendern in der Landwirtschaft auf, insbesondere in der Dritten Welt.

> Chlorpestizide sind Nerven- und Lebergifte.
> Sie blockieren Natriumkanäle.

Akute Toxizität: Frühes oder spätes Erbrechen, Schweißausbrüche, Parästhesien an Lippen, Zunge, Gesicht und Haut; Schwindel, Kopfschmerzen, Benommenheit, Übelkeit, Krankheitsgefühl (> 300 mg), Gleichgewichtsstörungen, grobschlägiger Tremor (> 1000 mg), Krämpfe (> 16 mg/kg KG), Mydriasis, Lungenödem, Bewusstlosigkeit (nach einigen Stunden), Kammerflimmern, Atemstillstand. Letale Dosis für den Menschen: 150–300 mg/kg.

Therapie: Erbrechen, Magenspülung (falls Patient ohne Krämpfe), Kohle und Natriumsulfat (im Magen belassen), Diazepam gegen Krämpfe oder prophylaktisch. Kein Adrenalin! Parenterale Flüssigkeitszufuhr, EKG-Überwachung, Nieren- und Leberschäden prüfen. Kein Alkohol, keine fettigen oder öligen Substanzen!

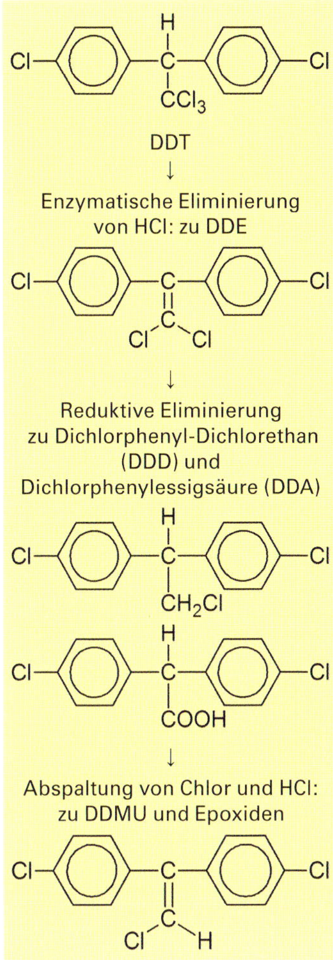

1 Abbau von DDT

5.3.2 Chlorierte Cyclohexene

Endosulfan, Aldrin, Dieldrin, Chlordan, Heptachlor, Toxaphen und **Mirex** wurden in Deutschland seit den 1960er Jahren in Forstwirtschaft, Obst- und Gemüsebau gegen Heuschrecken, Termiten und Ameisen eingesetzt. Die Stereoisomeren Aldrin und Isodrin sowie Dieldrin und Endrin unterscheiden sich in ihren toxikologischen Eigenschaften. Aldrin wird zum Epoxidisomer Dieldrin metabolisiert. Chlorierte Cyclohexene binden an den GABA-Rezeptor und behindern den Chloridumsatz in den Neuronen. ▶2–3

> Chlorierte Cyclohexene blockieren GABA-Chloridkanäle.

Tödliche Dosis: LD_{50} (Mensch, oral): 30–70 mg/kg. Krampfauslösend. Giftig für Erythrozyten, Nieren und ZNS (Endosulfan).

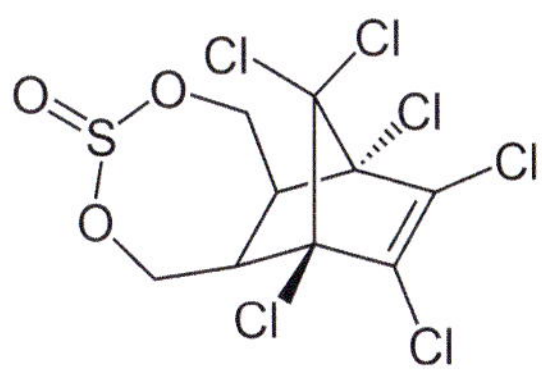

2 Endosulfan

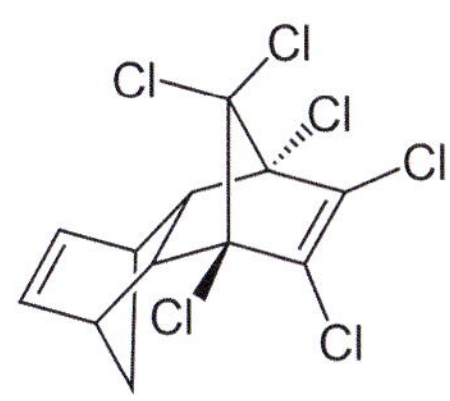

3 Aldrin
Dieldrin: mit –O– statt C=C

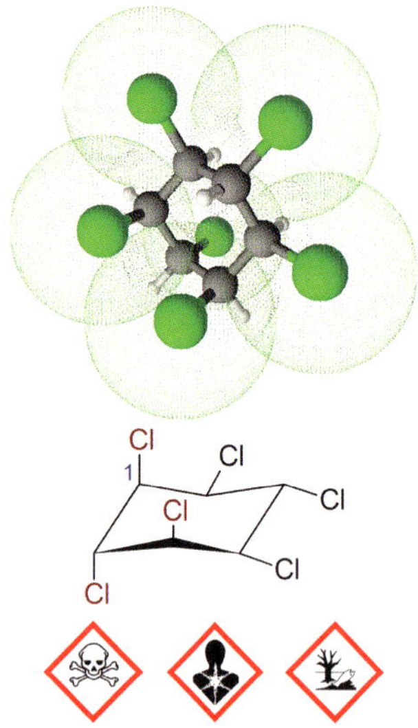

1 **γ-HCH (Lindan)**

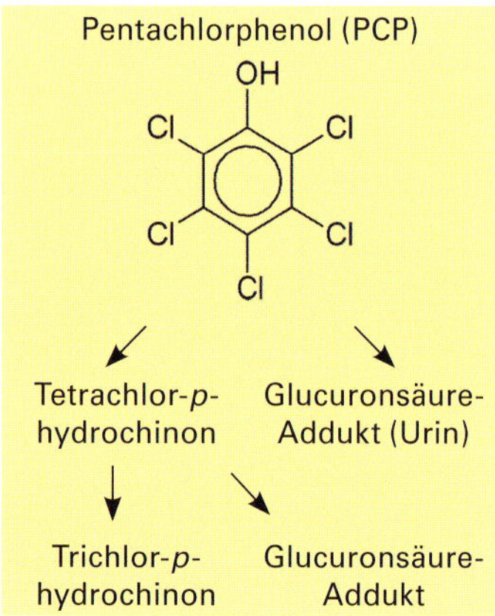

2 **Pentachlorphenol: Abbau in der Leber**

Probenmaterial	Belastung
Holz unbehandelt	< 5 mg/kg
Staub unbelastet	< 5 mg/kg
Luft unbelastet Interventionswert	< 0,1 µg/m³ 1 µg/m³

3 **Referenzwerte für PCP**

5.3.3 Chlorierte Cyclohexane

Hexachlorcyclohexan ist ein Gemisch von acht Konfigurationsisomeren, bei denen die Chloratome in unterschiedlicher Weise axial (α) oder equatorial (β) am Cyclohexan-Sessel stehen. Nur das **γ-HCH** (Lindan, 1α,2α,3β,4α,5α,6β-Hexachlorcyclohexan) mit aaa-eee-Konformation besitzt insektizide Eigenschaften als Fraß- und Kontaktgift; es hemmt die Natrium-Kalium-ATPase, d. h. den Kationentransport, und blockiert den Neurotransmitter γ-Aminobutansäure. Lindan wurde von 1945 bis zum Verbot 1978 als Holzschutzmittel, Ameisen-, Schaben-, Läuse-, Milben- und Mottengift auch beim Menschen eingesetzt.

Binnen Stunden zerfällt HCH fotomechanisch zu Kohlendioxid. Die Halbwertszeit im Boden liegt bei ½ bis 1 Jahr, im menschlichen Blut bei einigen Tagen. Das Insektizid gefährdet Bienen, Fische und Fischnährtiere. Rückstände finden sich in tierischem Fettgewebe, vor allem in Fleisch, Wurst (≈ µg/kg), Flussfischen, Milch, ausländischem Schafskäse und kaum mehr im Getreide. HCH reichert sich in Milch, Körperfett und Nieren von Warmblütern und der Muttermilch (besonders β-HCH) an, ehe es zu Di- und Trichlorphenolen abgebaut und ausgeschieden wird. Es gilt als Tumorpromotor, weil es Leberenzyme und Leberwachstum induziert. Eine immunsuppressive und östrogene Wirkung wurde beobachtet. Die Bioakkumulation ist schwach. ▶1

β-HCH ist ein stärkeres Kumulationsgift als γ-HCH.

Akute Toxizität: stimulierend (im Gegensatz zu β- und δ-HCH, die ZNS-depressiv wirken), Muskelkrämpfe, Atonie, klonischonische Krämpfe, Ateminsuffizienz, Lungenödem. LD_{50} (Ratte oral) 90–160 mg/kg; LD_{50} (Mensch, oral) 150–900 mg/kg. Therapie: Erbrechen, Diazepam gegen Krämpfe. Keine Fette oder Öle!

5.3.4 Halogenierte Phenole

Halogenierte Phenole wirken desinfizierend und ätzend. Phenole und formaldehydabspaltende Verbindungen werden als Fungizide im Holzschutz eingesetzt.

2,4,6-Trichlorphenol schädigt Haut („Chlorakne"), Leber, Nieren und Blut; in sehr hohen Dosen ist es im Tierversuch krebserzeugend (500–1000 mg/kg).

Pentachlorphenol (PCP) war bis 1989 als Fungizid, insbesondere gegen Blauschimmel, zugelassen. PCP ist das giftigste Chlorphenol. Technische Verunreinigungen mit Dioxinen riefen das „Holzschutzmittelsyndrom" hervor: Schwindel, Kopfschmerzen, Übelkeit, Erbrechen, Gewichtsverlust, Mattigkeit, Atemnot, Schweißausbrüche, erhöhte Körpertemperatur, Leber- und Nierenschäden, Chlorakne. In der Umwelt finden sich ubiquitär Ultaspuren, weil PCP aus anderen Chlorpestiziden entsteht. Der Abbau im Boden erfolgt rasch zu Pentachlorphenylmethylether und Pentachlorphenylacetat, Tetrachlorphenolen, Tetrachlorhydrochinon und unter Ringöffnung zu chlorierten Aliphaten. ▶2–3

Die Belastung (< µg/Tag) erfolgt überwiegend durch Nahrungsmittel und durch Abbau von Hexachlorbenzol im Körper. PCP bindet an Plasmaproteine, akkumuliert wegen der polaren Hydroxygruppen kaum im Fettgewebe und wird mit einer Halbwertszeit von 20 Tagen unverändert oder als Glucuronid im Harn ausgeschieden. PCP stört die Phosphat-Aufnahme in der Zelle durch Entkopplung der oxidativen Phosphorylierung, d. h. der Reaktion ADP + P → ATP + H_2O in der Atmungskette, und hemmt das Wachstum von Pflanzenzellen und die Fotosynthese.

Akute Toxizität: Tachypnoe, Tachykardie, Schwitzen, Durst, Muskelschwäche. Hämabbau (Leberschäden), Immunsuppression. Chronische Toxizität: Hautreizung, neuralgische Beschwerden, toxische Myokarditis, Leber- und Nierenschäden, Blutbildveränderung (Leukozytose, Eosinophilie). Schwach genotoxisch (Tumorpromotor), in hohen Dosen kanzerogen (Maus), Chromosomenaberrationen (Lymphozyten). Therapie: Alkalisierung des Harns mit $NaHCO_3$ beschleunigt die Ausscheidung. Letale Dosis: ≈ 29 mg/kg. Tolerierbare tägliche Aufnahme (TDI) 0,003 mg · $kg^{-1}d^{-1}$.

5.3.5 Polychlorierte Biphenyle

Polychlorierte Biphenyle (PCB) stellen eine Verbindungsklasse mit 209 Verbindungen (Kongeneren) dar, die sich durch die Anzahl und Stellung der Chloratome am Biphenyl-System unterscheiden. PCB 77 steht kurz für 3,4,3',4'-Tetrachlorbiphenyl. *ortho*-ständige Substituenten (2,2' und 6,6') schränken die freie Drehbarkeit um die C–C-Bindung ein, so dass 78 Rotationsisomere (Atropisomere) existieren, die sich gegenüber chiralen Reaktanden und Enzymen unterschiedlich verhalten. ▶1–2

PCB sind viskose, farblose bis gelbe Flüssigkeiten mit Siedebereichen zwischen 270 und 420 °C, die von 1929 bis zum Verbot 1983 als flammfeste elektrische Isolatoren in Transformatoren und Kondensatoren, als Kühlflüssigkeiten, Hydraulik- und Schmieröle, in Drucktinten, Weichmachern, Klebstoffen, Imprägnier- und Flammschutzmitteln, Dispergier- und Stabilisierungsmitteln eingesetzt wurden. Der Handelsname „Arochlor 1242" beschrieb ein Biphenyl mit etwa 42 % Chloranteil.

PCB sind wenig giftig, reichern sich jedoch im Körperfett an und werden nur langsam innerhalb von 1–10 Jahren eliminiert. Mit zunehmendem Chlorgehalt nehmen Wasserlöslichkeit, Flüchtigkeit und Reaktivität ab, dafür wachsen Lipidlöslichkeit, Bioakkumulation und Persistenz. PCB sind ubiquitär in Reinluft (pg/m^3) Oberflächengewässer (ng/kg), Böden (µg/kg), Seevogeleiern und Fischfett (bis mg/kg) nachweisbar. In der Atmosphäre erfolgt an Partikeloberflächen und Fotosensibilisatoren (z. B. Natriummethylsiliconat) rasch die fotochemische Dechlorierung. Bei der unvollständigen Verbrennung entstehen PCDF und PCDD. Altlasten finden sich in Futter- und Lebensmitteln, z. B. in Käse, Fleischwaren, Aal, Muttermilch (≤ 1 mg/kg Fett). Die duldbare tägliche Aufnahme (TDI) liegt bei 1 µg PCB/kg Körpergewicht. Im Trinkwasser spielen PCB keine Rolle mehr. ▶3, S. 236 ▶1

Durch mit „Kanechlor 400" (technisches PCB-Gemisch) kontaminiertes Reisöl kam es 1968 in Japan zu einer Massenvergiftung, bekannt als **Yusho-Krankheit**. Rund 15 000 Menschen nahmen durchschnittlich 157 µg PCB, 148 µg chlorierte Quarterphenyle und 0,9 µg polychlorierte Dibenzofurane (PCDF) pro kg Körpergewicht und Tag auf. Es traten Hautveränderungen, Immun- und Leberfunktionsstörungen, Untergewichts- und Todgeburten auf.

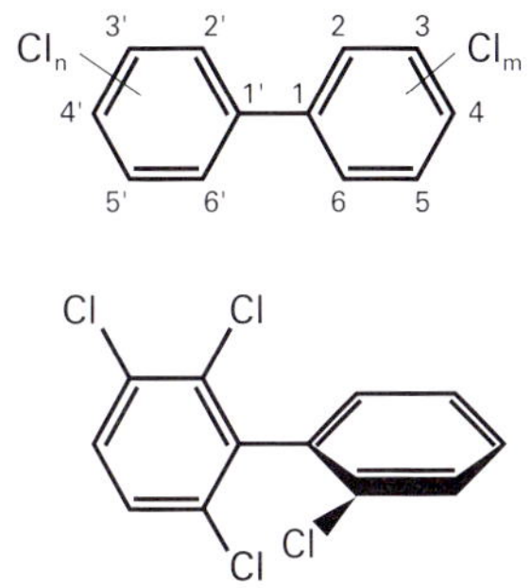

1 Polychlorierte Biphenyle

Zahl der Chloratome	Abkürzung	Isomere
Monochlor-	MCB	3
Dichlor-	DiCB	12
Trichlor-	TrCB	24
Tetrachlor-	TeCB	42
Pentachlor-	PeCB	46
Hexachlor-	HxCB	42
Heptachlor-	HpCB	24
Octachlor-	OcCB, OCB	12
Nonachlor-	NoCB	3
Decachlor-	DeCB	1

2 Einteilung der Biphenyle

Monochlorbiphenyle	$10^{4,6}$
Decachlorbiphenyl	$> 10^8$

3 Octanol-Wasser-Verteilungskoeffizient

Material	mg/kg
Sediment	0,02
Wasserpflanzen	0,04–0,07
Plankton	0,39
Muscheln	0,60
Fische	3,2–4,0
Eier von Haubentauchern	5,6

1 Anreicherung von PCB am Genfer See (Trockenmasse)

Polychlorierte Biphenyle (PCB)
↓
Arenoxid (Epoxidiertes PCB)
↙ ↘
Phenole (Hydroxy-PCB) → Bindung an Glucuronsäure
Glutathion-addukte (CH_3S-PCB) → Sulfoxide, Sulfone

2 Metabolismus der PCB beim Menschen

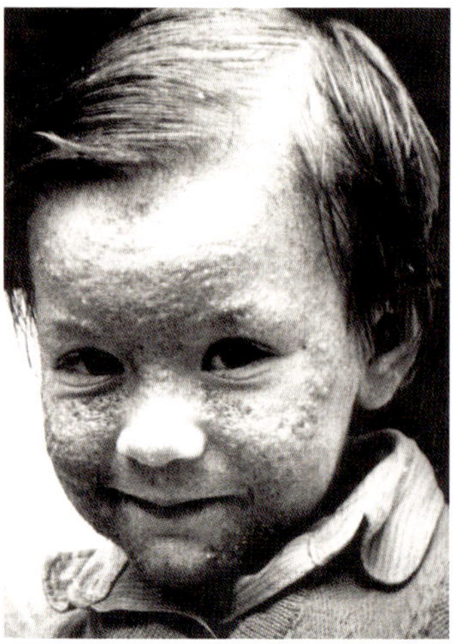

3 Chlorakne (Seveso 1976)

Lebendgeborene zeigten dunkelbraune Hautfärbungen („Cola-Babys"), Wucherungen am Gaumen und Knochenverkalkung. Die Halbwertszeit der Elimination betrug zwischen 1,1 Jahren bei Pentachlorbiphenyl (PCB 118) und 5,7 Jahren bei Heptachlorbiphenyl (PCB 180). Bei Männern war die Krebsrate erhöht. Ähnlich wurde 1979 in Taiwan die **Yu-Cheng-Krankheit** durch PCB-verseuchtes Reisöl ausgelöst; belegt sind Chlorakne, Blutbildveränderungen, Hautpigmentierung und Leberschäden.

PCB werden durch Magen-Darm-Trakt und Haut resorbiert und im Fettgewebe angereichert und (bei hohem Chlorgehalt und *para*-Substitution zunehmend langsam) zu Phenolen mit teilweise östrogener Wirkung hydroxyliert. Die akute Toxizität ist gering: LD_{50} (Ratte/Maus, oral) 2000 bis 11 000 mg/kg je nach Chlorierungsgrad; unschädliche Dosis NOAEL 0,5–10 mg $kg^{-1}d^{-1}$. ▶2

PCB wirken wie polychlorierte Dioxine. **Toxizitätsäquivalenzfaktoren** (TEF) erlauben den Vergleich bezüglich der Leber- und Immuntoxizität, sind aber zur Beurteilung für Schilddrüse und Nervensystem ungeeignet (S. 237 ▶1). Penta- und Hexachlorbiphenyle induzieren Cytochrom-P_{450}-abhängige Enzyme und wirken als **Tumorpromotor**. PCB-Gemische führen zu Chromosomenaberrationen in Knochenmarkszellen (Polyploidie, Ratte). Chronische PCB-Gabe löst bei Nagern Lebervergrößerung, Lebertumoren, Reproduktionsstörungen und Missbildungen der Nachkommen aus. *ortho*-substituierte PCB führen zur Calcium-Freisetzung in Nervenzellen (Ratte) und zur Verminderung von Dopamin (Makaken-Affe). Eine Unterdrückung der Immunglobulin-Antwort durch nicht-*ortho*-PCB wurde auch beim Menschen beobachtet.

PCB reichern sich im Körperfett an; die Toxizität nimmt mit steigendem Chlorierungsgrad zu. PCB wirken schwächer als TCDD (Tetrachlordibenzodioxin) als Leber-, Nerven- und Immuntoxine.

Akute Toxizität: 1. Chlorakne, Schwellung der Augenlider, Pigmentierung von Nägeln und Schleimhäuten, Erschöpfung, Schwindel und Erbrechen; 2. Hyperkeratose, Pigmentierung der Haut, Störungen der Atemwege und des Immunsystems, Leberschäden, bei Männern erhöhte Krebsmortalität, bei Frauen Totgeburten, „schwarze Babys" mit Verkalkung der Schädelknochen, früh einsetzendes Zahnen und Untergewicht. ▶3
Chronische Toxizität: Chlorakne, Porphyrie (Störung der Häm-Biosynthese), Leber- und Nervenschäden, Veränderungen von Blutbild, Immunsystem, Thymus und Milz. S. 237 ▶2

5.3.6 Flammschutzmittel

Flammschutzmittel erschweren die Entflammung und Verbrennung von Holz, Kunststoffen und Textilien.

Polybromierte Biphenyle (PBB) $C_{12}H_{10-n}Br_n$ umfassen 209 ähnliche (kongenere), mittlerweile in Europa verbotene Flammschutzmittel in Kunststoffen. Die weiß-braunen, wenig wasserlöslichen Pulver sind weniger stabil als polychlorierte Biphenyle und spalten im UV-Licht Brom ab. Bei der Pyrolyse bilden sich

HBr, Brombenzole, niedrig bromierte Biphenyle und Spuren von Bromdibenzofuranen (DiBDF bis HpBDF). PBB sind biologisch kaum abbaubar, reichern sich im Fettgewebe an (Halbwertszeit 8–12 Jahre) und lösen Immundefekte, Leber- und Nierenschäden, neuronale Fehlleistungen und Muskelschwäche aus. Eine globale Umweltbelastung besteht nicht, Vergiftungsfälle sind nicht bekannt.

2,2′,4,4′,5,5′-Hexabrombiphenyl wurde als „Firemaster BP-6" vorrangig in den USA, **Decabromdiphenylether** als „Bromkal 80-90" in Deutschland eingesetzt.

1,2,5,6,9,10-Hexabromcyclododecan (HBCD) in geschäumtem und schlagfestem Polystyrol und Acrylnitril-Copolymeren ist weltweit in der Umwelt nachweisbar. Von den 16 möglichen Stereoisomeren reichern sich signifikant (–)-α-, gefolgt von (–)-β- und (+)-γ-HBCD in Süßwasserfischen an, obwohl das technische Gemisch vorrangig aus (±)-γ-HBCD bestehen. ▶3

Organische Flammschutzmittel

Halogenkohlenwasserstoffe in flammfesten Kunststoffen fangen durch in der Hitze freigesetzte Halogenatome die Radikale ab, die für die Kettenreaktion der Verbrennung notwendig sind, z. B. Chlorparaffine, Hexabrombenzol, bromierte Diphenylether. Als reaktive Monomere wirken Tetrabrombisphenol A (in Epoxidharzen), Tetrabromphthalsäureanhydrid (in Polyesterharzen), Dibromneopentylglycol (in PU-Schäumen). Tetrabrombisphenol A erzeugt – im Gegensatz zu PBB und Diphenylethern – beim Brand keine bromierten Furane und Dioxine.

Organophosphate, Phosphite und Phosphonate, z. B. Trikresylphosphat, sowie halogenierte Phosphate wie Tri(2,3-dibrompropyl)phosphat und Tris-(2-brom-4-methylphenyl)phosphat werden als Flammschutzmittel und Weichmacher eingesetzt.

Dämmschichtbildner verbrennen zu einer isolierenden Kohleschicht; beispielsweise Schäume aus Harnstoff, Dicyandiamid, Melamin und organischen Phosphaten. Intumeszenz-Anstrichstoffe, die bei Hitze anschwellen, bestehen aus Ammoniumpolyphosphat, Melamin, Dipentaerythrit (Kohlenstoffquelle), Chlorparaffinen (Radikalfänger) und TiO_2-Pigmenten.

Das **Nachglimmen von Textilien** verhindern 1. Sauerstoff absperrende Überzüge oder 2. Stoffe, die brennende Cellulose katalytisch in Kohlenstoff und H_2O zersetzen; z. B. Phosphorverbindungen, und Pfropfpolymere mit Vinylphosphonsäure.

Anorganische Flammschutzmittel

Aluminiumoxidhydrate und -phosphate, Zinkborate und Antimonoxid zehren durch thermische Dehydratisierung Energie.

Verkohlungsfördernde und **feuererstickende Mittel** verstärken die hitzeisolierende Kohleschicht des Brandgutes und mindern die Abspaltung brennbarer Gase, z. B. Ammoniumphosphat $(NH_4)_2HPO_4 \rightarrow 2\ NH_3 + H_3PO_4$.

Sperrschichtbildende Versiegelungsmittel verwehren Sauerstoff den Zutritt zum Untergrund; z. B. Ammoniumpolyphosphate.

Kongener	TEF
Vergleich TCDD	1
Nicht-*ortho*-chloriert	
Tetrachlor~	0,0001
Pentachlor~	0,1
Hexachlor~	0,01
Mono-*ortho*-chloriert	
Pentachlor~	0,0001 – 0,0005
Hexachlor~	0,00001–0,0005
Heptachlor~	0,00001

1 Toxizitätsäquivalenzfaktoren von Biphenylen

Tolerierbare Tagesdosis (ADI)
1 µg/kg Körpergewicht

Belastung der Luft
0,000 003 – 0,02 µg m^{-3} (Luft)
≤ 10 µg m^{-3} (Innenräume)

Belastung von Lebensmitteln
≈ 0,1 – 2 mg/kg (Fisch)
≈ 0,14 mg/kg (Milchfett)
≈ 1,4 mg/kg (Muttermilch)

2 PCB in Zahlen: 1 mg/kg = 1 µg/g

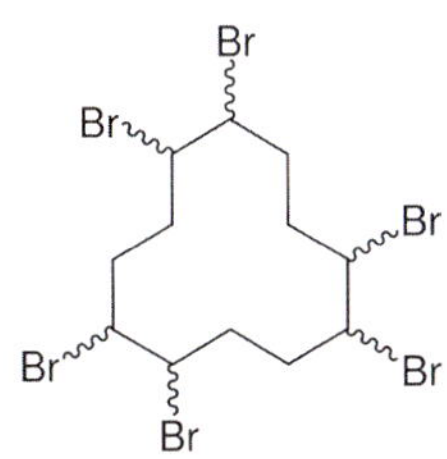

	1	2	5	6	9	10
(–)-α	*R*	*S*	*S*	*R*	*R*	*S*
(–)-β	*R*	*R*	*S*	*R*	*S*	*R*
(–)-γ	*S*	*S*	*S*	*R*	*R*	*S*
(+)-γ	*R*	*R*	*R*	*S*	*S*	*R*

3 Hexabromcyclododecan (HBCD)

Wirkung auf	Symptome	PCB	PCDD/F
ZNS	Schwäche, Müdigkeit Sehstörungen	X	
	Kopfschmerz, Konzentrationsstörungen, Blindheit	X	
	Polyneuropathien	XX	X
Drüsen	Störung des Immunsystems	XX	X
	Funktionsstörungen der Schilddrüse		X
Blut	Blutbildveränderung, Hypoglykämie („Unterzucker")		X
Atmung	Reizungen des Atemtrakts		X
Innere Organe	Leberfunktionsstörung, Anstieg von Leberenzymen	X	XX
	Ikterus, Lebertumoren	X	X?
	Störung des Fett- und Kohlenhydratstoffwechsels		XX
	Diarrhö (Durchfall)		X
Haut	Chlorakne und andere Hautveränderungen	XX	XX
Reproduktionssystem	Störungen der Reproduktion		X
	Fehlgeburten, verringertes Geburtsgewicht, Hautveränderungen (fetales PCB-Syndrom)	X	

1 Symptomatik der akuten und chronischen Vergiftung mit polychlorierten Biphenylen (PCB), polychlorierten Dibenzodioxinen (PCDD) und -furanen (PCDF)

5.3.7 Polychlorierte Dibenzodioxine (PCDD) und Dibenzofurane (PCDF)

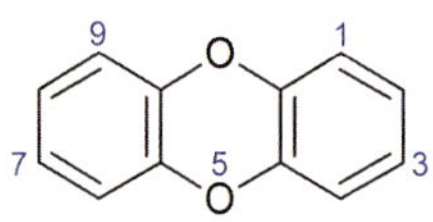

2 Dibenzo[1,4]dioxin
PCDD: mit Chlorsubstituenten

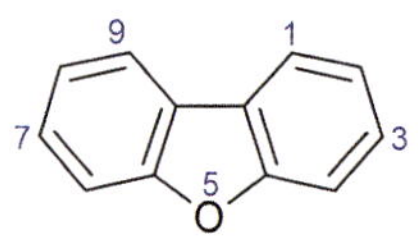

3 Dibenzofuran
PCDF: mit Chlorsubstituenten

Meerschweinchen:	≈ 1 µg/kg
Nerz:	4 µg/kg
Ratte:	44 µg/kg
Rhesusaffe:	≈ 50 µg/kg
Kaninchen:	115 µg/kg
Hund:	> 300 µg/kg
Syrischer Hamster:	> 1150 µg/kg

4 TCDD: Tödliche Dosis LD_{50} p.o.

Polychlorierte Dibenzodioxine (PCDD, „Dioxine") mit 75 Verbindungen und **Dibenzofurane** (PCDF) mit 135 Kongeneren zählen zu den gefährlichsten Umweltgiften. Die Toxizität schwindet mit zunehmendem Chlorgehalt. ►2–3.

Dioxine entstehen bei **Verbrennungsvorgängen** (300 bis 600 °C) aus Brennstoffen und Chlorverbindungen, sowohl bei Mangel als auch bei Überschuss von Sauerstoff. Erst oberhalb 850 °C zersetzen sich Dioxine quantitativ. Metallionen in der Rauchgasasche (z. B. Kupfer) wirken katalytisch. Schwefeldioxid und Wasserdampf reduzieren Chlor und Dioxine im Abgas. Dioxine entstehen bei Waldbränden, Biomassefeuerung, Kompostierung, im Klärschlamm, in Autoabgasen, Gießereien und Stahlwerksabluft. Dioxine treten auch in **Chlorbleichlaugen**, z. B. bei der Papierherstellung, und bei der ***Beilstein*-Probe** (Halogennachweis in organischen Verbindungen am glühenden Kupferdraht) auf. PCDD und PCDF widerstehen Säuren und Laugen, Oxidations- und Reduktionsmitteln.Für Abfallverbrennungsanlagen gilt seit der 17. BlmSchV (1993) ein Emissionsgrenzwert von 0,1 ng Toxizitätsäquivalenten (TE) pro m^3 Abluft. Die Umweltbelastung in Deutschland beträgt wenige Kilogramm im Jahr.

Seveso-Dioxin

2,3,7,8-Tetrachlordibenzo[1,4]dioxin (TCDD, ►4), das giftigste chlorierte Dioxin, wurde 1970 in Südvietnam in der Milch stillender Mütter mit über 1,8 µg/kg Milchfett gefunden, Ursache war der Einsatz von „Agent Orange". Etwa 1 kg TCDD wurde beim Chemieunfall im norditalienischen Seveso (1976) freigesetzt. Durch einen technischen Defekt der Dampfheizung kam es zur

Kondensation von 2,4,5-Trichlorphenol unter HCl-Abspaltung. Tödliche Vergiftungen gab es nicht; Chloraknefälle heilten aus; die Krebsrate stieg nicht nachweisbar, obwohl Exponierte 1,7 bis 56 µg TCDD je kg Serumfett anreicherten. TCDD entsteht je nach Prozessführung auch bei der Synthese von Pentachlorphenol und Chlorphenoxyessigsäure. Die Halbwertszeit im Boden beträgt 2 bis 9 Jahre, in Wasser und Atmosphäre einige Tage.

TCDD wird sehr langsam metabolisiert und über Galle und Darm ausgeschieden; die Halbwertszeit beim Menschen beträgt 5 bis 7 Jahre, bei Ratten hingegen nur einen Monat. TCDD wirkt auf Lebewesen höchst unterschiedlich.

- **Akute Toxizität**: Das binnen 25 Wochen tödliche „Auszehrungssyndrom" bei Nagern tritt beim Menschen nicht auf. S. 238 ▶4
- **Kanzerogenität** (Ratte, Maus, Hamster) und Weichteilsarkome bei Industriearbeitern bei langdauernder, hoher Belastung von 0,2–0,4 µg TCDD kg^{-1} (Fett im Blutserum) sind bekannt.
- **Teratogenität** (Maus). Vietnamkriegsveteranen, die Dioxin über das Entlaubungsmittel „Agent Orange" ausgesetzt waren, zeigen keine Auffälligkeiten für Reproduktionstoxizität.
- **Hautreizung**: Chlorakne beim Menschen (Berufskrankheit)
- **Leberschäden**: Ikterus, Leberkoma
- Störung des Fett-, Kohlenhydrat-, Vitamin-A- und Porphyrin-Stoffwechsels, sowie der Häm-Synthese (Blutfarbstoff)
- Störung von **Immunsystem** (Thymus), Östrogen-Rezeptor, Regulation der Schilddrüse; Aktivität verschiedener Enzyme
- **Psychische Symptome** nach TCDD-Einwirkung: Müdigkeit, Nervosität, Angst, verringerte Libido

Ah-Rezeptor

TCDD bindet reversibel an den **Arylkohlenwasserstoff-Rezeptor** (aryl hydrocarbon receptor, **Ah-Rezeptor**) im Zellplasma, der in den Zellkern wandert und wie nach einem Hitzeschock die DNA-Transkription zur vermehrten Proteinsynthese, z. B. des Cytochrom-P_{450}-abhängigen Enzyms Arylhydroxylase, antreibt (▶1). TCDD greift in die Genregulation ein, hemmt die Bildung von **Wachstumsfaktoren** (Zytokine TGF-β_2 in Hautzellen), Östrogen- und Prolactinrezeptoren (in Brustkrebszellen) und fördert **Entzündungsprozesse** durch verstärkte Neubildung von „Plasminogenaktivator-Inhibitor Typ 2" und Interleukin-1β (in Haut- und Leberzellen, Monozyten). TCDD scheint kein DNA-mutierender Tumorinitiator zu sein, sondern ein **Tumorpromotor**, was die Annahme einer Schwellendosis rechtfertigt. Wird TCDD mehrfach verabreicht, rufen 0,1 µg · $kg^{-1}d^{-1}$ (TD_{50}, Ratte, p.o.) Tumoren in Leber, Lunge, Nase und Schilddrüse hervor. Aflatoxin B_1 wirkt zehn Mal, Diethylstilböstrol tausend Mal und Anilin eine Million Mal schwächer! TCDD löst überwiegend gutartige Lebertumoren bei weiblichen Ratten aus (0,01 µg/kg). Das menschliche Immunsystem ist recht unempflindlich gegen TCDD.

> TCDD ist ein starker Tumorpromotor, induziert Leberenzyme, stört Signaltransfer und Genexpression.

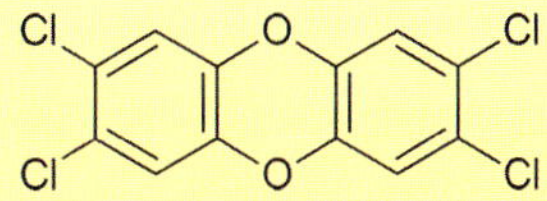

TCDD

↓

Ah-Rezeptor im Zytoplasma:
- Hitzeschock-Proteine
- Tyrosinproteinkinase

↓

Ah verschmilzt im **Zellkern** mit ARNT-Protein (Ah-receptor nuclear translocator)

↓

Schädigung von Genen: „Dioxin-responsive Elemente" (DRE)

↓

- Synthese veränderter Proteine am CYP1A1-Gen
- Blockierung östrogen-induzierbarer Gene
- Hemmung der Gentranskription durch Tyrosinkinase

↓

Direkte TCDD-Wirkung auf Membranproteine
- Expression: Proto-Onkogene
- Cyt-P_{450}-Stoffwechselstörung

1 Wirkung von TCDD

Unschädliche TCDD-Dosis
NOAEL (Ratte): 0,001 µg $kg^{-1}d^{-1}$

Tolerierbare tägliche Dosis
(TDI): 1 pg TE $kg^{-1}d^{-1}$

Technische Richtkonzentration
50 pg m^{-3} = 5 pg d^{-1}

Belastung in Deutschland
0,7 bis 2 pg TE kg^{-1} d^{-1}
≈ 0,04 µg TE kg^{-1} (Körperfett)
≈ 0,006 µg TCDD kg^{-1} (Fett)

Muttermilch
< 0,03 µg TE kg^{-1} (Fett)

Belastung in Lebensmitteln
Kuhmilch, Butter, Fleisch, Eier, Hühner
0,001 bis 0,004 µg TE kg^{-1} (Fett)
In Fischen mehr.

1 pg = 0,001 ng = 10^{-6} µg = 10^{-12} kg

2 TCDD-Belastung

5.3.8 Toxizitätsäquivalente

In Industrieländern beträgt die Aufnahme an PCDD und PCDF vorrangig durch fetthaltige Nahrungsmittel einige Picogramm **Toxizitätsäquivalente** je kg Körpergewicht und Tag. Die biologische Wirkung dioxinhaltiger Substanzmischungen wird auf TCDD bezogen. Man multipliziert die Konzentrationen c_i der Stoffe mit den **Toxizitätsäquivalenzfaktoren** (TEF), d. h. der relativen Wirksamkeit im Verhältnis zu 2,3,7,8-Tetrachloridibenzodioxin (TEF = 1). ▶1

$$TE = \sum c_i \cdot TEF_i$$

Toxizitätsäquivalente sind definiert als **TEQ** und **TEF** (oder WHO-TEQ und WHO-TEF) der Weltgesundheitsorganisation, sowie als **I-TEQ** (International toxic(ity) equivalency quantity) und **I-TEF** (International toxic(ity) equivalency factor) der NATO von 1989.

Toxizitätsäquivalentfaktoren (TEF) geben die relative Toxizität von Umweltchemikalien gegenüber TCDD an.

PCDD	TEF	PCDF	TEF
2,3,7,8-TCDD	1	2,3,7,8-TCDF	0,1
1,2,3,7,8-PeCDD	0,5	2,3,4,7,8-PeCDF	0,5
1,2,3,*x*,7,8-HxCDD (*x* = 4,6,9)	0,1	*x*,2,3,7,8, *x*-HxCDF	0,1
HpCDD	0,01	HpCDF	0,01
OCDD	0,001	OCDF	0,001

T = Tetra, Pe = Penta, Hx = Hexa, Hp =Hepta, O = Octa

1 Toxizitätsäquivalentfaktoren

Einschränkungen: Die Wirkungen verschiedener Substanzen am gleichen Rezeptor addieren sich nur im niedrigen Dosisbereich. Nicht alle PCDD und PCDF wirken toxikologisch gleich.

Ehe Aufnahme und Ausscheidung ins Gleichgewicht kommen, findet eine **Akkumulation** von PCDD und PCDF im Körper statt. Dadurch werden von deutschen Erwachsenen 0,04 bis 0,055 µg TE pro kg Fettgewebe inkorporiert; Fabrikarbeiter mit Chlorakne erreichen 12 µg. In der Muttermilch finden sich ≈ 0,013 µg TE pro kg Fett, so dass Säuglinge 0,000 07 µg TE pro kg Körpergewicht am Tag aufnehmen (70 pg · $kg^{-1}d^{-1}$), und zwar insbesondere OCDD vor PeCDF, PeCDD und TCDD. Die Vorteile des Stillens überwiegen jedoch diesbezügliche Bedenken.

Die **Belastung** (Body burden) verknüpft die äußere Exposition mit den speziesabhängigen Halbwertszeiten, Gewebe- und Serumkonzentrationen. Bei Nagern führen chronische Dosierungen erst bei der 100–200fachen humanen Hintergrundexposition zur gleichen Körperbelastung wie im Gleichgewichtszustand beim Menschen. Die Exposition des Menschen von 1–3 pg TE $kg^{-1}d^{-1}$ entspricht einem Gewebespiegel von 0,01–0,03 g $(kg\ Fett)^{-1}$ und einer Körperbelastung von 2–6 pg TEQ kg^{-1}.

Belastete Böden dürfen ab 0,1 bis 1 µg TE · kg^{-1} gärtnerisch nicht mehr genutzt und Milchprodukte ab 0,005 µg/kg Fett nicht mehr in Verkehr gebracht werden. ▶2–3

µg TE kg^{-1}	Maßnahme
≤ 0,005	uneingeschränkte Bodennutzung
bis 0,04	nur Nutzung oberirdischer Pflanzenteile
bis 0,1	nur Obst- oder Getreideanbau
> 0,1	Sanierung von Spielplätzen (BBodSchV)
> 1	Sanierung von Siedlungsgebieten
> 10	Sanierung überall

1 µg = 1000 ng = 0,001 mg

2 Richt- und Maßnahmenwerte bei Bodenbelastungen

µg TE kg^{-1} (Milchfett)	Maßnahme
< 0,0009	Zielgröße
> 0,003	Nutzungsumstellung; Produkte dürfen an Verbraucher nicht abgegeben werden.
> 0,005	Verkehrsverbot

3 Richtwerte für PCDD/PCDF in Milch und Milchprodukten

5.3.9 Polybromierte Dioxine und Furane

Es gibt theoretisch 210 Bromderivate (PBDD, PBDF) und 5020 gemischt chlorierte und bromierte Dioxine (PXDD, PXDF), die weniger stabil als die chlorierten Verbindungen sind. Die Zahl der Halogenatome wird durch das Präfix Mono-(1) bis Octa-(8) angegeben. Chlor- und bromhaltige Kraftstoffzusätze sind verboten. **Polyfluorierte Dioxine** und Furane (PFDD, PFDF) werden bei Verbrennungsvorgängen nicht gebildet.

5.4 Antioxidantien: Alkylphenole und Arylether

Stabilisatoren schützen Lacke, Textilien, Lebensmittel, Kosmetika, Arzneimittel, Böden, Schmier- und Explosivstoffe vor chemischen Reaktionen (Zersetzung, Oxidation) oder Zustandsänderungen (Koagulation, Absetzen). ▶1

Antioxidantien (Antioxidationsmittel) verhindern unerwünschte Veränderungen durch Sauerstoff. In Kunststoffen werden sterisch gehinderte Phenole und Amine sowie Phosphite $P(OR)_3$ und langkettige Thioether R-S-R eingesetzt, für Beschichtungsstoffe Hydrochinon, Toluhydrochinon, 4-*tert*-Butylbrenzcatechin.

Alterungsschutz
Antioxidantien, Lichtschutzmittel, UV-Absorber (für Polymere, Mineralöle)

Hitzestabilisatoren
Metallseifen (PVC)

Perborat-Stabilisatoren
EDTA, Silicate (Waschmittel)

Radikalfänger
Polymerisationsinhibitoren (Kunststoffmonomere)

Antiabsetz-/Dispergiermittel
Emulgatoren, Schaumstabilisatoren für kolloide Systeme (Dispersionen, Emulsionen, Suspensionen, Schäume)

Metalldesaktivatoren
Komplexbildner

1 Stabilisatoren

5.4.1 Alkylphenole

Phenole sind aromatische Alkohole (▶Kap. 7), die als industrielle Grundstoffe für Pestizide, Kunststoffe, Azofarbstoffe und Antioxidantien eingesetzt werden. **Alkylphenole** wirken schwach östrogen und reichern sich im Fettgewebe an. Die toxische Wirkung auf Wasserorganismen ist weitaus größer als auf Säuger.

Bisphenol A (BPA) zur Herstellung von Polycarbonaten und Epoxidharzen darf seit 2010 nicht mehr für Babyflaschen verwendet werden. Es bindet an den menschlichen Östrogen-Rezeptor (nicht jedoch das Glucuronid-Stoffwechselprodukt), begünstigt Libidostörungen, Fotoallergien sowie Herz-Kreislauf-Leiden bei älteren Menschen. Zielorgane sind Leber und Niere, jedoch ohne mutagene, kanzerogene und teratogene Wirkung. ▶2

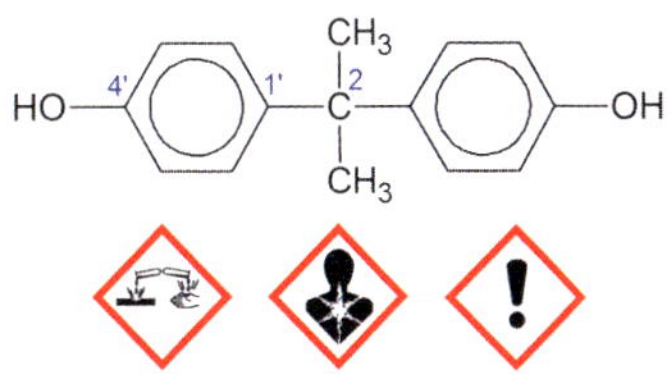

2 Bisphenol A

Butylhydroxytoluol (BHT, 2,2-Bis-(4-hydroxyphenyl)-propan, 2,6-Di-*tert*-butyl-4-methylphenol, E 321, ▶3) ist als Antioxidans für Farben, Wachse, Kosmetika, Arzneimittel, Fette, Öle, Backwaren, Kaugummi, Instantprodukte zugelassen. BHT (≈ 300 mg/kg) wirkt synergistisch mit anderen Antioxidationsmitteln (BHA, Gallussäureester). In Kosmetika gilt BHT als „safe" und ist eingeschlossen in Kunststoffen (PP, PE) toxikologisch wenig relevant. LD_{50} (Ratte oral) 500–1000 mg/kg. Bedenken bestehen wegen:

- Störung der Ca^{2+}-Homöostase (Aufrechterhaltung des Calciumhaushalts) durch Vitamin-D-Abbau in der Leber,
- Störung der Signaltransduktion,
- Bildung oxidierter reaktiver Metabolite,
- tumorpromovierende Prozesse(jedoch sind auch antikanzerogene Eigenschaften bekannt).

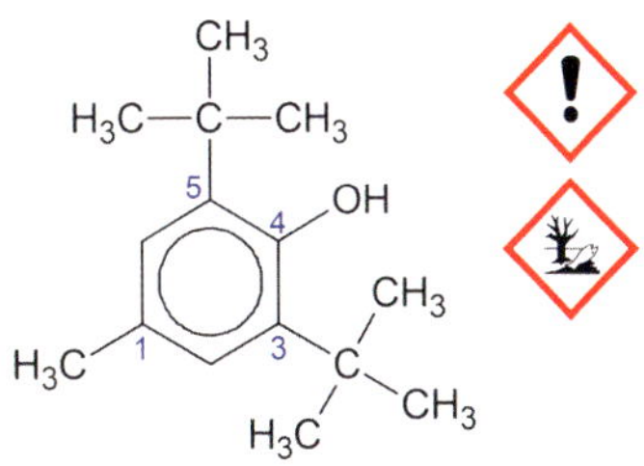

3 Butylhydroxytoluol (BHT)

BHT induziert die Aktivität der Monooxygenase, Epoxidhydrolase und Glutathiontransferase und wirkt als Gegenspieler von Vitamin-K. Wiederholt hohe Dosierungen schädigen Leber, Lunge und Niere im Tierversuch.

> Alkylphenole haben eine schwach östrogene Wirkung.
> BHT ist ein Enzyminduktor und Vitamin-K-Antagonist.

Butylhydroxyanisol (BHA, E 320, ▶4) ist ein antimikrobiell wirkendes, licht- und hitzeempfindliches, fettlösliches Isomerengemisch aus 2- und 3-*tert*-Butyl-4-methoxyphenol. BHA wirkt

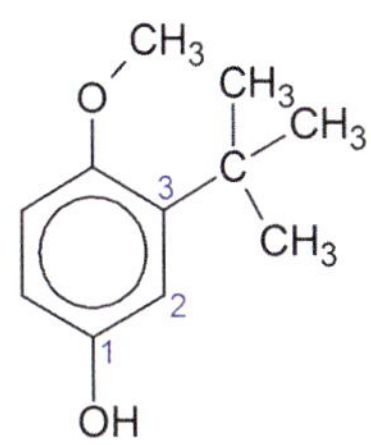

4 Butylhydroxyanisol (BHA)

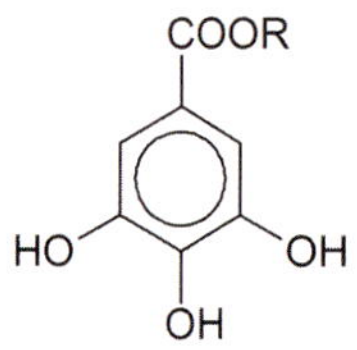

	R
Propylgallat	$-(CH_2)_2CH_3$
Octylgallat	$-(CH_2)_7CH_3$
Dodecylgallat	$-(CH_2)_{11}CH_3$
Methylgallat	$-CH_3$

1 Gallussäureester

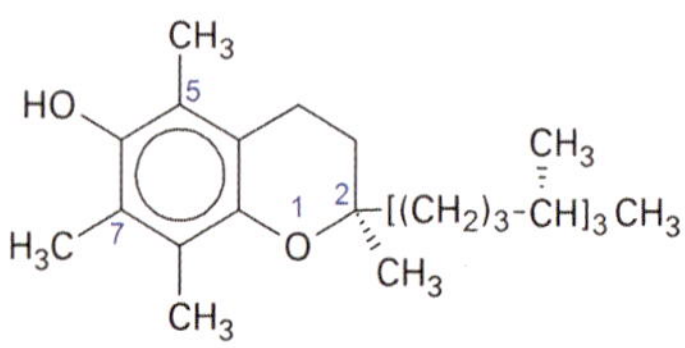

2 α-Tocopherol

Start: **Radikalbildung** durch Fotooxygenierung, Lipoxygenase, Wärme, Licht, Metalle (Co, Cu, Fe, Mn, Ni): ROO·, RO·, R·

$RO\text{-}OH + Fe^{2+} \rightarrow RO\cdot + OH^- + Fe^{3+}$

Kettenreaktion

$R\cdot + O_2 \rightarrow ROO\cdot$
$ROO\cdot + RH \rightarrow R\cdot + ROOH$
$RO\cdot + RH \rightarrow R\cdot + ROH$

Verzweigung

$ROOH \rightarrow RO\cdot + \cdot OH$
$2\ ROOH \rightarrow ROO\cdot + RO\cdot + H_2O$

Abbruch

$2\ R\cdot \rightarrow R\text{–}R$
$R\cdot + ROO\cdot \rightarrow ROOR$

3 Autoxidation der Fette

RO·	+ AH	→ ROH + A·
ROO·	+ AH	→ ROOH + A·
RO·	+ A·	→ ROA
ROO·	+ A·	→ ROOA

4 Wirkung von Antioxidantien

synergistisch mit Gallussäureestern, Butylhydroxytoluol, Citronensäure und Phosphorsäure. In Kosmetika wird BHA in Mengen von 0,02–0,1 % eingesetzt. Die akute Toxizität ist gering: 2200–5000 mg/kg (Ratte oral); ein reproduktionstoxisches Potential besteht nicht. Langzeitversuche liefern widersprüchliche Daten zur kanzerogenen und antikanzerogenen Wirkung.

4-(1,1,3,3-Tetramethylbutyl)phenol gilt als besorgniserregender Umweltschadstoff.

Alkylphenol(poly)ethoxylate, z. B. *p*-Nonylphenolethoxylat, sind nichtionische Detergentien. α-(4-Nonylphenol)-ω-hydroxypoly (oxy-1,2-ethandiyl) ist als Spermizid zugelassen.

5.4.2 Gallussäureester

Gallussäure kommt natürlich in Gemüse vor. **Alkylgallate**, die Ester der Gallussäure, sind mit zunehmend langem Alkylrest weniger giftig (LD_{50} Ratte 3500–6500 mg/kg). Alkylgallate verstärken Allergien. Mit Eisen(III)-Salzen entstehen Verfärbungen. **Methylgallat** in den Blättern des Blasenbaumes (*Koelreuteria paniculata*, Sapindaceae) wirkt antibiotisch, z. B. gegen Herpes simplex. ▶1

5.4.3 Tocopherole

Tocopherole (Vitamin E, ▶2) sind vom Tocol (2-Methyl-2-(4',8',12'-trimethyltridecyl)chroman-6-ol) abgeleitete lipophile, ölige Flüssigkeiten, die gegen Hitze, Säuren und Alkalien relativ stabil sind, jedoch langsam von Sauerstoff und schnell in Gegenwart von Metallionen (Fe^{3+}, Ag^+) unter Lichteinwirkung zu Tocopherolchinonen oxidiert werden. Tocopherole schützen fetthaltige Lebensmittel (Öle, Fett, Kakao), Kaugummi, Arzneimittel, Ölfarben und Kosmetika (Desodorantien) vor Oxidation. Enantiomerenreines α-Tocopherol wird durch Halo-, Amino- oder Hydroxymethylierung von Sojabohnen-Destillaten und nachfolgende Reduktion gewonnen. Industriell wird Trimethylhydrochinon oder Isophytol (Aceton über Linalool) zum *all-rac*-α-Tocopherol kondensiert und in das lagerbeständige Acetat überführt.

Tocotrienole tragen eine ungesättigte Prenyl-Seitenkette; sie gelten als antioxidativ, neuroprotektiv, krebshemmend und cholesterolsenkend und hemmen Telomerase und DNA-Polymerase.

Bei **Tocopherolchinonen** und Tocopherolhydrochinonen ist das Pyran-Ringsystem geöffnet.

Tocomonoenole (mit subterminaler Doppelbindung) kommen in Palmöl, Kiwi und Kaltwasserfischen vor (marine-derived tocopherol, MDT).

Tocopherole sind Radikalfänger.

5.4.4 Fettoxidation

Ungesättigte Fettsäuren in heißen Ölen bilden an Luft Peroxide. Unerwünschte Autoxidationen sind die Alterung von Kautschuk und Kunststoffen, die Verharzung von Kraft- und Schmierstoffen und die Selbstentzündung organischer Stoffe. In „trocknenden Ölen" wie Leinöl bewirken Zusätze von Sikkativen (Schwermetallsalze der Linol-, Harz- und Naphthensäuren), dass die „Firnis" durch radikalische Polymerisation der Fettsäuremoleküle zu einem festen Film verharzt.

Bei der **Autoxidation der Fette** (autokatalytische Lipid-Peroxidation ungesättigter Fettsäuren durch Luftsauerstoff) fangen Antioxidantien mit phenolischen Hydroxygruppen die Alkoxy- und Peroxyradikale ab und unterbrechen so den Radikalkettenmechanismus, der zur Spaltung der C-Kette in geruchsintensive Fragmente führt. S. 242 ▶3–4, ▶1–2

In lebenden Zellen werden bei der nicht-enzymatischen Sauerstoff-Reduktion Radikale ($O_2^{-\cdot}$, OH·, HOO·) gebildet, die Proteine denaturieren und zum Zelltod führen. Von Leukozyten gebildete freie Radikale zur Abtötung von Krankheitserregern werden durch Enzymsysteme neutralisiert. Freie Radikale begünstigen Gewebeschäden, Durchblutungsstörungen und degenerative Erkrankungen durch **oxidativen Stress**. Antioxidationsmittel verhindern die Oxidation von Cholesterol und Hämoglobin, beugen kardiovaskulären Erkrankungen, Arteriosklerose, inflammatorischen Entzündungen, Alzheimer- und Hauterkrankungen vor.

Zunehmende Geschwindigkeit
Stearinsäure ↓
Ölsäure
Linolsäure
Linolensäure

1 Autoxidation der Fettsäuren

Besseres Antioxidationsmittel
α-Tocopherol (E 306) ↓
β-Tocopherol (E 307)
γ-Tocopherol (E 308)
δ-Tocopherol (E 309)

2 Wirksamkeit von Tocopherolen

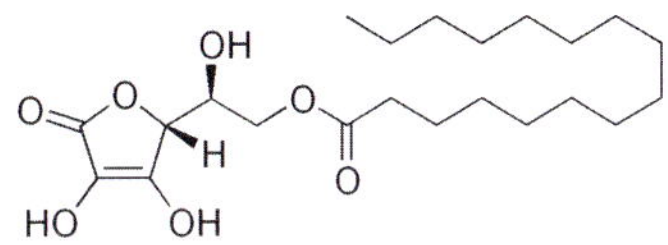

3 L-Ascorbylpalmitat

5.4.5 Reduktone

Bei der Oxidation ungesättigter Fettsäuren bilden sich Hydroperoxide, die mit Tocopherolen mesomeriestabilisierte Tocopheryloxy-Radikale und **Tocopherolchinone** bilden. **Ascorbinsäure** und Ubichinolone regenerieren die Tocopherole.

L-**Ascorbylpalmitat** (6-Palmitoyl-L-ascorbinsäure, E 304), der fettlösliche Ester aus L-Ascorbinsäure (Vitamin C) und Palmitinsäure, verstärkt die antioxidative Wirkung von α-Tocopherol. Beim Abfangen von α-Tocopherol-Radikalen bildet sich Dehydroascorbylpalmitat. ▶3

Die antioxidativ wirkenden **Reduktone** leiten sich von α-substituierten Endiolen (wie Hydroxypropandial) ab. Starke Reduktionsmittel entstehen bei der *Maillard*-Reaktion (Bräunung von Brot, Kaffee, Malz) aus Kohlenhydraten. Ascorbinsäure, Isoascorbinsäure, Triosereduktion und Reduktinsäure (2,3-Dihydroxy-cyclopent-2-enon) zählen zu den *aci*-Reduktonen (α-Carbonylendiole); sie bilden innermolekulare Wasserstoffbrückenbindungen und farbige Chelate mit Metallionen (Fe^{3+}, Ti^{4+}). In alkalischem Milieu bilden sich Salze (Reduktonate). ▶4–5

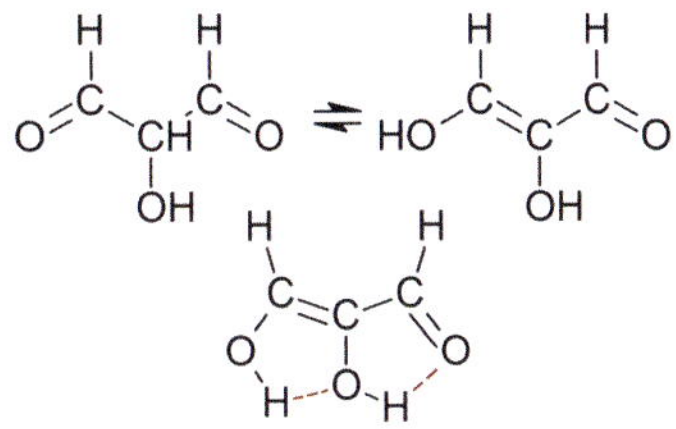

4 Hydroxypropandial (Triosereduktion)

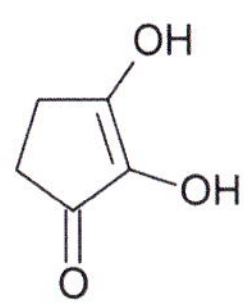

5 Reduktinsäure

5.5 Phenoxycarbonsäuren

Chlorierte 2,4-**Di**- und 2,4,5-**Trichlorphenoxyessigsäure**, ihre Salze und Ester sind in den 1940er Jahren entwickelte Herbizide, die als Entlaubungsmittel „Agent Orange" im Vietnamkrieg eingesetzt wurden. Wie das natürliche Phytohormon Heteroauxin (1*H*-Indol-3-ylessigsäure) regen sie das Längenwachstum bei breitblättrigen Pflanzen an; in höherer Konzentration hemmen sie jedoch das Pflanzenwachstum, indem sie wahrscheinlich „auxin-bindende Proteine" blockieren. S. 244 ▶1, 3

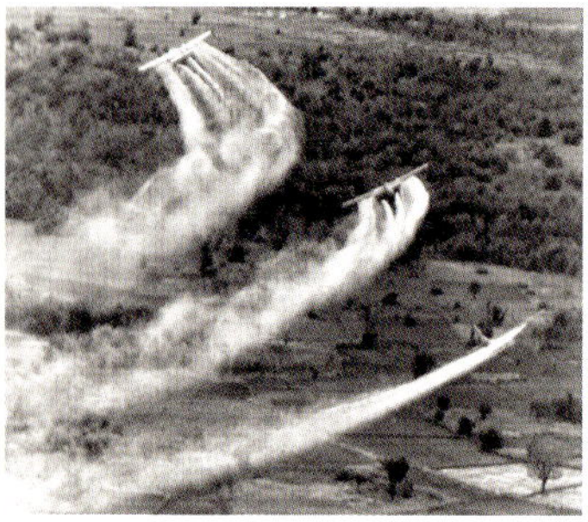

1 **Agent-Orange-Einsatz 1966**

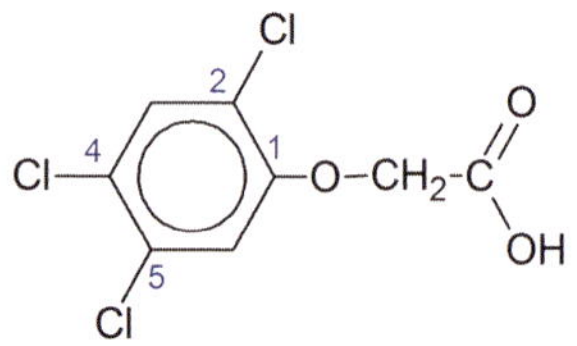

2 **2,4,5-Trichlor-phenoxyessigsäure**

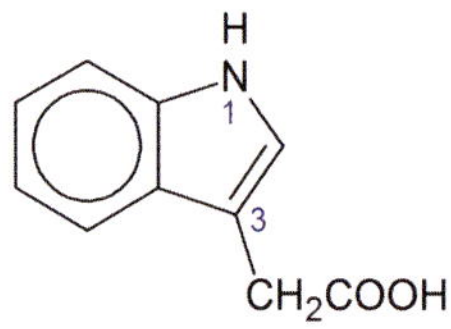

3 **1*H*-Indol-3-ylessigsäure**

„2,4,5-T" wird seit etwa 1985 in Deutschland nicht mehr eingesetzt, da bei der Synthese Dioxine (2,3,7,8-TCDD) entstehen. ▶2

Das Herbizid „2,4-D" wird oral und dermal resorbiert und ist für Warmblüter wenig giftig: LD_{50} Ratte p.o. 500–1000 mg/kg, LC_{50} Ratte inhalativ > 1,8 mg/L Luft. Die Ausscheidung erfolgt binnen Stunden bis Tagen vollständig mit dem Harn; die Hydrophilie verhindert die Speicherung im Gewebe. Im Boden erfolgt der mikrobielle Abbau innerhalb von Monaten. Von den **Phenoxypropansäuren** („Dichlorprop") ist nur die D(+)-Form biologisch aktiv. Monochlor- und 2,3-Dichlor-**phenoxybutansäure** (MCPA, 2,4-DB) sind Vorstufen der Phenoxyessigsäuren.

Zielorgane der Chlorphenoxycarbonsäuren sind ZNS, Niere und Leber. Sie wirken im Tierversuch weder genotoxisch noch kanzerogen, jedoch reproduktionstoxisch durch prä- und postnatale Mortalität und Entwicklungsretardierung.

Akute Toxikologie: Magen-Darm-Beschwerden (Reizung, Übelkeit, Erbrechen, Durchfall), Myotonie (Krämpfe, Muskelstarre durch Glycolysehemmung), periphere Neuropathien (Parästhesien, Paresen, Reflexverlust), ZNS-Dämpfung (Kopfschmerz; Bewusstseinsstörungen, Herz-Kreislauf-Versagen, zentrale Atemlähmung). Tödliche Dosis Mensch p.o. 80–1000 mg/kg. Therapie: symptomatisch; kein Antidot bekannt.

Chlorierte Phenoxyessigsäuren sind Nervengifte.

Weitere als Herbizide eingesetzte **Auxine** sind: 4-(1*H*-Indol-3-yl)butansäure, Naphthalin-1-essigsäure, (2-Naphthyloxy)essigsäure, 4-Amino-3,5,6-trichlorpyridin-2-carbonsäure (Picloram, „Agent White"), 3,6-Dichlor-2-methoxybenzoesäure (Dicamba).

5.6 Weichmacher

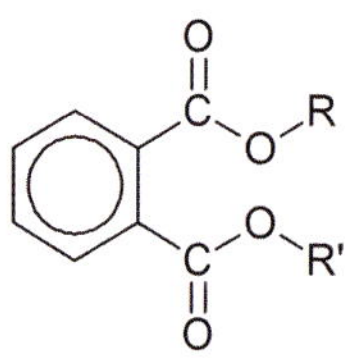

DOP, DEHP	Dioctylphthalat; Bis(2-ethylhexyl)phthalat
DINP	Diisononylphthalat
DIDP	Diisodecylphthalat
DBP	Dibutylphthalat
DIBP	Diisobutylphthalat
DCHP	Dicyclohexylphthalat
DMP	Dimethylphthalat
DEP	Diethylphthalat

4 **Phthalsäureester**

Weichmacher sind chemisch stabile Flüssigkeiten oder Feststoffe mit geringem Dampfdruck, die durch ihr Löse- und Quellvermögen mit Polymeren ein homogenes System bilden. Sie verbessern Gefriertemperatur, Formveränderungsvermögen, elastische Eigenschaften und Haftvermögen von Kunststoffen, Klebstoffen, Lacken, Dichtungsmassen, Kautschuk, Gummi und Kosmetikartikeln. Die Migration (Wanderung) aus Verpackungsmaterialien in Lebensmittel ist nachteilig.

Campher (Kampfer), 1870 patentiert, bildet mit Cellulosenitrat Celluloid und wird noch in Kosmetika eingesetzt. ▶Kap. 10

Glyceroltriacetat (Triacetin) in Druckfarben für Zigarettenpapier, Filter und Mundstücke verbessert die Klebefähigkeit der Celluloseacetatfasern und härtet bei Zimmertemperatur aus. Weichmacher erreichen 5 bis 8 % der Zigarettenmasse.

5.6.1 Phthalsäureester (Phthalate)

Die Ester der Phthalsäure (Benzol-1,2-dicarbonsäure, ▶4) sind die wichtigsten Weichmacher für Polyvinylchlorid (PVC-Folien, Formteile, Kunstleder, Bodenbeläge, Gießharze), Lacke, Klebstoffe und

Cellulosederivate. Sie sind chemisch sehr verträglich, sind aber als schwache Xenoöstrogene für Kleinkinder-Spielzeug verboten. Die kanzerogene Wirkung ist nicht nachgewiesen. Als **Reproduktionstoxine** (Teratogene) gelten Phthalate mit linearen oder zweifach verzweigten Alkylresten (C_{6-8},C_{7-11}), z. B. Bis(2-methoxyethyl)phthalat, Diisobutylphthalat (DIBP), Dibutylphthalat (DBP), Benzylbutylphthalat (BBP) und Bis(2-ethylhexyl)phthalat (DEHP). Insbesondere BBP wirkt als endokriner Modulator mit östrogener Wirkung (> 10 µmol/L). DEHP und Dibutylphthalat sind nicht-genotoxische **Peroxisomen-Proliferatoren** (Wucherung enzymhaltiger Organellen in Leber- und Nierenzellen) bei Nagern.

Phthalsäureester sind reproduktionstoxisch.

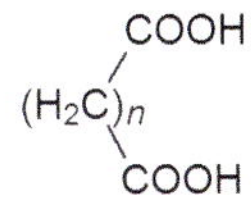

Adipinsäure	$n = 4$
Sebacinsäure	$n = 6$
Azelainsäure	$n = 7$

1 Dicarbonsäuren

5.6.2 Aliphatische Carbonsäureester

Die zusammen mit Phthalaten eingesetzten, kältebeständigen aliphatischen **Dicarbonsäureester** leiten sich von der Adipinsäure (Hexandisäure), Sebacinsäure (Octandicarbonsäure) und Azelainsäure (Nonandisäure) ab: (▶1)

- Dioctyladipat (DOA, Bis(2-ethylhexyl)-adipat),
- Diisodecyladipat (DIDA, Bis(8-methylnonyl)adipat),
- Dibutylsebacat (DBS),
- Dioctylsebacat (DOS, Bis(2-ethylhexyl)-sebacat), ▶2
- Azelate, die Ester der Azelainsäure.

Adipinsäureester sind weder akut noch chronisch toxisch; Azelate sind ungiftig. Sebacate sind nicht akut toxisch (p.o., dermal).

Di(2-ethylhexyladipat) (DEHA) wirkt weder reizend noch sensibilisierend, vermutlich nicht geno- und reproduktionstoxisch; bei Nagern tritt Peroxisomen-Proliferation bis hin zu Leberkarzinomen (Ratte) auf. Die Wirkungsschwelle (NOEL) liegt bei 40 mg $kg^{-1}d^{-1}$. Im Körper entstehen Monoester.

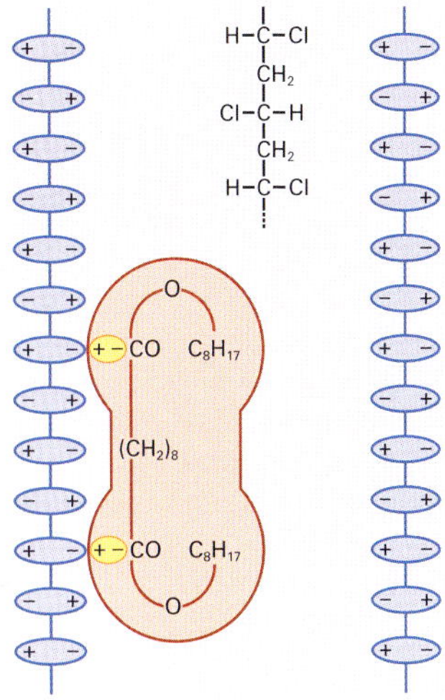

2 Diocytlsebacat: trennender Weichmacher zwischen PVC-Ketten

Trimellitsäureester (Trimellitate)

Die temperaturbeständigen, wenig flüchtigen Ester der **Trimellit(h)säure** (Benzol-1,2,4-tricarbonsäure) mit meist linearen C_6- bis C_{11}-Alkoholen verbessern die Kälteelastizität von PVC, z. B. Tris(2-ethylhexyl)trimellitat (TOTM). ▶3

Hydroxycarbonsäureester

Die ungiftigen **Citronensäureester** eignen sich für Lebensmittelumhüllungen, Kosmetika und Druckfarben, z. B. **Tributyl-*O*-acetylcitrat** in PVC-Folien und **Triethyl-*O*-acetylcitrat** für Cellulose-Produkte. **Weinsäureester** für Arzneimittel und **Milchsäureester** werden ebenfalls eingesetzt.

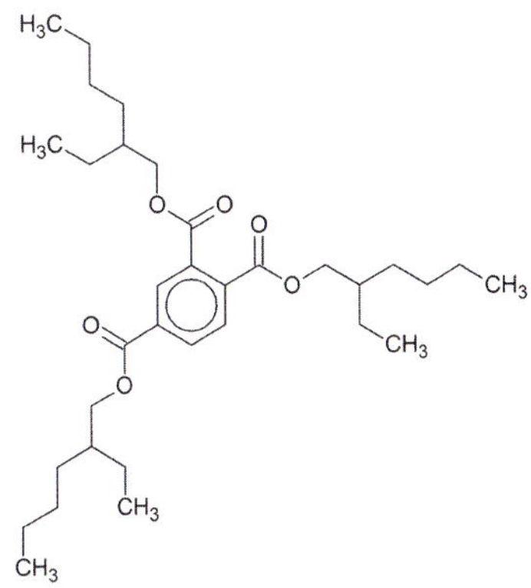

3 Tris(2-ethylhexyl)trimellitat

5.6.3 Fettsäureester

Butyloleat und **Butylstearat** verbessern durch ihre Schmierwirkung die Kältestabilität und Verarbeitbarkeit von PVC. Die Methyl- und Butylester der acetylierten **Ricinolfettsäure** finden sich in Synthese-Kautschuk, PVC und Cellulosenitrat.

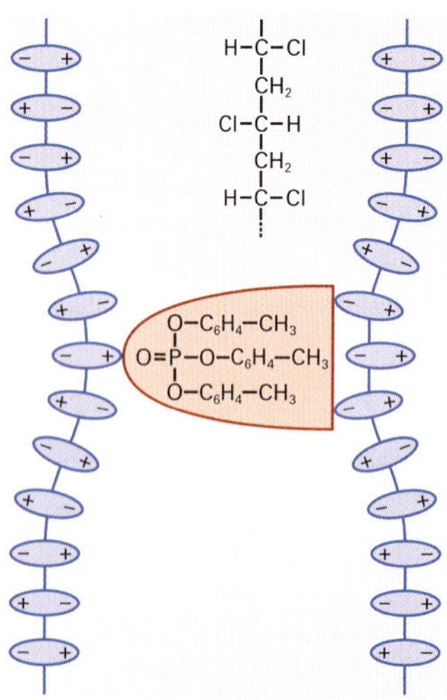

1 Trikresylphosphat: Schanierweichmacher zwischen PVC-Ketten

Fettsäureglycolester machen Polyvinylharze in Fußbodenbelägen und Förderbändern kältefest und antistatisch. **Triethylenglycol-bis(2-ethylbutyrat)** wird Polyvinylbutyral zugesetzt.

Epoxidierte Fettsäure-Derivate – Ester der Epoxystearinsäure, epoxidierte Sojaöle (ESO) und Leinöle (EPL) – stabilisieren PVC durch die als „Säurefänger" wirksame Epoxygruppe und verbessern die Wirkung von Metallseife-Stabilisatoren. Sie sind nicht akut toxisch, ihr Migrationsvermögen führt jedoch zu Kontaktallergien, z. B. an Dichtmassen. Die tolerierbare Tagedosis (TDI) von epoxidiertem Sojaöl liegt bei 1 mg/kg Körpergewicht.

Epoxidierte Soja- und Leinöle bergen ein Migrationsrisiko.

5.6.4 Polymere Weichmacher

Polymere Weichmacher finden sich in Öl-, Benzin- und Bitumenbeständigen Schläuchen, Kabelmänteln, Klebefolien und Lacken.

- **Polyester** aus Adipin-, Sebacin-, Azelain- und Phthalsäure mit Propan-, Butan- oder Hexandiol
- **ABS-Polymere** (Butadien-Acrylnitril-Copolymere)
- **Polyamide**: Benzolsulfonamide, Methylbenzolsulfonamide

5.6.5 Phosphorsäureester

Phosphorsäureester werden als unbrennbare Weichmacher eingesetzt. ▶1 und ▶Kap. 5.7

5.7 Nervengifte

Die Blut-Hirn-Schranke und die Selbstorganisation des Gehirns wehren allgemeine Schädigungen ab. **Nervengifte** schädigen jedoch selektiv die Myelinzellen rund um das Axon, die Reizleitung im Axon oder in den Synapsen oder sie wirken zytotoxisch.

1. **Akute und chronische Neurotoxizität**: z. B. Lösemittel-Narkose, Neuropathie durch Acrylamid, Cholinesterasehemmer
2. **Funktionelle Toxizität**: z. B. reversible Alkoholüberdosierung, Entzugserscheinungen bei Drogenmissbrauch
3. **Strukturelle Schäden**: an Nervenzellkörper, Axon, Myelinscheide, Gewebedurchblutung oder im Hirngewebe.

Neurotoxine im Energiestoffwechsel

Auf den **Energiestoffwechsel** und damit die Hirnfunktion wirken Stickstoffverbindungen und Chlorzucker, indem sie Enzyme oder den oxidativen Stoffwechsel blockieren. Stickstofftrichlorid **NCl_3** bildet das zellschädliche Methioninsulfoximin. ▶2

Stoff	Enzym
6-Amino-nicotinamid	Phosphoglu-conatdehydro-genase
Azide	Cytochrom-oxidase
α-Chlorhydrin, 6-Chlor-6-de-oxyglucose	Glycerol-3-phosphat-dehydrogenase
CO	–
Cyanide	Cytochromoxi-dase
Nitroaromaten	–
2-Nitro-propansäure	Succinatde-hydrogenase
NCl_3	–

2 Stoffwechselgifte

Myelinopathie

Myelinschädigende Substanzen lassen die schützende, lipid- und proteinreiche Myelinschicht (Markscheide S. 247 ▶1) anschwellen, bis sie vom Axon ablöst.

- Ein Beispiel ist Acetylethyltetramethyltetralin (AETT).

- Der Komplexbildner **Cuprizon** blockiert kupferabhängige Enzyme wie die Carboanhydrase.
- Das in den 1960er Jahren eingesetzte Bakterizid und Fungizid **Hexachlorophen** erzeugt Myelinödeme, bis hin zu Hirnschwellungen, indem es mit der Myelinmembran reagiert.
- **Bleisalze** zerstören die *Schwann*-Zellen der Myelinscheide von motorischen Nervenzellen, verlangsamen die Reizleitung (normal 120 m/s), dringen aber nicht bis ins ZNS vor.
- **Tellursalze** blockieren die Squalenepoxidase (zur Myelinproduktion) und dringen ins ZNS vor.
- Das lipophile **Triethyl-** und **Trimethylzinn** (R_3SnH) transportiert Chlorid und Hydroxid durch die Myelinmembran; die Myelinhülle schwillt an, der intrakraniale Druck (im Schädel) wächst. Schwindel, Blindheit, Lähmungen (Paraplegie), Krämpfe sind die Folge.

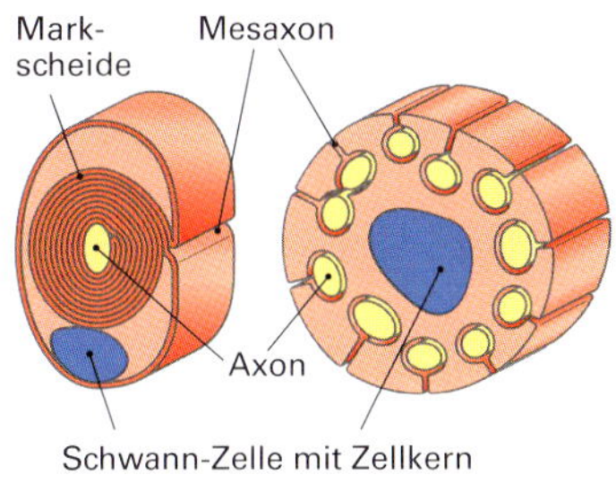

1 **Nervenfaser: Axon und Myelin- oder *Schwann*-Scheide**

Axonopathie

Axon schädigende Substanzen erzeugen am zellkörpernahen (proximal) oder entfernten (distal) Ende des Axons eine Schwellung (Degeneration) durch angesammelte Neurofilamente oder anderes Bindegewebsmaterial.

- **Acrylamid** (Propensäureamid) hemmt den Transport eines Wachstumsfaktors entlang der motorischen Nervenfasern.
- **γ-Diketone** wie Hexan-2,5-dion, das Stoffwechselprodukt von Hexan und Methyl-*n*-butylketon, zerstört Lysin-Peptide in den Neurofilamenten; diese werden zu Stofftransport-Barrieren.
- **Tri-*o*-kresylphosphat** und andere Organophosphate denaturieren ein für sensorische und motorische Nerven wichtiges Enzym (Serinesterase, Neuropathy Target Esterase, NTE).
- **Schwermetalle, Lösemittel** und **Alkaloide**: Arsen(III), Thallium, Cisplatin, Zinkpyrdinthion, Disulfiram, CS_2, Ethanol, *n*-Hexan, β,β'-Iminodipropionitril, Vinca-Alkaloide, Colchicin, Tacol.

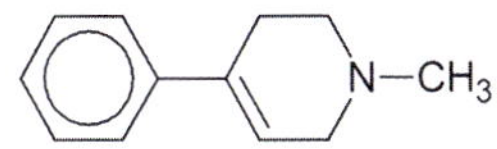

2 **1-methyl-4-phenyl-1,2,3,6-tetrahydropyridin (MPTP)**

Neuronopathie

Den **Nervenzellkörper schädigende Stoffe** führen zum Ausfall von Nervenzellen bis ins Gehirn (Enzephalopathie).

- **6-Hydroxydopamin** und oxidierte Catecholamine dringen durch aktiven Transport in Nervenendigungen des Sympathikus ein und zerstören dopaminerge Neurone. **Methylphenyltetrahydropyridin** („synthetisches Heroin", ▶2) durchdringt die Blut-Hirn-Schranke und wird durch Monoaminooxidase B zum Pyridiniumion oxidiert, das anstelle von Dopamin in Neuronen aufgenommen wird. Dort reichert es sich in den Mitochondrien an und blockiert den Stoffwechsel, so dass die Nervenzellen absterben. Es treten die irreversiblen Symptome der *Parkinson*-Krankheit auf. **3,4-Methylendioxymethamphetamin** (Ecstacy) zerstört selektiv serotinerge Zellen.
- **Methylquecksilber** zerstört die kleinen Nervenzellen im visuellen und cerebellaren Cortex (Kleinhirnrinde).
- **Blei, Cadmium** und ***m*-Dinitrobenzol** stören die Gewebedurchblutung (Neurovaskulopoathie).
- **Mangan** schädigt catecholaminerge Neurone.

Cholinesterase-Hemmer:
Organophosphate, Carbamate

Exzitatorische Aminosäuren:
Domoin-, Glutamin-, Kainsäure

GABA-Rezeptor-Wirkung:
Benzodiazepin, Barbiturat, Pikrotoxin, Bicucullin, Anisatin, Muscimol; HCH, Cyclodiene

Glycinrezeptor-Wirkung:
Strychnin

Mikroben- und Tiergifte:
Botulinus, Tetanus-, Latrotoxin

Ionenkanal-Wirkung:
Na^+: Pyrethroide, Tetrodoxin, Saxitoxin, Conotoxin, Batrachotoxin, Veratridin, Aconitin, Skorpion-α-Toxine, Seeanemonen, γ-Agatoxin
K^+: Apamin, Charybdotoxin, Pentrem A
Ca^{2+}: Bungarotoxin, Crotoxin, Notoxin, Taipoxin, ω-Conotoxin, Atrotoxin, ω-Agatoxin

3 **Nervengifte**

Neurotransmission

Auf den **Signaltransport** in den Synapsen wirken Acetylcholinesterasehemmer, erregende Aminosäuren und Neurotoxine mit Wirkung auf GABA- und Glycinrezeptoren ein. **Natriumglutamat** in hoher Dosierung zerstört Dendriten und Nervenzellen in Hirnventrikeln und Netzhaut. Auf die **Ionenkanäle** wirken Pyrethroid-Insektizide und vielfältige Tier- und Pflanzengifte. S. 247 ▶3 und ▶Kap. 10

5.8 Phosphorsäureester und chemische Kampfstoffe II

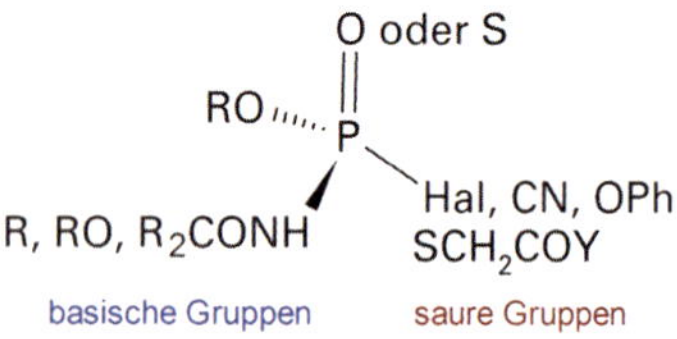

1 **Formel nach *Schrader***

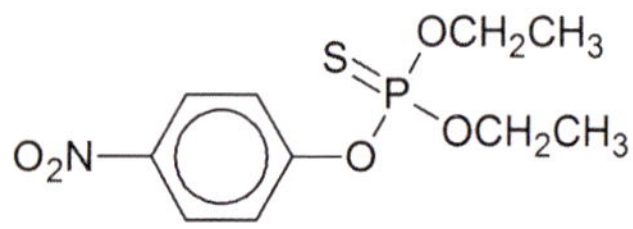

2 **Parathion** (E605, Nitrostigmin)

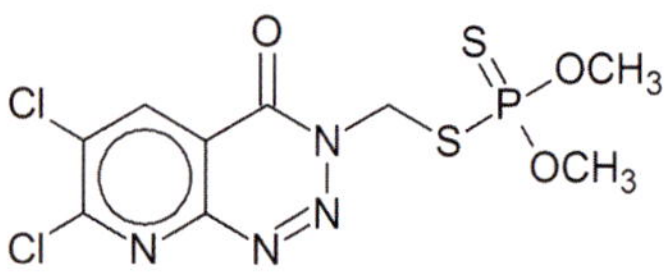

3 **Azinphosmethyl**

Die *Schrader*-Formel aus den 1930er Jahren beschreibt die akut giftigen **Ester der Phosphorsäure** (Organophosphate); sie ist auch Basis chemischer Kampfstoffe. ▶1–3

5.8.1 Organophosphate

Organophosphate umfassen die Ester, Amide und Thiolderivate der Phosphorsäure H_3PO_4, Phosphonsäure H_3PO_3, Thiophosphorsäure H_3PSO_3 und Thiophosphonsäure H_3PSO_2. Sie dienen als Kontakt- und Fraß-Insektizide für Pflanzenschutz und Malariabekämpfung, als Fungizide, gegen innere und äußere Fadenwürmer und als pupillenverengende Arzneimittel (Miotika).

Organophosphate sind biologisch abbaubar und reichern sich nicht im Organismus an. Sie wirken als **Nervengifte** durch irreversible **Hemmung der Acetylcholinesterase** (AChE): Phosphorsäureester binden wie Acetylcholin an der Serin-Rest der Acetylcholinesterase, lösen aber nicht mehr ab, so dass sich freies, nicht mehr umgesetztes Acetylcholin an den cholinergen Rezeptoren anhäuft. ▶4

Normal:

$$\text{AChE-OH} + \text{RCOCH}_3 \rightarrow \text{AChE-O-COCH}_3 \xrightarrow{\text{ms}} \text{AChE-OH} + \text{CH}_3\text{COOH}$$

Organophosphatvergiftung:

$$\text{AChE–OH} + \text{R}_2\text{POX} \rightarrow \text{AChE-O-POR}_2 \xrightarrow{\text{Tage}} \text{AChE–OH} + \text{R}_2\text{PO(OH)}$$

Oxim-Therapie:

$$\text{AChE-O-POR}_2 + \text{R-CH=N-OH} \rightarrow \text{AChE-OH} + \text{RCH=N-O-POR}_2$$

Die Restgruppe X des Organophosphats wird abgespalten; die Ablösung vom Enzym durch Hydrolyse erfolgt unvollständig innerhalb von Tagen bis Wochen.

Oxime können die Bindung in diesem frühen Stadium lösen. Spaltet jedoch das Organophosphat einen Rest R ab, ist der „gealterte" Enzymkomplex irreversibel geschädigt.

> Phosphorsäureester sind Cholinesterasehemmer (Nervengifte): Freies Acetylcholin erregt die cholinergen Synapsen. Oxime lösen Organophosphate von der ACh-Esterase ab.

Normalwerte:
5,3–12,9 kU/L (Männer)
4,3–11,3 kU/L (Frauen)

Erniedrigte Werte:
erbliche Lebererkrankungen, Lebertumoren, Organophosphatvergiftung, Colitis ulcerosa (Entzündung der Dickdarmschleimhaut)

Erhöhte Werte:
Diabetes mellitus,
Fettleber,
Hyperlipidämie,
nephrotisches Syndrom,
koronare Herzkrankheit

U = µmol/min = 16,67 nmol/s

4 **Cholinesterase**

Organophosphate – z. B. die Pestizide Malathion und Parathion sowie Industriechemikalien wie Hexaethyltetraphosphat (HETP), Octamethylpyrophosphat (OMPA) und Tetraethylpyrophosphat (TEPP) – werden vorrangig durch die Haut, aber auch oral und inhalativ resorbiert und fluten rasch alle Organe und Gewebe an. Die Entgiftung erfolgt durch Oxidation mit Cytochrom-P_{450}-abhängigen Monooxygenasen in der Leber und Esterasen, die Esterbindungen spalten (▶1).

Insekten steht diese lebensrettende enzymatische Esterspaltung nicht zur Verfügung. Parathion und andere Organophosphate bilden im Körper giftige Metabolite.

Akute Toxizität

1. **Muscarinartige Wirkungen** auf parasympathische Nervenendigungen an Auge, Atemwegen, Magen-Dam-Trakt, Haut, Harnblase (glatte Muskeln), Herz: Tränen- und Speichelfluss, Schwitzen, Übelkeit, Anorexie, Darmkrämpfe, Durchfall, Tenesmus (schmerzhafter Stuhl- und Harndrang), Hautblässe, Sehstörungen, Miosis (Stecknadelpupillen), Bronchialsekretion und Bronchospasmus bis zum Pseudolungenödem mit Zyanose, Herzfrequenz und Gefäßtonus sinken, selten lebensbedrohlich.
2. **Nicotinartige Wirkungen** auf quergestreifte Muskeln und sympathische Ganglien: Parästhesien (Kribbeln, Taubsein), Muskelzuckungen (Augenlider, Zunge, Gesichts- und Nackenmuskulatur, ruckartige Augenbewegungen), Sprachstörung, Muskelschwäche, Lebensgefahr durch periphere Atemlähmung.
3. **Zentralnervöse Wirkungen** auf Atmung, Kreislauf, Aktivität und Verhalten: Unwohlsein, Schwindel, psychische Veränderungen (Unruhe, Angst, Konzentrationsschwäche, Verwirrtheit), schwere Kopfschmerzen, Ataxie (Bewegungsstörungen), Tremor, tonisch-klonische Krämpfe, Koma, Areflexie, Blutdruckabfall, Tod durch zentrale Atemlähmung.

Therapie:

- **Atropin** i.v. als Antagonist der Acetylcholin-Wirkung ▶2
- **Obidoximchlorid** i.v. oder i.m. als phosphatbindendes Antidot zur Reaktivierung der Acetylcholinesterase ▶3
- Diazepam gegen Krämpfe
- Atmung und Kreislauf aufrechterhalten: Sauerstoff, Atemhilfe, Absaugen der Luftwege, Dehydratation beseitigen. Kein Morphin, kein Aminophyllin!
- Giftentfernung: völliges Entkleiden, Haut abwaschen mit $NaHCO_3$-Lösung, Magenspülung (Aktivkohle, Natriumsulfat).

Atropin ist ein Antidot für Phosphorsäureester.

Chronische Toxizität: Bei wiederholter Aufnahme kleiner Mengen treten additive Effekte und Gewöhnung auf. Einige Organophosphate führen nach einer mehrwöchigen Latenzzeit zu einer **verzögerten Neuropathie**, die unvollständig und zögerlich ausheilt: Parästhesien, dann aufsteigende schlaffe und spastische Paresen (teilweise Lähmungen) der Beine und Arme durch Hemmung einer Carboxylesterase im Nervengewebe (NTE, neuropathy target esterase). ▶4

1. Esterspaltung:
   RCOOR' → RCOOH
2. Oxidation
   $R_2P{=}S \rightarrow R_2P{=}O$
   RSR → R-SO-R
3. Thiol-Thion-Umlagerung
   $R_2PO\text{-}SR \rightarrow R_2PS\text{-}O$
4. Oxidation am N-Alkylrest
   $R_2PO\text{-}NR\text{-}CH_3 \rightarrow$
   $R_2PO\text{-}NR\text{-}CH_2OH$

1 Organophosphat-Abbau

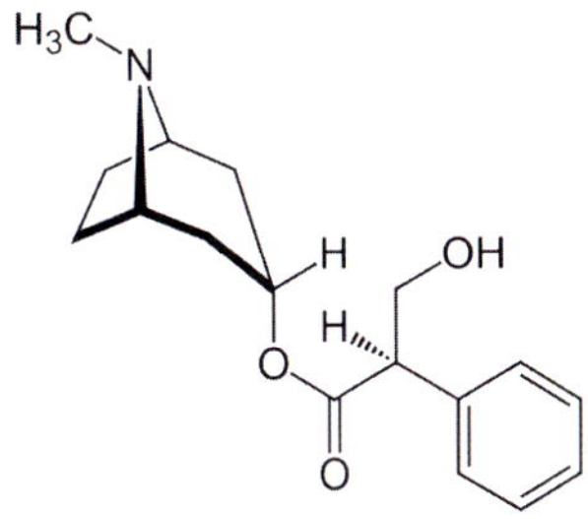

2 Atropin

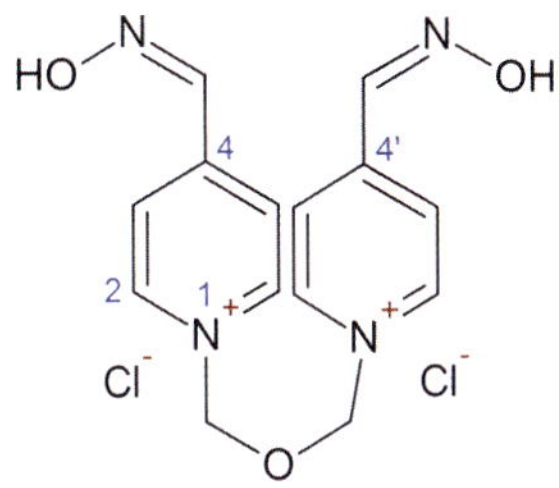

3 Obidoximchlorid
Hagedorn-Oxim: „HLö 7“:
2: -CH=N-OH; 4‘: -CONH_2
„HI 6“: zusätzlich 4: -H:

Beobachtet bei:

Methamidophos, Mipafox, Chlorpyriphos, Leptophos, Trichlorfon, Dichlorvos

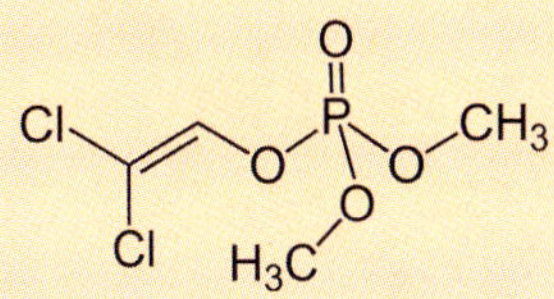

Nicht beobachtet bei:

Diacinon, Omethoat, Malathion, Parathion, Malathionmethyl

4 Neuropathien

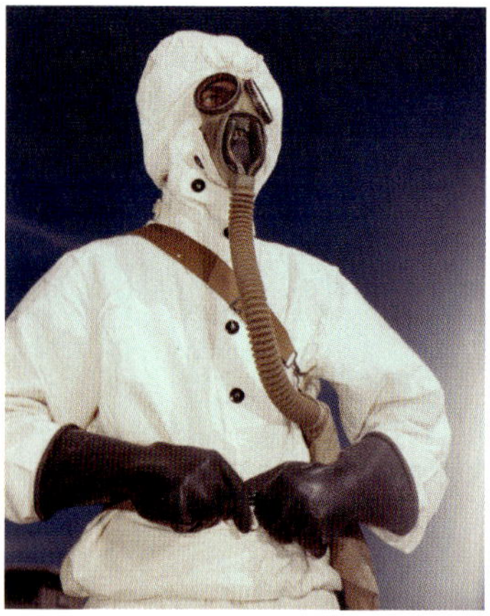

1 US-Marinesoldat 1942

	GA	GB	GD	VX
LD_{50} (Mensch) in mg/kg				
oral	≈ 5	0,14	0,14	0,07
perkutan	≈ 17	24	5	0,07
Letales Dosis-Zeit-Produkt LCt_{50} (Mensch ruhend) in mg · min/m³				
inhal.	70	35	35	15
Wirkschwelle	–	0,5	0,3	0,02
Flüchtigkeit in mg/L				
20 °C	0,6	11,3	≈ 6	0,01
Verbleib im Gelände (Tage)				
Sommer	1–4	< 4 h	2–5	3–21
Regen und Wind	< 6 h	< 1 h	< 1½	< ½
Schnee	1–14	1–2	7–42	< 112

2 Nervenkampfstoffe

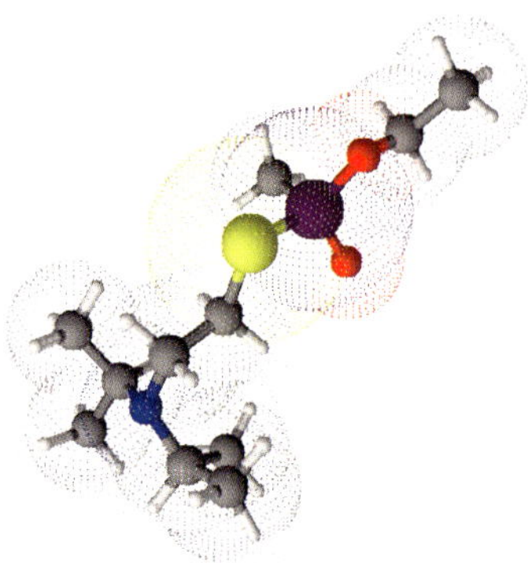

3 VX-Molekül

5.8.2 Phosphororganische Kampfstoffe

Pestizide gegen Insekten unterscheiden sich von Giften gegen Warmblüter nur durch ihre Substituenten. Die phosphororganischen Kampfstoffe Tabun, Sarin und Soman, die die IG-Farben im Dritten Reich (1937–1945) herstellten, kamen nicht zum Einsatz. Sie inspirierten jedoch im Kalten Krieg die Entwicklung der **V-Kampfstoffe** (Tammelin-Ester), die dem Acetylcholin strukturell besonders ähnlich sind. Binäre Kampfstoffmunition besteht aus zwei Kammern mit den Vorstufen der Kampfstoffe, die beim Einsatz durch eine Explosivladung vermischt werden.

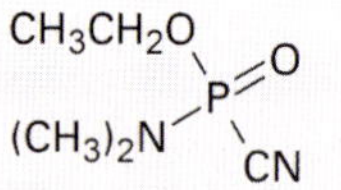

Tabun (GA)
Dimethylphosphoramidocyansäureethylester, R = CH_3

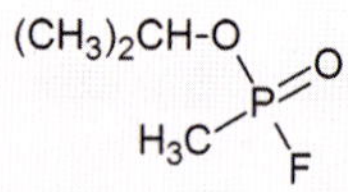

Sarin (GB)
Methylfluorophosphonsäureisopropylester

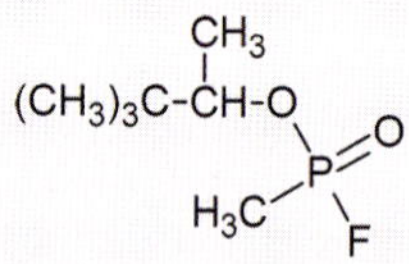

Soman (GD)
Methylfluorophosphonsäure-1,2,2-trimethylpropylester

Cyclosarin (GF): Methylfluorophosphonsäurecyclohexylester

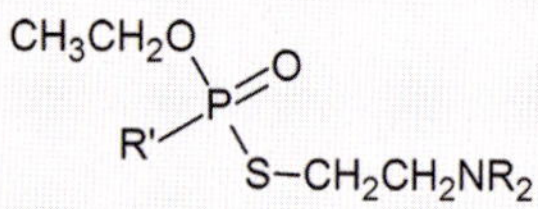

O-Ethyl'-S-(*N,N*-dialkylaminoethyl)-thiolphosphonat

	EDMM	VM	VX	VE	VS	VG (Amiton)
R'=	CH_3	CH_3	CH_3	C_2H_5	C_2H_5	C_2H_5O
R =	CH_3	C_2H_5	i-C_3H_7	C_2H_5	i-C_3H_7	C_2H_5

Die lipophilen Stoffe dringen rasch in die Blutbahn und ins zentrale Nervensystem vor, binden an Carboxyl- und Cholinesterasen und werden von α-Esterasen und Phosphorylphosphatasen zersetzt. Durch Anreicherung von Acetylcholin werden Organe unkontrolliert erregt und fallen aus.

Toxikologie: Tränen-, Speichel-, Nasenfluss, Übelkeit, unwillkürliche Harn- und Darmentleerung, Zittern, Krampfanfälle, Gehirnschädigung, zentrale Atemlähmung, Kreislaufversagen. Spätschäden durch Hypoxie. LD_{50} (Kaninchen, dermal) 0,23 mg/kg.

Therapie: Sauerstoff-Beatmung, Atropin, Oxime, Diazepam gegen Krämpfe; Vorbehandlung: Physostigmin als reversibler AChE-Hemmer (bei Soman und Tabun).

5.8.3 Arylphosphate

Triarylphosphate ($(ArO)_3P{=}O$) kommen als Weichmacher und Flammschutzmittel in Kunststoffen, Lacken, Motor- und Hydraulikölen vor.

Triphenylphosphat (TPF) findet sich in Celluloseacetat, Nitrocellulose und Weich-PVC; es ist ungiftig (Ratte p.o.) und wirkt neurotoxisch auf Katzen, nicht aber auf Ratten und Hühner.

Trikresylphosphat (Phosphorsäuretritolylester, TCF) ist ein öliges Isomerengemisch in Flammschutzmitteln, Hydraulikflüssigkeiten, Schmierstoffen, PVC- und Nitrolacken, das die Cholinesterase hemmt. Massenvergiftungen traten in den 1940er Jahren durch Igelit® und Missbrauch von „Torpedoöl" als Speiseöl auf. Bei oraler Aufnahme treten periphere Lähmungen auf. Tri-*o*-kresylphosphat wird durch Oxidation der Methylgruppen zum neurotoxischen Saligenin-*o*-tolylphosphat. Trikresylphosphat darf nicht mehr als 0,1 % verestertes *o*-Kresol enthalten. ▶1

Diphenylkresylphosphat (DPCF, Diphenyltolylphosphat), das auch zum neurotoxischen Saligeninphosphat verstoffwechselt wird, ferner **Diphenyloctylphosphat** (DPOF, (2-Ethylhexyl)-diphenyl-phosphat) und **Tris(2-ethylhexyl)-phosphat** (TOF) werden in PVC und **Tris(2-butoxyethyl)phosphat** in Synthesekautschuk eingesetzt. **Tris(2-chlorethyl)phosphat** (TCEP) gilt als besorgniserregendes Reproduktionstoxin.

Akute Toxikologie: Nach 7–20 Tagen motorische Lähmungen an Füßen, Schenkeln, Armen und Händen, seltener Schäden der Hirnnerven. Ursächlich ist die Hemmung einer Carboxylesterase im ZNS durch ein Stoffwechsel-Oxidationsprodukt.

> Arylphosphat-Nervengifte hemmen die Carboxylesterase.

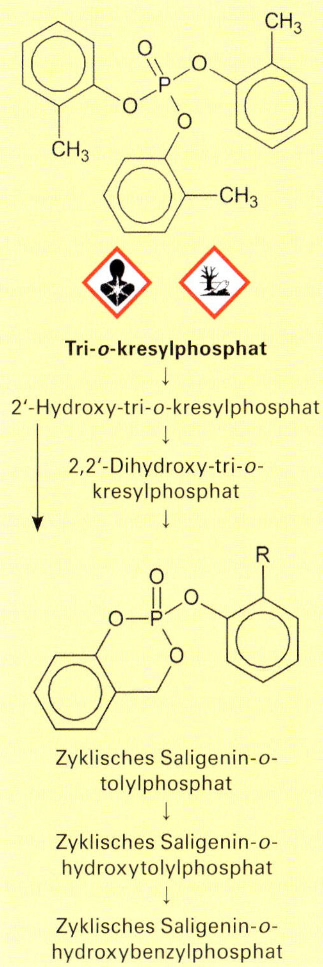

1 **Giftung von Arylphosphaten**

5.8.4 Alkylphosphate

Tributylphosphat ist ein mindergiftiger Weichmacher, kein Nervengift, gering reizend, nicht sensibilisierend, nicht mutagen oder reproduktionstoxisch; es schädigt reversibel Leber, Harnblase und Nieren, wohl durch im Stoffwechsel freigesetzte Säuren. ▶2

Tris(2-ethylhexyl-phosphat) (TEHP) als Flammschutzmittel in Kunststoffen und Weichmacher ist ungiftig, mäßig reizend, begünstigt aber wie Phthalate die Peroxisomen-Proliferation. ▶3

Tris(1,3-dichlor-2-propyl)phosphat wird schnell zum Bis(1,3-dichlor-2-propyl)phosphat hydrolysiert oder oxidativ dealkyliert. Wenig giftig, gering reizend, aber möglicherweise mutagen, führt es zu Leber-, Nieren- und Hodentumoren bei Ratten. ▶4

> Alkylphosphate sind wenig giftig.

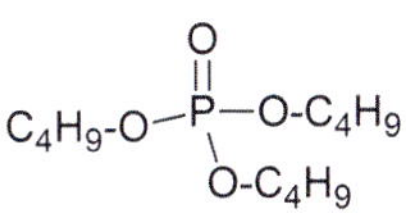

2 **Tributylphosphat**

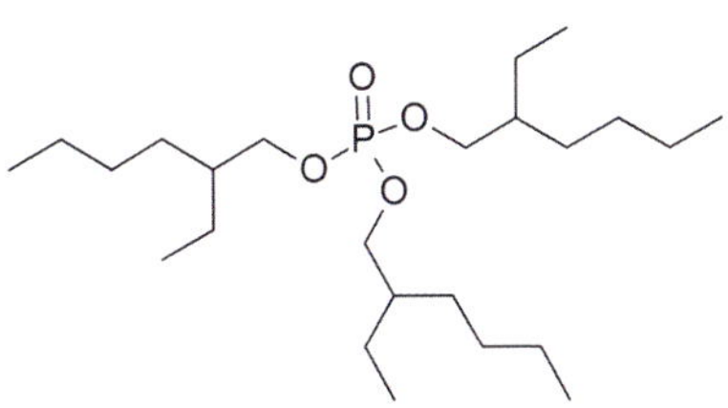

3 **Tris(2-ethylhexyl-phosphat)**

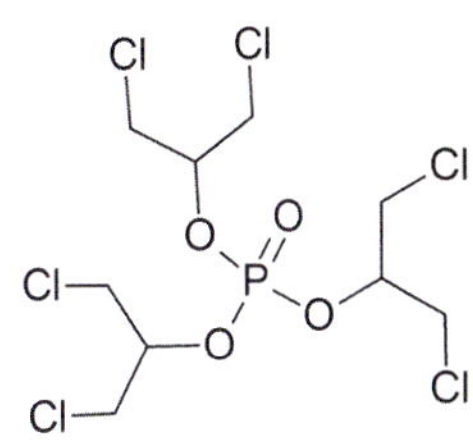

4 **Tris(1,3-dichlor-2-propyl)phosphat**

5.9 Carbamate, Pyrethroide, neue Insektizide

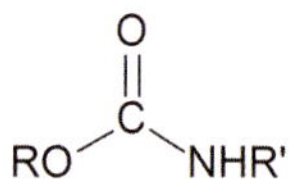

Insektizid	R' = CH_3
Herbizid	R' = Aromat
Fungizid	R' = Benzimidazol

1 Struktur von Carbamaten

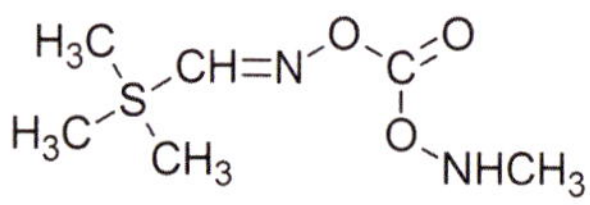

2 Aldicarb

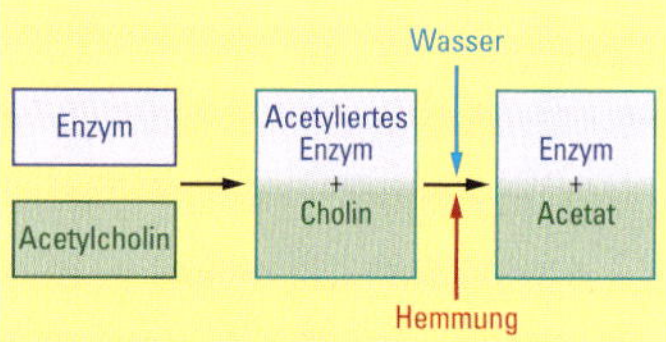

Carbamat: Minuten – Alkylphosphat: Tage

3 Carbamatvergiftung

Organophosphate: irreversible Hemmung, unvollständige Wiederherstellung
Carbamate: reversible Hemmung, vollständige Wiederherstellung
Acetylcholin: rasche Wiederherstellung der Enzymstruktur

4 Cholinesterasehemmer

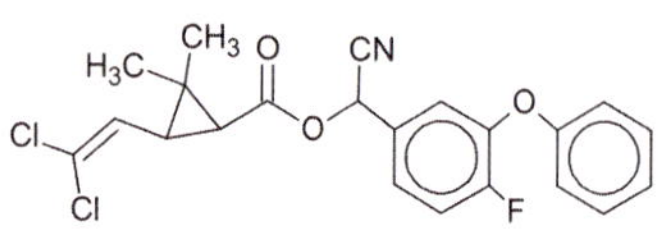

5 Cyfluthrin

Carbamate sind die *N*-Ester der **Carbaminsäure** H_2N-COOH. ▶1

5.9.1 Carbamate

Carbamate dienen als Insektizide, Fungizide bei Nutzpflanzen, Herbizide, Nematizide, Molluskizide und Lokaltherapeutika (z. B. Neostigmin). Wegen **Aldicarb** (LD_{50} Ratte p.o. 0,5 mg/kg) wurde eine akute Referenzdosis eingeführt, um Vergiftungen durch Rückstände in Lebensmitteln, z. B. Bananen, einzuschränken. ▶2

Carbamate werden oral und dermal resorbiert, rasch metabolisiert und vollständig ausgeschieden. Die Vergiftung ist weniger intensiv als bei den Organophosphaten und klingt nach wenigen Tagen ab. Die Acetylcholinesterase wird mit einer Halbwertszeit von 30–40 Minuten reaktiviert, ähnlich schnell wie bei der Oximtherapie. Todesfälle sind selten. Die Hemmung der Acetylcholinesterase heilt vollständig aus. ▶3–4

$$\text{AChE–OH} + \text{RO-CO-NHR'} \rightleftharpoons \text{AChE-O-CO-NHR'} + \text{RH}$$

> Carbamate sind Acetylcholinesterase-Hemmer.

Therapie: wie Organophosphate. Keine Oxime!

5.9.2 Pyrethroide

Die synthetischen **Pyrethroide** sind den in Chrysanthemenextrakten (Pyrethrum) vorkommenden **Pyrethrinen** ähnlich. Wirksamer und beständiger als die schon in den Napoleonischen Feldzügen zur Läusebekämpfung verwendeten Chrysanthemenblüten (natürliche Ester der Chrysanthemumsäure und Pyrethrinsäure), dienen Pyrethroide seit 1973 (Permethrin) zur Insektenbekämpfung für Wohnräume, Textilien, Holz, Forst- und Landwirtschaft, Tier- und Humanmedizin. ▶5, S. 253 ▶1–2

Die Warmblütertoxizität ist gering (LD_{50} Ratte 100–5000 mg/kg), die Giftigkeit für Insekten liegt 4- bis 6-mal höher als bei Organophosphaten, Chlorkohlenwasserstoffen und Carbamaten. Pyrethroide reichern sich im Fettgewebe an (1–30 Tage); Bioakkumulation findet nicht statt. Durch Feuchtigkeit, Licht und Mikroorganismen werden sie innerhalb weniger Tage abgebaut, ausgenommen in trockenen beheizten Räumen.

Oral und dermal wenig resorbierbar, werden über Lebensmittel oder am Arbeitsplatz aufgenommene Pyrethroide durch Esterasen und Monooxygenasen gespalten und die Metaboliten zu 80–100 % innerhalb weniger Stunden bis Tage ausgeschieden.

Pyrethroide verzögern die Schließung der **Natriumkanäle** bei der Erregungsübertragung; es tritt Hyperpolarisation (Dämpfung der Erregbarkeit durch Erhöhung des Ruhemembranpotentials) ein.

> Pyrethroid-Nervengifte blockieren offene Natriumkanäle.

Cyfluthrin ist ein Typ-II-Pyrethroid mit vier Stereoisomeren, das den Natrium-Kalium-Ionenaustausch in der Nervenmembran blockiert sowie auf das periphere Nervensystem und $GABA_A$-Rezeptoren wirkt. Zielorgane sind ZNS, Speicheldrüsen, Leber und Nebennieren. LD_{50} Ratte p.o. 16 mg/kg (in wässriger Lösung). Keine Hinweise auf teratogene Wirkungen. S. 252 ▶5

Akute Toxizität

- Hautkontakt: Parästhesien (Kribbeln, Brennen, Jucken, Spannungs- und Taubheitsgefühl) für etwa 24 h, lokale Reizung sensibler Nervenendigungen der Haut, Schleimhäute, Atemwege und Augen, Benommenheit, Kopfschmerzen. ▶3
- Oral: Übelkeit, Erbrechen, Durchfälle, Bewusstseinsstörungen, Krämpfe, ohne bleibende Nervenschäden.
- **T-Syndrom** bei Typ-I-Pyrethroiden im Tierversuch: Tremor der gesamten Motorik (Zittern), Ataxie, erhöhte Erregbarkeit, Überempfindlichkeit auf äußere Reize.
- **CS-Syndrom** bei Typ-II-Pyrethroiden mit CN-Gruppe: Choreoathetose (Bewegungsstörung) und Salivation (Speichelfluss), grobschlägiger Tremor, klonische Krämpfe (Schüttelkrämpfe).
- Allergien auslösend

Chronische Toxizität: Reproduktionstoxische, embryotoxische und teratogene Wirkungen bestehen im Tierversuch nicht. Zur Mutagenität, Kanzerogenität und Immuntoxizität der Pyrethroide gibt es widersprüchliche Befunde im Tierversuch, aber keine Hinweise beim Menschen. Irreversible Langzeitschäden an Organen wurden bei exponierten Personen nicht beobachtet.

5.9.3 Fortschrittliche Insektizide

Gesucht sind wirksame, ökologisch verträgliche, sichere und auch zur Samen- und Sämlingsbehandlung taugliche Insektizide.

Spinosyne

Spinosyne sind insektizide Lactone aus dem Bodenbakterium *Saccharopolyspora spinosa*, die saugende Insekten abtöten und Nutzinsekten und Wespen (außer Bienen) verschonen. **Spinosad** (LD_{50} Ratte p.o. > 5000 mg/kg) ist kein Nervengift, sondern ruft eine reversible intrazelluläre Vakuolisierung (Bildung von Bläschen) in Organen und Geweben hervor. Im Mehrgenerationentest treten vermindertes Körpergewicht der Nachkommen und geringere Wurfgrößen auf. ▶4

Nicotinyle

Chloronicotinyle sind heterozyklische Nitromethylwirkstoffe, die an den Nicotinrezeptor binden und, ähnlich wie Acetylcholin, die Nervenreizleitung erregen, aber langsam abgebaut werden.

Imidacloprid (LD_{50} Ratte p.o. 450 mg/kg) schädigt Leberzellen und Schilddrüse und zeitigt vermindertes Körpergewicht bei Eltern und Nachkommen (Ratte) und leichte Entwicklungsverzögerungen (Kaninchen). Beim Menschen liegen keine Beobachtungen über Gesundheitsschäden vor. S. 254 ▶1

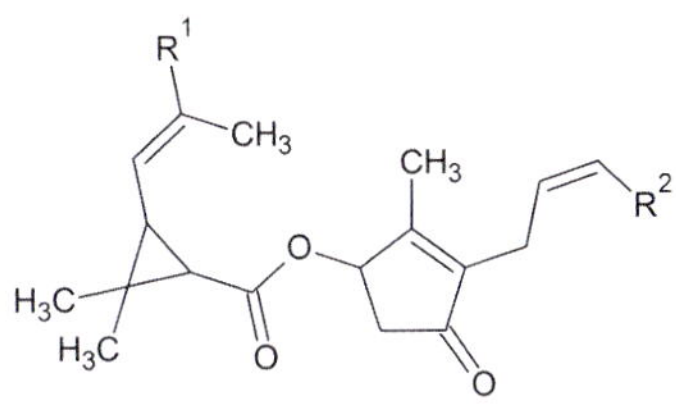

	R^1	R^2
Pyrethrin I	$-CH_3$	$-CH=CH_2$
Pyrethrin II	$-COOCH_3$	$-CH=CH_2$
Cinerin I	$-CH_3$	$-CH_3$
Cinerin II	$-COOCH_3$	$-CH_3$
Jasmolin I	$-CH_3$	$-CH_2CH_3$
Jasmolin II	$-COOCH_3$	$-CH_2CH_3$

1 **Natürliche Pyrethrine**

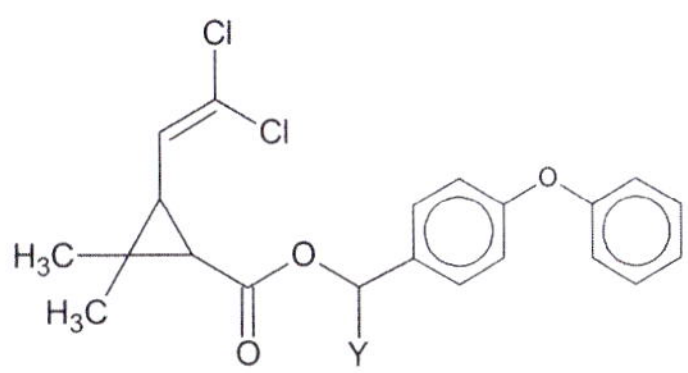

Typ	Y
I: „weich", Permethrin	–H
II: „hart", Cypermethrin	–CN

2 **Synthetische Pyrethroide**

Stoffklasse	LD_{50} (mg/kg)	
	Insekt	Ratte
Carbamate	2,8	45
Organophosphate	2,0	67
Chloraromaten	2,6	230
Pyrethroide	0,45	2000

3 **Toxizität von Insektiziden**

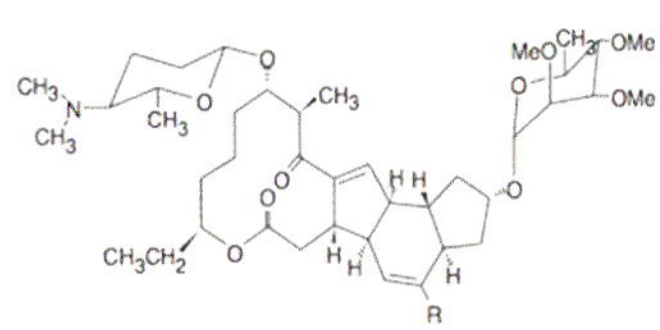

4 **Spinosad**: Mischung aus Spinosyn A: R = H, Spinosyn D: R = CH_3

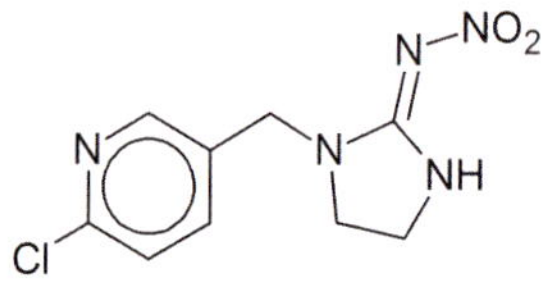

1 Imidacloprid

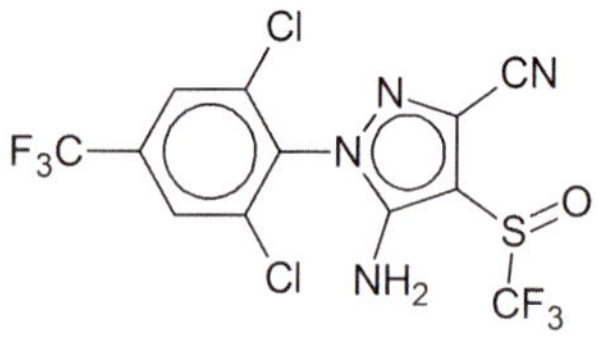

2 Fipronil

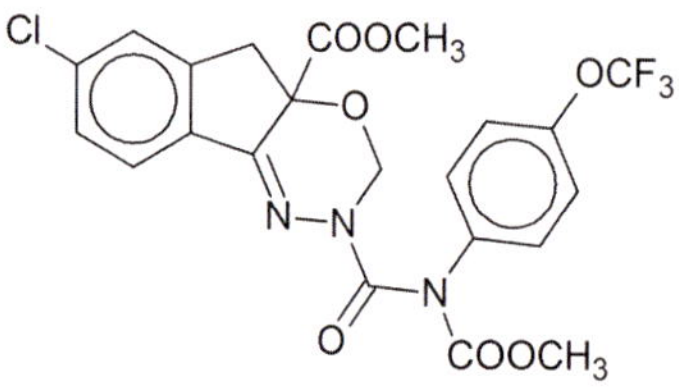

3 Indoxacarb

Phenylpyrazole

Phenylpyrazole wie das 1987 entdeckte **Fipronil** (LD_{50} Ratte p.o. 92 mg/kg) blockieren den GABA-abhängigen Chloridtransport in Insekten-Nervenzellen. Das Nervengift schädigt ZNS und Schilddrüse, erzeugt Leber- und Schilddrüsentumoren und vermindert Wurfgröße und Überlebensrate der Nachkommen (Ratte). ▶2

Oxadiazine

Oxadiazine blockieren die Natriumkanäle in Insekten-Nervenzellen; sie wirken als Fraß- und Kontaktgift gegen Schmetterlingsraupen, Wanzen und Zikaden. **Indoxacarb** (LD_{50} Ratte p.o. 268 mg/kg) wirkt hautsensibilisierend, schädigt Erythrozyten und ZNS und führt im Tierversuch bei Nachkommen zu vermindertem Körpergewicht und vergrößerter Milz. ▶3

Phenylpyrazole und Oxadiazine blockieren Ionenkanäle.

Juvenilhormon-Analoga

Juvenilhormone steuern die Entwicklungsstadien der Insekten: Embryogenese, Larvenwachstum, Metamorphose, Reproduktion, Diapause und Migration. **Methopren** (LD_{50} Ratte p.o. > 5000 mg/kg) bindet an den Juvenilhormon-Rezeptor; es ist ein Lebergift, das im Dreigenerationenversuch Nachkommen mit vermindertem Körpergewicht hervorbringt.

Insektizide Bakterien

Bacillus thuringiensis aus Larven der Mehlmotte bildet ein parakristallines Endotoxin, das als spezifisches Darmgift gegen Käferlarven, Stubenfliegen und Mücken wirkt. Den Warmblüter-Darm passieren die Bakteriensporen unverändert bzw. werden im sauren Milieu des Magens zerstört. Resistenzen sind bekannt.

5.10 Herbizide

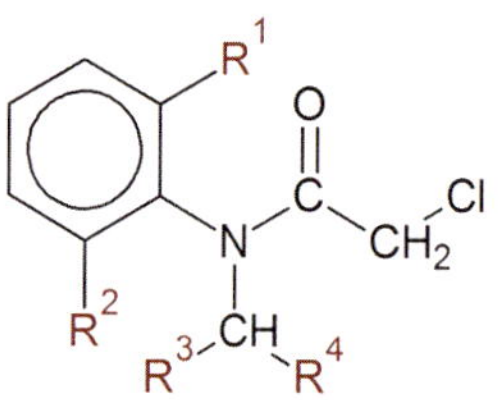

R^1	R^2	R^3	R^4
Metolachlor			
CH_2CH_3	CH_3	CH_3	CH_2OCH_3
Alachlor			
CH_2CH_3	CH_2CH_3	H	OCH_3
Acetochlor			
CH_3	CH_2CH_3	H	OCH_2CH_3
Dimethachlor			
CH_3	CH_3	H	CH_2OCH_3

4 Chloracetanilide

Herbizide (Unkrautbekämpfungsmittel) vernichten unspezifisch jeglichen Pflanzenwuchs oder wirken spezifisch gegen bestimmte Pflanzenfamilien oder Stoffwechselvorgänge. **Bodenherbizide** dringen über die Wurzeln ein, **Blattherbizide** über oberirdische Pflanzenteile. **Kontaktherbizide** wirken am Einwirkungsort, **systemische Herbizide** werden innerhalb der Pflanze transportiert.

5.10.1 Chlorherbizide

Chloracetanilide wie Metolachlor werden seit den 1960er Jahren als selektive Herbizide gegen Gräser und im Gemüsebau eingesetzt. Sie hemmen die Proteinsynthese und Zellteilung in Schadpflanzen-Keimlingen, sind wenig giftig (LD_{50} Ratte p.o. 2800 mg/kg), wirken sensibilisierend und entwicklungsretardierend, induzieren Leberenzyme und lösen spezifische Lebertumoren bei Ratten aus. Acetochlor, Alachlor und Butachlor sind kanzerogen und daher in Deutschland nicht zugelassen. ▶4

Chlorphenoxycarbonsäuren wie „2,4-D" siehe ▶Kap. 5.5

5.10.2 Bipyridinium-Verbindungen

Die basisch wirkenden Bipyridinium-Verbindungen hemmen die Fotosynthese, indem sie Ferredoxin im Fotosystem I als Elektronenakzetor ersetzen und so die NADH-Reduktion und Energieübertragung durch radikalische Zwischenstufen blockieren. 5–10 % pro Jahr werden in der Umwelt fotolytisch abgebaut.

Diquat wurde 1955 und das Totalherbizid **Paraquat** (1,1′-Dimethyl-4,4′-bipyridiniumsalz, Methylviologen) 1960 als Herbizid für oberirdische Pflanzenteile eingeführt. Im Boden überdauern sie inaktiv an Tonmineralien gebunden. Nach oraler oder dermaler Resorption kumuliert Paraquat (nicht aber Diquat) in der Lunge mit Entzündungen und Fibrosen; das Paraquatradikal wird durch Sauerstoff wiederholt reoxidiert, wobei zellschädliche Superoxidradikalanionen O_2^- und andere aktive Sauerstoffspezies entstehen. Todesfälle sind bekannt. ▶1

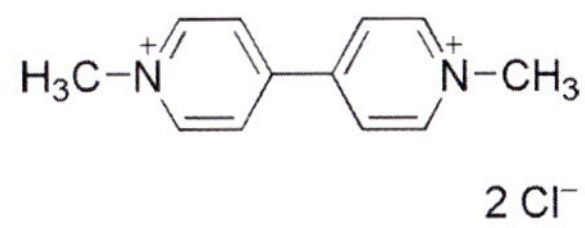

Paraquat

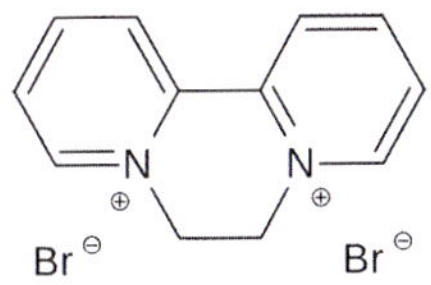

Diquat

1 Bipyridinium-Verbindungen

> Bipyridiniumsalze sind Radikalbildner. Lungenfibrose!

Akute Toxizität

Hautkontakt: Nach Stunden bis 2 Tagen örtliche Rötung, Nagelveränderungen, Blasen, Geschwüre (auch der Augenhornhaut). Inhalativ: Reizung und Entzündung der Luftwege, Lungenödem.

Orale Aufnahme:

1. Phase: Erbrechen, Leibschmerzen. Nach Stunden: Gastroenteritis (Magen-Darm-Entzündung), Atembeschwerden
2. Phase: 5–10-tägige Nephritis (Nierenentzündung) bis zur Anurie, Leberstörung (Zellnekrose, Cholestase, Ikterus), ZNS-Störungen (Kopfschmerzen, Schwindel, Krämpfe, Koma), normochrome Anämie.
3. Phase: Nach 10 Tagen Lungenfibrose, Alveolitis und Bronchiolitis obliterans. Tod durch Ersticken. Tödliche Dosis von Paraquat für den Menschen: 20–40 mg/kg.

Therapie: Kein Antidot bekannt. Erbrechen auslösen! Salzartige Abführmittel, Adsorption an Bentonit, Hämoperfusion an Kohlefiltern. Arginin-HCl-Infusion gegen Alkalisierung des Harns. Keine O_2-Gabe, weil Peroxidbildung die Lungenfibrose verstärkt.

5.10.3 Triazin-Herbizide

Triazine sind seit den 1950er Jahren als selektive systemische Herbizide im Mais- und Getreideanbau, gegen Unterwasserpflanzen und Algen eingeführt. Sie hemmen die Fotosynthese durch Blockade des Elektronentransports zwischen Fotosystem II und Plastochinon. ▶2

Atrazin (LD_{50} Ratte p.o. 1900–3000 mg/kg, LC_{50} Ratte inhalativ > 5 mg/L Luft) wird in Körper und Umwelt zu Desethylatrazin und weiteren Abbauprodukten dealkyliert. Es wirkt hautsensibilisierend, greift Ovar und Herz an, löst Milchdrüsentumoren bei Ratten aus und verzögert die Entwicklung der Föten. Die Vergiftungssymptome sind unspezifisch: Sedation, Dyspnoe, Zittern. Die 6-Methylthio-Triazine **Desmetryn** und **Terbutryn** werden im Boden rascher abgebaut.

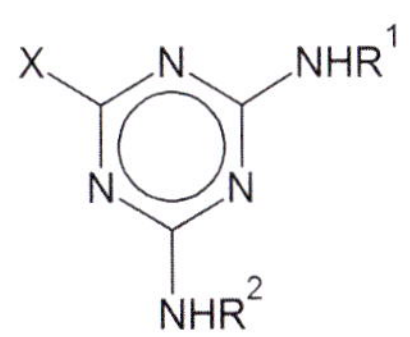

	X	R^1	R^2
Atrazin	Cl	CH_2CH_3	$CH(CH_3)_2$
Simazin	Cl	CH_2CH_3	CH_2CH_3
Cyanazin	Cl	$C(CH_3)_2CN$	CH_2CH_3
Terbutryn	SCH_3	$CH(CH_3)_2$	CH_2CH_3

2 Triazin-Herbizide

> Triazine wirken im Tierversuch kanzerogen auf Milchdrüsen.

5.10.4 Harnstoff-Herbizide

Harnstoffe wie **Diuron** (LD_{50} Ratte p.o. 1000–5000 mg/kg, LC_{50} Ratte inhalativ > 0,2 mg/L Luft) wurden in den 1950er Jahren als breit wirksame, selektive systemische Herbizide im Getreide-, Kartoffel- und Gemüsebau eingeführt; sie hemmen die Fotosynthese wie Triazine. Die Toxizität zielt auf Erythrozyten, Leber und Harnblase; sie erzeugen Harnblasentumoren bei Ratten und verzögern die Entwicklung. Vergiftungssymptome sind verminderte Aktivität, Taumeln, Gangstörungen, Koma, Atemstillstand. **Isoproturon** induziert bei Ratten Lebertumoren. ▶1

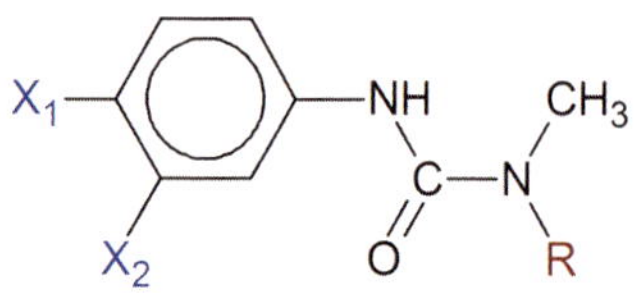

	X_1	X_2	R
Diuron	Cl	Cl	CH_3
Linuron	Cl	Cl	OCH_3
Monolinuron	Cl	H	OCH_3
Isoproturon	$(CH_3)_2C$	H	CH_3

1 Harnstoff-Herbizide

Sulfonylharnstoffe sind seit den 1980er Jahren als systemische Herbizide gegen Getreideunkräuter eingeführt; sie stören die Zellteilung durch Hemmung der Acetolactatsynthetase für die Valin- und Isoleucinproduktion. **Flupyrsulfuronmethyl** (LD_{50} Ratte p.o. > 5000 mg/kg) greift Leberzellen an, erzeugt Lebertumoren bei der Maus. ▶2

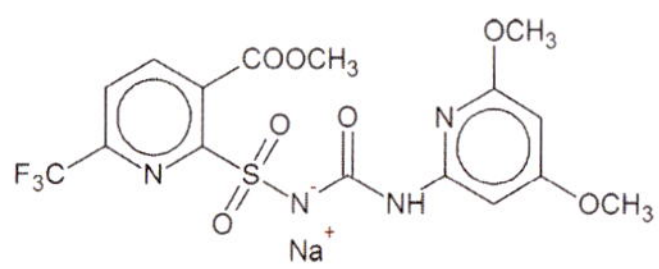

Flupyrsulfuron-Natrium

2 Sulfonylharnstoff-Herbizide

Harnstoffe und Sufonylharnstoffe sind teilweise kanzerogen.

5.10.5 Nitril- und Nitro-Herbizide

Hydroxybenzonitrile wie Bromoxynil (LD_{50} Ratte p.o. 80 mg/kg) und deren Ester kamen in den 1960er Jahren als selektive Kontaktherbizide auf den Markt; sie entkoppeln die oxidative Phosphorylierung (wie Dinitrophenole) und hemmen die Fotosynthese (wie Triazine). **Bromoxynil** ist akut toxisch (LD_{50} Ratte p.o. 80–110 mg/kg, LC_{50} Ratte inhalativ 0,4 mg/L Luft). Die chronische Toxizität zielt auf Leber und Niere, bei **Ioxynil** auf die Schilddrüse; bei Nagern treten Tumoren auf; pränatale Mortalität und Fehlbildungen an ZNS und Skelett sind erhöht. ▶3

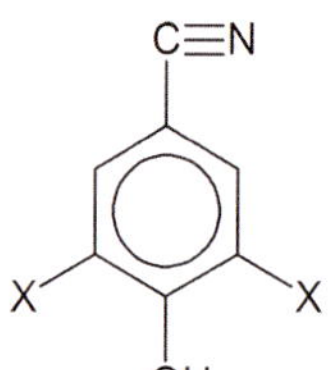

Bromoxynil: R = Br
Ioxynil: R = I

3 Hydroxybenzonitril-Herbizide

Dinitrophenole wie Dinoterb (LD_{50} Ratte p.o. 26 mg/kg) und **3,6-Dinitro-*o*-kresol** (DNOC, 2-Methyl-4,6-dinitrophenol) sind ätzend sauer wirkende Kontaktherbizide. Die Lebergifte wirken erbgutverändernd und erhöhen pränatale Mortalität und Fehlbildungen an ZNS und Skelett. DNOC, heute in der EU verboten, war das erste synthetische Insektizid (*Bayer* 1892) und Herbizid (*Truffaut* 1932) gegen Schädlinge im Forst-, Obst- und Weinbau („Gelböl") und Unkräuter im Getreide und Kartoffelanbau. Im Boden wird es binnen Wochen in Aminoderivate abgebaut, Das hautresorbierbare Pestizid entkoppelt die oxidative Phosphorylierung in der Zelle; es gibt es kein Antidot. ▶4

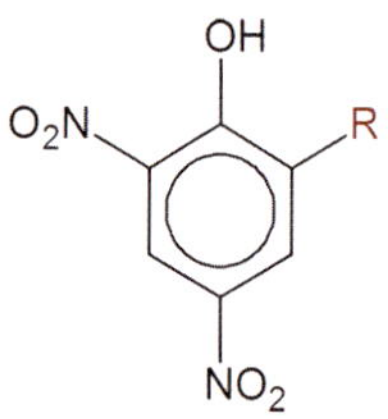

Dinoterb: R = $C(CH_3)_2$
DNOC: R = CH_3

4 Nitrophenol-Herbizide

Phenolartige Herbizide sind giftig und teratogen.

Akute Toxikologie beim Menschen: Müdigkeit, Durst, Gesichtsröte, Übelkeit, Erbrechen, Schweißausbruch, Leibschmerzen, Kopfschmerzen, Schwindel, Austrocknung, Krämpfe, Tachykardie, Koma, Hirnödem, Dyspnoe, Atemstillstand. Gefahr der Hautresorption. LD_{50} (Ratte oral) 25 mg/kg.

Therapie: Hautreinigung, Erbrechen, Magenspülung, Infusion, Sauerstoff. Auf Nieren- und Leberschäden achten.

5.11 Fungizide

Fungistatika hemmen das Wachstum von Pilzen, **Fungizide** unterbinden das Wachstum vollständig. Die akute Toxizität moderner Mittel für den Menschen ist gering, jedoch sind kanzerogene und reproduktionstoxische Wirkungen aus Tierversuchen bekannt. Die Vergiftung erfolgt vorrangig durch Einatmen und über die Haut. Schwermetallhaltige Pestizide sind verboten.

5.11.1 Dithiocarbamate

Die Ester und Salze der **Dithiocarbamidsäure** und ihre ringförmigen und polymeren Ethylenbisthio-Derivate werden als Insektizide, Herbizide, Fungizide, zur Vulkanisierung von Gummi und für die Abwasserbehandlung und Papierherstellung eingesetzt.

Thiuramdisulfide

Thiram, Bis(dimethylthiocarbamoyl)disulfid, wirkt augenreizend und sensibilisierend, greift Leber und ZNS ab; wirkt nicht kanzerogen und mutagen, retardiert jedoch die Entwicklung (Ratte).

Dithiocarbamate verzögern den Ethanolabbau im Körper durch Hemmung der Alkohol- und Aldehyddehydrogenase. Die **Alkoholintoleranz** („Antabuswirkung"), unmittelbar nach dem Alkoholgenuss, äußert sich durch Übelkeit, Erbrechen, Erhöhung der Atem- und Herzfrequenz, sowie Blutdruckschwankungen bis zum lebensbedrohlichen Kreislaufkollaps. **Disulfiram** (Tetraethylthiuramdisulfid) dient zur Therapie von Würmern, Hautparasiten und Alkoholismus in der Humanmedizin. ▶1

Dithiocarbamate führen zu Alkoholintoleranz.

Akute und chronische Toxizität: Reizwirkung auf Haut und Schleimhäute, allergische Kontaktdermatiden (Hautausschläge), Kopfschmerzen, Erbrechen, Atemnot. LD_{50} (Ratte p.o.) 1800–3700 mg/kg, LC_{50} (Ratte inhal.) > 3,5 mg/L Luft.

Dialkyldithiocarbamate

Die oral und dermal zu 30 % resorbierbaren, salzartig aufgebauten **Dialkyldithiocarbamate** werden seit den 1930er Jahren aus Aminen, CS_2 und Metallsalzen hergestellt. Sie blockieren SH-Gruppen und Metallzentren in Enzymen bei Pilzen und Säugetieren. Nach Abbau in der Leber werden nach 1–3 Tagen Dialkylthiocarbamidsäure, CS_2, Dialkylamin, Sulfat und Formaldehyd ausgeschieden. In Wasser und Boden werden Dithiocarbamate binnen Stunden bis Tagen abgebaut.

Ziram, $[(CH_3)_2N\text{-}CS\text{-}S]_2Zn$, wirkt augenreizend und sensibilisierend, greift Leber, Schilddrüse und ZNS an, wirkt kanzerogen auf Schilddrüsen-C-Zellen der Ratte und reproduktionstoxisch durch pränatale Mortalität und Entwicklungsretardierung. LD_{50} (Ratte p.o.) 200–400 mg/kg; LC_{50} (Ratte inhal.) 0,06 mg/L Luft. Auswirkungen beim Menschen sind Schwindel, Erbrechen, Kopfschmerzen, Ataxie, Krämpfe.

Ferbam ($[(CH_3)_2N\text{-}CS\text{-}S]_3Fe$) ist weniger giftig.

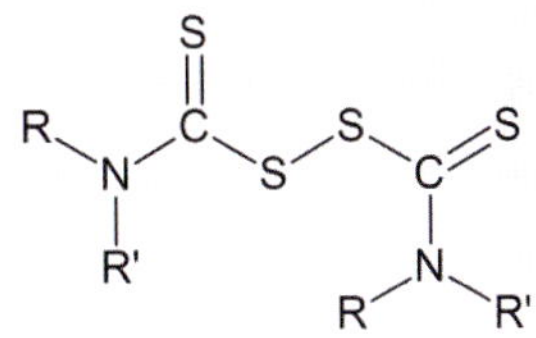

Thiuramdisulfide
Thiram: $R = CH_3$
Ziram: $R = CH_3, Zn^{2+}$
Disulfiram: $R = CH_3CH_2$

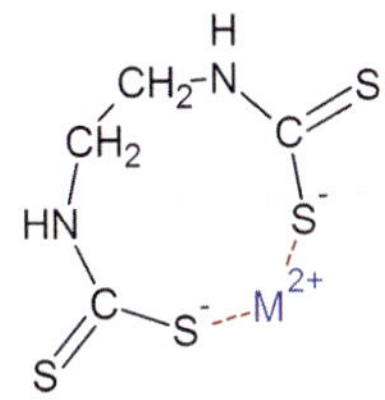

Ethylenbisthiocarbamat
Maneb: M = Mn; Zineb: M = Zn

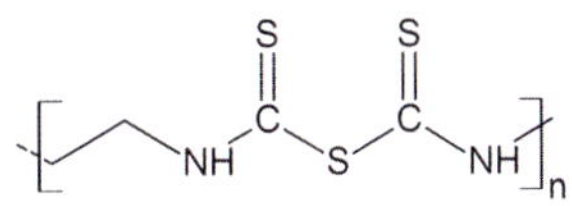

Polymeres Ethylenbisthiocarbamat
Mancozeb: mit Mn, Zn
Metiram: mit Zn
Propineb: mit $-CH_2(CH_3)CH_2-$

1 Dithiocarbamate

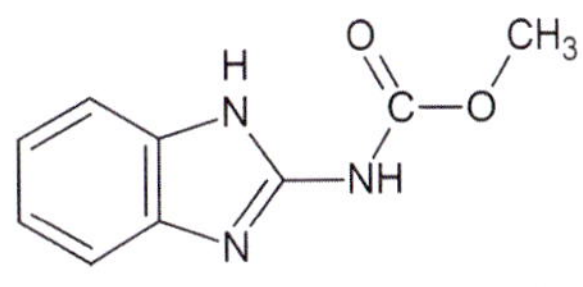

Carbendazim

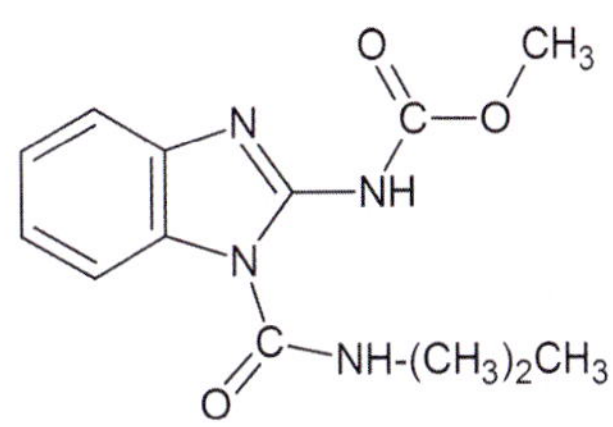

Benomyl

2 Benzimidazole

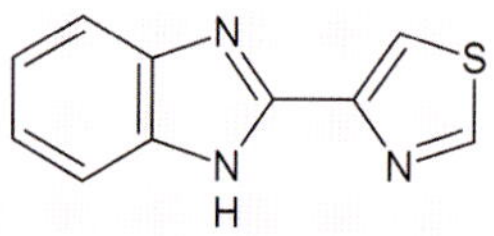

Thiabendazol

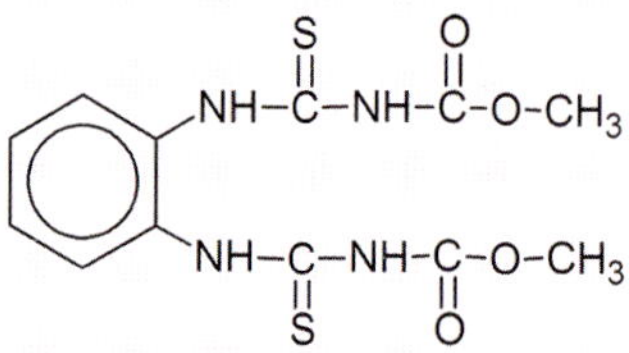

Thiophanat-methyl

(Fortsetzung 2 S. 257)

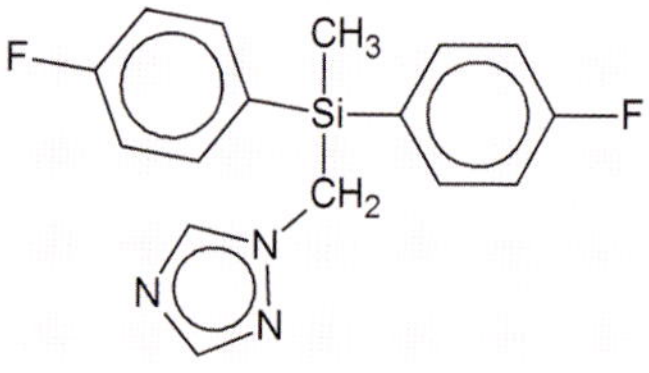

Flusilazol

1 Azol-Fungizide

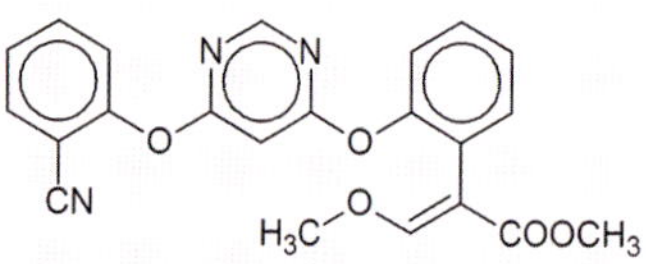

Azoxystrobin

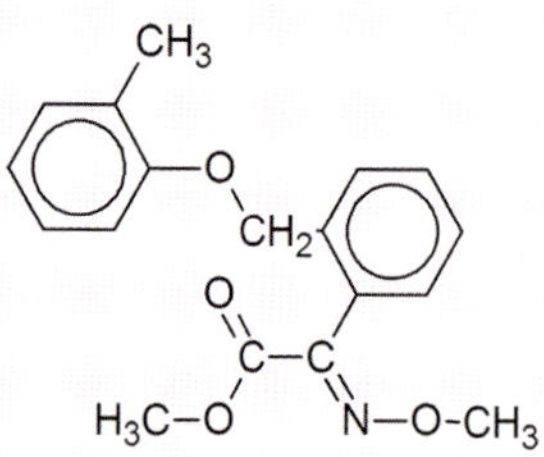

Kresoxim-methyl

2 Strobilurine

Alkylenbisthiocarbamate

Ethylen-*bis*-thiocarbamate zerfallen in Ethylenthioharnstoff, Ethylendiamin, CS_2, Wasser und CO_2. S. 257 ▶1

Das polymere **Mancozeb** wirkt sensibilisierend, greift Schilddrüse und ZNS an. Der Metabolit Ethylenthioharnstoff (> 60 mg/kg Futter) hemmt eine Peroxidase zur Synthese der Hormone Thyroxin und Triiodthyronin, stimuliert dadurch die Ausschüttung von Thyreotropin (TSH) aus der Hypophyse und löst im Tierversuch Schilddrüsenkarzinome aus, ferner Fortpflanzungsstörungen und Fehlbildungen an Skelett und ZNS. LD_{50} > 5000 mg/kg.

> Alkylenthioharnstoffe sind nicht genotoxische Kanzerogene.

5.11.2 Stickstoffhaltige Fungizide

Den größten Marktanteil haben Azole, gefolgt von Dithiocarbamaten, Strobilurinen und Benzimidazolen. Weniger bedeutend sind Dicarboximide, Phthalimide und Morpholine.

Benzimidazole

Benzimidazole wie **Carbendazim** (Methylbenzimidazol-2-ylcarbamat) sind breit wirksame und wenig giftige (LD_{50} > 10 000 mg/kg) Blatt- und Bodenfungizide. Die unerwünschte Wirkung zielt auf Leber, Hoden und Knochenmark und erzeugt spezielle Lebertumoren bei der Maus, ferner numerische Chromosomenaberrationen (Aneuploidie), Fortpflanzungsstörungen und Fehlbildungen an ZNS und Skelett. **Benomyl** (Methyl-1-(butylcarbamoyl) benz-imidazol-2-ylcarbamat) und **Thiophanat-methyl** bilden im Boden Carbendazim. S. 257 ▶2

Benzimidazole sind Mitosegifte. **Thiabendazol** (2-(4-Thiazolyl)-1*H*-benzimidazol) hemmt zusätzlich die Nukleinsäure- und Proteinsynthese in Pilzen.

> Benzimidazole sind Mitosegifte.

Azole

Azole wie **Flusilazol** (LD_{50} 670–1100 mg/kg) wurden in den 1970er Jahren als Fungistatika und Fungizide eingeführt; sie hemmen das Enzym Lanosterol-14-α-Demethylase und blockieren so die Biosynthese von Ergosterol für die Zellmembran der Pilze. Die lipophilen Substanzen reizen Haut und Augen, induzieren Leberenzyme, greifen Leber, Harnblase und Plazenta an, wirken kanzerogen auf Harnblase, Hoden und Leber (Nager). Auf einer Störung der Östrogensynthese beruhen Fortpflanzungsstörungen, pränatale Mortalität und Skelettfehlbildungen. ▶1

> Azole blockieren die Ergosterol-Biosynthese.

Strobilurine

Strobilurine wie **Azoxystrobin** (LD_{50} Ratte p.o. > 5000 mg/kg, LC_{50} Ratte inhal. > 3,3 mg/L Luft) wurden in den 1990er Jahren nach dem Vorbild des Strobilurin A aus dem Pilz *Strobilurius tenacellus* entwickelt. Strobulin A verhindert bei der Zellatmung die Elektronenübertragung zwischen Cytochrom a und c_1 und unterdrückt so die Keimung von Pilzsporen im Obst- und Gemüsebau. Strobilurine sind hautresorbierbare Lebergifte; sie wirken nicht mutagen und kanzerogen, jedoch entwicklungsretardierend. Klinische Symptome sind Durchfall, Inkontinenz, Atembeschwerden, Bewegungsstörungen.

Kresoxim-methyl wirkt als Promotor für Leberzelltumoren; eine Wirkungsschwelle ist wahrscheinlich. S. 258 ▶2

Strobilurine hemmen die mitochondriale Atmung.

Dicarboximide

Dicarboximide wie **Vinclozolin** (LD_{50} Ratte p.o. > 15 000 mg/kg, LC_{50} Ratte inhal. > 29 mg/L Luft) sind eine Entwicklung der 1970er Jahre. Sie wirkend sensibilisierend und endokrin, zielen auf Hoden, Leber, Nebenniere, Prostata, Ovarien und Hypophyse, begünstigen Tumoren der Geschlechtsorgane, Leber und Nebennieren bei Ratte und Maus, ferner Fortpflanzungsstörungen und Fehlbildungen der männlichen Geschlechtsorgane. Vinclozolin und **Procymidon** wirken als kompetitive Antagonisten an den Androgenrezeptoren – auch beim Menschen. **Iprodion** hemmt die Androgensynthese. ▶1

Dicarboximide sind antiandrogene Tumorpromotoren.

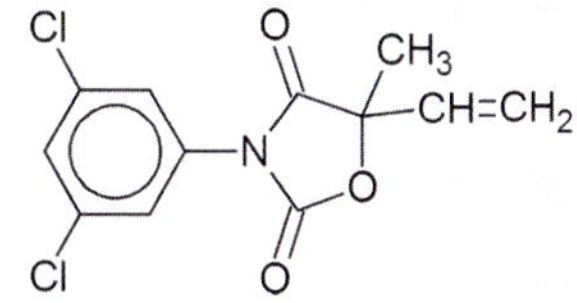

Vinclozolin

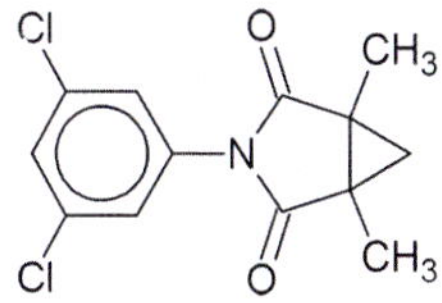

Procymidon

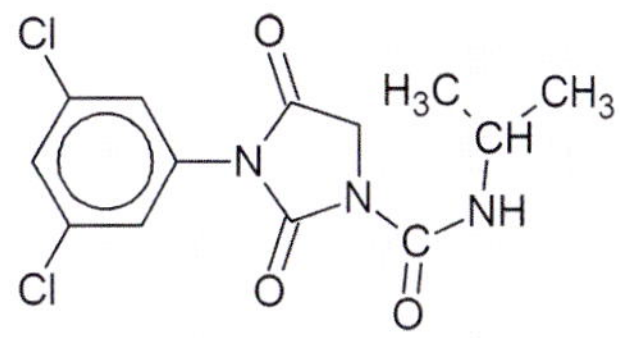

Iprodion

1 Dicarboximide

Phthalimide

Phthalimide wie **Captan** (LD_{50} Ratte p.o. > 5000 mg/kg) wurden in den 1950er Jahren gegen Schorfe im Obst- und Weinbau entwickelt. Sie blockieren SH-Gruppen von Enzymen; als reaktiver Metabolit tritt Thiophosgen ($CSCl_2$) auf. Phthalimide wirken sensibilisierend, haut- und augenreizend; greifen Leber und Dünndarm an; erzeugen Dünndarmtumoren bei der Maus sowie Entwicklungsretardierungen. Das kanzerogene **Captafol** ist seit 1985 verboten. ▶2

Phthalimide sind teilweise kanzerogen.

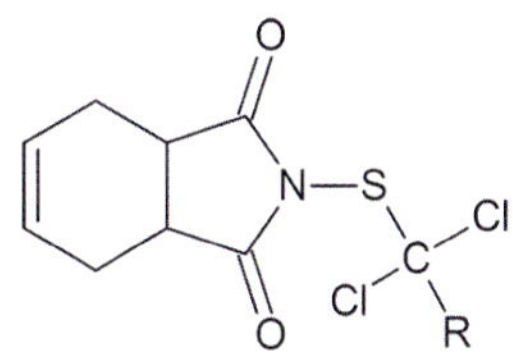

Captan: R = Cl
Folpet: aromat. Ring, R = Cl
Captafol: R = $CHCl_2$

2 Phthalimid-Fungizide

Morpholine

Morpholine wie **Fenpropimorph** (LD_{50} > 3000 mg/kg) wurden in den 1960er Jahren gegen Mehltau und Rostpilze entwickelt; sie blockieren die Ergosterol-Biosynthese durch Hemmung einer Reduktase und einer Isomerase. Sie reizen die Haut, induzieren Leberenzyme, erniedrigen die Eiweiß- und Cholesterinkonzentration im Serum, degenerieren Leberzellen, wirken nicht mutagen-kanzerogen, aber erhöhen im Tierversuch pränatale Mortalität und Skelettfehlbildungen. ▶3

Morpholine sind Lebergifte.

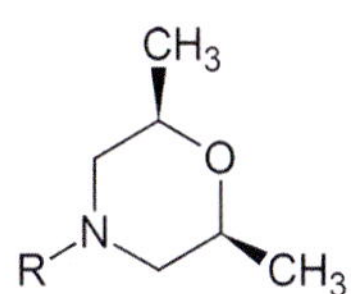

Fenpropimorph
R = $(CH_3)_3C$-(C_6H_4)-$CH_2CH(CH_3)CH_2$-

3 Morpholine

5.12 Organozinnverbindungen und Holzschutz

Holzveredlungsmittel und Wetterschutzanstriche ohne Biozide bewirken einen **physikalischen Holzschutz** durch porenfüllende Oberflächenversiegelung oder Lichtschutz.

Chemische Holzschutzmittel basieren auf bioziden Lösungen oder Ölen, die durch Tränken, Tauchen, Streichen oder Spritzen ins Holz eindringen und zerstörende und verfärbende Pilze und Insekten abwehren. ▶1

- **Wasserlösliche** Holzschutzmittel, z. B. Chromate, basieren auf anorganischen oder organischen Salzen. ▶2
- **Steinkohlenteeröle** (Carbolineum) sind frei von Lösemitteln und werden für Eisenbahnschwellen und Zäune verwendet. Teerinhaltsstoffe sind krebserregend!
- Zu den **lösemittelhaltigen** Holzschutzmitteln zählen zinnorganische Verbindungen, Chlornaphthaline, Chlorphenole, chlorierte Kohlenwasserstoffe, Organophosphate, Carbamate, Triazole, Pyrethroide.

Antifouling-Anstriche verhindern den Bewuchs (engl. fouling) an Schiffsrümpfen und Ölplattformen durch Algen, Pilze und Schalentiere im Unterwasserbereich.

- Nur noch bei großen Schiffen zulässig sind **zinnorganische Verbindungen** in Kombination mit Kupfer(I)-oxid oder Kupferthiocyanat, die aus einem löslichen oder unlöslichen Bindemittel langsam herausgelöst werden. Das als Fungizid und Molluskizid wirksame **Tributylzinn** im Meerwasser (> 1 ng/L) führt zur „Vermännlichung" und Sterilisierung von weiblichen Vorderkiemenschnecken (*Prosobranchia*). Tributylzinn hemmt die Cytochrom-P_{450}-Aromatase, die Androstendion und Testosteron in Estron und 17β-Estradiol umwandelt. ▶Kap. 8
- **Zinnfreie Antifouling-Wirkstoffe** sind 4,5-Dichlor-2-octyl-3(2*H*)-isothiazolon, Diuron, Dichlofluanid, 2-*tert*-Butylamino-4-cyclo-propylamino-6-methylthio-1,3,5-triazin, Chlorthalonil, Dithiocarbamate (Ziram, Zineb).

Ein Konservierungsstoff ist umso wirksamer, je öfter er unter gleichbleibenden kontrollierten Umweltbedingungen (z. B. bei 27 °C über 48 h) mit Bakterien-, Pilzen und Hefen belastet werden kann, ohne dass mikrobielles Wachstum einsetzt.

Tierische Schädlinge
Frischholzinsekten Borkenkäfer, Kernkäfer, Holzwespen
Trockenholzinsekten Hausbock, Nagekäfer, Splintholzkäfer, Bohrkäfer, Termiten
Meerwasserschädlinge Schiffsbohrwurm, Bohrasseln
Pflanzliche Schädlinge
Bakterien, Moderfäuleerreger (Ascomyceten), Bläuepilze, Braunfäuleerreger (Hausschwamm), Weißfäuleerreger

1 Holzschädlinge

B	anorganische Borate
SF	Silicofluoride
CFB	Chromat-Fluorid-Borat
CK	Chromat-Kupfersalz
CKA	CK und Arsenate
CKB	CK und Borate
CKF	CK und Fluoride
Quat	quartäre Ammonium-Verbindungen

2 Kurzzeichen für salzartige Holzschutzmittel

5.13 Reproduktions- und entwicklungsschädliche Stoffe

Reproduktionstoxische Stoffe greifen in die körperliche Entwicklung von der Befruchtung bis zum Lebensende ein und verursachen Dysfunktionen beim Embryo, Fetus, Säugling, Kind und Erwachsenen. **Mutagene** schädigen das Erbgut, **Teratogene** die Entwicklung des **Embryos** (vom Keim bis zur Organentwicklung) und **Fetus** (nach der Organentwicklung bis zur Geburt). Ein Defekt kann sich erst nach langer Latenzzeit in der Pubertät oder im Erwachsenenalter bemerkbar machen.

Umweltchemikalien DDT, TCDD, Bisphenol A
Phytoöstrogene Genistein, Daidzein
Mykoöstrogene Zearalone

3 Hormonähnliche Fremdstoffe

5.13.1 Fertilität

Fertilität (Fruchtbarkeit) bedeutet die Fähigkeit zur geschlechtlichen Fortpflanzung bei Mann und Frau; bei Einschränkungen kann die nächste Generation nicht gezeugt werden.

Direkte Reproduktionstoxine

1,2-Dibrom-3-chlorpropan, früher als Nematizid (gegen Fadenwürmer) eingesetzt, führt bei langfristiger Exposition direkt zur irreversiblen Verminderung der Spermienzahl im Ejakulat (Azoospermie), ohne die Sexualfunktionen zu beeinträchtigen. Von betroffenen Arbeitern gezeugte Kinder waren gesund.

Indirekte Reproduktionstoxine

Indirekte Reproduktionstoxine sind Substanzen, die die Wirkung von Sexualhormonen imitieren oder hemmen. S. 260 ▶3

▪ **Antiandrogene** oder die Hemmung der 5-α-Reduktase führen zur Feminisierung. Dihydrotestosteron begleitet die Ausbildung der männlichen Geschlechtsmerkmale in der frühen Fetalphase. Antiandrogene stören um den Geburtstermin die gepulste Ausschüttung der Gonadotropine (keimdrüsenstimulierende Hormone: LH, FSH) und dadurch die Entwicklung des männlichen Sexualverhaltens und Gehirns.

▪ **Androgene** begünstigen die Maskulinisierung weiblicher Föten und Jungtiere, bis hin zur Infertilität. Xenobiotika können die Synthese weiblicher Sexualhormone aus den „männlichen" Vorstufen stören. ▶1

▪ **Dopamin-Agonisten** hemmen und **Dopamin-Antagonisten** (z. B. Neuroleptika) stimulieren über G-Protein-gekoppelte D_2-Rezeptoren in der Hypophyse die Sekretion von **Prolactin** (LTH), ein für die Produktion von Muttermilch und Wirkungen an Brust und Sexualorganen bedeutsames Hormon.

▪ **Östrogen-Agonisten** sind DDT und seine Metaboliten. Durch **TCDD** wurden nach dem Chemieunglück in Seveso bei neun Familien mit mindestens einem kontaminierten Elternteil (> 0,4 ng/kg Fett) 12 Mädchen und kein Junge geboren. Von vier niedrig kontaminierten Elternpaaren (< 0,1 mg/kg Fett) wurden 4 Jungen und 1 Mädchen geboren. Tierexperimentell tritt durch TCDD eine morphologische Veränderung am Hoden auf.

> Reproduktionstoxische Stoffe stören direkt das Reproduktionssystem oder indirekt die hormonelle Regulation.

5.13.2 Pränatale Toxizität und Teratogenität

Pränatale Toxizität umfasst Todgeburten, Wachstumsverzögerungen (Retardierung), Fehlbildungen (teratogene Wirkung) und Dysfunktionen (▶2). **Xenobiotika** (Fremdstoffe) wirken auf die Zellteilung und Differenzierung, die Interaktion der Zellen untereinander und mit dem Extrazellulärraum, auf Zellmigration, Apoptose („programmierter Zelltod") und Nekrose.

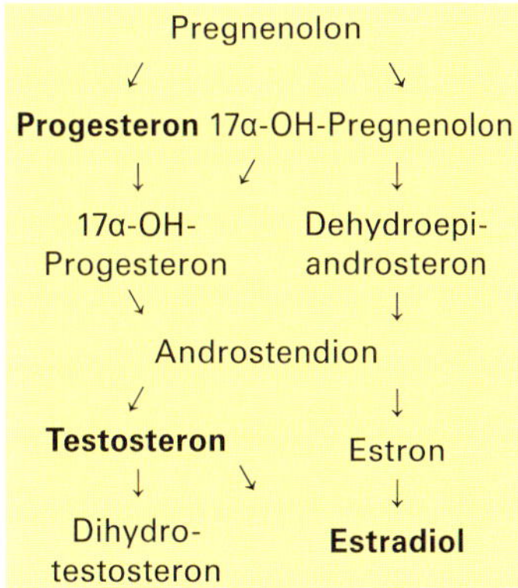

1 **Synthese von Sexualhormonen**

Phasenspezifisch:
in einem bestimmten Entwicklungsstadium

Dosisspezifisch:
innerhalb eines definierten Dosisbereiches

Substanzspezifisch:
typische Fehlbildungsmuster

Speziesabhängig:
Unterschiede zwischen Tieren und Menschen

2 **Teratogene Wirkungen**

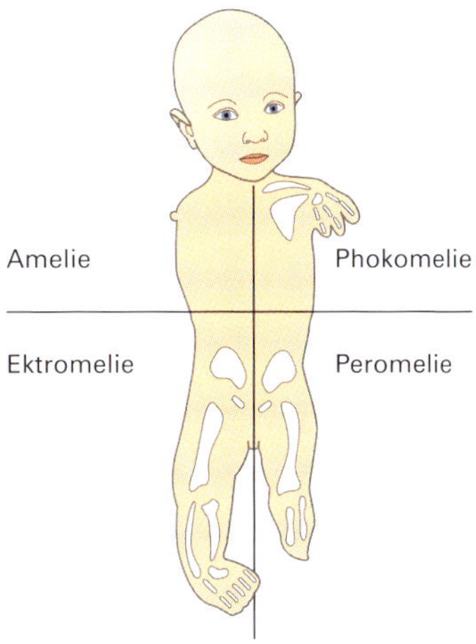

3 **Dysmelie**

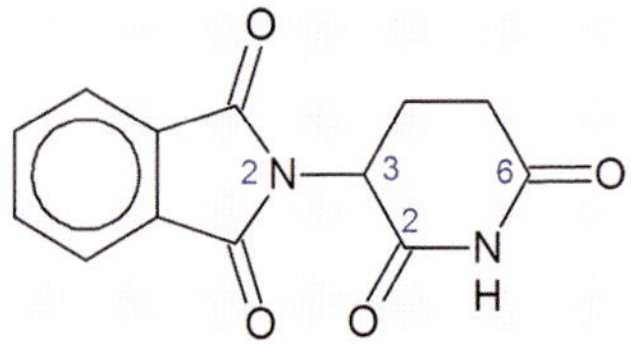

Thalidomid

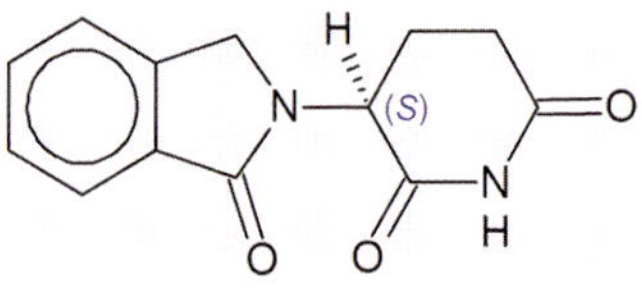

S(–)-EM12

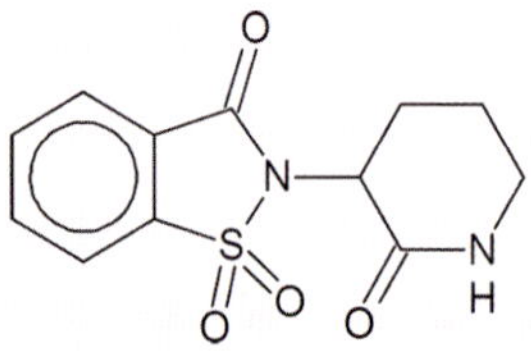

Supidimid

1 Thalidomid-Derivate

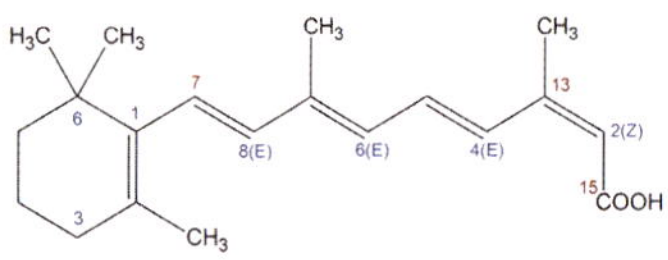

2 13-*cis*-Retinoesäure (Isotretinoin)

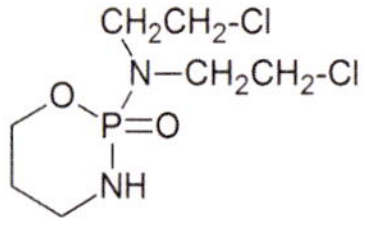

3 Cyclophosphamid

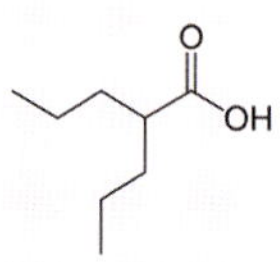

Valproinsäure
(2-Propylpentansäure)

4 Antiepileptika

Teratogenität wird eher von der Dauer der Einwirkung als von der Höhe der Einzeldosis bestimmt. Mit steigender Dosis nehmen jedoch Häufigkeit und Schwere der Missbildungen und die Mortalität der Embryonen oder Föten zu. Die *Karnofski*-Regel, wonach jede Substanz in genügend hoher Dosierung teratogen sein soll, gilt nicht für Säugetiere.

> Teratogene greifen spezifisch in Entwicklungsvorgänge ein. Sie wirken bei einer Mindestdosis und -einwirkungszeit.

■ **Thalidomid** (Contergan®, 2-(2,6-Dioxopiperidin-3-yl)-phthalimid) ruft zwischen dem 24. bis 33. Tag der Schwangerschaft bereits in niedriger Dosierung (1–3 mg/kg) schwere Fehlbildungen bis zum Fehlen der vier Gliedmaßen (Amelie) hervor. Thalidomid vermindert die Ausbildung von Kommunikationsproteinen, den **Integrinen**, die die äußeren Blutzellen über die Zellmembran an Adhäsionsrezeptoren im Zytoskelett ankoppeln. Fehlbildungen treten bei Primaten reproduzierbar, bei Kaninchen vereinzelt, bei Nagetieren selbst in hohen Dosen nicht auf. Das Thalidomidderivat *S*(–)-**EM12** wirkt stärker teratogen als sein *R*(+)-Enantiomeres; hingegen trägt das Beruhigungsmittel **Supidimid** kein teratogenes Potential. S. 261 ▶3, ▶1–3

■ **Retinoide**, von Retinol (Vitamin A_1) abgeleitete Substanzen, steuern Wachstums- und Differenzierungsprozesse während der Embryonalentwicklung. In Dermatologika führt Überdosierung von 13-*cis*-**Retinoesäure** (Isotretinoin) und Rentinoesäureestern (Etretinate) zu Fehlbildungen an ZNS, Herzgefäßen, Ohren und Skelettsystem. Bindet Retinoesäure an den Retinoid-Rezeptor, ändert dieser seine Konformation und aktiviert DNA-Elemente (AGGTCA) zu einer Genexpression, die normalerweise durch andere Vitamin- und Hormon-Rezeptoren ausgelöst wird. ▶2

■ **Ethanol** löst bei Kindern chronisch alkoholkranker Mütter eine Alkoholembryopathie aus: körperliche und geistige Wachstumsretardierung, Missbildungen im Gesicht (kraniofaziale Dysmorphien) und Muskelschwäche. Die Abgrenzung der Alkoholwirkung zu anderen Stoffwechselveränderungen im mütterlichen Organismus ist schwierig.

■ **Zytostatika** gelten als embryotoxisch, weil embryonales Gewebe schnell wächst. Viele Chemotherapeutika (gegen Tumoren, HIV, Herpes sowie Immunsuppressiva) wirken teratogen, z. B. Cyclophosphamid, 6-Mercaptopurin, 5-Fluorouracil, die Nucleosidanaloga Aciclovir, Valaciclovir und Penciclovir, der Folsäureantagonist Aminopterin, das Rheumamedikament Methotrexat, der Purinantimetabolit Azathioprin. Zwischen Tierversuch und Mensch bestehen große Abweichungen. ▶3

■ **Antiepileptika** (Antikonvulsiva) zur Behandlung von Krämpfen rufen seltene, multiple Embryofetopathien (Fehlbildungen) hervor, Beispiele sind Hydantoine, Valproinsäure, Trimethadion, Phenobarbital, Carbamazepin. Diphenylhydantoin (Phenytoin) stimuliert den Abbau von Vitamin K im Körper. ▶4

■ **Antiemetika** gegen Übelkeit und Erbrechen, wie Doxylamin und Cyclizin, erwiesen sich im Tierversuch als teratogen.

■ **Polychlorierte Biphenyle**, **Dioxine** und **Furane** führen nicht zu groben Missbildungen, jedoch zu geringerem Geburtsgewicht, Augenerkrankungen (Konjunktivitis), Hyperbilirubinämie, Nagelhypoplasie, Zähnen bei der Geburt, Hautkrankheiten (Chlorakne, Hyperkeratose und Atrophie der Epidermis).

■ **Mifepriston** (RU486) als Progesteron-Antagonist verhindert in der Frühschwangerschaft die Implantation der Blastozyste. Das Prostaglandin-E_1-Analogon **Misoprostol** erhöht die Kontraktilität der Uterusmuskulatur und wurde als illegales Abortivum eingesetzt.

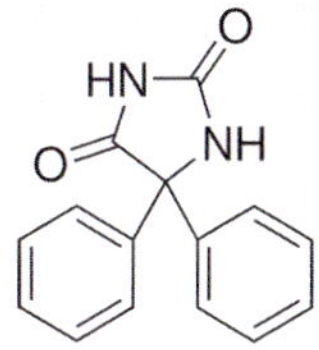

Diphenylhydantoin

(Fortsetzung 4 Antiepileptika)

5.13.3 Peri- und postnatale Dysfunktionen

Die Perinatalperoide reicht von der 24. Schwangerschaftswoche bis 7 Lebenstage nach der Geburt. Verhaltens-, Hormon- und Immunsystem-Störungen treten nach der Geburt (postnatal) auf, wenn sich Nervensystem und endokrine Organe entwickelt haben. Muttermilch, Nahrungs- und Arzneimittel führen zur direkten Exposition im Säuglings- und Kleinkindalter.

■ **ACE-Hemmer** (Hemmstoffe des Angiotensinkonvertierenden Enzyms) zur Behandlung von Bluthochdruck und Herzinsuffizienz bei Schwangeren bewirken Wachstumsverzögerungen beim Fötus und anhaltende Blutdruckverminderung und Anurie (Hemmung der Urinproduktion) beim Neugeborenen. ▶1

> ACE-Hemmer wirken embryotoxisch-nierenschädigend.

■ **Methylquecksilber** wird im fetalen Gehirn angereichert und ruft ZNS-Schäden mit Lähmungen und Verhaltensstörungen hervor (spastische Zerebralparese, Mikrozephalie).

■ **Polychlorierte Biphenyle (PCB)** können die geistige Entwicklung von Kindern schädigen; der stichhaltige Beweis fehlt.

■ **Diethylstilbestrol**, ein synthetisches Östrogen, wurde in den 1950er und 1960er Jahren in den USA zur Behandlung bei drohenden Fehlgeburten (Abortus imminens) eingesetzt. Durch transplazentare Kanzerogenese traten bei weiblichen Kindern Veränderungen an Vagina und Gebärmutterhals und nach einer Latenzzeit von häufig 19 Jahren Adenokarzinome auf. Bei Jungen wurden Hoden-Fehlbildungen (Kryptorchismus) und Hodenkarzinome beobachtet. ▶2

■ **Ionisierende Strahlen** schädigen den Fötus (8. bis 17. Woche) in der Phase der Ausbildung der Nervenzellen im Gehirn. Geistige Retardierungen und Mikrozephalie sind bei Atombombenopfern (0,01–1 Gy) belegt. Röntgenbestrahlung (0,002–0,005 Gy) in den ersten vier Schwangerschaftsmonaten verdoppelt das Krebsrisiko im Kindesalter.

■ **4-Chinolone**, postnatal aufgenommen, wirken als Gyrasehemmer und Bakterizide; fluorierte Chinolone schädigen die Gelenkknorpel bei Nagetieren, Hunden und Primaten (sogenannte Chondrotoxizität). ▶3

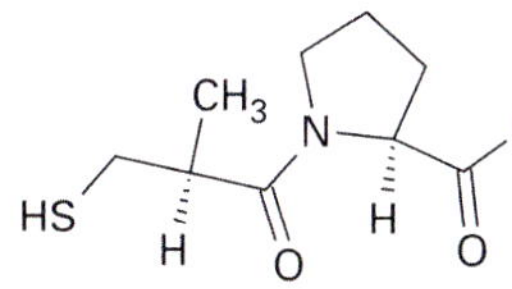

1 ACE-Hemmer: Captopril

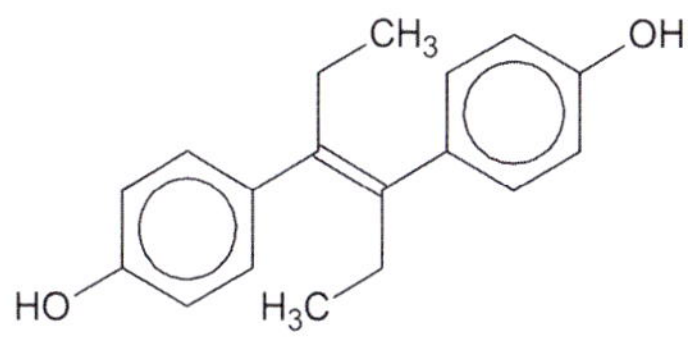

2 Diethylstilbestrol

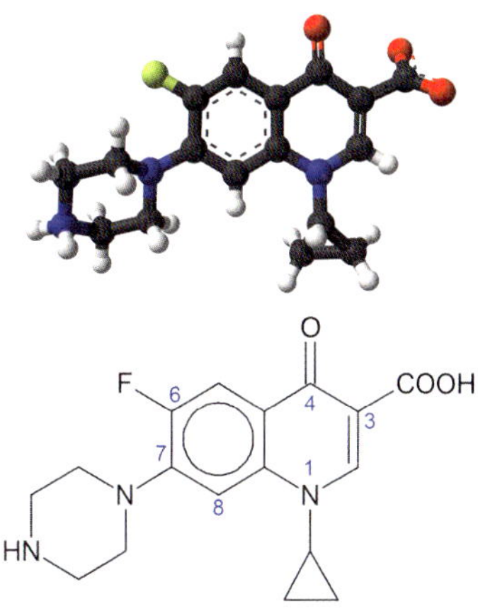

3 Ciprofloxacin

5.14 Endokrin wirksame Substanzen und Immuntoxizität

Nebennieren
Schilddrüse
Hoden (Testis) – Eierstöcke (Ovar)
Pankreas (Bauchspeicheldrüse)
Hypophyse (Hirnanhangdrüse)
Nebenschilddrüse

1 Organe des endokrinen Systems

Östrogene Wirkung
Apigenin, Butin, Citral, Coumestrol, Daidzein, Enterodiol, Enterolacton, Equol, Formononetin, Genistein, Glycitein, Kampferol, Matairesinol, Nordihydroguajaretsäure, Phloretin, Secoisolariciresinol

Antiöstrogene
Indol-3-carbinol, Indol(3,2-b)carbazol, Luteloin, Naringenin, Quercetin

Antiandrogen
Permixon

2 Phytohormone

Östrogene Wirkung
Pestizide: Aldrin, Aldicarb, Atrazin, 2,4-Dichlorphenol, Dicofol, DDT, Dieldrin, Endosulfan, HCH, Lindan, Methoxychlor, Mirex, Phosmet, Sumitrin, Toxaphen; **andere**: Alkylphenole und Ethoxylate, Benzophenon, Bisphenol-A, Bis(2-ethylhexyl)adipat, Butylbenzol, Butylbenzylphthalat, *t*-Butylhydroxyanisol, Phenolrot, PCB, Hydroxy-PCB, PCDD

Antiöstrogene Wirkung
PCDD (auch Ö), PCDF, PAK, TCDD

Antigestagene Wirkung
D-*trans*-Allethrin, Fenvalerat

Antiandrogene Wirkung
p,p'-DDT, *p,p'*-DDE, Linuron, *p,p'*-HPTE, Vinclozolin-Metabolit, Di-*n*-butylphthalat (auch Ö, AÖ), Tributylzinn

3 Xenohormone

Die Organe des endokrinen Systems werden durch hormonartig wirkende Substanzen, sogenannte **endokrine Modulatoren** (englisch *Endocrine Disruptors*) geschädigt. Diese Substanzen binden zum Beispiel an den Estradiolrezeptor. ▶1

1. **Phytohormone** sind östrogene und antiöstrogene Substanzen pflanzlichen Ursprungs in Nahrungsmitteln; sie zählen strukturell zu den Isoflavonoiden (z. B. Genistein, Daidzein), Coumestanen (z. B. Coumestrol) oder Lignanen (mit 2,3-Dibenzylbutan-Gerüst). Die phenolischen Ringsysteme ahmen das Gerüst des Estradiols nach. Die tägliche Aufnahme über die Nahrung beträgt etwa 1 mg. ▶2
2. **Mykoöstrogene** sind von Pilzen der Gattung *Fusarium* produzierte Nicht-Steroid-Ringsysteme, z. B. Zearalenon und das Stoffwechselprodukt α-Zearalenol. Die anabole und wachstumsfördernde Wirkung wurde bei der Tiermast von Schafen genutzt.
3. **Xenohormone** (Pseudohormone) sind Substanzen, die wie Hormone wirken. Dazu zählen Pestizide auf Basis organischer Chlor-, Stickstoff- und Phosphorverbindungen sowie Umweltchemikalien wie Alkylphenole, Phthalate und polyhalogenierte Aromaten. Polychlorierte Biphenyle und DDT wirken je nach räumlicher Ausrichtung der Chlorsubstituenten östrogen (o,p') oder antiandrogen (p,p'). Polychlorierte Hydroxybiphenyle sind östrogen wirksame Abbauprodukte der polychlorierten Biphenyle in der Umwelt. ▶3
4. **Synthetische Hormone** sind Bestandteile von Arzneimitteln. Estradiol, Ethinylestradiol, Mestranol und β-Sitosterol finden sich im Trink- und Abwasser ($\ll$1 µg/L). Diethylstilböstrol wurde bis in die 1980er Jahre als Masthilfsmittel eingesetzt. Östrogenvorläufer können in Kosmetika und Nahrungsergänzungsmittel enthalten sein, z. B. DHEA.

Östrogen wirksame Substanzen werden überwiegend über die Nahrung aufgenommen.

Es ist unklar, in welchem Ausmaß Umweltchemikalien für den weltweiten Anstieg der Brust-, Prostata- und Hodentumoren zwischen 1970 und 1985 verantwortlich sind.

5.14.1 Adenohypophyse

Morphin, Reserpin, Bromocriptin (Ergotalkaloid), Glucosinolate und Dithiocarbamat-Pestizidderivate stören die Sekretion des **Hypophysenvorderlappens** (Adenohypophyse). Stressreaktionen führen zur Ausschüttung von Catecholaminen und Glucocorticoiden. Organochlor- und Organophosphorpestizide induzieren Leberenzyme, die nach einigen Tagen in den Hormonmetabolismus eingreifen. Aromatasehemmer unterbinden die Östrogenbiosynthese aus androgenen Steroidhormonen durch ein Cytochrom-P_{450}-abhängiges Enzym (Aromatase).

5.14.2 Nebennieren

Die Steroidhormone der Nebennierenrinde regulieren Kreislauf und Blutzuckerspiegel über:

1. den Elektrolythaushalt durch **Mineralocorticoide** (Aldosteron, kontrolliert durch Renin und Angiotensin aus der Niere),
2. den Kohlenhydrat-, Protein- und Fettstoffwechsel durch **Glucocorticoide** wie Cortisol, kontrolliert durch das adreno-corticoide Hormon (ACTH) im Hypophysenvorderlappen,
3. die Ausschüttung von **Androgenen**, d. h. männlichen Geschlechtshormonen, kontrolliert durch ACTH,
4. die Synthese der Botenstoffe Adreanalin und Noradrenalin.

Auf diese Vorgänge wirken Fremdstoffe negativ ein:

Salicylate in hoher Dosierung induzieren die „Releasing Hormone" mittels Second-Messenger-cAMP zur Steroidhormonsynthese.

Adrenotoxisch, d. h. schädlich für die Nebennierenrinde sind: **CCl_4** (Nekrose), Spironolacton (Mineralocorticoid-Antagonist), **3-Methylsulfonyl-DDE** (adrenotoxischer DDT-Metabolit), **kationische Tenside** (Gewebeschädigung), Acrylnitril, Cysteamin, 7,12-Dimethylbenz[*a*]anthracen, Thioguanin, Hexadimethrinbromid (Nekrose). **Triarylphosphate** hemmen Cholesterolester-Hydrolasen und steroidproduzierende Vorgänge. **Malonesteramide** hemmen die Cholesterolacyltransferase mit zytotoxischer Wirkung. Aminoglutethimid blockiert die Steroidbiosynthese. ▶1

Stickstoffverbindungen
Acrylnitril, NO_x, Urethane, Anilin, Aminocapronsäure, Aminoglutethimid

Heterozyklen
Pyrazole, Aflatoxin, Nicotin, Reserpin

Chlorkohlenwasserstoffe
$CHCl_3$, CCl_4, CH_2Cl_2, $Cl_2CH\text{-}CH_2Cl$

PAK und Halogenaromaten
7,12-Dimethylbenzanthracen, PBB, PCB

Alkohole und Zucker
CH_3OH, Ethanol, Sorbitol, Mannitol, Lactose

Schwefelverbindungen
Thioacetamid, Thioguanin, Malathion

Steroide
Testosteron, Östrogen

1 Adrenotoxine

5.14.3 Schilddrüse

Schilddrüsenhormone regulieren Sauerstoffverbrauch, Calcium- und Phosphathaushalt, Glucosetoleranz, Protein- und Fettstoffwechsel, Wachstum und Entwicklung von Zellen. ▶2

Thyroxin (T_4) und **Triiodthyronin** (T_3) sind beim Transport im Blut überwiegend an Proteine gebunden. Ihre Synthese wird durch Fremdstoffe gehemmt.

1. Den **aktiven Transport von Iodid** aus dem Blut und Extrazellulrärraum in die Schilddrüse blockieren: Chlorat, Hypochlorit, Perchlorat, Fluoroborat, Iodat, Nitrat, Thiocyanat. Glucosinolate aus Kohl und Rüben bilden im Körper Thiocyanate. **Iodmangel** führt zum Anschwellen der Schilddrüse (Kropf = Struma). Strumigen, d. h. auf die Iodaufnahme hemmend wirken: Cysteinsulfoxide in Lauch und Zwiebeln, Cyanid in Cassava, rohe Sojabohnen und Chemikalien (PCB, PBB, $LiCO_3$, Dithiocarbamate, Aminothiazol).
2. Die **enzymatische Oxidation von Iodid zu Iod** durch H_2O_2 blockieren: Cobalt, *p*-Aminosalicylat, Phenylbutazon, Resorcin, Carbimazol, Methimazol, Propylthiouracil. Das veraltete Herbizid **Amitrol** (1*H*-1,2,4-Triazol-3-yl-amin) hemmt im Tierversuch die Schilddrüsenperoxidase, steigert den TSH-Spiegel (Glycoproteinhormon des Hypophysenvorderlappens) und erzeugt Struma und Schilddrüsentumoren. ▶3

Gehirn:
Hypothalamus
Releasing Hormone (z. B. TRH) ↓ ↑ (z. B. TRIH)
Adenohypophyse
(Hypophysenvorderlappen)
Glandotrope Hormone im Blut (z. B. TSH) ↓ ↑ Periphere Hormone im Blut (z. B. T_3)
Periphere Drüse
(z. B. Schilddrüse: T_3, T_4)

TRH Thyrotropin-freisetzendes Hormon
TSH Schilddrüsen (Thyreoidea)-stimulierendes Hormon

2 Hierarchie der endokrinen Hormon-Regelung

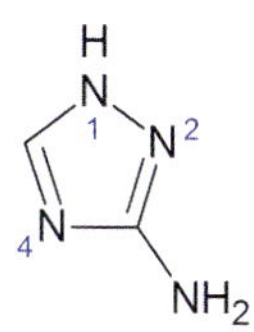

3 Amitrol

Halogenverbindungen
Chlorierte Phenylharnstoffe, halogenierte Nitrophenole, 2,4-Dichlorphenoxybutansäure, ClO_2, PBB, PCB

Stickstoffverbindungen
Bicarbamate, Uracilderivate, Pyridazinone, Triazine, Aminothiazol

Ether
Diphenylether-Derivate

Polyhydroxybenzole
(Peroxidasehemmer)
Resorcin, Catechol, Hydrochinon, Phloroglucin, Orcinol

1 Schilddrüsenschädliche Chemikalien

3. Die **Iodierung des Thyreoglobulins** (an den Thyrosinresten) stören: *p*-Aminosalicylsäure, anabole Steroide, Antikonvulsiva, Heroin und orale Kontrazeptiva. **2,4-Dichlorphenoxybutansäure** erniedrigt das proteingebundene Iod im Serum.
4. Die **Schilddrüsensekretion** hemmen nach unbekanntem Mechanismus Chlorpromazin, Thiopental, Acetazolamid u. a. Propylthiouracil zur Behandlung der Hyperthyreose (Überfunktion) hemmt T_3 und T_4.

Langdauerende Schilddrüsenhormonstörungen, verursacht durch Xenobiotika wie **halogenierte Nitrophenole** und Triazine, schädigen die Follikelzellen (Drüsenbläschen mit Tyreoglobulin und Hormonen). ▶1

> Polychlorierte Aromaten, Dithiocarbamate und Lithiumsalze begünstigen Iodmangel und Kropfbildung.
>
> Triazol-Herbizide erhöhen den TSH-Spiegel und das Risiko für Schilddrüsentumoren.

5.14.4 **Pankreas** (Bauchspeicheldrüse)

Stickstoffheterozyklen

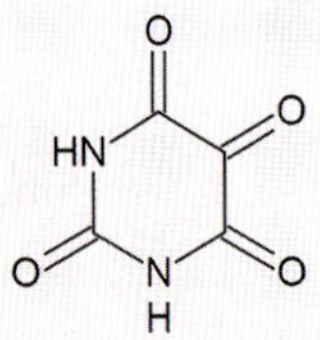

Alloxan

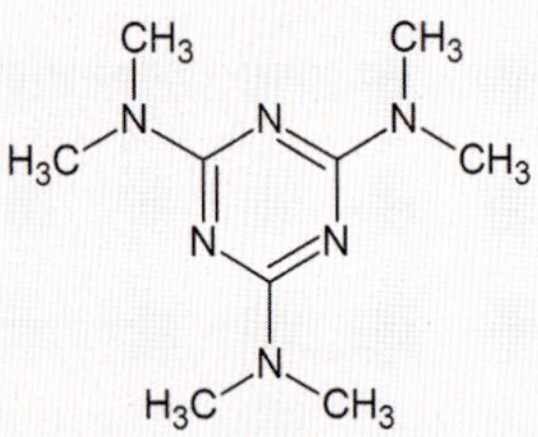

Hexamethylenmelamin

Cyproheptadin

Nitrosoverbindungen
Streptozotocin
Cycasin

Harnstoffderivate
Vacor
Pyridylmethylnitrophenylharnstoff

Carbonsäureamid-imide
Pentamidin

2 Diabetogene Substanzen

Das Hormon **Insulin** reguliert die Einlagerung von Kohlenhydraten, Fetten und Proteinen in körpereigene Depots in Muskulatur, Leber und Fettgewebe. **Glucagon** ist sein Gegenspieler.

Diabetogen heißen Substanzen, die eine Hyperglykämie oder experimentelle Diabetes verursachen, indem sie die Insulin ausschüttenden Pankreas-β-Zellen zerstören. ▶2

- **Alloxan** reichert sich an und wird zu 5-Hydroxybarbitursäure, Peroxiden und zellschädlichen Radikalen oxidiert. Ebenso wirken ***N*-Methylnitrosoharnstoffe** wie Streptozotocin alkylierend auf die Pankreas-DNA. **Cyproheptadin** (Methylpiperidinderivat) hemmt die Insulinsynthese reversibel. **Phenytoin** und **Diazoxid** (7-Chlor-3-methyl-2*H*-1,2,4-benzothiadiazin-1,1-dioxid) inhibieren die Insulinfreisetzung. Wenige Arzneimittel – Tetracycline, Thiazide, Salicylate, Vincaalkaloide, Cisplatin, Sulfonamide – rufen eine akute Entzündung (Pankreatitis) hervor.

> Pankreas-Toxine bilden zell- und DNA-schädliche Radikale.

- Blutzuckersenkende **Sulfonylharnstoffe**, Ciclosporin und das Hormon Cholecystokinin stimulieren die Insulinfreisetzung aus den β-Zellen. **Vanadat** ahmt die Insulinwirkung nach.
- **Cobaltsalze** zerstören die Pankreas-α-Zellen, somit die Glucagonausschüttung.
- Eine **Hypoglykämie** (Blutzuckersenkung) verursachen durch Eingriff in den Glucosestoffwechsel: ACE-Hemmer, Alkohol, Acetylsalicylsäure, Chinin u. a.
- Eine **Hyperglykämie** (Blutzuckeranstieg) verursachen: Diazoxid, Glucocorticoide, Wachstumshormone, Diuretika.

5.15 Übungsaufgaben

1. Welche drei Typen von **Antagonisten** an Rezeptoren gibt es?
2. Inwiefern trägt der **Sympathikus** zu „Zivilisationskrankheiten" bei?
3. Was sind **Parasympathomimetika**?
4. a) Welche Vergiftung liegt vor, wenn die **Cholinesterase**-Aktivität erniedrigt ist?
   b) Wie wirken Cholinesterasehemmer?
   c) Warum hilft Tollkirsche bei Organophosphatvergiftungen?
5. Wie kann der **Serotonin**spiegel im Blut
   a) erhöht,
   b) gesenkt werden?
6. Bei welchen Krankheiten ist die Gabe von **Prostaglandinen** kontraindiziert?
7. Welche Substanzen wirken gegen **Bluthochdruck**?
8. Wie wirkt **Acetylsalicylsäure** vorbeugend gegen die Bildung von Blutgerinseln?
9. Welche Informationen lassen sich aus einer **Dosis-Wirkungs-Kurve** ablesen am:
   a) 50%-Wert,
   b) 100%-Wert?
   Skizzieren Sie aussagekräftige Kurven.
10. Welches Problem besteht bei der Übertragung der **teratogenen Wirkung** einer Substanz von der Ratte auf den Menschen?
11. a) Was ist bei der Auswertung von Dosis-Wirkungskurven bei Teratogenen zu beachten?
    b) Welche Aussagen sind erlaubt, welche sind unzulässig?
12. **TCDD** galt nach der Seveso-Katastrophe als giftigste Substanz überhaupt.
    a) Hat sich diese Aussage in der Rückschau relativiert?
    b) Beurteilen Sie die kanzerogene Potenz des TCDD-Moleküls im Vergleich zu Benzol.
13. Bewerten Sie das Risiko einer Mischung aus polychlorierten Dioxinen, Biphenylen und Dibenzofuranen.
14. Welches Risiko für den Erwachsenen und das ungeborene Kind bergen **endokrine Modulatoren**?
15. Was sind SVHC?
16. Beurteilen Sie die Gefahr organischer
    a) Chlor- und Phosphorverbindungen,
    b) Zinnverbindungen.

6 Lebensmittelzusatzstoffe und Kosmetika

Dieses Kapitel behandelt Bestandteile und **Zusatzstoffe** von Lebensmitteln und Kosmetika. Fremdstoffe aus Umwelt und Verpackungsmaterialien, sowie Toxine, die durch die Zubereitung oder Verdauung entstehen (Nitrit, Cyanid, biogene Amine, Nitrosamine), sind in Kapitel 5, die Lebensmittelbestrahlung in Kapitel 9, Pilz- und Bakteriengifte in Kapitel 12 beschrieben.

Angesichts der allgemeinen Verunsicherung der Konsumenten gegenüber Zusatzstoffen sei darauf hingewiesen, dass bei der toxikologischen Stoffprüfung spezielle Bedingungen und hohe Dosierungen notwendig sind, um Wirkungen bei Mensch und Tier herbeizuführen.

6.1 Nährstoffe in Lebensmitteln

Verwertbare Bestandteile der Nahrung (und somit **Zutaten**) sind:

- **Energieliefernde Nährstoffe**: Normalgewichtige Männer benötigen eine tägliche Nährstoffzufuhr von 9968 J; Frauen von 7950 J. Der Nährwert oder physiologische Brennwert, d. h. die für den Körper nutzbare Energie, ist bei Fetten am höchsten. Der durch Verbrennung messbare physikalische Brennwert ist für alle Nährstoffe gleich groß, ausgenommen bei Proteinen, bei denen das biologische Endprodukt Harnstoff ebenfalls zum physiologischen Brennwert beiträgt. ▶1
- **Essentielle Nährstoffe**: Lebensnotwendige Vitamine, Aminosäuren, Fettsäuren, Mineralstoffe, Spurenelemente und Wasser (35 mL/kg Körpergewicht) müssen mit der Nahrung aufgenommen werden.
- **Sekundäre Pflanzenstoffe** wirken als Radikalfänger oder anderweitig gesundheitsfördernd. ▶2 und ▶Kap. 10

Nährstoff	g $kg^{-1}d^{-1}$ (Körpergewicht)	MJ/kg (Nährstoff)
Proteine	0,9	17,5
Kohlenhydrate	0,9	17,5
Fette	5	38,5

1 MJ/kg = 1 kJ/g
Veraltet: 1 kcal = 4,1868 kJ

1 Täglicher Nährstoffbedarf und physiologischer Brennwert

Radikalfänger
Carotinoide, Proteaseinhibitoren (Hülsenfrüchte, Getreide, Nüsse, Kartoffeln), Flavonoide

Antimikrobiotika
Polyphenole und Glucosinolate (Senf, Meerrettich, Kohl)

Antithrombotika
Schwefelverbindungen (in Knoblauch)

Entzündungshemmend
Saponine (Hülsenfrüchte, Hafer)

Blutdrucksenkend
Reserpin

Cholesterolsenkend
Phytosterole

2 Sekundäre Pflanzenstoffe

6.1.1 Proteine

Die **biologische Wertigkeit** von **Protein** (Eiweißstoffen), d. h. die Qualität für die menschliche Ernährung, steigt mit dem Gehalt an essentiellen Aminosäuren und deren Verhältnis zueinander. Den meisten Nahrungsproteinen fehlt mindestens eine essentielle Aminosäure, z. B. Methionin in Kuhmilch und Fleisch, Lysin in Getreide und Pflanzenproteinen, Threonin in Weizen und Roggen, Tryptophan in Reis und Mais. Eine gesunde Ernährung basiert daher auf unterschiedlichen Proteinquellen. Die höchste biologische Wertigkeit besitzt ein Gemisch aus 35 % Ei- und 65 % Kartoffelprotein.

Die **essentiellen Aminosäuren** Isoleucin, Leucin, Lysin, Methionin, Phenylalanin, Threonin, Trytophan und Valin, für Säuglinge auch Arginin und Histidin müssen mit der Nahrung aufgenommen werden. Mensch und Tier bauen Alanin, Asparaginsäure, Asparagin, Glutaminsäure, Glutamin, Glycin, Prolin, Serin und Selenocystein selbst auf. Cystein und Tyrosin entstehen im menschlichen Stoffwechsel aus Methionin und Phenylalanin. ▶3, S. 269 ▶1, ▶Kap. 4.5.3

Nur im Säuglingsalter sind Arginin und Histidin essentiell.

Ile, Leu, Lys, Met, Phe, Thr, Trp, Val

Säuglinge zusätzlich:
Arg, His

3 Essentielle Aminosäuren

Soja, Rindfleisch, Eier und Weizen sind reich an Aminosäuren, Kartoffeln an Asparaginsäure und Weizen an Prolin. Aminosäuren werden durch Kochen von Eiweiß mit Salzsäure oder Spaltung mit Enzymen (z. B. Pepsin, Trypsin) gewonnen. Einige Aminosäuren schmecken süß oder bitter, andere sind Vorläufer für thermisch oder enzymatisch gebildete Aroma- und Farbstoffe. Die *Maillard*-Reaktion von Aminosäuren mit Kohlenhydraten verursacht das typische Brotaroma.

Glutaminsäure (2-Aminopentandicarbonsäure) und ihr Natriumsalz werden als Fleischaroma und Geschmackverstärker verwendet. Sie können bei der Rohr- und Rübenzuckerfabrikation durch Ionentausch abgetrennt werden. ▶S. 227

Genetisch nicht codierte Aminosäuren spielen als Botenstoffe oder Stoffwechselprodukte eine Rolle. ▶2

- β-Alanin (H_2N-CH_2CH_2-COOH), z. B in Äpfeln, ist der Baustein von Pantothensäure, Carnosin und dem Dipeptid Anserin.
- 4-Aminobutansäure (GABA, $H_2N(CH_2)_3COOH$) ein Neurotransmitter, kommt in Zitrusfrüchten und Gehirn vor.
- Betain ($[(CH_3)_3N]^+[CH_2COO]^-$) in Zuckerrüben
- Kreatin und L-Carnitin, ein Lysinmetabolit, kommen in Muskeln vor. ▶3–4
- L-Citrullin im Harnstoff-Zyklus und in Wassermelonen
- L-Theanin in Teeblättern
- 3',4'-Dihydroxy-L-phenylalanin (L-Dopa), ein Neurotransmitter, in Bohnen und als Tyrosin-Metabolit im Gehirn
- 5'-Hydroxy-L-tryptophan, ein Serotonin-Vorläufer, im Gehirn
- L-Homocystein, ein Methionin-Metabolit, in Pilzen und Leber
- *S*-Methyl-L-methionin in Kohl und Spargel
- *S*-Allyl-L-cystein-sulfoxid (L-Alliin) in Zwiebel und Knoblauch
- L-*trans*-4-Hydroxyprolin in Kollagen
- L-5-Oxoprolin (L-Pyroglutaminsäure) in Käse und Oberhaut
- L-Phosphoserin als Phospholipid-Baustein in Zellmembranen
- 3-Methyl-L-histidin im Urin
- L-Ornithin in Leber und Harnstoff-Zyklus

Gelatine und Leim

Sphäroproteine (globuläre Proteine) sind kugelförmige, oftmals wasserlösliche Proteine in Blutplasma, Milch, Eiern und Samen: Albumine, Globuline, Histone, Protamine.

Skleroproteine (fibrilläre Proteine) bilden wasserunlösliche Fasern: **Kollagene** bauen Haut, Knochen und Knorpel auf; **Elastine** Sehnen, Bänder und Blutgefäße; **Keratine** Haare, Wolle, Federn, Nägel und Hufe; **Fibroin** feine Seidenfäden.

Proteide (konjugierte Proteine) sind Eiweißstoffe, die außer Aminosäuren weitere Strukturelemente enthalten, z. B. Phosphorsäure (Casein), Farbstoffe (Hämoglobin), Kohlenhydrate (Schleimstoffe) oder Fette.

Leime sind die Abbauprodukte der Skleroproteine: **Gelatine** entsteht durch thermische Hydrolyse von Kollagenen aus Rinds-

essentielle Aminosäuren
Glycin, Alanin, Prolin (als Stickstoffquelle)
Maltodextrine
essentielle Fettsäuren
Vitamine
Mineralstoffe, Spurenelemente

1 Infusionslösungen für die parenterale Ernährung

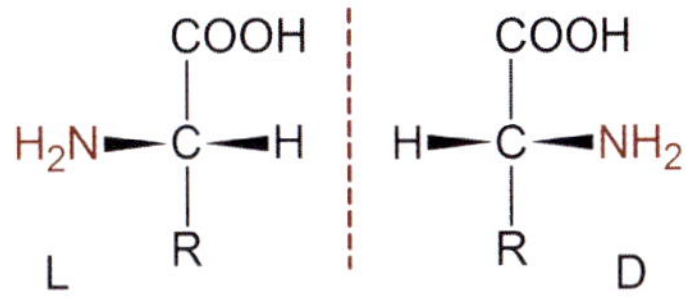

	R =
L-Citrullin	$H_2NCONH(CH_2)_3$-
L-Theanin	$C_2H_5NHCO(CH_2)_2$-
L-Dopa	$C_6H_3(OH)_2$-
L-Homocystein	HS-CH_2CH_2-
S-Methyl-L-Methionin	$[(CH_3)_2S]^+(CH_2)_2$-
L-Alliin	$H_2C{=}CHCH_2SOCH_2$
L-Phosphoserin	$(OH)_2OPO$-CH_2-
L-Ornithin	H_2N-$(CH_2)_3$-

2 Nicht codierte Aminosäuren

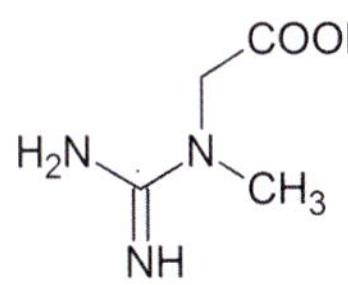

3 Kreatin

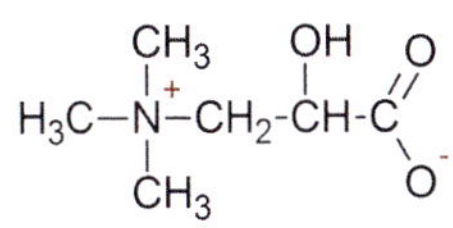

4 Carnitin

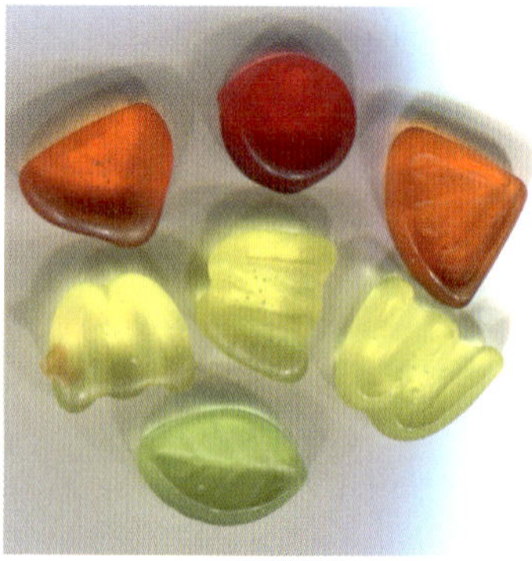

1 **Gelatineprodukt**

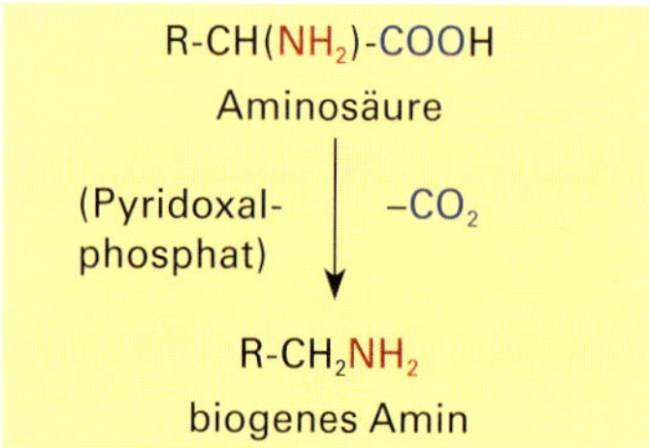

2 **Biogene Amine**

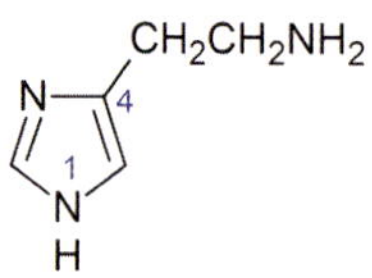

3 **Histamin**

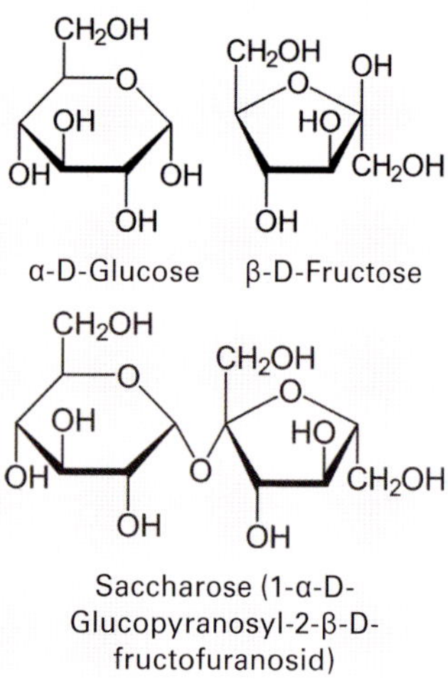

4 **Kohlenhydrate**

und Kalbshäuten; **Knochenleim** durch Heißdampfextraktion aus zerkleinerten Knochen (für Holz- und Papierbindemittel, Leimfarben, Fotofilme, Folien); **Hautleim** durch wochenlange Entfettung tierischer Abfälle mit Kalkmilch, Entkalkung mit Schwefelsäure, Hydrolyse, Klärung, Bleichung und Eindampfen auf eine 40 %ige Lösung. ▶1

Biogene Amine in Lebensmitteln

Durch mikrobielle Decarboxylierung in Käse, Bier und verdorbenen Lebensmitteln entstehen biogene Amine. Sie treten in Kochwasser und Konservierungsflüssigkeiten über, die weggeschüttet werden sollten. ▶2

- **Tyramin** (β-Phenylethylamin) aus Käse, Sauerkraut, Wein (Chianti) und Schokolade wird in der Darmwand durch die Monoaminooxidase abgebaut.

$$R\text{-}CH_2NH_2 + O_2 + H_2O \rightarrow R\text{-}CHO + NH_3 + H_2O_2$$

Arzneimittel (Antihypertonika, Antidepressiva, Tuberkulostatika) hemmen das Enzym. Tyraminüberschuss im Blut führt zur vermehrten Ausschüttung von Noradrenalin; die Blutgefäße verengen sich, Herzfrequenz und Blutdruck steigen.

- **Serotonin** (5-Hydroxytryptamin) ist ein Neurotransmitter. Es steigert den Blutdruck und wirkt stimmungsaufhellend. Serotonin kommt in Ananas, Bananen, Walnüssen, Tomaten und Brennesseln vor. ▶Kap. 5

- **Histamin** entsteht durch Decarboxylierung der Aminosäure Histidin bei der Zersetzung von Proteinen. Histamin dringt durch die feinen Blutgefäße ins Blutplasma und in umgebende Gewebe; wird es durch Kratzen oder Erwärmen der Haut freigesetzt, entstehen Juckreiz und Hautrötung. Bei durch Immunglobulin E vermittelten Allergien wird Histamin aus Mastzellen ausgeschüttet; Histamin aus Magenzellen stimuliert die Salzsäureproduktion; Histamin aus Nervenzellen wirkt als Botenstoff. Der Genuss histaminhaltigen Weines verursacht Kopfschmerzen und Krämpfe (> 1000 mg). Bereits 4 µg wirken blutdrucksenkend, erweitern die Blutgefäße, erregen die glatte Darmmuskulatur, verengen die Bronchien, verstärken die Magensaftabscheidung und beschleunigen den Herzschlag. ▶3

6.1.2 Kohlenhydrate

Kohlenhydrate („Zucker", ▶4) sind:

1. Grundnährstoffe, die in Pflanzen als Stärke und Inulin, in Tieren als Glycogen gespeichert werden,
2. Gerüstsubstanzen wie Glycosaminoglycane (z. B. Hyaluronsäure im Bindegewebe), Cellulose und Chitin,
3. Bestandteile der Glycoproteine und Glycolipide.

Den verfügbaren Kohlenhydratanteil in der Nahrung, und zwar ohne Rücksicht auf die unverdaulichen Ballaststoffe, beschreiben die **Kohlenhydrateinheit** (1 KE = 10 bis 12 g Kohlenhydrate) und die **Broteinheit** (1 BE = 12 g verdauliche Monosaccharide inklusive gespaltene Oligo- und Polysaccharide, Sorbit und Xylit).

6.1.3 Fette

Freie **Fettsäuren** werden an Albumin gebunden im Blutserum transportiert und sind die Energielieferanten für fast alle Organe. Eine fettfreie Ernährung führt zu Hautveränderungen (Hyperkeratose, Alopezie), Thrombozytopenie und Wachstumsstörungen. **Essentielle Fettsäuren** mit mehreren C=C-Doppelbindungen kann der Mensch selbst nicht synthetisieren. Omega-3-Fettsäuren wie **Linolensäure** in Fisch, Raps- und Leinsamenöl schützen als Lipidsenker das arterielle Gefäßsystem. Die ω-6-Fettsäure **Linolsäure** kommt in Distel-, Sonnenblumen-, Soja- und Maiskeimöl vor und ist Vorstufe der Arachidonsäure. Fette sollten 30 %, ω-6-Fettsäuren 2,5 % und ω-3-Fettsäuren 0,5 % der Energie aus der Nahrung bereitstellen. ▶1

Fette sind Triglyceride, d. h. Ester der höheren Monocarbonsäuren C_{12}, C_{14} bis C_{20} mit Propantriol (Glycerin). Die Schmelzbereiche von fetten Ölen mit einem hohen Anteil an ungesättigten Fettsäuren liegen niedriger als bei „gesättigten" Fetten. Durch katalytische Hydrierung der C=C-Bindungen in Ölen können diese in teil- und vollgesättigte Fette umgewandelt werden (Nickel-Katalysator, 175 °C, 10 bar). Das Produkt dieser Fetthärtung ist als **Margarine** bekannt. Zusätze von Magermilch, Lecithin (Emulgator), Butteraroma (Butandion), Farbstoffen, Vitaminen und Stärke verhelfen zur butterähnlichen Konsistenz. ▶2

Wenn Fette „ranzig" werden, handelt es sich um eine Radikalreaktion mit Luftsauerstoff (Autoxidation); dabei entstehen Peroxide als Zwischenstufen. Ozon spaltet ungesättigte Fettsäuren quer durch die C=C-Bindung in zwei Aldehyde.

6.1.4 Vitamine

Vitamine aus der täglichen Nahrung übernehmen lebenswichtige Funktionen, z. B. beim Sehvorgang oder als Coenzyme. Vitamin A und Calciferole stellt der Körper aus Vorstufen (Provitaminen) her. Fettlösliche Vitamine können überdosiert werden, während wasserlösliche ausgeschieden werden. Mangelerscheinungen (A- oder Hypovitaminose) sind in Industriegesellschaften eher durch Leberschäden, Alkoholismus, Schwangerschaft und Krankheit bedingt als durch die Ernährung. ▶3, S. 272 ▶1

> Wasserlösliche Vitamine werden ausgeschieden, fettlösliche gespeichert (Hypervitaminose möglich).

Vitamin A

Der Begriff **Vitamin A** umfasst (all-*E*)-Retinol, dessen Ester und etwa 50 **Carotinoide**. Vitamin A kommt vorrangig in Schweine- und Rinderleber vor und wird an Luft durch Hitze und Licht zerstört. Die in Pflanzen vorherrschenden Provitamine (β-Carotin u. a.) werden schlechter resorbiert und lagern sich in (*Z*)-Iso-

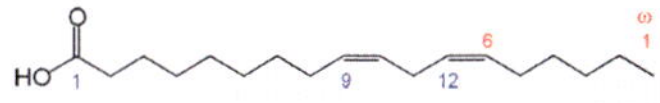

Linolsäure
(*cis,cis*)-Octadeca-9,12-diensäure
ω = Ende des Moleküls

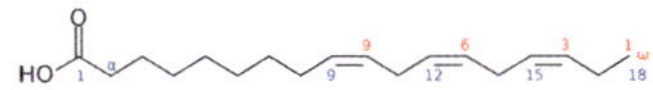

Linolensäure
(all-*cis*)-Octadeca-9,12,15-triensäure

1 Essentielle Fettsäuren

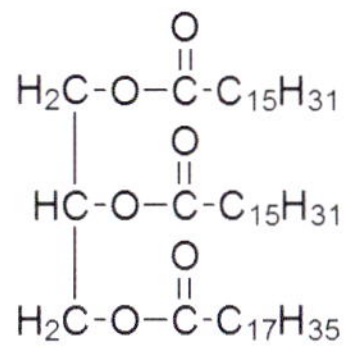

2 Fett

Vitamin	Männer	Frauen
Fettlösliche Vitamine		
A: Retinol u. a.	1	0,8
D: Calciferole	0,005	
E: Tocopherole	15	12
K: Gruppe	0,070	0,060
Wasserlösliche Vitamine		
B_1: Thiamin	1,2	1,0
B_2: Riboflavin	1,4	1,2
B_6: Pyridoxin	1,5	1,2
B_{12}: Cobalamin	0,003	
Niacin	16	13
Pantothensäure	6	
Folsäure	0,40	
C: Ascorbinsäure	100	
Biotin	0,030 bis 0,06	

3 Empfohlene tägliche Vitaminzufuhr (in mg/d)

1 mg Retinol-Äquivalent
≙ 6 mg *all-trans*-β-Carotin
≙ 12 mg anderes Provitamin-A

1 mg Niacin-Äquivalent
≙ 60 mg Tryptophan

1 Vitaminäquivalente

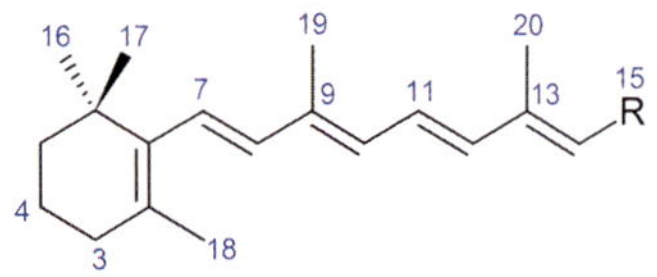

	R
A_1 Retinol	CH_2OH
A_2	CH_2OH, $^3C{=}C$
Retinal	CHO
(*all-E*)-Retinsäure, Tretinoin	COOH

2 Vitamin A-Struktur

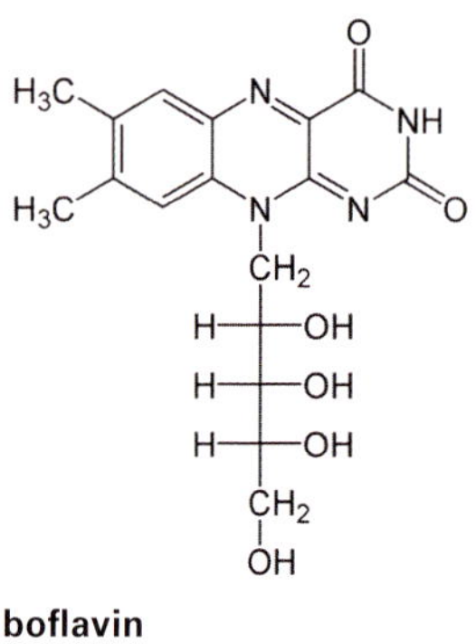

3 Riboflavin

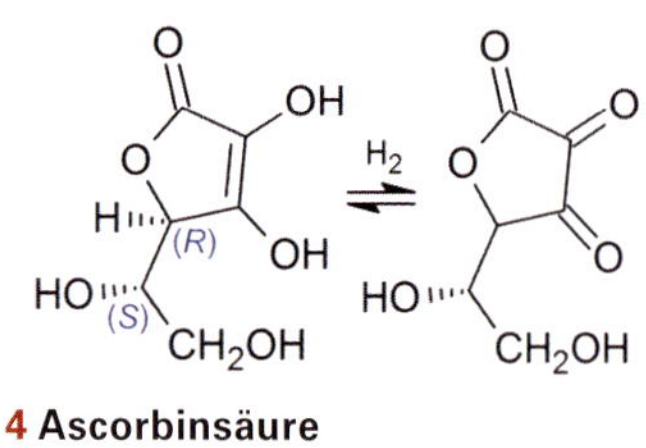

4 Ascorbinsäure

mere mit verminderter Vitamin-A-Aktivität um. Rein pflanzliche Kost kann zu Vitamin-A-Mangel führen. Als Antioxidans schützt Vitamin A vor freien Radikalen und gilt als tumorhemmend. ▶2

Rhodopsin (Sehpupur) in den Stäbchen der Augen-Netzhaut besteht aus **Retinal** und dem Protein Opsin, das wie ein G-Protein-gekoppelter Rezeptor aufgebaut ist. Die Stäbchen ermöglichen das Dämmerungssehen. Unter dem Einfluss eines Photons wechselt Retinal seine Bindung am Lysinrest des Opsins von *cis* zu *trans*; wird also von (11-*Z*) in die stabile (*all-E*)-Form umgewandelt. Die Konformationsänderung stimuliert die Signalkaskade über das G-Protein „Transducin". *trans*-Retinal löst sich ab, isomerisiert und der Sehprozess beginnt erneut.

Vitamin-A-Mangel verursacht Nachtblindheit, Atemwegsinfekte, Augenschäden (Xerophthalmie, Keratomalazie), Hör-, Geruchs- und Geschmacksstörungen, Haut-, Schleimhaut-, Knochen- und Keimdrüsenschäden, hypochrome Anämie, bei Neugeborenen Hydrozephalus und andere Missbildungen.

Vitamin-A-Überdosierung (Hypervitaminose) wurde bei Polarforschern nach dem Verzehr von Eisbärleber beobachtet: Kopfschmerzen durch gesteigerten Liquordruck, Erbrechen, Schwindel, Übelkeit, Müdigkeit, Nasenbluten. Bei chronischer Vitamin-A-Hypervitaminose (> 15 mg/d) folgen Schlafstörungen, Appetitlosigkeit, Haarausfall, Knochenschmerzen, Schälreaktion der Haut und Juckreiz.

Die biologisch aktive **Retinsäure** und ihre Metaboliten binden an die Retinoid-Rezeptoren im Zellkern und steuern die DNA-Transkription, d. h. Wachstum und Differenzierung von Zellen, den Aufbau von Haut und Schleimhäuten. Retinsäure wirkt teratogen (Fehlbildungen an Herz, Gefäßen, Gehirn und Extremitäten). Grenzwert für Schwangere: 3,0 mg/d.

Vitamin-B-Komplex

Thiamin (Vitamin B_1), als Coenzym der Carboxylase, ist zum Abbau von α-Ketosäuren im Kohlenhydrat- und Alkoholstoffwechsel notwendig. Thiamin-Mangel ruft die Nervenkrankheit „Beri-Beri" und die „*Wernicke*-Enzephalopathie" hervor.

Riboflavin (Vitamin B_2) ist Bestandteil von Coenzymen. Mangelzustände führen zu Hautkrankheiten (Mundwinkelrhagaden, Stomatitis, Lippenentzündung). ▶3

Nicotinamid (Niacin) ist Bestandteil der Coenzyme NAD und NADP. Es wirkt lipidsenkend und erweitert die Hautgefäße. Mangelzustände führen zu Hautschäden und Pellagra.

Pyridoxin (Vitamin B_6) ist das Coenzym in Aminosäure-Decarboxylasen und Transferasen, Mangelzustände können durch Arzneimittel ausgelöst werden.

Vitamin C

Ascorbinsäure ist für Redoxreaktionen im Stoffwechsel wichtig, z. B. für die Serin- und Prolin-Hydroxylierung und als Antidot bei Methämoglobinämie. Mangelzustände führen zu Skorbut und hämorrhagischer Diathese. Die Einnahme hoher Dosen (mehrere

Gramm) zur Abwehr von Erkältungen und Infekten besitzt keinen prophylaktischen oder therapeutischen Wert: Überschüssige Ascorbinsäure wird ausgeschieden und belastet die Nieren, z. B. durch Oxalatkristalle. S. 272 ▶4

Vitamin D

Vitamin D ist die Bezeichnung für antirachitisch wirksame Calciferole, die aus 7,8-Didehydrosterolen bei UV-Bestrahlung durch Ringöffnung und Isomerisierung entstehen. ▶1

Cholecalciferol (Vitamin D_3) kommt in Fischleberöl, Hering, Eigelb und Käse vor; zusammen mit Ergocalciferol (D_2) wird es bei normaler Sonneneinstrahlung in der menschlichen Haut gebildet, etwa 0,025–0,375 µg · cm^{-2}. Die empfohlene Tagesdosis beträgt 5–10 µg · d^{-1}. Muttermilch ist arm an Vitamin D.

Das Vitamin-D-Hormon **Calcitriol** ensteht aus Calciferol in Leber und Nieren; es reguliert den Calcium- und Phosphathaushalt in Knochen, Dünndarm, Niere und Nebenschilddrüse. ▶2

Vitamin-D-Mangel tritt auf bei Nieren- und Leberschäden oder Einnahme von Antiepileptika, Phenobarbital, Diphenylhydantoin (Phenytoin) oder DDT. Akute Wirkung: Muskelschwäche, Bewegungsstörungen, Knochenschäden (Rachitis, Osteomalazie, Osteoporose). Langfristig: Krebserkrankungen (Prostata, Colon, Mamma), Myopathie, Multiple Sklerose, Bluthochdruck, Diabetes, Morbus Parkinson.

Vitamin-D-Überdosierung bis zu einem Calcidiol-Serumspiegel oberhalb 0,002 mmol · L^{-1} verursacht: Freisetzung von Calcium aus Knochen und Nieren (Hyperkalzämie > 2,75 mmol/L), Harndrang, Appetitlosigkeit, Übelkeit, Erbrechen, Kopfschmerzen, Schwäche, Gewichtsverlust, Muskelschwäche und Muskelzuckungen, Hypertonie, Hemmung der Nierenfunktion.

Vitamin E

Tocopherol ist ein Antioxidans (▶Kap. 5.4.4). Mangelzustände sind nicht bekannt. Eine vorbeugende Wirkung gegen Arteriosklerose, Herzinfarkt und Schlaganfall wurde nicht bestätigt.

Vitamin K

K-Vitamine sind wichtig für die Blutgerinnung; sie leiten sich vom 2-Methyl-1,4-naphthochinon ab.

4-Hydroxycumarin-Derivate, z. B. aus Süßklee oder Warfarin, wirken als **Vitamin-K-Antagonisten** in der Leber, indem sie den letzten Syntheseschritt Vitamin-K-Epoxid → Vitamin K hemmen.

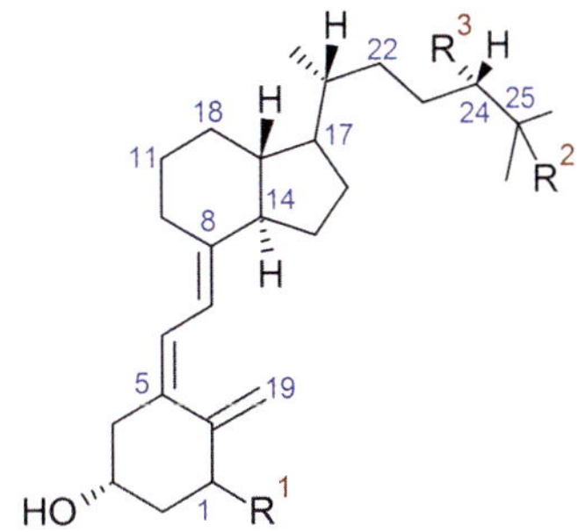

	R_1	R_2	R_3
Ergocalciferol $^{22}C=C$	H	H	CH_3
Cholecalciferol	H	H	H
Calci(fe)diol	H	H	OH
Calcitriol	OH	OH	H
Calcitetrol	OH	OH	OH

1 Vitamin-D-Struktur

Cholesterin
↓
7-Dehydrocholesterin
↓
Haut und UV-Licht:
Cholecalciferol
↓
Leber:
25-Hydroxycholecalciferol
(Calcifediol)
↓
Niere:
1,25-Dihydroxycholecalciferol
(Calcitriol)
↓
In allen Zellen:
Calcium-Transportproteine

2 Aktive Form von Vitamin-D_3

6.1.5 Mineralstoffe

Mineralstoffe sind die bei der Verbrennung organischer Materialien in der Asche zurückbleibenden Elemente. Mineralstoffe überstehen, anders als Vitamine und Aromastoffe, die Lagerung von Lebensmitteln verlustfrei. Mineralstoffe werden über Darm, Niere und Haut ausgeschieden und müssen als energiefreie Nährstoffe mit der Nahrung aufgenommen werden (Mineralstoffwechsel).

Li, Rb, Cs, Sr, Ba,
Sm, Ti, V, W, Cd, Hg,
B, Al, Tl, Si, Ge, Sn, Pb,
As, Sb, Bi, Br

3 Ultraspurenelemente

Nährstoff	Männer	Frauen
Mengenelemente ($mg \cdot d^{-1}$)		
Natrium	550	
Kalium	2000	
Calcium	1000	
Magnesium	350	300
Phosphor	700	
Chlorid	830	
Schwefel	–	
Spurenelemente ($mg \cdot d^{-1}$)		
Eisen	10	15
Zink	10	7
Kupfer	1,0 bis 1,5	
Mangan	2,0 bis 5,0	
Chrom	0,03 bis 0,10	
Molybdän	0,05 bis 0,10	
Fluorid	3,8	3,1
Iod	0,20	
Selen	0,03 bis 0,07	
Cobalt, Nickel	–	

1 Empfohlene Mineralstoffzufuhr

Mangelerscheinungen durch Unterversorgung und Krankheiten durch Überversorgung sind möglich.

- **Mengenelemente** müssen mit mehr als 50 mg pro Tag aufgenommen werden. In Skelett, Bindegewebe, Nucleinsäuren, Proteinen, Zellmembranen und Blut sind sie wichtig für Muskelkontraktion, Nervenleitung, Signalübertragung und Enzymreaktionen. Magnesium findet sich im Trinkwasser, Natrium im Speisesalz, Schwefel in Aminosäuren (Cystin, Cystein, Methionin). ▶1 und ▶Kap. 8
- **Spurenelemente** kommen mit weniger als 50 mg je kg feuchtes Gewebe im Körper vor. Sie sind Bestandteile von Enzymen, Hormonen und Vitaminen oder aktivieren oder inhibieren Biomoleküle von außen. Die zweiwertigen Spurenelemente werden in Metallothioneinen gespeichert und transportiert. Die Resorption von Cobalt ist nach einer Magenresektion gestört; Phytinsäure hemmt die Aufnahme von Zink und Eisen aus pflanzlichen Lebensmitteln. Bei Mangan, Fluor und Selen liegen Bedarf und toxischer Bereich eng beieinander.
- **Ultraspurenelemente** haben sich in Mehrgenerationen-Tierversuchen als lebensnotwendig für Wachstum und Lebensfunktionen erwiesen. Beim Menschen sind Mangelerscheinungen nicht bekannt. S. 273 ▶3

Schwangere und Stillende benötigen mehr Eisen, Zink, Iod und Fluor; Kleinkinder und Jugendliche brauchen Eisen und Fluor, Sportler Eisen und Zink. Bei Iod und Selen treten regional verbreitete Mangelkrankheiten auf.

Das Bundesinstitut für Risikobewertung (BfR) spricht sich gegen Mangan, Fluor, Nickel und Cobalt in Nahrungsergänzungsmitteln aus. Nicht essentielle (lebensnotwendige) Spurenelemente wie Vanadium sind als Ergänzungsmittel gar nicht zugelassen.

6.1.6 Wasser

Der Mineralstoffbedarf wird überwiegend über feste Nahrung gedeckt, so dass die Wasserzusammensetzung für die Ernährung beim Gesunden keine Rolle spielt. Vorteilhaft sind jedoch ein hoher Calcium- und Magnesiumgehalt und ein geringer Natriumgehalt.

Nach der Mineral- und Tafelwasserverordnung (MinTafWV) wird natürliches **Mineralwasser** am Quellort abgefüllt. Säuerlinge („Sprudel") enthalten über 250 $mg \cdot L^{-1}$ Kohlendioxid. **Tafelwasser** wird aus Trinkwasser unter Zusatz von Salzen und CO_2 hergestellt. **Sodawasser** ist Tafel- oder Mineralwasser mit Kohlensäure und mindestens 570 mg $NaHCO_3$ je Liter. ▶2

Heilwasser unterliegt dem Arzneimittelgesetz wegen der ungewöhnlichen Zusammensetzung für therapeutische Anwendungen (innerlich, Bäder, Tinkturen). Es enthält mindestens 0,1 % Mineralstoffe wie Eisen, Iod, Schwefel, Fluorid, Chlorid, Hydrogencarbonat, Sulfat, Arsen, sogar Radium oder Radon (≥ 666 Bq/L), sowie Kohlensäure. Der Glaube an „belebtes Wasser" oder ein „Wassergedächtnis" hält keiner wissenschaftli-

Mineralwasser
kohlensäurehaltiges Quellwasser („Sprudel"), gereinigt von Eisen, Schwefel, Mangan, Arsen, Fluorid, keimarm

Quellwasser
aus natürlichen unterirdischen Reservoiren, natürlich rein

Trinkwasser
Brunnen-, Quell und Oberflächenwasser, Abtrennung von Schadstoffen und Desinfektion zulässig

Tafelwasser
aufbereitetes Trinkwasser mit Zusatz von Mineralstoffen (NaCl, $CaCl_2$, Na_2CO_3, $NaHCO_3$, $CaCO_3$, $MgCO_3$) und CO_2

Heilwasser
therapeutisches Quellwasser

2 Wasser

chen Untersuchung statt. Die behaupteten Ergebnisse sind nicht reproduzierbar und unauffindbar ist ein angebliches „Wassergedächtnis“. Die unprofessionelle Behandlung von Wasser durch Sonnenlicht, Rühren oder Eintauchkörper fördert die Verkeimung.

Einwandfreies **Trinkwasser** ist frei von Krankheitserregern, nicht gesundheitsschädlich, keimarm, klar, farb- und geruchlos, geschmacksneutral und hat einen pH-Wert, der keine übermäßige Korrosion der Rohrleitungen hervorruft. Die Aufbereitung erfolgt durch Filterung, Enteisenung und Entmanganung, Entsäuerung und Entgasung, Adsorption von Schadstoffen an Aktivkohle und Desinfektion. Die **Trinkwasserverordnung** (TrinkwV) setzt die EU-Richtlinie und WHO-Leitwerte zur Gefahrenabwehr um. Trinkwasser darf in Deutschland keine Desinfektionsmittel enthalten. ▶1–2

Trinkwasser soll reich an Calcium und Magnesium und arm an Natrium sein. Heilwasser ist kein Trinkwasser.

6.2 Rückstände in Lebensmitteln

Anders als Zusatzstoffe, die absichtlich zugefügt werden, sind **Rückstände** aus Erzeugerbetrieben und Verpackungsmaterialien sowie **Fremdstoffe** durch die Zubereitung unerwünscht. ▶3

- Säuren und Basen: Nitrat, Nitrit, Cyanid, Oxalsäure ▶Kap. 3
- Kanzerogene: Peroxide, PAK, biogene Amine, Nitrosamine, Acrylamid, Vinylchlorid ▶Kap. 4
- Biozide und Umweltchemikalien: PCB, Tenside usw. ▶Kap. 5
- Alkohole und Betäubungsmittel ▶Kap. 7
- Schwermetalle und Lebensmittelbestrahlung ▶Kap. 8-9
- Alkaloide und Gerbstoffe ▶Kap.10
- Pilz- und Bakteriengifte, Antibiotika, Allergene ▶Kap. 12

In der **Rückstands-** (RHmV), **Schadstoff-** (SHmV), **Lösungsmittel-** (LHmV) und **Extraktionslösungsmittel-**(ELV) **Höchstmengenverordnung** finden sich Grenzwerte für Verunreinigungen in Lebensmitteln, Trinkwasser und Kosmetika. Aus Lebensmittelverpackungen dürfen nicht mehr Weichmacher und andere Stoffe als 60 mg/kg oder 10 mg/dm² Kontaktfläche ins Lebensmittel migrieren. Die EU-Verordnung 466/2001 setzt Höchstmengen für Nitrat, Aflatoxine, Schwermetalle, 3-Monochlorpropan-1,2-diol und Dioxine fest. Typische Belastungen je nach Erntezeit sind Nitrat in Kopfsalat (2500–4500 mg/kg), Aflatoxine in Erdnüssen (6 µg/kg), Aflatoxin M_1 in Milch (0,05 µg/kg), PCDD im Fettanteil von Fleisch (0,001–0,003 µg/kg), Hexan in entfetteten Lebensmitteln (1000–30000 µg/kg), Methylacetat in Kaffee und Tee (5000 µg/kg). Als Extraktionsmittel erlaubt sind Propan, Butan, Ethylacetat, Kohlendioxid, Aceton, Distickstoffmonoxid.

Die **Radioaktivität** von Nahrungs- und Futtermitteln im Fall eines nuklearen Unfalls regelt eine EURATOM-Verordnung. In Milcherzeugnissen: ^{90}Sr 125 Bq/kg, ^{131}I 500 Bq/kg, ^{239}Pu 20 Bq/kg, ^{137}Cs 1000 Bq/kg.

50	mg/L	Nitrat
1	mg/L	Bor, Barium*
1,5	mg/L	Fluorid
2	mg/L	Kupfer
0,5	mg/L	Nitrit
0,05	mg/L	Cyanid, Chrom, Mangan, Trihalomethane (Summe)
0,02	mg/L	Nickel
0,01	mg/L	Blei, Arsen, Selen, Bromat, $Cl_2C{=}Cl_2$ + $Cl_2C{=}CHCl$
5	µg/L	Antimon, Cadmium
3	µg/L	1,2-Dichlorethan
1	µg/L	Quecksilber, Benzol
0,5	µg/L	Vinylchlorid, Summe Pestizide
0,1	µg/L	PAK, Acrylamid, Epichlorhydrin
0,03	µg/L	Aldrin/Dieldrin, Heptachlor(epoxid)
0,01	µg/L	Benzo[*a*]pyren

* nur in Mineralwasser

1 Trinkwassergrenzwerte

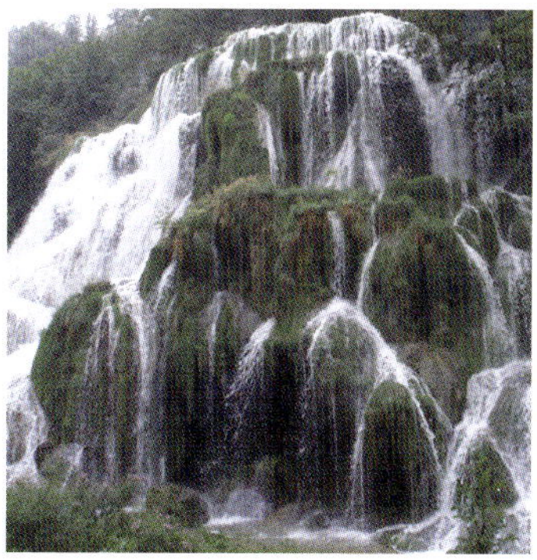

2 Wasserquelle

Biozide und **Antibiotika**

Arzneimittel: Betablocker, Psychopharmaka, Cortison

Masthilfsmittel: Hormone, Thyreostatika, Vitamine

Schwermetalle

3 Rückstände

6.3 Lebensmittelzusatzstoffe

1. Stoffe außer Zutaten, Nährstoffen, Geruchs-, Geschmacks- und Genussmitteln

2. Mineralstoffe und Spurenelemente, außer Kochsalz
3. Aminosäuren und Derivate
4. Vitamin A und D sowie Derivate

Keine Lebensmittelzusatzstoffe:
1. natürliche Aromen
2. Rückstände
3. Pflanzenschutzmittel

1 Zusatzstoffe im deutschen Lebensmittelrecht (LFGB)

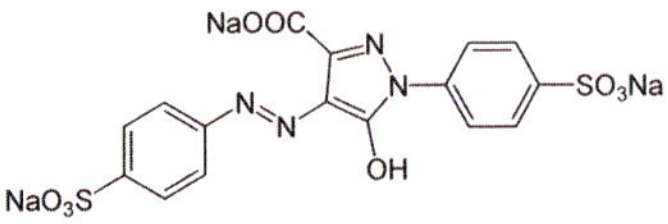

2 Tartrazin (E 102)

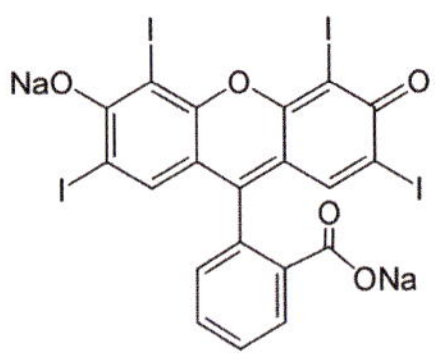

3 Erythrosin (E 127)

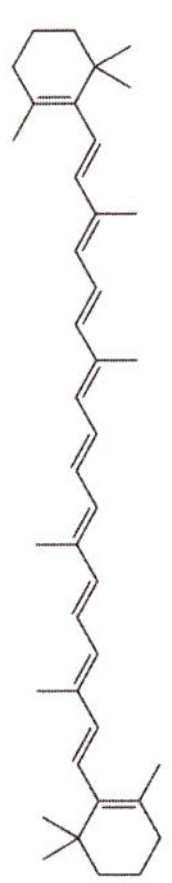

4 β-Carotin

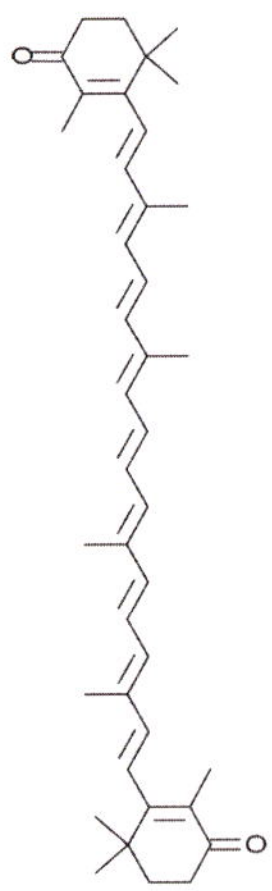

5 Canthaxanthin

Zusatzstoffe für Lebensmittel haben üblicherweise keinen Nährwert und unterscheiden sich von den zum Verzehr bestimmten **Zutaten**. Bei Zusatzstoffen mit **E-Nummern** herrscht in der Bevölkerung Verunsicherung, obgleich nach dem Arzneimittel- und Lebensmittelgesetz ein strenges Zulassungsverfahren zugrunde liegt. Zusatzstoffe müssen technisch notwendig sein, dürfen keine gesundheitlichen Schäden beim Menschen verursachen, keine Zutaten und keine bessere Beschaffenheit vortäuschen. Unverzichtbar sind Konservierungsstoffe zur Vermeidung von Fischvergiftungen. Als tolerierbare Tagesdosis für den lebenslangen Verzehr von Zusatzstoffen ist der **ADI**-Wert (acceptable daily intake) festgelegt. ▶1, ▶Kap. 1.3.14

Als **Nahrungsergänzungsmittel** gelten Vitamine und Mineralstoffe, die maßvoll neben der normalen Ernährung aufgenommen werden können. Als tolerierbare Verträglichkeitsgrenze für Nahrungsergänzungsmittel sind **UL**-Werte (tolerable upper intake level) tabelliert. Die Festlegung sicherer Höchstmengen in Produkten durch Hersteller und Vertreiber gestaltet sich in der Praxis schwierig. Nahrungsergänzungsmittel ersetzen keine ausgewogene, abwechslungsreiche Ernährung!

6.3.1 Lebensmittelfarbstoffe

Farbstoffe sorgen für ein appetitliches Aussehen und lassen bei billigem Speiseeis einen höheren Fruchtanteil vermuten. Zum Verzehr bestimmte, in der Europäischen Union zugelassene Farbstoffe tragen **E-Nummern**, nicht verzehrbare Überzüge, Verpackungen und Eierfarben haben **C-Nummern**. Färbende Vitamine wie Riboflavin und β-Carotin sind für alle Lebensmittel zugelassen. Grundnahrungsmittel wie Mehl, Teigwaren, Obst, Gemüse und Honig dürfen nicht gefärbt werden. Die indirekte Farbgebung durch Carotinoide im Hühnerfutter und die Erzeugung einer Eisenmangelanämie bei Kälbern ist erlaubt.

Einige **Azofarbstoffe** verstärken Asthmaanfälle bei Allergikern und die Wirkung von Salicylaten. Bei Tartrazin treten Überempfindlichkeiten (Idiosynkrasie) auf (▶2). Verboten sind „Buttergelb", auf β-Naphthylamin basierende Azofarbstoffe und Abbauprodukte des Azorubins, die Tumoren im Tierversuch hervorrufen.

Der Triphenylmethanfarbstoff **Erythrosin** (Tetraiodfluorescein) zum Färben von Cocktailkirschen bildet in saurer Lösung bei pH 3–4 die schwer lösliche Erythrosinsäure; bei Ratten trat bei hoher Belastung Krebs auf. ▶3

Hochdosiertes **β-Carotin** (E 160a) in einer Dosis von 20 mg · d^{-1} ließ in einer Langzeitstudie von 1994 unter finnischen Rauchern die Lungenkrebsrate ansteigen. ▶4

Canthaxanthin (E 161 g) darf wegen möglicher Kristallablagerungen in der Netzhaut (bei hoher Dosierung) nur noch für „Saucisses de Strasbourg" verwendet werden. ▶5

Nummer	Bezeichnung	Herkunft	Farbeindruck	Toxikologie
E 100	Curcumin I	(Kurkumawurzel)	orangegelb, Curry	–
E 101	**Riboflavin** (Vitamin B_2)	(Bierhefe)	gelborange	–
E 101a	Riboflavin-5'-phosphat	aus Riboflavin	gelb	–
E 102	Tartrazin	Azofarbstoff	zitronengelb, Senf	
E 104	Chinolingelb	Chinophthalon	grüngelb	
E 110	Gelborange S	Azofarbstoff	aprikosen-orange	
E 120	Echtes Karmin (Cochenille)	Scharlachschildlaus	blutrot	Allergien
E 122	Azorubin		rot	
E 123	Amaranth	Azofarbstoff	magenta	
E 124	Cochenillerot A		rot, Lachsersatz	
E 127	Erythrosin	Xanthenfarbstoff	rosa	kanzerogen
E 129	Allurarot AC	Azofarbstoff	dunkelrot	Allergien
E 131	Patentblau V	Triphenylmethanf.	hellblau	
E 132	Indigotin (Indigokarmin)	Indigofarbstoff	dunkelblau	–
E 133	Brilliantblau FCF	Triphenylmethanf.	hellblau	
E 140	**Chlorophyll**	Blattfarbstoff	grasgrün	–
E 141	Chlorophyll-Kupferkomplex	aus Chlorophyll	grün	–
E 142	Grün S	Triphenylmethanf.	grünblau	mutagen
E 150a-d	Zuckerkulör	Zucker+Soda	braun-schwarz	–
E 151	Brilliantschwarz BN	Azofarbstoff	schwarz	Allergien
E 153	Kohlenschwarz	Pflanzenasche	schwarz, Überzug	kanzerogen
E 155	Braun HT	Azofarbstoff	rotbraun	
E 160a	**Carotine**: β-Carotin	Pflanzenextrakt	orange bis gelb	–
E 160b	Annato (Bixin, Norbixin)	Annattobaum	orange	Allergien
E 160c	Capsanthin, Capsorubin	Paprikaextrakt	orangerot	–
E 160d	Lycopin	Tomatenextrakt	rot	ADI 0,5 mg/kg
E 160e	β-apo-8'-Carotinal (C 30)	Vitaminvorstufe	gelb–orange–rot	–
E 161b E 161g	**Xanthophylle**: Lutein Canthaxanthin	Tagetes, Algen, Pflanzen, Krebse	lachsrot bis gelb- braun	–
E 162	Betanin, Betenrot	Rote Beete	rotviolett	–
E 163	Anthocyane	Rote Beeren, Kohl	blauviolett	–
E 170	Calciumcarbonat	Kalk $CaCO_3$	weiß	–
E 171	Titandioxid	Rutil TiO_2	weiß	–
E 172	Eisen(hydr)oxide	Ocker Fe_2O_3	gelb- bis rotbraun	–
E 173	Aluminium	Metallabscheidung	silberne Überzüge	–
E 174	Silber	Metallabscheidung	silberne Überzüge	–
E 175	Gold	Metallabscheidung	goldene Überzüge	–
E 180	Rubinpigment BK	Azofarbstoff	rote Wachsüberzüge	–

1 Lebensmittelfarbstoffe

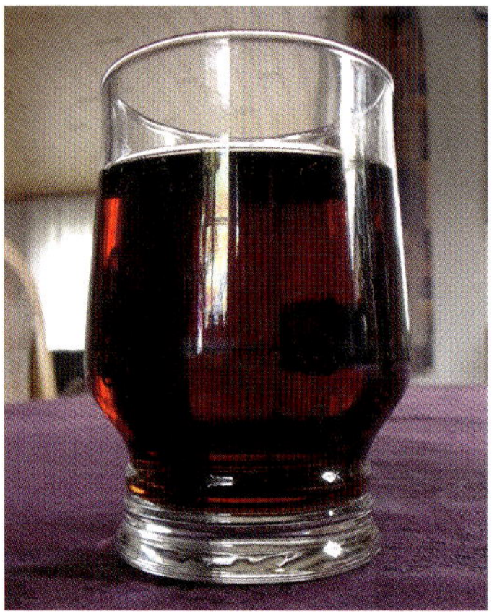

1 Zuckerkulör

Säure	pK_a	undissoziierte Säure in % bei pH			
		3,0	4,0	5,0	6,0
Salicylsäure	2,97	48	9	1	0,1
Benzoesäure	4,18	94	61	13	1,5
Sorbinsäure	4,76	98	85	37	5,5

2 Saure Konservierungsmittel

Zuckerkulör (E 150d, ▶1) wird aus Saccharose und Ammoniumsulfit hergestellt. Karamell enthält Furfural, 5-Hydroxymethylfurfural, das im Tierversuch krampfauslösende 4-Methylimidazol, sowie das immunsuppressiv wirkende 2-Acetyl-4-tetrahydroxybutylimidazol, das Lymphozytopenie bei Ratten unter Pyridoxin-(Vitamin-B_6)-Mangel erzeugt. Beim Menschen konnte diese Wirkung nicht festgestellt werden.

Farbstabilisatoren verbessern das Aussehen von Wurst (Nitrit) und Trockenfrüchten (Sulfit). Das „Grünen" von Gemüse in Kupfergefäßen ist verboten. ▶Kap. 3

6.3.2 Konservierungsmittel

Reifungsvorgänge beim Abhängen von Fleisch und die Gärung von Sauerkraut, Käse und Wein verbessern Geschmack und Verdaulichkeit. Mikroorganismen beschleunigen aber auch den Verderb der Speisen. **Konservierungsstoffe** beugen Vergiftungen durch Bakterien, Schimmelpilze und Hefen vor. Zulässige Konservierungsmittel müssen gesundheitlich unbedenklich und technologisch notwendig sein. Sie dürfen nicht über die tatsächliche Beschaffenheit von Lebensmitteln hinwegtäuschen oder den Nährwert verschlechtern. Konservierungsstoffe sind notwendigerweise Biozide, um so Lebensmittel, Textilien, Felle, Leder, Papier, Anstrichstoffe und Kosmetika haltbar gegen die Einwirkung von Schimmel, Insekten und Schädlingen zu machen. Anders als Desinfektions- und Begasungsmittel, die Mikroorganismen rasch abtöten (mikrobizid), hemmen Konservierungsmittel vorrangig Wachstum und Vermehrung der Mikroorganismen über einen langen Zeitraum (mikrobiostatisch) und unterdrücken das Auskeimen von Bakteriensporen und die Bildung von Schimmelpilzgiften (Mykotoxinen). Die meisten Konservierungsmittel reagieren schwach sauer und sind wirksam gegen Hefen und Schimmelpilze (fungistatisch), weniger gegen Bakterien (bakteriostatisch). Weil nur neutrale, undissoziierte Moleküle Zellmembranen passieren können, müssen **Benzoe- und Sorbinsäure** im sauren Medium eingesetzt werden, wo ihr Dissoziationsgrad klein ist. Manche Konservierungsmittel (Benzoesäure, 4-Hydroxybenzoesäureester, Schwefeldioxid) rufen bei Asthmatikern Überempfindlichkeitsreaktionen (z. B. Ekzeme) hervor. ▶2

Schwefeldioxid und seine Salze (Sulfite) bekämpfen Mikroorganismen, Milben und Maden. Sie eliminieren Wildhefen, neutralisieren schlecht schmeckende Gärungsprodukte im Wein und stabilisieren die Farbe von Wein, „geschwefeltem" Trockenobst (bis 2 g/kg!), kandierten Früchten, Rosinen, Kartoffelfertigprodukten, Gemüsekonserven, Meerrettich und raffiniertem Zucker. Die tolerierbare Tagesdosis für die lebenslange Aufnahme (Acceptable Daily Intake) beträgt ADI = 0,7 mg SO_2 pro kg Körpergewicht und wird mit täglich zwei Gläsern Wein erreicht, insbesondere mit süßen Weinen. SO_2 verursacht Vitamin-B_1-Verluste im Lebensmittel; wird Thiamin durch SO_2 inaktiviert, so treten in Fütterungsversuchen Wirkungen an Nervensystem, Knochengewebe und Fortpflanzungsorganen auf. Empfindlichen Menschen beklagen Asthma, Kopfschmerzen und Magen-Darm-Reizungen.

Nitrit im „Pökelsalz" ($NaNO_2$) verhindert Fleischvergiftungen durch das Bakterium *Clostridium botulinum*, das durch Hitzebehandlung nicht abgetötet werden kann. 0,1 µg Botulinustoxin sind tödlich. Zudem verstärkt Nitrit die rote Farbe durch Nitrosohämoglobin. Mit biogenen Aminen, z. B. im Käse, besteht die Gefahr der Nitrosaminbildung. Nitrit ist deshalb in Bratwürsten und Grillwürsten nicht zugelassen. Gepökelte Fleischwaren und Käse nicht zusammen über längere Zeit erhitzen! Die tolerierbare Tagesdosis für Nitrit wird mit 100 g Rohschinken erreicht. Die antimikrobielle Wirkung von **Nitrat** entsteht erst bei der Umwandlung zu Nitrit. S. 279 ▶Tabelle A

Nummer	Bezeichnung	Verwendung	Toxikologie
E 200 bis E 203	**Sorbinsäure**, Kalium- und Calciumsorbat	Gegen Hefe- und Schimmelpilze, Bakterien: Marmelade, Mayonnaise u. a.	(Allergien)
E 210 bis E 213	**Benzoesäure**, Natrium-, Kalium-, Calciumbenzoat	Gegen Hefen und Bakterien: Obst- und Gemüsekonserven	Allergien
E 214 bis E 219	**PHB-Ester**: Ethyl- und Methylester, Natriumsalze	Gegen Hefe- und Schimmelpilze: Fischmarinaden	Allergien
E 220 bis E 228	Schwefeldioxid und Sulfite: SO_2, Na_2SO_3, $NaHSO_3$, $Na_2S_2O_5$, $K_2S_2O_5$, $CaSO_3$, $Ca(HSO_3)_2$, $KHSO_3$	Gegen Hefen, Pilze und Bakterien, Sauerstofffänger: Trockenobst, Kartoffelmehl, Wein	▶Kap. 3.2.3
E 234	Nisin	Antibiotikum: Milch, Käse	–
E 235	Natamycin	Fungizid für Käseschalen	–
E 239	Hexamethylentetramin	nur italien. Provolone-Käse	–
E 242	Dimethyldicarbonat $(CH_3OCO)_2O$	Gegen Gärhefen in alkoholfreien Getränken	–
E 249, E 250	Kaliumnitrit, Natriumnitrit	Pökeln von Fleisch	▶Kap. 3.6.1
E 251, E 252	Natriumnitrat, Kaliumnitrat	Fischkonserven	–
E 260 bis E 263	• Essigsäure CH_3COOH und • Acetate: $NaC_2H_3O_2$, $Ca(C_2H_3O_2)_2$	Säureregulator; nicht für Säuglingsnahrung	–
E 270	Milchsäure (2-Hydroxypropansäure)	Säureregulator; antibakteriell; in Säuglingsnahrung nur L(+)	–
E 280 bis 283	Propansäure (C_2H_5COOH) und Salze $NaC_3H_5O_2$, $Ca(C_3H_5O_2)_2$, $KC_3H_5O_2$	Gegen Bakterien, Hefe- und Schimmelpilze: Schnittbrot, Backwaren	–
E 284 E 285	Borsäure Natriumtetraborat (Borax)	nur für echten Kaviar (Störrogen)	–
E 296	Äpfelsäure (Hydroxybutandisäure)	Gegen Braunfärbung von Obst (Enzymhemmung)	–
E 297	Fumarsäure	Säuerungsmittel	–
E 1105	Lysozym	Antimikrobiell: für Käse u.a.	–

A **Konservierungsmittel**

Sorbinsäure und ihre Salze (Sorbate) wirken in saurer Lösung gegen Hefen, Schimmelpilze und nicht-katalasebildende Bakterien. Im Stoffwechsel verhalten sich Sorbate unauffällig.

Benzoesäure und ihre Salze (Benzoate) sind in saurer Lösung ($pH < 4,5$) in Konzentrationen ab 0,5 % wirksam gegen Pilze, Hefen und Bakterien, ohne dass Resistenzen auftreten wie bei Antibiotika. Benzoesäure kommt natürlich in Gewürznelken, Heidelbeeren, Himbeeren, Johannisbeeren, Pflaumen und Preiselbeeren vor. Als Umwandlungsprodukt im Phenylalanin-Tyrosinsäure-Stoffwechsel wird Benzoesäure als Glycinkonjugat (Hippursäure) entgiftet, sowie in Milligrammmengen direkt im Urin ausgeschieden. Benzoesäure durchdringt Zellwände, hemmt Enzyme des Citratzyklus und der oxidativen Phosphorylierung und verstärkt asthmatische Beschwerden; bei gegen Salicylate überempfindlichen Personen tritt Nesselsucht (Urtikaria) auf.

Allergiker sollten Benzoate meiden.

PHB-Ester (*p*-Hydroxybenzoesäureester und ihre Salze) werden wegen des Eigengeschmacks nur in Fischkonserven, Arzneimittel und Kosmetika zum Schutz vor Schimmel eingesetzt. In Leber und

Niere gebildete *p*-Hydroxybenzoesäure wird direkt oder als *p*-Hydroxyhippursäure, als Glucuronid oder Sulfat im Urin ausgeschieden. Übermäßiger Verzehr führt zu Gefäßerweiterung und Allergien. Bei Ratten wurden Vormagen-Wucherungen durch Propyl-PHB beobachtet.

Salicylate (Ester der Salicylsäure) werden nicht als Konservierungsstoffe eingesetzt. Empfindliche Menschen reagieren allergisch auf natürliche Salicylate in Lebensmitteln, z. B. in Paprika (2030 mg/kg), Thymian, Dill, Muskat, Senf (260 mg/kg), Anis, Zimt (150 mg/kg), Sellerie, Honig, Rosinen, Johannis- und Himbeeren (51 mg/kg), Tee, Datteln, Mandeln, Erdnüssen (11 mg/kg).

Pflanzenschutzmittel zählen nicht mehr zu den Zusatzstoffen. Zitrusfrüchte werden vor den langen Transportwegen in ein imprägniertes Papier eingewickelt oder besprüht. **Paraffine** und **Wachse** versiegeln die Poren der Fruchtschale gegen eindringende Pilzkeime. **Biphenyl** und ***o*-Phenylphenol** (früher E 230 bis E 232) zur äußerlichen Behandlung von Zitrusfruchtschalen und **Thiabendazol** (früher E 233) für Bananen- und Zitrusfruchtschalen sind nicht mehr zugelassen. **Ameisensäure** und Formiate (früher E 236 bis E 238) dürfen nicht mehr zur Konservierung von Sauerkonserven und Räucherfisch verwendet werden. **Propansäure** (Propionsäure) war 1988 bis 1998 in Deutschland zur Konservierung von Schnittbrot verboten. **Natriumazid**, **Thioharnstoff** und **Halogenessigsäuren** sind zur Lebensmittelkonservierung in allen Ländern der Welt verboten.

Schalen von Zitrusfrüchten und Bananen dürfen nicht verzehrt werden!

6.3.3 Säuerungsmittel, Säureregulatoren, Komplexbildner

Durch Absenkung des pH-Wertes werden säureempfindliche Schimmelpilze und Bakterien an der Vermehrung gehindert. **Säureregulatoren** halten den pH-Wert des Lebensmittels konstant. S. 281 ▶Tabelle A

Phosphorsäure wird nicht nur Cola-Getränken zugesetzt (bis 700 mg/L); im Backpulver bewirkt Phosphorsäure die Freisetzung von CO_2 zur Teiglockerung. Übermäßige Phosphataufnahme hemmt die Calciumresorption.

Phosphate, **Tartrate** und **Citrate** bilden Komplexe mit Metallionen (Ca^{2+}, Mg^{2+}, $Fe^{2+/3+}$, Schwermetalle) und unterstützen dadurch die Wirkung von Verdickungs-, Gelier- und Antioxidationsmitteln.

6.3.4 Antioxidantien

Antioxidantien (Antioxidationsmittel) schützen Lebensmittel und Viehfutter vor Verderb durch Luftsauerstoff. Ohne diese Behandlung werden Fette ranzig, verlieren Aromastoffe an Geschmack, verändert Fleisch die Farbe, bräunen Obst und Gemüse durch das lebensmitteleigene Enzym Polyphenoloxidase. Die Vitamine A, C, B_2 und E werden ebenfalls an der Luft abgebaut.

Vitamin C und **Vitamin E** (Tocopherol-Gemisch), Flavonoide und **Carbonsäuren** (Citronensäure, Weinsäure, Milchsäure) kommen natürlich vor, werden aber meist synthetisch gewonnen.

Tocopherole kommen in Getreidekeimen, Pflanzenölen, Blattgemüse, tierischen Organen (als Fettsäureester), Milch und Butter vor. Weizenkeim-, Sonnenblumen- und Olivenöl ist reich an (*RRR*)-α-Tocopherol; in Soja-, Maiskeim- und Palmöl überwiegt γ-Tocopherol. ▶Kap. 5

Ascorbylpalmitat, **Alkylgallate** und **Butylhydroxyanisol (BHA)** sind synthetische Antioxidationsmittel für Suppen, Bratensaucen, Würzen, Kartoffeltrockenprodukte und Getreidegebäck, Marzipan- und Erdnussmassen. BHA galt bis 1983 als „Antimutagen" und „Antikanzerogen", weil es Lipidperoxidationsprodukte abfängt. **Butylhydroxytoluol (BHT)** ist nur für wenige Lebensmittel (Kaugummi) zugelassen, weil es im Fettgewebe akkumuliert. BHA erhöht die Blutfettwerte; BHA und BHT fördern den enzymatischen Abbau von Vitamin D in der Leber; daher sind sie nicht für Baby- und Kleinkindernahrung zugelassen. **Alkylgallate** verstärken Asthma und Salicylatunverträglichkeit. Die antioxidative Wirkung muss durch Zugabe von Synergisten (z. B. Lecithin, Phosphorsäure, Citronensäure) gesteigert werden. ▶Kap. 5

Lecithin kommt in Sojabohnen, Samen von Hülsenfrüchten, Mais, Erdnuss und Eiern vor.

Nummer	Bezeichnung	Verwendung	Toxikologie
E 296	Äpfelsäure	Getränke und Backwaren	–
E 338	**Phosphorsäure** H_3PO_4	Säuerungsmittel: Colagetränke	–
E 339	Natriumphosphate: NaH_2PO_4, Na_2HPO_4, Na_3PO_4	gekochtes Fleisch, Käsekuchen, fette Speisen Schmelzkäse, Schinken, Wurst	– – –
E 340	Kaliumphosphate: K_2HPO_4, KH_2PO_4, K_3PO_4	Gelee, Dessert, Kaffeeweißer	–
E 341	Calciumphosphate	Backpulver, Gebäck, Kirschkonserven	–
E 343	Magnesiumphosphate	Trennmittel	–
E 350 bis E 352	Natrium-, Kalium, Calcium-malat (Salze der Äpfelsäure)	Säureregulator: Fruchtsäfte, Backwaren, Obst-/Gemüsekonserven	–
E 353	(polymere) Metaweinsäure	verhindert Weinsteinbildung	–
E 354	Calciumtartrat	Komplexbildner	–
E 355 bis E 357	Adipinsäure, Natriumadipat, Kaliumadipat	Säureregulator, Kochsalzersatz	–
E 363	Bernsteinsäure	Säuerungsmittel, Kochsalzersatz	–
Verboten: E 375	Nicotinsäure (Niacin)	diabetische Lebensmittel	–
E 380	Triammoniumcitrat	Gelierregulator für Pektine	–
E 385	Calcium-Dinatrium-Ethylendiamintetraacetat ($CaNa_2EDTA$)	Komplexbildner für Gemüsekonserven, Fisch, Garnelen	▶Kap. 8
E 507	Salzsäure	zur Eiweißspaltung	–
E 508	Kaliumchlorid	Geschmacksverstärker	abführend
E 509	Calciumchlorid	Eiweißfällung (Käse), Gelieren von Pektinen	–
Verboten: E 510	Ammoniumchlorid		–
E 511	Magnesiumchlorid	Feuchthaltemittel	–
E 513	Schwefelsäure	Eiweißspaltung	–
E 514 bis E 517	Na_2SO_4, $NaHSO_4$; K_2SO_4, $KHSO_4$; $CaSO_4$, $(NH_4)_2SO_4$		–
E 520 bis E 523	Aluminiumsulfate	Festigungsmittel	
E 524 bis E 528	Hydroxide: NaOH, KOH, $Ca(OH)_2$, NH_3 in H_2O, $Mg(OH)_2$	Einstellen von pH-Werten, Stärke-, Eiweiß-, Kakaoaufschluss, Trinkwasseraufbereitung	–
E 529, E 530	Calciumoxid, Magnesiumoxid	Vorstufen für Hydroxide	–
E 541	Saures Natriumaluminiumphosphat	Säureträger in Backpulver	–
E 574 E 575 E 576 bis E 579	Gluconsäure Glucono-δ-lacton Na-, K-, Ca-, Fe(II)-gluconat	milde Säuerungsmittel, Komplexbildner; Schwarzfärben von Oliven (Eisengluconat)	–
E 585	Eisen(II)-lactat		–

A Säuerungsmittel

Nummer	Bezeichnung	Verwendung	
E 270	Milchsäure	saure Speisen und Getränke	–
E 300	L-Ascorbinsäure, Vitamin C	Sauerstofffänger: Frucht-, Kartoffel-, Eierzeugnisse	–
E 301	Natriumascorbat	Wurstwaren	–
E 302	Calciumascorbat	Fertiggerichte	–
E 304	6-Palmitoyl-L-Ascorbinsäure	Hühnerbrühwürfel, Wurst	–
E 306	Tocopherolhaltige Extrakte	Fertigdesserts, Pflanzenöle	–
E 307 bis E 309	α-, γ-, δ-Tocopherol (Vitamin E)	Wurstwaren	–
E 310 bis E 312	Propyl-, Octyl-, Dodecylgallat	Antioxidantien für Fette: Müesli, Snacks, Fette, Öle	Allergene
E 315	Isoascorbinsäure	Farbstabilisator: Sahne, Fisch, Pökelfleisch	–
E 316	Natriumisoascorbat (Erythorbat)		–
E 319	*tert*-Butylhydrochinon (TBHQ)	Antioxidans für Fette	–
E 320	Butylhydroxyanisol (BHA)	Biskuits, Süßigkeiten, Rinderbrühwürfel, Walnüsse	►Kap. 5.4.1
E 321	Butylhydroxytoluol (BHT)	Kaugummi	–
E 322	Lecithin	Gebäck, Konfekt, Schokolade	–
E 325	Natriumlactat	Säureregulator: Käse, Konfekt	–
E 326, E 327	Kaliumlactat, Calciumlactat	Schaumgebäck, Torten	–
E 330	Citronensäure	Backwaren, Eis, Konserven; Gelierregulator von Pektin	reizend
E331	Mono-, Di- und Trinatriumcitrat	Eiscreme, Käsescheiben, Sprudelgetränke, Süßigkeiten, Wein	–
E 332	Kaliumcitrate	Käse, Milchpulver, Sahne Back- und Süßwaren, Sprudelgetränke	– reizend
E 333	Calciumcitrate	Käse, Konfekt, Brause, Wein	reizend
E 334	L(+)-Weinsäure	Säureregulator: Gelee, Marmelade, Brause	–
E 335	Mono-, Dinatriumtartrat		
E 336	Kaliumtartrat	Säureträger in Backpulver, Gelee, Kuchen, Schaumgebäck	–
E 337	Natriumkaliumtartrat	Fleisch, Käse	–
E 392	Extrakt aus Rosmarin		–
E 472c	Ester der Citronensäure mit Mono- und Diglyceriden von Speisefettsäuren	Dessertaufguss	–
E 512	Zinn(II)-chlorid	Antioxidans: Spargelkonserven	–
E 586	4-Hexylresorcin	Antioxidationsmittel gegen Blaufärbung von Krebsen	–

B Antioxidantien

6.3.5 Stabilisatoren: Verdickungsmittel und Emulgatoren

Stabilisatoren erhalten den physikalisch-chemischen Zustand von Lebensmitteln, z. B. Farbe und Feinverteilung von Fetttröpfchen in wässrigen Dispersionen. Stabilisatoren sind Dickungs- und Geliermittel sowie Emulgatoren, jedoch nicht Konservierungsmittel.

Verdickungsmittel

Dickungs- und Geliermittel quellen durch Bindung von Wasser auf und sind hydrophil. Emulgatoren hingegen sind fettlöslich. **Gelatine** in Joghurt und Dickmilcherzeugnissen sorgt für Skepsis; in anderen Lebensmitteln sind Verdickungsmittel hingegen unverzichtbar. S. 284 ▶Tabelle A

Polyphosphate verleihen Brühwürsten Konsistenz und verhindern das Gelieren von Kondensmilch. Als Schmelzsalze bei der Käse-Sterilisation unterbinden Di-, Tri- und Polyphosphate die Koagulation von Eiweiß und verhindern die Trennung der Käsebestandteile in der Schmelze. Übermäßiger Phosphatkonsum hemmt die Calciumaufnahme aus der Nahrung.

Der pflanzliche Quellstoff **Cellulose** ist unverdaulich und unbedenklich. **Pektine** sind Geliermittel aus Zitrusschalen, Apfelsaftpressrückständen (Trester), Möhren und Kernobst. Diese Polymeren der α-D-Galacturonsäure sind teilweise mit Methanol verestert: Hoch methylierte Pektine gelieren zuckerreiche Produkte nur im sauren Medium ($pH < 3{,}5$), z. B. Konfitüren und Fruchtfüllungen. Niedrig methylierte Pektine gelieren auch in Gegenwart mehrwertiger Kationen ($pH \leq 7$), z. B. Fruchtzubereitungen in Milchprodukten. **Amidopektine** tragen $CONH_2$-Gruppen und bilden mit geringen Zuckermengen stabile Gele, die bei Wärmezufuhr schmelzen.

Der **Johannisbrotbaum** (*Ceratonia siliqua*), wächst in Spanien, Portugal und im Mittelmeerraum. **Johannisbrotkernmehl** aus dem kakaoähnlich-harten Fleisch (Carob) der Fruchtschoten besteht aus Mannose und Galactose, neben Proteinen und Flavonoiden. Es ist fünfmal quellfähiger als Stärke und bindet Wasser bis zum 100-Fachen seines Gewichtes. Die einheitlich etwa 200 mg schweren, harten, glänzenden Fruchtkerne (carubin) wurden im Altertum als Gewichtseinheit für Edelsteine verwendet. ▶1

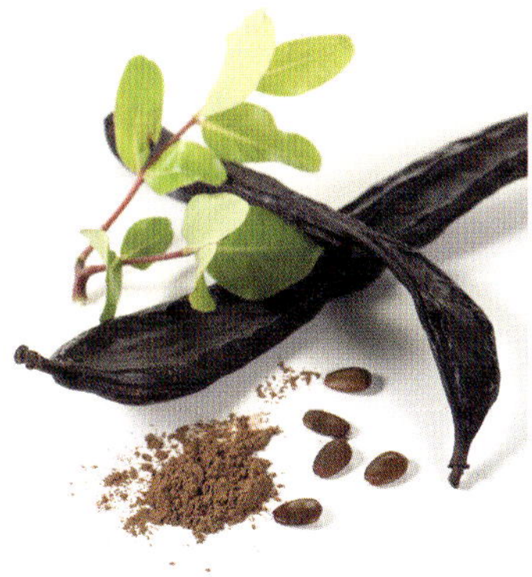

1 **Johannisbrotschoten**

Guarkernmehl stammt aus den getrockneten, von Hüllschichten und Keimlingen befreiten Samen der Guarbohne (*Cyamopsis tetragonolobus*), die in Indien und Pakistan angebaut wird.

Das Gummiharz **Traganth** aus tropischen *Astragalus*-Sträuchern bindet Flüssigkeiten. **Gummi arabicum** aus afrikanischen Akazienarten stabilisiert Emulsionen und Schäume. **Xanthan**, ein mit *Xanthomonas*-Bakterien aus zuckerhaligen Substraten gewonnenes Polysaccharid, ist ein extrem quellfähiger Gelbildner. **Karaya** stammt aus Harzen der in Indien beheimateten Stinkbäume (Sterculia). **Tarakernmehl** aus den Samen des tropischen Strauches *Caesalpina spinosa* dient als unterstützendes Geliermittel.

Alginsäure ist ein Gelier-, Verdickungs- und Überzugsmittel aus Braunalgen. **Alginate** binden Wasser, z. B. in Marmelade und Wurst; im Zusammenspiel mit Calciumionen bilden sie back-, koch- und gefrierfeste Gele; sie komplexieren leider auch lebensnotwendige Spurenelemente wie Cobalt, Mangan, Eisen und Zink. **Agar-Agar** aus den Zellwänden von Rotalgen bildet feste, hitzestabile Gele. **Carrageen** aus Rotalgen dient als Geliermittel in Pudding; bei Menschen wirkt es immunsuppressiv.

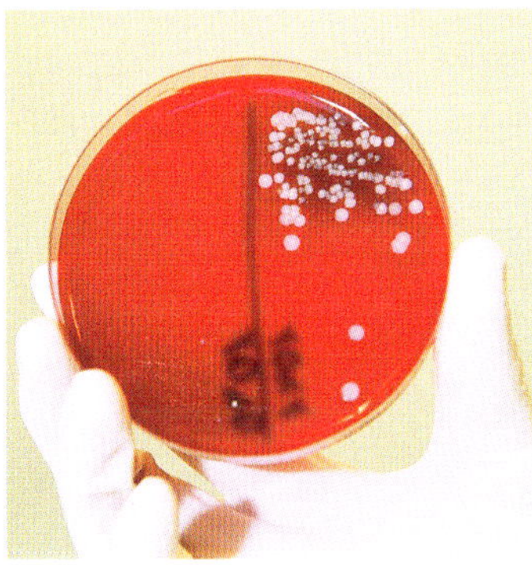

2 **Agar-Platte**

Nummer	Name	Verwendung	Toxikologie
E 400	Alginsäure	Eiscreme, Pudding, Softdrinks	–
E 401 bis E 403	Natrium-, Kalium-, Ammoniumalginat	empfindlich gegen Hitze und Säuren: Desserts, Saucen, Schnittkäse	–
E 404	Calciumalginat	Eiscreme, Sahne	–
E 405	Propylenglycolalginat	stabiler gegen Säuren und Calcium: Hüttenkäse, Salatsaucen	–
E 406	Agar-Agar	Eiscreme, Himbeer-Kleingebäck	–
E 407	Carrageen	Babynahrung, Biskuits, Sprühsahne, Salatsaucen	unklar
E 407a	verarbeitete Euchema-Algen	Geliermittel, Verdickungsmittel	–
E 410	Johannisbrotkernmehl	Gelee, Salatsaucen	–
E 412	Guarkernmehl	Füllstoff, Fertigsaucen, Milchshakes	Blähungen
E 413	Traganth	Verdickungsmittel für Flüssigkeiten: Dekorationen, Streichkäse	Allergien
E 414	Gummi arabicum	Stabilisator: Kuchenmischungen	Allergien
E 415	Xanthan	Fertigdessertaufgüsse, -salate	–
E 416	Karaya	Geliermittel für Milchprodukte	–
E 417	Tarakernmehl	additives Geliermittel	–
E 418	Gellan	säurestabile Gele	–
E 425	Konjak-Gummi (Glucomannan)	Füllstoff, reißfeste Gele	max. 1 %
E 427	Cassia-Gummi		
E 440	Pektin, amidiertes Pektin	Desserts, Gelee, Obstkuchen, Gelierzucker, Marmelade	–
E 459	β-Cyclodextrin	Temperatur-, säure- und enzymstabiler Füllstoff und Komplexbildner	–
E 460	Cellulose (mikrokristallin, Cellulosepulver)	unverdaulicher Füllstoff, verhindert die Eisbildung auf Tiefkühlkost: Eis, Käse, Diätkost, Soßen, Sahne	–
E 461	Methylcellulose	Gelbildner: Eintopf, Kartoffelwaffeln	–
E 462	Ethylcellulose	Schaum-, Binde- und Füllmittel, Schutzüberzug, Wasser-Öl-Gemische	–
E 463	Hydroxypropylcellulose	Gelbildung beim Erhitzen mit Flüssigkeiten	–
E 464	Hydroxypropylmethylcellulose		–
E 465	Ethylmethylcellulose		
E 466	Carboxymethylcellulose (CMC) „Cellulosegummi“	Träger, Verdicker und Überzugsmittel: Backzutaten, Dosensuppen, Schmelzkäse, Fischstäbchen	–
E 468	vernetzte Natriumcarboxymethylcellulose	wasserunlöslicher-quellbarer Füllstoff	–
E 469	enzymatisch hydrolysierte Carboxymethylcellulose	Fettersatz und Füllstoff in kalorienarmen Lebensmitteln	–
E 520 E 521 – 523	Aluminiumsulfat Alaune $AlNa(SO_4)_2$, $AlK(SO_4)_2$, $NH_4Al(SO_4)_2$	**Festigungsmittel**: Obst, Gemüse, essbare Wursthüllen	–

A Dickungs- und Geliermittel

Nummer	Name	Verwendung
E 322	Lecithin	Emulgator für Teig, gegen Austrocknung von Gebäck, Desserts, Schokolade
E 426	Sojabohnen-Polyose	stabilisiert Eiweißpartikel in saurem Milieu: Jogurtgetränke
E 431	Polyoxyethylen(40)stearat	
E 432 bis E 436	**Polysorbate**: Polyoxyethylensorbitan-monolaurat, -monooleat, -monopalmitat, -monostearat, -tristearat	Emulsionen, Schäume, Margarine, Frittierfette. Sorbitane entstehen durch Dehydratisierung aus Sorbit ($C_6H_{14}O_6$ minus H_2O).
E 442	Ammoniumsalze der Phosphatidsäure	Verbesserung der Fließfähigkeit von Schokoladenmasse
E 444	Saccharoseacetatisobutyrat	Stabilisator für Aromen, Farben und Schwebstoffe in Flüssigkeiten
E 445	Glycerinester aus Wurzelharz	Stabilisator für Aromen in Flüssigkeiten
E 470a	**Speisefettsäuresalze**: Natrium-, Kalium-, Calciumstearat	Verteilung von Fett in Wasser: Kuchenmischungen, Kartoffelchips
E 470b	Fettsäure-Magnesiumsalze	Trennmittel
E 471	**Mono- und Diglyceride** von Speisefettsäuren	Feuchthalten von Stärke: Mehl, Backwaren, Desserts, Speiseeis
	Mono- und Diglyceride von Speisefettsäuren, verestert mit:	Feingebäck, Margarine, heiße Schokolade, Cremespeisen/Suppen, Tiefkühlpizza
E 472a	Essigsäure	Verformbarkeit der Fette: Fertigdesserts
E 472b	Milchsäure	Luft-Porenbildner in Backwaren
E 472c	Citronensäure	Emulsionsbildung mit Antioxidantien
E 472d	Weinsäure	geringe Bedeutung
E 472e	Acetylweinsäure	bindet an Weizengluten: Backwaren
E 472f	Essigsäure und Weinsäure	Mehlbehandlung
E 473 und E 474	**Zuckerester** von Speisefettsäuren, Zuckerglyceride	Mehlbehandlung, Feingebäck, Kuchenmischungen, fertiger Käsekuchen, Pudding
E 475	Polyglycerinester von Speisefettsäuren	Backemulgatoren: luftaufgeschlagene Lebensmittel, spitzarme Fette
E 476	Polyglycerin-Polyricinoleat	fließfähige Schokoladenmasse
E 477	Propylenglycolester von Speisefettsäuren	beeinflusst die Kristallform von Fetten
E 479b	thermooxidiertes Sojaöl, mit Fettsäure-Glyceriden verestert	Backemulgator, Entschäumer, Trennmittel
E 481 E 482	Natriumstearoyl-2-lactylat (NSL) Calciumstearoyl-2-lactylat (CSL)	Mehlbehandlung (Glutenbindung), Schaumbildung mit Milcheiweiß
E 483	Stearyltartrat	Mehlbehandlungsmittel, Öl-in-Wasser-Emulsionen: Backwarenherstellung
E 491 bis E 495	**Ester des Sorbits** mit Speisefettsäuren: Sorbitanmonostearat, -tristearat, -monolaurat (E470), -monooleat, -monopalmitat	Emulgatoren und Stabilisierung der Kristallstruktur von Fetten, Lufteinschluss

keine Nebenwirkungen

B Emulgatoren

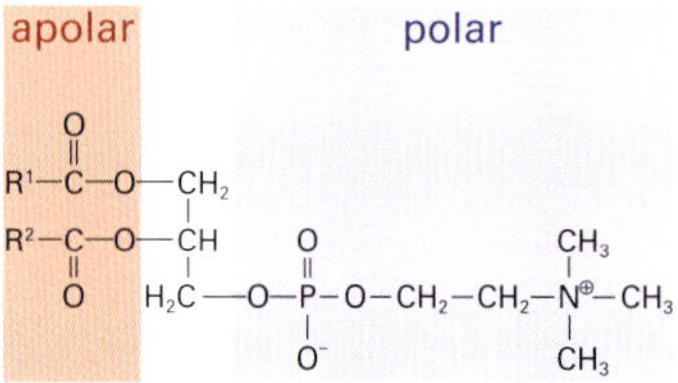

1 Phosphatidylcholin-Struktur

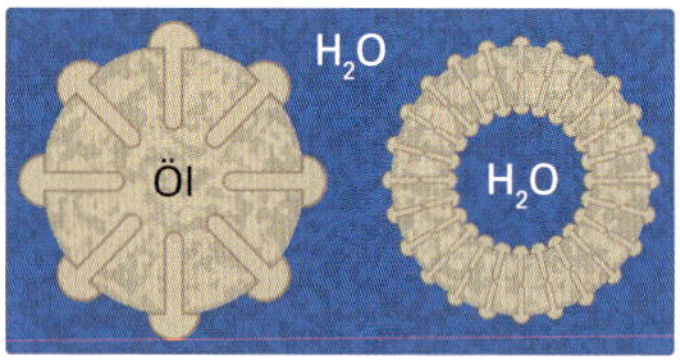

2 Tensid-Micelle und Liposom

Emulgatoren

Emulgatoren halten Fetttröpfchen in wässrigen Lösungen in feinster Verteilung, so dass sich z. B. nicht der Rahm aus der Milch abscheidet. Milch, Mayonnaise und emulgierte Saucen (Dressings) stellen Fett-in-Wasser-Emulsionen dar; Wasser-in-Fett-Emulsionen sind Backfette, Margarine und Butter. Emulgatoren verhindern die Abscheidung von Fett aus Wurstwaren, Backwerk und Schokolade während der Lagerung. S. 285 ▶Tabelle B

Lecithine (Phosphatidylcholine) sind natürliche Emulgatoren aus Sojabohnen, Mais, Eidotter und Erdnussrückständen. Sie haben tensidähnliche Eigenschaften, bauen lamellare Schichten (Liposomen) auf und werden im menschlichen Körper wie Fettsäuren abgebaut. ▶1–2

Polyoxyethylensorbitanester (Polysorbate) sind aus Fettsäuren, Sorbit und Polyoxyethylen hergestellte nicht ionische Tenside; sie stabilisieren Öl-in-Wasser-Emulsionen und Schäume und verhindern, dass Margarine und Frittierfette beim Erhitzen spritzen.

6.3.6 Binde-, Trenn-, Treib- und Überzugsmittel

Modifizierte Stärken dienen als wärme- und gefrierfeste Binde- und Dickungsmittel, z. B. mit Essigsäureanhydrid veresterte Stärke.

Schaumstabilisatoren machen Eischnee und Schlagsahne in Back- und Süßwaren beständig. Sie ähneln den Emulgatoren und müssen auf Lebensmittelverpackungen nicht deklariert werden.

Trübstabilisatoren verhindern das Absetzen von Fruchtpartikeln in „naturtrüben" Fruchtsäften.

Feuchthaltemittel binden Wasser oder ziehen Luftfeuchtigkeit an und verhindern die Austrocknung von Süß- und Backwaren bei längerer Lagerung, z. B. Sorbit, Mannit und Glycerin (E 422). Invertase hält Süßwaren weich und Füllungen flüssig.

Trennmittel erleichtern das Ablösen von Lebensmitteln aus Formen und verhindern das Aneinanderkleben von Backwaren, Brot, Bonbons und Kaugummi. Verwendet werden Kieselsäure, Silicate, Stearinsäure, Wachse und Wollfett. Silicate kommen in natürlichen Mineralien vor und sind unschädlich, da sie vom Körper nicht resorbiert werden.

Mittel zur Erhaltung der **Rieselfähigkeit** unterbinden das Verkleben von Salz, Puderzucker, Suppen-, Soßen- und Backpulver unter dem Druck des eigenen Gewichts in großen Lagerbehältern. Sehr fein gemahlene Kieselsäuren, Calciumsilicate, Mehl und Stärke legen eine schützende Hülle um die verklebenden Partikel. Magnesiumoxid, Natrium- und Kaliumhexacyanoferrat(II) vermindern elektrostatische Anziehungskräfte zwischen ungleichnamig geladenen Teilchen.

Als **Backtriebmittel** zur Lockerung des Teiges durch CO_2 dienen: Natriumcarbonat (Soda), Natriumhydrogencarbonat (Natron) und Kaliumcarbonat (Pottasche). Gelöstes „Hirschhornsalz" (aus Ammoniumcarbonat, Ammoniumhydrogencarbonat und etwas Ammoniumcarbamat) zerfällt beim Erwärmen in Ammoniak und CO_2. Als Säureträger enthalten Backpulver oftmals Dihydrogenphosphat.

Überzugsmittel (E 903 bis E 915) verhindern Austrocknung und Aromaverlust von Nahrungsmitteln. Gelatine-Glycerin-Gemische auf Nussschinken und Pektine bei Gelees sind verzehrbar. Hartparaffin und Kunststoff in Käse- und Wursthüllen sind ungenießbar, ebenso die Wachse auf Zitrusfrüchten. Bienenwachs ist unschädlich, weil es nicht resorbierbar ist. Candelillawachs stammt aus einer Wüstenpflanze, Carnaubawachs aus der brasilianischen Wachspalme, Schellack ist ein harzartiges Ausscheidungsprodukt der Lackschildlaus. Das frühere Benzoeharz aus Styraxbäumen (E 906), Wollfett (E 913) und Kollophoniumester aus Terpentinöl (E 915) sind in Lebensmitteln nicht mehr zugelassen. S. 287+288 ▶Tabelle C und ▶Kap. 10

Nummer	Name	Verwendung	Toxikologie
E 422	Glycerin	**Feuchthaltemittel** in Backwaren	►Kap. 7
E 450	Diphosphate	Komplexbildner für Brühwürste, Schmelzsalze für Schmelzkäse	Phosphat-unverträglichkeit
E 451	Triphosphate: $Na_5P_3O_{10}$, $K_5P_3O_{10}$	Komplexbildner: Lösen von Eiweiß	
E 452	Polyphosphate: Natrium-, Kalium-, Natriumcalcium-, Calciumphosphat	Komplexbildner, Eiweißlöser, Schmelzsalze	–
E 500	Natriumcarbonat: Soda Na_2CO_3 und Natron $NaHCO_3$	**Backpulver**: Treibmittel, Säureregulator, Träger	►Kap. 3.4.4
E 501	Kaliumcarbonat: Pottasche K_2CO_3	Treibmittel für Lebkuchen	–
E 503	Ammonium(hydrogen)carbonat: Hirschhornsalz NH_4HCO_3	Treibmittel für flache Backwaren	–
E 504	Magnesiumcarbonate: $MgCO_3$, $Mg_3(OH)CO_3$, $Mg(HCO_3)_2$	Trennmittel in Backpulver, Säureregulator in Tafelwasser, Aufschluss von Kakao/ Milcheiweiß	►Kap. 8.3
E 530	Magnesiumoxid	**Trennmittel** in Kakao und Salzen	–
E 535 bis E 536	Hexacyanoferrate(II): $Na_4[Fe(CN)_6]$, $K_4[Fe(CN)_6]$, $Ca_2[Fe(CN)_6]$	Rieselhilfe in Salzen; Klärmittel für Wein	►Kap. 3.2.2
E 551 E 552 E 553a-b E 554 – 556 E 558 E 559	Siliciumdioxid Calciumsilicat Magnesiumsilicat, Talkum Na-, K-, Ca-Aluminiumsilicat Bentonit Aluminiumsilicat (Kaolin)	Trennmittel in Süßwaren, Kaugummi, Käsescheiben, Reis, Salz	►Kap. 8.5
E 570	Speisefettsäuren	Trennmittel für Kaugummimasse	–
E 900	Dimethylpolysiloxan (DMPS)	**Schaumverhüter**: Konfitüre, Obstsäfte, Frittiervorgänge	
E 901	Bienenwachs	**Überzugsmittel**: Süßwaren und Fruchtgummi, „gewachste" Früchte	–
E 902	Candelillawachs	Back- und Süßwaren	–
E 903	Carnaubawachs	Süßwaren, Kaugummimasse; Überzug für Zitrusfrüchte	–
E 904	Schellack	Kaugummimasse; Überzug für Zitrusfrüchte, Äpfel	►Kap. 10
E 905	Mikrokristallines Wachs	Überzug für Süßwaren außer Schokolade, Kaugummi, Melonen, Mango, Papaya, Avocado, Käse	–
E 907	Hydriertes Poly-1-decen	Überzug für Gebäck und Süßwaren	–
E 912	Montansäureester	Zitrusfrüchte, Melonen, Mangos, Papayas, Avocados, Ananas „gewachst".	
E 914	Polyethylenwachsoxidate	Zitrusfrüchte, Melonen, Mangos, Papayas, Avocados, Ananas „gewachst"	
E 920	L-Cystein	Mehlbehandlung für elastisch-knetbare Teige mit Gaseinschluss	–
E 927b	Carbamid (Harnstoff)	Stabilisator: Geschmack und Kaueigenschaften von Kaugummi ohne Zuckerzusatz.	–

C Hilfsstoffe in der Lebensmittelindustrie

Nummer	Name	Verwendung	Toxikologie
E 290	Kohlendioxid		
E 938 E 939 E 941 E 942 E 943a E 943b E 944 E 948 E 949	Argon Helium Stickstoff Distickstoffmonoxid N_2O Butan Isobutan Propan Sauerstoff Wasserstoff	**Treibgase**, Schutz- und Packgase. Luftabschluss gegen aerobes Bakterienwachstum(„Unter Schutzatmosphäre verpackt“); zur Schaumbildung, als Extraktionslösemittel, Backsprays aus Pflanzenöl (Butan) zugelassen, Farbstabilisierung von Fleisch und Schutz vor anaeroben Bakterien (Sauerstoff).	►Kap. 3.4.3
E 999	Quillajaextrakt (Panamarinde)	Schaummittel: Cider-Getränke	–
E 1103	Invertase	Feuchthaltemittel: Süßwaren	–
E 1200	Polydextrose	Feuchthaltemittel, Füllstoff	–
E 1201 E 1202 E 1203	Polyvinylpyrrolidon Polyvinylpolypyrrolidon Polyvinylalkohol (PVA)	Bindemittel für Tabletten, Dragees	–
E 1204	Pullulan	Überzug für Kapseln, Tabletten, Dragees; Atemerfrischer	–
E 1205	basisches Methacrylat-Copolymer		
E 1404 E 1410 E 1412 E 1413 E 1414 E 1420 E 1422 E 1440 E 1442 E 1450 E 1451	oxidierte Stärke Monostärkephosphat Distärkephosphat phosphatiertes Distärkephosphat acetyliertes Distärkephosphat acetyliertes Stärkehydrat acetyliertes Distärkeadipat Hydroxypropylstärke Hydroxypropyldistärkephosphat Stärkenatriumoctenylsuccinat acetylierte oxidierte Stärke	Chemisch **modifizierte Stärken**: **Dickungsmittel** in Cremes, Süßspeisen, Gelees, Gummibonbons, Gebäck, Kleistermassen, Fettersatz	–
E 1452	Stärkealuminiumoctenylsuccinat	Trennmittel: Vitamine in Kapseln	–
E 1505	Triethylcitrat	Eiklarpulver, Verteilung von Aromen	–
E 1517	Glycerindiacetat (Diacetin)	Herstellung von Aromen	–
E 1518	Glycerintriacetat (Triacetin)	Kaugummi, Aromen	–
E 1519	Benzylalkohol	Herstellung von Aromen für Liköre, weinhaltige Getränke, Cocktails, Süßigkeiten, Schokolade, Kuchen, Kekse	►Kap. 7
E 1520	Propan-1,2-diol (Propylenglycol)	Lösungsmittel: Kaugummi, Aromen	–
E 1521	Polyethylenglycol		

C Fortsetzung: Hilfsstoffe

6.3.7 Geschmacksverstärker

Geschmacksverstärker heben Geschmack und Aroma von Fertiggerichten und Tütensuppen, ohne einen Eigengeschmack zu verursachen. **Umami** (jap. „köstlicher Geschmack“) gilt als zusätzliche Geschmacksqualität neben süß, sauer, bitter und salzig. Der Verstärkungseffekt beruht auf dem „Mundgefühl“ des Aromakörpers oder der Geschwindigkeit des Aromaeindrucks.

Nummer	Name	Verwendung	Toxikologie
E 620	Glutaminsäure	Geschmacksverstärker in Fleisch-, Gemüse- und Fertiggerichten, Kleingebäck; Kochsalzersatz	Chinarestaurant-syndrom
E 621 bis E 625	Natrium-, Kalium-, Calcium-, Ammonium-, Magnesiumglutamat		
E 626 E 627 – E 629	Guanylsäure; Natrium-, Kalium- , Calciumguanylat	Fertiggerichte (mit Glutamat)	Bei Gicht meiden!
E 630 E 631 – E 633	Inosinsäure; Natrium-, Kalium-, Calciuminosinat		
E 634 – E 635	Calcium-5'-ribonucleotid Dinatrium-5'-ribonucleotid	hydrolysiert zu Guanyl- und Inosinsäure	–
Früher E 636 Früher E 637	Maltol Ethylmaltol	Süßspeisen, Fruchtsäfte, Marmeladen	–
E 640	Glycin und Natriumsalz	Abrundung von Süßstoffen	–
E 650	Zinkacetat	Kaugummi	–

A Geschmacksverstärker und sonstige Zusatzstoffe

Glutaminsäure wird fermentativ mittels *Corynebacterium glutamicum* gewonnen, früher auch durch Säurehydrolyse von Mais-, Weizen- oder Sojaprotein; sie intensiviert den Geschmack von Fleischwaren. **Natrium-L-glutamat** (Mononatriumglutamat, MSG, E 620–623) schmeckt leicht salzig-süß und dient zur Herstellung von Suppenwürzen, Geschmacksverstärkern und Diäten bei Störungen des Aminosäure- oder Fettstoffwechsels. Bei empfindlichen Personen treten Beklommenheitssymptome in Brust- und Nackenbereich, Taubheitsgefühl, Herzklopfen und Kopfschmerzen auf („China-Restaurant-Syndrom"). In Babynahrung ist Glutamat verboten. ▶Tabelle A

Das geschmacklose **Inosin-5'-monophosphat** (Inosinat, IMP, E 631–632), **Guanosin-5'-monophosphat** (Guanylat, GMP, E 627–628) und freie Aminosäuren verstärken den Geruchs- und Geschmackseindruck von Natriumglutamat. Fleisch zur Weiterverarbeitung darf Glutamate (bis 1000 mg/kg) und Inosinate/Guanylate (bis 500 mg/kg) enthalten.

Maltol (5–75 mg/kg) steigert den Süßeeindruck von Fruchtsaftgetränken, Marmeladen und Gelees, so dass der Zuckergehalt um 15 % gesenkt werden kann. Maltol wird durch Erhitzen von Maltose oder Lactose oder durch fermentativ-chemische Verfahren gewonnen.

2,5-Dimethyl-4-hydroxy-3(2*H*)-furanon (Furaneol®) in Milligrammengen steigert den Süßgeschmack von Zucker erheblich.

6.3.8 Süßungsmittel

Unter die Sammelbezeichnung **Süßungsmittel** fallen Süßstoffe und Zuckeraustauschstoffe.

Süßstoffe synthetischer oder natürlicher Herkunft übertreffen die Süßkraft von Saccharose um ein Vielfaches und besitzen nahezu keinen physiologischen Brennwert („kalorienfrei", engl. non-nutritive sweeteners). Eine Süßkraft von 500 bedeutet, dass ein Süßstoff in 500-facher Verdünnung ebenso süß schmeckt wie „isosüße" 4%ige Saccharose-Lösung. S. 290 ▶1

Süßstoffe werden Lebensmitteln, Arzneimitteln, Zahnpasten, Kautabak und Futtermitteln zugesetzt. Für Süßstoffe in Getränken, Suppen, Süßspeisen, Milcherzeugnissen, Süßwaren, Oblaten, Salaten, Saucen, Senf und Gemüse- und Obstkonserven sind Höchstmengen festgelegt. Eine Kombination von Süßstoffen (z. B. Acesulfam-K und Aspartam), die verschiedene Geschmacksknospen erregt, erzeugt einen qualitativ-zuckerähnlichen und quantitativ-süßen Geschmack („Multi-Sweetener-Konzept"). Ein Süßstoff muss den Süßrezeptor (aus zwei membranständigen Proteinen) hydrophob kontaktieren und elektrophile bzw. nucleophile Wechselwirkungen aufbauen, woraufhin eine G-Protein gekoppelte Signalkaskade abläuft.

Süßstoff	Süßkraft
Saccharose	1
Acesulfam-K	80–250
Natriumcyclamat	20–50
Glycyrrhizin	50
Aspartam	100–200
Saccharin	350–450
Steviosid	≈ 300
Naringin-Dihydrochalkon	250–350
Aspartam-Acesulfam-Salz	≈ 350
Sucralose	600–650
Monellin	1500–2500
Thaumatin	≈ 2000
Neotam	7000–13000

1 Süßkraft

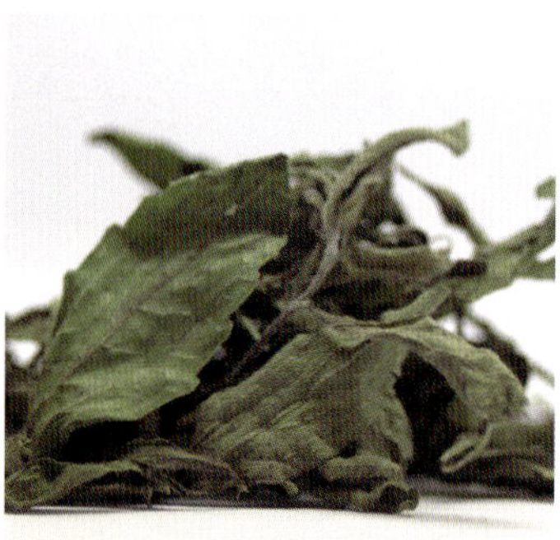

2 *Stevia-rebaudiana*-Blätter

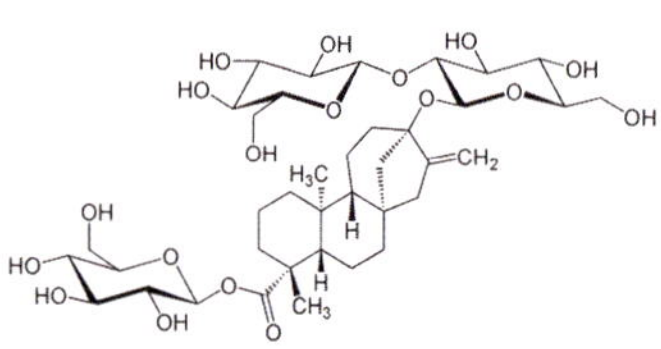

3 Steviosid

Saccharin (E 954, Benzoesäuresulfimid, Natrium-, Kalium- oder Calciumsalz), der älteste Süßstoff, ist koch- und backbeständig, trägt jedoch einen metallischen Nebengeschmack. Saccharin stimuliert das Fressverhalten von Ferkeln. Hohe Belastungen (5–7,5 %) im Futter lösen Blasenkarzinome bei männlichen Ratten, nicht aber bei Affen aus.

Cyclamat (E 952, Natrium- oder Calciumsalz) erreicht eine maximale Süßkraft, die durch höhere Konzentrationen nicht mehr überschritten wird. Überdosierungen durch Getränke sind möglich. Eine kanzerogene Wirkung wird ausgeschlossen. Das durch Hydrolyse gebildete Cyclohexylamin, ein indirektes Sympathomimetikum, erzeugt bei Ratten und Affen Hodenrückbildungen.

Aspartam (E 951) ist ein nicht hitzebeständiges Peptid aus Phenylalanin und Asparaginsäure, verestert mit Methanol. Es wird wie Aminosäuren mit Energiegewinn verdaut. Phenylketonurie-Kranke müssen Aspartam meiden. Für das Umwandlungsprodukt Diketopiperazin (Dipeptid aus Alanin und Glycin) sind Höchstgehalte festgeschrieben. Bei exzessiver Zufuhr wirkt Asparaginsäure bei Babymäusen neurotoxisch.

Acesulfam-K (E 950, Kaliumsalz) ist ein hitzebeständiger, synthetischer Süßstoff ohne nachgewiesene toxikologische Wirkungen. Das Aspartam-Acesulfamsalz mit Aspartamkationen statt Kalium (E 962) bietet technologische Vorteile.

Thaumatin (E 957) ist ein kalorienarmer Proteinsüßstoff aus dem afrikanischen Katemfe-Strauch (*Thaumatococcus daniellii*).

Neohesperidin DC (E 959) ist ein Süßstoff ohne Nährwert auf Basis des bitter schmeckenden Flavonoids Neohesperidin aus Zitrusfruchtschalen.

Sucralose (E 955, Trichlorgalactosaccharose) süßt kalorienfrei und geschmackhaltig etwa 600-mal stärker als Saccharose. Sucralose wirkt appetithemmend bei Ratten; beim Menschen wurden schädliche Wirkungen nicht beobachtet.

Steviosid stammt aus den Blättern des subtropischen Süßkrautes (*Stevia rebaudiana*), das die indigenen Völker in Brasilien und Paraguay als Süßstoff und Medizin verwenden. ▶2–3

Synthetische Süßstoffe sind: Ultrasüß = 5-Nitro-2-propoxyanilin, Dulcin = 4-Ethoxyphenylharnstoff, Alitam = L-Asparaginsäure-D-Alanin-Peptid (E 956), 1,1-Diaminoalkane, Arylharnstoffe, trisubstituierte Guanidine, trihalogenierte Benzamide.

Modifizierte süße Naturstoffe sind: Dihydrochalkone und deren Amid-Analoga (z. B. Naringin-Dihydrochalkon), ringsubstituierte Dihydrochalkone, *trans*-Oxime des Perillaldehyds, Suosan, „Superaspartam" (Verbindung von Suosan mit Aspartam), 3-(L-α-Aspartyl-D-alaninamido)-2,2,4,4-tetramethylthietan; Strukturanaloga von Aspartam ohne Phenylalanin wie 1-(L-α-Aspartyl-amino)cyclopropancarbonsäure-propylester sind wichtig für Phenylketonurie-Patienten; *N*-(Formylcarbamoyl)aspartam und *N*-L-α-Aspartyl-3-bicycloalkyl-L-alaninmethylester; Dipeptidester mit „inverser" Aspartam-Struktur; Sucralose.

Süße Naturstoffe sind: Steviosid, Brazzein, Monellin, Thaumatin, Osladin, Hernandulcin, Miraculin, Phyllodulcin, Pentadin, Glycyrrhizin, Curculin, Mabinlin.

Nummer	Name	Verwendung
E 950	Acesulfam-Kalium	zuckerreduzierte Lebensmittel
E 951	Aspartam	nicht zum Kochen und Backen
E 952	Cyclohexylsulfamidsäure Natrium-, Calciumcyclamat	Verstärkung anderer Süßstoffe
E 954	2-Sulfobenzoesäureimid (Saccharin), Na-, K-, Ca-Salz	Mischung mit anderen Süßstoffen
E 955	Sucralose	starke Süßkraft
E 957	Thaumatin	sehr starke Süßkraft
E 959	Neohesperidin-Dihydrochalkon	
Früher: E 960	Steviosid	natürlicher Süßstoff
E 961	Neotam	nicht alkoholische Getränke, Süßspeisen, Süßwaren
E 962	Aspartam-Acesulfamsalz	

1 Süßstoffe

Nummer	Name *engl.* Endung -ol	Verwendung	Toxikologie
E 420	Sorbit	Diabetikermarmelade, Gebäck, Konfekt; nicht zugelassen für Getränke	
E 421	Mannit	Eiscreme, Süßigkeiten	Durchfall
E 953	Isomalt	wie Saccharose	
E 965	Maltit	Bonbons, Marzipan, Kaugummi u. a., Maltitsirup enthält Glucose.	
E 966	Lactit	Abführmittel	
E 967	Xylit	Diabetikerzucker, Feuchthaltemittel	
E 968	Erythrit	Feuchthaltemittel, Füllstoff, Komplexbildner	

2 Zuckeraustauschstoffe

Zuckeraustauschstoffe für Diabetiker süßen nicht besser als Saccharose, besitzen einen physiologischen Brennwert, benötigen aber kein Insulin zur Verstoffwechslung und gelten als zahnfreundlich. Weil sie langsam abgebaut werden, können sie im Darm Wasser binden und Durchfälle auslösen ($> 20\ g \cdot d^{-1}$). Die Zuckeralkohole Sorbit, Mannit und Xylit werden durch Oxidation von Glucose (Traubenzucker), Hydrierung von Fructose bzw. aus Xylose (Holzzucker) gewonnen.

6.3.9 Aromastoffe

Aromastoffe sind flüchtige Verbindungen in Lebensmitteln, die mit den Geruchsrezeptoren in Nase oder Rachenraum (retronasal) wahrgenommen werden.

Aromastoffe sind Alkohole, Aldehyde, Ketone, Ester, Lactone, Sulfide und Heterozyklen (Furane, Pyrazine, Thiazole, Thiophene), die aus Aminosäuren, Fettsäuren, Zuckern oder Isoprenoiden enstehen. Die wenigsten der über 7000 Aromastoffe sind natürlichen Ursprungs, sondern bilden sich erst bei Zerstörung des Zellverbandes, durch enzymatische Prozesse oder beim Kochen.

Die ***Maillard*-Reaktion** oder nichtenzymatische Bräunung ist eine mehrstufige Reaktion von reduzierenden Zuckern mit Aminen, z. B. der Aminosäure Lysin mit Pentosen. Back- und Röstwaren wie Brot, Malz, Kaffee, Kakao und Karamell erhalten Farbe und Aroma durch Maltol, Ethylmaltol und 2-Mercaptomethylfuran. 5-Acetyl-3,4-dihydo-2*H*-pyrrolidin prägt das Aroma von Weißbrot, Pyra-

Zucker + Amin

↓

Amadori-Umlagerung:
1-Amino-1-desoxyketosen

↓

Heyns-Umlagerung:
2-Amino-2-desoxyaldosen

↓

Nebenprodukte:
Furfural,
5-Hydroxymethylfurfural

↓

Strecker-Abbau:
Aminoketone

↓

unlösliche Melanoidine

1 *Maillard*-Reaktion

zine das von Nüssen. Bispyrrolidine und Cyclopentazepinone in überhitzter Brotkruste oder Bierwürze schmecken bitter. Einige *Maillard*-Produkte gelten als mutagen und kanzerogen. ▶1

Es gibt **künstliche, natürliche** und **naturidentische Aromen**; letztere werden wie Vanillin synthetisch hergestellt.

Aromafehler

Neben Hunderten von sensorischen Komponenten prägen wenige Schlüsselverbindungen (engl. impact compounds) den Charakter eines Aromas. Typische **Aromafehler** (engl. off-flavour) basieren auf artfremden Stoffen oder dem Verlust von Schlüsselaromen durch die Verarbeitung, z. B. durch falsche Fermentation, Wärmebehandlung, Konservierung, Desinfektion, Rohstoffe, Lagerung oder Verunreinigungen. Beispiele für Aromafehler sind:

- Ranzigwerden von Fetten
- „Sonnenlichtgeschmack" von Milch (durch Fotooxidation von Methionin zu Methional) und Bier (Photolyse von Isohumulon, Bildung von 3-Methyl-2-buten-1-thiol)
- „Heugeschmack" von tiefgefrorenen Erbsen (durch Octa-3,5-dien-2-on, Aldehyde, Hexanal, Alkylmethoxypyrazine)
- „Grapefruitnote" von Orangensaft (durch Oxidation von Valencen zu Nootkaton) und „Terpennote" (durch Oxidation von Limonen zu Carvon)
- „Leimgeschmack" von Trockenmilch (durch die Bildung von 2-Aminoacetophenon aus Tryptophan)
- Rückstände in Verpackungsmaterialien: Chlorphenole
- „Korkton" und „Kellerton" von Wein: durch Tri-, Tetra- und Pentachloranisol, das sich durch mikrobielle Zersetzung von Reinigungsmitteln und Fungiziden in Kork und Holz bildet. Tribromanisol bildet sich aus Tribromphenol in Kartons, Mauerfarben und Kunststoffen. Die Fehlaromen adsorbieren an Aluminiumsilicat oder Polyethylenfiltern.
- Dumpferdiger Geruch von Fisch und Muscheln (durch Geosmin, Methylisoborneol)

6.4 Kosmetika

Stoff	$mg \cdot kg^{-1}$
Benzol (in Spielwaren)	5
Vinylchlorid in Bedarfsgegenständen in Lebensmitteln	1 0,01
Pentachlorphenol (in Holz, Heidekraut, Nadelholzsamen zum Räuchern)	0,05
Abgabe an den Inhalt von Kochtöpfen und Lagergefäßen	$mg \cdot L^{-1}$
Blei	1,5
Cadmium	0,1

2 Höchstmengen

Kosmetische Mittel oder Körperpflegemittel unterliegen dem Lebensmittel- und Bedarfsgegenständegesetz (LMBG) und der Kosmetikverordnung.

Die **Bedarfsgegenstände-Verordnung** regelt die Beschaffenheit von Gegenständen, die mit Lebensmitteln, den Mundschleimhäuten oder dem menschlichen Körper anhaltend in Berührung kommen, z. B. Lebensmittelverpackungen, Flaschensauger, Textilien, Perücken, Ohrringe, Armbänder, Windeln, Spielzeug, Scherzartikel, Imprägnier- und Insektenvertilgungsmittel. ▶2

Die **Kosmetik-Verordnung** listet zugelassene Inhaltsstoffe, Farbstoffe, Konservierungsmittel und UV-Filter. In Kosmetika sind giftige anorganische und organische Stoffe und verschreibungspflichtige Arzneistoffe verboten. Kosmetische Inhaltsstoffe werden toxikologisch geprüft; bei empfindlichen Personen treten dennoch allergische Kontaktdermatiden gegen Haarpflegemittel, Konservierungsmittel, Duftstoffe, Emulgatoren, Nagellackharze und Wollwachse auf. S. 293 ▶1

6.4.1 Konservierungsmittel in Kosmetika

Konservierungsmittel verhindern mikrobielle Veränderungen von Geruch, Aussehen und Konsistenz der Zubereitung. Der Gebrauch ist in der Kosmetik-Verordnung geregelt. Konservierungsstoffe können Kontaktallergien auslösen. ▶2–3

- **Alkylparabene** (4-Hydroxybenzoesäureester), gelöst in Phenoxyethanol
- Benzoesäure und Sorbinsäure
- **Imidazolidinylharnstoff**, gelöst in Propan-1,2-diol
- Chlormethylisothiazolinon (MCI) und Methylisothiazolinon (MI) als Ersatz für Formaldehyd
- Chloracetamid, Triclosan, butylierte Hydroxyanisole, Bromopol (2-Brom-2-nitro-1,3,-propandiol), Chlorbutanol, Thiomersal
- Natriumdisulfit ($Na_2S_2O_5$)

Weitere Hilfsstoffe in Kosmetika sind:

Antioxidantien wie Tocopherole, BHT und Ascorbinsäure verhindern das Ranzigwerden von Fetten. ▶Kap. 5

Emulgatoren wie Tenside, Fettsäureester und Alkylphenolpolyglycolether stabilisieren Emulsionen. **Demulgatoren**, z. B. Sulfonsäuresalze, fördern die Entmischung von Emulsionen in unlösliche Phasen.

Lösungsvermittler, z. B. Tenside, Diethylenglycolether, Glycerinmonofettsäureester, erhöhen die Löslichkeit von Stoffen.

Netzmittel setzen die Oberflächenspannung von Flüssigkeiten herab und erhöhen die Benetzbarkeit von Oberflächen.

Feuchthaltemittel wie Sorbit, Glycerin, Glycol und Milchsäure verhindern die Austrocknung der Zubereitung.

Verdickungsmittel wie Tenside, Fettsäurealkanolamide und Wachse binden Flüssigkeiten als zähflüssige Lösungen.

Färbemittel enthalten Betain, Carotin, Chlorophyll und Anthrachinone.

6.4.2 Riechstoffe und Parfüm

Parfüm (frz. parfum) kommt von lateinisch per fumum = durch Rauch; heute versteht man darunter eine alkoholische Lösung von Riechstoffen (Osmogenen, griech. osme = Geruch) aus ätherischen Ölen, Blütenölen, Extrakten aus Pflanzen oder Tieren, Naturprodukten oder synthetischen Riechstoffen. ▶4

Riechstoffe sind leichte Moleküle ($\leq$ 300 g · mol^{-1}) mit hohem Dampfdruck, schlecht wasserlöslich, aber gut fettlöslich, schwach polar und oberflächenaktiv, oftmals auch optisch aktiv. Polare funktionelle Gruppen verursachen eine

- angenehme Geruchswahrnehmung (Euosmophore: –OH, –OR, –CHO, –COR, –COOR) oder
- unangenehme Geruchswahrnehmung (Kakosmophore: –SH, –SR, –CHS, –CSR, $-NH_2$).

Parfümöle

Perubalsam (*Balsamum peruvianum*)

Konservierungsstoffe

Lösemittel

Emulgatoren
Lanolin, Propylenglycol

Haarfärbemittel
p-Phenylendiamin, Glycerinmonothioglycolat, Silbernitrat, Quecksilberverbindungen

Polymere
Toluolsulfonamid-Formaldehyd Polymere, Acrylpolymere

Propolis (Bienenharz)

Sonnenschutzmittel

Mundpflege
Zinnfluorid

1 Sensibilisierende Substanzen

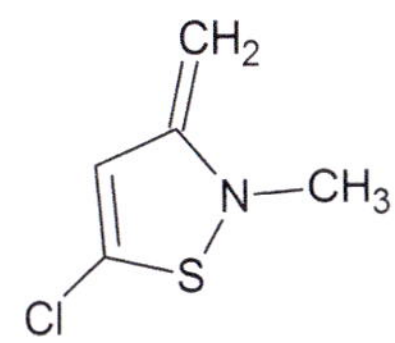

2 Chlormethylisothiazolinon

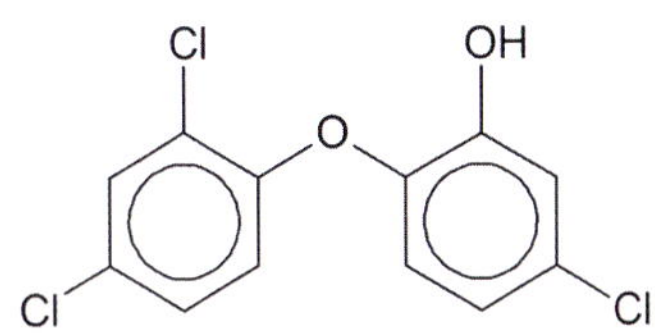

3 Triclosan

Lösung	Gehalt an Parfümölen
Parfüm, „Extrait"	10–25 %
Eau de Parfum	8–10 %
Eau de Toilette	5–8 %
Eau de Cologne, Kölnisch Wasser	2–5 %

4 Einteilung der Parfüme

Stoff in Wasser	$\mu g \cdot L^{-1}$
Benzaldehyd	350
2-Isobutyl-3-methoxypyrazin	0,002
p-Menth-1-en-8-thiol	0,00002

1 Geruchschwellenwerte

Klasse	Geruch, Riechstoff
1 Blumig	Blütengerüche: Geraniol, Jonon
2 Citrus	Zitrusfrüchte: Citral
3 Grün	Gras, grüne Blätter: Hex-3-en-1-ol
4 Krautig	grüne Kräuter: Thujone
4a Minzig	Pfefferminz: Menthon,(–)-Carvon
4b Camphrig	Zelluloid, erdig: Campher
5 Aldehyd	fettig-wachsig-ozonartig-wäßrig: C_8–C_{13} Alkanale, Alkenale
6 Fruchtig	Fruchtgerüche: Fruchtester, Lactone
7 Süßbalsamisch	Harze, Schokolade: Vanillin
8 Würzig	Gewürznoten: Eugenol
9 Holzig	Zeder, Sandelholz: Santalol, Cedrol
10 Animalisch	Moschus, Ambra, Zibet: Muscon

2 Duftfamilien

Schwerflüchtige **Eigenfixateure**: synthetische Moschuskörper
Schwachriechende **Pseudofixateure**: Diethylenglycolmethylether
Animalische **Stimulantien**: Ambra, Moschus, Zibet
Echte Fixateure durch Adsorptionskräfte: Labdanum, Styrax, Benzoe, Eichenmoos

3 Fixateure (Basen)

Ab der Erkennungs- oder **Geruchschwelle** ist die Aromaqualität eindeutig wahrnehmbar; die eigentliche „Wahrnehmungsschwelle" des Stoffes liegt bei geringerer Konzentration. ▶1

Wichtige Riechstoffe sind: Terpenoide, Brenzcatechin- und Phenol-Derivate und andere Aromaten, sowie nachrangig Aliphaten, Alicyclen und Heterocyclen. Riechstoffe werden nach Geruchsklassen (Duftfamilien) und Duftnoten geordnet. ▶2

Parfümöle

Duftstoffkonzentrate werden durch Auspressen der Rohstoffe oder durch Extraktion in Lösemitteln, überkritischem CO_2 oder in Fetten („Enfleurage") hergestellt. **Ätherische Öle** werden durch Wasserdampfdestillation aus Pflanzenteilen gewonnen und enthalten Terpene. Im weiteren Sinn sind auch andere flüchtige Inhaltsstoffe gemeint. ▶Kap. 10

Pflanzliche Ausgangsmaterialien für Parfümöle sind:

- Blüten (Lavendel, Rosen, Jasmin, Neroliöl)
- Stengel und Blätter (Geranium, Patchouli, Petitgrain)
- Früchte (Anis, Koriander, Wacholder, Kümmel)
- Fruchtschalen (Bergamotte, Orange, Zitrone)
- Samen (Muskatnuss, Angelika, Sellerie, Kardamomen)
- Wurzeln (Angelika, Costus, Iris, Calmus)
- Holz (Sandel-, Guajak-, Zedern-, Rosenholz)
- Kräuter und Gräser (Estragon, Lemongras, Salbei, Thymian)
- Nadeln und Zweige (Fichte, Tanne, Kiefer, Latschen)
- Harze und Balsame (Galbanum, Elemi, Benzoe, Myrrhe, Olibanum, Opopanax)

Tierische Rohstoffe sind kostspielig, z. B.:

- Ambra (ein Pottwal-Kot)
- Drüsensekrete (Moschus, Zibet, Castoreum)

Halbsynthetische Produkte aus natürlichen Vorstufen sind:

- Isoeugenol aus Eugenol (Nelkenöl)
- Vanillin aus Isoeugenol
- Hydroxycitronellal aus Citronellal
- Citronellol, Citronellal und Geranylacetat aus Geraniol
- Jonone und Methyljonone aus Citral

Vollsynthetische Riechstoffe erlauben naturidentische Gerüche und Geruchnoten ohne natürliches Vorbild.

Die Parfümkomposition gliedert sich in:

1. **Kopfnote** (Angeruch): meist frisch durch flüchtige Riechstoffe,
2. **Mittelnote** (Bouqet): blumig, mäßig flüchtige Riechstoffe,
3. **Basisnote** (Nachgeruch): durch wenig flüchtige Riechstoffe.

Fixateure vermindern den Dampfdruck der Duftstoffe durch Nebenvalenzkräfte (Dipolkräfte, Wasserstoffbrücken, Adsorption) und Bildung azeotroper Gemische. Sie erhöhen die Haftfestigkeit und Beständigkeit der Duftkomponenten. **Adjuvantien** verbinden Kopf-, Mittel- und Basisnote für einen fließenden Duftablauf. ▶3

Zur hautäztlichen Prüfung von „Parfümallergien" dient der **Fragrance-Mix** (Duftstoffmischung). Es wird zwischen auf der Haut verbleibenden „Leave-on" und abwaschbaren „Rinse-off"-Kosmetika unterschieden.

Problematische Inhaltsstoffe

Nitromoschusstoffe (Moschus-Xylol, -Keton, -Tibetin, -Mosken) wirken teilweise genotoxisch und kanzerogen im Tierversuch. Dosen von ≈ 10 µg $kg^{-1}d^{-1}$ stellen kein Gesundheitsrisiko für den Menschen dar. Moschuskernöl (Ambrette) ist verboten. ▶2

Polyzyklische Moschusstoffe in Seifen, Shampoos und Waschmitteln neigen zur Bioakkumulation in Organismen und in der Umwelt, z. B. methylierte Benzopyrane und Hexamethylennaphthaline.

Eugenol und **Methyleugenol, Safrol** und **Estragol** sind teilweise kanzerogene allylsubstituierte Benzole in ätherischen Ölen, für die in Kosmetika Höchstmengen festgelegt sind. ▶Kap. 4

6.4.3 Hautpflege und Behandlung

Hautpflegemittel umfassen **Reinigungsmittel** (Seifen, flüssige Tensidgemische, Gesichtswässer, Badezusätze) und eigentliche **Hautpflegemittel** (Hautcremes, Hautlotionen, Hautöle, Hautgele). In Öl-in–Wasser-Emulsionen (O/W) befinden sich feinverteilte Öltröpfchen in der wässrigen Phase; bei Wasser-in-Öl-Emulsionen (W/O) ist Wasser in einer öligen Matrix verteilt. Hautpflegemittel dürfen keine Hautreaktionen auslösen (Erythembildung, Brennen) und müssen ungiftig sein.

Tenside

Nichtionische Waschmittel sind hautverträglicher als anionische und kationische Tenside (▶Kap. 4). Allergien sind selten.

Seifen sind Alkalisalze der langkettigen Carbonsäuren (C_{12}–C_{18}). Seifen der Dodecansäure (Laurinsäure) aus Kokos- und Palmkernölen schäumen besonders gut. Die Natriumsalze ergeben feste Feinseifen, die Kaliumsalze pastöse Schmierseifen. Die Herstellung erfolgt durch Umsetzung von Fetten oder den durch Fettspaltung gewonnenen Carbonsäuren mit Alkalilaugen.

Seifenzusätze sind:

- fettähnliche Substanzen zur Rückfettung der Haut (Fettsäuren, Fettalkohole, Wollwachs, Lecithine, Öle),
- Antioxidantien (L-Ascorbylpalmitat, Tocopherol) zur Verhinderung der Autoxidation (Ranzigkeit),
- Komplexbildner (wie EDTA) zur Bindung von Schwermetallen,
- Parfümöle und Farbstoffe.

In der Seifenwaschlauge herrscht ein pH um 8–10, so dass Reizungen auf der empfindlichen Haut (pH 5–6) auftreten können. In hartem Wasser bilden sich Kalkseifen.

Ein Zusatz von **Glycerin** erhöht die Feuchtigkeit der Haut und aktiviert Proteasen und die Zellteilung von Basalzellen. Retinolpalmitat wirkt schwach gegen Hautalterung und Falten; aktive

Komponente	
α-Amylcinnamylaldehyd Cinnamylalkohol Cinnamylaldehyd Eugenol, Geraniol Citronellal, Isoeugenol Eichenmoss	je 1 %
Sorbitansesquioleat (Emulgator)	5 %

1 Fragrance Mix

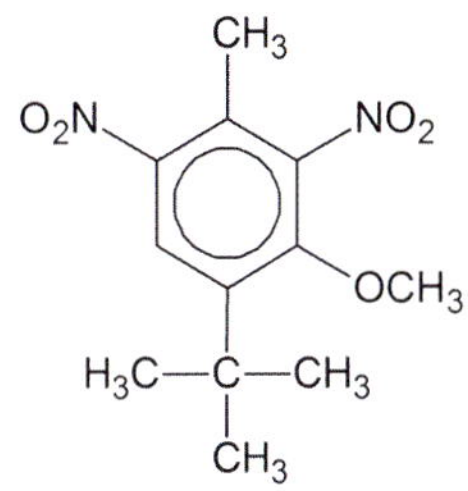

2 Moschus-Ambrette

Lipophile Bestandteile Fette, Öle, Wachse
Hyprophile Bestandteile Wasser Feuchthaltemittel (Moisturizer): Polyole, Proteinhydrolysate, Harnstoff
Emulgatoren kationisch, amphoter, nicht ionisch, Coemulgatoren (Cetylalkohol)
Antioxidationsmittel Vitamin E u. a.
Konservierungsstoffe
Chelatbildner, z. B. EDTA
Verdickungsmittel z. B. Polyacrylate
Parfüm
Lichtschutzfilter

3 Zusammensetzung von Hautpflegemitteln

α- und β-Hydroxysäuren
(Milch-, Äpfel-, Salicylsäure)
Anregung der Zellteilung der Haut

Retinol-Derivate
Hemmung der Differenzierung von Hautzellen

α-Tocopherol
Antioxidans

Ascorbinsäure
Antioxidans, Kollagensynthese

Coffein und Xanthine
in Cellulitis-Cremes: gefäßerweiternd, cAMP-Hemmung

Nicotinsäureester
gefäßerweiternd

Ketoconazol
Fungizid gegen Schuppen; hemmt die Sterol-14a-Demethylase

2,3-Dihydro-3-hydroxy-2-imino-4-pyrimidinamin
verzögert Haarausfall; Hemmung der Lysylhydroxylase

1 Kosmetische Inhaltsstoffe mit biologischer Wirkung

Alkohole
Salicylsäure
Benzoesäure
Usninsäure

2 Antiseptika

ätherische Öle
(Nelke, Lavendel, Citronell, Zimt)

Caprylsäurediethylamid
N,N-Diethyl-*m*-toluamid
Phthalsäureester
2-Cyclohexylcylohexanol

3 Insektenabwehrmittel

Wasserstoffperoxid
Zinkperoxid
Harnstoffperoxid

4 Bleichcreme- Zusätze

Metaboliten wie Vitamin-A-Säure sind wegen teratogener Risiken verboten. α-Hydroxysäuren finden sich in dermatologischen Hautcremes zum „Peeling". ▶1

Syndet-Seifen auf Basis synthetischer Aniontenside werden auf hautfreundliche pH 5,5 oder pH 7 eingestellt; sie schäumen auch in Meerwasser und besitzen rückfettende Zusätze.

Flüssige Seifen für Seifenspender nutzen synthetische Aniontenside mit Viskositätsregulatoren und Perlglanzadditiven.

Badesalze enthärten, färben und parfümieren das Badewasser, meist ohne waschaktive Substanzen. Schaum- und **Duschbäder** sind ähnlich zusammengesetzt wie flüssige Haarwaschmittel und enthalten hautpflegende Wirkstoffe.

Hautpflegemittel

Hautpflegemittel sollen Hautlipide und Feuchthaltefaktoren ergänzen und Umwelt- und Alterungsprozessen entgegenwirken.

Hautcremes und **Hautlotionen** sind Emulsionen von Fettalkoholen, Fettsäuren, Fettsäureestern, Wachsen, Vaseline, Paraffinen und anderen Ölkomponenten in Wasser. Weitere Zusätze sind Viskositätsregulatoren, Konservierungsmittel, Antioxidantien, Chelatbildner, Parfümöle, Farbmittel und Wirkstoffe (Proteine, Aminosäuren, Lecithine, Lipide, Phosphatide, Pflanzenextrakte, Vitamine, Biotin). Hormone dürfen nicht verwendet werden.

Hautgele sind durch Verdickungsmittel stabilisiere halbfeste Produkte: Oleogele sind wasserfrei, Hydrogele ölfrei. Öl-Wasser-Gele enthalten Emulgatoren.

Lippenstift wird mit bis zu 40 mg · d^{-1} oral aufgenommen; daher werden in der Lebensmittelindustrie übliche Stoffe eingesetzt.

Nagellacke können sensibilisierende Isocyanate und Formaldehyd enthalten. Hydrophile Substanzen dringen bevorzugt in Nägel ein.

Hautbehandlungsmittel

Desinfektionsmittel (Antiseptika) wirken gegen pathogene Mikroorganismen. ▶2

Deodorantien wie Triclosan und *p*-Chlor-*m*-xylenol hemmen die Ausbreitung schweißzersetzender Bakterien.

Antischweißmittel (Antihydrotika, Antiperspirantien) enthalten Adstringentien, Gerbstoffe oder Aluminiumhydroxidchlorid.

Adstringentien wie Gerbsäure, Alaun und Bismutverbindungen wirken zusammenziehend und fördern die Verdichtung des Gewebes durch Eiweißausfällung. **Hämostyptika** stillen Blutungen, z. B. Alaun und Tannin.

Antifettwirkstoffe, z. B. Mercaptane, regulieren die Ausscheidung der Talgdrüsen.

Bleichcremes hellen Hautverfärbungen und Sommersprossen auf. ▶4

Insektenabwehrmittel (Repellent) enthalten ätherische Öle und Riechstoffe (▶3). **Hühneraugenmittel** sind als Arzneimittel eingestuft.

6.4.4 Haarbehandlung

Der Mensch besitzt 80 000 bis 120 000 **Haare** auf dem Kopf; jedes besteht aus dem **Cortex** (ineinander verdrillte Fäden von α-Keratin, einem wasserunlöslichen Faserprotein, das reich an schwefelhaltigen Aminosäuren ist) und der **Cuticula** (Hülle aus verhornten, abgestorbenen Zellen). Das Haar wächst täglich 0,5–0,5 mm, wird etwa 70 cm lang und fällt nach 4–6 Jahren aus.

Haarfarben

Permanente Färbungen fixieren Farbstoffmoleküle im Cortex, indem Entwickler, Oxidationsmittel und Kuppler bis zum gewünschten Farbton zusammenwirken. Als Zwischenstufen entstehen reaktive Chinondiimine und ungefärbte Diphenylamine (Leukofarbstoff), die im alkalischen Medium (Ammoniak, Ethanolamin) zum Farbstoff oxidiert werden. Reduktionsmittel (Natriumdithionit oder -thiosulfat) ermöglichen Umfärbungen. ▶1

Überempfindlichkeitsreaktionen gegen Amine sind bekannt; der Farbstoff sollte mit dem Haar auswachsen. Die Inhaltsstoffe wirken sensibilisierend, ätzend und teilweise genotoxisch im Tierversuch. Kanzerogene Farbstoffe wie 4-Amino-2-nitrophenol, 2-Nitro-*p*-phenylendiamin und HC-Blue-1 werden nicht mehr verwendet. In der Europäischen Union verboten sind: *o*-Phenylendiamin, 2,4-Diaminotoluol, -anisol, -phenetol, -phenylethanol, 2,5-Diaminoanisol, Aminonitrophenole, Catechol, Pyrogallol. Das Anwenderrisiko für 2,4-Diaminoanisol bei einer täglichen Belastung von ≤ 4 µg/kg und monatlicher Nachfärbung wird auf etwa 10^{-6} % geschätzt. Haarfarben auf **Bleiacetat**-Basis dienen zum Übertönen grauer Haare; im Haar entsteht braunes Bleisulfid. In Asien sind Eisensalze in Pyrogallol in Gebrauch.

Temporäre Farbstoffe wie Triarylmethan, Acridin und Cyanin haften an den äußeren Haarschichten und werden nach wenigen Waschungen wieder entfernt.

Semipermanente Farbstoffe – wie das rote 2-Nitro-*p*-phenylendiamin, das gelbe 2-Amino-4-nitrophenol, Dispersblau, Henna, Indigo, Kamillen- und Walnussextrakte – dringen in den Cortex ein und überstehen etwa zehn Waschungen. Das rot-orange **Henna** aus dem nordafrikanischen Strauch *Lawsonia inermis* enthält (als Glycosid gebunden) den beim Trocknen an Luft freigesetzten hämatoxischen Farbstoff **Lawson** = 2-Hydroxy-1,4-naphthochinon, sowie Luteolin = 2-(3',2'-Dihydroxyphenyl)-5,6-dihydroxyflavon. ▶2

Die Blondierung, d. h. Aufhellung der natürlichen Haarfarbe gelingt durch Zerstörung des dunkelbraunen **Eumelanins** und des rotgelben **Phänomelanins** im Cortex der Haarfaser durch Wasserstoffperoxid oder Persulfate. Die unerwünschte Oxidation von Cystein im Keratin führt zu Haarsprödigkeit. Persulfat-Bleichmittel sind Typ-1-Allergene.

Umformung der Haare

Ionenbindungen und Wasserstoffbrücken zwischen den Keratinfäden werden beim Waschen gelöst; das Haar wird dadurch

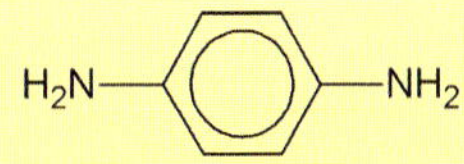

Entwickler: *p*-Phenylendiamin
Oxidationsmittel: H_2O_2
Kuppler: Resorcin, *p*-Amino-o-kresol
↓

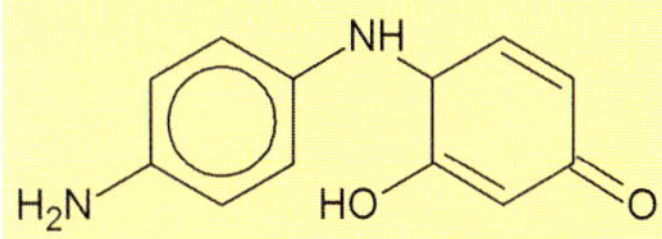

rotbrauner Indoanilin-Farbstoff
↓
dunkle Schattierungen: durch Addition von Chinondiimin an C=C und Polymerisation

1 Haarfärbung

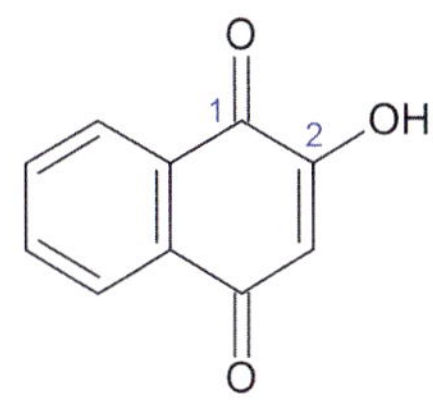

2 Lawson

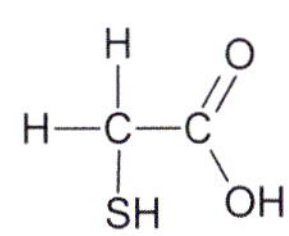

3 Thioglycolsäure

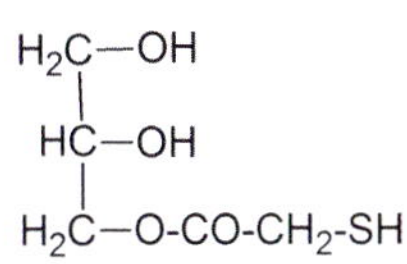

4 Thioglycolsäureglycerinester

1.
Reduktive Spaltung
von Cystein-S-S-Brücken durch Thioglycolsäuresalze oder Ester

2.
Umformung

3.
Neuknüpfung der S–S-Brücken
durch Oxidationsmittel (H_2O_2 0,5–5 %, Alkalibromate, Harnstoffperoxid, Natriumperborat)

1 Prinzip der Dauerwelle

LSF	Schutzniveau
6 – 10 – 15	niedrig
20	mittel
25 – 30	hoch
50	sehr hoch
50+ (> 60)	sehr hoch

2 Lichtschutzfaktoren (LSF)

Parameter	Erwachsener	Kind
Gewicht (kg)	60	14
Körperoberfläche (cm^2)	18 000	6030
Exposition: 1 mg/cm^2, 2-mal täglich, Wirkstoffgehalt 5 %, Hautpenetration 0,8 %	18 g · 2 · 5% · 0,8 % ≈ 15 mg	14 g · 80 % · 0,8 % ≈ 5 mg
Systemic Exposure Dose (SED) in mg $kg^{-1}d^{-1}$	0,25	0,36
Unschädliche Dosis (NOAEL) in mg $kg^{-1}d^{-1}$	1000	1000
Sicherheitsfaktor	4000	2700

3 Systemische Belastung durch Lichtschutzfilter

deutlich dehnbarer, weil es von der Faltblattstruktur in die α-Helix übergeht. Die Disulfidbrücken –S–S– zwischen den schwefelhaltigen Aminosäuren im Keratin werden durch Dampf, alkalische Lösungen oder vorzugsweise 12%ige **Thioglycolsäure** (▶3) gespalten (reduziert); das Haar wird nun in die gewünschte Form gebracht und die Disulfidbrücken durch Oxidationsmittel wieder hergestellt (Dauerwelle, ▶1). Reduktions- und Fixierlösungen enthalten außerdem Tenside und Duftstoffe. Falsche Handhabung kann Haut, Haar und Augen schädigen. Thioglycolsäureglycerinester wirkt allergisierend. S. 297 ▶4

Haarglättungsmittel („Relaxer") zur Entkräuselung gelockter Haares entsprechen der Dauerwellenbehandlung mit Zusätzen von Natrium-, Lithium- oder Guanidinhydroxid, um den Cystingehalt des Haares in Lanthionin umzuwandeln.

$$R\text{-}CH_2\text{-}S\text{-}S\text{-}CH_2R' + NaOH + O_2 \rightarrow R\text{-}CH_2\text{-}S\text{-}CH_2R' + NaHSO_3$$

Enthaarungsmittel (Depilatoren) enthalten Strontium- und Calciumthioglycolat.

Antistatika wie Polyglycolether, Fettsäuren oder Alkylphenole verhindern die elektrostatische Aufladung der Haare.

6.4.5 Licht- und Wärmeschutzmittel

Langwelliges UV-A-Licht führt zur direkten Pigmentierung (Bräunung) der in der Epidermis vorhandenen **Melanin**-Körper, ohne dass ein Sonnenbrand auftritt. Kurzwellige UV-B-Strahlung regt die späte, indirekte Pigmentierung durch Neubildung von Melanin-Körpern an, so dass zwischenzeitlich Hautrötungen (Erytheme) und Hautentzündungen (Sonnenbrand) auftreten.

UV-Absorber reduzieren schädliche UV-B- und UV-A-Strahlung; ein vollständiger Sonnenschutz („Sunblocker") ist nicht möglich. Der **Lichtschutzfaktor** (LSF; Sonnenschutzfaktor) wurde 1956 von Rudolf *Schulze* (1906-1974) definiert als die Erythem-Schwellendosis (kurz MED) der geschützten Haut, bezogen auf die ungeschützte Haut. Der Schutzfaktor 6 bedeutet, dass die Zeit bis zum Auftreten einer Hautrötung sechsmal länger ist als bei unbehandelter Haut. ▶2

Für einen wirksamen Lichtschutz muss Sonnenschutzcreme großzügig, d. h. im Grammbereich, aufgetragen werden. Die Resorption durch die Haut beträgt weniger als 1 %. ▶3

Lichtschutzmittel wie **4-Methylbenzylidenkampfer** (4-MBC) oder 2-Ethylhexylmethoxycinnamat (OMC), 2-Hydroxy-4-methoxy-benzophenon (BP-3) und Homosalat zeigen eine sehr geringe östrogene Aktivität, vergleichbar mit Phytoöstrogenen in Lebensmitteln (Soja).

Wärmeschutzmittel

Reflektierende Feststoffe wie **Titandioxid** vermindern die Wärmebelastung durch Schutzpasten z. B. bei Feuerwehrleuten und Heizern.

6.5 Übungsaufgaben

1. Welche Lebensmittelfarbstoffe wurden früh als gefährlich erkannt und verboten?
2. a) Warum sind **Kleinkinder** und Säuglinge Fremdstoffen gegenüber höher exponiert als Erwachsene?
   b) Welche körperlichen Unterschiede bestehen bei Säuglingen?
   c) Welche Fremdstoffe sind kritisch für Neugeborene?
3. Nennen Sie natürliche Lebensmitteltoxine.
4. Wie unterscheiden sich **Trinkwasser**, Mineralwasser und Heilwasser voneinander?
5. a) Welche Schadstoffe kommen durch das Verteilsystem ins Trinkwasser?
   b) Welche Fremdstoffe werden durch das Verteilsystem nicht erhöht?
6. Welche mikrobiologischen Verunreinigungen finden sich im Wasser? Welche Gefahren ergeben sich daraus?
7. Welche unerwünschten Produkte werden durch die folgenden **Desinfektionsmethoden** im Trinkwasser erzeugt?
   a) Chlorgas
   b) Hypochlorit
   c) Chloramin
   d) Chlordioxid
   e) Ozon
8. Das wasserlösliche, sehr quellfähige Geliermittel **Glucomannan** (E 425) darf nicht in Geleesüßwaren enthalten sein, obwohl es ungiftig ist. Warum?
9. a) Warum können pektinreiche, naturbelassene Fruchtsäfte, Wein und Branntwein **Methanol** enthalten?
   b) Kann aus dem Süßstoff **Aspartam** Methanol entstehen?
10. Was ist der Unterschied zwischen einer **Allergie** und einer **Idiosynkrasie**?
11. a) Warum sollten Lebensmittel **gekocht** werden?
    b) Welche Nachteile und Gifte können bei unsachgemäßem Erhitzen entstehen?
12. a) Nennen Sie Fremdstoffe in Lebensmitteln, die als **kanzerogen** gelten.
    b) Welche Lebensmittelinhaltsstoffe gelten als **anti-kanzerogen**?
    c) Welche notwendigen Lebensmittelbestandteile kann man **überdosieren**?
13. a) Nennen Sie Beispiele für „Novel Foods".
    b) Welche Risiken werden diskutiert?
14. Welche Auswirkung hat die radioaktive **Bestrahlung** auf die Qualität von Lebensmitteln?
15. Erläutern Sie den ernährungsphysiologischen Unterschied zwischen L- und D-**Aminosäuren**.
16. Beurteilen Sie die kanzerogene Potenz von **Azofarbstoffen**.
17. Was ist von einem Nahrungsergänzungsmittel **Melanin** (Serotonin-Derivat) in amerikanischen Supermärkten zu halten?
18. Die mit Sonnenschutzmittel behandelte Haut zeigt nach 90 Minuten eine Rötung (Erythem), die ungeschützte Haut nach 15 Minuten. Wie groß ist der **Lichtschutzfaktor**?
19. Warum wird **Diethanolamin** heute nicht mehr als Basis für die oxidative Haarfärbung verwendet?

7 Alkohol und Konsumdrogen: Schmerz-, Schlaf- und Betäubungsmittel

Der Begriff **Droge** bezeichnet in der Pharmakologie wirkstoffhaltige Pflanzenteile, die durch Trocknen (plattdeutsch: drögen) haltbar gemacht werden. Angelehnt an den allgemeinen Sprachgebrauch sind auch **Rauschmittel** (engl. *drugs*) gemeint. Auf das Gehirn wirken **Hypnotika** (Schlafmittel), **Narkotika** (Bewusstlosigkeit auslösende Substanzen) und **Psychopharmaka**, auf die Schmerzwahrnehmung **Lokalanästhetika, Opiate, Analgetika** (Schmerzmittel) und **Antiphlogistika** (entzündungshemmende Mittel) ein. Alkaloide, Pflanzen- und Tiergifte siehe Kapitel 10 bis 12.

7.1 Alkohole und Phenole

0,3 ‰ erste Gangstörungen

0,4 ‰ Aufmerksamkeit eingeschränkt, „Tunnelblick“

0,5 ‰ Blindzielbewegung im Finger-Finger-Versuch und Standsicherheit gestört

0,5 – 1,0 ‰ Schwips: Redseligkeit, Enthemmung, verlängerte Reaktionszeit, Sprachstörungen und Nystagmus (Augenzittern)

1,0 – 1,5 ‰ Mäßiger Rauschzustand: Enthemmung, verwaschene Aussprache, Schwindel, Übelkeit, Aggressivität

1,5 – 2,0 ‰ Kräftiger Rausch: Gangunsicherheit, Distanzlosigkeit, Uneinsichtigkeit

2,0 ‰ Bewusstseinstrübung, Erinnerungslücken, erste tödliche Alkoholvergiftungen bei Nicht-Alkoholikern

2,5 – 3,0 ‰ Schwerer Rausch: Persönlichkeitsabbau, Bewusstseinseintrübung, Erbrechen mit Aspirationsgefahr

3,0 – 3,5 ‰ Torkeln, Lallen, Desorientiertheit, Verwirrtheit, Erinnerungslücken

3,5 – 5,0 ‰ tödliche Alkoholvergiftung

1 **Alkoholwirkung**

Alkohole sind organische Verbindungen R–OH aus einem Kohlenwasserstoffrest und einer Hydroxygruppe. **Phenole** tragen einen aromatischen Rest; sie leiten sich vom Hydroxybenzol (Phenol) ab. Alkohole sind Inhaltsstoffe von Reinigungsmitteln, z. B. Ethanol in Glasreinigern und 2-Butoxyethanol (Butylglycol) in Fußbodenreinigern. Alle Alkohole wirken berauschend, höhere Alkohole stärker als niedere. ▶1

Mit zunehmender Zahl der Kohlenstoffatome nehmen die narkotische Wirkung, Giftigkeit und keimtötende Wirkung zu.

7.1.1 Ethanol

Der gewöhnliche Trinkalkohol (früher: Äthylalkohol, Weingeist) ist ein **Zellgift**. Dass Menschen überhaupt Alkohol trinken können, verdanken sie dem Enzym **Alkoholdehydrogenase**. Die berauschende Wirkung geht mit der Oxidation des Ethanols zu Acetaldehyd einher. Die Übersäuerung (Acidose) des Gewebes durch Essigsäure verursacht den Kater am Morgen danach. Schnell wird Ethanol besonders auf nüchternen Magen (20 %) und im Dünndarm (80 %) resorbiert und flutet in allen wasserhaltigen Körpergeweben an, von den Nieren bis hin zur Muttermilch. Kohlensäure in Sekt und Weißbier beschleunigt die Resorption durch Reizung der Schleimhäute. 10 % des aufgenommenen Alkohols werden über Atemluft, Harn und Schweiß abgesondert; 90 % werden auf drei Wegen eliminiert:

1. Im **Zytoplasma** wird Ethanol durch die Alkoholdehydrogenase in **Acetaldehyd** (und langsam durch die Acetaldehyddehydrogenase in **Acetat**) umgewandelt. Die Reaktionskinetik 0. Ordnung ist unabhängig von der Ethanolkonzentration, d. h. Ethanol zerfällt mit konstanter Geschwindigkeit von etwa 0,15 ‰/h oder – bezogen auf das Körpergewicht – mit 0,1 g $kg^{-1}h^{-1}$ beim Mann und 0,085 g $kg^{-1}h^{-1}$ bei der Frau. Acetaldehyd und Essigsäure werden an Coenzym A gebunden und im Citronensäurezyklus zu CO_2 und Wasser abgebaut. Ein kleiner Teil bildet Acetessigsäure und weiter γ-Hydroxybutansäure; im Fettsäurestoffwechsel entstehen Fettsäuren und Triglyceride bis hin zum Aufbau einer „Fettleber“. S. 301 ▶1

2. Etwa 5 % des aufgenommenen Alkohols induziert Cytochrom-P_{450}-Enzyme (Monooxygenasen) in der **Leber** und leitet damit den Abbau zu **Essigsäure** (Acetat) über das Mikrosomale Ethanol Oxidierende System (MEOS) ein. Das MEOS im endoplasmatischen Retikulum der Leberzellen benötigt Sauerstoff und NADPH für eine Kinetik 1. Ordnung. Die Phase-I-Reaktionen (Oxidation, Reduktion, Konjugation) erhöhen die Toleranz der Alkoholiker auf Sedativa und Medikamente.
3. Nur 0,5% Ethanol werden direkt an Glucuronsäure gebunden.

Es gibt keinen Alkoholrezeptor. Ethanol beeinflusst den Ionentransport an der Zellmembran und die Signalübertragung zwischen den Nervenzellen. Die unterdrückten Großhirnfunktionen rufen Enthemmung, Erregung und Rausch hervor. Störungen der Okzipitallappen am Hinterkopf begründen Sehstörungen; die Wirkung auf das Kleinhirn oberhalb des Nackens verursacht Bewegungsstörungen. Hohe Ethanolkonzentrationen erfassen den Hirnstamm, was Schläfrigkeit und Atemstörungen auslöst.

> Ethanol ist ein Leber- und Zellgift, verteilt sich schnell im Körperwasser und stört die Signalübertragung im ZNS.

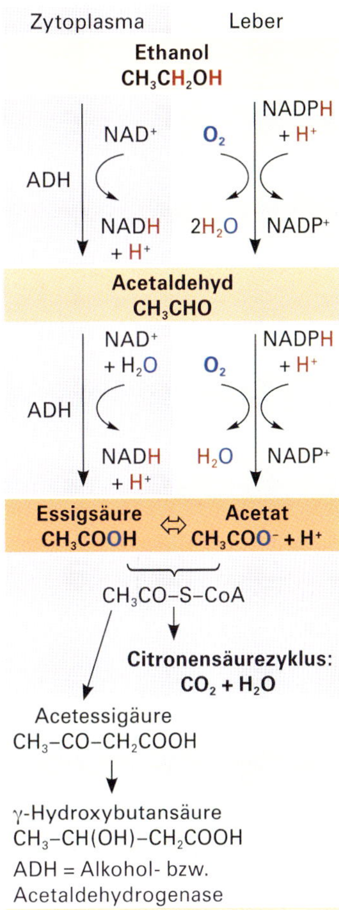

1 Ethanolabbau im Körper

Akute Alkoholvergiftung

- Stimmungsschwankungen, Koordinationsstörungen, Blutdruckanstieg, Gesichtsröte („Schnapsnase").
- Gesteigerte Atmung (Hyperventilation), Schnarchen, Alkalose (pCO_2-Abnahme), Elektrolytverschiebung, Harndrang; Steigerung der Libido, Minderung der Vollzugsfähigkeit.
- Absinken des Blutzuckergehaltes (Hypoglykämie), Übelkeit, Erbrechen, psychomotorische Erregung, Muskelschwäche oder Lähmung, heiß-trockene Haut, Auskühlung bis zu 30 °C Körpertemperatur, Stupor (Erstarrung), Koma, Atemdepression. Gefahr des Erfrierungstodes bei Betrunkenen im Freien.

Erste Hilfe: Stabile Seitenlage gegen Ersticken an Erbrochenem. Warmhalten. Erfrierungsgefahr im Freien! Therapie: Ausschlafen lassen. Keine Medikamente, evt. Erbrechen auslösen mit Apomorphin i. m., Atemhilfe, Glucose i. v.; Dialyse bei > 3000 mg/L, Flüssigkeitssubstitution gegen hohe Serumosmolarität.

Alkoholschäden: Zinkmangel, Polyneuropathien, gestörte Vitamin- und Nährstoffresorption, Gastritis, Enteritis, Leberschäden (Fettleber, Hepatitis, Leberzirrhose), Mund-, Rachen-, Kehlkopf-, Speiseröhren-, Leberkrebs, Missbildungen der Leibesfrucht. Alkohol wirkt zytotoxisch auf Leberzellen (makrovakuoläre Steatose, Fettleber, Zirrhose).

Arzneimittelwechselwirkungen: Alkohol verändert die Wirkung vieler Arzneimittel und umgekehrt.

- Durch Hemmung der Alkoholdehydrogenase oder Konkurrenz um Monooxygenasen werden Alkohol und Arzneistoff langsamer ausgeschieden (z. B. Phenobarbital, Phenazon).
- Durch Angriff am gleichen Rezeptor wirken Narkotika, Hypnotika, Analgetika und Psychopharmaka stärker.
- Alkohol ist unverträglich mit Gewebegiften wie Nitrobenzol, Nitrophenol, Nitroglycol, Dimethylformamid, Trichlorethen.

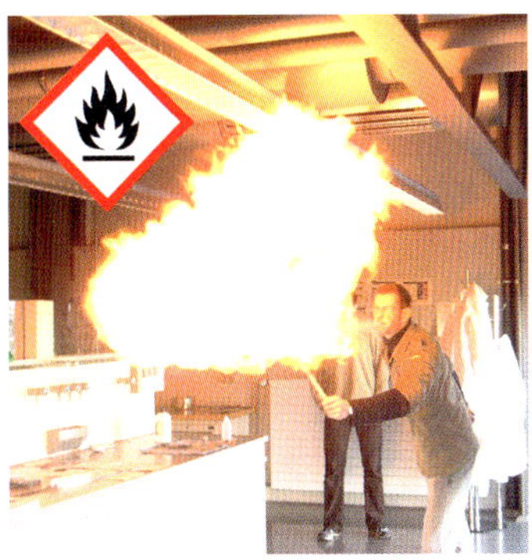

2 Feuerspucker mit Ethanol

Methanol CH_3OH

↓ ADH

Formaldehyd HCHO

↙ ↘

Ameisensäure → **Aminosäuren**

HCOOH

↓

$CO_2 + H_2O$

1 **Methanol-Metabolismus**

1.-2. Tag
Narkotische Phase:
Letal: 1 bis 2,5 g/L Blut

2.–6. Tag
Metabolische Azidose:
Blut-pH < 7, saurer Harn, Herz-Kreislauf-Störungen, Kopfschmerzen, Schwäche, Muskelkrämpfe, Schwindel, Sehstörung, abnehmende Atmungstätigkeit

ab 3. Tag
Reversible Sehstörungen, **Retinaödem**

ab 5. Tag
Seh- und Hörnerv-Degeneration, dauerhafte Erblindung

2 **Methanol-Vergiftung**

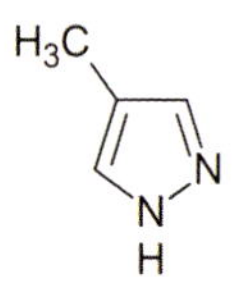

3 **Fomepizol**

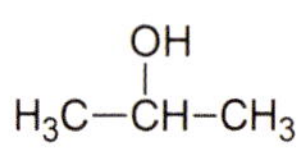

4 **Propan-2-ol**

Alkohol	β mg/m³ Luft	LD_{50} (Ratte p.o.) mg/kg
Propan-2-ol	7,5	5050
Butan-1-ol	0,4	800–2000
Butan-2-ol	–	6500
i-Butanol	2,2	2500-3100
*tert.*Butanol	–	3600

5 **Geruchsschwelle und Giftigkeit von Alkoholen**

Brennspiritus ist Ethanol, der nicht der Branntweinsteuer unterliegt und daher mit schwer abtrennbaren Substanzen wie Pyridin, Methanol, Aceton, Petrolether, Salicylsäure vergällt ist.

70%iges Ethanol konserviert naturkundliche Tierpräparate vor Bakterien- und Pilzbefall, lässt jedoch die Präparate durch Wasserentzug schrumpfen und färbt sich gelblich. Als Ersatzstoff dient seit 2005 ein Isomerengemisch aus Methoxynonafluorobutan ($C_4F_9OCH_3$), das jedoch weniger gut konserviert.

7.1.2 Methanol

Methanol (CH_3OH, Methylalkohol, „Holzgeist") kommt im „Fusel" billiger Obstschnäpse und als Lösemittel in Lacken, Beizen und Haushaltsreinigern vor. Methylether in der Nahrung sind ungefährlich. Methanol ist sehr giftig: 60–250 mL bei Erwachsenen und 8–10 mL bei Kindern wirken tödlich. Methanol berauscht schwächer als Ethanol, aber die Vergiftung dauert länger an. Methanol wird überwiegend ausgeatmet; der Rest geht in weniger als 1 min in Formaldehyd und langsam in Ameisensäure und durch das Enzym Katalase in CO_2 und Wasser über. Dieser Prozess schädigt die Netzhaut (Retina), so dass „Methanolgenuss" innerhalb von Tagen zur Erblindung führt. ►1

Formezipol blockiert den Metabolismus von Methanol.

Akute Toxizität: Narkose, Azidose, Retinaödem, Erblindung. ►2

Chronische Toxizität: Polyneuropathien („Nervenschäden"), Sehstörungen, Schwindel, Schleimhautreizungen.

Die Erste Hilfe bestand früher im Trinken von Ethanol, weil dieser von der Alkoholdehydrogenase schneller verarbeitet wird (175 mg $kg^{-1}h^{-1}$) als Methanol (25 mg $kg^{-1}h^{-1}$). Heute gibt es das Antidot **Fomepizol** (4-Methylpyrazol), das die Verstoffwechselung von Methanol und Ethylenglycol durch die ADH zu sauren Metaboliten kompetitiv hemmt, so dass Methanol über die Nieren ausgeschieden wird. Bei schweren Vergiftungen erfolgt zusätzlich eine sekundäre Giftentfernung durch Hämodialyse. Fomepizol wird zu 4-Carboxypyrazol metabolisiert. ►3

Therapie: $NaHCO_3$ i.v. oder Trispuffer gegen Azidose; Hämodialyse; Ethanol 10 % mit Dextroselösung 5 % i.v. (0,6 g/kg Körpergewicht).

7.1.3 Propanol und Butanol

Propan-2-ol (Isopropylalkohol, „Isopropanol") kommt in Kosmetika, Einreibe-, Desinfektions- und Enteisungsmitteln vor. Es wirkt dreimal stärker berauschend als Ethanol und wird von der Alkoholdehydrogenase langsamer als Ethanol abgebaut. Auffällig ist der Acetongeruch der Ausatemluft. Es wirkt antipyretisch (fiebersenkend), antiseptisch und hautrötend. ►4–5

Propan-2-ol wird zu Aceton (Propanon) oxidiert.

Propan-1-ol kommt als Lösemittel in der Textilverarbeitung, in Tinten, Kosmetika, Reinigungs- und Poliermitteln, in Pflanzen,

Nahrungsmitteln und Mineralöl vor. Es wird von der Alkoholdehydrogenase schneller (zu Propansäure) abgebaut als Ethanol.

Die vier Isomere des **Butanols** kommen im Mineralöl vor.

Butan-1-ol tritt in Lebensmitteln, Getränken, Parfums, Textilverarbeitungsmitteln und Bremsflüssigkeiten auf. Wenig giftig.

***i*-Butanol** (2-Methylpropanol) dient zur Produktion von Estern und Aromastoffen und findet sich im „Fusel" alkoholischer Getränke. Es wird durch Alkoholdehydrogenase zu Isobutansäure oxidiert. Bei chronischer Exposition treten bei Ratten vereinzelt Leber-und Magenkarzinome sowie Leukämien auf.

***tert.*-Butanol** (2-Methyl-propan-2-ol), ein Lösemittel u. a. zur Polyolefinreinigung, wird nicht durch Alkoholdehydrogenase oxidiert, sondern innerhalb von Tagen zu Aceton und CO_2 abgebaut, ferner als Glucuronid ausgeschieden. Es erzeugt physische Abhängigkeit und postnatale Entwicklungsverzögerungen.

Ethandiol
$HO–CH_2CH_2–OH$
↓
Glyoxylsäure HCO-COOH
(Urämie, Hirnschäden)
↓
Hydroxyessigsäure
$HO–CH_2$-COOH
↓
Oxalsäure
HOOC–COOH
↓
Calciumoxalat CaC_2O_4
(Nierenblockade, Harnsperre)

1 **Ethandiol-Metabolismus**

7.1.4 Diole, Triole und Polyole

Ethandiol (Ethylenglycol), z. B. in Frostschutzmitteln und Kosmetika, wird zu Oxalsäure abgebaut. Das Antidot Fomepizol hemmt die Alkoholdehydrogenase. ▶1

Propan-1,2-diol (Propylenglycol), ein Lösemittel auch in Medikamenten, ist wenig giftig und wird zu Milchsäure oxidiert.

Propan-1,3-diol wird zum Enzymgift Malonsäure oxidiert.

Propan-1,2,3-triol (Glycerol, Glycerin) ist nicht giftig, wirkt bei intravenöser Injektion hämolytisch (Abbau der Blutkörperchen). Trockenes Glycerin reagiert heftig mit Oxidationsmitteln. ▶2

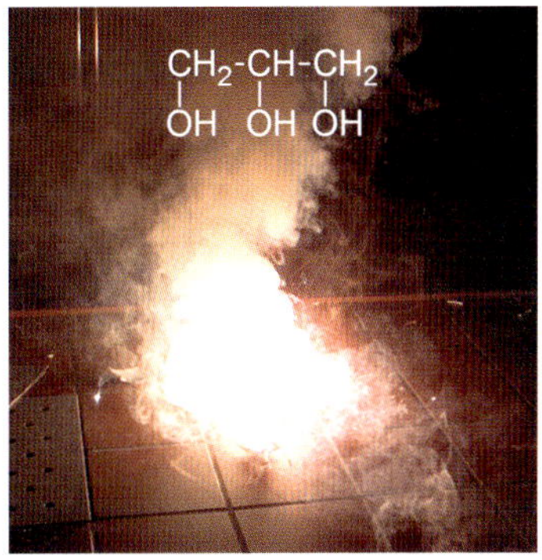

2 **Glycerinoxidation mit $KMnO_4$**

7.1.5 Glycolether

Diethylenglycol ($H[CH_2CH_2–O]_2H$) und andere Etheralkohole sind wesentlich giftiger als Ethylenglycol. Die Ether und Acetate des Ethylenglycols sind Lösemittel in Anstrichstoffen, Druckertinten, Textil- und Lederfarben, Kunstharzen, Frostschutz- und Reinigungsmitteln, Hydraulikölen und Flugzeugtreibstoffen. ▶4

2-Methoxyethanol resorbiert über die Haut zehnmal schneller als Methanol, Aceton und Methylacetat. Die Ausscheidung als Methoxyethansäure erfolgt nach Tagen ($T_{1/2}$ = 77 h). ▶3

Polyethylenglycol (PEG, „Carbowax"), Cetylalkohol, Glycerinester (Fette) und **Kerzenwachs** gelten als nicht giftig.

2-Methoxyethylacetat
CH_3-O-CH_2CH_2-O-CO-CH_3
↓ → Essigsäure
Methoxyethanol
CH_3-O-CH_2-CH_2-OH
↓ → CO_2
Methoxyethanal
↓
Methoxyethansäure
CH_3O-CH_2-COOH

3 **Glycolether-Metabolismus**

7.1.6 Phenole

Phenol (Hydroxybenzol), **Naphthol** und ihre Derivate (Kreosot, Gujakol, Kresole) wirken ätzend. Phenol wird überwiegend über die Haut aufgenommen und wirkt als Nervengift. Als Schwefelsäure- und Glucuronsäureester erfolgt die Ausscheidung über den Urin rasch. Die akute Vergiftung führt zu Schleimhautbrennen, Blässe, Schwäche, Schock, Krämpfen, Lungenödem, braungrün gefärbtem Urin, Atem-, Herz-, Kreislaufversagen. Phenole dienen zur Herstellung von Phenolharzen und Bioziden. S. 304–305 ▶Tabelle A und ▶Kap. 5.4

CH_3CH_2-O-CH_2CH_2-OH
2-Ethoxyethanol

CH_3CH_2-O-CH_2CH_2-O-CO-CH_3
2-Ethoxyethylacetat

4 **Glycolether und Acetate**

Name		Formel	Schmelz-/ Siede-T. °C		Dichte g/cm³	Brechzahl
Einwertige Alkohole Primäre:						
Methanol	Methylalkohol	CH_3OH	− 98	64	0,787	1,327
Ethanol	Ethylalkohol	CH_3CH_2OH	−114	78	0,785	1,359
1-Propanol	*n*-Propylalkohol	$CH_3CH_2CH_2OH$	−126	97	0,799	1,384
1-Butanol	*n*-Butylalkohol	$CH_3(CH_2)_3OH$	− 89	118	0,806	1,397
1-Pentanol	Amylalkohol	$CH_3(CH_2)_4OH$	− 78	138	0,811	1,408
1-Octanol		$CH_3(CH_2)_7OH$	− 15	195	0,822	1,428
2,2-Dimethyl-1-propanol	*neo*-Pentylalkohol	$(CH_3)_3C–CH_2OH$	50	113		
Prop-2-en-1-ol	Allylalkohol	$CH_2=CH–CH_2OH$	−129	97	0,854	
Phenylmethanol	Benzylalkohol Hydroxymethylbenzol	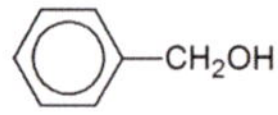	− 15	205	1,042	1,540
Sekundäre:						
2-Propanol	Isopropylalkohol	CH_3-CH(OH)-CH_3	− 89	82	0,781	1,375
2-Butanol	1-Methylpropanol *sec*-Butylalkohol	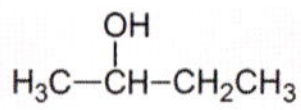	−115	99	0,802	1,395
Cyclohexanol		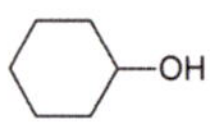				
Menthol	5-Methyl-2-(propan-2-yl)-cyclohexan-1-ol	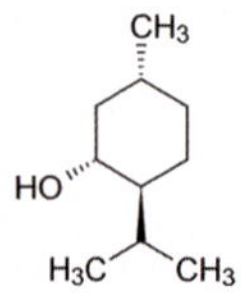	25	161	0,962	1,463
Diphenylmethanol	Benzhydrylalkohol	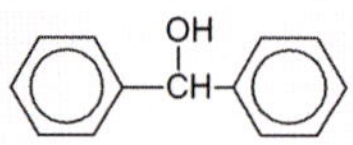				
Linalool	3,7-Dimethylocta-1,6-dien-3-ol	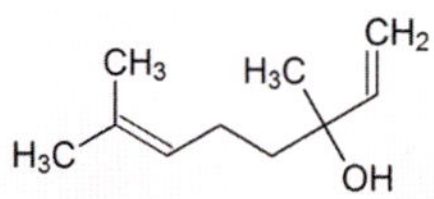				
Tertiäre:						
2-Methyl-propan-2-ol	*tert*-Butanol	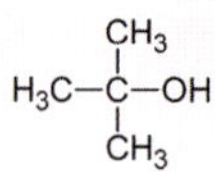				
Zweiwertige Alkohole						
1,2-Ethandiol	Ethylenglycol, Glycol	HO–CH_2CH_2–OH	−176	198	1,109	1,427
1,2-Propandiol	(*RS*)-Propylenglycol	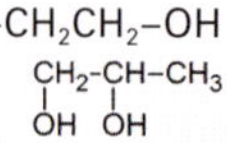				
Mehrwertige Alkohole						
1,2,3-Propantriol	Glycerol, „Glycerin"		18	290	1,261	
meso-Erythritol	Erythrit(ol) *n* = 2					
meso-Ribitol	Adonit(ol) *n* = 3					
meso-Xylitol	Xylit *n* = 3	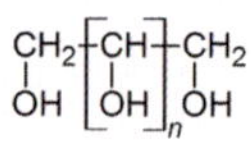				
D-Glucitol	Sorbit(ol) *n* = 4					
D-Mannitol	Mannit *n* = 4					
Phenole						
Phenol	Hydroxybenzol	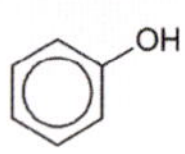	41	182	1,132	1,550
1-Naphthol		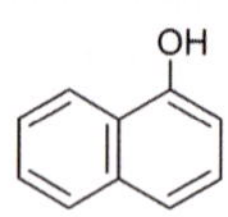				
2-Methylphenol	*o*-Kresol	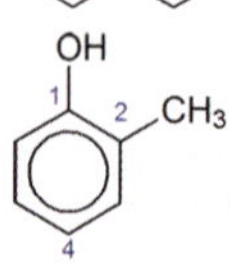	31	191	1,135	1,544
3-Methylphenol	*m*-Kresol		12	202	1,030	1,540
4-Methylphenol	*p*-Kresol		35	202	1,154	1,539
3,5-Dimethylphenol	3,5-Xylenol	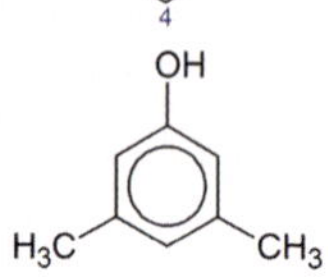				

A Alkohole, Phenole und ihre Säurederivate

Phenole		Formel	Schmelz-/ Siede-T. °C		Dichte g/cm³	Brechzahl
2-Ethylphenol		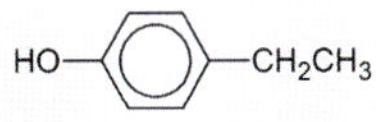	– 3	204	1,015	
3-Ethylphenol			– 4	218	1,008	
4- Ethylphenol			45	218	1,054	1,524
1-Methyl-3-hydroxy-4-isopropylbenzol	Thymol, 5-Methyl-2-(1-methylethyl)-phenol	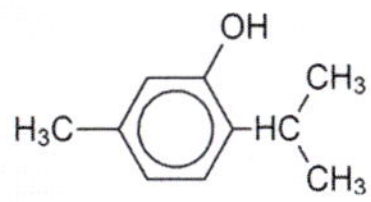	50	223	0,97	
Dihydroxybenzol	Benzoldiol	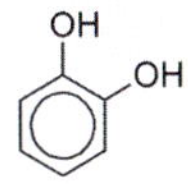				
1,2- oder *o*-	Brenzcatechin		104	245	1,344	
1,3- oder *m*-	Resorcin		110	276		1,578
1,4- oder *p*-	Hydrochinon		171	285		
Trihydroxybenzol	Benzoltriol	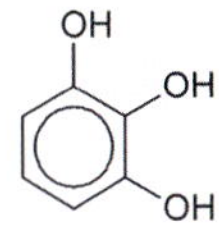				
1,2,3-	Pyrogallol		133	309	1,45	
1,2,4-	Hydroxyhydrochinon					
1,3,5-	Phloroglucin		218			
2-Aminophenol	2-Hydroxyanilin	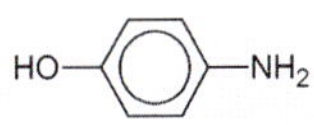	174	subl	1,328	
3-Aminophenol	3-Hydroxyanilin		123			
4-Aminophenol	4-Hydroxyanilin		186	subl		
2-Chlorphenol	Chlorhydroxybenzol	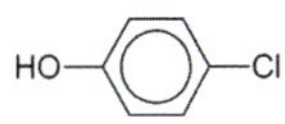	9	175	1,263	1,552
3-Chlorphenol			33	214	1,268	1,556
4-Chlorphenol			43	220	1,265	1,558
2-Nitrophenol		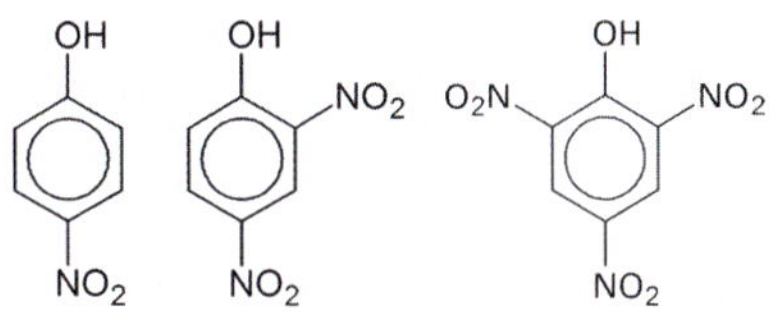	45	216	1,485	1,572
3-Nitrophenol			97			
4-Nitrophenol			115	(279)	1,479	
2,4-Dinitrophenol			115	subl	1,683	
2,4,6-Trinitrophenol	Pikrinsäure			119		
Salze der Alkohole						
Natriumethanolat	Natriumethoxid Natriumethylat Natriumethylalkoholat	$[CH_3CH_2O]^-Na^+$		260		
Ester mit anorganischen Säuren						
Schwefelsäure:						
Dimethylsulfat		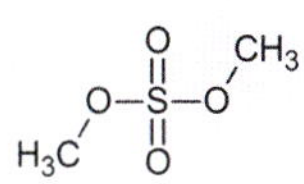	–32	188	1,33	
Diethylsulfat			–25	208	1,18	
Salpetersäure:						
Pentrinitrolum(INN)	Pentaerythritoltrinitrat, 3-Nitrooxy-2,2-bis(nitrooxymethyl)propanol	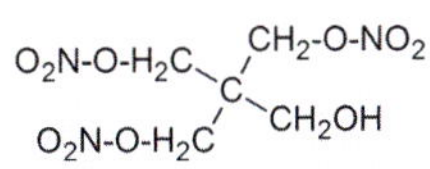	explosiv			
Phosphorsäure:						
Triphenylphosphat	Phosphorsäure-triphenylester, TPP	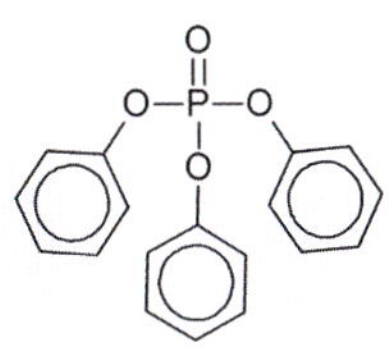	49	220		
α-Lecithin 1,2-Diacyl-*sn*-glycero-3-phosphocholin	R_1 und R_2 von: $C_{15}H_{31}$ Palmitinsäure, $C_{17}H_{35}$ Stearinsäure, $C_{17}H_{33}$ Ölsäure, $C_{17}H_{31}$ Linolsäure, $C_{17}H_{29}$ Linolensäure, $C_{19}H_{31}$ Arachidonsäure	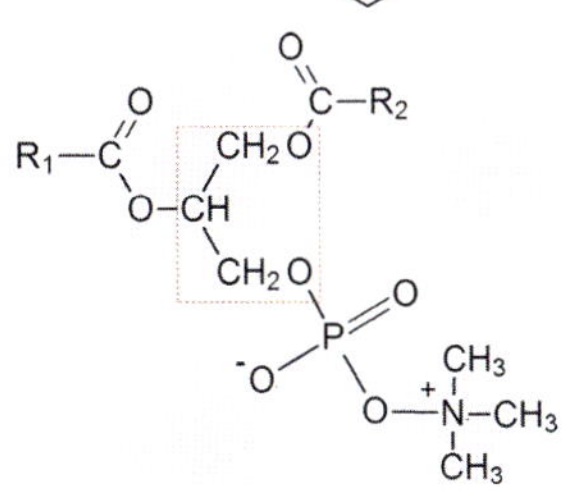	*sn* = stereospezifische Nummerierung des eingebauten Glycerols: von C (1) bis C (3)			

A **Fortsetzung**

7.2 Einblick in die Rechtsmedizin

Der Konsum von Suchtmitteln erhöht das Unfallrisiko im Straßenverkehr und am Arbeitsplatz und erzeugt soziale Probleme.

7.2.1 Alkoholabhängigkeit

Vorgesetzte sind verpflichtet, einen Beschäftigten unter Alkoholeinfluss (akuter Verdacht) vom Arbeitsplatz zu entfernen und den Heimtransport zu veranlassen. ▶1

Anwendung von Atemreinigern
häufiges Verlassen des Arbeitsplatzes ohne erkennbaren Grund, Vermeiden des Kontakts zu den Vorgesetzten
häufige Kurzerkrankungen und Fehlzeiten um die Wochenenden, Kurzurlaub ohne Voranmeldung
Verschlechterung der Arbeitsqualität und Arbeitsleistung, betriebliche Fehlentscheidungen
Arbeitsunfälle durch verminderte Reaktionsfähigkeit

1 Hinweise auf chronischen Alkoholkonsum

Chronischer Alkoholismus tritt überwiegend bei Männern auf. Durch Rauschzustände leiden der gesellschaftliche Umgang und die Arbeitsfähigkeit. Die bei Alkoholikern häufige Mangelernährung begünstigt Nervenleiden, Störungen des Kurzzeitgedächtnisses, Gehirnschäden und Herzmuskelerkrankungen. 80 g Alkohol pro Tag bei Männern (d. h. drei Flaschen Bier oder eine Flasche Wein) und 60 g bei Frauen sind organschädlich. Alkoholiker zeigen hohe Leberenzymwerte und **Alkoholschäden**:

- Stoffwechselstörungen: Zinkmangel, Vitamin B_1 (Thiamin)-Mangel, Anämie, Leukozytose, Hyperlipidämie ▶2
- Entzündungen von Magen, Bauchspeicheldrüse, Zahnfleisch und Mundschleimhaut (Gastritis, Pankreatitis, Gingivitis, Stomatitis), Geschwüre, Darmresorptionsstörungen
- Leberschäden: Fettleber, Hypoglykämie, Hepatitis, Zirrhose
- Diabetes mellitus
- Herz-Kreislauf-Erkrankungen: Hypertonie, Kardiomyopathie
- Rachen-, Kehlkopf-, Speiseröhren-, Zungen-, Leberkrebs
- Verlangsamung der Nervenleitung mit Lähmungen (Polyneuropathie), Parästhesien („Ameisenlaufen“), Hirnschäden (Enzephalopathie, Kleinhirnatrophie, *Korsakow*-Psychose, Epilepsie), Schwachsichtigkeit (Amblyopie), Muskelschwund
- Missbildungen der Leibesfrucht

Parameter	Alkoholiker	Normal
Glutamat-Pyruvat-Transaminase (GPT)	> 30 U	≤ 23 U
γ-Glutamyl-Transpeptidase (γGT)	> 30 U	≤ 28 U
Mittleres Corpuskuläres Volumen der Erythrozyten (MCV)	> 92 fL	77–91 fL
Carbohydrate Deficient Transferrin (CDT)	> 25 U	≤ 25 U

U = units pro Liter, fL = Femtoliter

2 Biochemische Testverfahren

7.2.2 Alkoholentzug

Dem Alkoholentzug folgen vegetative Entzugserscheinungen.

1. **Alkoholentzugssyndrom**: 12–48 h nach der letzten Alkoholaufnahme treten innere Unruhe und Missstimmung, Übelkeit, Appetitlosigkeit, Zittern der Finger, Muskelschwäche, Schweißausbrüche, Hyperreflexie, Tachykardie und Blutdruckanstieg sowie vereinzelt Krampfanfälle auf.
2. Die **Alkoholhalluzinose** (Prädelir) nach langem, exzessivem Trinken zeigt Wahrnehmungsstörungen und Angstzustände.
3. Im **Delirium tremens** treten Verwirrtheit, Verfolgungswahn, Angsträume, schwere Depression, Schweißausbrüche, motorische Unruhe, Pulsbeschleunigung über 120 min^{-1}, Temperaturerhöhung über 37,8 °C, optische Halluzinationen und grobschlägiges Zittern der Hände auf. Die Letalität beträgt 1 % bis 4 %. Das Delirium tremens endet mit einem Schlaf.

Der seltene **pathologische Rausch** nach Genuss kleiner Alkoholmengen endet nach Erregungszuständen und aggressivem, irrationalem Verhalten mit einem langen Schlaf und Amnesie.

Therapie: Beobachtung in der „Ausnüchterungszelle“. Bei starken vegetativen Entzugssymptomen und Desorientierung: Clomethiazol i.v. oder Clonidin i.v., Benzodiazepine zur Sedierung, Neuroleptika (Butyrophenon, Chlorprothixen) gegen Halluzinationen.

7.2.3 Alkoholintoleranz

Alkohol tritt in **Wechselwirkungen** mit Arzneimitteln:

- Phenobarbital, Phenazon und andere Medikamente hemmen die Alkoholdehydrogenase oder konkurrieren um Monooxygenasen. Dadurch werden Alkohol und Arzneistoff langsamer ausgeschieden.
- Narkotika, Hypnotika, Analgetika und Psychopharmaka wirken in Gegenwart von Alkohol stärker, wenn Wechselwirkungen am gleichen Rezeptor auftreten.
- Nitrobenzol, Nitrophenol, Nitroglycol, Dimethylformamid und Trichlorethen sind unverträglich mit Alkohol.
- Einige Chemikalien rufen eine Alkoholintoleranz hervor. Am Arbeitsplatz ist Alkohol deshalb tabu. ▶1 und ▶Kap. 5.11.1

Alkohol verstärkt die Wirkung vieler Medikamente.

7.2.4 Alkohol im Straßenverkehr

Alkohol ist bei mehr als der Hälfte der tödlichen Autounfälle im Spiel. 30 % aller Selbstmörder sind alkoholisiert. Jährlich werden rund 2000 durch Alkohol missgebildete Kinder geboren. Alkohol verteilt sich schnell im Körperwasser und geht auch in die Muttermilch über. Kohlensäurehaltige Spirituosen beschleunigen die Resorption durch Reizung der Schleimhaut des 12-Finger-Darms und des oberen Dünndarms. Ein mit fettreichen Speisen gefüllter Magen verzögert die Alkoholwirkung. ▶2

Alkohol diffundiert durch die Darmwand direkt ins Blut.

Frauen haben mehr Fettgewebe als Männer, d. h. Frauen speichern dieselbe Alkoholmenge in weniger Gewebeflüssigkeit als Männer. Das **Verteilungsvolumen**, d. h. der Körperwasseranteil, beträgt etwa 0,68 L/kg bei Männern und 0,55 L/kg bei Frauen. Daraus berechnet sich die Blutalkoholkonzentration (BAK):

$$\text{BAK}\left(\text{in } \frac{\text{g}}{\text{L}}\right) = \frac{\text{Ethanolvolumen (cm}^3) \cdot \text{Dichte } (0{,}79 \text{ g} \cdot \text{cm}^{-3})}{\text{Körpergewicht (kg)} \cdot \text{Verteilungsvolumen (L/kg)}}$$

1 g/L entspricht 0,95 ‰. Die Alkoholmasse *m* ergibt sich aus dem Alkoholgehalt φ (in Vol-%) und konsumierten Volumen *V* des Getränks und der Dichte von reinem Ethanol.

$$m = \varphi \cdot V \cdot \varrho = \frac{\varphi}{100\,\%} \cdot \frac{V}{\text{cm}^3} \cdot \frac{0{,}79}{\text{g cm}^{-3}}$$

Männer bauen Alkohol schneller ab als Frauen. Die Oxidation von Ethanol durch die Alkoholdehydrogenase in der Leber erfolgt im Sättigungsbereich mit der konstanten Geschwindigkeit von 0,1 g $\text{kg}^{-1}\text{h}^{-1}$ beim Mann bzw. 0,085 g $\text{kg}^{-1}\text{h}^{-1}$ bei der Frau.

Gerichtliche BAK-Bestimmungen werden vom Zeitpunkt der Blutentnahme *t* auf den Tatzeitpunkt t_0 zurückgerechnet.

- Der Alkoholabbau soll 2 h nach Trinkende beginnen, wenn die Blutalkoholkonzentration ihr Maximum erreicht. ▶3, S. 308 ▶1

Calciumcyanamid
(„Kalkstickstoff", Kunstdünger)
Ca[N–C≡N]

Tetraethylthiuramdisulfid
(Gummivernetzer, Disulfiram zum Alkoholentzug)

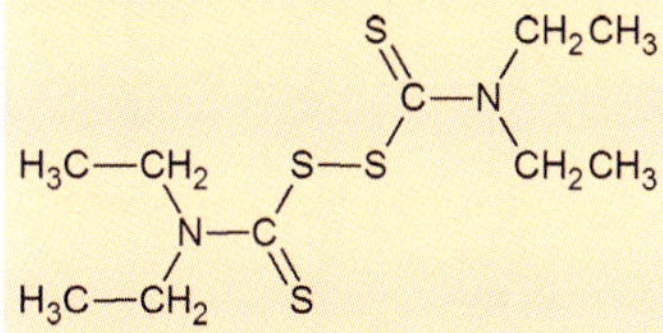

Kohlenstoffdisulfid
CS_2

Falten- oder **Knotentintling**
Coprinus atramentarius
(Speisepilz)

1 Alkoholintoleranz

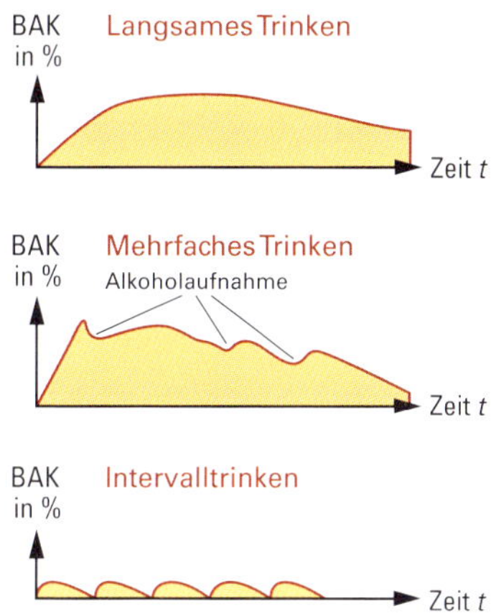

2 Anstieg des Blutalkohols

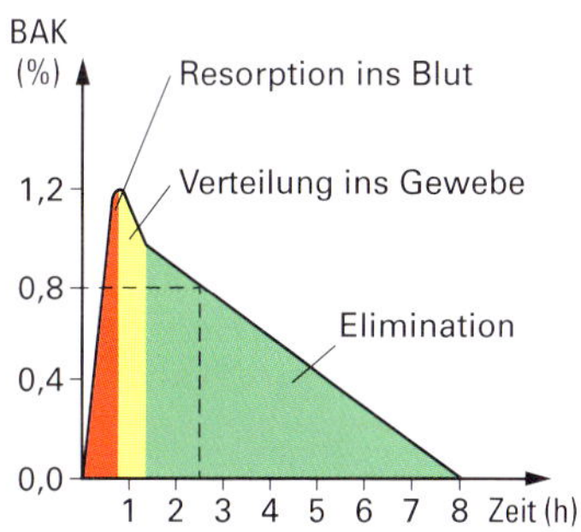

3 Blutalkoholkonzentration

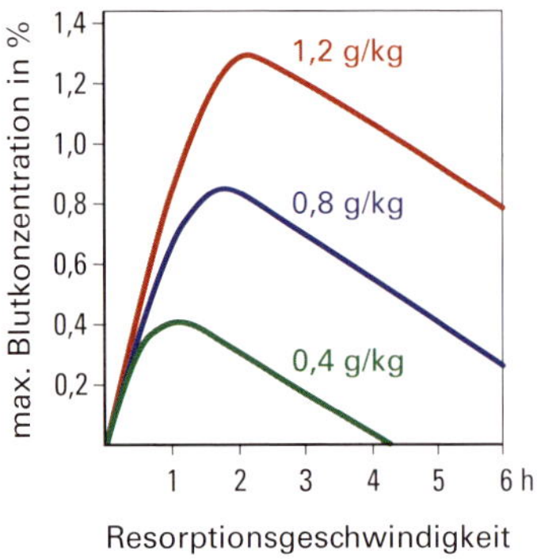

1 Blutalkoholkonzentration

0,3 ‰	Beginn der relativen Fahruntüchtigkeit
0,65 ‰	Nachweisbare Ausfälle
1,0 ‰	Fahruntüchtigkeit
1,1 ‰	absolut fahruntüchtig
1,6 ‰	Anordnung der MPU

2 Promillegrenzen

§ 24 a StVG: Genuss von Alkohol oder berauschenden Mitteln
§ 316 Trunkenheit im Verkehr
§ 315 c Gefährdung des Straßenverkehrs
§ 323 a StVG Vollrausch

3 Rechtsfolgen

1. Narkotika
2. Hypnotika und Sedativa
3. Psychopharmaka
4. Antiepileptika
5. Antihistaminika
6. Analgetika
7. Stimulantien
8. Antihypertensiva
9. Antidiabetika
10. Rauschmittel

4 Verkehrsmedizinisch relevante Medikamente

- Der Alkoholabbau beträgt minimal 0,1 ‰ · h^{-1}, wahrscheinlich 0,15 ‰ · h^{-1} und höchstens 0,2 ‰ · h^{-1}.
- Hinzu kommt der Sicherheitszuschlag von 0,20 ‰.
- Ein Resorptionsdefizit von 10 % bis 30 % des konsumierten Alkohols wird im Magen abgebaut.

$$BAK_{min} = BAK + (t - t_0 - 2)\ h \cdot 0{,}1\ ‰\ h^{-1} + 0{,}20\ ‰$$
$$BAK_{max} = BAK + (t - t_0)\ h \cdot 0{,}2\ ‰\ h^{-1} + 0{,}20\ ‰$$

In der Begleitstoffanalyse wird auf **Methanol** untersucht: Je länger getrunken wurde, desto mehr Methanol findet sich im Blut. Bei BAK > 0,5 ‰ wird Methanol nicht mehr abgebaut.

Rechtlich relevant ist die Blutalkoholkonzentration zum Tatzeitpunkt, nicht ein Atemalkoholtest.

Der **Rausch** ist ein gemeinhin bekannter Zustand veränderter Wahrnehmung durch Alkohol, Drogen, psychoaktive Substanzen und Medikamente. Rechtsmedizinisch werden der medikative Rausch, der Gefahrenrausch, der Genussrausch und der autoerotische Rausch durch Sauerstoffmangel unterschieden. Den **Alkoholrausch** unterteilt man in:

- Einfacher Rausch: akute Alkoholintoxikation mit Korrelation zum BAK-Wert
- Abnormer Rausch: plötzlicher Erregungszustand ohne Korrelation zur Blutalkoholkonzentration ▶1
- Pathologischer Rausch: plötzlicher Beginn, Situationsverkennung, terminaler Schlaf, Amnesie, Erinnerungslücken
- Vollrausch: Straftat nach § 323 a im Rausch

Alkohol im Straßenverkehr führt zu riskant-aggressivem Fahrverhalten, nachlassender Konzentration, Reaktions- und Kritikfähigkeit, gestörtem Dämmerungssehen, erhöhter Blendempfindlichkeit, Änderung des Fahrstils durch Wahrnehmungs- und Bewegungsstörungen. Alkoholtypische Fahrfehler sind: Unfälle in Kurven, Streifen geparkter oder überholter Fahrzeuge, Kollision mit dem Gegenverkehr beim Linksabbiegen, Auffahrunfälle und Schlangenlinienfahren. ▶2–4

7.2.5 Betäubungsmittelmissbrauch

Von den ältesten Kulturen bis heute sind Rauschdrogen mit unterschiedlicher gesellschaftlicher Akzeptanz bekannt.

Drogenmissbrauch zur Entspannung, Stimmungsaufhellung oder gegen Entzugserscheinungen stößt auf gesellschaftliche Missbilligung. **Sucht** fällt auf durch zwanghaften Konsum, übermäßige Beschäftigung mit der Droge und Gesundheitsrisiken. Die **psychische Abhängigkeit** drängt zur wiederholten Einahme der Droge, um eine gehobene Stimmung zu erzeugen. **Physische Abhängigkeit** ist der Zustand der Gewöhnung an die Droge, wenn sich Toleranz entwickelt und ein Entzugssyndrom ausgebildet hat. **Toleranz** bedeutet die Notwendigkeit nach immer höherer Dosis, um den gleichen Effekt auszulösen. Beim Entzug der Droge oder der Gabe von Antagonisten treten unangenehme physiologische Veränderungen auf.

7.3 Psychostimulantien und Entaktogene

Psychostimulantien steigern den Antrieb und wirken psychisch anregend, z. B. Weckamine, Cocain und Coffein.

Entaktogene sind nach *David E. Nichols* (1986) psychoaktive Substanzen, die zu einem intensiven Erleben der eigenen Emotionen führen; z. B. Ecstasy und 4-Hydroxybutansäure.

Rauschmittel sind bis zu 6–8 Stunden nach Verabreichung im Blut und über längere Zeit in Urin, Haaren und Nägeln nachweisbar (▶1). Amphetamin, Cocain, LSD und Marihuana erzeugen psychische Abhängigkeit. Zu körperlicher und seelischer Abhängigkeit führen Opiate, Barbiturate, Alkohol und Diazepam.

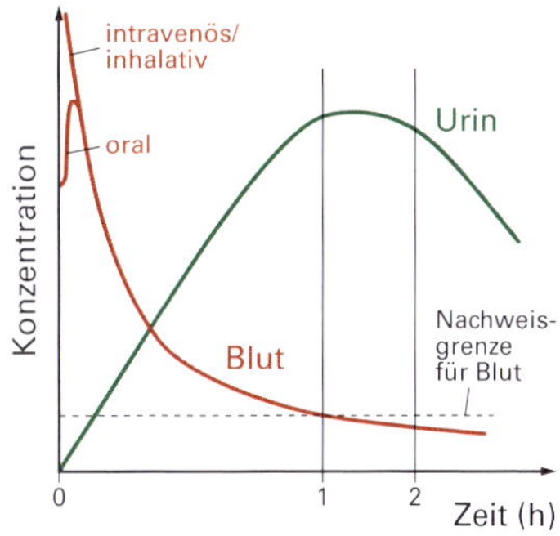

1 **Konzentration in Blut und Urin**

7.3.1 Cocain (Kokain)

(–)-Cocain (Benzoylekgoninmethylester) bildet schwach basische, bitter schmeckende Kristalle. Das „Aspirin der Anden" wird aus den Blättern des 1–2 m hohen Cocastrauches *Erythroxylum coca* in den Höhenlagen von Peru, Bolivien, Kolumbien und Brasilien gewonnen. Die auf Java kultivierte Spezies enthält etwa 2 % Cinnamoylecgonin-Derivate. *Albert Niemann* (1834-1861) isolierte Cocain 1859 im Laboratorium von Friedrich Wöhler in Göttingen. Es wurde als Lokalanästhetikum (1879) und Mittel gegen Insektenlarven erkannt, bewährte sich aber nicht gegen Depressionen, Morphinsucht und Zahnschmerzen. *Sigmund Freud* (1856-1939) befand es im Selbstversuch 1884 als ungeeignet für die Psychotherapie. 250 mg Cocain enthielt ein Liter des Brausegetränks „Coca-Cola" von *John S. Pemberton* (1831-1888) in den Jahren 1885 bis 1903.

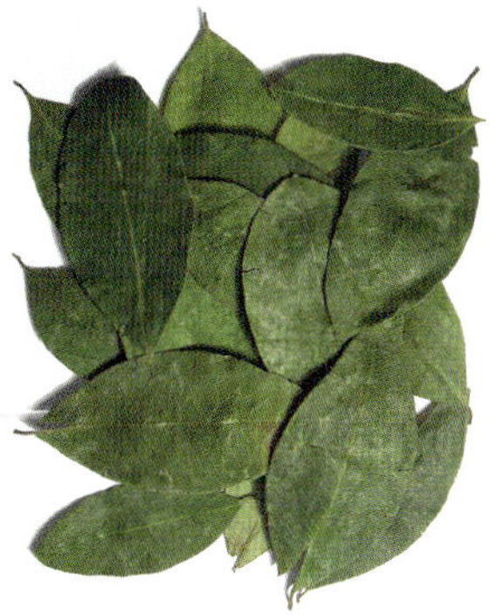

2 **Cocablätter**
Erythroxylum coca

Coca wird gekaut, geraucht oder als Tee aufgebrüht. Kristallines **Cocainhydrochlorid** („Koks, Schnee") wird geschnupft, inhaliert, als Einreibung oder intravenös konsumiert. Rauchbares Cocain („Free base") wird daraus durch Extraktion mit Ammoniaklösung und Ether gewonnen; im billigen **Crack** wird die Alkaloidbase durch Kochen mit Ammoniumhydrogencarbonat (ohne Extraktion) freigesetzt. ▶2–4

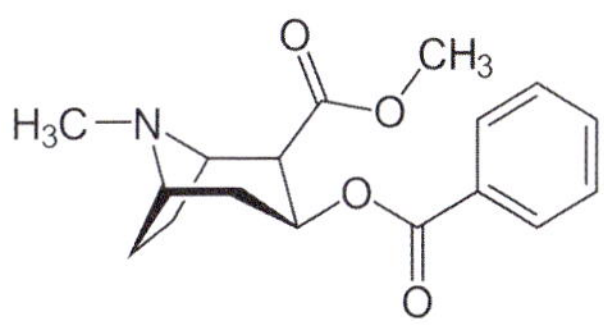

3 **Cocain**

Cocain diffundiert durch die Blut-Hirn-Schranke und reichert sich im Gehirn an. In Blutplasma und Leber wird es durch Cholinesterase in den wasserlöslichen Ecgoninmethylester gespalten und zum unwirksamen Benzoesäureecgoninester (Benzoylecgonin) hydrolysiert. 20 % Cocain erscheinen unverändert im Urin. Cocain ist strukturell mit dem Atropin aus Nachtschattengewächsen verwandt, zeigt aber keine parasympatholytischen Eigenschaften, sondern wirkt blutverdünnend, als lokales Anästhetikum, zentral euphorisierend und stimulierend.

1. Cocain hemmt die Wiederaufnahme ausgeschütteter Neurotransmitter ins Axon der Nervenzellen, d. h. es verstärkt die Wirkung von Noradrenalin, Dopamin und Serotonin an den postsynaptischen Rezeptoren im ZNS. Zudem hemmt Cocain die Monoaminooxidase beim Abbau der Catecholamin-Botenstoffe. Postsynaptische Übererregung ist die Folge. S. 310 ▶1

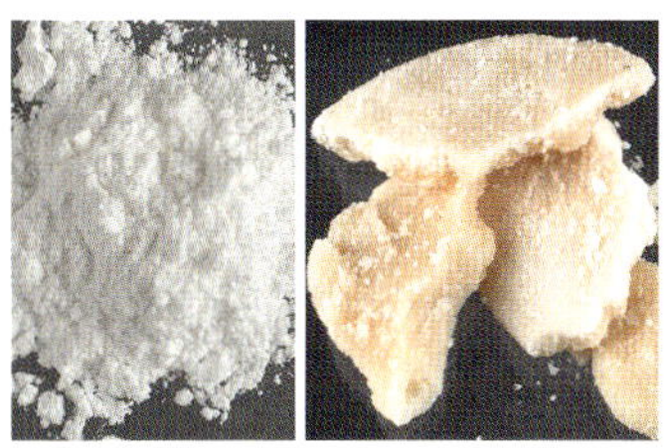

4 **Cocainhydrochlorid, Crack**

Aufnahme	Wirkdauer	Wirkungseintritt
oral	bis 5 h	10–30 min
nasal	½–1 h (bis 3 h)	2–3 min
rauchen	5–10 min	Sekunden
intravenös	10–20 min	< 1 min

2 Cocainwirkung

Halbwertszeit der Elimination (Blut)	60 min
Verteilungsvolumen	1,9–2,7 L/kg
Plasmaproteinbindung	9 %

3 Toxikologische Parameter

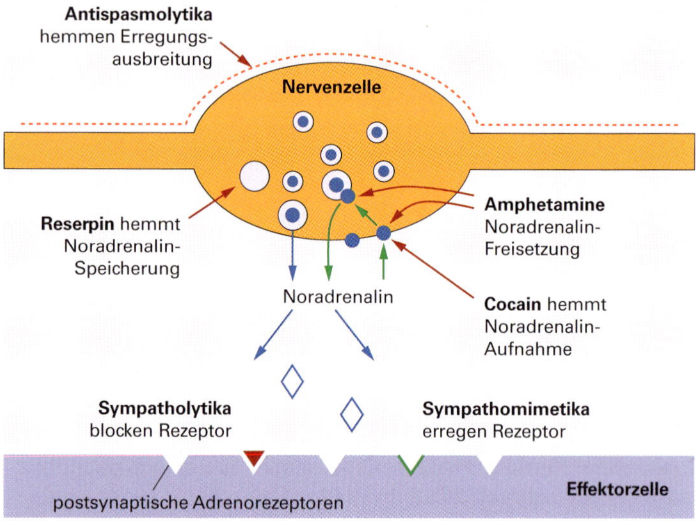

1 Wirkung von Cocain auf die adrenerge Übertragung

2. In hoher Dosis blockiert Cocain die spannungsabhängigen Natriumkanäle, d. h. die Erregungsleitung in den Nervenendigungen (lokalästhetischer Effekt). LD_{50} Ratte i.v.: 17,5 mg/kg. ►2–3

Cocain blockiert die Wiederaufnahme von Neurotransmittern am synaptischen Spalt.

Auf der Zunge entfaltet Cocain ein taubes Gefühl, was zum Nachweis dienen kann. Auf die kurzzeitige euphorisch-halluzinatorisch-sympathomimetische Phase folgt die depressiv-paranoide Phase mit Blutdruckabfall und Atembeschwerden. Bei oraler Aufnahme bleibt der anfängliche Rausch aus, weil der Plasmaspiegel langsam ansteigt. „Crack" übertrifft geschnupftes Cocain.

Akute Toxizität: < 50 mg: 1. zentrale Hyperstimulierung (Sympathikotonus), Pupillenerweiterung (Mydriasis), Schwitzen, Tachykardie, verringerte Peristaltik; 2. Euphorie, Lebhaftigkeit, Redseligkeit, Rastlosigkeit, subjektiv angenommene geistige Leistungssteigerung, Machtgefühl, Schmerzunempfindlichkeit, Schlaflosigkeit, Appetitlosigkeit, Halluzinationen, Fahruntüchtigkeit durch Konzentrationsverlust, Selbstüberschätzung, Risikobereitschaft; 3. Nervosität, Angstzustände, Aggressivität, paranoide Stimmungen, Verfolgungswahn, 4. depressive Stimmung nach Ausklingen der Wirkung („Crash"). Vergiftung: Bluthochdruck, Angina pectoris, Herzrhythmusstörungen, Herzinfarkt, Kopfschmerzen, epileptische Anfälle, Schlaganfall, Gehirnblutungen, Bronchialkonstriktion und pulmonale Infiltrationen (v. a. bei Crack), Krämpfe, Atemlähmung, Zyanose, Schädigung der Nasenscheidewand bei Schnupfern. Letale Dosis 300–500 mg. LD_{50} Ratte i.v. 17,5 mg/kg. Therapie: Blutdrucksenkung mit α-Blockern, Diazepam gegen Krämpfe, Pancuronium als Muskelrelaxans.

Cocainismus, die Cocainsucht durch regelmäßigen Konsum, befreit körpereigene Opiate (Dynorphine, Endorphine) im Gehirn. Die immer höhere Dosen einfordernde Toleranz ist reversibel. Nach Absetzen der Droge treten keine körperlichen Entzugserscheinungen auf. Die psychische Abhängigkeit (bereits nach einer Crack-Dosis) zeitigt jedoch motorische Unruhe, Herzrasen, Blutdruckanstieg, Mydriasis, Muskelzuckungen, Kribbeln („Cocain-Ameisen"), Euphorie, Halluzinationen, Verlust des Schlaf-Wach-Rhythmus, extreme Nervosität, Misstrauen, Charakterveränderungen, Verfolgungswahn, Gewalttätigkeit, Abmagerung, Schwindel, Lähmungen, Entzündung der Nasenschleimhaut. Arrhythmien, Kreislaufkollaps und Atemstillstand können zum Tod führen. Missbildungen beim Ungeborenen! Cocainkonsumenten mit aggressivem Auftreten sind gefährlich.

Den **Cocain-Entzug** begleiten extremes Schlafbedürfnis, Angst, Zittern, Schwitzen, Depressionen, Verfolgungswahn und Erregungszustände. Das Verlangen, die Droge zu nehmen, ist stark.

Ecgonin und Procain

Die Ureinwohner Südamerikas kauen **Cocablätter** traditionell mit Kalk oder Knochenasche vermischt. Im schwach alkalischen Milieu wird Cocain teilweise in das nicht suchterregende, anregende und Hunger dämpfende **Ecgonin** (Tropin-2-carbonsäure) verseift. Es wird keine Sucht ausgelöst. Cocatee wirkt gegen Höhenkrankheit. Ecgonin wird technisch aus den Rohalkaloiden der Cocablätter gewonnen. Durch Veresterung mit Methanol und Benzoylierung entsteht Cocain. ▶1

Procain (2-(Diethylamino)ethyl-4-aminobenzoat, „synthetisches Cocain") ist ein Lokalanästhetikum für Anwendungen am Auge und gegen Altersbeschwerden (Geriatrikum). Es ruft beim missbräuchlichen Schnupfen cocainähnliche Empfindungen hervor. Neben Mannitol, Lactose, Lidocain und Phenacetin dient es zum Strecken von illegalem Cocain. ▶2

Cuscohygrin, 1,3-Bis(1-methyl-2-pyrrolidinyl)-2-propanon, ist ein Nebenalkaloid im Cocastrauch. ▶3

Lidocain ist ein vom Cocain abgeleitetes Lokalanästhetikum und Antiarrhythmikum, das in hohen Dosen Blutdruckabfall und Krämpfe auslöst. ▶Kap. 7.5

7.3.2 Amphetamine und Sympathomimetika

Muntermacher (Stimulantien) und **Appetitzügler** auf Basis von Amphetamin verbessern die Stimmung, Wachheit und körperliche Leistungsfähigkeit. Anders als die natürlichen Catecholamine besitzen Amphetamine keine OH-Gruppen. ▶4–5

Amphetamin (β-Phenylisopropylamin, Benzedrin®) kam 1930 in den USA als Bronchospasmolytikum gegen Schnupfen auf den Markt. Die aufputschende Wirkung beruht auf zwei Faktoren:

1. Amphetamin stimuliert das zentrale Nervensystem zur Freisetzung von Noradrenalin (wachmachend), Dopamin (euphorisierend) und Serotonin (appetitzügelnd) aus den präsynaptischen Speichervesikel an den Nervenendigungen.
2. Amphetamin hemmt die Monoaminooxidase beim Abbau der Monoamin-Botenstoffe und möglicherweise auch deren Wiederaufnahme in die Präsynapsen.

Die fettlöslichen Amphetamine überwinden leicht die Blut-Hirn-Schranke. In der Leber werden sie desaminiert oder in *p*-Hydroxy-Amphetamine umgewandelt. Im angesäuerten Urin verbleibt bis zu 80 % unverändertes Amphetamin.

Wirkung: Blutdruck, Herz- und Atemfrequenz steigen an, die Pupillen und Bronchien erweitern sich, die Haare richten sich auf (Piloarrektion), Schwitzen (Hyperhidrose), die Magen-Darm-Bewegung und Sekretion innerer Drüsen verlangsamen. Mit zunehmender Amphetamindosis stellen sich Nervosität, Schlaflosigkeit, Angstzustände, optische und akustische Halluzinationen, vorübergehende Verfolgungs- und Größenwahnideen und Unfallgefahren ein. Durch Erregung des Serotonin-Rezeptors verarmen die Nervenzellen an Serotonin. Auf den Entzug folgt ein Zustand körperlicher und geistiger Erschöpfung, bis hin zur

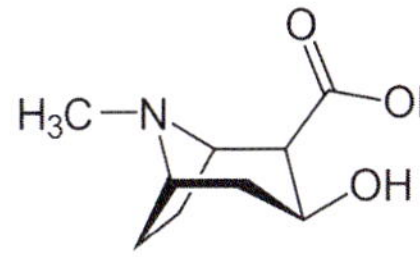

1 Ecgonin

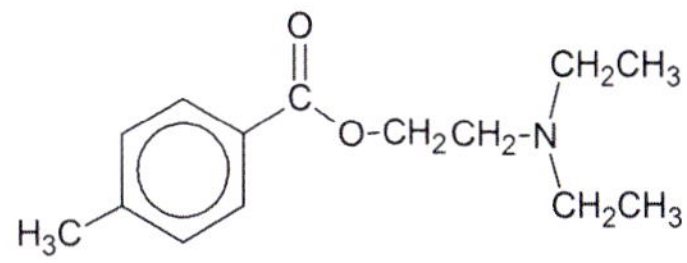

2 Procain

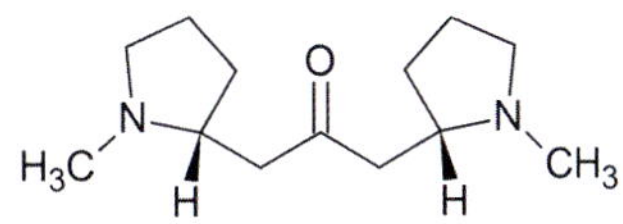

3 Cuscohygrin

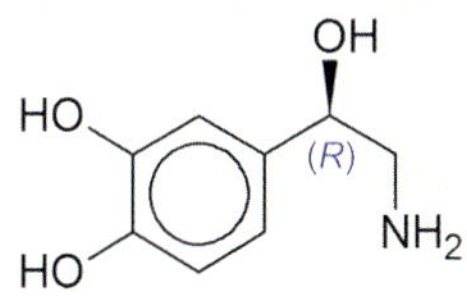

Noradrenalin (Norepinephrin)
Dopamin: ohne OH
Adrenalin: mit $-NCH_3$

4 Körpereigene Catecholamine

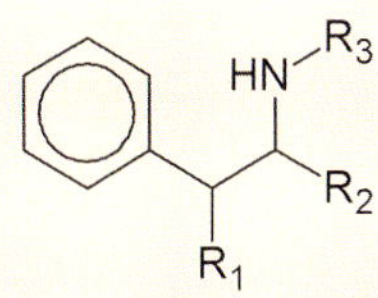

	R_1	R_2	R_3
Amphetamin	H	CH_3	H
Metamphetamin	H	CH_3	CH_3
Fenfluramin	H	CH_3	C_2H_5
Mefenorex	H	CH_3	C_3H_6Cl
Ephedrin	OH	CH_3	CH_3
Norpseudoephedrin	OH	CH_3	H
Diethylpropion	=O	CH_3	$(C_2H_5)_2$
Methylphenidat	COO-CH_3	$-(CH_2)_4-$ Ring	

5 Amphetamine

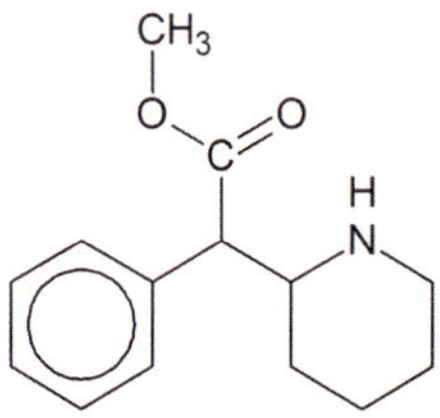

1 Methylphenidat

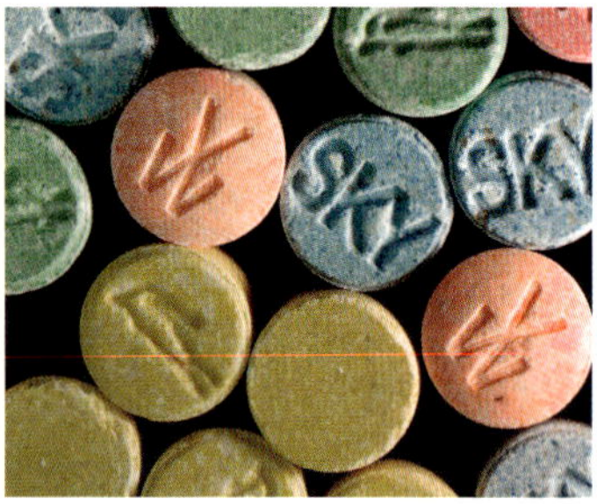

2 Ecstacy-Pillen

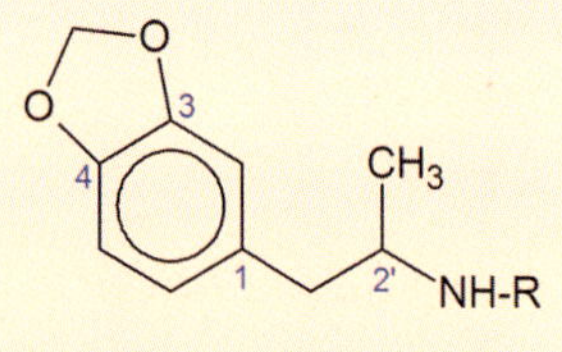

Methylendioxyamphetamine

MDA, „Love Pill“	R = H
MDMA, Ecstacy	R = CH_3
MDE, MDEA	R = C_2H_5
MBDB	R = CH_3 und 2'-C_2H_5

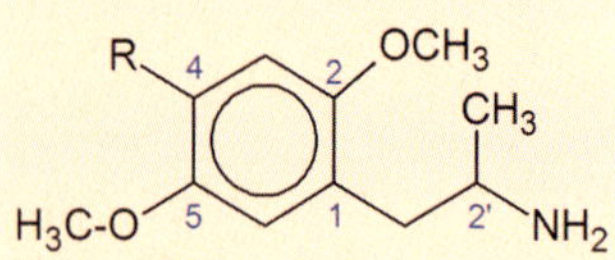

DOM	R = CH_3
DMA	R = H
DOB	R = Br
2C-B	R = Br, ohne 2'-CH_3
2C-T-2	R = -S-CH_2CH_3
2C-T-7	R = -S-$CH_2CH_2CH_3$
MTA	R = -SCH_3, 2 = H, 5 = H
PMA	R = H, 2 = H
TMA	R = OCH_3, 3= OCH_3, 2 = H

3 Entaktogene

lang anhaltenden Depression mit Suizidgefahr.

Amphetamine sind adrenalinähnliche Aufputschmittel (Sympathomimetika); sie lösen Toleranz und Psychosen aus.

Therapie: Die Amphetaminpsychose wird mit Phenothiazinen oder Haloperidol behandelt. Ansäuerung des Urins mit Ammoniumchlorid beschleunigt die Ausscheidung des Amphetamins.

***N*-Methylamphetamin** (α-Methyl-phenethylamin, Metamphetamin, „Crystal Meth“) wurde 1930 als Methdrin® gegen verschiedene Krankheiten und als Appetitzügler eingeführt. Im Zweiten Weltkrieg galt die „Hermann-Göring-Pille“ als Wachhalter für Soldaten im Gefecht. Der Konsum erfolgt oral, inhalativ oder intravenös. Körperliche und kognitive Leistungsfähigkeit, Rededrang und Energieumsatz nehmen für einige Stunden zu, ehe sich Erschöpfung und Schlaflosigkeit einstellen. Nebenwirkungen sind Herzrhythmusstörungen, Blutdruckabfall, Verwirrung, Panikattacken, Paranoia und Gewalttätigkeit. Chronischer Konsum macht psychisch abhängig und schädigt Gehirn und Nervensystem (dopaminerge und serotoninerge Neurone). Der Entzug dauert einige Tage. Das (+)-Enantiomer ist das wirksamere.

Methylphenidat (Ritalin®), 1944 bei *Ciba* synthetisiert, hemmt den Transport von Dopamin und Noradrenalin. Es soll hyperaktive, konzentrationsschwache Kinder dämpfen. ▶1

Entaktogene

Der Sympathikus steuert Energieentladung und Stoffabbau, der Parasympathikus Energiespeicherung und Erholung (▶Kap. 5). Methoxylierte Amphetamine wirken nicht nur sympathomimetisch-stimulierend, sondern auch halluzinogen. Durch Veränderung des Amphetaminmoleküls entstehen **Designerdrogen**, die vorübergehend nicht dem Betäubungsmittelgesetz unterliegen.

3,4-Methylendioxy-*N*-methylamphetamin (MDMA, „Ecstasy“), 1912 bei *Merck* patentiert, bewährte sich nicht als Appetitzügler und Wahrheitsdroge (Untersuchungen der US-Armee 1953). Bis zum Verbot 1986 nutzten US-Psychotherapeuten MDMA als Hilfsmittel. In der Technoszene entfalten Ecstasy-Tabletten für etwa 5 Stunden adrenalinartige Wirkung mit Herzrasen, Zittern, Anstieg der Körpertemperatur. Seh- und Höreindrücke, Mitteilungs- und Kontaktbedürfnis werden gesteigert; optische Halluzinationen sind selten. Nebenwirkungen sind Leberschäden, Muskelabbau (Rhabdomyolyse), Angststörungen und bleibende paranoide Psychosen. Überdosierung kann zum Herzstillstand oder Gehirnschlag (Apoplexie) führen. Es tritt eine wechselseitige Wirkungsverstärkung mit Alkohol auf. Durch Verbrauch der präsynaptischen Serotoninvorräte und Zerstörung von Serotoninrezeptoren folgt eine wochenlange depressive Erschöpfung. ▶2–3

4-Methyl-2,5-dimethoxyamphetamin (DOM, „Peace Pill“, „STP“) und **4-Brom-2,5-dimethoxyamphetamin** (DOB, "Golden Eagle") wirken stärker halluzinogen als MDMA.

4-Bromo-2,5-dimethoxyphenylethylamin (2C-B, Nexus®) wurde früher als Aphrodisiakum und gegen Impotenz verkauft.

Amphetaminvergiftung und Sucht

Typisch werden Tabletten in Einzeldosen von 50–100 mg konsumiert. Subjektiv wird der starke Wille zum Zuendeführen einer Tätigkeit empfunden, obgleich Denkstörungen einsetzen.

Akute Toxizität: 1. Euphorie, Pupillenerweiterung, zentrale Stimulation (Rede- und Bewegungsdrang, Reizbarkeit, gesteigerte Reflexe, Appetitlosigkeit, nachlassendes Durstgefühl, trockener Mund), Fahruntüchtigkeit durch Konzentrationsverlust und Risikobereitschaft; 2. Fieber, Verwirrtheit, Stereotypie, Hypertension, Angina pectoris, Herzrhythmusstörungen; 3. Hitzschlag mit Hirnödem, Rhabdomyolyse mit Nierenversagen, Verbrauchskoagulopathie, Leberversagen.

Therapie: Volumenersatz gegen Austrocknung; β-Blocker gegen Bluthochdruck (nicht bei Asthmapatienten); Muskelrelaxantien (z. B. Dantrolen) gegen maligne Hypothermie; Diazepam gegen Krämpfe; Hirnödemtherapie, Hämodialyse.

Der chronische Gebrauch ruft Gewöhnung und Toleranz, starke psychische Abhängigkeit, Depressionen und Abmagerung hervor. Typisch sind Dosissteigerung und wiederholter Konsum über mehrere Tage und Nächte hinweg, außerdem die abwechselnde Einnahme von Aufputsch- und Schlafmitteln. Amphetamine sind im Blut 1–2 Tage, im Urin 2–7 Tage nachweisbar.

Der **Amphetamin-Entzug** ruft schwere Depression, Schlafbedürfnis, Heißhunger, Suizidneigung und Erschöpfung hervor.

Fenfluramin oder (*RS*)-*N*-Ethyl-1-[3-(trifluormethyl)phenyl]propan-2-amin war bis 1997 als Appetitzügler zugelassen.

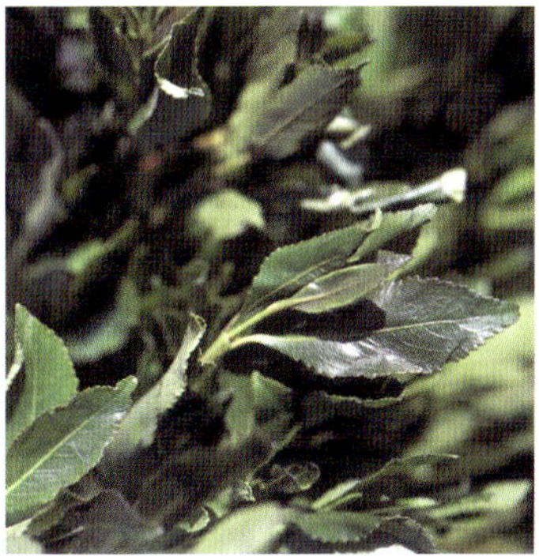

1 **Catha edulis**

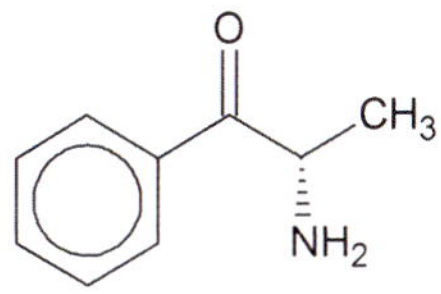

2 **Cathinon**

7.3.3 Khatamine

Cathinon – $C_9H_{11}NO$, ein Alkaloid vom Phenylalkylamin-Typ – ist eine euphorisierende sympathomimetische Substanz, die im Jemen und in Ländern am Nil durch Kauen von Blättern und Rinde des Katstrauches (*Catha edulis*) konsumiert wird. Es wird im Körper zu Norephedrin abgebaut. **Khat** (Kat, Qat) erzeugt Herzklopfen, vegetative Störungen und psychische Abhängigkeit. Es wirkt zentral-anregend wie Amphetamin; wie Cocain steigert es die Aktivität und unterdrückt Hunger und Durst. ▶1–2

7.3.4 Ephedrin

Ephedrin findet sich im Schachtelhalm-ähnlichen Kraut *Ephedra distachya* (*E. vulgaris*, Meerträubel) im Mittelmeerraum, ferner in Khat, Eisenhut und Eiben: es wirkt als Sympathikomimetikum mit länger anhaltender Wirkung als Adrenalin: blutdrucksteigernd, herzstimulierend, bronchienerweiternd, appetithemmend. Bei längerer Anwendung nimmt die Wirkung ab und Abhängigkeit stellt sich ein (Tachyphylaxie). Das natürliche L-Ephedrin oder (1*R*,2*S*)-2-Methylamino-1-phenylpropan-1-ol ist am wirksamsten; das (+)-(1*S*,2*S*)-Diastereomere heißt **Pseudoephedrin**. Als Grundstoff für die Amphetamin-Synthese unterliegt Ephedrin dem Grundstoffüberwachungsgesetz. ▶3–4

> Ephedrin setzt Noradrenalin, Dopamin und Serotonin frei.

Vergiftung: Schweißausbrüche, Mydriasis, Schlaflosigkeit, Harnverhalt, Obstipation, Krämpfe, Schock, Atemlähmung.

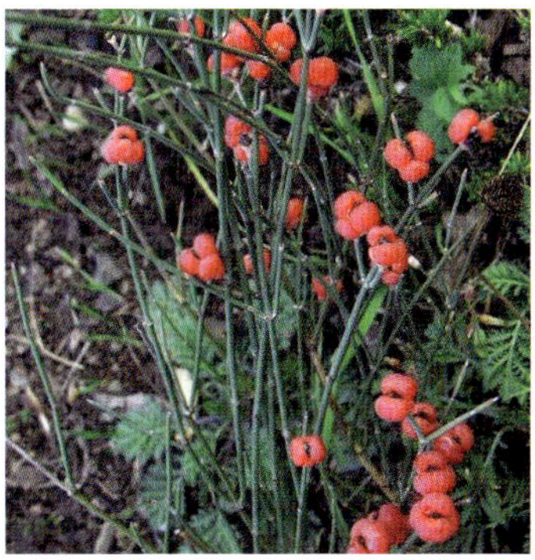

3 **Ephedra distachya**

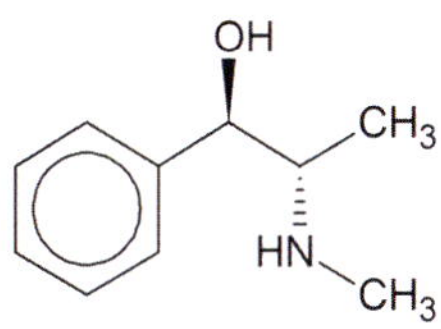

4 **L-(–)-Ephedrin**

7.4 Psychedelika und Halluzinogene

Psychedelika sind Substanzen, die einen Zustand eigentümlicher Wahrnehmung erzeugen, versteckte seelische Inhalte freilegen und psychotische Zustände („Irresein") auslösen.

Halluzinogene Substanzen verursachen Sinnestäuschungen und verändern Sinneseindrücke, z. B. Lysergsäurediethylamid (LSD) und die Pilzgifte Psilocybin und Mescalin.

7.4.1 Mescalin

Mescalin oder 3,4,5-Trimethoxyphenylethylamin findet sich als Gift in dem Peyotl-Kaktus (*Lophophora williamsii*), der in Mittelamerika wächst, sowie in dem San-Pedro-Kaktus (*Trichocerus pachanoi*) aus Südamerika. Es trägt Strukturelemente des Dopamins. Die Droge war bis 1967 frei verkäuflich. Mescalin stimuliert Serotonin- und Dopaminrezeptoren (wie ein Amphetamin) und hemmt die Acetylcholin-Ausschüttung an der neuromuskulären Endplatte. Die akustischen und optischen Halluzinationen ähneln denen nach dem Komsum von LSD, sie setzen nach ½–2 Stunden ein und halten 6–12 Stunden an. ▶1–2

Akute Wirkung: 200–500 mg Mescalin: Übelkeit durch die Bitterkeit der Kaktusstücke, Speichelfluss, Herzrasen, erhöhter Puls, Schwindel, Pupillenerweiterung, Zittern. Hunger und Sexualtrieb sind reduziert. Panikattacken, Paranoia (Wahn), Unruhe, Depressionen. LSD-ähnlicher Rausch mit optischen und akustischen Visionen und Steigerung des Tastsinnes.
Chronische Wirkung: „Flashback"-Psychosen noch nach Wochen, zerebrale Vasospasmen, teratogen im Tierversuch.

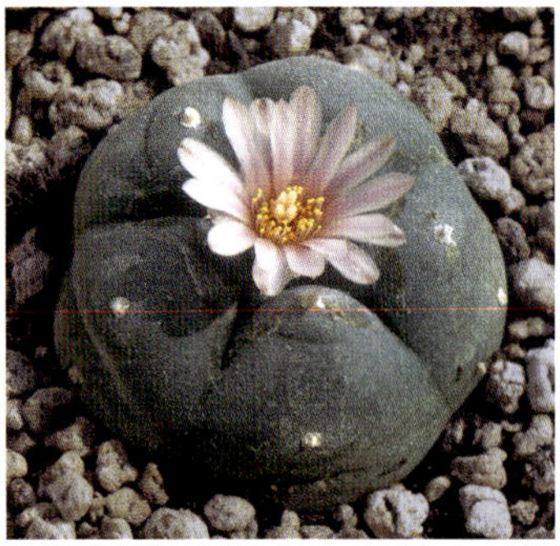

1 *Lophophora williamsii*

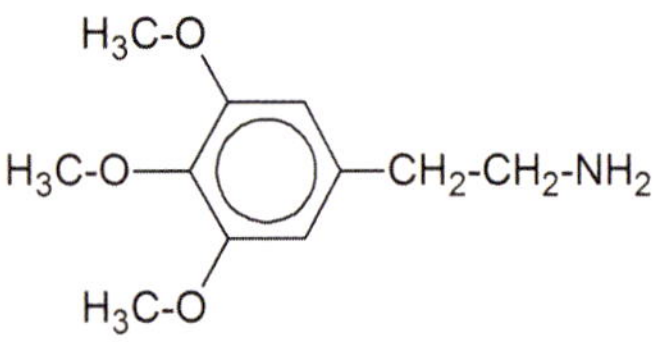

2 Mescalin

7.4.2 Myristicin und Elemicin

Myristicin und **Elemicin** kommen in der **Muskatnuss** vor, dem in roten aprikosenförmigen Früchten eingeschlossenen Samen des Muskatnussbaumes (*Myristica fragrans*). Sie werden im Körper zu 3-Methoxy-4,5-methylendioxyamphetamin (MMDA) und 3,4,5-Trimethoxyamphetamin (TMA) metabolisiert. Die mescalinähnlich-halluzinogene Wirkung von Muskatnusspulver tritt nach 2–8 Stunden ein, hält einen bis mehrere Tage an und ist von starken vegetativen Nebenwirkungen begleitet. 2 bis 5 Muskatnüsse wirken tödlich. ▶3–4, S. 315 ▶1

Mescalin und Muskatnuss sind amphetaminähnliche Halluzinogene, die Psychosen wecken können.

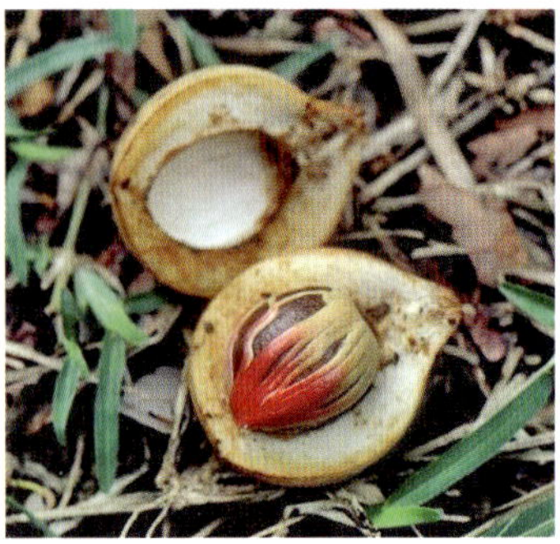

3 Muskatnuss

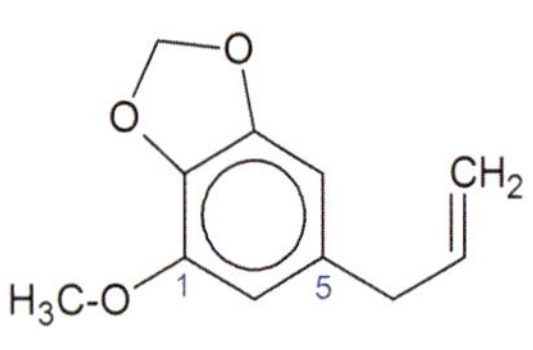

4 Myristicin

7.4.3 Lysergsäurediethylamid (LSD)

Die Synthese des **LSD** durch den Schweizer Chemiker *Albert Hofmann* (1906–2008) bei Sandoz 1938 galt dem Ziel, aus Alkaloiden des Mutterkornpilzes (*Claviceps pupurea*) ein Kreislaufstimulans zu entwickeln. 1943 stellte Hofmann das Diethylamid der Lysergsäure erneut her und musste die Laborarbeit wegen plötzlicher Unruhe und Unwohlsein abbrechen; zu Hause angekommen erlebte er farbige Visionen bei geschlossenen Augen. Am

19. April 1943 folgte der legendäre Selbstversuch mit 250 µg LSD: „16:20 Einnahme der Substanz. 17:00 Beginnender Schwindel, Angstgefühl, Sehstörungen, Lähmungen, Lachreiz", gefolgt von einer wilden Fahrradfahrt nach Hause, „18 – ca. 20 Uhr schwerste Krise" mit Sprachstörungen, Schwindel, Ohnmachtsgefühl, „die vertrauten Gegenstände nahmen bedrohliche Formen an. Sie waren in dauernder Bewegung, [...]. Die Nachbarsfrau [...] war eine bösartige, heimtückische Hexe mit einer farbigen Fratze [...] Jeder Laut erzeugte ein in Form und Farbe entsprechendes, lebendig wechselndes Bild." LSD (Delysid®) diente bis zum Verbot 1967 zur Auslösung von „Modellpsychosen" in der psychiatrischen Forschung und für therapeutische Zwecke. Der Psychologie *Timothy Leary* (1920–1996) propagierte in den USA der 1960er Jahre sogar den genussmäßigen LSD-Massenkonsum. ▶2–3

LSD p.o. oder i.v. wirkt bereits im Mikrogrammbereich (> 0,5 µg/kg), die Wirkung tritt nach einigen Minuten ein und hält 6–8 h an; schnell entwickelt sich Toleranz. LSD bindet an postsynaptische Serotoninrezeptoren (5-HT) und reichert sich im Cortex, Hippocampus, Corpus striatum und geringfügig im Kleinhirn an. LSD bindet zu 80 % an Plasmaproteine, wird mit einer Halbwertszeit von 3 h in der Leber hydroxyliert und an Glucuronsäure gebunden mit Galle und Urin ausgeschieden.

Akute Wirkung: 1. Mydriasis (Pupillenerweiterung), Schwindel, Zittern, Tachykardie, Blutdruckanstieg, Kältegefühl, Rötung des Gesichts; 2. Nach 30–60 min: Veränderung der Raum-, Geräusch-, Farb- und Zeitwahrnehmung, bis zur Synästhesie, d. h. dem Fühlen von Musik und Hören von Farben; 3. Der Euphorie folgen Illusionen, Omnipotenzgefühl, Wahnvorstellungen, Halluzinationen, Depression und Panikanfälle („Horrortrips").

Vergiftung: Krampfanfälle, Hyperthermie, Rhabdomyolyse, Nierenversagen, Koma, Atemstillstand. Letale Dosis: 0,2–1 mg/kg.

Chronische Wirkung: Noch Monate nach dem häufigen Gebrauch treten Episoden gestörter Sinnes-, Raum- und Zeitempfindung (Flashback-Psychosen) auf.

Therapie: Durch Halluzinogene ausgelöste Angstzustände werden durch Gesprächstherapie, Barbiturate oder Beruhigungsmittel (Chlordiazepoxid, Diazepam) behandelt.

Lysergsäureamid kommt natürlich in den Samen der mexikanischen Trichterwinden *Rivea corymbosa* und *Ipomoea tricolor* vor, die indigene Völker zu kultischen Handlungen nutzen.

7.4.4 Tryptaminderivate

N-alkylierte Tryptamine kommen in südamerikanischen Schnupfmitteln aus Cohoba-Samen vor. ▶4

Dimethyltryptamin (DMT) und seine Derivate greifen ähnlich wie LSD an Serotoninrezeptoren (5-HT) an. DMT wird durch die Monoaminooxidase abgebaut und daher geraucht. Die orale Zubereitung „Ayahuasca", die von Völkern im Amazonasgebiet zu rituellen Zwecken hergestellt wird, umfasst die DMT-haltige Liane *Banisteriopsis caapi* und den Strauch *Psychotria viridis*, der Monoaminooxidase-Hemmer enthält.

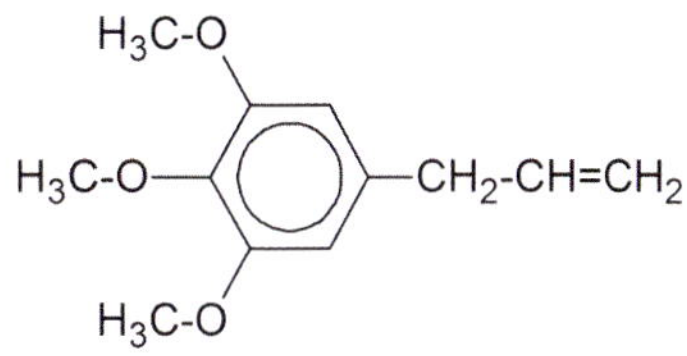

1 **Elemicin**

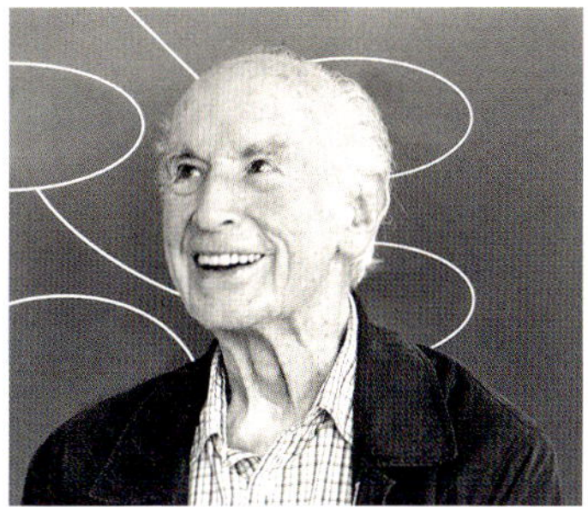

2 **Albert Hofmann** (1906–2008)

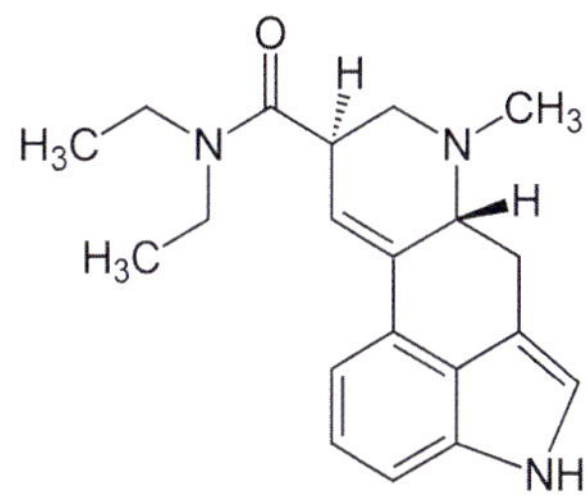

3 **Lysergsäurediethylamid (LSD)**

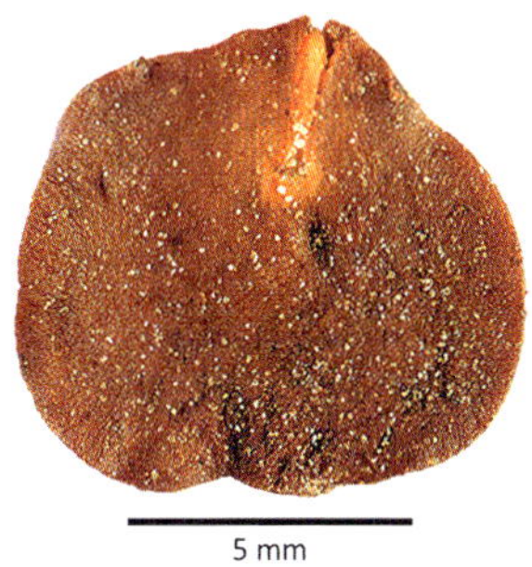

4 **Cohobabaum-Samen**
(Anadenanthera peregrina)

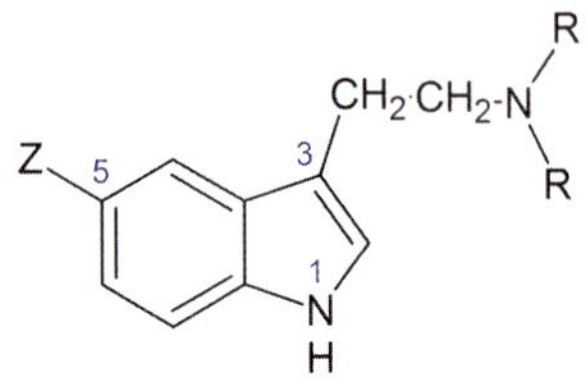

	R	Z
DMT, Dimethyl-tryptamin	CH_3	H
DET, Diethyl-tryptamin	C_2H_5	H
DPT, Dipropyl-tryptamin	C_3H_7	H
Bufotenin	CH_3	OH

1 Tryptaminderivate

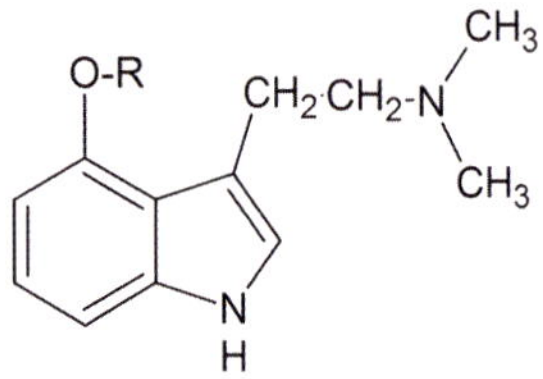

	R
Psilocin	H
Psilocybin	$-PO(OH)_2$

2 Psilocinderivate

Inhalationsnarkotika
Halothan, Enfluran, Isofluran, Lachgas, Xenon
Injektionsnarkotika
Propofol, Ketamin, Barbiturate, Benzodiazepine (Midazolam), Opiate

3 Narkotika

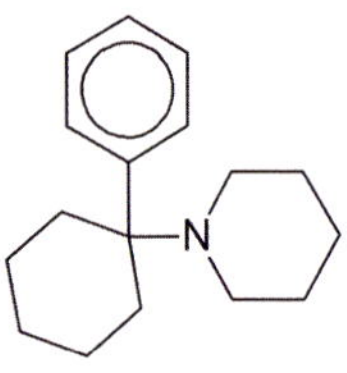

4 Phencyclidin (PCP)

Bufotenin (*N,N*-Dimethyl-5-hydroxy-tryptamin, *N,N*-Dimethyl-serotonin) kommt in Krötengiften, Pilzen und im Cohoba-Baum (*Anadenanthera peregrina*) vor; es wirkt stärker als DMT, auch im Hinblick auf vegetative Nebenwirkungen. S. 315 ▶3 und ▶Kap. 11

Wirkung: Identitätsauflösung, Visionen bis Horrorerlebnisse über 1–4 Stunden (20–100 mg); Speichelfluss, unkoordinierte Bewegungen, Blutdruckanstieg, Schwindel, Übelkeit, Pupillenerweiterung, Bewusstlosigkeit, Muskelstarre (> 125 mg i.m.).

> LSD, Tryptamine, Psilocybin wirken am Serotonin-Rezeptor.

7.4.5 Psilocybin

Psilocybin und sein Metabolit **Psilocin** kommen in südamerikanischen „Magic Mushrooms" und in einheimischen Wiesenpilzen, dem Spitzkegeligen Kahlkopf (*Psilocybe semilanceata*) und dem Gezonten Düngerling (*Panaeolus subbalteatus*), vor (▶Kap. 12). Psilocybin oder 4-Phosphoryl-DMT, von *Albert Hofmann* 1957 bei Sandoz synthetisiert, war als Indocyn® im Handel. Die psychedelische Wirkung ist 200-mal schwächer und kürzer als bei LSD, setzt nach 30–60 min (p.o.) ein und hält 4–6 Stunden an. Das Molekül birgt Serotonin als Teilstruktur. ▶2

Akute Wirkung: 1. ≈ 10 mg, nach 30 min: Gähnen, Schwindel, Übelkeit, Mydriasis, Tachykardie, Blutdruckanstieg, Parästhesien, Hyperthermie, Kältegefühl, Gesichtsrötung, Zittern, Bewegungsstörungen, Krämpfe; 2. nach 30–60 min: euphorische Traumphase, weniger beängstigend als bei LSD; Farbwahrnehmungen, optische und akustische Halluzinationen; 3. Schläfrigkeit. Chronische Wirkung: psychotische Zustände für mehrere Monate; „Flashbacks", Toleranz. Im Tierversuch teratogen.

7.4.6 Halluzinogene Narkotika

Narkotika (Narkosemittel) dienen bei Operationen zur Herbeiführung von Analgesie (Schmerzlosigkeit), Bewusstlosigkeit, Unterdrückung von Reflexen, Muskelerschlaffung und vegetativer Stabilisierung. Narkotika wirkend beruhigend (sedativ) und teilweise hypnotisch (bewusstseinsverändernd).

Phencyclidin

Phencyclidin (PCP) wurde 1956 als Narkosemittel entwickelt und 1965 nur noch zur Beruhigung von Schlachtvieh verwendet, weil postoperativ schwere Angstzustände, Wahn und Psychosen auftraten. Die Einnahme kleiner Dosen erzeugt ein euphorisches Schwindelgefühl; Angstanfälle und Stimmungsschwankungen folgen. Hohe Dosen erzeugen Erregung (Katatonie) mit Bewegungsstörungen (Ataxie), Sprachstörungen (Dysarthrie), Bluthochdruck, Muskelzuckungen, Speichelfluss und Augenverdrehen (Nystagmus). Überdosierung führt zu starkem Blutdruckanstieg, Krampfanfällen, Koma und Tod. Phencyclidin wirkt als nicht-kompetitiver Antagonist am **NMDA-Rezeptor** (*N*-Methyl-D-Aspartat am Glutamat-gesteuerten Ionenkanal für Natrium und Calcium in Schmerz verarbeitenden Nervenzellen). Es wird in Fettgewebe und Gehirn gespeichert. ▶3–4, ▶Kap. 5, S. 317

Akute Toxizität: Wirkungseintritt nach 2–5 min (Rauchen), 30–60 min (p.o., 5–10 mg) für 6–48 h; Eliminationshalbwertszeit 18 h. Sprechschwierigkeiten, Übelkeit, Schwitzen, Taubheit von Körperteilen, Analgesie, Hyperventilation, Anstieg (oder Abfall) von Herzfrequenz und Blutdruck; Halluzinationen, Panikattacken, Aggressivität, Gewaltbereitschaft, Selbstverstümmelung und Selbstmord, Bewusstlosigkeit, Hypertonie, teilweise Amnesie. Vergiftung (> 20 mg): Rhabdomyolyse, Nierenschädigung, Blutdruckanstieg, Fieber, Koma, zentrale Atemlähmung (> 150 mg). Chronische Wirkung: schwere Depression, Suizidgefahr, Flashback-Psychose, Hirnschädigung (*Olney*-Läsionen). Therapie: Ruhe; Ammoniumchlorid beschleunigt die Ausscheidung des Phencyclidins. Propranolol und Diazepam gegen Krampfanfälle.

Ketamin

Ketamin, 2-(2-Chlorphenyl)-2-(methylamino)cyclohexan-1-on, ist ein in den 1960er Jahren entwickeltes Kurznarkotikum, das beim Aufwachen unangenehme Träume, von Umweltreizen abhängige Halluzinationen und Erinnerungsverlust verursacht. Die Trennung zwischen Wirklichkeit und Erleben, das „Außerhalb-seines-Körpers-Sein", drückt der Begriff **dissoziative Anästhesie** aus. Das *S*(+)-Enantiomer wirkt narkotisch-analgetisch stärker als *R*(–). Ketamin blockiert 1. nicht-kompetitiv den Kationenkanal des NMDA-Rezeptors, sowie 2. die präsynaptische Wiederaufnahme von Catecholaminen (vgl. Amphetamin) und aktiviert 3. die Opiodrezeptoren. Als Droge der Technoszene wird Ketamin geschnupft oder oral konsumiert. ▶1–2

Akute Wirkung: Nach 20–30 min (p.o.): Anästhesie für etwa 40 min, Amnesie für 1–2 h. Pupillenerweiterung, Speichelfluss, Bronchodilatation, Anstieg von Herzfrequenz und Blutdruck, Teilnahmslosigkeit, Atemdepression, Kontrollverlust, Krämpfe. Bei i.v.-Gabe (1–3 mg/kg) Bewusstlosigkeit für 10 min.

Chronische Wirkung: Toleranz bis zur 10-fachen Dosis, psychische Abhängigkeit, Hirnschäden (*Olney*-Läsionen), Persönlichkeitsveränderungen, Merkstörungen, neurologische Ausfälle.

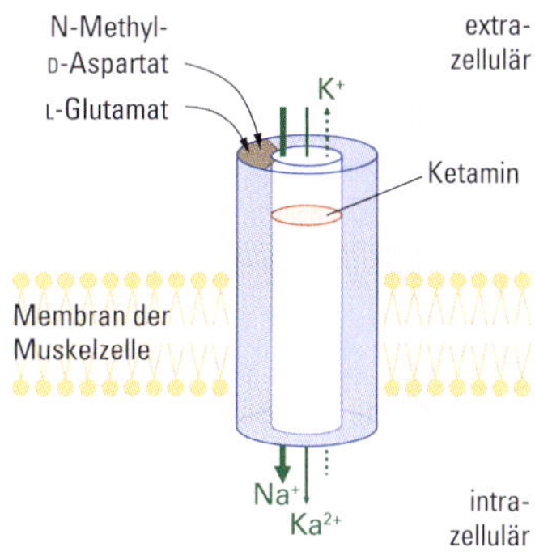

1 Glutamat-Rezeptor vom NMDA-Typ

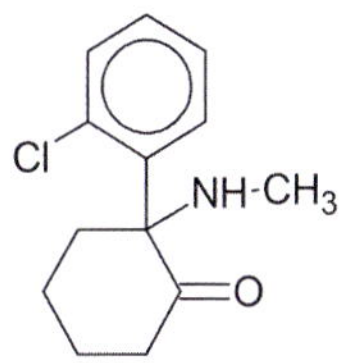

2 Ketamin

Lachgas

Lachgas (N_2O, ▶Kap. 2) wirkt stark analgetisch und schwach narkotisch; es hemmt wie Ketamin den NMDA-Rezeptor.

Propofol

Das Injektionsnarkotikum **Propofol** (2,6-Diisopropylphenol) wirkt kurz und schnell; es wird mit einer Halbwertszeit von 2 h vollständig abgebaut, entweder durch Kopplung an Glucuron- oder Schwefelsäure oder durch 4-Hydroxylierung. Als Nebenwirkung tritt eine euphorische Stimmungslage auf. ▶3

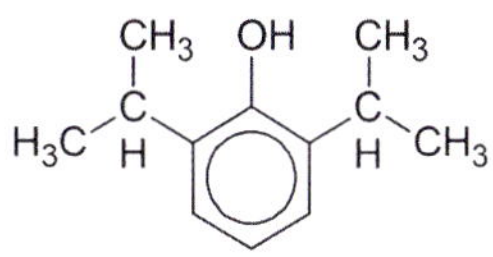

3 Propofol

7.4.7 Gamma-Hydroxybutansäure (GHB)

4-Hydroxybutansäure und ihre Salze (γ-Hydroxybutyrat, GHB, Natriumoxybat, „Liquid Ecstacy") wurden 1961 als Injektionsnarkotikum und zur Behandlung der Alkoholabhängigkeit eingeführt. Als Stoffwechselprodukt des Neurotransmitters γ-Aminobutansäure (GABA) kommt GHB mit physiologischen Normalwerten von 0,1 µg/mL Serum und 2,5 µg/mL Urin vor. Es wird zu CO_2 und Wasser abgebaut. Bodybilder der 1980er Jahre nutzen GHB zur Freisetzung von Wachstumshormonen (GH) für den Muskelaufbau. GHB wurde als Partydroge und Bestandteil

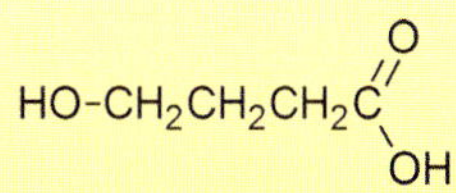

4 4-Hydroxybutansäure

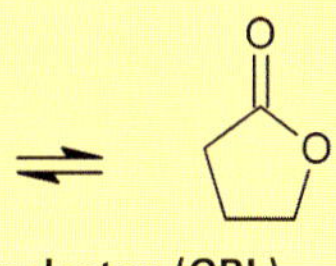

5 γ-Butyrolacton (GBL)

Benzodiazepine
(Flunitrazepam, Temazepam)
γ-Hydroxybutansäure (GHB)
γ-Butyrolacton (GBL)
Ketamin
1,4-Butandiol
Chloralhydrat
Barbiturate
Methyprylon (3,3-Diethyl-5-methyl-2,4-piperidindion)

1 Substanzen in K.-o.-Tropfen

von Knockout-Tropfen für Sexual- und Eigentumsdelikte missbraucht, das die Opfer wehrlos macht und die Erinnerung tilgt. Der Besitz verstößt gegen das Betäubungsmittelgesetz (BtMG).

4-Hydroxybutansäure zyklisiert zu **Butyro-1,4-lacton** (GBL) und kann aus diesem durch alkalische Hydrolyse hergestellt werden. Butyrolacton und Butandiol sind in Industriereinigern als Lösemittel enthalten. S. 317 ▶4–5, ▶1

Akute Wirkung: Nach 10–60 min (1–2 g p.o.) für einige Stunden wie Alkohol: berauschend-euphorisierend, entspannend-sedierend, Erhöhung des Kontaktbedürfnisses, enthemmend-aphrodisierend. Hohe Dosierung (50–120 µg/mL Serum): Schläfrigkeit, nicht-respiratorische Alkalose, Hypernatriämie, Hypokaliämie. Bei > 260 µg/mL: Koma, Bewusstseinsverlust, Atem- und Kreislaufdepression. Halbwertszeit: 20–45 min. Eine orale Dosis von 100 mg/kg ist im Blut 6 h und im Urin 12 h nachweisbar. Chronische Wirkung: psychische Abhängigkeit. Entzug: Angstgefühl, Agitation, Schlaflosigkeit, Tachykardie, Blutdruckstieg, Tremor.

7.4.8 Alkaloide

Atropin, Scopolamin und **Hyoscyamin** aus Nachtschattengewächsen sowie **Muscimol** und **Ibotensäure** aus dem Fliegenpilz rufen eine halluzinogene Wirkung hervor. ▶Kap. 10 und 12

7.5 Analgetika

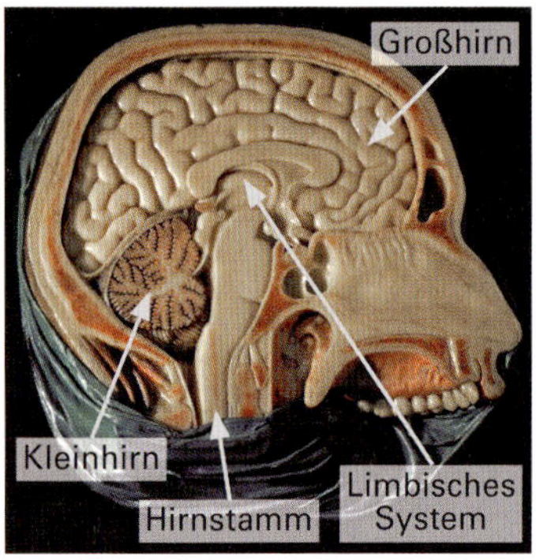

2 Gehirn

Analgetika (schmerzstillende Arzneimittel) hemmen 1. die **Schmerzsensoren** an Nerven, 2. die **Impulsleitung** vom Nervenende ins Gehirn oder 3. die **Bewusstwerdung** des Schmerzes.

7.5.1 Lokalanästhetika

Das **limbische System** ist für die Schmerzempfindung, des **Cortex** (Hirnrinde) für die Schmerzinterpretation zuständig. ▶2

Die aufsteigenden **nozizeptiven Schmerzbahnen** verlaufen vom sensiblen Nerv, vermittelt durch den Botenstoff „Substanz P", über das Rückenmark (Tractus spinothalamicus) zu Hirnstamm (Pons), Mittelhirn (zentrales Grau) und Hirnrinde (Cortex). Die absteigenden **antinozizeptiven** (schmerzlindernden) Bahnen laufen vom Hypothalamus über Mittelhirn und Hirnstamm (Raphé-Kern) zum Rückenmarkhinterhorn; dort vermittelt Serotonin die Impulse auf Enkephalin-übertragende Interneurone. ▶3

Lokalanästhetika hemmen die Bildung und Weiterleitung von Nervenreizen (Aktionspotentialen) durch Blockade von Natriumkanälen – was an den Schmerzsensoren der Nervenenden erwünscht, jedoch unerwünscht am Herzen und Gehirn ist. S. 319 ▶1

Oberflächenanästhesie
in Schleimhäute, Wundflächen

Infiltrationsanästhesie
Injektion ins Gewebe

Leitungsanästhesie
Injektion in Rückenmark (spinal) oder Lende (lumbal)

Intravenöse regionale Anästhesie in eine blutleere Extremität (Anlegen einer Manschette)

3 Anästhesie

Lokalanästhetika enthalten:

- Ester, z. B. Procain, Tetracain, Cocain ▶Kap. 7.3.1
- Amide, z. B. Lidocain, Articain, Bupivacain S. 319 ▶2
- gefäßverengend wirkende Zusätze (Noradrenalin, Vasopressin-Analoga), Glucose, Konservierungsmittel

7.5.2 Opiate

Opioidanalgetika wirken über die körpereigenen Opiatrezeptoren auf schmerzverarbeitende Nervenzellen in Gehirn und Rückenmark; sie hemmen die Bewusstwerdung des Schmerzes. **Opiate** (Morphin, Codein) werden aus Schlafmohn gewonnen, **Opioide** sind Substanzen mit morphinähnlichen Eigenschaften, z. B. die körpereigenen Enkephaline, Endorphine und Dynorphine, sowie die synthetischen Opiate. ▶Kap. 10

Die **Opioid-Rezeptoren** im zentralen und peripheren Nervensystem sowie in Darm und Blase sind an **G-Proteine** gekoppelt und hemmen die **Adenylatzyklase**, wodurch die Durchlässigkeit der Nervenzellmembran für Kalium erhöht, für Calcium erniedrigt wird. Insgesamt wird die Membrandepolarisation und Reizübertragung über die Synapsen erschwert. Die Entwicklung der **Toleranz**, sodass innerhalb von Tagen eine immer höhere Dosis für dieselbe Wirkung notwendig wird, beruht vermutlich auf einer Internalisierung der Rezeptoren (Rückzug ins Zellinnere) und Abkopplung von der Adenylatzyklase.

1. Opiate rufen starke Analgesie hervor und wirken antitussiv, d. h. sie lähmen das Hustenzentrum.
2. Opiate unterbrechen die Schmerzleitung auf Rückenmarksebene, indem sie die Botenstoffe (Enkephalin, Dynorphin, Endorphin) in den absteigenden **antinozizeptiven Bahnen** imitieren und die Freisetzung der **Substanz P** am präsynaptischen Nervenende hemmen; so wird der „dumpfe" Dauerschmerz gedämpft. Der schnell-spitz-bohrende, von der Körperoberfläche ausgehende Schmerz wird bei epiduraler Verabreichung (ins Rückenmark) nicht unterbrochen. ▶1
3. Opiate engen das Bewusstsein ein und verändern die Stimmungslage. Morphin bewirkt, dass der Schmerz nicht mehr weh tut, obwohl er noch lokalisiert werden kann.

Opium

Der an der Luft getrocknete, dunkelbraune, bitter schmeckende Milchsaft aus den angeschnittenen, unreifen Samenkapseln des Schlafmohns (*Papaver somniferum*) heißt **Opium**. Es enthält etwa 30 Alkaloide neben Wasser (55 %), Pflanzensäuren (5 %), Zucker, Fetten, Eiweißen, Harzen und Farbstoffen (~18%). ▶3, S. 320 ▶1

Die Sumerer in Mesopotamien (um 3000 v. Chr.) und die jungsteinzeitlichen Europäer (um 2000 v. Chr.) kannten Mohn als Ölpflanze. In Griechenland (700–300 v. Chr., opos = Saft) und Rom (150 v. Chr. – 100 n. Chr.) waren Opiumarzneien bekannt. Die Araber (ca. 500–700) verbreiteten Rauchopium, ab 1500 war das Opiumessen in der Türkei und in China verbreitet. Paracelsus (*Theophrastus Bombastus von Hohenheim* 1493–1541) setzte um 1530 **Laudanum**, eine Mischung aus Opium und Wein, ein. Im 19. Jahrhundert stieg Opium zur Volksarznei auf; Großbritannien führte 1840–42 sogar den Opiumkrieg zur Öffnung des chinesischen Marktes. **Theriak**, die „Königin der Arzneien" aus Kräutern, Opium und Honig, findet sich noch im Deutschen Arzneibuch von 1953.

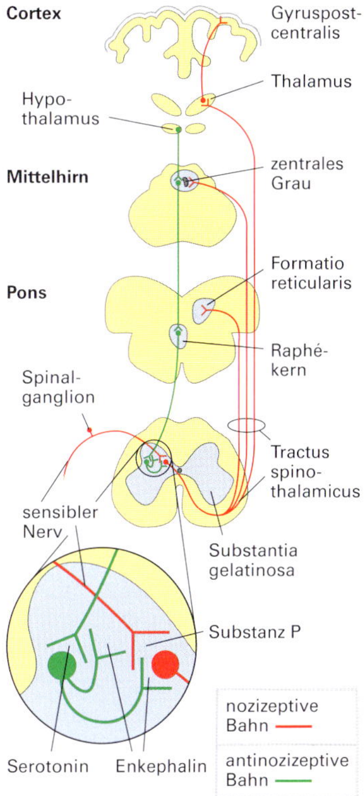

1 Schmerzbahnen

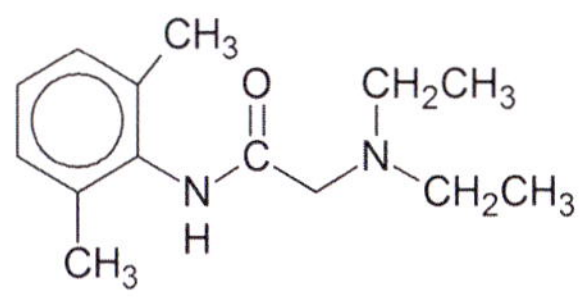

2 Lidocain

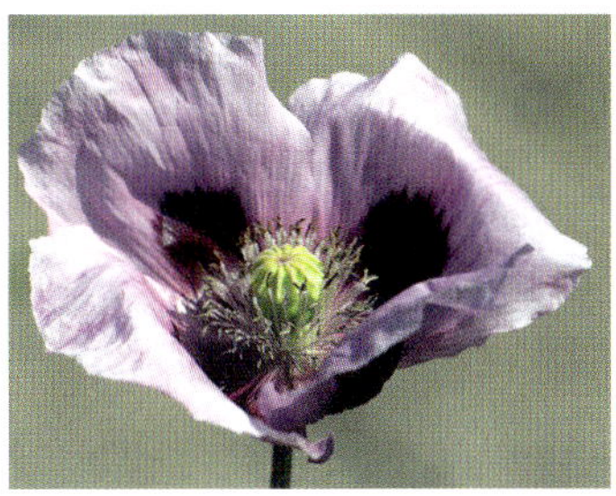

3 Schlafmohn

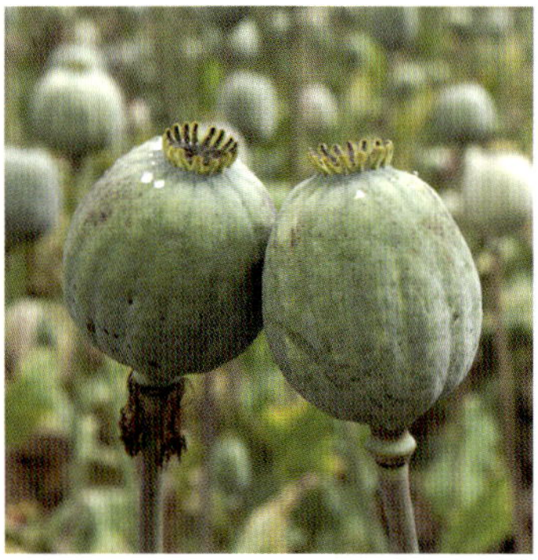

1 **Mohnkapseln**

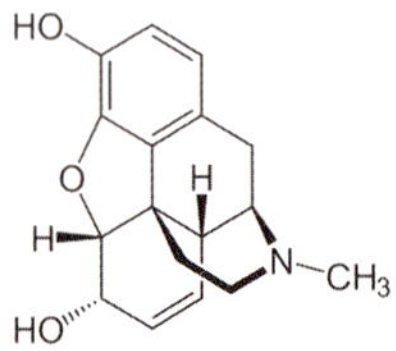

C-Atom	3	6	C=C
Morphin	OH	OH	
Heroin	$OCOCH_3$	$OCOCH_3$	
Codein	OCH_3	OH	
Dionin	OEt	OH	
Peronin	OBz	OH	
Thebain	OCH_3	OCH_3	6–7 .
Oripavin	OH	OCH_3	8–14
Neopin	OCH_3	OH	8–14

Bz = $CH_2C_6H_5$, Et = CH_2CH_3
Mophinan = System ohne C=C, Substituenten und 4-5 O-Brücke

2 **Morphin**
(5*R*,6*S*,9*R*,13*S*,14*R*)-4,5-Epoxy-*N*-methylmorphinan-7-en-3,6-diol

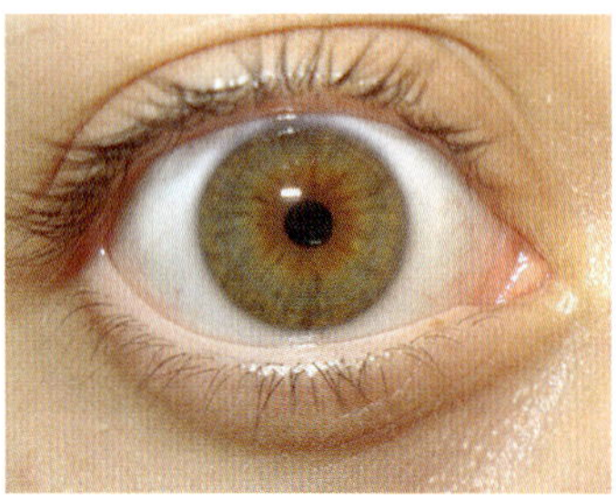

3 **Miosis (vgl. S. 398)**

Morphin

(–)-Morphin wurde 1806 von *Friedrich Sertürner* (1783-1841) als Hauptinhaltsstoff des Opiums isoliert und als das erste aus der Pflanzenwelt isolierte Alkaloid nach Morpheus, dem griechischen Gott des Schlafes, benannt. 1879 wurde die suchtauslösende Wirkung nachgewiesen. Dennoch erfasste der Morphinmissbrauch nach dem Ersten Weltkrieg die ganze westliche Welt. Das Deutsche Reich stellte das frei verkäufliche Morphin 1901 unter Rezeptpflicht. Das Haager und Genfer Opiumabkommen (1912, 1925) zum weltweiten Verkehr mit Opiaten mündete ins deutsche Betäubungsmittelgesetz (1920, 1929). ►2

Als Schmerzmittel wird vor allem **Morphinhydrochlorid** eingesetzt. Morphin bindet an die **µ-Opiatrezeptoren**, die im zentralen Nervensystem verteilt sind, besonders im Hirnstamm (Nucleus accumbens, Nucleus locus coeruleus, Area postrema) und limbischen Cortex. Es dämpft die reflektorische Erregbarkeit des Hustenzentrums (Antitussivum), das Brechzentrum und die Magen-, Blasen- und Darmentleerung. In niedriger Dosierung verursachen Opium (geraucht, gegessen, Tee, i.v.) und Morphin (i.v., p.o.) Euphorie, Entspannung, Wohlbefinden, Sedation, Tagträume, Rausch und Persönlichkeitszerfall (Nirvana-Gefühl). Morphin wird langsam enteral resorbiert; nur 25 % sind bioverfügbar, weil in der Leber ein schneller Abbau durch *N*-Demethylierung und Bindung an Glucuronsäure und Schwefelsäure erfolgt (First-Pass-Effekt). Ausscheidungsorgan sind die Nieren; 10 % der Mophinglucuronide gehen über die Galle wieder ins Blut (enterohepatischer Kreislauf). Nach höchstens 4 Stunden klingt die Wirkung ab. Morphin ist oberhalb einer Plasmakonzentration von 0,1 mg/L giftig und passiert die Plazentaschranke. Die akute Morphinvergiftung beginnt symptomatisch wie ein Kreislaufschock und endet bei der zentralen Atemlähmung.

Akute Opiatvergiftung: Euphorie, Gesichtsrötung, Hautjucken, **Miosis** (Stecknadelpupillen ►3), Schwindel, Benommenheit, verlangsamte flache Atmung, Kreislaufversagen (Blutdruckabfall = Hypotonie, Bradykardie), Tonusverlust der Skelettmuskulatur, Areflexie, Untertemperatur (kalte Haut, Hypothermie), **Atemdepression** (2–4 Atemzüge pro Minute), *Cheyne-Stokes*-Atmung mit Zyanose, spastische Lähmung von Darm und Blase (bis zum Zerreißen gefüllt, Hypomotilität, Ileus, Harnverhalt), Sauerstoffmangel (Hypoxie, Zyanose), Somnolenz bis Koma, **Bewusstlosigkeit**, scheintodartiger Zustand mit herabgesetztem Grundumsatz. Tod durch zentrale Atemlähmung (Hypoxie) nach 7 bis 12 Stunden. Multiorganversagen, Schock, Lungenödem. Letale Dosis Morphin: > 0,1 g (i.v.) bzw. 0,3–1,5 g. (p.o.), beim Säugling 20 mg. Tageshöchstdosis 200 mg. Nagetiere reagieren unempfindlicher. LD_{50} Maus i.p. 140 mg/kg.

Opiatvergiftung: Bewusstlosigkeit, Atemdepression, Miosis.

Therapie. Der Opiatantagonist **Naloxon** i.v. hebt die Opiatwirkung und Atemlähmung auf, kann aber ein Entzugssyndrom mit Kammerflimmern und Kollaps auslösen! Keine Emetika! Sauerstoffbeatmung, Schocktherapie. S. 321 ►1

Chronische Vergiftung: Der **Morphinismus** ist ein Zustand der körperlichen und seelischen Abhängigkeit. Opiatabhängige leiden an Stuhlverstopfung und Blasenentleerungsstörungen und sind anfällig für Infektionen aller Art. Enge Pupillen, Potenzverlust, Abmagerung, körperlicher und geistiger Verfall.

Heroin

Heroin (Diacetylmorphin) gilt als das Suchtmittel mit dem stärksten Abhängigkeitsrisiko. „Heroin" kam als Hustenmittel 1899 auf den Markt und stellte sich alsbald als Suchtstoff heraus. Durch die Acetylgruppen ($CH_3CO\cdot$) dringt das lipidlösliche Heroin besser als Morphin über die Blut-Hirn-Schranke ins zentrale Nervensystem vor. Das wasserunlösliche Heroinpulver wird von Süchtigen über einer erhitzten Aluminiumfolie inhaliert oder nach Erhitzen mit Zitronen- oder Ascorbinsäure intravenös appliziert; bei oraler Einnahme, Schnupfen oder Rauchen bleibt der schnell einsetzende „Kick" oder „Flash" aus. **Diacetylmorphinhydrochlorid** ist ein wasserlösliches Pulver. ▶2

Heroin dämpft Sinneswahrnehmungen und blockiert Angst- und Schmerzzustände. Mit einer Plasmahalbwertszeit von 9 min entsteht 6-Acetylmorphin und weiter Morphin (3 h), das wirksamer an die Opioidrezeptoren bindet als Heroin. Heroinsüchtige müssen mehrmals täglich konsumieren, um Entzugserscheinungen zu vermeiden. Das Baby im Mutterleib nimmt Opiate aus dem mütterlichen Blut auf. Über die Symptome der Morphinvergiftung hinaus treten Lungen- und Hirnödeme, Nerven- und Herzschäden auf. 6-Acetylmorphin lässt sich im Kopfhaar nachweisen. ▶3

> Opiate passieren die Plazentaschranke, so dass auch das Ungeborene Abhängigkeit und Drogenentzug erleiden muss.

Opiatabhängigkeit

Morphin, Heroin und synthetische Opioide rufen auch in therapeutischen Dosen (10–1000 mg) rasch Toleranz und psychische und **körperliche Abhängigkeit** hervor. Opiatsüchtige neigen zu Lungenkrankheiten, neurologischen Störungen und durch die unhygienische Art der Drogenzufuhr zu Leber- und Gelenkschäden (Hepatitis B und C, Osteomyelitis), Immunschwäche und HIV-Infektionen. Typisch sind die „Fixerstraßen", aneinandergereihte, vernarbte Nadeleinstiche in die Venenstränge.

Entzugssyndrom nach 4 h für 7 Tage: Hyperaktivität des zentralen Nervensystems, Angstgefühle, Verlangen nach der Droge, schnelle Atmung (> 16 min^{-1}), Gähnen, Schweißausbrüche, Augentränen, Mydriasis (große Pupillen), Gänsehaut („Cold Turkey"), Zittern, Muskelzucken, abwechselndes Gefühl von Hitze und Kälte, Muskel- und Gliederschmerzen, Appetitlosigkeit, Magenkrämpfe, Schlafstörungen. Spätfolgen: Gedächtnisstörungen, psychotische Zustandsbilder, sozialer Abstieg. Vegetative Labilität und psychischer Suchtdruck führen zu Rückfällen.

Codein und Apomorphin

Die Wirkung der Opiumalkaloide ist recht unterschiedlich. S. 322 ▶1

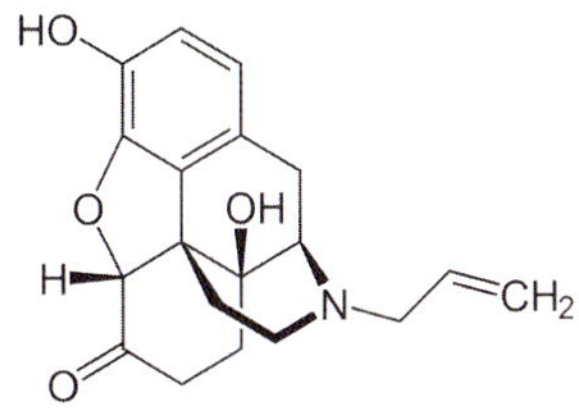

C	3	6	N
Naloxon	OH	=O	allyl
Nalorphin	OH	OH 7–8 C=C	allyl
Morphin	OH	OH 7–8 C=C	CH_3
Levorphanol	OH	H ges.	CH_3.

allyl = $CH_2CH{=}CH_2$
ges. = Morphinangerüst

1 Naloxon
(5*R*,9*R*,13*S*,14*S*)-17-Allyl-3,14-dihydroxy-4,5-epoxy-morphinan-6-on

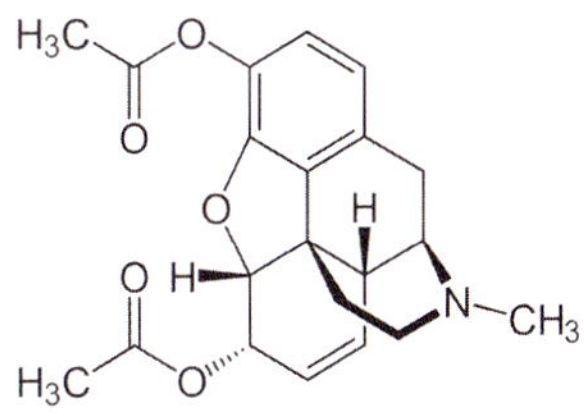

2 Heroin

- Miosis (Stecknadelpupillen)
- Blutdruckabfall
- Bradykardie (< 60 Herzschläge pro Minute)
- Atemdepression, Zyanose
- Selten: epileptiforme Anfälle
- Hirnschäden durch Sauerstoffmangel
- Lungenödem
- Endokarditis (Entzündung der Herzinnenhaut)
- Nephritis (Nierenentzündung)
- Abszesse
- Rhabdomyolyse (Muskelzerfall)

3 Heroinvergiftung

	Analgesie	Hypnose	Atemlähmung	Muskellähmung
Morphin	+++	+++	+	+
Codein	++	+	–	+
Thebain	–	–	erregend	–
Papaverin	–	(+)	–	++
Noscapin	+	–	erregend	+

1 Spezifische Wirkungen der Opiumalkaloide

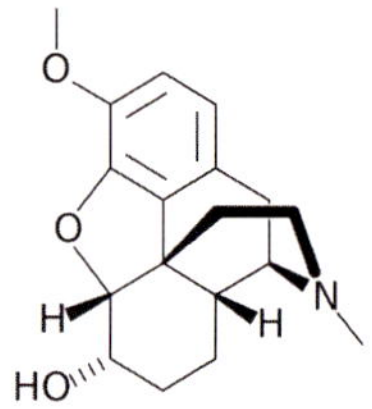

2 Dihydrocodein (DHC)
Dextrometorphan: ohne OH

Codein (Morphin-3-methylether) wirkt spezifisch hustenreizstillend und viel weniger narkotisch, atemlähmend und suchterzeugend als Morphin. Das Narkotikum und Hustensedativum **Dihydrocodein** (DHC, 3-Methoxy-17-methyl-4,5-epoxymorphinan-6-ol) wird als Ersatzstoff für Heroin illegal vertrieben. Das strukturell verwandte **Dextromethorphan** ist ein Antitussivum (Hustenmittel) ohne analgetisch-suchterzeugende Wirkung. ▶2

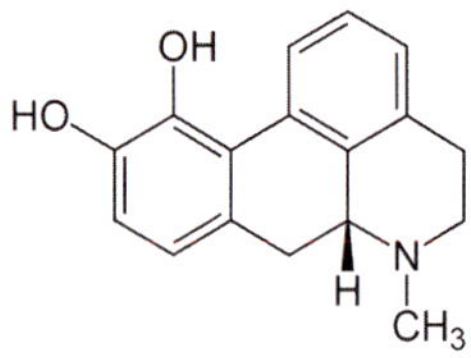

3 (*R*)-(–)-Apomorphin

Apomorphin mit der Teilstruktur Dopamin wirkt als heftiges Brechmittel (Emetikum). Es bindet nicht an Opioid-Rezeptoren und dient zur Behandlung der Parkinson-Krankheit. ▶3

Opioidanalgetika und Ersatzdrogen

Synthetische **Opioide** sind starke morphinähnliche Analgetika mit Suchtpotential, die die Schmerzwahrnehmung blockieren.

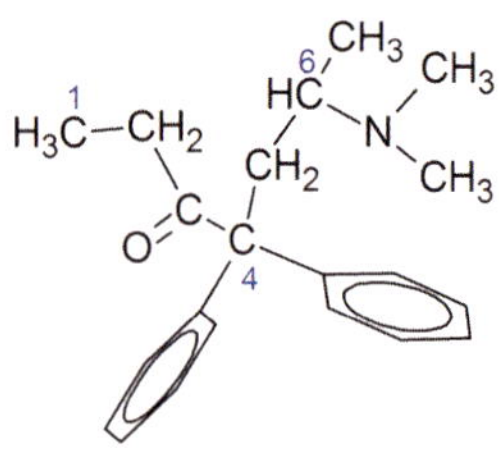

4 Methadon

L-Methadon (Levomethadon, (–)-6-Dimethylamino-4,4-diphenyl-3-heptanon-hydrochlorid), erfunden bei Hoechst 1938-1945, darf unter strengen medizinischen Auflagen zur Entwöhnung der Heroinabhängigkeit eingesetzt werden. Weniger als 20 mg am Tag helfen, schwere Entzugserscheinungen zu beherrschen. Der „Kick" bleibt aus, die Wirkdauer ist lang. Das D(+)-Enantiomer zeigt nahezu keine analgetische Potenz. ▶4

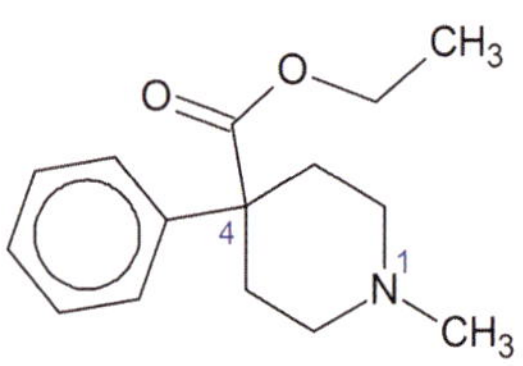

5 Pethidin

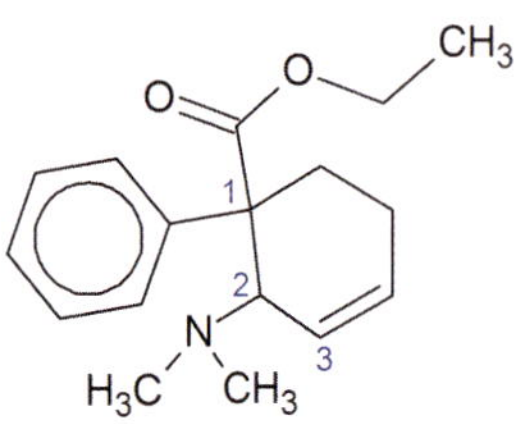

6 Tilidin

Tilidin und Pethidin sind wichtige synthetische Schmerz- und Betäubungsmittel, z. B. bei heftigen Kolikschmerzen. **Pethidin** (Dolantin, 1-Methyl-4-phenyl-piperidin-4-carbonsäureethylester-hydrochlorid) vereinigt die muskelkrampflösende Wirkung des Atropins mit der schmerzlindernden des Morphins. ▶5–6

Fentanyl wird in der Anästhesie (i.v.) und als transdermales Analgetikum verwendet. Methylfentanyl und andere Derivate erreichen bis zu 7500-fach stärkere Wirkung als Morphin. S. 323 ▶1

1-Methyl-4-phenyl-4-propionoxypiperidin (MPPP) ist eine in den 1970er Jahren in den USA verbreite Designerdroge, die Symptome der *Parkinson*-Krankheit auslöst. Das als Verunreinigung enthaltene 1-Methyl-4-phenyl-1,2,3,6-tetrahydropyridin (MPTP) dringt in dopaminerge Zellen der Substantia nigra ein und bildet zellschädliche Pyridiniumkationen, die wegen ihrer Ladung die Zellmembran nicht mehr zu durchdringen vermögen. S. 323 ▶2

Pentazocin, ein verbotenes Dopingmittel, wirkt als agonistisch-antagonistisches Opioid schwächer analgetisch und weniger suchtauslösend als Morphin. Weil es einige Opiat-Rezeptor-Typen aktiviert und andere hemmt, wirkt es teilweise halluzinogen. Naloxon versagt als Antidot weitgehend.

(+)-Tramadol wirkt opiatartig durch den Metaboliten (+)-*O*-Desmethyltramadol und hemmt die neuronale Rückaufnahme von freigesetztem Serotonin. (–)-Tramadol hemmt die Noradrenalin-Rückaufnahme.

Endogene Opioide

Die körpereigenen **Enkephaline, Dynorphine** und **Endorphine** sind Peptide mit schmerzlindernder und euphorisierender Wirkung. Sie binden an die Opioid-Rezeptoren im zentralen Nervensystem und der Darmwand. Bei körperlicher Anstrengung, wie z. B. beim Marathonlauf, werden sie vermehrt freigesetzt, erhöhen möglicherweise die Schmerzschwelle und führen zu Abstinenzsymptomen, die durch Opiate aufgehoben werden können. Der **μ-Opioid-Rezeptor** erzeugt Sucht und Euphorie, der **κ-Rezeptor** Sedierung; beide Atemdepression und, wie auch der **δ-Rezeptor**, Analgesie. Der **σ-Rezeptor**, der nicht durch Naloxon gehemmt wird, stimuliert Kreislauf und Atemzentrum; er zählt heute nicht mehr zu den Opiatrezeptoren. ▶3

Antidiarrhoika

Loperamid oder 4-(4-Chlorphenyl)-4-hydroxy-*N,N*-dimethyl-α,α-diphenyl-1-piperidinbutyramid, hilft gegen Durchfälle. Es steigert wie Opium die Pendelbewegungen des Speisebreis im Dickdarm (die der Rückgewinnung von Wasser dienen), hemmt aber die Voranbewegung im Dünndarm, ohne opiatartige zentrale Nebenwirkungen. Erst wenn Colon descendens und Sigmoid ausreichend mit unverdaulichen Ballaststoffen gefüllt sind, wird der Defäkationsreflex ausgelöst.

Wird der Abbau der körpereigenen Enkephaline in der Darmwand gehemmt, z. B. durch **Racecadotril**, bessern sich Durchfälle, Wasser- und Salzverlust gehen zurück.

7.5.3 Cannabis (Marihuana)

Seit 5000 Jahren ist Cannabis die wohl älteste Kulturdroge. **Marihuana**, die weiblichen Blütenspitzen und Blätter des getrockneten indischen Hanfs (*Cannabis sativa*) und das daraus gepresste Harz **Haschisch** enthalten **Δ^9-Tetrahydro-cannabinol** (THC), dessen Konzentration in der Pflanze vom Klima abhängt, sowie weitere Cannabinoide. Hanf zur Textilherstellung darf in Deutschland nicht mehr als 0,3 % THC enthalten. ▶5, S. 324 ▶1–2

Cannabis, die verbreitete Einstiegsdroge, wird als kegelförmig gerollte Zigarette (Joint) oder Pfeife geraucht, in Keksen gegessen oder als „Haschischöl" dem Tee zugesetzt. 1 g Marihuana, 0,3 g Haschisch oder 5–20 mg THC (als Rauch oder eingenommen) genügen für einen „Trip". Etwa 20 % des im Rauch enthaltenen THC wird resorbiert und nahezu vollständig in der Leber metabolisiert; 1 % gelangt unverändert in den Urin.

THC bindet an körpereigene **Cannabinoid-Rezeptoren**, die als Liganden 2-Arachidonoylglycerin und Anandamid (*N*-Arachidonoylethanolamid) tragen. CB_1-Rezeptoren auf Nervenzellen desaktivieren über G-Proteine die Adenylatzyklase, Calcium- und Kaliumkanäle, schließen Serotoninkanäle, mobilisieren Arachi-

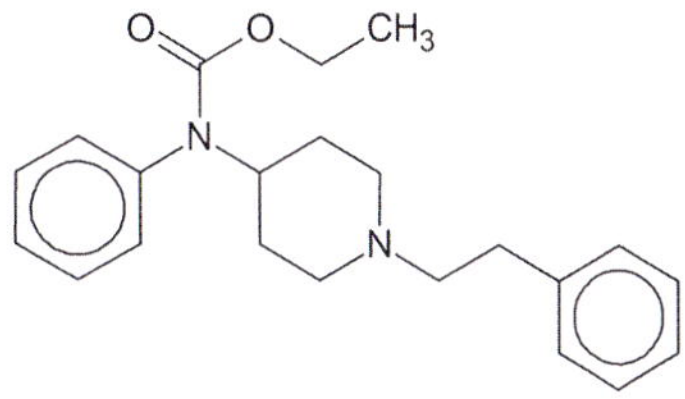

1 **Fentanyl**

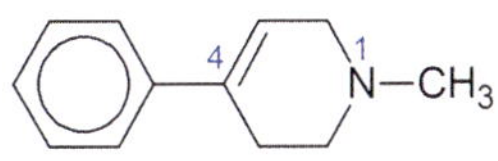

2 **MPTP**

Enkephaline
H-Tyr-Gly-Gly-Phe-(Met, Leu)-OH

Dynorphine
H-Tyr-Gly-Gly-Phe-Leu...[17]Glu-NH_2
H-Tyr-Gly-Gly-Phe-Leu...[8]Ile-OH

β-Endorphin
H-Tyr-Gly-Gly-Phe-Met...[31]Glu-OH

3 **Körpereigene Opioide**

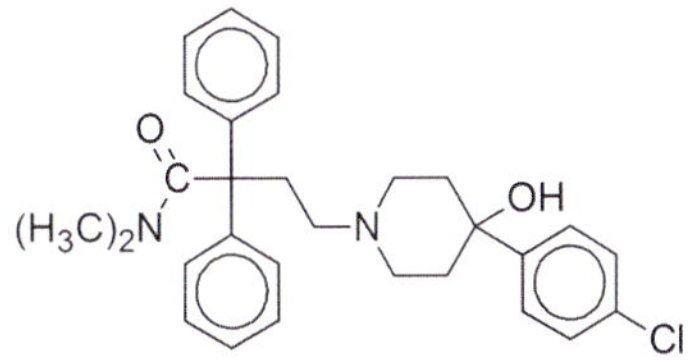

4 **Loperamid**

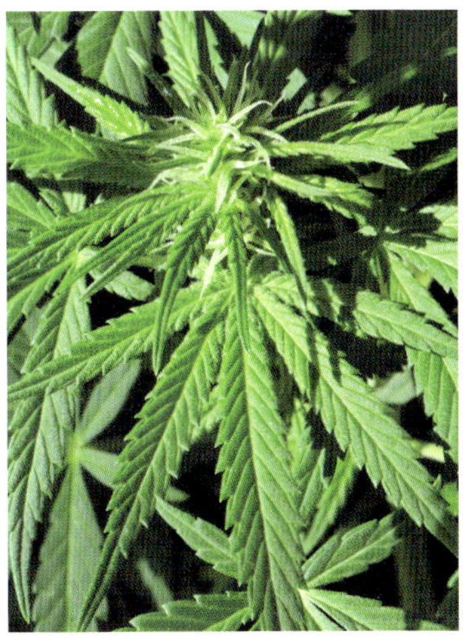

5 **Cannabis sativa**

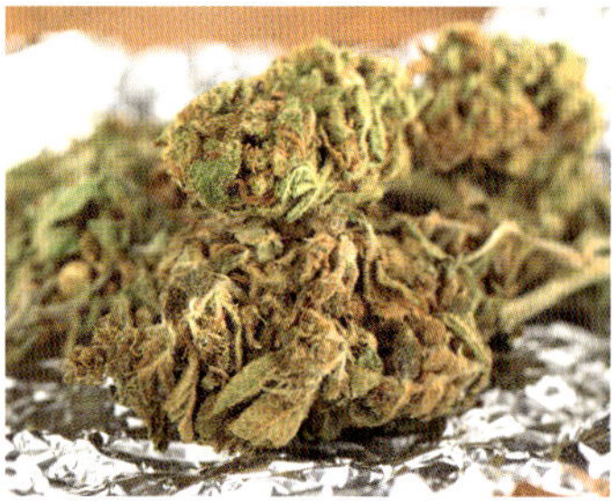

1 Cannabis-Blätter

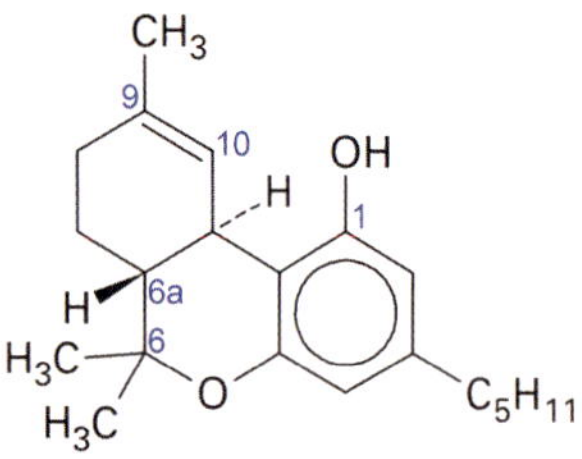

2 THC, 6a,7,8,10a-Tetrahydro-6,6,9-trimethyl-3-pentyl-6*H*-dibenzo[b,d]pyran-1-ol

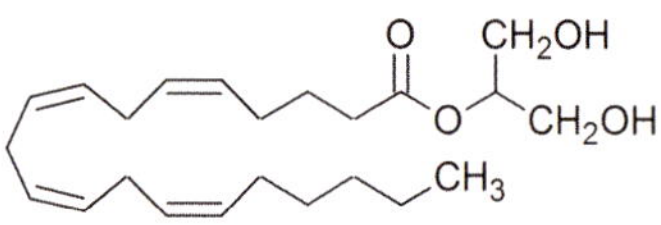

3 2-Arachidonyl-glycerin

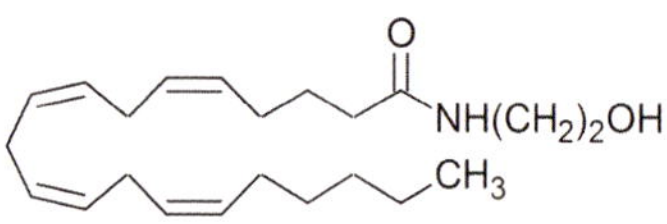

4 Anandamid

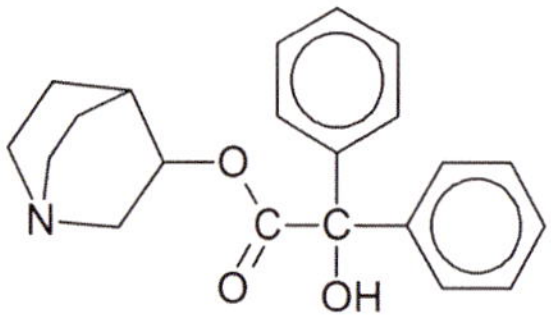

5 3-Chinuclidylbenzilat (BZ)

donsäure und aktivieren an der Zellteilung beteiligte Proteinkinasen. CB_2-Rezeptoren finden sich auf Immunzellen. ▶3–4

THC verursacht eine dämpfende, traumähnliche Bewusstseinsänderung mit gestörter Raum-, Zeit- und Farbempfindung. Es tritt eine gewisse psychische Abhängigkeit ohne körperliche Folgeschäden ein. Durch „Downregulation" und Internalisierung (Einverleibung der Rezeptoren ins Zellinnere) entsteht Toleranz. Der THC-Nachweis erfolgt aus dem Urin.

> THC bindet an körpereigene Cannabinoid-Rezeptoren und regt die Ausschüttung von Dopamin im Gehirn an.

Akute Toxizität: 1. Beruhigung, Wohlbehagen, intensives Musikempfinden, nachlassende Kritikfähigkeit, Tagträume, verändertes Raum- und Zeitgefühl, gedämpfte Angst, weite, lichtträge Pupillen, gerötete Augenbindehäute, Fahruntüchtigkeit durch beschränktes Wahrnehmungsvermögen, Enthemmung und starke Müdigkeit, bis hin zum Abdriften von der Fahrspur; 2. Übelkeit, Depression, Kopfschmerzen, Störung des Kurzzeitgedächtnisses, Flashbacks; 3. bei hohen Dosen: Angst, Paranoia, exogene Psychose mit Halluzinationen, amotivales Syndrom („keine Lust zu nichts"), vermindert die Fertilität, embryonale Missbildungen. Therapie: Benzodiazepine, Neuroleptika.

Chronische Wirkung: Gier nach täglich mehrmaligem Konsum, geringer Antrieb, Unfähigkeit zur Konfliktbewältigung, Rückzug auf die eigene Person, Verwirrtheit, Desorientierung, Halluzinationen, Panikattacken (Psychosen). Marihuana-Raucher neigen zu bakteriellen und viralen Infektionen und Allergien, was für die Wirkung von Cannabinoiden auf das Immunsystems spricht.

7.5.4 Psychokampfstoffe

Halluzinogene Stoffe in chemischer Kampfstoffmunition sind Entwicklungen aus dem Indochinakrieg, die den Gegner zu irrationalen Handlungen treiben sollten, z. B. Derivate der Lysergsäure, des Tryptamins und des Cannabinols.

3-Chinuclidylbenzilat (BZ) ist ein Antimuscarinikum; es ruft schwere Psychosen und Halluzinationen hervor, die 8–24 Stunden andauern können. Opfer sollen vorzeitig gealtert und bei Nachkommen teratogene Schäden aufgetreten sein. ▶5

Toxikologie: Verlangsamung, Halluzinationen und Delir (ab 0,01 mg/kg), Tachykardie, Hitzestau, Mundtrockenheit, Sehstörung. Therapie: Physostigmin als Muscarinagonist.

7.6 Vergiftungen durch legale Schmerzmittel

Nicht opiodartige Analgetika wirken auf das zentrale Nervensystem oder hemmen Entzündungen und Fieber. Fiebersenkende Mittel heißen **Antipyretika**, entzündungshemmende Substanzen nennt man **Antiphlogistika**. Nichtsteroidale Antiphlogistika hemmen die Synthese der Schmerz und Entzündungen auslösenden **Prostaglandine**, indem sie nicht selektiv die Cyclooxygenasen (COX 1 und 2) angreifen, die die Vorstufe Arachidonsäure umwandeln.

7.6.1 Salicylate

Salicylate (Salicylsäureester) sind entzündungshemmende, nicht-opiodartige Analgetika, die die Prostaglandinsynthese hemmen. **Methylsalicylat** („Wintergrünöl", Salicylsäuremethylester), das giftigste Salicylat, ist in Einreibemitteln enthalten.

Acetylsalicylsäure, das epochemachende Aspirin®, führt bei Kindern in einer Dosis von 200–300 mg/kg zu einer leichten Vergiftung. Salicylsäure ist mit Eisen(III)-Lösung als Rotfärbung im mit Eisessig oder Salzsäure angesäuerten Urin nachweisbar. Acetylsalicylsäure wirkt außerdem als Thrombozyten-Aggregationshemmer, weil sie die Thromboxan-Synthese durch Acetylierung der Cyclooxygenase hemmt. ▶1, 3

Salicylate sind Antiphlogistika (Cyclooxygenase-Hemmer).

Vergiftung: Übelkeit, Erbrechen, Hyperpnoe (CO_2-Verlust durch verstärkte Atmung), respiratorische Alkalose (Blut-pH-Anstieg durch Kohlensäuremangel und übermäßige Ausscheidung von Hydrogencarbonat), Hyperaktivität, Hyperthermie, Krampfanfälle, Depression, Atemversagen, Kollaps.
Bei Kleinkindern: metabolische Azidose durch Eingriff von Salicylat in den Glucosestoffwechsel, vermehrte Bildung von Aceton im Blut (Ketose), Wasserverlust über Haut und Atmung, ohne Schwitzen (Perspiratio insensibilis) und Urin.
Therapie: Erbrechen auslösen, Aktivkohle p.o., viel Flüssigkeit geben, z. B. Fruchtsaft, $NaHCO_3$ i.v. bei schwerer Azidose, Kaliumchlorid i.v., Fiebersenkung mit Wadenwickeln.

Weitere **Säure-Antiphlogistika** sind Ibuprofen, Naproxen, Diclofenac und Indometacin. ▶4

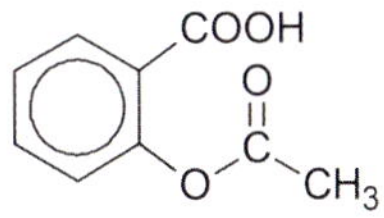

1 Acetylsalicylsäure

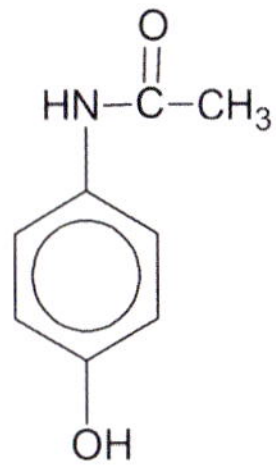

2 Paracetamol

Fettsäuren
↓
Phospholipide
↓
Arachidonsäure
↓
Eicosanoide:
- **Prostaglandine** (Schmerz, Entzündung, Fieber)
- **Prostacyclin** (Gefäßerweiterung)
- **Thromboxan** (Gefäßverengung)
- **Leukotriene** (Allergien)

3 Entzündungsvorgang

7.6.2 Paracetamol

Paracetamol, *N*-(4-Hydroxyphenyl)acetamid, wirkt analgetisch und antipyretisch als **Prostaglandin-Synthese-Hemmer**, jedoch nicht entzündungshemmend. Die Alternative zu Acetylsalicylsäure verursacht in hoher Dosis Leberschädigungen. Ein Cytochrom-P_{450}-abhängiges Enzym produziert giftige Stoffwechselprodukte, die die Glutathionvorräte in der Leber aufzehren und die Leberzellen angreifen. Die nicht entgifteten Paracetamol-Metaboliten binden kovalent an Leberzellproteine, z. B. das Phenoxylradikal (ArOH → ArO· + H·) und das Benzochinonimin (Aufhebung des aromatischen Rings). Bei Erwachsenen wirken 15 g tödlich; bei Kleinkindern sind Paracetamolvergiftungen selten besorgniserregend (≥ 140 mg/kg Körpergewicht). ▶2

Vergiftung: Übelkeit, Erbrechen, Appetitlosigkeit, Blässe, Oberbauchschmerzen. Nach 24 h: Pathologische Leberwerte.
3.–4. Tag: Leberversagen: Ikterus, metabolische Azidose, Hypoglykämie, schwer stillbare Blutungen (hämorrhagische Diathese). Die Leber eliminiert Proteinabbauprodukte wie Ammoniak, Amine und Phenole nicht mehr aus dem Blutkreislauf; es kommt zur hepatischen Enzephalopathie. Nach 5 Tagen: Lebernekrosen, Krämpfe, Kollaps, Atemdepression, Leberkoma.

Salicylsäurederivate, Aspirin®

Arylessigsäure- und Arylpropansäurederivate, Diclofenac, Ibuprofen

Anthranilsäurederivate, Flufenaminsäure, Mefenaminsäure

Pyrazolonderivate

4 Nichtsteroid-Antiphlogistika

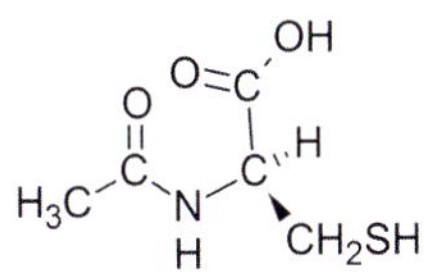

5 Acetylcystein

Toxische Leberwerte Transaminasen GOT, GPT; absterbende Leberzellen	
Langsamere Blutgerinnung längere Prothrombinzeit	
Gelbsucht (Ikterus) Bilirubin in Blut und Haut	
Portokavale Enzephalopathie Depressionen, Müdigkeit, Antriebsschwäche, Bewegungsstörungen („Flapping tremor")	
Hepatisches Koma Leberzerfall, Bewusstseinsstörung, ZNS-Schädigung	

1 **Leberversagen**

Therapie: Erbrechen auslösen. *N*-Acetylcystein p.o. bei schweren Vergiftungen (> 150 mg Paracetamol im Liter Plasma, S. 325 ▶5). Schädlich sind Antihistaminika, Steroide, Phenobarbital und Etacrynsäure, weil sie Cytochrom-P_{450}-Leberenzyme anregen.

Acetylcystein und Glutathion entgiften Paracetamol.

7.6.3 Antihistaminika

Antihistaminika heben durch Rezeptorblockade die Wirkung des körpereigenen Histamins auf, das bei Allergien ausgeschüttet wird. Akute Toxizität: Exzitation (Erregung) oder Depression, Benommenheit, Nervosität, Desorientiertheit, Halluzinationen, Tachykardie, Arrhythmie, Fieber, Delir, Krämpfe. Therapie: Erbrechen (nicht bei Krampfanfall), Kohle, Atemhilfe, Kreislaufhilfe, Diazepam gegen Krämpfe. Zuletzt: Physostigmin i.m./i.v.

7.7 Beruhigungs- und Schlafmittel

Sedativa (Beruhigungsmittel) umfassen Substanzen mit dämpfender Wirkung auf das zentrale Nervensystem, z. B. Tranquilizer und niedrig dosierte Schlafmittel.

Als **Hypnotika** (Schlafmittel) wirken Alkohole, Barbiturate, Benzodiazepine, einige Antihistaminika (Diphenhydramin, Doxylamin), Chloralhydrat und das körpereigene Melatonin.

Die Vergiftung mit **Tranquilizern** (engl. tranquilize = beruhigen) lässt die Hautreflexe verschwinden, ruft Augenzittern (Nystagmus), Sprach- und Bewegungsstörungen (Ataxie) mit Fallneigung, Schläfrigkeit (Somnolenz) und Verwirrtheit hervor. Der Tod tritt durch Atemlähmung ein.

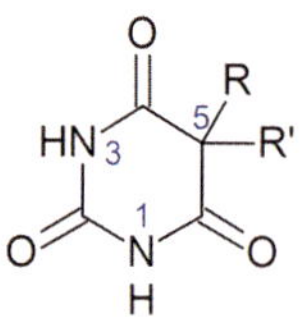

	R	R'
Barbitursäure	H	H
Barbital	Ethyl	Ethyl
Phenobarbital	Ethyl	Phenyl
Cyclobarbital	Ethyl	Cyclohexenyl
Hexobarbital	CH_3 3-CH_3	Cyclohexenyl

2 **Barbiturate**

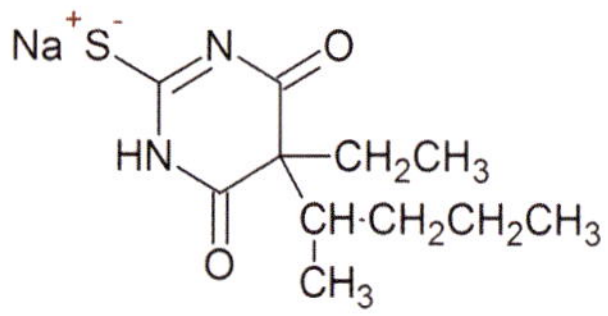

3 **Thiopental-Natriumsalz**

7.7.1 Barbiturate

Das Schlafmittel **Barbital** (Veronal, 5,5-dialkylierte Barbitursäure), das seit der Markteinführung 1903 bis in die 1960er Jahre sehr bekannt war, wird nicht mehr in Reinform verabreicht.

Nimmt man einen Monat lang täglich 500 mg **Barbiturate**, so führt dies zur psychischen Abhängigkeit. Beim Absetzen der Droge treten Schlafstörungen mit Unruhezuständen und Alpträumen, bis hin zu zerebralen Krampfanfällen, Halluzinationen und einem dem Delirium tremens ähnlichen Zustand auf. In Deutschland sind sie nicht mehr als Schlafmittel zugelassen! ▶2

Barbiturate und Alkohol zeigen auffallende Ähnlichkeit bei chronischer Vergiftung, Abhängigkeit und Entzug.

Akute Toxizität: Bewusstseinstrübung bis zum Koma mit EEG-Nulllinien, Ateminsuffizienz, Gewebehypoxie, Azidose, Schocklunge, Bronchopneumonie, Blutdruckabfall, Kreislauf- und Nierenversagen, reaktionslose, weite Pupillen, Areflexie, Darmlähmung (paralytischer Ileus), Harnsperre, Hypothermie. Tod durch zentrale Atemlähmung; bei abruptem Entzug Krämpfe und Psychosen. Letale Dosis: 5–10 g bzw. 50–100 mg/L Plasma. Therapie: Beatmung, Schockbehandlung, Harn-Alkalisierung ($NaHCO_3$ i.v.) beschleunigt die Ausscheidung. Giftentfernung nach Luftröhrenschnitt (endotracheale Intubation) durch Magenspülung, Aktivkohle, Abführmittel (Natriumsulfat). Kein Antidot bekannt!

(Thio)barbiturate sind kurzzeitig wirksame Injektionsnarkotika, die zur Einleitung einer Inhalationsnarkose dienen. S. 326 ▶3

7.7.2 Benzodiazepine

Benzodiazepine wie **Diazepam** sind ungesättigte, heterozyklische Siebenringe mit zwei Stickstoffatomen und drei oder vier Ringsystemen. Sie wirken angstlösend (anxiolytisch), dämpfend, krampflösend (myotonolytisch, antikonvulsiv) und schlaffördernd-narkotisch. Benzodiazepine verstärken allosterisch die hemmende Wirkung der γ-Aminobutansäure an den $GABA_A$-Rezeptoren. Sie lösen Abhängigkeit und Sucht aus! Durch ihr weniger ausgeprägtes Entzugssyndrom haben sie Barbiturate vom Markt verdrängt. Täglich 60–100 mg Diazepam über 40 Tage erzeugen psychische Abhängigkeit. Gefährlich ist die Wirkungsverstärkung mit Alkohol und zentral dämpfenden Pharmaka. **Chlordiazepoxid** und Diazepam zerfallen in 1-Desmethyldiazepam, dann Oxazepam und inaktive Konjugate. ▶1–2

Benzodiazepine erzeugen in kurzer Zeit Abhängigkeit.

Akute Toxizität: Benommenheit, Bewegungsstörungen (Ataxie), Verwirrtheit, Koma. Letale Dosis ≈ 1 g; toxische Dosis 1–3 mg/kg. Chronische Vergiftung: gleichgültiges Desinteresse (Indolenz), Reizbarkeit, Unruhe (Agitiertheit), Verwirrtheit, Angst, Schlafstörungen. Therapie: Beatmung, Kreislaufbehandlung, Antidot: Flumazenil i. v.; Magenspülung, Aktivkohle. ▶3

Myotonolytika

Myotonolytika lösen vom Rückenmark vermittelte Muskelkrämpfe; sie verstärken die hemmenden Wirkung der γ-Aminobutansäure (GABA) auf die Erregungsübertragung. **Benzodiazepine** aktivieren allosterisch den $GABA_A$-Chloridkanal. **Baclofen** (4-Amino-3-(4-chlorphenyl)butansäure) hemmt am $GABA_B$-Rezeptor direkt die Erregungsübertragung im Rückenmark.

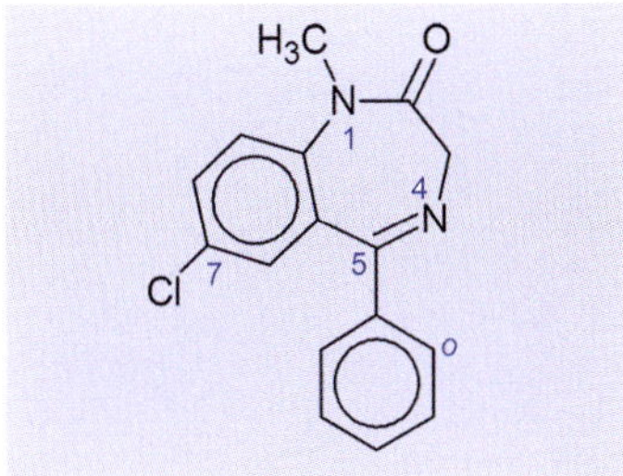

1 **Diazepam** (Valium)
Flurazepam:
^{1}N-$(CH_2)_2N(C_2H_5)_2$ und *o*-F

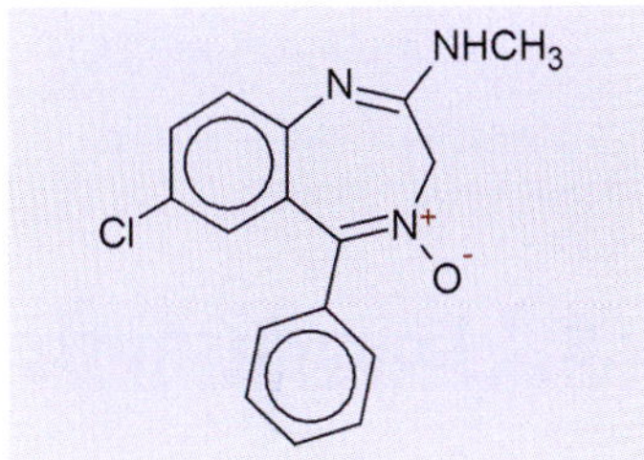

2 **Chlordiazepoxid**
7-Chlor-2-methylamino-5-phenyl-3*H*-1,4-benzodiazepin-4-oxid

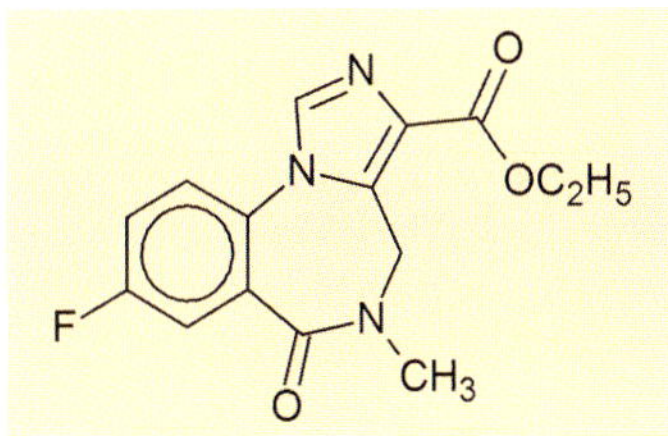

3 **Flumazenil** (Antagonist)

7.8 Psychopharmaka

Psychopharmaka sollen auf die Psyche einwirken, möglichst ohne das zentrale Nervensystem unspezifisch zu hemmen (wie Hypnotika und Narkotika) oder zu erregen (wie Analeptika).

1. **Neuroleptika** (Antipsychotika) wirken akut verlangsamend und beruhigend, bis zur Gleichgültigkeit und Antriebslosigkeit. Bei Schizophrenen wirken chronische Gaben antipsychotisch. Neuroleptika besetzen die Amin-Rezeptoren (für Dopamin, Serotonin, Noradrenalin, Histamin) und hemmen teilweise die Acetylcholin-Rezeptoren atropinartig. Beispiele ▶4–5

Psychopharmaka hemmen Amin-/Acetylcholin-Rezeptoren.

2. **Thymoleptika** (stimmungshebende Substanzen) wirken nach einigen Wochen bei psychotisch Depressiven.

- **Trizyklische Antidepressiva** (Imipramin, Amitriptylin S. 328 ▶2)

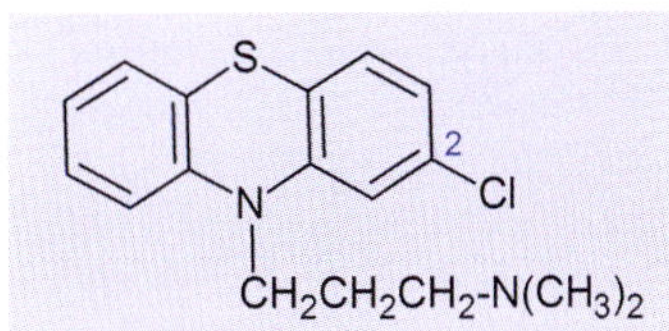

4 **Phenothiazine**: Chlorpromazin

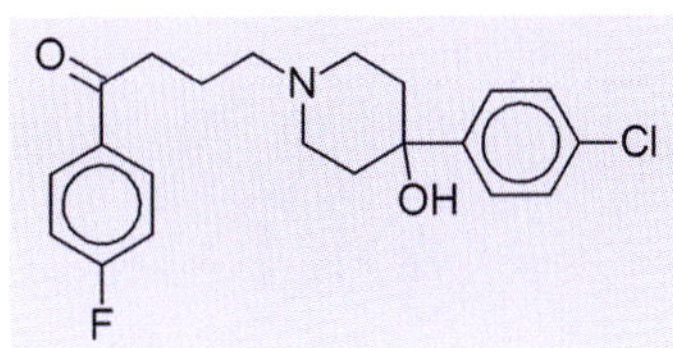

5 **Butyrophenone**: Haloperidol

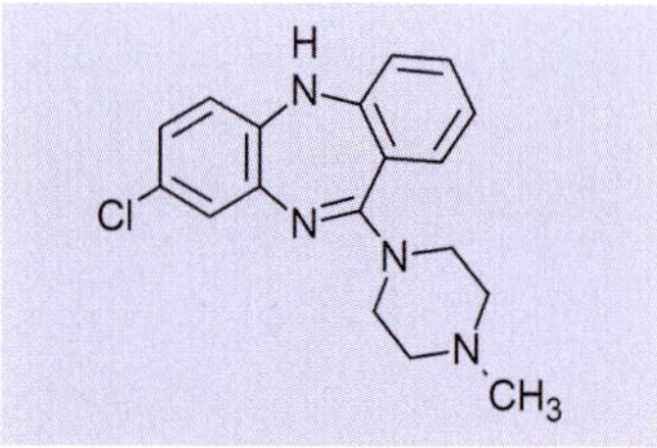

1 Dibenzazepine: Clozapin

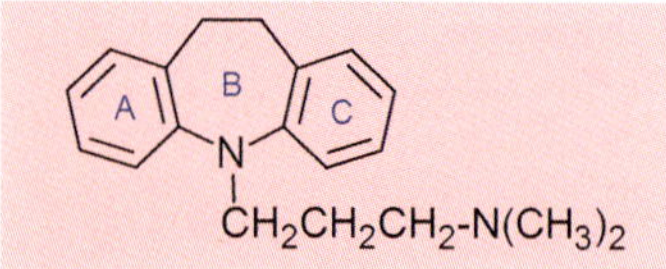

2 Trizyklische Antidepressiva: Imipramin

hemmen die neuronale Rückaufnahme von Serotonin und Noradrenalin und blockieren muscarinische Rezeptoren.

- **Serotonin-Rückaufnahme-Hemmer** (z. B. Fluxetin) erhöhen die Konzentration des freigesetzten Serotonins im synaptischen Spalt, indem sie die Rückspeisung in die Nervenzelle verhindern.
- **Monoaminooxidase-Hemmer** (z. B. Moclobemid) wirken als „Thymeretika" vorwiegend antriebssteigernd.
- **Lithiumsalze** beugen manisch-depressiven Schüben vor.

3. **Anxiolytika** oder Tranquilizer lösen Angst- und Spannungszustände, z. B. Dibenzazepine (Benzodiazepine) in geringer Dosierung. ▶1

4. **Psychoanaleptika** wirken zentral erregend und lösen in hoher Dosierung Krämpfe aus, z. B. Methylxanthine wie Coffein, Amphetamine wie Methylphenidat, unspezifische Analeptika wie Strychnin.

7.9 Lösungsmittelmissbrauch

Narkotika sind Anästhetika (betäubende Schmerzmittel) mit sedierender und teilweise hypnotischer und analgetischer Wirkung. Narkotische „Schnüffelstoffe" werden als Ersatzdrogen für Alkohol und Cannabis konsumiert. Organschäden und Todesfälle werden aus lateinamerikanischen Großstädten berichtet. Die Therapie abhängiger Kinder ist schwierig; Rückfälle sind häufig.

7.9.1 Abhängigkeit von Lösungsmitteln

Industrielle Lösungsmittel und Aerosolsprays stimulieren das zentrale Nervensystem vorübergehend und dämpfen es dann. Lösungsmittel binden an NMDA- und $GABA_A$-Rezeptoren, lagern sich in Membranen ein und stören Ionenkanal-Proteine. Beim täglichen „Schnüffeln" von Lösungsmitteldämpfen treten Gewöhnung an höhere Dosen (Toleranz) und psychische Abhängigkeit auf.

Kohlenwasserstoffe, aliphatische und aromatische
Alkohol
Ether
Halogenkohlenwasserstoffe, z. B. Chlorkohlenwasserstoffe, Chloroform
Ketone
Essigsäureester (Acetate)

3 Narkotische Lösungsmittel

Akute Symptome sind Schwindel, verwaschene Sprache, torkelnder Gang und Benommenheit, impulsives Verhalten, Selbstüberschätzung, Erregung und Reizbarkeit, Hörminderung, Kribbeln in Händen und Füßen, Wadenschmerzen, beschleunigte Herz- und Atemfrequenz, bis hin zu Halluzinationen, Wahnideen, Bewusstlosigkeit, Koma, Atemlähmung, Herz-Kreislauf-Versagen. Chronische Wirkung: motorische Störungen, Schwerhörigkeit, Polyneuropathien, Organschäden. Entzug: Angstzustände, Depressionen, Nervosität.

Giftige Lösungsmittel wie **Tetrachlorkohlenstoff** verursachen Schäden an Gehirn, Leber, Niere und Knochenmark sowie Todesfälle durch Atemstillstand und Herzrhythmusstörungen. ▶3

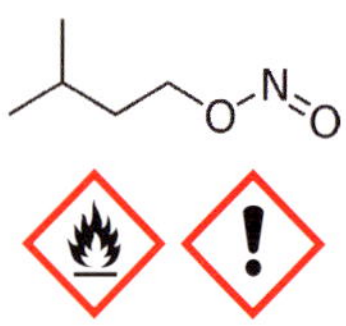

4 Amylnitrit

7.9.2 Abhängigkeit von Nitriten

Organische Salpetrigsäureester wie **Amylnitrit** (Pentylnitrit) rufen Bewusstseinsveränderungen und Gefäßerweiterungen hervor, was in homosexuellen Kreisen früher geschätzt wurde. Blutdruckabfall, Schwindel, Gesichtsrötung und Herzrasen kommen hinzu. ▶4 und ▶Kap. 3

7.9.3 Ether und Epoxide

Alkohole (R-OH) reagieren miteinander in saurer Lösung zu **Ethern** mit der Formel R–O–R. Durch starke Basen werden Ether in Alkene und Alkoholate gespalten. Mit starken Säuren bilden sich Oxoniumionen. **Diethylether** (CH_3CH_2-O-CH_2CH) als erstes Narkotikum ermöglichte ab 1850 die moderne Chirurgie. Die Aufwachphase ist durch ein langes Erregungsstadium (Exzitation) geprägt; zudem sind Ether-Luft-Gemische explosiv. ▶1

Dampfnarkotika vom Halothan-Typ basieren heute auf Ethern. **Enfluran** (2-Chlor-1,1,2-trifluorethyldifluormethylether) löst gelegentlich Krämpfe aus und verstärkt die Wirkung von Muskelrelaxantien. **Isofluran** riecht stechend; das (+)-Isomer wirkt stärker narkotisch als das (–)-Isomer. **Desfluran** und **Sevofluran** (wirken schnell und werden nur zum kleinen Teil biotransformiert. ▶2

Epoxide sind dreiringförmige Ether und wichtige Vorstufen für Epoxidharze, z. B. Ethylenoxid- und Propylenoxid. Narkotische Wirkungen treten erst in sehr hoher Konzentration auf. Durch Säuren oder Basen wird der Ring gespalten. ▶3 und ▶Kap. 4.4

1 **Diethylether**

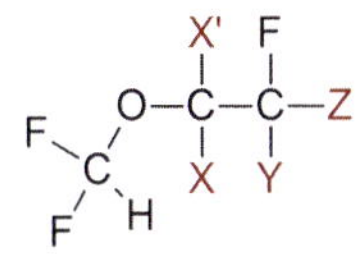

	X	X'	Y	Z
Enfluran	F	F	Cl	H
Isofluran	H	Cl	F	F
Desfluran	F	F	F	F
Sevofluran	CF_3	H	F	F

FCH_2-O-$CH(CF_3)_2$

2 **Halothan-Narkotika**

7.9.4 Betäubende Schwefelverbindungen

Die Vergiftung mit **Kohlenstoffdisulfid** (CS_2) führt zu Knoblauchgeruch der Atemluft, Reizbarkeit, Schwäche, manisch-depressiven Zuständen, Betäubung, Delir, Pupillenerweiterung, Erblindung, Krämpfen, Koma, Lähmungen, Atemstillstand. Therapie: Hautkontakt: Abwaschen. Verschlucken: Erbrechen. Inhalation: Atem-/Kreislaufunterstützung, Beruhigungsmittel. ▶4

Thiole und Thioether

Thiole (R-SH) und **Thioether** (R-S-R') kommen im Erdöl und Erdgas vor und verhalten sich chemisch ähnlich wie Alkohole bzw. Ether. Mangels Wasserstoffbrückenbindungen sind die Schwefelverbindungen aber weitaus flüchtiger.

Methanthiol (CH_3SH) und **Dimethylsulfid** (CH_3-S-CH_3) sind in den Emissionen von Tierkörperverwertungsanlagen und Zellstofffabriken zu riechen. An Luft oxidieren Alkanthiole langsam zu **Disulfiden**. Oxidationsmittel führen zu Sulfonsäuren R–SO_3H.

$$2\ R\text{–}SH + \tfrac{1}{2}\ O_2 \rightarrow R\text{–}S\text{–}S\text{–}R + H_2O$$

Tetrahydrothiophen (THT) – ein zum Tetrahydrofuran analoger cyclischer Thioether – dient zur Geruchsmarkierung von Stadtgas, damit Lecks frühzeitig auffallen. ▶5

Sulfoxide und Sulfone

Die Oxidation der Thioether mit Wasserstoffperoxid führt zu Sulfoxiden und Sulfonen. **Dimethylsulfoxid** (DMSO) ist ein nicht als Gefahrstoff eingestuftes aprotisches Lösungsmittel, das insbesondere in Mischung mit 10 % Wasser vollständig durch die Haut resorbiert wird. Es löst PVC, Polyacrylnitril, Polyurethane, Polyamide und Cellulosederivate, nicht aber Paraffine. H^+ und Alkaliionen werden gut solvatisiert, nicht aber Anionen, sodass diese „nackt" in DMSO besonders reaktiv sind. ▶6

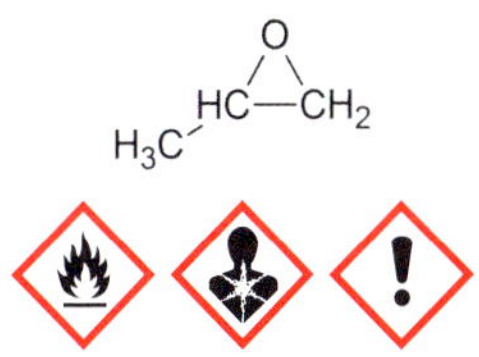

3 **Propylenoxid**
(1,2-Epoxypropan, Methyloxiran)

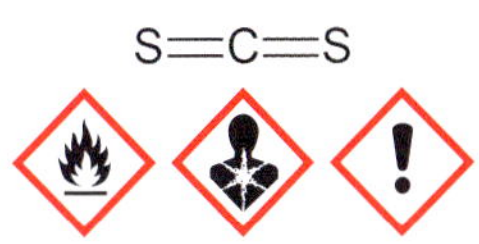

4 **Kohlenstoffdisulfid CS_2**

5 **Tetrahydrothiophen (THT)**

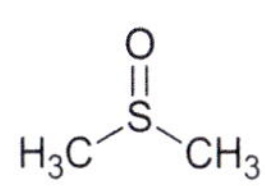

6 **Dimethylsulfoxid (DMSO)**

Ether		Formel	Schmelz-/ Siede-T. °C		Dichte g/cm³	Brech-zahl
Dimethylether	Methoxymethan	$CH_3–O–CH_3$	–138	–23		
Methylethylether	Methoxyethan	$CH_3–O–CH_2CH_3$		11	0,725f	1,342
Diethylether	Ethoxyethan	$CH_3CH_2–O–CH_2CH_3$	–116	34	0,714	1,353
Methylpropylether	1-Methoxypropan	$CH_3–O–CH_2CH_2CH_3$		39	0,738	1,358
	2-Methoxypropan	$CH_3–O–CH(CH_3)CH_3$		32	0,724	1,358
Methylbutylether	1-Methoxybutan	$CH_3–O–CH_2CH_2CH_2CH_3$	–115	71	0,744	1,374
2-Methoxyethanol		$CH_3O–CH_2CH_2–OH$	–85	125	0,965	1,402
Anisol	Methoxybenzol Methylphenylether	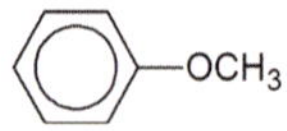	– 37	155	0,996	1,518
Phenetol	Ethoxybenzol Ethylphenylether	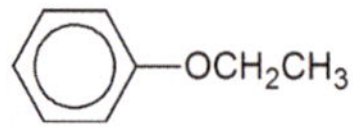	– 29	170	0,967	1,508
Veratrol	1,2-Dimethoxybenzol	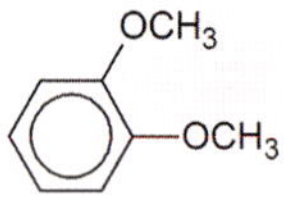				
Guajacol	*o*-Methoxyphenol	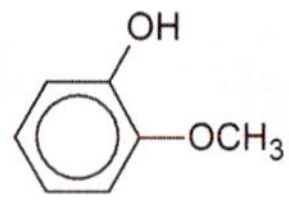				
Diphenylether	Phenoxybenzol	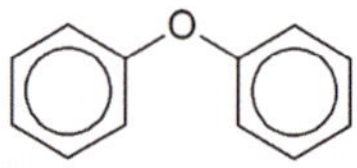	27	258	1,075	1,579
2-Ethoxynaphthalin		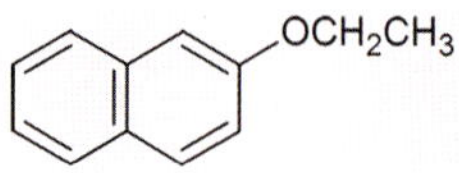				
Cyclische Ether						
Epoxid	Oxiran	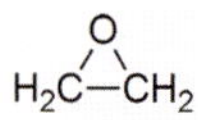	–111	13	0,882	1,360
Tetrahydrofuran	Oxolan, THF	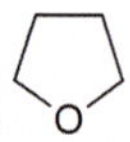	– 65	67	0,889	1,405
1,4-Dioxan		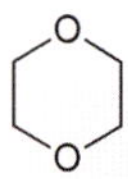	12	101	1,034	1,422
Peroxide						
Ethylhydroperoxid		$CH_3CH_2–O–OH$				
Bis(1-hydroxyethyl) peroxid		$(CH_3)_2CH–O–O–CH(CH_3)_2$				
Thiole						
Methanthiol	Methylmercaptan	CH_3SH		6	(Gas)	
Ethan-1,2-dithiol	Ethylendimercaptan	$HS–CH_2CH_2–SH$	– 41	145	1,12	
Propan-1-thiol	Propylmercaptan	$CH_3CH_2CH_2–SH$	–113	67	0,84	
Propan-2-thiol		$(CH_3)_2CH–SH$	–113	52	0,81	
Dimercaprol	1,3-Dimercapto-propanol, BAL	$HS-CH_2CH(SH)CH_2OH$		65	1,24	
Thiosalicylsäure	2-Mercapto-benzoesäure	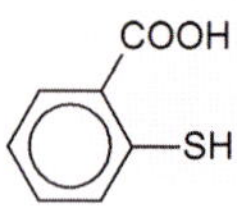	165			
Thiobenzoe-*S*-säure		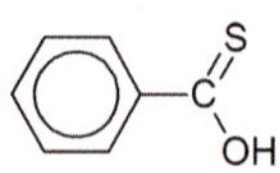	104		1,178	
Thioether (Sulfide)						
Dimethylsulfid		$CH_3–S–CH_3$	–98	37	0,85	
Diallylsulfid		$(H_2C=CH–CH)_2S$				
2,2′-Thiodiethanol	Thioglycol	$HO-CH_2CH_2-S-CH_2CH_2-OH$				
Di-und Polysulfide						
Dimethyldisulfid		$CH_3–S–S–CH_3$	–85	110	1,06	
Thiram	Bis(dimethylthiocarba-moyl)disulfid, Tetra-methylthiuramsulfid	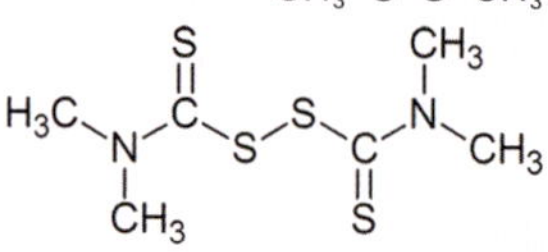				

A Ether, Peroxide und Thioether

7.10 Grundstoffüberwachungsgesetz (GÜG)

Das **Grundstoffüberwachungsgesetz** (GÜG) von 1994/2008 regelt den Verkehr mit Chemikalien, die für die unerlaubte Herstellung von Betäubungsmitteln missbraucht werden können. Der Anhang der EU-Verordnung 111/2005 führt die meldepflichtigen Stoffe auf, die prinzipiell zur Herstellung von Methamphetamin, LSD, Heroin, Methaqualon (Schlafmittel) und MDMA („Ecstasy") dienen können:

- Kategorie 1: **Direkte Vorläuferstoffe** müssen durch eine **Endverbleibserklärung** beim Bundesinstitut für Arzneimittel und Medizinprodukte (BfArM, Abteilung Bundesopiumstelle) gemeldet werden: Ephedrin, Norephedrin, Ergometrin, Ergotamin, Lysergsäure, 1-Phenyl-2-propanon, Norephedrin, *N*-Acetylanthranilsäure, 3,4-Methylendioxyphenylpropan-2-on, Isosafrol, Piperonal, Safrol, Pflanzen der Gattung Ephedra (Meerträubel).
- Kategorie 2: **Reagenzien**, die bei Überschreitung einer größeren Menge registrierungspflichtig sind: Anthranilsäure (1 kg), Essigsäureanhydrid (100 L), Kaliumpermanganat (100 kg), Phenylessigsäure (1 kg), Piperidin (0,5 kg).
- Kategorie 3: **Lösungsmittel**, deren Ausfuhr in größerer Menge genehmigungspflichtig ist: Aceton (50 kg), Diethylether (20 kg), Methylethylketon (50 kg), Toluol (50 kg), Schwefelsäure (100 kg), Salzsäure (100 kg).

7.11 Übungsaufgaben

1. Ein Patient zeigt schwere psychomotorische Unruhe, fühlt sich verfolgt, hört Sirenen und sieht sich von weißen Mäusen umgeben. Er schläft ein, am nächsten Morgen sind die Symptome verschwunden. Was fehlte ihm?
2. Ein Mann (75 kg) trinkt auf nüchternen Magen 50 mL Ethanol. Wie groß ist die Blutalkoholkonzentration ohne Rücksicht auf die Elimination?
3. X (72 kg) fährt um 18:00 betrunken Auto und gibt an, er habe erst zu Hause eine 0,7-Liter-Flasche 40%igen Schnaps geleert. Die Blutentnahme um 20:00 ergibt 2,85 ‰. Wie viele Promille Alkohol hatte X 18:00 Uhr im Blut? Kann seine Angabe stimmen?
4. a) Welche Moleküle entstehen beim Abbau von Ethan-1,2-diol im Körper?
   b) Was hebt die Vergiftung auf?
   c) Wie wirkt die Gabe von Alkohol?
5. Warum ist Crackrauchen gefährlicher als Cocainschnupfen?
6. Warum erfordert die akute Cocainintoxikation meist keine Behandlung?
7. Wie kann Cocain die Wirkung von Catecholaminen verstärken, aber gleichzeitig indirekte Sympathomimetika vom Amphetamintyp schwächen?
8. Wie unterscheiden sich die Cocain- und die Amphetaminabhängigkeit?
9. Erklären Sie das Phänomen der „Tachyphylaxie" und der „Desensibilisierung" bei Sympathomimetika.
10. Wie kann man eine Vergiftung mit Phencyclidin äußerlich von anderen Halluzinogenen unterscheiden?
11. Warum wird Morphin parenteral verabreicht und nicht oral?
12. Warum gehen Schmuggler, die Heroin verschlucken, ein großes Risiko ein?
13. Eine zwielichtige Person möchte größere Mengen Essigsäureanhydrid kaufen. Was vermuten Sie?
14. Procain wird als orales Geriatrikum gegen Altersbeschwerden verkauft. Wie wirkt es?
15. Sind Benzodiazepine „Glückspillen" und „Problemlöser"?
16. In welchen Fällen werden psychisch dämpfende Pharmaka verordnet?
17. Nennen Sie Farbreaktionen zum Nachweis von Salicylaten und anderen Substanzen.
18. Was sind „enzymimmunologische" Tests?

8 Toxikologie der Elemente: Anorganische und metallorganische Verbindungen

Die Elemente der Gruppen I bis VIII des Periodensystems (▶1) sind **Metalle** und **Halbmetalle**, mit Ausnahme von Wasserstoff, Kohlenstoff, Stickstoff, Phosphor, Sauerstoff, Schwefel, den **Halogenen** (VIIa, ▶Kap. 3) und **Edelgasen** (VIIIa, ▶Kap. 3) die **Nichtmetalle** sind.

Periode	1	2	3	4	5	6	7	8	9	10	11	12	13	14	15	16	17	18
						Übergangsmetalle (Nebengruppen)									Hauptgruppen			
	Ia	IIa	IIIb	IVb	Vb	VIb	VIIb		← VIII b →		I b	II b	IIIa	IVa	Va	VIa	VIIa	VIIIa
1	H																	He
2	Li	Be											B	C	N	O	F	Ne
3	Na	Mg											Al	Si	P	S	Cl	Ar
4	K	Ca	Sc	Ti	V	Cr	Mn	Fe	Co	Ni	Cu	Zn	Ga	Ge	As	Se	Br	Kr
5	Rb	Sr	Y	Zr	Nb	Mo	Tc*	Ru	Rh	Pd	Ag	Cd	In	Sn	Sb	Te	I	Xe
6	Cs	Ba	La	Hf	Ta	W	Re	Os	Ir	Pt	Au	Hg	Tl	Pb	Bi	Po	At	Rn
7	Fr	Ra	Ac	Rf	Db	Sg	Bh	Hs	Mt	Ds	Rg	Cn	Uut	Uuq	Uup	UUh		
			6	Ce	Pr	Nd	Pm	Sm	Eu	Gd	Tb	Dy	Ho	Er	Tm	Yb	Lu	
			7	Th	Pa	U	Np	Pu	Am	Cm	Bk	Cf	Es	Fm	Md	No	Lr	

■ Metall ■ Halbmetall ■ Nichtmetall radioaktiv

1 Periodensystem der Elemente (PSE)

8.1 Chelatbildner

Schwermetallvergiftungen zeigen typische Krankheitsbilder. Metallionen greifen Proteine und Enzyme an und können kanzerogen wirken. **Komplex- oder Chelatbildner** entgiften Metallionen.

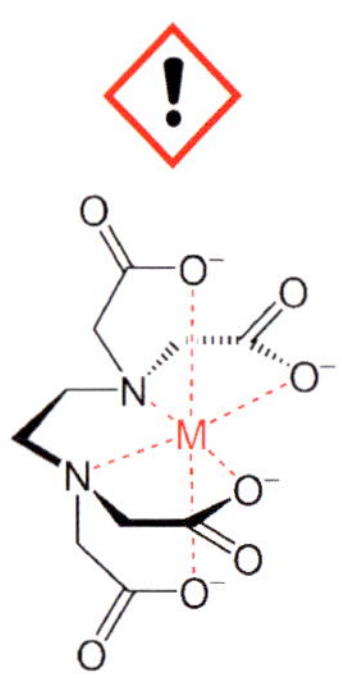

2 EDTA-Metall-Komplex

EDTA

Ethylendiamintetraessigsäure (EDTA, Titriplex®) und ihre Salze werden in der analytischen Chemie zur Wasserhärtebestimmung eingesetzt. Ihre „mehrzähnigen" Liganden schließen vorzugsweise zweiwertige Kationen wie Krebsscheren (lat. chelae) im sogenannten Chelatkomplex ein. ▶2

$CaNa_2$EDTA (3 %) i.v. bindet vorrangig zweiwertige Ionen.

Anwendung: Bindung von Blei, Cadmium, Cobalt, Eisen, Gold, Kupfer, Mangan, Nickel, Uran, Zink, Radium, Selen, Chrom(III), Vanadium, Wolfram. Nebenwirkungen: Kopfschmerz, Unwohlsein, Fieber, Durchfall, tubuläre Nierenschäden durch Metallfreisatz im sauren Harn. Erhöhung von Blut- und Harnstoffstickstoff, Proteinurie, mikroskopische Hämaturie, Hypercalcämie, Zinkmangel. Bei Leber- und Nierenkrankheiten kontraindiziert!

Calciumtrinatriumpentetat, das Salz der Diethylentriaminpentaessigsäure (DTPA) erlaubt die Langzeitbehandlung von Vergiftungen mit Plutonium und anderen Radionukliden.

Triethylentetramin-hydrochlorid (TRIEN) wird bei Kupfervergiftungen eingesetzt.

Sulfidbildner

(*RS*)-2,3-Dimercaptopropan-1-ol oder **BAL** (British Anti-Lewisite) wurde im Ersten Weltkrieg als Antidot für arsenorganische Kampfstoffe entwickelt; es musste wegen seiner Lipophilie intramuskulär verabreicht werden und transportierte Schwermetalle über die Blut-Hirn-Schranke ins Gehirn. ▶1

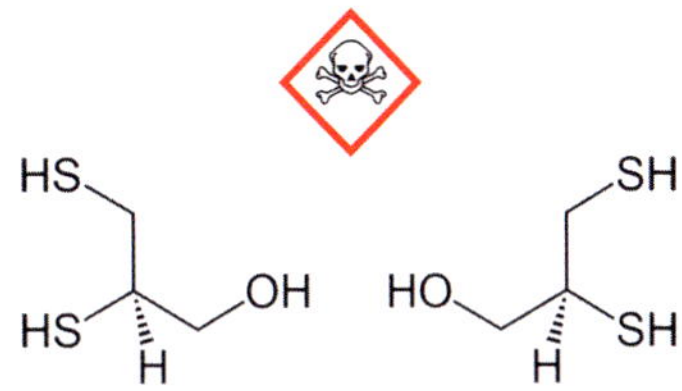

1 BAL

Heute wird die ungiftige **Dimercaptopropansulfonsäure (DMPS)** als wasserlösliches Natriumsalz intravenös verabreicht bei Vergiftungen mit: Arsen, Quecksilber, Antimon, Gold, Kupfer, Nickel, Zink, Bismut, Chromat(VI) und Wolfram. Nebenwirkungen sind: Blutdruck- und Herzfrequenzanstieg, Übelkeit, Erbrechen, Schwindel, Kopfschmerz, Schwitzen, Darmkoliken, Fieber. Nicht gleichzeitig mit Eisen geben! Nicht geeignet für Vergiftungen mit Eisen, Selen, Tellur, Thallium, Cadmium. ▶2

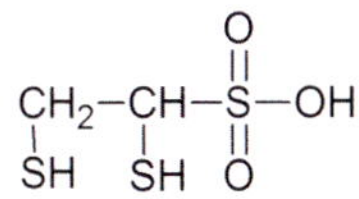

2 DMPS

> Natrium-Dimercaptopropansulfonat (DMPS) p.o. bindet schwefelaffine Ionen und Chromate.

D-Penicillamin ist die ungewöhnliche Aminosäure 3-Mercapto-D-valin, die nicht Bestandteil der Proteine ist. Sie entsteht bei der Biosynthese des Penicillins in Schimmelpilzen und vermag schwefelbindende Ionen zu komplexieren. Das L-Enantiomer ist giftig. Anwendung für Vergiftungen mit Kupfer, Blei, Quecksilber, Zink, Cobalt, Gold, Chromat(VI), Nickel, Cadmium, Zink; ferner zur Spaltung von Disulfidbrücken (Cystinurie-Harnsteintherapie) und Thiazolinbildung mit Aldehyden (Rheumatherapie). Nebenwirkungen sind: tubuläre Nierenschäden, Sensibilitäts- und Geschmacksstörungen. Nicht bei Penicillinüberempfindlichkeit anwenden! ▶3

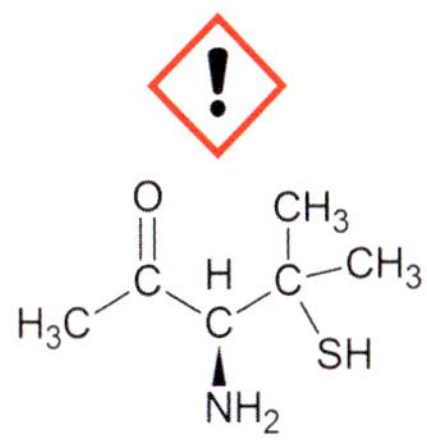

3 D-Penicillamin

> Penicillamin p.o. heilt Quecksilbervergiftungen.

Succimer®, *meso*-2,3-Dimercaptobutansäure (**DMSA**, succinic acid, Bernsteinsäure, 2,3-Dithioweinsäure ▶4) eignet sich wegen seiner Verträglichkeit für Bleivergiftungen bei Kindern und als Komplexbildner für Technetium-99 in der Strahlendiagnostik.

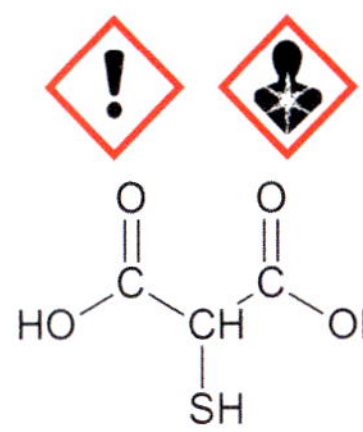

4 Succimer

Spezielle Chelatbildner

Eisen(III)hexacyanoferrat (Berliner Blau) bei Thalliumvergiftung.

Desferrioxamin (Deferoxamin p.o., i.v.), aus dem Farbstoff des Pilzes *Streptomyces pilosus*, bei akuter Eisen- oder Aluminiumvergiftung. ▶Kap. 8.15.1

Diethyldithiocarbaminat (Dithiocarb, DDTC), $(C_2H_5)_2N$–CS–SNa·3H_2O, bei Nickeltetracarbonyl- und Alkoholvergiftung.

Salicylsäurederivate (2-Hydroxybenzoesäure) oder **Aurintricarbonsäure** bei Berylliumvergiftung. ▶5

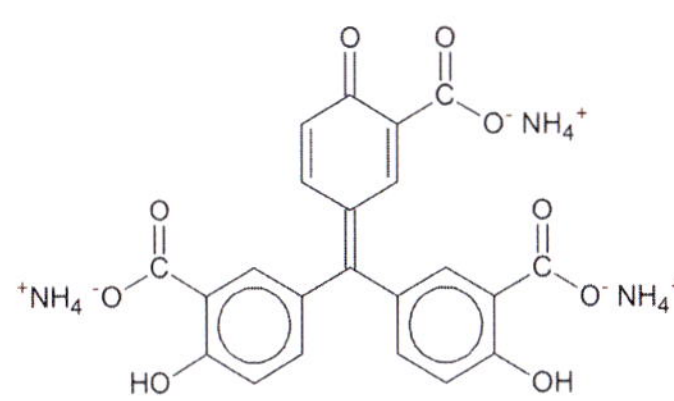

5 Aurintricarbonsäure-Ammoniumsalz

8.2 Alkalimetalle: Gruppe 1 (Ia)

Leichtmetalle: Magnesium (Mg), Aluminium (Al), Titan (Ti)

Weißmetalle
Blei (Pb), Zinn (Sn), Antimon (Sb)

Buntmetalle
Kupfer (Cu),Nickel (NI), Zink (Zn)

Legierungsmetalle
Höchstschmelzend: Wolfram (W), Molybdän (Mo), Tantal (Ta).
Hochschmelzend: Chrom (Cr), Mangan (Mn), Vanadium (V).
Niedrigschmelzend: Bismut (Bi)

Eisenmetalle
Eisen (Fe), Cobalt (Co), Nickel (Ni)

Edelmetalle: Silber (Ag), Gold (Au), Platin (Pt) und Platinmetalle

1 Einteilung der Metalle

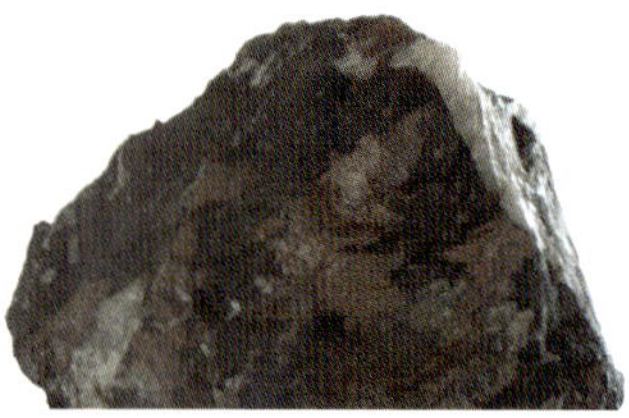

2 Triphylin $LiFe(PO_4)$

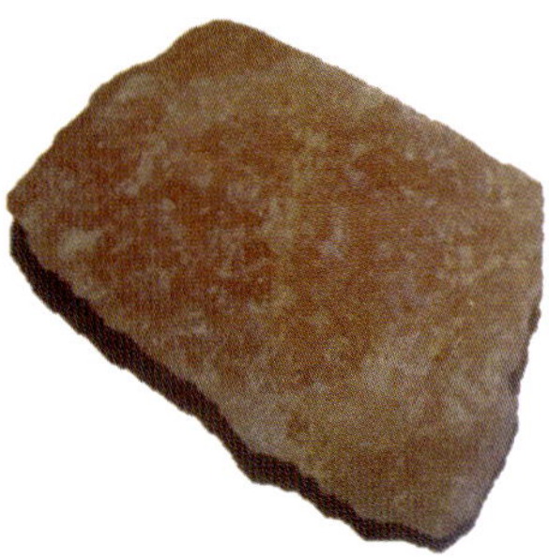

3 Steinsalz NaCl

Metalle (▶1) und ihre Verbindungen sind relativ ungefährlich, solange sie nicht oral aufgenommen oder inhaliert werden. Bei metallorganischen Verbindungen ist besondere Vorsicht angebracht. Die **Alkalimetalle** (Gruppe 1 oder Ia des Periodensystems) sind einwertig; sie bilden wasserlösliche Salze und sehr starke Laugen.

8.2.1 Lithium

Lithium (Li^+) kommt in Mineralen (z. B. Triphylin, ▶2), Ackerböden und Mineralquellen vor und reichert sich in Tabakpflanzen an. Elementares Lithium dient zur Herstellung von Lithiumamid ($LiNH_2$), Lithiumhydrid (LiH), Lithiumborhydrid ($LiBH_4$), Lithiumaluminiumhydrid ($LiAlH_4$) und Butyllithium (C_4H_9Li). **Lithiumseifen** sind hochwertige Schmierfettadditive.

Lithium ist ein lebensnotwendiges **Ultraspurenelement**, dessen Mangel im Tierversuch erhöhte Abortraten, niedriges Geburtsgewicht, reduzierte Fruchtbarkeit und veränderte Enzymaktivitäten verursacht. Tägliche Aufnahme: 0,8 mg.

Medizinische **Lithiumpräparate** – z. B. Lithiumacetat, Lithium-DL-aspartat, Lithiumcarbonat, Lithiumsulfat, Lithiumsuccinat – mindern manisch-depressive und schizoaffektive Psychosen nach einem weitgehend ungeklärten Wirkungsmechanismus:

- Li^+ hemmt, als Gegenion zu Mg^{2+}, Phosphatasen für die Synthese des Membranlipids **Phosphatidylinositol-4,5-biphosphat** (PIP_2) und schwächt so Neurotransmitter-Wirkungen.
- Li^+ vermindert die durch Thyrotropin und Vasopressin induzierte Bildung des Botenstoffes Cycloadenosinmonophosphat (**cAMP**) und beeinflusst so die verfügbare Zahl von Neurotransmitter-Rezeptoren.

Lithium-Präparate werden nahezu vollständig resorbiert. Die geringe therapeutische Breite erfordert Blutspiegelkontrollen.

Lithiumsalze sind giftig.

Akute Toxizität: Übelkeit, Erbrechen, Diarrhö, Tremor, Schläfrigkeit, Niereninsuffizienz, Diabetes insipidus. Therapie: Akut: Erbrechen, Diazepam, Dialyse. Chronisch: Dosisreduktion.

8.2.2 Natrium

Elementares **Natrium** (Na) ist weich und silberglänzend, überzieht sich an der Luft rasch mit einer Oxidschicht und reagiert explosiv mit Wasser. Es dient als starkes Reduktionsmittel in der organischen Chemie und Trocknungsmittel für organische Lösungsmittel (besser Zeolithe verwenden!). Natriumreste werden mit Propanol, Ethanol oder Methanol als Natriumalkoholat entsorgt: $Na + C_2H_5OH \rightarrow C_2H_5ONa + \frac{1}{2} H_2$

Soda ($NaCO_3$) ist wichtig für die Glas-und Seifenindustrie. **Kochsalz** (NaCl, S. 334 ▶3) wirkt durch Verunreinigung mit Magnesiumchlorid hygroskopisch; 0,9%ige NaCl-Lösung ist körperverträglich.

> Physiologische Kochsalzlösung ist eine 0,9%ige NaCl-Lösung.

Natrium (Na^+) kommt als Mengenelement ubiquitär in der Nahrung vor: in Käse (≈ 1 %), Wurst, Brot, Eiern, Rind- und Schweinefleisch, Sardinen, Oliven, Kartoffelchips und Sauerkraut. Es dient der Aufrechterhaltung von Säure-Base-Gleichgewicht, osmotischem Druck, Extrazellulärflüssigkeitsvolumen und Blut-pH, bestimmt Muskelkontraktilität und Nervenübertragung und ist wichtig für aktiven Transport von Zuckern und Aminosäuren durch die Zellmembran. Die Aufnahme von mehr als 4 Gramm Salz am Tag ist schädlich; 55 mg · d^{-1} sind lebensnotwendig. ▶1

> Übermäßiger Salzgenuss erzeugt Bluthochdruck.

Die **Osmolarität** *c* (in mmol/L) des Serums hängt von der Menge an Natrium- und Kaliumionen (in mmol/L), Harnstoff-Stickstoff und Glucose (in mg/L) ab.

$$c = 2\,(c_{Na} + c_K) + \frac{\beta_N}{28} + \frac{\beta_{Glc}}{180} \approx 290 \text{ mmol/L}$$

Die Serum-Osmolarität bestimmt den **osmotischen Druck**, der Wasser bei 37 °C durch die halbdurchlässige Zellmembran ins konzentrierte Zellplasma diffundieren lässt.

$$p = c\,R\,T = 290 \text{ mol m}^{-3} \cdot 8{,}3144 \text{ J mol}^{-1}\text{K}^{-1} \cdot 310 \text{ K} \approx 745 \text{ kPa}$$

Wassermangel ruft „hämodynamische" Störungen des Blutkreislaufs hervor. Störungen des osmotischen Drucks bzw. des Gehirnzellvolumens wecken geistige Störungen.

Ödeme treten auf, wenn sich etwa 3 Liter Wasserüberschuss im Körper (70 kg) ansammeln; dann herrscht **Hyponatriämie**.

> Natrium zeigt den Wassermangel im Extrazellulärraum an.

Norm	Im Blutserum: 135–145 mmol/L 3100 – 3335 mg/L
Na^+–Mangel	Ursachen: Exzessives Schwitzen, Verbrennungen, Durchfall, Erbrechen, Diuretika oder antidiuretische Hormone, diabetische Azidose, Nierenversagen, Myxödem, Herzschwäche. Hyponatriämie, „Wasservergiftung": Verwirrtheit, Hirnödem, Krämpfe, Koma
Na^+–Überschuss	Ursachen: Austrocknung, exzessive Salzaufnahme, Nierenversagen (Tubulusnekrose, Nephropathie), Diabetes insipidus, Hypothalamusläsion, Mangel des antidiuretischen Hormons (ADH-Mangel). Hypernatriämie: Verwirrtheit, Krämpfe, Koma

1 Natrium im Körper

8.2.3 Kalium

Das Mengenelement Kalium (K^+) findet sich ubiquitär in Tieren und Pflanzen (▶2): in Kartoffeln (≈ 4110 mg/kg), Gemüse, Fleisch, Fisch, Wurst, Milch, Mehl, Bananen, Zwetschgen und Rosinen. Die tägliche Zufuhr beträgt 2 bis 6 g K^+. Kalium kommt hauptsächlich intrazellulär vor (≈ 130 mmol/L), bestimmt Zellwassergehalt und Wasserretention und ist beteiligt an der elektrischen Erregungsleitung in Nerven und Muskeln (zusammen mit Natrium); es aktiviert Enzymsysteme beim Kohlenhydrat- und Fett-Abbau und der Protein-Synthese.

Hypo- wie Hyperkaliämie führen zu Lähmungen und Herzrhythmusstörungen (▶3). Kalium im Serum hängt vom pH ab:

- **Azidose**: Mineralsäuren (nicht organische Säuren) treiben K^+ durch Übersäuerung des Gewebes in den Extrazellulärraum.
- **Alkalose**: Hydrogencarbonat (HCO_3^-) und Basen verstärken den K^+ Einstrom ins Zellinnere.

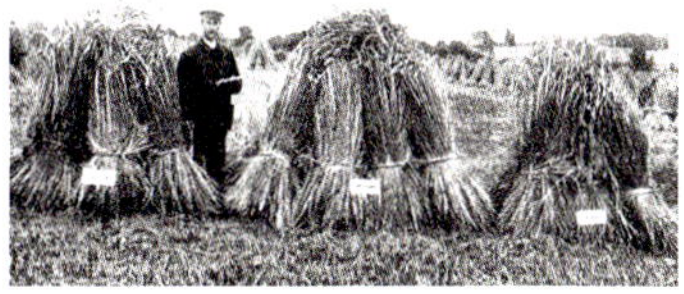

2 Kalium als Düngemittel

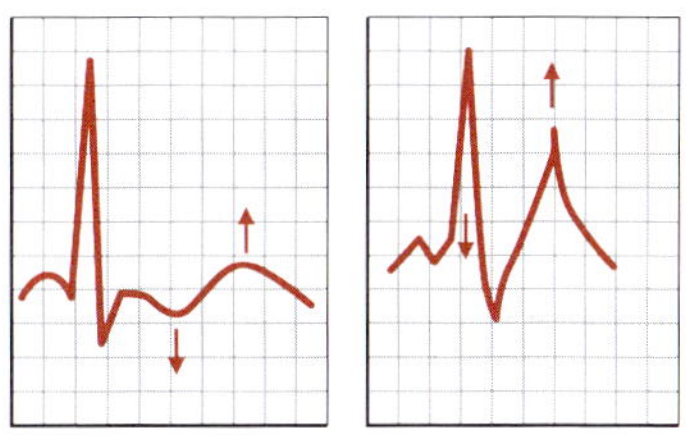

Hypokaliämie 2 mmol/L | Hyperkaliämie 7 mmol/L

3 EKG-Veränderung

Norm	3,5–5,0 mmol/L (Blutserum) 137 – 195 mg/L
K^+–Mangel	Ursachen: Unterernährung, Durchfall, Diuretika, metabolische Alkalose, ACTH-Überschuss, β-Hydroxylasemangel. Hypokaliämie: Muskelschwäche, Zirrhose, Nephrose, Lähmungen
K^+–Überschuss	Ursachen: Diabetische Azidose; Nierenschwäche, Quetschungen, innere Blutungen, Anstrengung, Digitalisvergiftung, Myoglobinurie, Hämolyse, Thrombozytose (Vermehrung der Blutplättchen), ACE-Hemmer (blutdrucksenkende Medikamente). Hyperkaliämie: EKG-Änderung, Herzstillstand

1 Kalium im Körper

Kalium dominiert im Zellinneren (v. a. in Muskelzellen).

Im Notfall wird die akute **Kaliumvergiftung** behandelt mit 1. Calciumgluconat i.v. oder Calciumglucepat i.v. gegen pathologische EKG-Veränderungen, 2. $NaHCO_3$ i.v. gegen Acidose, 3. mit Altinsulin angereicherter Glucoselösung i.v., 4. Hämodialyse bei Nierenversagen, 5. Ionenaustausch-Therapie mit Natriumpolystyrolsulfonat in Sorbitol. ▶1

Kaliumsalze kristallisieren aus wässriger Lösung besser aus und sind weniger hygroskopisch und schwerer löslich als Natriumsalze. Wegen der ähnlichen Ionenradien gleichen sich Kalium- und **Ammoniumsalze** (NH_4^+) in der Löslichkeit.

8.2.4 Rubidium und Cäsium

Rubidium (Rb^+) und **Cäsium** (Cs^+) kommen in Spuren in Kaliummineralen und in Mineralquellen vor. Rubidium ist ein lebensnotwendiges **Ultraspurenelement**, dessen Mangel im Tierversuch Geburtenrate, Lebenserwartung, Wuchs und Fortpflanzungsleistung vermindert. Tägliche Aufnahme: 1,4–1,5 mg.

Das radioaktive Isotop **^{137}Cs** im Fallout von Kernexplosionen ist ein harter γ-Strahler, der auch zur Strahlentherapie und Dickenmessung dient. ▶Kap. 9

8.3 Erdalkalimetalle: Gruppe 2 (IIa)

Die zweiwertigen **Erdalkalimetalle** (Gruppe 2 oder IIa des Periodensystems) bilden wasserlösliche Salze und starke Laugen.

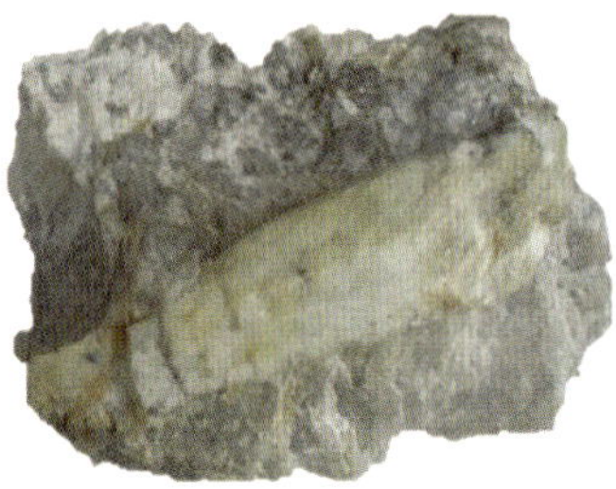

2 Beryll $Be_3Al_2Si_6O_{18}$

8.3.1 Beryllium

Beryllium (Be^{2+}) kommt im Smaragd und Aquamarin vor, die gefärbte Abarten des **Berylls** ($Al_2Be_3[Si_6O_{18}]$; ▶2) sind. Beryllium findet sich in Röntgenfenstern, Neutronenquellen, Speziallegierungen, **Berylliumoxid** (BeO) in Radarröhrenisolatoren und Flugzeugzündkerzen. **Berylliumhydroxid** ($Be(OH)_2$) ist keine Base, sondern wie $Al(OH)_3$ amphoter. Die Gefahrstoffverordnung schränkt Anwendungen wegen der Kanzerogenität ein.

Berylliumstäube und -verbindungen sind krebserzeugend.

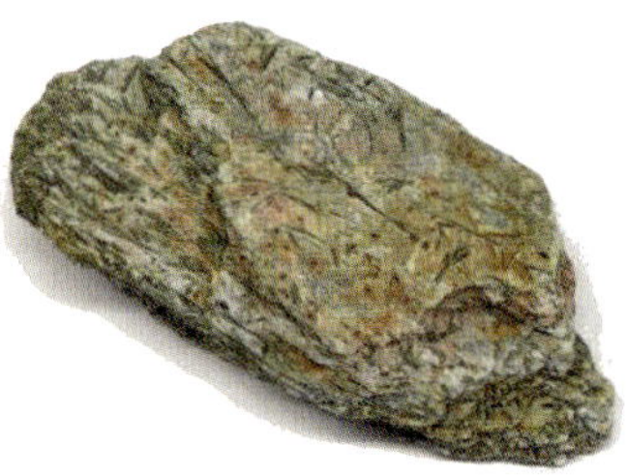

3 Aktinolith, „Asbest"
$Ca_2(Mg, Fe)_5Si_8O_{22}(OH)_2$

Beryllium bindet an Schleimhaut-Proteine, wird in Lunge, Lymphknoten, Leber, Milz und Knochen gespeichert und bis zu 10 Jahre lang im Harn ausgeschieden. Im Tierversuch wirkt Beryllium kanzerogen. Lungenkrebs beim Menschen ist selten.

Toxizität. 1. Metalldampffieber. 2. **Toxische Pneumonie** mit Atemnot, Husten, Fieber und Symptomen der Miliartuberkulose, tödlich oder Ausheilung mit Karnifizierung (Schrumpfung) ganzer Lungenabschnitte. 3. **Berylliosis**: „Sandsturmlunge", Sarkome. 4. Metallsplitter erzeugen Berylliumgranulome der Haut.
Therapie: Chelatbildner: Salicylsäure, Aurintricarbonsäure.

8.3.2 Magnesium

Magnesium (Mg^{2+}) kommt im Meerwasser (0,13 %), im Blattfarbstoff Chlorophyll, im **Dolomit** $MgCO_3 \cdot CaCO_3$, in asbestartigen Mineralen (S. 336 ▶3) und in **Talk** (▶1) vor. Magnesiummetall verbrennt mit blendend weißem Licht zu feuerfestem **Magnesiumoxid** (MgO). ***Grignard*-Verbindungen** (RMgX) entstehen bei der Umsetzung von Magnesiumspänen mit Halogenalkanen (RX). **Magnesiumsulfat** ($MgSO_4 \cdot 7\ H_2O$, „Bittersalz") ist ein Düngemittel und drastisches Abführmittel. Magnesiumoxid und basische Carbonate dienen zur Neutralisation von Sodbrennen. Das Mengenelement Magnesium (Mg^{2+}) kommt in Brot, Käse, Fisch, Mehl, Gemüse und Nüssen vor (100–350 mg/kg). Mg^{2+} ist unverzichtbar für Knochen- und Zahnbildung, Nervenübertragung, Muskelkontraktion, Enzymaktivierung (z. B. Phosphatasen), alle energiegewinnenden und -verbrauchenden Reaktionen mit Aktivierung von ATP sowie als Ca^{2+}-Antagonist bei Muskel- und Nervenreizung, insbesondere des Herzens. ▶2

Magnesiummangel (Hypomagnesämie) wird mit $MgSO_4$ oder $MgCl_2$ ausgeglichen, im Notfall intravenös. Dolomitgestein ist ungeeignet zur Nahrungsergänzung, weil es toxische Begleitstoffe (Fe, Cr, P, Ni, Si, Zn, Cd) enthält. Calciumgluconat i.v. hebt Symptome der **Magnesiumvergiftung** (Hypermagnesämie) auf.

> Magnesiumsalzlösungen i.v. dienen zur Therapie von Krampfzuständen und zur Narkoseunterstützung.

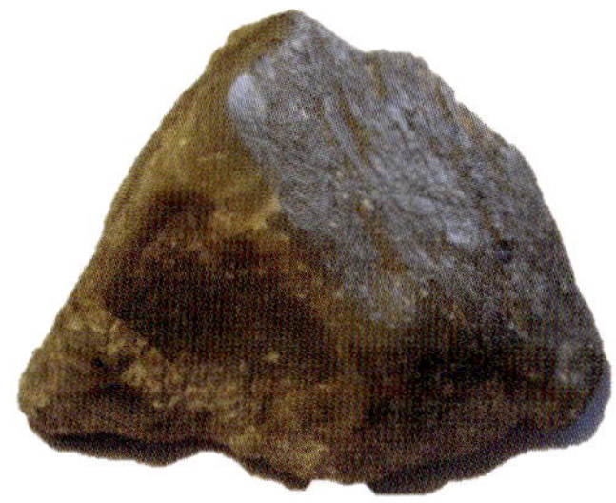

1 Talk, Speckstein
$Mg_3(OH)_2[Si_2O_5]_2$

Norm	0,8–1,3 mmol/L (Blutserum) 19,4 – 31,6 mg/L
Mg^{2+}–Mangel	Ursachen: Durchfall, Mangelernährung, Nierenschwäche (tubuläre Azidose, Tubulusnekrose, Glomerulonephritis), Diuretika, Antibiotika, Alkoholismus, Aldosteronismus, Hypercalcämie, Diabetes. Hypomagnesiämie: neuromuskuläre Erregbarkeit, Schwäche, Krämpfe, Persönlichkeitsveränderung
Überschuss	Ursachen: Nierenschwäche, Magnesiumüberzufuhr Hypermagnesiämie: Hypotonie, respiratorisches Versagen, kardiale Störungen, Herzstillstand (≫ 144 mg/L)

2 Magnesium im Körper

8.3.3 Calcium

Calcium ist das fünfthäufigste Element und kommt als **Kalk** ($CaCO_3$), **Flussspat** (CaF_2), **Gips** ($CaSO_4 \cdot 2H_2O$) und im **Hydroxylapatit** ($Ca_5[(PO_4)_3OH]$) der Knochensubstanz vor. Calciummetall „fängt" bei der technischen Gasreinigung Wasserstoff und Stickstoff ab. **Calciumoxid** („Branntkalk", CaO)) findet sich im Mörtel und als austrocknendes Mittel in Schneckengiften (Molluskiziden). **Calciumhydroxid** („Löschkalk", $Ca(OH)_2$) ist eine wichtige technische Base. **Calciumcarbid** (CaC_2) setzt bei Wasserkontakt Acetylen frei. **Calciumcyanamid** (CaNCN) dient als Düngemittel, **Chlorkalk** (Calciumchloridhypochlorit CaCl(OCl)) als Desinfektions- und Bleichmittel, **Calciumhydrogensulfit** ($Ca(HSO_3)_2$) früher zur Cellulosegewinnung aus Holz, (**Calciumfluorid** CaF_2) zur Flusssäuresynthese. ▶3, S. 338 ▶1

Das Mengenelement Calcium (Ca^{2+}) mit dem Tagesbedarf von etwa 1 g kommt in Käse (≈ 0,8 %), Milch, Eiern, Mehl, Fleisch, Fisch, Bohnen, Gemüse und Obst vor. Oxalsäure stört den Calciumstoffwechsel und **Calciumoxalat** bildet Nierensteine. **Gerbstoffe** in Kaffee und Tee steigern die Ausscheidung von Calcium und Magnesium und hemmen die Eisenaufnahme. **Hämagglutinine** (z. B. Lectin) und **Proteaseinhibitoren** in Weizen und Bohnen hemmen die Calcium-, Eisen- und Zinkaufnahme.

Calcium wirkt entzündungshemmend und antiallergisch; es begleitet die Knochen- und Zahnbildung (als Hydroxylapatit),

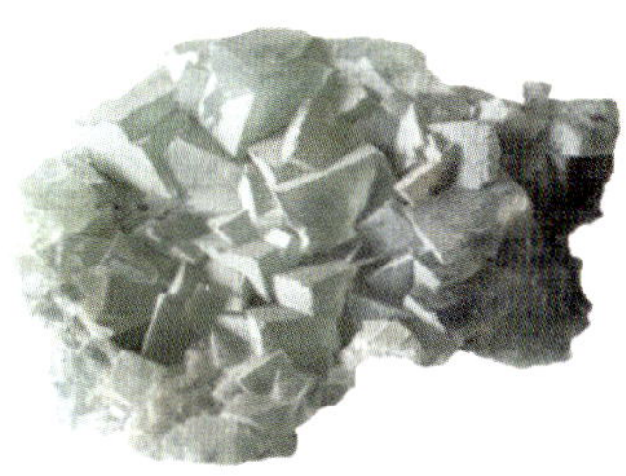

3 Flussspat (CaF_2)

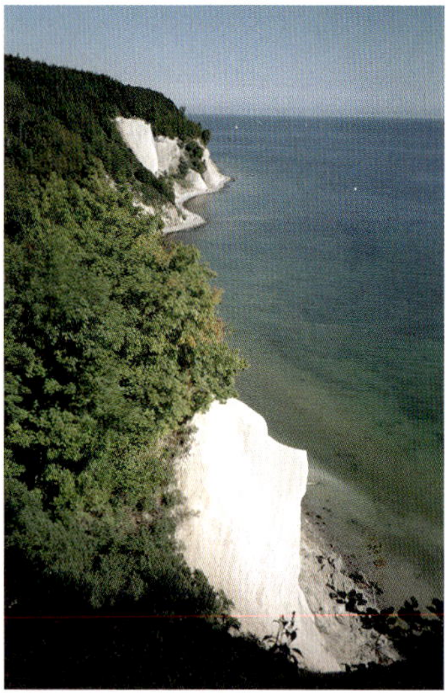

1 Kreidefelsen ($CaCO_3$) auf Rügen

Blutgerinnung, Nervenreizleitung in Muskeln und Herz, die Muskelkontraktion und den Sehprozess; außerdem beeinflusst es die Permeabilität und stabilisiert das Ruhepotential der Zellmembran und ist zudem ein intrazellulärer Botenstoff („Second Messenger"). Calcium wirkt teilweise antagonistisch zu Kalium-, Magnesium- und Phosphationen. Die köpereigenen Enzyme Parathormon, Calcitonin und Calcitriol (aus Vitamin D_3) halten den Calciumspiegel konstant, Calcium tritt im Körper als freies Ca^{2+}, gebunden an Proteine und komplexiert als Phosphat oder Citrat auf. Die geringe Menge freies Ca^{2+} im Serum steigt bei Acidose (Säureeinwirkung) und fällt bei Alkalose. ►2

Vitamin D fördert die Ca^{2+}-Resorption und beugt Rachitis vor. Es bildet sich bei der UV-Bestrahlung der Haut und ist in Milch, Lebertran, Butter, Eigelb und Leber enthalten. Es verbessert die Calcium- und Phosphoraufnahme aus der Nahrung; Überdosierung bewirkt Knochenkrankheiten und Nierenversagen.

Calciummangel führt zu Rachitis und Krämpfen.

Hypocalcämisch-tetanische Anfälle werden mit Calciumgluconat i. v. behandelt.

Norm	2,1–2,6 mmol/L (Blutserum) 85–105 mg/L ≤ 300 mg/Tag (Urin)
Ca^{2+}–Mangel	Ursachen: Schilddrüsenunterfunktion, Parathormonmangel (PTH) Malabsorption (Mangelernährung) , Vitamin-D-Mangel, Magnesiummangel, Überwässerung Niereninsuffizienz Pankreatitis (Entzündung der Bauchspeicheldrüse) Hypoalbuminämie (Eiweißmangel im Blut) Hypocalcämie: neuromuskuläre Übererregbarkeit , Tetanie
Ca^{2+}–Überschuss	Ursachen: Schilddrüsenüberfunktion Krebs (Knochenmetastasen, Myelom, Sarkoidose) Vitamin-D-Überdosierung Milchalkalisyndrom Hypercalcämie: gastrointestinale Atonie, Nierenversagen, Psychose

2 Calcium im Körper

8.3.4 Strontium

Strontiumnitrat dient als Rotleuchtstoff in Silvesterraketen. **Strontiumcarbonat** in Spezialgläsern absorbiert Röntgenstrahlung. Das Isotop **^{90}Sr** tritt als radioaktives Uranspaltprodukt bei der Kernspaltung auf. ►Kap. 9

Sr^{2+} wird anstelle von Ca^{2+} in das Knochengerüst eingebaut.

8.3.5 Barium

Barium (Ba^{2+}) ist Bestandteil von Enthaarungsmitteln und Rodentiziden (Nagergiften). **Bariumnitrat** ($Ba(NO_3)_2$) und **Bariumchlorat** ($Ba(ClO_3)_2$) leuchten grün in Feuerwerkskörpern. Das wasserunlösliche **Bariumsulfat** („Schwerspat", $BaSO_4$) dient als Füllstoff für Papier und Strahlenschutzsteine, als Röntgenkontrastmittel und Suspension in Bohrflüssigkeiten der Erdöl- und Erdgasförderung. Das Weißpigment **Lithopone** ist ein Gemisch aus $BaSO_4$ und Zinksulfid. **Bariumcarbonat** ($BaCO_3$) findet für stark brechende Brillengläser Verwendung. **Bariumchlorid** ($BaCl_2$) dient zur nasschemischen Sulfatfällung; 500 bis 800 Milligramm wirken nach Verschlucken tödlich.

Lösliche Bariumsalze sind giftig. $BaSO_4$ ist ungefährlich.

Akute Toxizität: Muskellähmung, Brechdurchfall, heftige Leibschmerzen, Tremor, Krämpfe, Hypertonie, Herzstillstand.
Therapie: Abwaschen, Erbrechen, Magenspülung nach Gabe von 5 %iger $NaSO_4$-Lösung. Diazepam gegen Krämpfe, Atropin i.m./i.v. gegen Koliken, Nitroglycerin gegen Hypertonie, Sauerstoff gegen Dyspnoe und Zyanose. Chinidin zur Vorbeugung gegen Kammerflimmern. Kaliumausgleich.

8.4 Borgruppe: Gruppe 3 (IIIa)

Die „Erdmetalle" der Gruppe 3, auch **Triele** genannt, sind dreiwertig und bilden schwache Säuren und Hydroxide.

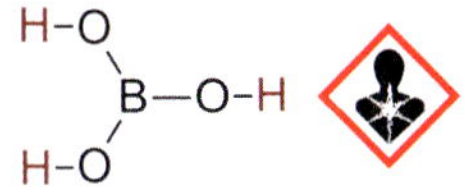

1 Borsäure

8.4.1 Bor

Bor ist ein lebensnotwendiges **Ultraspurenelement**, dessen Mangel im Tierversuch Störungen des Stoffwechsels und der Gehirnfunktion verursacht. Tägliche Aufnahme: 1,6–1,7 mg.

Wenig giftig, jedoch reproduktionstoxisch im Tierversuch sind Borsäure und Natriumtetraborat. **Borsäure** (H_3BO_3) hat antiseptische Eigenschaften; beim Erhitzen entsteht Metaborsäure ($(HBO_2)_x$) und beim Glühen Bortrioxid (B_2O_3). Das wasserlösliche **Borax** (Natriumtetraborat, $Na_2B_4O_7 \cdot 10\ H_2O$) dient als Schmelz- und Flussmittel in der Glasindustrie. Als Wäschebleichmittel wird **Natriumperborat** ($Na_2[(OH)_2B(O_2)_2B(OH)_2] \cdot 6H_2O$) eingesetzt. Ein borhaltiges Silicat ist **Turmalin**. Die *Lewis*-Säure **Bortrifluorid** (BF_3) bildet stabile $[BF_4]^-$-Komplexe. **Borcarbid** (B_4C) ist ein Hartstoff und Neutronenabsorber. Säuren setzen aus Magnesiumborid selbstentzündliche **Borane** (Diboran (B_2H_6) und höhere Borhydride) frei, die wichtig in der Halbleiterindustrie sind. ▶1–2

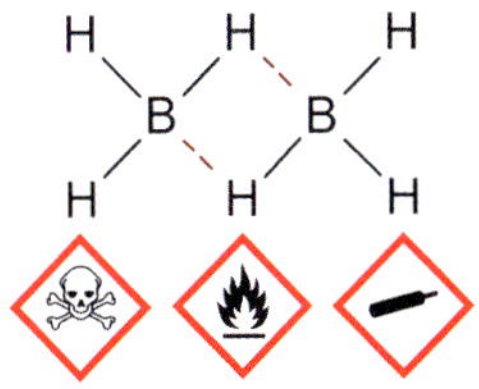

2 Diboran

Borane sind giftig, Borsäure und Borate wenig gefährlich.

8.4.2 Aluminium

Aluminium, das dritthäufigste Element, kommt in Aluminosilicaten (Feldspate, Glimmer, Kaolin ▶3) und Verwitterungsprodukten (Ton) vor. Zur Aluminiumgewinnung wird Böhmit oder **Bauxit** ($AlO(OH) = Al_2O_3 \cdot 3H_2O$) mit Natronlauge aufgeschlossen, der „Rotschlamm" aus Eisenhydroxid und Verunreinigungen abfiltriert, aus der übersättigten Lösung **Aluminiumhydroxid** (*Hydrargillit* $Al(OH)_3$) ausgerührt, zu **Aluminiumoxid** (Al_2O_3) geglüht, sodann in Mischung mit **Natriumhexafluoroaluminat** (*Kryolith* $Na_3[AlF_6]$) der Schmelzflusselektrolyse unterworfen.

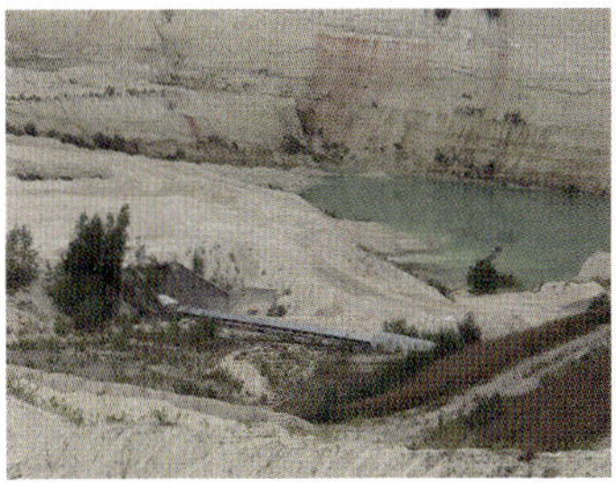

3 Kaolinabbau bei Hirschau

Aluminium, ein Leichtmetall mit der Dichte 2,7 g/cm³, widersteht durch eine dünne, epitaktische (natürlich aufgewachsene) Al_2O_3-Deckschicht Witterungseinflüssen, ist aber nicht beständig gegen Säuren und Laugen, Lote und Flussmittel. Es muss unter einem inerten Gas geschweißt werden, ist weniger fest als Stahl, kaltformbar, dehnbar, biegeelastisch, wärme- und stromleitend. Die Al_2O_3-Deckschicht kann durch anodische Oxidation (Eloxieren) verstärkt und dekorativ eingefärbt werden. ▶4

Oxidation: $2\ Al + 3\ H_2O \rightarrow Al_2O_3 + 6\ H^+ + 6\ e^-$

Korund, wasserfreies Al_2O_3, dient als Schleifmittel, **Aluminiumnitrid** (AlN) als hitzebeständige Keramik und isolierender Träger für Transistoren, wasserfreies **Aluminiumchlorid** ($AlCl_3$) als Katalysator für die *Friedel-Crafts*-Synthese, **Lithiumaluminiumhydrid** ($Li[AlH_4]$) als Reduktionsmittel. S. 340 ▶1

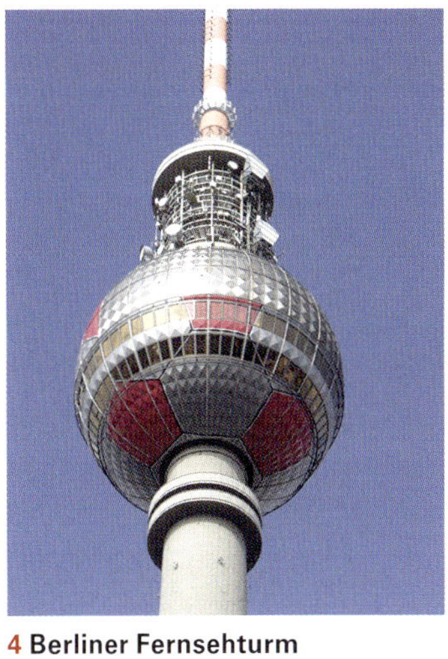

4 Berliner Fernsehturm

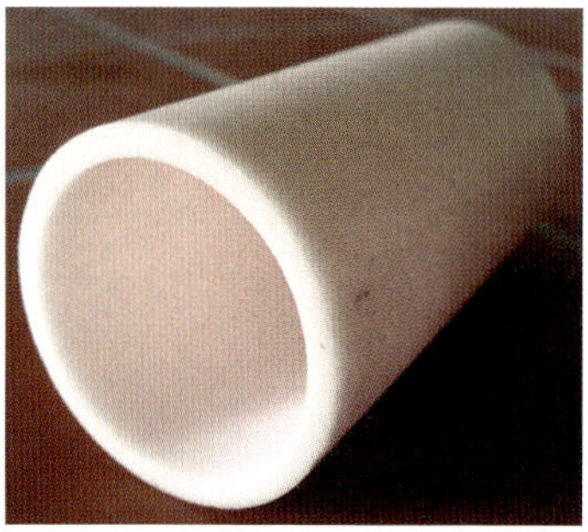

1 Al_2O_3-Keramik

Vom lebensnotwendigen **Ultraspurenelement** Aluminium werden durch Aluminosilicate und Karotten (bis 400 mg Al· kg^{-1}) täglich 10–100 mg aufgenommen. Belastungen durch Aluminiumgeschirr und Verpackungen sind vernachlässigbar, jedoch können saure Nahrungsmittel (z. B. Cola, Essiggurken) Al^{3+} in Lösung bringen. Die akute Toxizität ist gering.

Atembare Stäube, z. B. **Flammschutzmittel** aus $Al(OH)_3$ u. a., rufen eine langsame Lungenfibrose (Aluminose, „Aluminiumlunge") hervor, wirken aber nicht sensibilisierend, kanzerogen oder mutagen. Lungengängige **Aluminosilicat-Fasern** mit weniger als 18 % Alkali- und Erdalkalioxiden ($Na_2O + K_2O + CaO + MgO + BaO$) gelten als kanzerogen.

Aluminiumhydroxide und -carbonate werden als **Antazida** (Säurefänger) zur Behandlung von Sodbrennen, Gastritis (Entzündung der Magenschleimhaut) und Geschwüren eingesetzt. Zugesetztes Mg^{2+} wirkt beschleunigend, aber abführend.

$$Al(OH)_3 \xrightarrow[-3\,H_2O]{+3\,HCl} AlCl_3 \xrightarrow[-HCl]{+H_2O} Al(OH)Cl_2$$

Resorption	
10 %:	Lunge (Al_2O_3-Staub)
1 %:	Magen-Darm-Trakt

Verteilung (Normalwerte)	
Lunge	≤ 50 mg/kg
Knochen, Muskeln	≤ 10 mg/kg
Gehirn	≤ 2 mg/kg
Blutserum	≤ 0,01 mg/L

Ausscheidung
75 %: Nieren, 15 %: Fäzes,
10 %: Haare, Schweiß, Nägel

2 **Aluminium im Körper**

Al^{3+} wird im Magen-Darm-Trakt und Flugstäube in den Lungen resorbiert, im Blut an Transferrin – ein eigentlich Eisen bindendes Glycoprotein – gebunden und über die Nieren (sowie 15 % fäkal) ausgeschieden. ▶2

Das wasserlösliche **Kaliumaluminiumsulfat** (*Alaun* $KAl(SO_4)_2 \cdot 12\,H_2O$) und **Aluminiumacetat** ($Al(CH_3COO)_3$, „essigsaure Tonerde") fällen Eiweiß, wirken adstringierend und antiseptisch. Alaune werden als **Adjuvantien** (die Immunantwort verstärkende Substanzen) für Impfstoffe verwendet. Alaune stimulieren die Antigenaufnahme dendritischer Zellen, indem sie an die Membranlipide Sphingomyelin und Cholesterol binden und damit eine intrazelluläre Signalkaskade auslösen, die zur Synthese eines Adhäsionsmoleküls ICAM-1 führt, durch das die aktivierten Zellen besser an $CD4^+$T-Zellen anhaften. ▶Kap. 5

> Al(III) wirkt adstringierend und ist unbedenklich.

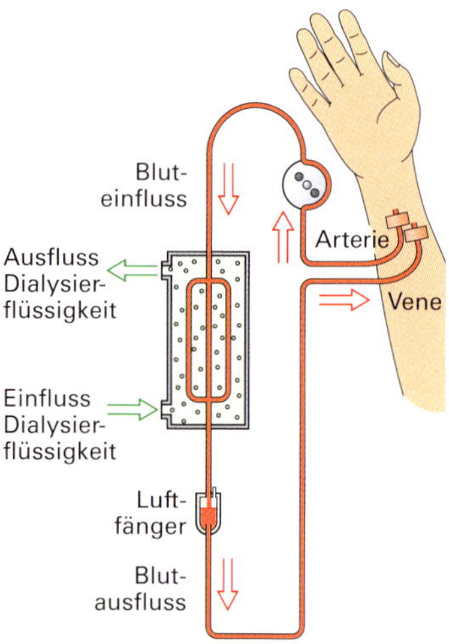

3 **Dialyse**

Bei **Dialyse**patienten mit Nierenschäden werden die Verunreinigungen aus 30 000 Liter Blut pro Jahr über eine halbdurchlässige Membran abgetrennt. Durch Aluminiumsalze zur Bindung von Phosphat (gegen Hyperphosphatämie) oder mit Al^{3+} belastete Dialysierflüssigkeit traten früher Enzephalopathien oberhalb 0,2 mg/L (Blutserum) oder 9 mg/kg (Gehirn) auf. Heute wird Calciumcarbonat eingesetzt. ▶3

$$2\,AlCl_3 + Na_2HPO_4 + NaH_2PO_4 \rightarrow 2\,AlPO_4 + 3\,NaCl + 3\,HCl$$

Toxizität: Toxische Osteopathie (Störung des Calcium-, Phosphat-, Eisen-, Fluorid- und Cholesterinhaushaltes, verminderte Knochenfestigkeit), Lungenfibrose durch Bauxit-Stäube, Obstipationen (Stuhlverstopfung) durch Hemmung der Acetylcholininduzierten Darmkontraktionen. Bei Dialysepatienten: Hirnschädigung, Demenz, Sprachstörungen, Myoklonien (Muskelzuckungen), Krämpfe, Psychosen. Therapie: Deferoxamin.

8.4.3 Gallium und Indium

Gallium kommt in Aluminiumerzen und mit Indium in Zinkblende (ZnS) und Kupferschiefer vor. Elementares Gallium schmilzt bei 29,8 °C und kann Quecksilber als Thermometer- und Manometerflüssigkeit ersetzen. **Galliumarsenid** (GaAs) ist ein Halbleiter für Computerchips, Leuchtdioden und Solarzellen. **Galliumiodid** (GaI_3) erhöht den Blau- und Rotanteil in Quecksilberdampflampen. **Galliumhydroxid** ($Ga(OH)_3$) löst sich in Salzsäure als $[GaCl_4]^-$ und in Laugen als Hydroxogallat ($[Ga(OH)_4]^-$).

Indiumlegierungen (AgInCd) dienen als Neutronenabsorber.

> Gallium und Indium sind dem Aluminium sehr ähnlich.

8.4.4 Thallium

Thallium (Tl) kommt in sulfidischen Erzen, Kaliumsalzen und Glimmern vor. Thallium findet sich in Wolfram-Glühlampendrähten, Kältethermometern, Halbleitern, Szintillationszählern und grün leuchtenden Feuerwerkskörpern. **Tl(I)** ähnelt Silber und den Alkalimetallen, **Tl(III)** dem Aluminium. Thalliumverbindungen wurden früher als Gift gegen Ameisen, Ratten und Küchenschaben und bis in die 1930er Jahre als Enthaarungsmittel eingesetzt. Lösliche Verbindungen wie **Thallium(I)-hydroxid** (TlOH) und **Thallium(I)-carbonat** (Tl_2CO_3) werden durch die Haut resorbiert. Thallium(III)-oxidhydrat ($Tl_2O_3 \cdot H_2O$) ist schwer löslich. **Thallium(I)-sulfat** (Tl_2SO_4) wurde früher als Rattengift eingesetzt; 1 g tötet einen Menschen. Pilze und einige Kohlsorten sind reich an Thallium (bis 1 mg/kg). ▶1

Das toxische Tl(I) entsteht im Körper aus Tl(III) und ist biologisch aktiv wie Kalium, z. B. für die Bildung von Membranpotentialen (Natrium-Kalium-ATPase-System), den Ionenhaushalt in und außerhalb der Zelle und die Biosynthese. Das Epithel- und Nervengift reichert sich in Haut, Haaren und Nägeln an. Durch Rückresorption im enterohepatischen Kreislauf zieht sich die Ausscheidung in den Harn mit einer Halbwertszeit von 14 Tagen wochenlang hin. Fetotoxisch! ▶2–3

> Thallium(I) ist ein Nervengift und ersetzt Kaliumionen.

Akute Toxizität: **Schleichende Vergiftung**, schwarz pigmentierte Haarwurzeln durch Thalliumsulfid, Überempfindlichkeit der Sinnes- und Gefühlsnerven, Tremor, Parästhesien, Polyneuritis, Lähmung der Augen-, Gesichts- und Atemmuskulatur, Delir, Krämpfe. Chronische Toxizität: Polyneuropathie, Sehstörungen, Streifen in den Fingernägeln, Inappetenz, Gewichtsabnahme, Stomatitis, Gastritis. Therapie: Ionenaustausch mit kolloidalem Berliner Blau = Eisen(III)-hexacyanoferrat(II) in Grammengen p.o. im Darm, Kaliuminfusion, Erbrechen (nach Kohlegabe). Magenspülung, Schockbekämpfung, Diazepam gegen Krämpfe. Komplexbildner (BAL) sind wirkungslos. Dialyse und Diurese helfen nur im Frühstadium.

Cumarine
Sulfonamide
Vitamin D_2 und D_3
Thalliumsulfat
Zinkphosphid
Blausäure

1 Nagetiergifte (Rodentizide)

Resorption
Magen-Darm-Trakt (80 %); Haut

Verteilung
Haare, Niere, Leber, Epididymis (Nebenhoden), Knochen, Knorpel

Ausscheidung
Renal (20 %); fäkal, Speichel, Haare, Schweiß, Muttermilch

2 Thallium im Körper

Nach 1–2 Tagen Latenzzeit:
Übelkeit, Brechreiz, Erbrechen, leichter Durchfall.

4.-14. Tag:
Gastroenteritis, Brechkrämpfe, blutiger Durchfall, Schlafstörungen, Zittern, psychische Veränderungen.
Polyneuropathie: extreme Druckschmerzempfindlichkeit der Beinnerven und Fußsohlen.

ab 13. Tag:
Haarausfall (Alopecia areata), Sehstörungen, Hirnnervenlähmung, Blutdruckanstieg.

3./4. Woche:
periphere Lähmungen, Nachwachsen der Haare, weiße Querstreifen in den Fingernägeln (Lunulastreifen).

Spätfolgen
Nierenschäden
Libidostörungen

3 Thalliumvergiftung

8.5 **Kohlenstoffgruppe:** Gruppe 4 (IVa)

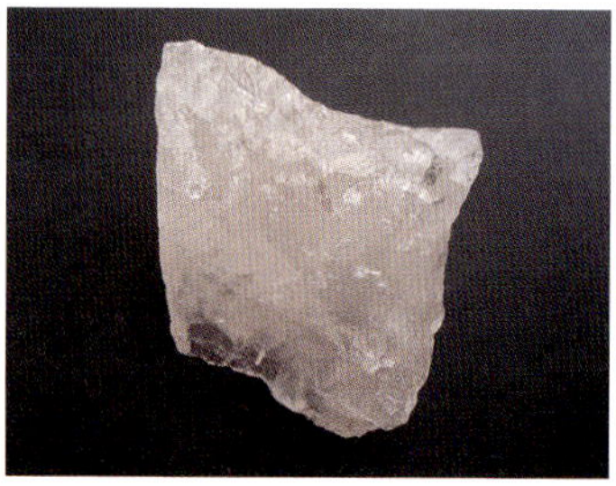
1 **Rosenquarz, SiO_2**

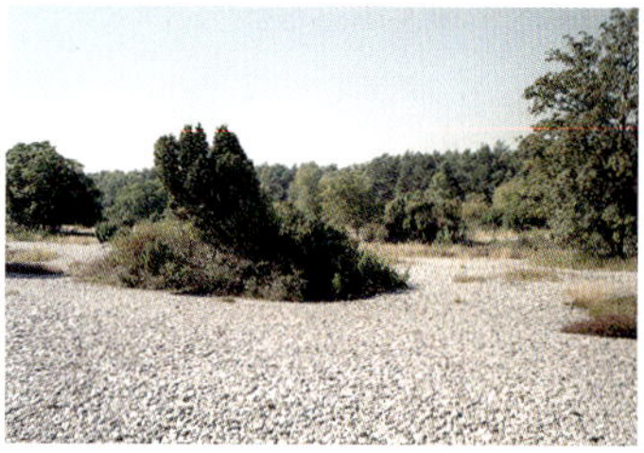
2 **Feuersteine auf Rügen, SiO_2**

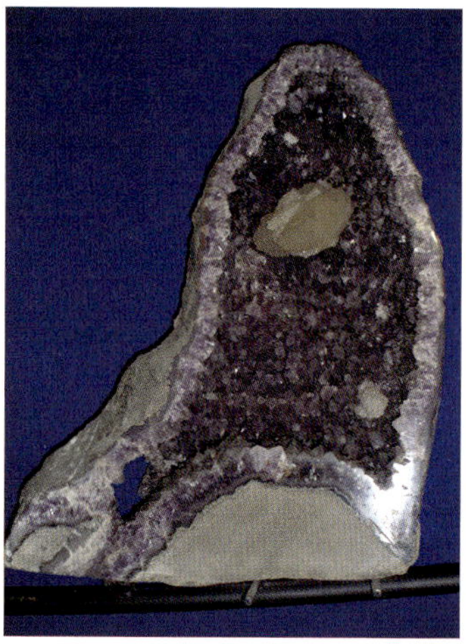
3 **Amethyst, SiO_2**

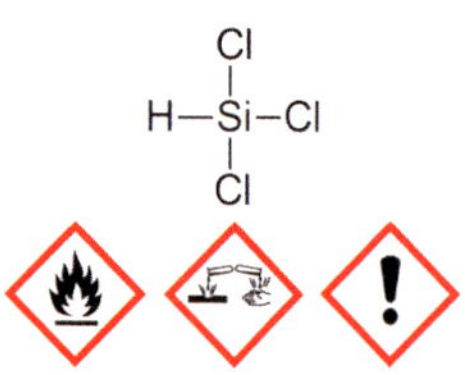

4 **Trichlorsilan**

Die Elemente der Kohlenstoffgruppe heißen auch **Tetrele**. Das Nichtmetall Kohlenstoff und die Halbmetalle Silicium und Germanium sind vierwertig und bilden schwache Säuren. Die Metalle Zinn und Blei kommen zwei- und vierwertig vor.

8.5.1 Kohlenstoff

Kohlenstoff kommt als Diamant, Grafit, Ruß und Fulleren vor. Fossile Energieträger (Kohle, Erdöl, Erdgas) sind komplizierte Gemische von Kohlenstoffverbindungen. **Aktivkohle** wird aus pflanzlichen Materialien gewonnen und dient zur Absorption von Giften und als Wundauflage. Bei Überdosierung beugen Abführmittel einem Darmverschluss vor.

> Reiner Kohlenstoff ist nicht giftig.

Kohlensäure ►Kap. 3, organische Verbindungen ►Kap. 4.

8.5.2 Silicium

Silicium ist das zweithäufigste Element in der Erdkruste. **Silicate** bilden Minerale und Gesteine wie Quarz, Feldspat und Glimmer, die im **Granit** als Gemisch vorliegen. **Ton** und **Lehm**, die Verwitterungsprodukte der Aluminium-Silicium-Oxide, dienen als Rohmaterial für Töpferwaren und Ziegel. ►1–3, S. 343 ►1

Technische Silicate sind Gläser, Porzellan, Keramiken und Zement. Ferrosilicium veredelt den Stahl, **Siliciumcarbid** (SiC) ist ein Schleifmittel. **Kieselgur** (Diatomeenerde) dient als saugfähiges Verpackungsmaterial, **Silcagel** (entwässertes $SiO_2 \cdot x\,H_2O$) als Trockenmittel. Lösliche Alkali- und Bariumorthosilicate werden durch starke Säuren zu Kieselsäure zersetzt; aus kolloidalen Lösungen scheidet sich langsam amorphe Metakieselsäure ab.

$$x\,[H_2SiO_4]^{2-} + 2x\,H^+ \rightarrow x\,H_4SiO_4 \rightarrow (H_2SiO_3)_x \downarrow + x\,H_2O$$

Wasserglas (aus geschmolzenem Quarzsand und Soda) ist ein Flammschutz- und Bindemittel.

$$4\,SiO_2 + Na_2CO_3 \rightarrow Na_2O \cdot 4\,SiO_2 + CO_2$$

Säuren setzen aus Siliciden die entzündbaren Gase **Monosilan** (SiH_4) und Disilan (Si_2H_6) und höhere Siliciumwasserstoffe frei.

$$Mg_2Si + 4\,HCl \rightarrow SiH_4 + 2\,MgCl_2$$

Halbleitertaugliches Silicium wird durch Reduktion der pyrophoren Flüssigkeit **Trichlorsilan** ($SiHCl_3$ ►4) mit Wasserstoff bei 1000 °C gewonnen. Durch Hydrolyse der Halogensilane entstehen Silanole und durch anschließende Kondensation (Wasserabspaltung) **Polysiloxane** (Siliconöle, -harze und -kautschuke).

> Silane sind giftig und selbstentzündlich!
> Silicate und Silicone sind wenig giftig.

Silicium ist ein lebensnotwendiges **Ultraspurenelement**, dessen Mangel im Tierversuch Wachstumsstörungen, Skelettschäden und Schädeldeformationen (Läsionen in Knochen-, Knorpel- und Bindegewebe) verursacht. Tägliche Aufnahme 5–20 mg. Jahrelanger Gebrauch von **Magnesiumtrisilicat** ($Mg_2Si_3O_8 \cdot x\ H_2O$) gegen Sodbrennen kann Blasensteine hervorrufen.

Glas

Schmelzen aus Quarzsand (SiO_2), Natriumcarbonat ($NaCO_3$), Kalk ($CaCO_3$) erstarren nicht als regelmäßiges Kristallgitter, sondern bilden eine **amorphe** „eingefrorene Flüssigkeit“ mit regellos verteilten Mikrokristalliten. Metallkationen halten das ungeordnete Silicatnetzwerk aus SiO_4-Tetraedern zusammen:

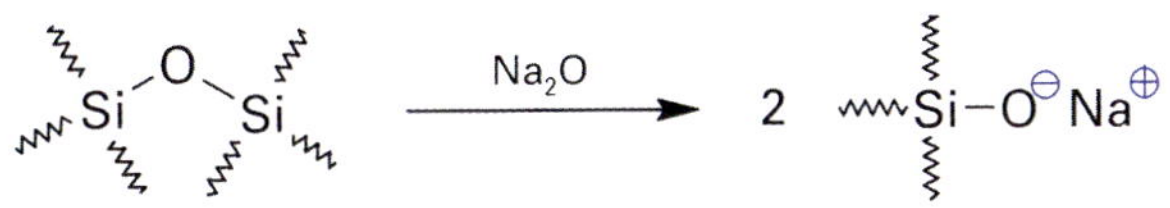

Borsilicatglas und Email (auf Metall aufgeschmolzenes Glas) widerstehen den meisten Chemikalien außer Fluoriden, Flusssäure und konzentrierten Alkalilaugen. ▶2–3

Keramik

Keramiken aus porösen Silicaten, hitzebeständigen Oxiden oder diamantharten Nitriden und Carbiden sind sehr korrosionsbeständig. Keramische Erzeugnisse werden aus pulverförmigen Massen geformt und durch Brennen im Ofen verfestigt (gesintert). Keramiken sind regelmäßiger aufgebaut als Gläser:

- **Silicat- und Oxidkeramiken** liegen in Ionengittern vor, in denen auch kovalente Si–O- und Al–O-Bindungen auftreten; z. B. Porzellan ($K_2O \cdot Al_2O_3 \cdot SiO_2$), Ziegel, Schamotte (feuerfester Ton), Cordierit ($Mg_2[Al_4Si_5O_{18}]$), Aluminiumoxid (Al_2O_3), Zirconiumdioxid (ZrO_2), Aluminiumtitanat (Al_2TiO_5).
- **Nichtoxidkeramiken** besitzen überwiegend Atomgitter; z. B. Siliciumcarbid (SiC), Borcarbid (B_4C), Siliciumnitrid (Si_3N_4), Bornitrid (BN), Aluminiumnitrid (AlN).
- **Hartstoffe** sind die Carbide, Nitride und Boride wie BN, AlN, Si_3N_4, SiC, TaC, WC, TiN, ZrN, TiB_2, ZrB_2.

Verbundwerkstoffe sind Kombinationen von Fasern, Schichten oder Teilchen verschiedener Werkstoffe

8.5.3 Germanium

Das halbleitende, seltene Germanium (Ge) kommt in Kupfer-, Blei- und Zinksulfidlagern vor und wird für Leuchtdioden, Solarzellen, Transistoren, Gammastrahlendetektoren und infrarotdurchlässige Linsen genutzt. **Germaniumdioxid** (GeO_2) dient als Katalysator zur Herstellung nicht vergilbender Polyesterfasern; in Alkalilauge bildet es Germanate(IV). **Germaniumtetrachlorid** ($GeCl_4$) dient zur Herstellung von Quarzfaserlichtleitern, **Germaniumhydrid** (GeH_4) zum Dotieren von Halbleitern und Aufdampfen von Dünnschichten (Epitaxie). Einige germaniumorganische Verbindungen wirken bakteriostatisch. Germanium ist wenig toxisch.

1. Ortho-, Di- und Ringsilicate

a) Neso- oder Inselsilicate:
Olivin $Mg_2[SiO_4]$,
Zirkon $Zr[SiO_4]$
b) Soro- oder Gruppensilicate:
mit dem Anion $[Si_2O_7]^{6-}$
c) Cyclosilicate (ringförmig):
z. B. Beryll $Be_3Al_2[Si_6O_{18}]$

2. Ino- oder Kettensilicate

Metasilicate $M^{II}[SiO_3]$
Amphibole $(M^{II})_7(OH)_2[Si_4O_{11}]_2$

3. Phyllo- oder Blattsilicate

- Talk $Mg_3(OH)_2[Si_4O_{10}]$,
  Kaolinit $Al_4(OH)_8[Si_4O_{11}]$
- Glimmer, z. B. Muskovit
  $K[Al_2(OH,F)_2[Al_5Si_3O_{10}]$
- Serpentinasbeste

4. Tekto- oder Gerüstsilicate

- Quarz SiO_2
- Feldspate:
  z. B. Orthoklas $K[AlSi_3O_8]$

1 Einteilung der Slicate

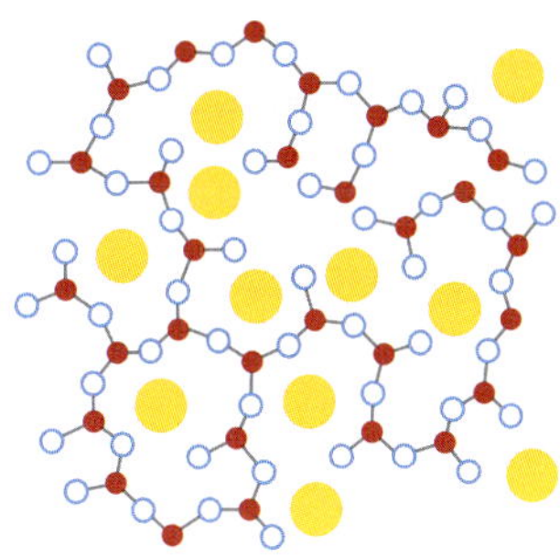

2 Alkaliglas: ● Na, ● Si, ○ O

	Flach-glas	Labor-glas	Kron-glas	Email
SiO_2	72,5	79,7	72	40,5
Na_2O	14,5	4,1	7,2	9
CaO	6,5	0,2	1,5	–
K_2O	0,6	0,7	10,5	6
Al_2O_3	1,3	2,7	–	1,5
MgO	4,5	–	0,45	1
B_2O_3	–	12,6	8,15	10,2
Sonstige	Fe_2O_3	–	–	PbO TiO_2 F^-

3 Glas: Zusammensetzung in %

8.5.4 Zinn

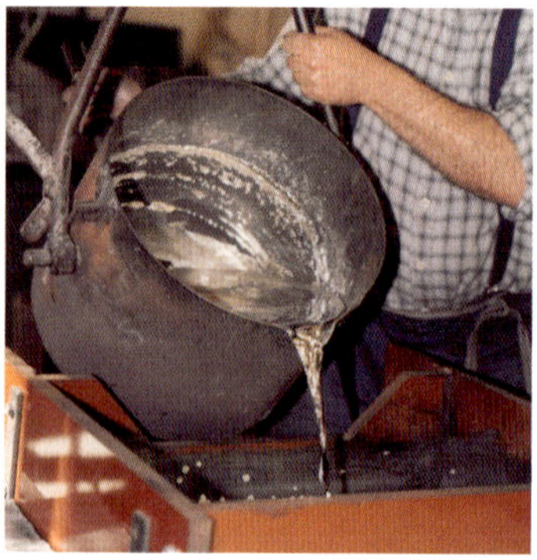

1 Zinguß einer Orgelpfeife

Zinn (*stannum*, Sn) galt bis 1500 als „weißes Blei" und spielte im 17./18. Jh. eine geringe Rolle als Wurmmittel. Zinnoxid galt als Mittel gegen Krämpfe, Hysterie und Syphilis. Im 19. Jh. setzte man Zinnchlorid gegen die Epilepsie ein. ▶1

Zinn wird aus **Zinnstein** (Cassiterit, SnO_2) durch Reduktion mit Kohle gewonnen. Verzinnte Stahlblechdosen (Weißblechabfälle) werden durch kathodische Zinnabscheidung in verdünnter Natronlauge oder Umsetzung mit Chlor zu **Zinntetrachlorid** ($SnCl_4$) aufgearbeitet. Zinnlegierungen sind **Bronze** (CuSn), Lagermetalle (CuSnPb) und **Weichlote** (SnPb). Zinn und Blei bilden niedrigschmelzende Gusslegierungen (▶3). In der Zahnmedizin findet sich Zinn in Edelmetall-Dentallegierungen.

Das unedle Zinn widersteht Luft, Wasser und Lebensmitteln, wird aber von starken Säuren und Laugen angegriffen. In Salzsäure löst es sich langsam unter Bildung von **Zinn(II)-chlorid** ($SnCl_2$); in konzentrierter Salpetersäure entsteht schwerlösliches **Zinndioxidhydrat** („Zinnsäure").

$$Sn + 2\,HCl \rightarrow SnCl_2 + H_2\uparrow$$
$$Sn + 4\,HNO_3 \rightarrow SnO_2\downarrow + 4\,NO_2\uparrow + 2\,H_2O$$

In Lösung ist $[SnCl_6]^{2-}$ bei pH 1 und $[Sn(OH)_6]^{2-}$ bei pH 11,6 stabil. Das Reduktionsmittel $SnCl_2$ und **Pinksalz** ($(NH_4)_2[SnCl_6]$) dienen als Färbebeizen; **Zinn(IV)-sulfid** (Musivgold, SnS_2) zur unechten Vergoldung.

Resorption	Magen-Darm-Trakt (100 %); Haut
Verteilung	Blut > Leber > Niere > Gehirn
Ausscheidung	renal, fäkal
CMR-Eigenschaften	Organozinnverbindungen: genotoxisch

2 Zinn im Körper

Ein Mangel des lebensnotwendigen **Ultraspurenelementes** verursacht im Tierversuch Wachstumsstörungen; tägliche Aufnahme 3–4 mg. Zinn wird in Knochen, Nieren und Leber gespeichert, ohne dass chronische Vergiftungen auftreten. Zinn(II) wird im Magen-Darm-Trakt kaum resorbiert. Durch organische Säuren komplexiertes Zinn(II) ist eher bioverfügbar. Vergiftungen traten durch Orangensaft aus Zinnkannen auf (> 2000 mg/L). Zinn hemmt Enzyme (Succinatdehydrogenase und saure Phosphatase), ohne Spätschäden zu verursachen. ▶2

Zinnorganische Verbindungen

Bis(tributylzinn)oxid $[(C_3H_7)_3Sn]_2O$, Di-µ-oxo-di-*n*-butylstanniohydroxyboran und andere Zinnorganyle in algen- und pilzwidrigen „Antifoulingfarben", Wasseraufbereitungsanlagen und Metallseifen für Kunststoffe sind weitgehend verboten.

Tetraethylzinn ($(C_2H_5)_4Sn$) wird in der Leber zu giftigem Tri- und Diethylzinn desalkyliert. **Triethylzinn** ($(C_2H_5)_3SnH$) flutet nach der Resorption im Magen-Darm-Trakt in Blut, Leber, Niere und Gehirn an. Eine verunreinigte Salbe führte bei einer Massenvergiftung in Frankreich (1954) zu Gehirnödemen. Das recht ungiftige **Monoethylzinn** ($(C_2H_5)SnH_3$) wird mit dem Harn ausgeschieden.

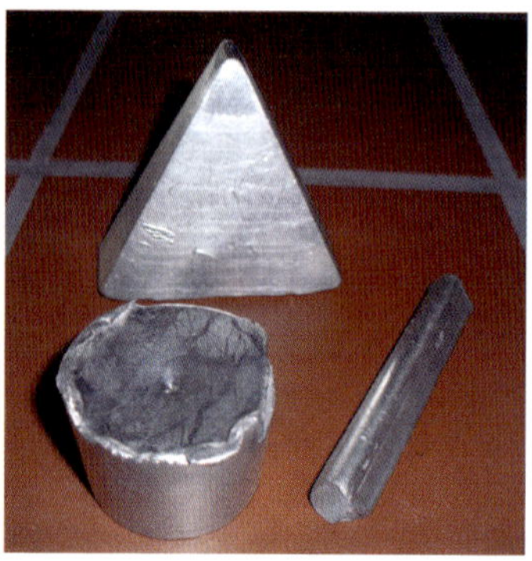

3 Zinn-Blei-Lot

Das Nervengift **Trimethylzinn** $(CH_3)_3SnH$ zeitigt Schlafstörungen, Hyperaktivität, Appetitlosigkeit, schwere Krämpfe. Hemmung der oxidativen Phosphorylierung, Glucoseoxidation und Phospholipid-Synthese. **Tributylzinn** schädigt Nervenzellen und verursacht ZNS-Ödeme. **Dibutylzinn** degeneriert den *Ductus choledochus* (Gallenkanal) und erzeugt Leber- und Pankreasschäden. **Triphenylzinn** schädigt die Leber.

Zinnorganyle sind genotoxische Nervengifte.

Therapie: Wassergabe (Verdünnungstherapie), Glucocorticoide zur Ödem- und Strikturprophylaxe von Speiseröhre und Magen.

8.5.5 Blei

Blei wird hauptsächlich aus **Bleiglanz** (PbS) durch Oxidation (Rösten) zu Bleioxid (PbO) und Reduktion mit Kohlenstoff oder abgeröstetem Bleisulfid gewonnen. Metallisches **Blei** findet sich in Akkumulatoren (Minuspol), Kabelummantelungen, Flintenschrot, Strahlenschutzwänden gegen Röntgen- und Gammastrahlung, Weichloten und Lagermetallen. Blei ist äußerst stabil gegen Säuren; am ehesten löst es sich in Salpetersäure. In heißer konzentrierter Schwefelsäure bildet sich $[Pb(SO_4)_2]^{2-}$; freie Bleisäure ist nicht bekannt. Blei und seine Verbindungen unterliegen gesetzlichen Anwendungsbeschränkungen.

Bleidioxid (PbO_2) bildet die positive Platte im Bleiakkumulator. **Blei(II)-oxid** (PbO) wurde in Kristallglas mit hohem Brechungsindex und in Sikkativen (beschleunigen die Verharzung von Ölen in Anstrichen) verwendet. **Bleicarbonat** ($PbCO_3$), Bleiweiß ($2PbCO_3 \cdot Pb(OH)_2$) und **Bleisulfat** ($PbSO_4$) sind als Farbpigmente nur noch für die Restaurierung historischer Gemälde erlaubt. Überholt sind **Blei(II,IV)-oxid** (Mennige, Pb_3O_4, $Pb_2[PbO_4]$) als Korrosionsschutzanstrich und **Bleichromat** ($PbCrO_4$) als Chromgelb-Pigment. **Bleiacetat** ($Pb(CH_3COO)_2$, „Bleizucker“) war Basis für Sikkative, PVC-Stabilisatoren und Katalysatoren.

Ein Mangel des lebensnotwendigen **Ultraspurenelementes** löst im Tierversuch Störungen von Wachstum, Fettstoffwechsel und Blutbild aus. Die tägliche Zufuhr von 0,2–2 mg Blei durch Trinkwasser, Nahrungsmittel, Schießblei, Bleisilicatglasuren auf Keramik, Bleiglas, Brennstoffe, Volksheilmittel und Bleilote in sehr alten Wasserleitungen führt zur Belastung von typisch 0,3 mg/L Blut und 0,03 mg/L Harn. Duldbare wöchentliche Dosis (PTWI): 25 µg/kg Körpergewicht. In Knochen und Zähnen wird **Bleiphosphat** eingebaut (Halbwertszeit 30 Jahre). Die **Entgiftung** im Körper erfolgt durch Ausscheidung als Bleisulfid PbS. ▶1

Resorption
70 %: Lunge (Aerosole)
8 %: Magen-Darm-Trakt
Kinder bis zu 50 %

Verteilung (Normalwerte)

Knochen	≤ 20	mg/kg
Leber	≤ 1	mg/kg
Nieren	≤ 0,8	mg/kg
Gehirn	≤ 0,1	mg/kg
Blut	≤ 0,03	mg/L

Ausscheidung
75 %: Nieren, 15 %: Fäzes,
10 %: Haare, Schweiß, Nägel

1 Blei im Körper

Vergiftung mit anorganischen Bleiverbindungen

Bleivergiftungen treten seit der Römerzeit durch Wasserleitungen und Gerätschaften zur Sirup- und Weinherstellung auf („Saturnismus, Colica pictonum“). Akute Vergiftungen durch lungengängige Aerosole sind selten.

Bei der Biosynthese stört Blei den **Eiseneinbau** in den roten Blutfarbstoff Hämoglobin und in für die Zellatmung und Energiebereitstellung wichtige Hämproteine (Cytochrom P_{450}, Cytochromoxidase), indem es die δ-Aminolävulinsäure-Dehydratase, die Koprogenase und die Ferrochelatase hemmt (▶2). Der Aminolävulinsäurespiegel steigt auf über 0,3–6 mg/L Harn an und

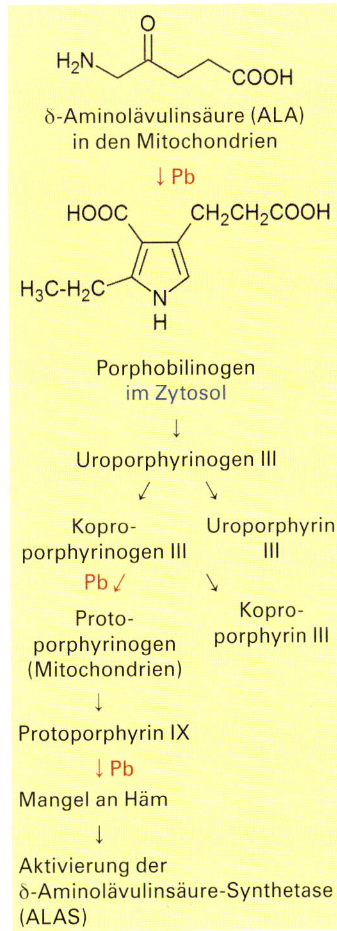

2 Bleivergiftung: Mechanismus

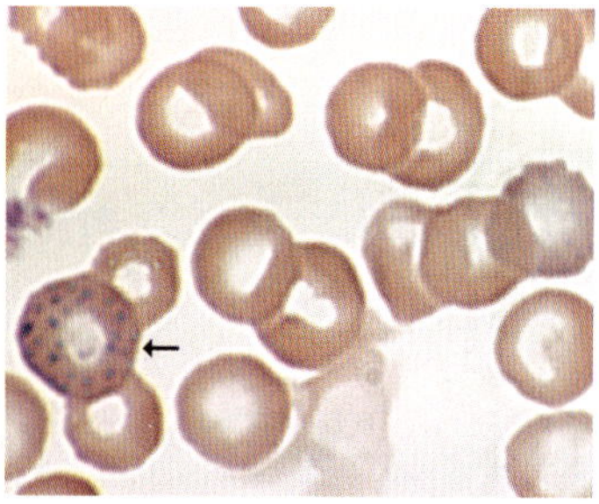

1 Blei-Tüpfelzellen

Über 0,15 mg/L Blut:	Enzymhemmung: 6-Amino-lävulinsäure-Dehydratase Lernschwäche bei Kindern
≈ 0,5 mg/L Blut:	Zunahme von Protoporphyrin in Erythrozyten; Koproporphyrin/ALA im Urin
Über 0,8 mg/L Blut:	Chronische Enzephalopathie Periphere Neuropathie Nierenfunktionsstörung
Bis 3 mg/L Blut:	Akute Bleienzephalopathie

2 Bleivergiftung

die Konzentration von Erythrozyten-Protoporphyrin (FEP) auf ≫ 30 µg/L. Koproporphyrin (Kopro = Schmutz) färbt den Harn braun und die Haut gelblich. Die Erythrozyten im Ausstrich des peripheren Blutes mit Pappenheim-Färbung zeigen eine dunkelblaue, basophile Tüpfelung durch Ribosomenreste aus der Erythrozytopoese (Blutkörperchenbildung). Blei greift die glatte Muskulatur und das motorische Nervensystem an. ▶1–2

> Blei, Bleisalze, bleihaltige Farben und Lötblei sind giftig.
> Blei hemmt den Eiseneinbau in Hämproteine.

Als besorgniserregende **Kanzerogene** gelten: Bleichromat und ähnliche Pigmente sowie Bleiarsenat ($Pb_2[AsO_4]_3$ und $PbH[AsO_4]$). Als besorgniserregende **Reproduktionstoxine** gelten: Bleidipicrat, Bleiazid ($Pb(N_3)_2$), Bleistyphnat.

Akute Toxizität: Die Vergiftung beginnt schleichend ab 1 mg/L Blut oder 0,1 mg/L Harn. 90 % der verabreichten Dosis akkumuliert in den Knochen. Das im Blut befindliche Blei wird mit 4 Wochen Halbwertszeit 75 %ig über die Niere ausgeschieden.
1. **„Bleikoliken“**: Durst, brennende Leibschmerzen, Erbrechen, Durchfall. 2. **Neurologische Symptome**: Schlaflosigkeit, Apathie, Aggressivität, Stupor (Reglosigkeit), Bleienzephalopathie („Bleikrise“) mit motorischen und sensorischen Störungen bis zum Hirnödem, Ataxie (Bewegungsstörungen), Lähmung der Arme (Extensorenschwäche), Krämpfe, Koma.

Chronische Bleivergiftung (Plumbismus): 1. Hypochrome Anämie: „Bleiblässe, Bleikolorit“, Magen-Darm-Störungen: Appetitlosigkeit, Magenschmerzen, Kopf- und Gliederschmerzen, Bleikolik. 2. Nervenschäden: „Bleilähmung“ der Gebrauchshand, teilweise reversible Verlangsamung der Nervenreizleitung (> 0,4 mg/L Blut). **Enzephalopathie**: Gedächtnis- und Konzentrationsstörungen, Psychosen, Halluzinationen, Erregungszustände, Delirium, verzögerte geistige Entwicklung bei Kindern (> 0,5 mg/L Blut), Persönlichkeitsveränderung beim Erwachsenen. 3. Knochenschäden („Bleibänder, Bleilinien“ bei Kindern, Bleiosteosklerose („Bleigicht“) bei Erwachsenen. 4. Nierenschädigung (Schrumpfnieren), begleitet von „Bleigicht“; möglicherweise Nierenkarzinom. 5. **Gelbfärbung der Haut** und Bindehaut, grauschwärzlicher „Bleisaum“ (PbS) des Zahnfleischrandes. ▶3

Therapie: Komplexbildner (DMSA, DMPS, $CaNa_2EDTA$ i.v., D-Penicillamin p.o.). BAL gilt in Deutschland als kontraindiziert. Opiate gegen Schmerzen, kombiniert mit Atropin.

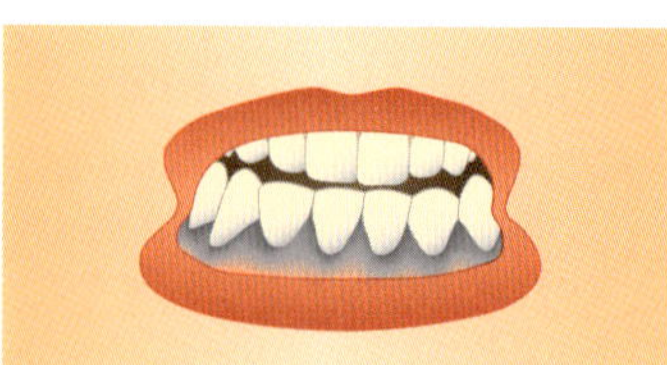

3 Bleisaum

Bleiorganische Verbindungen

Das hautresorbierbare **Tetraethylblei** ($Pb(C_2H_5)_4$) diente vor Einführung des Abgaskatalysators als Antiklopfmittel im Benzin. Durch Reaktion mit dem ebenfalls zugemischten Chlor- und Bromethan erschien im Abgas Bleichloridbromid (PbClBr). Trialkylblei im Gewebe wird im Verlauf von drei Wochen als anorganisches Blei über die Nieren ausgeschieden. ▶4

Akute Toxizität: ZNS-Symptome, Schlaflosigkeit, Unruhe, Ataxie, Ängstlichkeit, Krämpfe, Delirium, Koma. Teratogen!
Therapie: Chelatbildner bleiben wirkungslos!

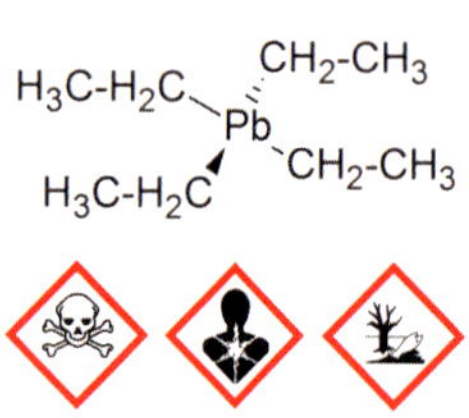

4 Tetraethylbei

8.6 Stickstoffgruppe: Gruppe 5 (Va)

Die Elemente der Stickstoffgruppe, die **Pentele**, sind säurebildende Nichtmetalle (Stickstoff, Phosphor) und Halbmetalle (Arsen, Antimon). Bismut (Bi) ist ein Metall und Basenbildner.

8.6.1 Stickstoff

Stickstoff bildet eine Vielzahl von Verbindungen: Ammoniak (NH_3), Nitrate und Nitrite, Aminosäuren und Proteine, Heterozyklen und Hämoglobin. Für den Stickstoffstoffwechsel spielt **Vitamin B_6** (Pyridoxin) eine wichtige Rolle. ▶1 und ▶Kap. 3.4.1

8.6.2 Phosphor

Roter Phosphor ist ungiftig, da nicht resorbierbar. Der giftige **weiße Phosphor** (P_4) wurde früher als Rattengift und gegen Küchenschaben eingesetzt und wirkt zytotoxisch auf Leberzellen (mikrovesikuläre Steatose). Alkohol, Fette und resorbierbare Öle verstärken die Vergiftung. Zur Entsorgung wird weißer Phosphor mit Kaliumpermanganatlösung im sauren Milieu umgesetzt.

$$P + MnO_4^- \rightarrow PO_4^{3-} + Mn^{2+}$$

Mit Kupfersulfatlösung bildet sich Kupferphosphid.

Akute Toxizität: 1. Knoblauchgeruch des Atems, Verätzung von Haut und Rachen, Übelkeit, Erbrechen, Durchfall. 2. Symptomfreies Intervall (8 h bis einige Tage). 3. Übelkeit, Erbrechen, Diarrhö, Lebervergrößerung, Gelbsucht, Hämorrhagien, Nierenschaden, Krämpfe, Koma. Therapie: Ist Phosphor in die Haut eingedrungen, Körper des Patienten unter Wasser halten, um Luftkontakt zu vermeiden. Magenspülung mit $KMnO_4$ (1:5000) oder $CuSO_4$ (1 g · L^{-1}), Paraffinöl (zur Resorptionsvermeidung), Schocktherapie, Vitamin K i.v., Bluttransfusion. Patient und Helfer vor Erbrochenem, Magenspülwasser und Stuhl schützen.

Phosphat kommt in Käse, Fisch, Eiern, Mehl, Wurst, Milch, Nüssen und Gemüse vor (bis 5000 mg/kg). Es ist das wichtigste intrazelluläre Anion für Knochen- und Zahnbildung, Säure-Base-Gleichgewicht (Puffersystem), Bestandteil von Nucleinsäuren, Energieproduktion und Energieübertragung, sowie Biosynthesen. Eine Phosphatverarmung tritt bei der Einnahme phosphatbindender Neutralisationsmittel (Antazida) wie $Al(OH)_3$ ein, z. B. bei wiederholter Blutwäsche durch Hämodialyse. Die akute schwere **Hypophosphatämie** (Phosphatmangel) durch Erschöpfung von Adenosin-triphosphat (ATP) und Phosphoglyceriden ruft Muskelschwäche, hämolytische Anämie, Enzephalopathie und Koma hervor; sie wird mit KH_2PO_4 i.v. behandelt. ▶2

8.6.3 Arsen

Arsen kommt in sulfidischen Erzen und Arseniden vor: als Auripigment (As_2S_3), **Realgar** („Rauschrot", As_4S_4), Arsenkies (FeSAs), Löllingit ($FeAs_2$) und selten gediegen. S. 348 ▶1

	Blutserum mmol/L	Urin mmol/Tag
Li^+	0,5–1,5	
K^+	3,5–5,0	
Na^+	135–145	
Mg^{2+}	0,8–1,3	
Ca^{2+}	2,1–2,6	≤ 7,5
Pb^{2+}	≤ 0,0024	≤ 0,00039
Eisen	0,009–0,027	
Cu^{2+}	0,011–0,024	≤ 0,0016
Harnstoff-N	2,9–8,9	< 2000 (Stuhl)
Phosphor	1,0–1,5	32

1 Normalwerte

Norm	1,0–1,5 mmol/L (Blutserum) 32 mmol/Tag (Urin)
P–Mangel	Hypophosphatämie Ursachen: Hyperparathyreoidismus, Osteomalazie, Rachitis, Zirrhose, Hypokaliämie, Glucoseexzess i.v., respiratorische Alkalose, Fehlernährung, Alkoholismus, Gicht, nach schweren Verbrennungen, Hämodialyse, Irritabilität, Schwäche, Störung der Blutzellen, gastrointestinale und renale Störungen.
P–Überschuss	Ursachen: Niereninsuffizienz, diabetische Azidose, Akromegalie, Hyperthyreose, Vitamin-D-Vergiftung, Lactatazidose, Zelllyse, Leukämie Hyperphosphatämie bei Nierenversagen

2 Phosphor im Körper

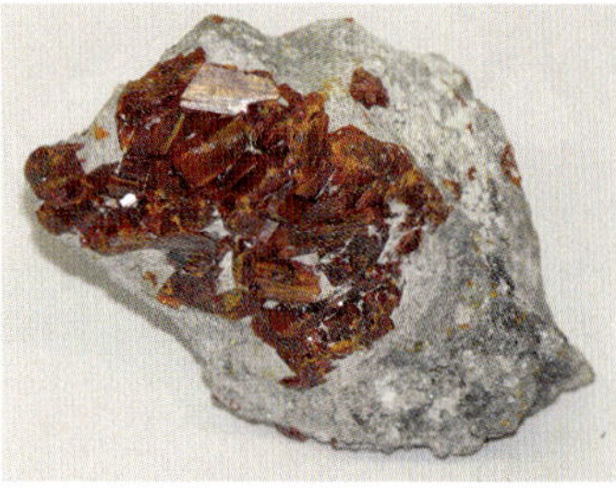

1 Realgar As_4S_4

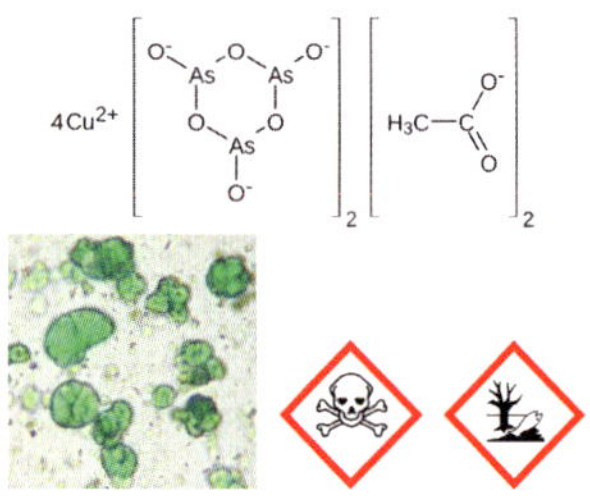

2 Schweinfurter Grün

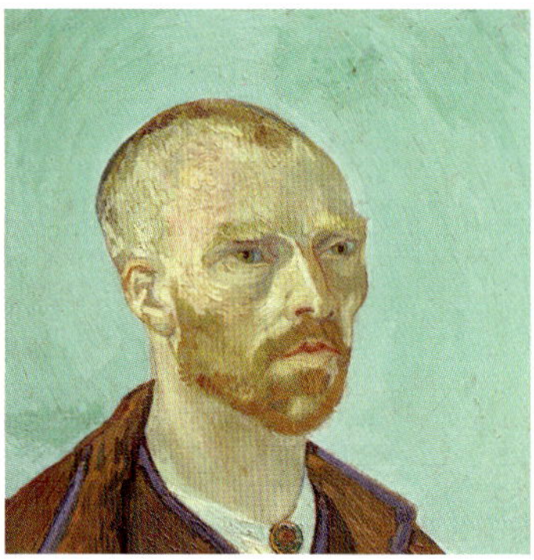

3 *van Gogh*, Selbstbildnis 1888

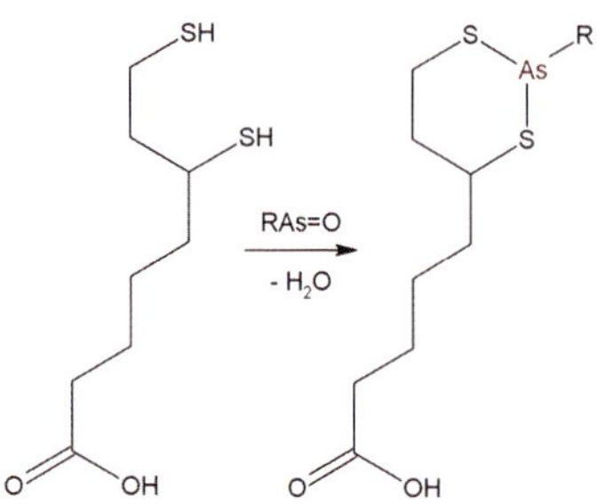

4 Arsenvergiftung

Arsen ist weitgehend verboten in Anstrichstoffen, Schädlingsbekämpfungsmitteln, Glas, Leder, Pelzen, Textilien, Beiz- und Reinigungsmitteln, Sprengstoffen, Metallklebern und in der Oberflächen- und Wasserbehandlung. Kupfer-Chrom-Arsen-Verbindungen dienen zur Imprägnierung von Bauholz. Durch thermische Zersetzung von reinstem **Arsan** (AsH_3) wird Arsen für Halbleiter hergestellt. **Galliumarsenid** (GaAs) eignet sich für Computerchips. **Arsentrioxid** (As_2O_3, „Arsenik") fällt im Flugstaub von Erzröstbetrieben an, es löst sich in Wasser zögerlich zur amphoteren „Arsenigen Säure" (H_3AsO_3). In alkalischer Lösung bilden sich **Arsenate(III)** ($[AsO_3]^{3-}$), die durch H_2O_2 oder HNO_3 zu **Arsenat(V)** ($[AsO_4]^{3-}$) oxidiert werden.

Kupferacetatarsenit ($Cu(CH_3COO)_2 \cdot 3Cu(AsO_2)_2$, Schweinfurter Grün) färbte von 1814 bis zum Verbot 1882 Tapeten, Wände, Textilien und bereicherte die frische Farbpalette der Impressionisten (▶2–4). Der Pilz *Penicillium brevicaule* setzt aus dem leimgebundenen Pigment giftige organische Arsenverbindungen in die Atemluft frei. Das Grünpigment wurde in Deutschland bis 1942 als Insektizid im Weinbau verwendet, als Bootanstrich gegen Algenbewuchs sogar noch länger.

Zur **Entsorgung** werden arsenhaltige Salzlösungen am besten in das schwerlösliche Sulfid umgewandelt.

$$2\,As(OH)_3 + 3\,H_2S \rightarrow As_2S_3 + 6\,H_2O$$

Der Mangel des lebensnotwendigen **Ultraspurenelementes** löst im Tierversuch Wachstumsstörungen und Funktionseinschränkungen aus. **Arsenbelastungen** bestehen durch Trinkwässer ($\leq$ 0,04 mg/L), Nahrungsmittel ($\approx$ 0,011 mg/Tag), Böden ($\approx$ 6 mg/kg) und arsenhaltige Pestizide in Importobst; bis 1960 auch durch Medikamente und als „Stärkungsmittel" für Nutztiere. Arsenverbindungen werden über den Magen-Darm-Trakt und die Lungen (ca. 10 %) aufgenommen, mit dem Blut schnell verteilt und in Leber, Niere, Milz und Lunge sowie langfristig in Haaren und Nägeln angereichert. Die Ausscheidung erfolgt innerhalb von 24 h renal (30 %) und fäkal (5 %).

Anorganische Arsenverbindungen

Arsen blockiert die SH-Gruppen von Proteinen, speziell den Dihydroliponsäurerest der Pyruvatdehydrogenase (▶4); es schädigt Blutkapillaren, Haut und Nervensystem. Arsen(V) wird im Körper zu As(III) reduziert. Eine Methyltransferase überführt As(III) in **Methylarsonsäure** ($(CH_3)As^{V}O(OH)_2$), eine Reduktase erzeugt die sehr giftige **Methylarsonigsäure** ($CH_3As^{III}(OH)_2$). Die Entgiftung endet beim Menschen bei **Dimethylarsinsäure** ($(CH_3)_2As^{V}O(OH)$, Kakodylsäure, S. 349 ▶1). Mikroorganismen bilden final **Trimethylarsenoxid** ($(CH_3)_3As^{V}O$).
Arsen wirkt zytotoxisch auf Leberzellen (Zirrhose, chronische Cholestase, nichtzirrhotischer Pfortaderhochdruck, hepatozelluläres Karzinom), ferner mutagen und teratogen.

Kanzerogene sind Calciumarsenat ($Ca_3[AsO_4]$), Arsensäure (H_3AsO_4), Bleiarsenat ($Pb_3[AsO_4]_2$), Bleihydrogenarsenat ($PbHAsO_4$), Triethylarsenat ($(C_2H_5)_3AsO_4$), Arsentrioxid (As_2O_3) und Arsenpentaoxid (As_2O_5).

As(III) ist giftiger als As(V). Krebsrisiko!

Arsenorganische Verbindungen

Die giftigen, flüchtigen, hautresorbierbaren Alkylderivate des Arsans heißen **Arsine** (AsR_3) und **Arsoniumsalze** ($[R_4As]OH$). Organische Derivate leiten sich von der **Arsonsäure** ($HAs^{V}(O)(OH)_2$), der **Arsinsäure** ($H_2As^{V}(O)(OH)$) und der **Arsonigsäure** ($HAs^{III}(OH)_2$, „Arsonige Säure“) ab, also nicht von der Arsenigen Säure ($As(OH)_3$) und Arsensäure ($As(O)(OH)_3$).

Dimethylarsinsäure (Kakodylsäure) und ihr Natriumsalz sind nicht selektive Herbizide, die im Vietnamkrieg als „Agent Blue“ zur Vernichtung von Reiskulturen Anwendung fanden. ▶1

Salvarsan oder 3,3′-Diamino-4,4′-dihydroxyarsenobenzol wurde 1910 von *Paul Ehrlich* (1854–1915) zur Chemotherapie der Syphilis eingeführt. Es liegt als zyklisches Trimer vor und bildet im Körper Oxophenarsin (3-Amino-4-hydroxy-arsenobenzol). ▶2

Robert Koch (1843–1910) behandelte die Schlafkrankheit mit dem giftigen Natriumsalz der **Arsanilsäure** (*p*-Aminobenzolarsonsäure). Sie entsteht beim Erhitzen von Aniliniumarsenat, dem Salz aus Anilin und Arsensäure, oder es werden Diazoniumsalze mit Natriumarsenat umgesetzt. ▶3

Arsenvergiftung

Der **Giftmord** mit Arsenik ist mit modernen Analyseverfahren rasch aufgeklärt. 60–120 mg As_2O_3 wirken tödlich. *Gesche Gottfried*, der „Engel von Bremen“, ermordete 1813–1827 fünfzehn Menschen mit „Mäusebutter“, einem Insektengift aus Arsen in Fett; sie landete 1831 auf dem Schafott. Arsen fand sich im Haar der Gletscherleiche „Ötzi“ (3000 v. Chr.), der möglicherweise mit arsenhaltigen Kupfererzen hantierte. Die im 18./19. Jahrhundert gebräuchliche *Fowler*'sche Lösung aus Kaliumarsenit in Lavendelwasser wurde als Fiebersenker, Aphrodisiakum und gegen Schuppenflechte eingesetzt. Arsen im Haar von *Napoleon*s Leiche, der die Lösung konsumierte, geht aber wohl auf posthume Konservierungsmittel zurück.

Akute Toxikologie: Schluckstörung, Brechreiz, Erbrechen, Gastroenteritis, „reiswasserähnlicher“ Durchfall, brennende Bauchkrämpfe, Nieren- und Leberversagen. Schockzustand durch Wasser-, Elektrolyt- und Eiweißverlust. Verlust des Gefäßtonus (Blutdruckabfall), Kreislaufkollaps. Nach Staubinhalation Brustschmerz, Lungenödem, Tod durch zentrale Atemlähmung. ▶4–5
Chronische Vergiftung: Hautveränderungen (Melanose, Hyperkeratose, maligne Hauttumoren, Haarausfall), weiße Querstreifen in den Fingernägeln (*Mees*-Streifen), „Arsenschnupfen“, Durchfall und Verstopfung im Wechsel, allgemeine Schwäche, Mattigkeit, Apathie, Leber- und Bronchialkrebs (früher bei Winzern). Therapie: Erbrechen, Magenspülung, Schleimstoffe, Wasser-Elektrolyt-Ausgleich, Schock- und Schmerzbekämpfung, Chelatbildner **Dimercaptopropansulfonat** (DMPS). **Colestyramin** (Styrol-Divinylbenzol-Anionenaustauscher) unterbricht den enterohepatischen Kreislauf der Arsen-DMPS-Verbindung.

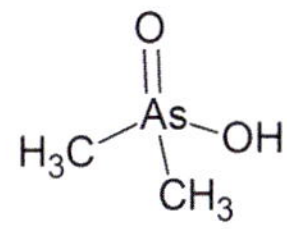

1 Dimethylarsinsäure

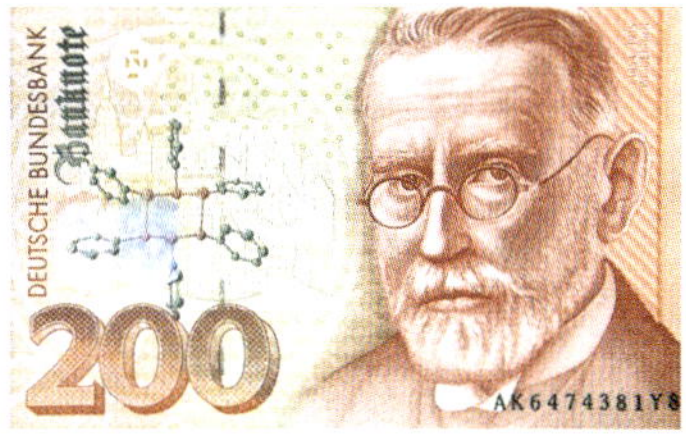

© ullstein bild - joko

2 Paul Ehrlich und Salvarsan

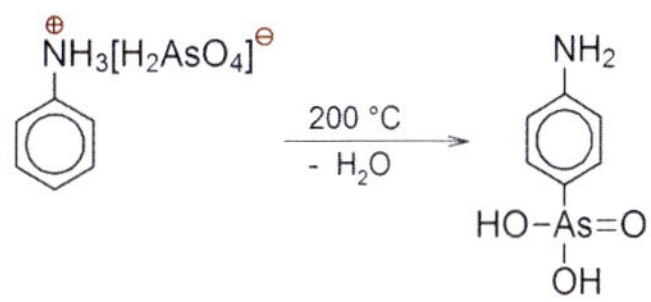

3 Arsanilsäure

Resorption
80 %: Magen-Darm-Trakt
10 %: Lunge
1 %: Haut

Verteilung
Haare, Nägel, Haut, Lunge, Leber, Milz, Dünndarm

Ausscheidung
30 %: Nieren, 4 %: Fäzes

4 Arsen im Körper

Feststoff: LD_{50} p.o. (mg As/kg)	
Arsenat(III)	1 bis 3 (Mensch)
Arsenat(V)	110 (Ratte)
Methylarsonsäure	970 (Maus)
Dimethylarsinsäure	650 (Maus)
Phenoxarsinoxid	7 bis 12 (Ratte)
Dampf: LC_{50} inhalativ (mg/m³)	
$AsCl_3$	100 (Katze)
AsH_3	250 (Mensch)

5 Toxizität von Arsen

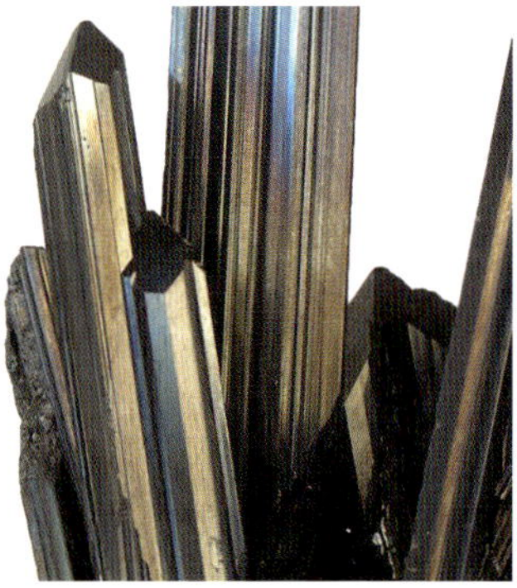

1 Stibnit

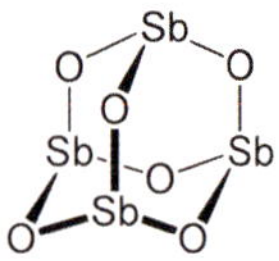

2 Antimontrioxid

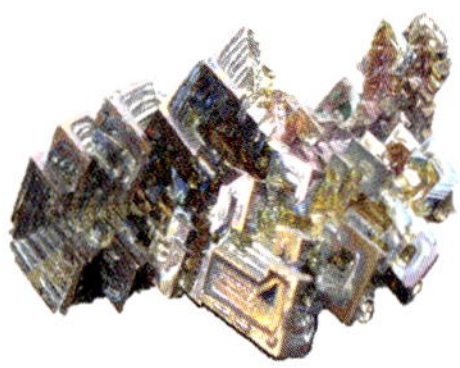

3 Bismut

8.6.4 Antimon

Antimon (Sb) kommt in Kupfer-, Blei- und Silbererzen, im Grauspießglanz (Sb_2S_3, Stibnit) und Weißspießglanz (Sb_2O_3) vor. Blei-Antimon-Legierungen dienen als Hartblei und Letternmetall, **Antimon(V)-oxid** („Goldschwefel", Sb_2S_5) zum Vulkanisieren und Rotfärben von Kautschuk und mit Kaliumchlorat als Zündmischung für Streichholzköpfe. **Antimontrioxid** (Sb_2O_3) als Synergist des früheren Flammschutzmittels Decabromdiphenylether in Kunststoffen oder als leitfähiges **Antimon-Zinn-Oxid** auf Gläsern ist wenig giftig, augen- und schleimhautreizend. Im Tierversuch (Ratte inhalativ) traten Fibrosen und Tumoren auf. Bei Arbeitern fehlt der eindeutige Zusammenhang von Antimonexposition und Krebshäufigkeit. ▶1–2

8.6.5 Bismut

Früher „Wismut" kommt im Bismutglanz (Bi_2S_3), Bismutocker (Bi_2O_3) und als Nebenprodukt der Blei- und Kupferverhüttung vor. Bismut und seine niedrig schmelzenden Legierungen dehnen sich beim Erstarren aus, was für Sicherungen genutzt wird. Bismuthaltige Arzneimittel und Kosmetika (Schminke) sind veraltet wegen Nebenwirkungen, u. a. krankhafter Veränderungen des Gehirns durch das Stoffwechselprodukt Methylbismut. ▶3

Bismutverbindungen werden schlecht resorbiert.

Akute Toxizität: ulzerierende Stomatitis, Appetitlosigkeit, Kopfschmerzen, Hautausschlag, Nierentubulusschädigung.
Therapie: Erbrechen, Atemhilfe, Chelatbildner (BAL, DPMS).

8.7 Chalcogene: Gruppe 6 (VIa)

Die Elemente der Sauerstoffgruppe (Chalcogene) sind die Nichtmetalle **Sauerstoff** und **Schwefel** (▶Kap. 3) sowie die Halbmetalle Selen, Tellur und Polonium, die 2-, 4- und 6-wertig vorkommen.

8.7.1 Schwefel

Das Mengenelement **Schwefel** in Aminosäuren (Cystein, Cystin, Methionin) baut Proteine, Vitamin B_1, Biotin, Coenzym A, Insulin und Glutathion auf (▶4). Milch, Käse, Brot, Fleisch, Fisch und Gemüse sind reich an gebundenem Schwefel (200–3300 mg/kg). Schwefelhaltige Gase und Säuren ▶Kap. 3

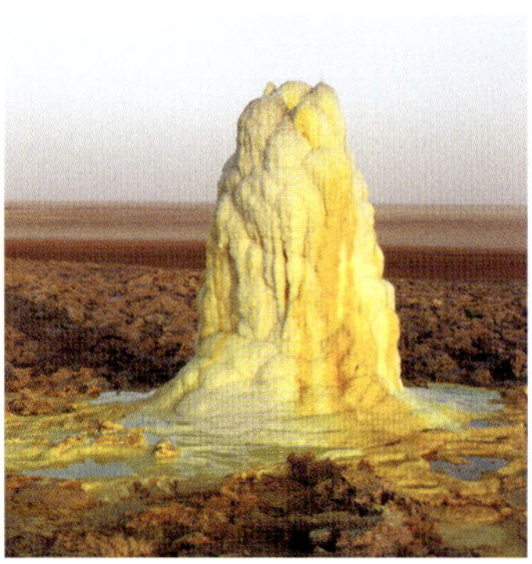

4 Schwefelquelle in Äthiopien

8.7.2 Selen

Selen kommt in sulfidischen Erzen wie Pyrit (FeS_2), Kupferkies ($CuFeS_2$) und Zinkblende (ZnS) vor. **Selendioxid** (SeO_2) reichert sich beim Rösten im Flugstaub an und bei der elektrolytischen Kupfergewinnung im Anodenschlamm. **Selenige Säure** (H_2SeO_3) wird mit Salpetersäure herausgelöst und Selen durch Reduktion mit schwefliger Säure abgeschieden.

Selen wird in Legierungen, rotgefärbten Gläsern und CdSe-Fotowiderständen verwendet. Das lebensnotwendige **Spurenelement** Selen kommt in Fleisch und Pflanzen, die auf selenhaltigen Böden wachsen, vor. Selen ist Bestandteil der Glutathion-Peroxidase, Thyronin-Deiodase und Thioredoxin-Reduktase und steht in Beziehung zum Fettsäurestoffwechsel. Das ziemlich giftige **Selenocystein** in der Phospholipid-Hydroperoxid-Glutathion-Peroxidase entgiftet membranschädigende Hydroperoxide, wirkt immunmodulierend, antimutagen und antikanzerogen. Selenocystein kommt in der Formiat-Dehydrogenase von *Escherichia coli* und der Glycin-Reduktase von Clostridien vor. Bei **Selenmangel** bleibt Vitamin E im Körper wirkungslos, z. B. durch jahrelange künstliche Ernährung oder die „Keshan-Krankheit", die den Herzmuskel schädigt (Kardiomyopathie) und in selenarmen Gegenden (z. B. China) auftritt. Essentielle Dosis: 0,03–0,07 mg/d.

> Selen wird anstelle von Schwefel in körpereigene Substanzen eingebaut.

Das Überangebot (endemische Selenose) führt zum Verlust von Haaren und Nägeln, Dermatitis und möglicherweise Polyneuritis. Die Nahrungsergänzung mit **Natriumselenit** ist verzichtbar. **Selendisulfid** (SeS_2) wird gegen Kopfschuppen und Seborrhoe (Talgdrüsenfluss) eingesetzt. Selen wird gut resorbiert und als Selenat und Methylselenoniumion im Harn ausgeschieden. Das Stoffwechselprodukt **Dimethylselenid** ($(CH_3)_2Se$) verursacht einen knoblauchartigen Atemgeruch.

Akute Toxizität: Selenite und Selenate verursachen Magen-Darm-Schleimhautreizung, Hepatose, Leberkoma. Selenwasserstoff (H_2Se) führt zu Schleimhautreizung und toxischem Lungenödem. Chronische Toxizität: Pustolöse Haukrankheiten, zentralnervöse Reizzustände. Bei Pferden: Sehstörungen, Lähmungen, Gelenksteife, Fellkrankheiten, Haarausfall, Anämie (kommt in den USA auf selenhaltigen Böden vor, alkali desease, blind stagger). Therapie: Vitamin E.

8.7.3 Tellur

Tellur kommt in Telluriden vor (AgTe, PbTe, $AgAuTe_4$) und wird aus dem Anodenschlamm der Kupferraffination gewonnen. Die technische Bedeutung beschränkt sich auf Halbleiter und Lepramedikamente. Tellur ist weniger giftig als Selen. Vergiftungen äußern sich durch einen ausdauernd knoblauchartigen Atemgeruch, verursacht durch Dimethyltellurid ($(CH_3)_2Te$).

> Selen- und Tellurverbindungen werden im Körper zu den Elementen reduziert.

8.8 Kupfergruppe: Gruppe 11 (Ib)

Die Elemente der Nebengruppen Ib bis VIIIb des Periodensystems nennt man **Übergangsmetalle**.

Die Metalle der Kupfergruppe kommen hauptsächlich einwertig (Cu^+, Ag^+), zweiwertig (Cu^{2+}) und dreiwertig (Au^{3+}) in vorzugsweise basischen Verbindungen vor. Als **Edelmetalle** lösen sie sich nur in oxidierenden Säuren und schlagen sich auf unedlen Metallen nieder.

8.8.1 Kupfer

Kupfer (lat. *cuprum*, Cu) kommt im **Kupferkies** ($CuFeS_2$), **Kupferglanz** (Cu_2S), **Malachit** ($Cu_2(OH)_2CO_3$), **Azurit** ($Cu_3(OH)_2(CO_3)_2$) und gediegen vor. Aus sulfidischen Erzen gewonnenes Rohkupfer wird in Säure aufgelöst und als **Elektrolytkupfer** rein abgeschieden. Kupfer ist ein exzellenter Strom- und Wärmeleiter für Kabel, Kessel, Wasserrohre und Kühlschlangen. Wichtige Kupferlegierungen sind **Messing** (CuZn), **Bronze** (CuSn), **Aluminiumbronzen** (CuAl) und **Kupfer-Nickel-Legierungen** CuNi15 für silberfarbene Münzen, Neusilber (CuNi12Zn24) für Essbesteck, Konstantan (CuNi40) und Manganin (CuMnNiFe) für elektrische

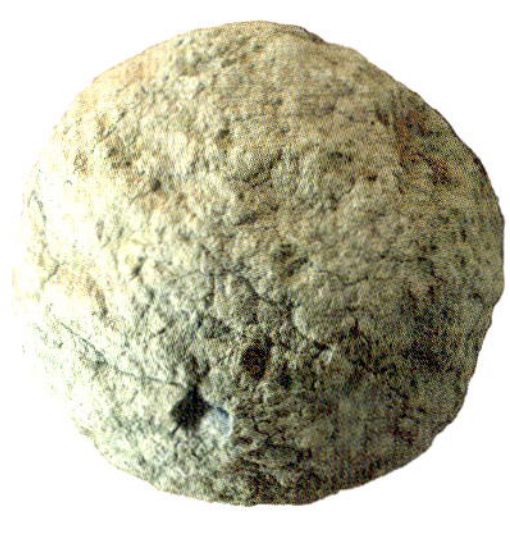

1 Kupferacetat

Normwerte	**Resorption**	
	15 % Magen; 25 % Darm	
	Verteilung	
	Gehirn	6 mg/kg
	Herz	3 mg/kg
	Niere	2 mg/kg
	Blutserum	12–24 µmol/L 0,7–1,5 mg/L
	Erythrozyten	~0,2 %
	Ausscheidung	
	1 % renal , 10 % fäkal, < 3 % Schweiß nach 72 h	
Mangel	Tagesbedarf: < 2 mg *Menkes*-Syndrom (Kupferstoffwechselstörung) Enzymmangel	
Überladung	Bei Eisenmangelanämien, Tumoren, Infekten und in der Schwangerschaft. *Wilson*-Krankheit (Kupferstoffwechselkrankheit)	

1 Kupfer im Körper

Ferrooxidase im Blutplasma
$Fe^{2+} \rightarrow Fe^{3+}$

Aminooxidase in den Mitochondrien: $RCH_2NH_2 \rightarrow RCHO$

Superoxiddismutase im Zytosol:
$2O_2 + 2H^+ \rightarrow H_2O_2 + O_2$

Cytochrom-c-Oxidase
in den Mitochondrien

Lysyl-Oxidase, Tyrosinase
im Knochengewebe

2 Kupferhaltige Enzyme

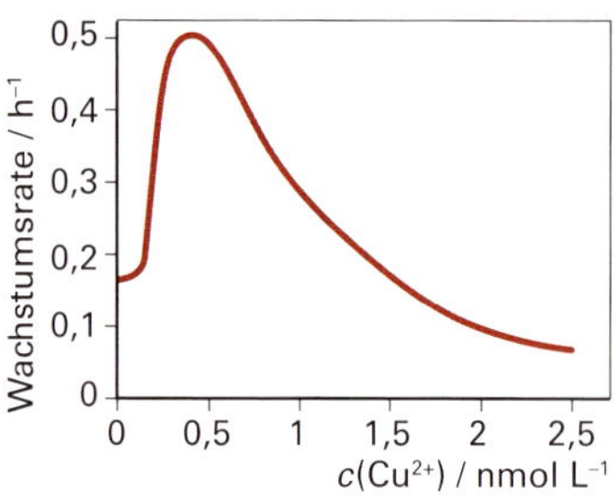

3 Wachstum von *Acinetobacter* im kupferhaltigen Nährmedium

Widerstände. **CuPbSn-Legierungen** sind Lagerwerkstoffe; die Gleitfähigkeit entsteht durch harte Kristalle in einer weichen Matrix. Im Freien überzieht sich Kupfer mit basischem Kupfercarbonat („Patina"), das dem natürlichen Malachit ähnlich ist. In aggressiven Medien wie Ammoniak und Acetylen korrodiert Kupfer. Im schwerlöslichen, braunroten **Kupfer(I)-oxid** (Cu_2O) kommt das einwertige Kupfer vor. In Verbindungen herrscht **Cu(II)** vor, in wässrigen Lösung das blassblaue $[Cu(H_2O)_4]^{2+}$.

$$2\,Cu^+ \rightarrow Cu + Cu^{2+}$$

Mit Ammoniak entsteht der blaue Kupfertetramminkomplex $[Cu(NH_3)_4]^{2+}$; dessen Sulfat *Cuprum sulfuricum ammoniatum* einst als Medikament gegen Krämpfe galt. **Kupferacetat** (Grünspan, Aerugo ▶1) und **Kupfersulfat** ($CuSO_4$) wurden früher als Ätzmittel zur Wunddesinfektion und als Brechmittel eingesetzt.

Das lebensnotwendige **Spurenelement** Kupfer (Cu^{2+}) – z. B. in Leber, Innereien, Austern, Pilzen, Kakao, Schokolade, Nüssen, getrockneten Hülsenfrüchten und Getreidekörnern – ist notwendig für körpereigene Enzyme (▶2), Blutbildung und Knochenbildung. Im Dünndarm resorbiertes Kupfer wird

1. an **Blut-Albumin** gebunden,
2. in der Leber an **Metallothionein** gebunden und, nach Übertragung auf das Glycoprotein **Caeruloplasmin**, über das Blutplasma im Gewebe verteilt.

Ein tägliches Überangebot, soweit nicht über die Galle in den Dünndarm ausgeschieden, verursacht **Leberschäden** (hepatolentikuläre Degeneration, biliäre Zirrhosen). Die Ausscheidung über die Nieren ist unbedeutend. Eine genetische Störung der Caeruloplasmin-Synthese ist die *Wilson*-Krankheit. ▶1

Kupfersalze wirken zytotoxisch (hepatische Zirrhose).

Der fließende Übergang zwischen nützlicher und toxischer Kupferkonzentration zeigt sich am Wachstum von Bakterien (▶3). Kupferionen wirken **giftig** auf Bakterien, Algen, Kleinpilze und Fäulniserreger. Saure Speisen und Getränke aus Kupfergefäßen sind bedenklich, kupfersalzhaltige Kompressen auf verbrannter Haut ernsthaft giftig. Die *Indian-German Childhood Cirrhosis* trat bei Säuglingen und Kleinkindern auf, die in Kupferbehältern gelagerte Nahrungsmittel und belastetes Brunnenwasser zu sich nahmen. Seltene Kupfervergiftungen kamen früher bei Winzern vor. Teratogene, mutagene und kanzerogene Wirkungen sind nicht bekannt. Lungenkarzinome durch die Kupferverhüttung werden Arsen-Verunreinigungen zugeschrieben.

Akute Toxizität: Lethargie, Magen-Darm-Reizung, Erbrechen (daher früher auch Kupfersulfat als Emetikum), Brennen, Metallgeschmack, Diarrhö (in mg-Mengen), Schmerzen, Schock, Gelbsucht; Anurie, Krämpfe (in Grammmengen). Chronische Toxizität: Reizung des Magen-Darm-Trakts, Leberzirrhose, Hämangiosarkom, Schwächung des Immunsystems. Therapie: Erbrechen, D-Penicillamin oder TRIEN (S. 353 ▶1), Elektrolyt- und Flüssigkeitsausgleich, Atemhilfe. Perforationsgefahr des Abdomens. Schocktherapie. Auf Leber- und Nierenversagen achten.

Kupfermangel ist selten, z. B. Anämie bei unterernährten Kindern. Das tödlich verlaufende, genetisch bedingte X-chromosomal rezessiv vererbte Korkenzieherhaar-Syndrom (*Menke's* kinky hair disease) äußert sich durch Haar-, Gefäß- und Hirnanomalien bei Knaben vor dem 3. Lebensjahr. Therapie: Kupferorotat (▶2) oder Kupfergluconat.

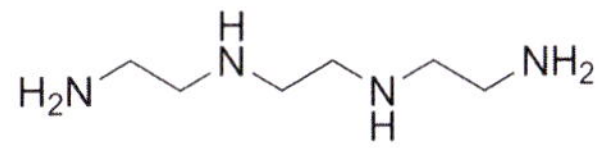

1 Triethylentetramin (TRIEN)

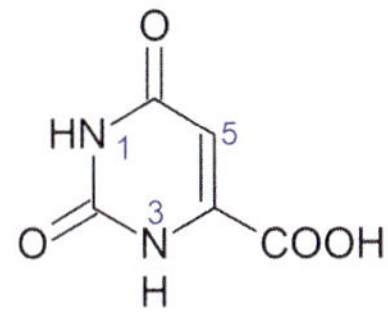

2 Orotsäure

8.8.2 Silber

Silber (Ag) kommt in sulfidischen Blei-, Zink- und Kupfererzen, in Silberglanz (Ag_2S), Hornsilber (AgCl) und vereinzelt gediegen vor. Das durch Cyanidlaugerei als $[Ag(CN)_2]^-$ aus dem Gestein gelöste Silber wird kathodisch abgeschieden. Silber dient als Kabellitze, Kontakt-, Lot-, Münz- und Schmuckmetall. Es löst sich in heißer, konzentrierter Salpetersäure und Schwefelsäure.

$$3\,Ag + 4\,H^+ + NO_3^- \rightarrow 3\,Ag^+ + NO\uparrow + 2\,H_2O$$
$$2\,Ag + H_2SO_4 + 2\,H^+ \rightarrow 2\,Ag^+ + SO_2\uparrow + 2\,H_2O$$

Das wasserlösliche, ätzende **Silbernitrat** ($AgNO_3$, „Höllenstein") wird Neugeborenen zur Gonorrhövorsorge ins Auge gegeben. Die Therapie von Magengeschwüren mit organischen Silberverbindungen ist überholt. Schwerlösliche **Silberhalogenide** (AgCl, AgBr, AgI) und Silberoxid (Ag_2O) sind wenig toxisch.

Kolloidal verteiltes Silber wirkt bakterizid.

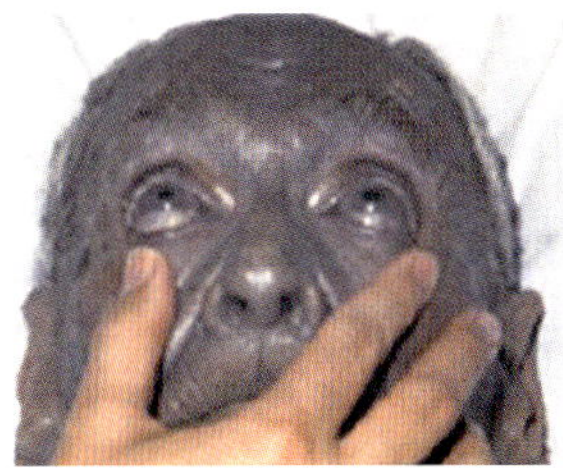

3 Argyrie

Akute Toxizität: **Argyrie** (▶3): Schwarzfärbung der Haut durch Einlagerung von Silbersulfid in der Lederhaut (Corium); Silbersaum am Zahnfleisch. Therapie: schwierig. Magenspülung mit 0,9 %iger Kochsalzlösung, um AgCl zu bilden, Komplexbildner DMPS, Schmerzmittel, Diazepam gegen Krämpfe.

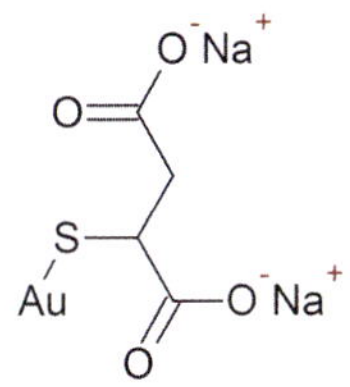

4 Aurothiomalat

8.8.3 Gold

Das edle Gold (Au) kommt gediegen vor und wird durch Cyanidlaugerei als $[Au(CN)_2]^-$ aus dem tauben Gestein herausgelöst und mit Zinkspänen gefällt. Goldverbindungen sind leicht zum Element reduzierbar. **Kaliumdicyanoaurat(III)** ($K[Au(CN)_2]$) und **Natriumbissulfitoaurat(III)** $Na_3[Au(SO_3)_2]$ dienen zum galvanischen Vergolden (▶5). **Tetrachloroaurate** sind Glas- und Porzellanfarben: $H[AuCl_4]\cdot 4H_2O$ und $Na[AuCl_4]\cdot 2\,H_2O$. Gold löst sich in Königswasser und wird von feuchtem Chlorgas angegriffen.

$$HNO_3 + 3\,HCl \rightarrow 2\,\langle Cl\rangle + NOCl + 2\,H_2O$$
$$Au + 3\,\langle Cl\rangle + Cl^- \rightarrow [AuCl_4]^-$$

Gold in Rheuma-Medikamenten ist an Schwefel gebunden (Aurothioglucose, Aurothiomalat ▶4, Aurothiopolypeptid, Auranofin). Gold reichert sich in Lysosomen (Zellorganellen) an und stört die Zellfunktion.

Akute Toxikologie: **Auriasis** (Chrysiasis): bronzeähnliche Hautfärbung durch Goldsulfid. Bei Goldtherapie: Stomatitis (Mundschleimhaut-Entzündung), Blutbildveränderung (Thrombopenie, Agranulozytose), Bronchitis, Hautausschlag (exfoliative Dermatitis), Leber- und Nierenschädigung. Therapie: Komplexbildner.

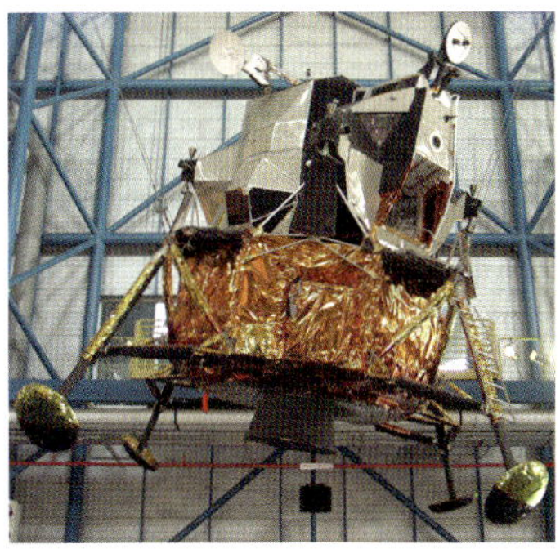

5 Apollo-Landefähre

8.9 Zinkgruppe: Gruppe 12 (II b)

Die Elemente der Zinkgruppe sind zweiwertig unedel und bilden Komplexsalze.

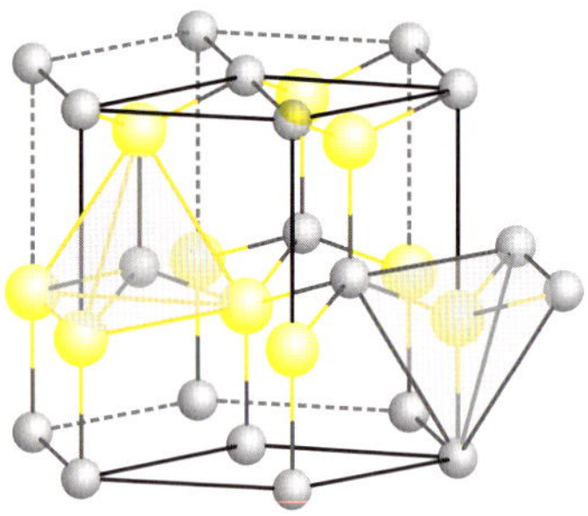

1 **Wurtzit-Gitter: Hexagonale Form von ZnS**

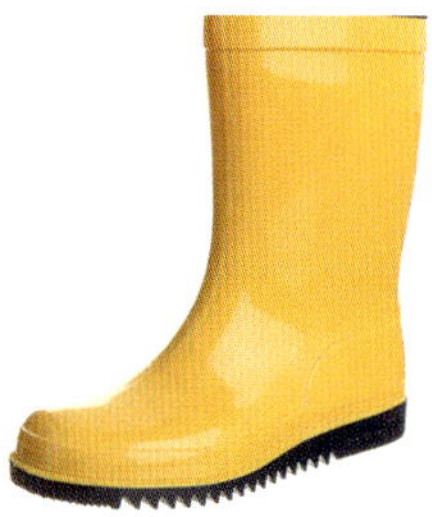

2 **Früher: Cadmiumsulfid**

Resorption 50 %: Lunge 5 %: Magen-Darm-Trakt
Verteilung (Normalwerte) Nierenrinde: ≤ 20 mg/kg Leber, Muskulatur Blut: ≤ 0,001 mg/L
Ausscheidung 95 %: Fäzes, < 5 %: Nieren
Letale Dosis LD_{50} (Mensch) CdO-Rauch: ≈ 2700 mg · min/m³ oder ≈ 5 mg/m³ über 8 h

3 **Cadmium im Körper**

8.9.1 Zink

Zinkblende (ZnS, ►1) und **Zinkspat** ($ZnCO_3$) sind die wichtigsten Minerale. Reines Zink scheidet sich bei der Elektrolyse von Zinksulfatlösung ($ZnSO_4$) am Minuspol ab. Zinkschichten schützen als „Opferanode" darunter liegende Stahlteile vor Korrosion. **Zinkoxid**, („Zinkweiß", ZnO), und Lithopone ($ZnS/BaSO_4$) bilden Pigmente in Anstrichfarben. Zink als unedles Metall bildet mit Säuren und Basen Wasserstoff.

Das essentielle **Spurenelement** Zink (Zn^{2+}) kommt im Gemüse vor; Milch ist zinkarm. Zink ist Bestandteil oder Aktivator wichtiger Enzyme und Proteine, z. B. Insulin, und trägt zur Gesundheit der Haut und zur Wundheilung bei. Ein **Zinkmangel** dämpft Appetit und Geschmacksempfindung bei Kindern, führt zu Zwergwuchs, u. a. der Geschlechtsteile (Hypogonadismus), und vererblichen Hautkrankheiten (Acrodermatitis enteropathica). Knochen, Zähne, Haare, Haut, Leber und Muskeln speichern etwa 1–2,5 g Zink. Empfohlene Tagesdosis: 7–10 mg.

Akute Toxizität: Die Zinkaufnahme durch saure Nahrungsmittel aus galvanisierten Behältern ruft Erbrechen und Durchfall hervor. Zinkoxidhaltige Dämpfe verursachen das Metalldampf- oder Gelbgießerfieber mit neurologischen Schäden (Zittern).

8.9.2 Cadmium

Das dem Zink ähnliche Cadmium (Cd) fällt als Nebenprodukt der Zinkgewinnung an. Weitgehend verboten sind Cadmiumlegierungen, cadmierte Korrosionsschutzüberzüge, das zitronengelbe **Cadmiumsulfid** (CdS, ►2) und orangerote **Cadmiumselenid** (CdSe) in Leuchtfarben und zum Einfärben und Stabilisieren von Kunststoffen und Kabelisolierungen, sowie der Thermostabilisator **Cadmiumstearat**. Nickel-Cadmium-Akkumulatoren wurden durch Nickel-Metallhydrid- und Lithium-Systeme abgelöst. Cadmiumhaltige Salzlösungen werden als Sulfid entsorgt.

$$CdCl_2 + H_2S \rightarrow CdS + 2\ HCl$$

Cadmium ist ein lebensnotwendiges **Ultraspurenelement**, dessen Mangel im Tierversuch Wachstumsstörungen und eine reduzierte Lebenserwartung verursacht. Calcium- und Eisenmangel erhöhen die Cadmiumaufnahme aus der Nahrung. Die duldbare Aufnahme (PTWI) beträgt ≈ 0,45 mg pro Woche, was durch Nahrungsmittel (≪ 0,1 mg Cd/kg) nicht erreicht wird. ►3

Cadmiumbelastungen entstehen durch Austern, Schweinenieren, Wurzelgemüse, Weizen, Zigaretten, Klärschlamm, afrikanischen Phosphatdünger, Schweißen und Schneidbrennen von Cadmiumlegierungen. Fruchtsäfte und Speiseeis dürfen nicht in cadmierten Behältern aufbewahrt werden.

Die **biologische Halbwertszeit** beträgt etwa 35 Jahre für Kleinkinder bzw. 12 Jahre für alte Erwachsene. Cadmium bindet 1. an Albumine im Blut, die auch Calcium speichern und wird 2. in Leber und Niere durch Komplexbindung an schwefelhaltige Proteine, sogenannte **Metallothioneine**, gespeichert, die auch für Zink wichtig sind. ▶1

Aus dem Metallothionein wieder freigesetztes Cadmium verursacht Nierenschäden (> 200 mg/kg). Cadmium ruft im Tierexperiment bei nicht-oraler Aufnahme Tumoren hervor. Das Krebsrisiko durch die Nahrung ist für den Menschen vernachlässigbar.

Cadmium ist ein Nierengift.

Die **Itai-Itai-Krankheit** (▶2) bezeichnet eine Massenvergiftung in einem japanischen Bergbaugebiet (1946) durch cadmiumbelastetes Flusswasser, Reis und Fisch. Die äußerst schmerzhafte Vergiftung erzeugte Osteomalazie („Knochenerweichung" durch Mineralmangel), Osteoporose (Knochenschwund), Eisenmangelanämie, Skelettdeformation und Schrumpfung der Körpergröße vorwiegend bei Frauen. Cadmium greift in den Vitamin-D_3-Stoffwechsel und die Knochenmineralisation ein.

1. Cadmium hemmt die Calciumaufnahme aus dem Dünndarm und in die Nierentubuluszellen.
2. **1,25-Dihydroxycholecalciferol**, die in der Niere aus 25-Hydroxy-D_3 synthetisierte Wirkform von Vitamin-D_3, steigert bei Calciummangel a) die Calcium- und Cadmiumresorption aus dem Dünndarm ins Blutplasma und b) den Calciumausbau aus den Knochen. ▶3
3. Cadmium blockiert das Enzym **Adenylatzyklase** in den Nierentubuluszellen, die normalerweise bei Calciummangel aktiviert wird. Die Energieversorgung aus Adenosintriphosphat (2 ADP → ATP + cAMP) wird gehemmt.
4. Das aus der Leber freigesetzte Nierengift Cadmium-Metallothionein führt zur übermäßigen Calcium- und Phosphatausscheidung und hemmt die **Knochenmineralisation** a) direkt und b) indirekt über 1,25-$(OH)_2D_3$-Synthese. Stattdessen wird Cadmium in die Knochen eingebaut.

Cadmium stört den Calcium- und Phosphatstoffwechsel.

Akute Toxizität:

- Inhalation von Cadmiumoxid: Kopfschmerzen, Fieber, Husten, toxisches Lungenödem, Pneumonitis. Letale Dosis Cadmium: 6 mg m^{-3} $(8\ h)^{-1}$
- Verschlucken: Heftige Magen- und Bauchkrämpfe, Brechdurchfall, Rachentrockenheit, Schock, Koma, brauner Urin, Nierenversagen (tubuläre Proteinurie u. a.).

Chronische Vergiftung: „Cadmiumschnupfen" mit Zerstörung der Riechepithelien und Verlust des Geruchssinns (Hyposmie, Anosmie), Cadmiumsaum (CdS) an den Zahnhälsen, obstruktive Atemwegserkrankungen (Bronchiolitis), Nieren-, Knochen-, Keimzellenschädigung Eisenmangel durch Störung der Eisenresorption. Lungenkrebs durch Cadmiumchlorid-Aerosol (Ratte).

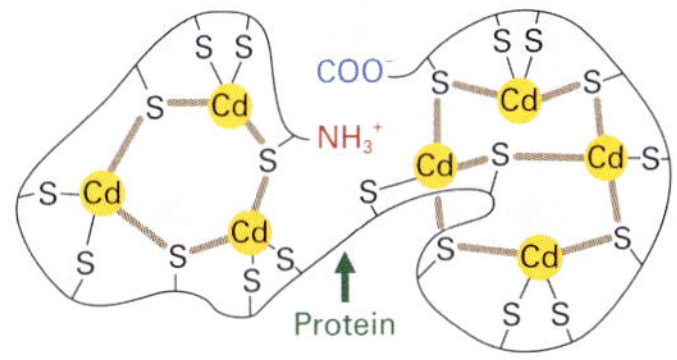

1 Cadmium-Metallothionein

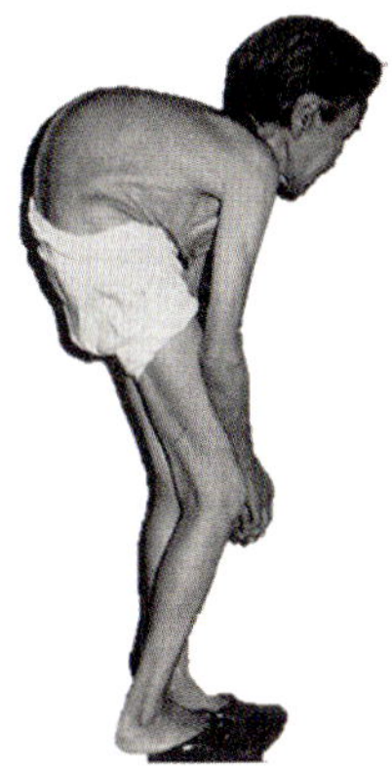

2 Itai-Itai-Krankheit

Vitamin D_3
↓ Leber
25-Hydroxy-Cholecalciferol
25-(OH)-D_3
Cd ↓ Niere
1,25-Dihydroxycholecalciferol
1,25-$(OH)_2$-D_3
↓
Knochen: Calciumfreisatz
Dünndarm: Calciumresorption
Niere: Adenylatcyclase-Hemmung

3 Cadmiumvergiftung

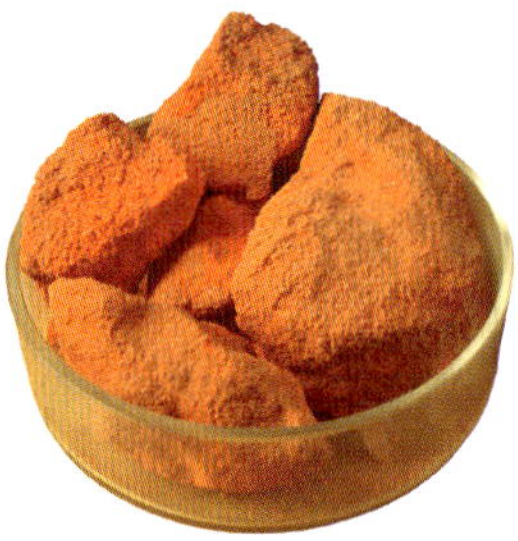

1 Zinnober (HgS)

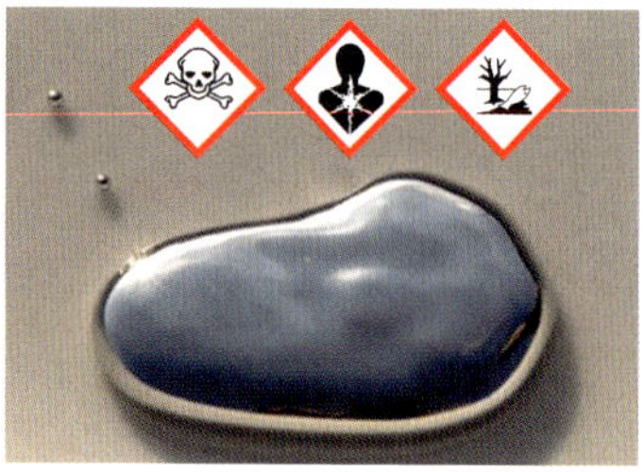

2 Quecksilber

Hg-Dampf	Hg(I) Hg^{2+}	Hg-Organyle
Resorption		
Lunge (80 %)	Magen-Darm (10 %)	Magen-Darm (90 %), Haut
Verteilung (Zielorgan)		
ZNS	Niere	ZNS, Blut
Ausscheidung		
52 % renal 42 % fäkal	60 % renal 40 % fäkal	10 % renal 90 % fäkal

3 Quecksilber im Körper

Substanz p.o.	LD (mg/kg)
$HgCl_2$	> 3–15
Hg_2Cl_2	> 30–40
CH_3HgCl	> 5
Phenylquecksilberacetat	> 5

4 Tödliche Dosis (Mensch)

Therapie: Bei Verschlucken: Erbrechen, Magenspülung, Kohlegabe. Bei Inhalation: Beatmung, Glucocorticoide. Komplexbildner (z. B. BAL) bergen das Risiko, dass Cadmium aus anderen Geweben in die Nieren transportiert wird und im sauren Milieu des Harns schädigend wirkt.

8.9.3 Quecksilber

Quecksilber ist das einzige bei Raumtemperatur flüssige Metall. *Plinius der Ältere* (ca. 23 - 79) beschreibt die Verwendung zur Trennung von Gold und Silber. Für den Frankfurter Stadtarzt *Adam Lonicer* (1528–1586) kamen „Metalle allesamt aus einer Vermischung des Quecksilbers und des Schwefels" her. *Paracelsus* (Theophrastus Bombastus von Hohenheim, 1493-1541) führte basisches Quecksilbersulfat als Abführmittel ein. Die quecksilberhaltige „graue Salbe" (Unguentum Hydrargyri cinereum) wurde gegen die Syphilis eingesetzt und das „süße" Quecksilberchlorid galt bis in 18. Jahrhundert als Allheilmittel.

Als Thermometer- und Manometerflüssigkeit, Elektrodenmaterial, Amalgam (Quecksilberlegierung) für Zahnfüllungen, in Holzschutzmitteln (Antifoulingfarben), Textilien und zur Wasserdesinfektion wurden Quecksilber und seine Verbindungen durch andere Materialien ersetzt.

Hg(II) kommt im roten **Quecksilbersulfid** („Zinnober", HgS ▶1) vor. 0,1–1 g **Quecksilber(II)-chlorid** („Sublimat", $HgCl_2$) wirken tödlich. Das schwerlösliche **Quecksilber(I)-chlorid** („Kalomel", Hg_2Cl_2) diente früher als Abführmittel; bei langjährigem Gebrauch reichert sich Quecksilber in der Niere an. Das einwertige Quecksilber ist ein Ion mit Hg–Hg-Bindung. In wässriger Lösung liegt ein Gleichgewicht (Disproportionierung) vor.

$$[Hg_2]^{2+} \rightleftharpoons Hg + Hg^{2+}$$

Hg(II) bildet Komplexe mit stark kovalentem Bindungsanteil wie **Quecksilberamidochlorid**.

$$HgCl_2 + 2\,NH_3 \rightarrow [HgNH_2]Cl + NH_4Cl \rightarrow [NH_3{-}Hg{-}NH_3]Cl_2 \downarrow$$
$$2\,HgCl_2 + 4\,NH_3 + H_2O \rightarrow [Hg_2N]Cl{\cdot}H_2O + 3\,NH_4Cl$$

Quecksilberoxid (HgO) löst sich schlecht in Wasser (0,1 mmol/L), doch in Anwesenheit von Chlorid entstehen lösliche Komplexe:

$$HgO \rightarrow Hg(OH)_2 \rightarrow Hg(OH)Cl \rightarrow HgCl_2 \rightarrow [HgCl_4]^{2-}$$

Quecksilber und seine löslichen Verbindungen sind giftig

Quecksilberdampf

Das Verschlucken von **metallischem Quecksilber** (▶2) ist relativ ungefährlich. Könnte man Quecksilber riechen, würde es aufgrund seines **Dampfdrucks** (0,17 Pa bei 20 °C, 37 Pa bei 100 °C) wie Octansäure wahrgenommen.

Quecksilber wird durch Lunge, Schleimhäute (Blase, Nase, Augen) und Haut aufgenommen und reichert sich in Nierenrinde und Nervensubstanz an. Mit der Nahrung werden täglich etwa 0,1 mg Quecksilber aufgenommen.

Amalgamfüllungen setzen 4 bis 21 µg am Tag frei. Quecksilberdampf und Alkylquecksilber akkumulieren im Gehirn und werden durch Katalasen zu Hg^{2+} oxidiert, das über die Blut-Hirn-Schranke praktisch nicht zurück diffundieren kann.

Akute Toxizität: Pneumonitis (Lungenentzündung), Fieber, Husten, Bronchitis, Atemnot; 1–3 mg/m^3 für 1–3 h. S. 356 ▶3–4

Chronische Toxizität: > 0,1 mg/m^3: Tremor mercurialis (Zittern, Zitterschrift), Erethismus (Erregbarkeit, Bewegungsunruhe), Entzündung von Zahnfleisch und Mundhöhle, erhöhter Speichelfluss, Metallgeschmack, Nierenstörung (Proteinurie), Fettleber, Akrodynie (Stammhirnenzephalopathie): Hautverfärbungen, Wesensveränderung, Depressivität, Gangstörungen, Schmerzen an Händen und Füßen (> 0,1 bis 0,5 mg Hg/L Urin).

Verschüttetes Quecksilber wird mit einer Pipette aufgesaugt und an Absorptionsgranulat (Mercurisorb®) gebunden. Schwefel, Iodkohle oder Metallpulver reagieren zu langsam! Nicht in den Ausguss schütten wegen Amalgambildung im Bleisyphon! Quecksilberabfälle werden nötigenfalls mit gesättigter $KMnO_4$-Lösung gereinigt und nach Ansäuern mit Salpetersäure im Scheidetrichter abgetrennt.

Anorganische Quecksilberverbindungen

Hg(I) und Hg^{2+} inhibieren Enzyme und reagieren mit SH-Gruppen der Proteine. Im Dickdarm bildet sich durch Mikroben das **Methylquecksilberradikal** $HgCH_3\cdot$. Es stört durch Reaktion mit SH-Gruppen und Nucleinsäuren die Proteinsynthese, Membranstruktur und Sauerstoffversorgung in Nervenzellen. ▶1

Bei der **Minamata**-Katastrophe in Japan um 1955 kam es zu einer Massenvergiftung durch Methylquecksilberchlorid und -sulfid in durch Abwasser belasteten Meeresfrüchten mit 111 Erkrankungen und 48 Todesfällen, sowie 41 von 400 Geburten mit Hirnschäden. **Bioakkumulation** bezeichnet die Anreicherung organischer Quecksilberverbindungen in Boden, Gewässern und Wasserlebewesen. Mikroben methylieren anorganisches Quecksilber zu giftigen Organylen; diese reichern sich in der Nahrungskette Wasserlebewesen → Fische → Fischmehl → Schlachttiere → Fleischwaren → Mensch an. ▶2–3

Reich an Quecksilber sind Seefische (Thunfisch, Heilbutt, Schleie, Hecht, Hai: ≤ 1 mg/kg); Brot, Käse, Fleisch und Eier enthalten weniger als 0,025 mg/kg.

Alkylquecksilber ist ein Nervengift; Hg(II) schädigt die Nieren.

Akute Toxizität: brennende Schmerzen im Mund, Übelkeit, Erbrechen, Austrocknung, Schwindel, Gastroenteritis. Chronische Toxizität: Selten: Nierenschädigung (Nephrose, Anurie, Urämie), Dickdarmentzündung (Kolitis), Akrodynie (Stammhirnenzephalopathie: Reizbarkeit, Schlaflosigkeit, Lichtempfindlichkeit, Gangstörungen), Akrozyanose (blaurötliche Hautverfärbungen an Handflächen und Fußsohlen), Quecksilbersaum (HgS) im Zahnfleisch, Mundschleimhautgeschwür (Stomatitis).

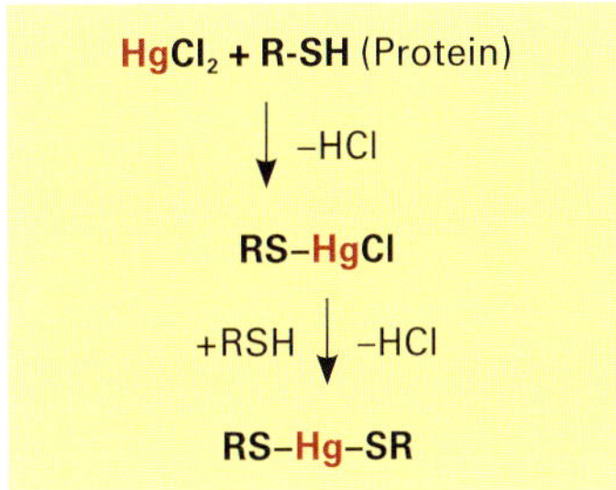

1 Quecksilbervergiftung

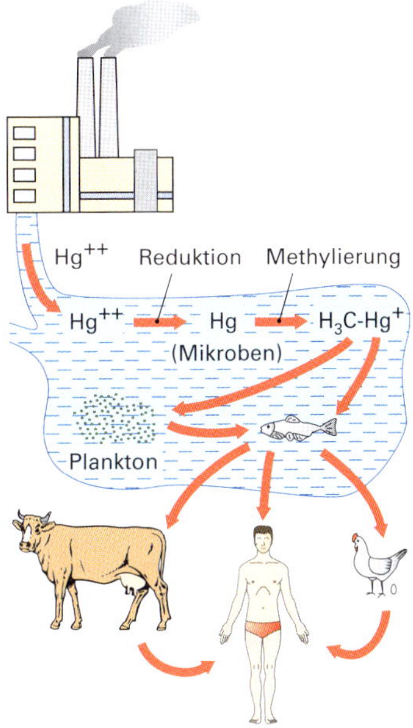

2 Bioakkumulation

Vergiftungssymptome
> 200 µg/L Blut

Halbwertszeit
70–80 Tage (Mensch)

Verweilzeit im ZNS
bis 100 Tage

WHO-Grenzwert:
0,1 mg/Tag
0,5 mg/kg Fisch
0,05 mg/kg Lebensmittel

3 Methylquecksilber $CH_3Hg\cdot$

Akute Toxizität
Blockierung von Enzymen
Verdrängung von Zink

Reproduktionstoxizität
$CH_3Hg\cdot$ (neurologische Schäden: Mensch)
Hg^{2+} (teratogen: Tier)

Mutagenität (Tier)
Chromosomenaberrationen

Kanzerogenität (Ratte)
Sarkome, Nierenkarzinome

1 Giftigkeit von Quecksilber

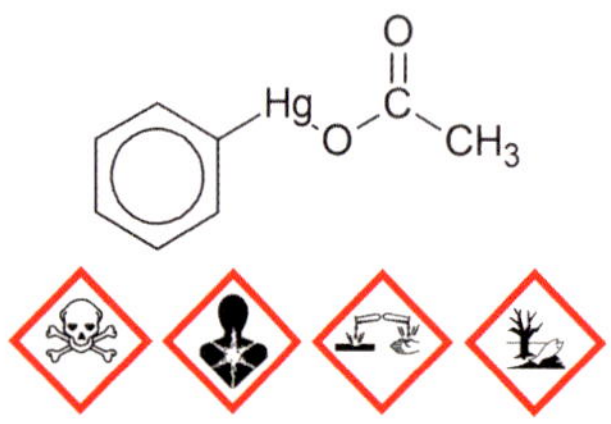

2 Phenylquecksilberacetat

HEMA	2-Hydroxymethyl-methacrylat
TEGDMA	Triethylenglycol-dimethacrylat
Bis-GDMA	Bisphenol-A-glycidylmethacrylat
UDMA	Urethandimethacrylat

3 Monomere für Komposite

Initiatoren: Campher-Chinon, Peroxide

Akzeleratoren: Amine

Farbpigmente: Eisenoxid, YF_3

Fotostabilisatoren: Benzotriazole

Inhibitoren: Phenole

Weichmacher: Polyvinylbutyral

Haftvermittler: Silane

4 Hilfsmaterialien

Organische Quecksilberverbindungen

Quecksilberorganyle sind als Bakterizide, Fungizide und Spermizide überholt. Die Vergiftung durch **Phenyl- und Alkoxyquecksilber** ähnelt der anorganischen Hg-Vergiftung. **Methyl- und Alkylquecksilber** sind Nervengifte und verstärken die kanzerogene Wirkung von Nitrit und Methylnitrosoharnstoff im Tierversuch. Ab 0,2 mg/d bzw. 0,03 bis 0,5 mg/L Blut treten neurologische Symptome auf, oft nach Wochen bis jahrelangen Latenzperioden. ▶1–2

Akute Toxizität: Hautverätzungen (Alkyl- und Phenylquecksilberverbindungen).

Chronische Toxizität: Reizerscheinungen, Unruhe, Tremor mercurialis (Zitterschrift), Sprachstörungen, Parästhesie (Missempfindungen), eingeschränktes Hören und Sehen, Ataxie (Bewegungsstörungen), Krämpfe. Spätfolgen: geistige Störungen, Lähmungserscheinungen.

Therapie: ▪ Oral: Magenspülung, Kohle, **Chelatbildner** DMSA bei anorganischer und DMPS bei Methylquecksilber-Vergiftung, Wasser- und Elektrolythaushalt ausgleichen, Hämodialyse, Perforationsgefahr im Gastrointestinaltrakt. Opiate gegen Schmerzen, Spasmolytika gegen Koliken. ▪ Haut: Mit Seife und Wasser waschen. ▪ Nach Einatmen: unterstützende Behandlung.

8.9.4 Zahnrestaurationsmaterialien

Alternativen zur **Amalgamfüllung** im Mund sind Edelmetalllegierungen und Kompositmaterialien. Inlays, Kronen, Brücken und Zahnprothesen werden außerhalb des Mundes angefertigt.

Zahnamalgam besteht aus einer Quecksilberlegierung mit Silber, Kupfer oder Zink. Amalgamfüllungen setzen Quecksilberdampf (0,2–8 µg/d) und Hg^{2+}-Ionen frei (0,5–6 µg/d), die über das Lungenepithel und den Magen-Darm-Trakt zusätzlich zur Belastung aus Nahrungsmitteln (≈ 8 µg/d) aufgenommen werden. Vergiftungen würden erst weit oberhalb der WHO-Grenzwerte von 50 µg/d (Gesamt-Hg) und 33 µg/d (Hg-Organyle) auftreten.

Goldfüllungen enthalten als Legierungselemente Kupfer, Palladium, Iridium, Silber oder Platin. Allergien sind bekannt.

Kunststoffkomposite bestehen aus anorganischen Füllmaterialien unterschiedlicher Teilchengröße (SiO_2, Glas) in einer Polymermatrix aus Methacrylat. (▶3) Die radikalische Polymerisation wird durch Foto- oder thermische Initiatoren beim Bestrahlen mit Licht gestartet. Durch Silanisierung des Füllmaterials wird eine feste Bindung zu einem polymerisierbaren Silan-Haftvermittler zwischen Zahn und Füllung erreicht. Toxizität: Zahnnerventzündungen durch Restmonomere, Additive oder eingewanderte Bakterien, Allergien gegen Kunststoffe, sowie kanzerogene und mutagene Metabolite möglich. ▶4

Keramikinlays sind vorgefertigte Füllungen, die mit Kunststoffkompositen in die Dentinwunde eingepasst werden. Keramiken können Spuren von Radionukliden enthalten.

8.10 Seltenerdmetalle und Actinoide: Gruppe 3 (IIIb)

Die **Seltenerdmetalle** Scandium, Yttrium, Lanthan und dessen **Lanthanoide** Cer bis Lutetium kommen vorwiegend dreiwertig vor. Sie sind unedel und bilden Hydroxide. ▶1

8.10.1 Lanthanoide

Mit der Ordnungszahl, d. h. steigender Anziehung der Kernladung auf die Elektronenhülle, nehmen die Atomradien von Lanthan bis Lutetium ab (Lanthanidenkontraktion). **Lanthanhydroxid** ($La(OH)_3$) ist eine starke Base wie Calciumhydroxid; zum $Lu(OH)_3$ nimmt die Basizität auf den Wert des $Sc(OH)_3$ ab.

Cermetall entzündet sich bei 150 °C in Sauerstoff und verbrennt zum ungiftigen **Cer(IV)-oxid** (CeO_2). Die pyrophore Legierung aus 40–50 % Ce, 40 % La und 20–30 % Eisen dient als Feuerstein in Feuerzeugen. Ce(IV)-Lösungen sind starke Oxidationsmittel.

Neodym- und **Praseodymoxid** (Nd_2O_3, Pr_2O_3) eignen sich für farbige und UV-absorbierende Gläser und gelten als ungiftig. SmCo- und NdFeB-Legierungen bilden Permanentmagnete.

> Die Seltenerdmetalle ähneln Aluminium.

Chelatkomplexe des paramagnetischen **Gadoliniums** dienen als Kontrastmittel bei der Magnetresonanztomografie. ▶2

Ceriterden	Cer (Ce)	+3,+4
	Praseodym (Pr)	+3,(+4)
	Neodym (Nd)	+3,(+4)
	Promethium (Pm)	+3
	Samarium (Sm)	+3(+2)
Yttererden	Europium (Eu)	+3,(+2)
	Gadolinium (Gd)	+3
	Terbium (Tb)	+3,(+4)
	Dysprosium (Dy)	+3,(+4)
	Holmium (Ho)	+3
	Erbium (Er)	+3
	Thulium (Tm)	+3,(+2)
	Ytterbium (Yb)	+3,(+2)
	Lutetium (Lu)	+3

1 Wertigkeit der Lanthanoide

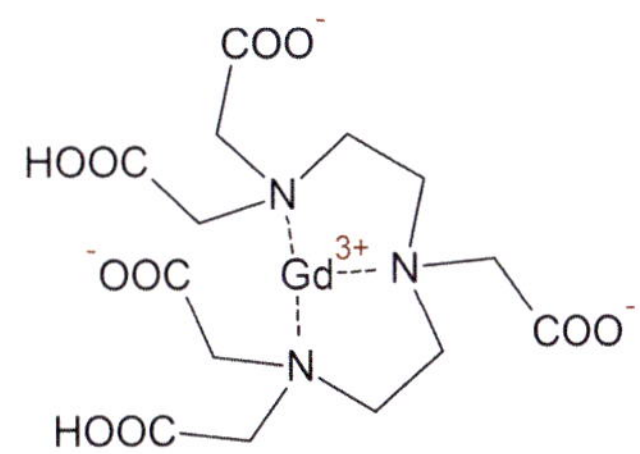

2 Gadopentetat

8.10.2 Actinoide

Auf das Actinium folgen vierzehn radioaktive Elemente (▶3). Das radioaktive **Thorium** (Th) ähnelt dem Cer und kommt im Monazitsand vor. **Thoriumdioxid** (ThO_2) in feuerfesten Materialien toleriert Temperaturen bis 2700–3390 °C; es löst Lebertumoren (hepatozelluläres Karzinom, Cholangiokarzinom) aus.

Uran

Uran (U) ähnelt dem Neodym und kommt in der Pechblende ($UO_2 \cdot 2UO_3$) vor. Es besteht aus den Isotopen ^{238}U (99,27 %), ^{235}U (0,72 %) und ^{234}U (0,0056 %); seine Radioaktivität beträgt etwa 50 MBq/kg. 18 000 Tonnen Uran wurden von 1967 bis 1990 im sächsischen Königstein aus 150 bis 280 m Tiefe abgebaut; der Urangehalt des Erzes beträgt 0,5 kg/t. **Uranhexafluorid** (UF_6) dient zur Anreicherung des spaltbaren Kernbrennstoffs ^{235}U in Gaszentrifugen; es kann ein toxisches Lungenödem auslösen. Die **Uranoxide** U_3O_8 und UO_2 lösen sich schlecht in Wasser, UF_4 und UO_3 mäßig. **Uranoxidnitrat** ($UO_2(NO_3)_2 \cdot 6H_2O$) ist das gebräuchlichste Salz. In wässriger Lösung sind U^{4+} und U^{3+} nicht stabil; es liegt das **Uranyl(VI)-Ion** ($[UO_2]^{2+}$) vor. Gleich den Chromaten entstehen **Uranate**(VI) ($M_2^I[UO_4]$), Neptunate(VI) und Plutonate(VI) aus Metalltrioxid-Alkalicarbonat-Schmelzen.

Uran kommt im Meer- und Oberflächenwasser, sowie vereinzelt in Grund- und Mineralwässern (< 3 µg L^{-1}) vor; 10 bis 15 µg pro Liter (Erwachsene) und 2 µg L^{-1} (Kleinkinder) gelten als akzepta-

Natürlich	Thorium (Th)	+4
	Protactinium (Pa)	+5
	Uran (U)	+6 (+4)
	Neptunium (Np)	+5
	Plutonium (Pu)	+4
Künstlich	Americium (Am)	+3
	Curium (Cm)	+3
	Berkelium (Bk)	+3
	Californium (Cf)	+3
	Einsteinium (Es)	+3
	Fermium (Fm)	+3
	Medelevium (Md)	+3
	Nobelium (No)	+2
	Lawrencium (Lr)	+3

3 Actinoide

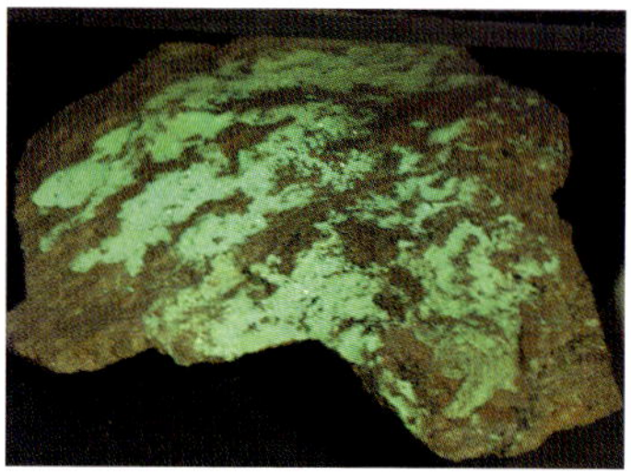

1 Autunit $Ca[UO_2|PO_4]_2 \cdot 10\ H_2O$ im UV-Licht

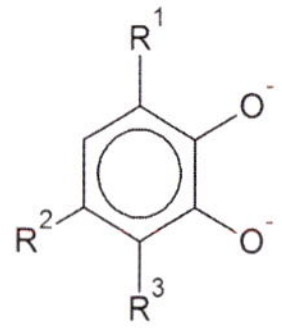

	R_1	R_2	R_3
Tiron	SO_2O^-	SO_2O^-	H
CAM(S)	$COCH_3$	SO_2O^-	H
CAM(C)	$COCH_3$	H	SO_2O^-
MeTAM	$COCH_3$	H	$CONHCH_3$

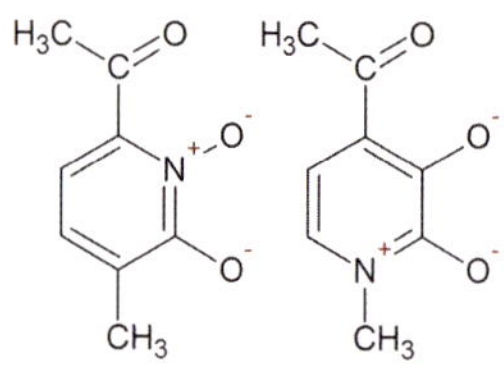

1,2-HOPO und Me-2,2-HOPO

2 Chelatbildner für Uran

Isotop	Zerfall	Halbwertszeit
^{238}Pu	α	88 a
^{239}Pu	α	24 100 a
^{240}Pu	α	6560 a
^{242}Pu	α	380 000 a
^{244}Pu	α	$83 \cdot 10^6$ a

3 Wichtige Plutoniumisotope

Pu im Gewebe	Jahre
Lymphknoten	≈ 2,7
Leber	> 20
Knochen	> 50

4 Biologische Halbwertszeit

bel. Die Strahlenbelastung geht bis 60 µg L^{-1} gegen Null. Uran greift die Nieren an, ist jedoch weniger gefährlich als Radium.

Uran ist ein radioaktives Nierengift!

Toxikologie: Zielorgane sind Leber, Nieren und Knochen. $[UO_2]^{2+}$ ersetzt Ca^{2+} im Hydroxylapatit des Knochenmaterials, ohne ins Knochenmark vorzudringen. Uran wirkt zytotoxisch, teratogen (Maus), mutagen und kanzerogen (menschliche Knochenzellen). Therapie: Chelatbildner (DMSA, DMPS, BAL) sind wenig wirksam; Sulfocatechole, Carboxycatechole und Hydroxypyridone werden erprobt. ▶2

Plutonium

Plutonium (^{239}Pu) war der Brennstoff der Atombombe auf Nagasaki (1945). Bis 1962 wurden etwa 6000 kg Plutonium durch oberirdische Atombombenversuche in der Stratosphäre verteilt, die überwiegend auf der Nordhalbkugel niedergingen. Der $^{239/240}Pu$-Eintrag durch den Reaktorunfall in Tschernobyl (1986) blieb in Bayern unterhalb des Fallouts der chinesischen Kernwaffenversuche von 1970–1980 (bis zu 0,25 Bq m^{-2}Monat^{-1}). Die Strahlenbelastung durch Pu-α-Strahlung beträgt 0,002 bis 0,028 mSv/a; die tolerierbare ^{239}Pu-Dosis 300 Bq oder 0,13 µg. Im Natururan entstehen durch einen Brutprozess geringe Mengen ^{238}Pu, ^{239}Pu und ^{240}Pu. Das unedle Plutonium oxidiert rasch an der Luft, löst sich nicht in Salpeter-, Schwefel- und Essigsäure, jedoch in Fluss-, Perchlor- und Amidosulfonsäure. Pu^{2+}, Pu^{4+}, PuO_2^+, $[PuO_2]^{2+}$, $[PuO_5]^{3-}$ u. a. existieren in wässriger Lösung nebeneinander. Plutonium wird zu weniger als 1 % in Lunge und Magen-Darm-Trakt resorbiert und überwiegend fäkal ausgeschieden. Im Blut bindet es, in Konkurrenz zu Eisen, an Transferrin und lagert sich in Knochenmark und Leber ab; es löst beim Menschen Tumoren an Schilddrüse, Leber, Lunge, Prostata, Magen, Darm, Osteosarkome und Leukämie aus. ▶3–4

Plutonium wirkt mutagen, teratogen und kanzerogen.

Pu(IV) verhält sich im Körper ähnlich wie Fe(III). Eine letale Dosis (> 6 Sv) führt innerhalb von 10 Tagen zum Tod; subletale Dosen lösen die **Atombombenkrankheit** aus mit Haarausfall, Thrombozytopenie, Hämorrhagien (nach 60 Tagen), Anämie und Amenorrhoe (120 Tage), Katarakten, Keloiden (Wulstnarben), Sterilität, Leukämie und Mammakarzinomen (150 Tage), sowie Tumoren nach Jahrzehnten. Therapie: Haut abspülen; Langzeittherapie mit Zink-Diethylentriaminpentaessigsäure (DTPA), LICAM oder Hydroxypyridinon-Derivaten. ▶5–6

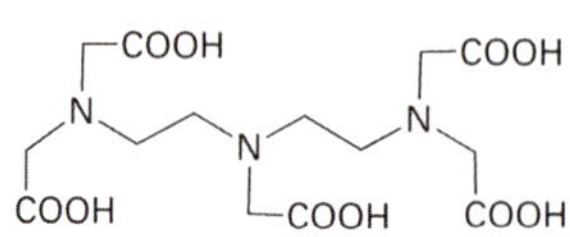

5 DTPA

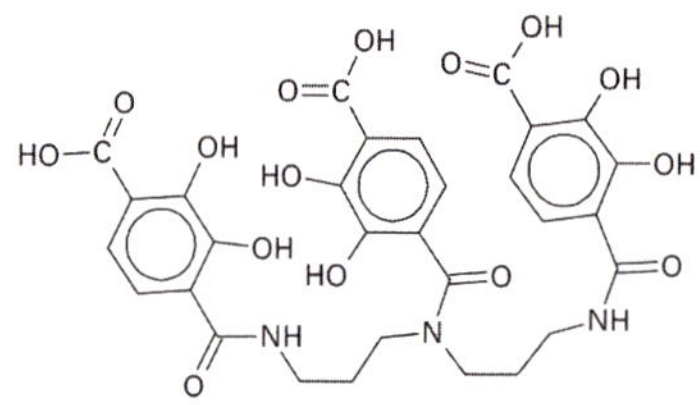

6 LICAM-C

8.11 Titangruppe: Gruppe 4 (IV b)

Die Titangruppen-Elemente sind 4-wertig und amphoter, d. h. weder Säure- noch Basenbildner.

8.11.1 Titan

Titan (Ti), unter den zehn häufigsten Elementen, kommt im **Titandioxid** (Rutil, TiO_2), **Eisentitanat** (Ilmenit, $FeTiO_3$), **Calciumtitanat** (Perowskit, $CaTiO_3$) und **Titanit** ($CaTiO[SiO_4]$) vor. Technisch wird es durch Reduktion mit flüssigem Magnesium unter Schutzgasatmosphäre gewonnen (*Kroll*-Verfahren).

$$TiO_2 + 2\,Cl_2 + 2\,C \rightarrow TiCl_4 + 2\,CO$$
$$TiCl_4 + 2\,Mg \rightarrow Ti + 2\,MgCl_2$$

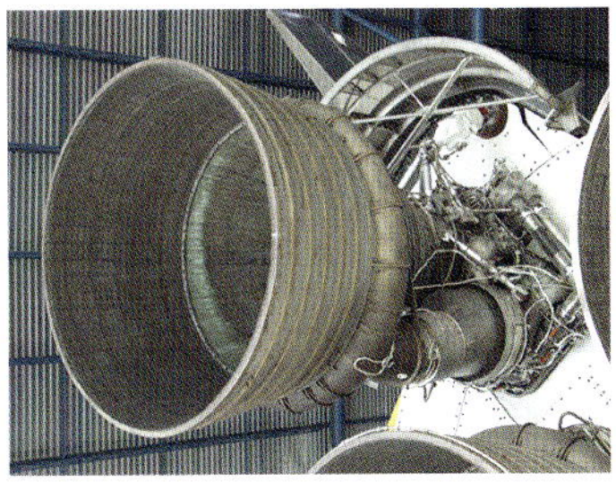

1 Titan im Leichtbau

Das unedle Leichtmetall (Dichte 4,5 g/cm^3) widersteht durch eine dünne TiO_2-Schutzschicht Meerwasser, Alkalien und Chlorid sowie kurzzeitig Salzsäure. Titan ist stahlfest und körperverträglich, z. B. für medizinische Implantate. Titan wird unter Argon geschweißt, damit sich kein Oxid (TiO_2) und Nitrid (TiN) bilden. Titancarbid (TiC) und Titannitrid (TiN) formen verschleißfeste Hartschichten. „Flugzeugtitan" ist die Legierung TiAl6V4. **Titandioxid** (TiO_2) ein ungiftiges Weißpigment in Malerfarben; **Titantetrachlorid** ($TiCl_4$) Katalysatorbestandteil, Leder- und Textilbeize. In wässriger Lösung liegen Hydroxokationen ($[Ti(OH)_3(H_2O)_3]^+$ u. a.) vor; im **Titanoxidsulfat** ($TiOSO_4$) keine TiO^{2+}-Ionen, sondern Ti–O-Ketten. **Nanopartikel** aus Titandioxid, Siliciumdioxid, Oxiden und Alumosilicaten finden sich in Ketchup, Tütensuppen, Gewürzen, Salz, Puderzucker und Wurst; die toxikologische Bewertung steht aus.

8.11.2 Zirconium und Hafnium

Zirconium (Zr) und Hafnium (Hf) ähneln wegen der Lanthanidenkontraktion dem Titan sehr. Das inerte Zirconium ist in Meerwasser, Salzsäure, Schwefelsäure, Phosphorsäure, Harnstoff und Alkalien einsetzbar. Es ist durchlässig für Neutronenstrahlung und wird im Reaktorbau eingesetzt. **Zirconiumdioxid** (ZrO_2) dient als feuerfestes Material, Röntgenkontrastmittel und sauerstoffionenleitender Festelektrolyt für Brennstoffzellen. In Alkalicarbonatschmelzen bilden sich Zirconate. Als besorgniserregend gelten kanzerogene **Zirconium-Aluminosilicat-Phasen** mit weniger als 18 % Alkali- und Erdalkalioxiden ($Na_2O+K_2O+CaO+MgO+BaO$). ▶Kap. 9

8.12 Vanadiumgruppe: Gruppe 5 (V b)

Die **Schwermetalle** der Vanadiumgruppe kommen 5-wertig in neutralen oder leicht sauren Verbindungen vor.

8.12.1 Vanadium

Vanadium (V) kommt als Begleiter im Magneteisenerz vor. Mit Vanadium legierte Stähle zeichnen sich durch hohe Härte, Schlag- und Warmfestigkeit aus. **Vanadiumpentoxid** (V_2O_5, ▶2) ist ein Katalysator für die Schwefelsäureherstellung. Mit Alkalien bildet es **Vanadate** ($M^I_3[VO_4]$). Freie Vanadiumsäure ist nicht bekannt; mit steigendem pH-Wert treten kondensierte Isopolysäuren ($V_2O_7^{4-}$, $V_4O_{12}^{4-}$, $V_{10}O_{28}^{6-}$) und Vanadylkationen ($[VO_2 \cdot x\,H_2O]^+$) auf. Belastungen mit Vanadium bestehen durch Erdölfeuerungen, Katalysatoren und Stahl.

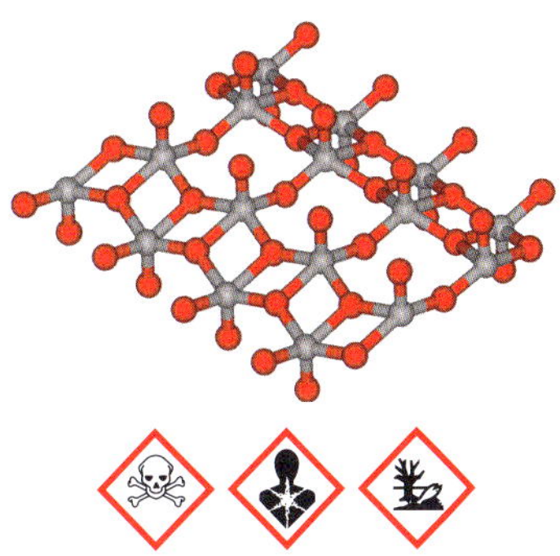

2 Vanadium(V)-oxid

Ein Mangel des essentiellen **Ultraspurenelementes** (< 0,01 mg/Tag) verursacht im Tierversuch Fehlgeburten, Skelettschäden, Wachstums- und Fertilitätsstörungen. Akute Toxizität: Durch Stäube: Reizung von Nase, Trachea, Bronchien, Temperatursteigerungen, Bronchospasmen.

Vanadium muss nicht durch Nahrungsergänzungsmittel aufgenommen werden.

8.12.2 Niob und Tantal

Niob (Nb) und **Tantal** (Ta) sind durch Passivierungsschichten sehr beständig gegen Säuren, außer gegen Flusssäure. Das nicht als Gefahrstoff eingestufte **Tantalpentoxid** (Ta_2O_5) bildet das Dielektrikum in Elektrolytkondensatoren. In Alkalicarbonatschmelzen bilden sich Niobate(V) und Tantalate(V), die in wässriger Lösung nur als Polyanionen beständig sind.

8.13 Chromgruppe: Gruppe 6 (VI b)

Die **Schwermetalle** der Chromgruppe kommen dreiwertig (Cr^{3+}) und sechswertig vor und bilden teilweise Säuren.

8.13.1 Chrom

Chrom kommt im **Eisenchromoxid** (Chromit, $FeCr_2O_4$), **Bleichromat** und Rotbleierz ($PbCrO_4$) vor; es wird durch kathodische Reduktion von Ammonium-**Chromalaun** ($(NH_4)Cr(SO_4)_2 \cdot 12\ H_2O$) in Lösung oder Reduktion von **Chrom(III)-oxid** (Cr_2O_3) mit Aluminium oder Kohlenstoff gewonnen. Nicht rostende Stähle enthalten mehr als 12 % Chrom. Chrom(III)-Verbindungen werden zum Gerben von Leder verwendet. „Chromgrün" (Cr_2O_3) dient als intensives Farbpigment. ▶1

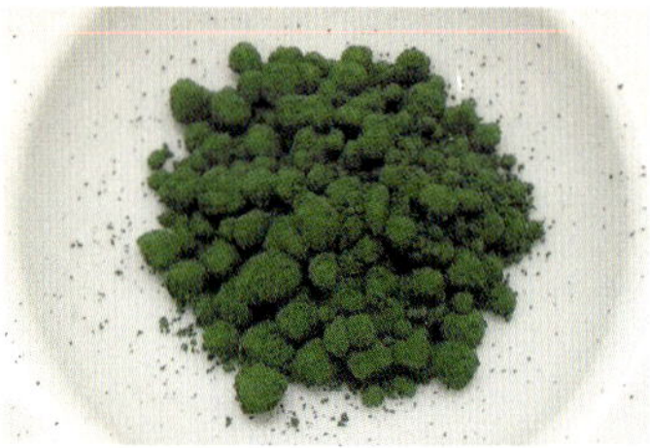

1 Chrom(III)-oxid, Cr_2O_3

Das kanzerogene **Chrom(VI)** ist in Zement, Chromatierungsschichten, Farben und Lederwaren verboten (S. 363 ▶1). Das starke Oxidationsmittel **Kaliumdichromat** ($K_2Cr_2O_7$) wurde früher als Holzbeize verwendet.

$$[Cr_2O_7]^{2-} + 14\ H^+ + 6\ e^- \rightarrow 2\ Cr^{3+} + 7\ H_2O \qquad (E^0 = +1{,}23\ V)$$

Die orale Einnahme von 1–7 g wirkt tödlich. Chromschwefelsäure hat zur Reinigung für Glasgeräte ausgedient; heute sind gute Detergentien verfügbar. Freie Chromsäure (H_2CrO_4) ist nicht bekannt, jedoch **Chromylchlorid** (CrO_2Cl_2) und **Chromtrioxid** (CrO_3). Zur Entsorgung wird Chromat(VI) in schwefelsaurer Lösung mit Natriumhydrogensulfit zu Chrom(III) reduziert. Mit Natronlauge kann man anschließend bei pH 8–9 Chromhydroxid ausfällen.

$$Cr_2O_7^{2-} + 3\ HSO_3^- + 5\ H^+ \rightarrow 2\ Cr^{3+} + 3\ SO_4^{2-} + 4\ H_2O$$

Chrom(VI) ist giftig-kanzerogen; Chrom(III) ist unbedenklich.

Das essentielle **Spurenelement** Chrom kommt ubiquitär, in Bierhefe, Leber, Käse und Vollkornbrot vor. Fehlt Chrom(III) gebunden im **Glucosetoleranzfaktor**, treten Hyperglykämie (zu viel Glucose im Blut) und periphere Neuropathien auf, z. B. bei mangelernährten Kindern, Diabetikern und Alten. Tagesbedarf: 0,06 mg/d (0,03–0,10 mg/d). ▶2–3

Resorption
70 %: Lunge
2 %: Magen-Darm-Trakt, Haut

Verteilung (Normalwerte)

Niere:	≤ 0,6 mg/kg
Leber:	≤ 0,2 mg/kg
Gehirn:	≤ 0,02 mg/kg

Ausscheidung
renal, (fäkal)

2 Chrom im Körper

Zielorgane
Respirationstrakt
Herz, Blut

Reproduktionstoxizität
keine Hinweise

Genotoxizität (Mutagenität)
Chrom(VI)

Kanzerogenität
Chrom(VI): Lungentumoren

3 Toxikologie des Chroms

Chrom(IV) wird durch Lunge, Magen-Darm-Trakt und Haut schneller resorbiert als Chrom(III) und dringt in Leukozyten ein; es wird im Magen zu **Chrom(III)** umgewandelt, das schwerer resorbierbar ist und an Transferrin im Blutserum bindet.

Akute Toxizität: Chromat/Dichromat: Verätzung, Nasenseptumperforation, Rhinorrhö (Nasenausfluss), Bronchitis, Grünfärbung der Schleimhäute. Tödliche Dosis: 2 g $K_2Cr_2O_7$ p.o. ■ Chromstaub: Pneumokoniose (Staublunge), Bronchialkarzinom. ■ Verschlucken: Nierenschäden, Austrocknung, Urämie.

Chronische Vergiftung: Bindehautentzündung, Haut- und Schleimhautgeschwüre (Gastritis, Magenulzera, ulzeröse Gastroenterokolitis), Kontaktekzeme durch chromhaltigen Zement.

Therapie: Komplexbildner sind wenig wirksam (EDTA, BAL); jedoch besitzt Chrom(VI) eine kurze Halbwertszeit.
■ Bei Verschlucken: Erbrechen, Wasser, Ascorbinsäure mit DMPS, um Cr(VI) in Cr(III) zu überführen und zu komplexieren.
■ Bei Hautkontakt: Notdusche, $CaNa_2EDTA$ in PEG 400

Chromtrioxid
CrO_3

Chromsäure und Oligomere,
H_2CrO_4, $H_2Cr_2O_7$

Chromate
Na_2CrO_4, K_2CrO_4, $SrCrO_4$, $PbCrO_4$

Dichromate
$(NH_4)_2Cr_2O_7$, $K_2Cr_2O_7$, $Na_2Cr_2O_7$

Dichromtrichromat
$Cr_2[CrO_4]_3$

Bleichromatmolybdatsulfat (Rotpigment 104),
Bleisulfochromat (Gelbpigment 34)

Pentazinkchromatoctahydroxid
$Zn_5[CrO_4(OH)_8]$

Natriumhydroxyoctaoxo-dizincat-dichromat
$Na[(OH)Zn_2Cr_2O_8]$

1 Kanzerogene Chrom(VI)-Verbindungen

8.13.2 Molybdän

Molybdän (Mo) kommt im Molybdbänglanz (Molybdändisulfid, MoS_2) und Gelbbleierz (Bleimolybdat, $PbMoO_4$) vor. Ferromolybdän dient zur Legierung korrosionsbeständiger, warmzäher Stähle. **Molybdändisulfid** (MoS_2, ▶2) ist ein nicht als Gefahrstoff eingestufter Schmierstoff. **Molybdänblau** (Mo_nO_{3n-1}, n = 4,5,8,9) schließt die Oxidationsstufen Mo(VI) bis Mo(IV) ein. Das im Tierversuch kanzerogene **Molybdäntrioxid** (MoO_3) widersteht Säuren, ausgenommen Flusssäure und konzentrierter Schwefelsäure; in Alkalien bildet es Molybdationen ($[MoO_4]^{2-}$) und beim Ansäuern **Heptamolybdat** ($[Mo_7O_{24}]^{6-}$, pH 6) und Octamolybdat ($[Mo_8O_{26}]^{4-}$), bis hin zur **Molybdänsäure** ($MoO_3 \cdot x\,H_2O$), die sich in stark saurer Lösung in $[MoO_2]^{2+}$ auflöst. Die Isopolyanionen können Phosphor und Arsen einlagern und **Heteropolysäuren** wie $[PMo_{12}O_{40} \cdot x\,H_2O]^{3-}$ bilden. Das **Spurenelement** ist ein essentieller Cofaktor für Enzyme (Sulfitoxidase, Xanthindehydrogenase/-oxidase, Aldehydoxidase). Mangelsymptome sind nicht geklärt, z. B. erhöhte Atem- und Herzfrequenz, Kopfschmerzen. Tagesdosis: 0,05–0,10 mg/d. Auch Luftstickstoff bindende Bakterien und höhere Pflanzen benötigen Molybdän.

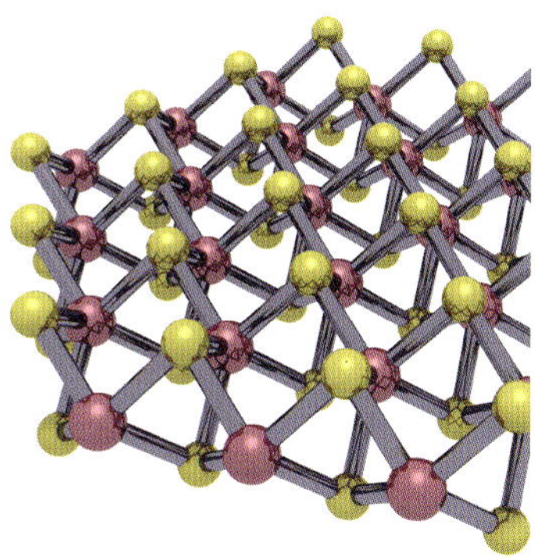

2 Molybdändisulfid-Gitter

8.13.3 Wolfram

Wolfram (W) kommt im Wolframit $(Mn,Fe)WO_4$, Scheelit $CaWO_4$, Scheelbleierz ($PbWO_4$) und Wolframocker ($WO_3 \cdot x\,H_2O$) vor; es eignet sich für Glühlampendrähte, hitzebeständige und Werkzeugstähle. Das ungiftige **Wolframcarbid** (WC) ist diamanthart, **Calciumwolframat** ($CaWO_4$) ein Blauluminophor in Leuchtstoffröhren. Wolframat ($[WO_4]^{2-}$) liegt unterhalb pH 8 als HWO_4^- und $[HW_6O_{21} \cdot x\,H_2O]^{5-}$ vor, bis **Wolframsäure** ($WO_3 \cdot x\,H_2O$) ausfällt. Mit Phosphat, Arsenat, Silicat und Borat bilden sich Heteropolysäuren. Das **Ultraspurenelement** kommt mit Selen in der Formiat-Dehydrogenase von *Clostridium thermoaceticum* vor. ▶3

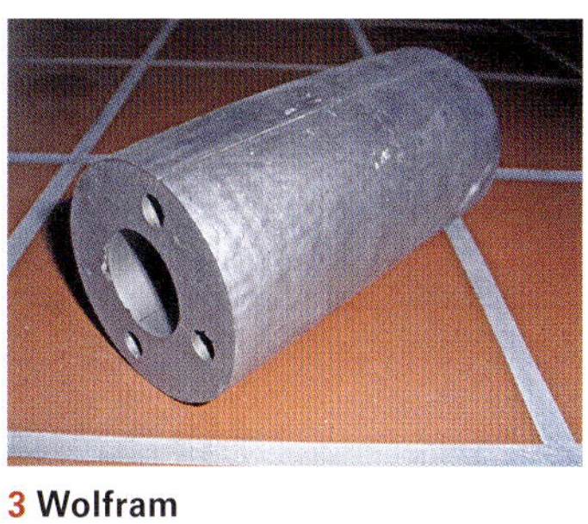

3 Wolfram

8.14 Mangangruppe: Gruppe 7 (VII b)

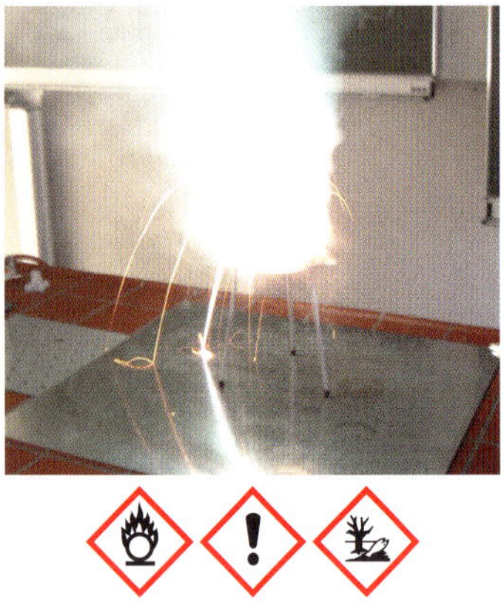

1 Oxidation mit $KMnO_4$

Die **Schwermetalle** der Mangangruppe kommen in unterschiedlichen Oxidationsstufen bis maximal VIII vor und bilden Komplexsalze, die teilweise sauer reagieren.

8.14.1 Mangan

Oxide des zweithäufigsten Schwermetalls Mangan kommen in Knollen auf dem Meeresgrund vor. **Ferromangan** (Fe, 30–80 % Mn, 1 % C, 1 % Si) und Silicomangan (30 % Si) wird Stählen und Gusseisen zulegiert. Die rosafarbenen **Mn(II)-Ionen** (Mn^{2+}) ähneln in wässriger Lösung dem Zn^{2+}. Das wenig giftige **Mangandioxid** (Braunstein, MnO_2) findet sich in *Leclanché*-Taschenlampenbatterien und in Keramikglasuren. Das tiefviolette **Kaliumpermanganat** ($KMnO_4$) ist ein starkes Oxidationsmittel, das früher als Adstringens und Antiseptikum eingesetzt wurde. ▶1

Das **Spurenelement** Mangan – in rohen Getreideprodukten, grünem Blattgemüse und Tee – ist Enzymbestandteil (Pyruvatcarboxylase), Enzymaktivator (Proteoglycan-Synthese) und essentiell für Knochenstruktur und Haarwachstum; der Tagesbedarf beträgt 2–5 mg. **Manganmangel** verursacht Skelettveränderungen, neurologische Störungen, Defekte im Kohlenhydrat-Stoffwechsel, Wachstumsstörungen und Fertilitätsstörungen. Die chronische **Manganvergiftung** bei Bergarbeitern ruft neurologische Symptome hervor, die Morbus Parkinson und Morbus Wilson ähneln.

Akute Toxizität: $KMnO_4$: Verätzung und Braunfärbung der Schleimhäute, Gastroenteritis, 5–8 g tödlich. Chronische Vergiftung (Bergbau, Erzmühlen): **Manganpneumonie** mit hohem Fieber, **Manganismus**: neurologische Störungen, Maskengesicht, Zwangslachen/-weinen, Sprach- und Gedächtnisstörungen, periphere Lähmungen, Gleichgewichtsstörungen („Hahnentritt"), Zitterschrift, Dauerschäden. Therapie: Komplexbildner sind bei chronischer Intoxikation wirkungslos.

8.14.2 Technetium und Rhenium

Die radioaktiven **Technetium**-Isotope kommen in der Natur nicht vor (▶Kap. 9). Die Verbindungen des **Rheniums** ähneln den Manganverbindungen.

8.15 Eisenmetalle: Gruppe 8–10 (VIII b)

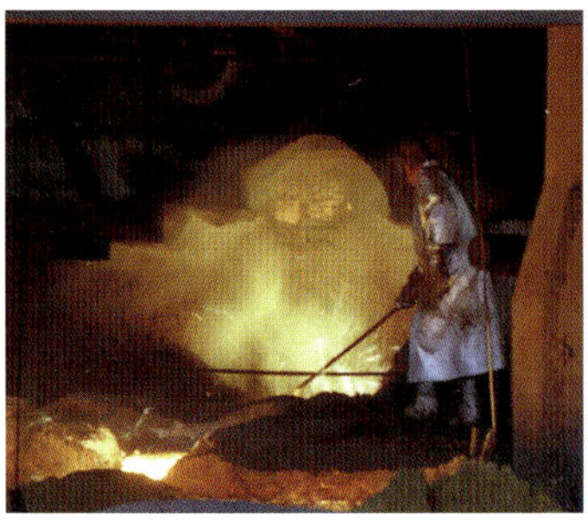

2 Roheisenabstich

Die **Eisenmetalle** (Fe, Co, Ni) kommen hauptsächlich zwei- und dreiwertig vor; sie reagieren neutral oder bilden Basen (Ni^{2+}).

8.15.1 Eisen

Eisen ist das vierthäufigste Element und wichtigste Schwermetall, es kommt in Hämatit (Roteisenerz, Fe_2O_3), Magnetit (Fe_3O_4), Eisenspat ($FeCO_3$), Pyrit (FeS_2) und Magnetkies (FeS) vor. **Gusseisen** enthält etwa 4 % Kohlenstoff als Eisen-Kohlenstoff-Mischkristalle, Grafit und Eisencarbid (Zementit, Fe_3C), sowie Silicium und Mangan. **Stahl** ist eine Eisenlegierung mit weniger als 2,1 % Kohlenstoff und diversen Legierungszusätzen (▶2, S. 365 ▶1).

In wässriger Lösung liegt das blassgrüne $[Fe(H_2O)_6]^{2+}$ vor, das an Luft gelbes Fe^{3+} bildet und von der feinverteilt-kolloidalen Isopolybase $FeO(OH) \cdot x\ H_2O$ in schwerlöslichen **Rost** ($Fe_2O_3 \cdot x\ H_2O$) übergeht. In salzsauren $FeCl_3$-Lösungen bilden sich Chlorokomplexe wie $[FeCl_4(H_2O)_2]^-$. Eisen(III)-salze wirken ätzend sauer.

$$2\,[Fe(H_2O)_6]^{3+} \xrightarrow[-2H^+]{} 2\,[Fe(H_2O)_5(OH)]^{2+} \xrightarrow[-2H^+]{-H_2O} [(Fe(H_2O)_5)_2O]^{4+} \rightarrow \ldots$$

Fe(III)-Salzlösungen wirken ätzend.

Komplex gebundenes Eisen(II) in Hexacyanoferrat ($K_4[Fe(CN)_6]$) und *Mohr*-Salz ($(NH_4)_2Fe(SO_4)_2 \cdot 6\ H_2O$) ist beständig gegen Luft; Berliner Blau $Fe_4[Fe(CN)_6]_3$ ist ein Farbpigment (▶2). In der Nitrogenase der Knöllchenbakterien, die Luftstickstoff in Ammoniak verwandeln, liegen Fe_4S_4- und $MoFe_7S_8$-Cluster vor. **Eisenpentacarbonyl** ($Fe(CO)_5$) erzeugt eine CO-artige Vergiftung.

Das **Spurenelement** Eisen ist Bestandteil von Hämoglobin, Myoglobin, Cytochromen, Oxidasen und Katalasen. Etwa 2,5 bis 4 g Eisen liegen in Leber, Milz, Darmschleimhaut, Knochenmark und Blut gebunden vor. Eisen kommt ubiquitär vor in Sojabohnen, Rindfleisch, Nieren, Leber, Bohnen, Pfirsichen und Muscheln, jedoch nicht in Molkereiprodukten. Von der täglichen Aufnahme von 10–15 mg werden 0,5–1 mg resorbiert.

Eisenmangel ruft die „hypochrome, mikrozytäre Anämie" durch verminderte Bildung roter Blutkörperchen hervor. Gabe von Eisensulfat oder -gluconat gleicht das Defizit aus. ▶3

Eisen(II) aus der Nahrung oder Häm wird 1. im Darmlumen resorbiert, 2. im Darmepithel in Fe(III)-Ferritin umgewandelt, 3. mit dem Transportprotein Apotransferrin über den Extrazellulärraum und das Blutplasma ins Gewebe transportiert. Erythroblastische Zellen übernehmen Eisen(III) für die Hämoglobinsynthese, Makrophagen speichern die Eisenvorräte, weil das Eisen-Bindungsvermögen des Plasmas gering ist ($\approx$ 20 mg/L).

Eisenvergiftung. Erst 2 g Eisen(II)-sulfat töten ein Kind, 10–50 g einen Erwachsenen. Gesundheitsschädlich sind Eisensalze und eisenhaltige Vitamine bei oraler Aufnahme von 40–70 mg (Fe).

$\leq$ 1 mg Eisen pro Liter Blutserum sind normal; $\geq$ 3,5 mg/L sind schwer toxisch; ab 10 mg/L besteht Lebensgefahr!

Akute Toxizität: Bis 6 h: Erbrechen, Durchfall, Bauchschmerzen, hämorrhagische Gastroenteritis, Blässe, Zyanose, Benommenheit, Tachypnoe, Tachykardie, Kreislaufkollaps durch Gefäßerweiterung oder Schock. Nach 10–14 h: scheinbare Besserung. Nach 12–48 h: Fieber, Leukozytose, metabolische Azidose, Gerinnungsstörungen, Orientierungsstörungen, Ruhelosigkeit, Apathie, Krämpfe, Lähmungen, Koma, Leberschaden mit Enzymanstieg (GPT), Hypoglykämie, Nierenschaden (Nierentubulusnekrose). Nach 2–5 Wochen: narbige Verwachsungen im Magen-Darm-Trakt (Pylorus-, und Antrumstenose, intestinale Obstruktion), Leberzirrhose, ZNS-Schädigung. Prognose gut.

Chronische Toxizität: massive Eisenablagerungen im Blut- und Lymphsystem (Hämosiderose), gelbbräunliche Verfärbungen der Haut (Hämochromatose).

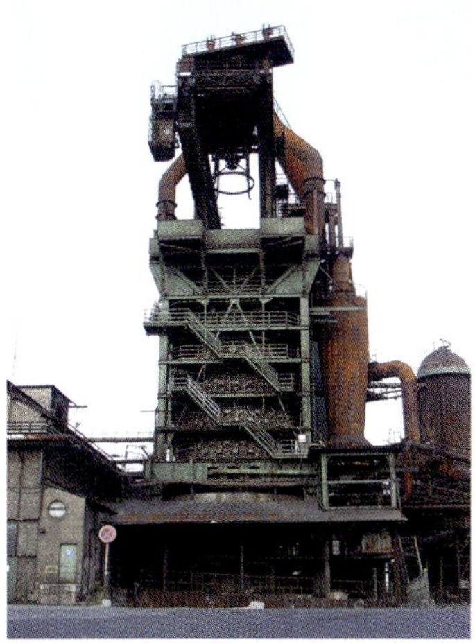

1 Hochofen

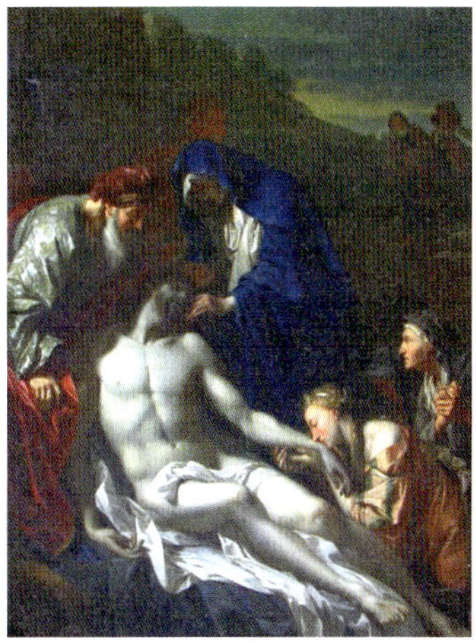

2 Pieter van der Werff: Grablegung Christi (1709)

Norm	~1 mgl/L (Blutserum)
Fe-Mangel	Verursacht: Anämie, Dysphagie, Koilonychie, Enteropathie, verminderte Leistungsfähigkeit, Lernfähigkeitsstörung
Überschuss	Hämochromatose, Zirrhose, Diabetes mellitus, Hautpigmentation

3 Eisen im Körper

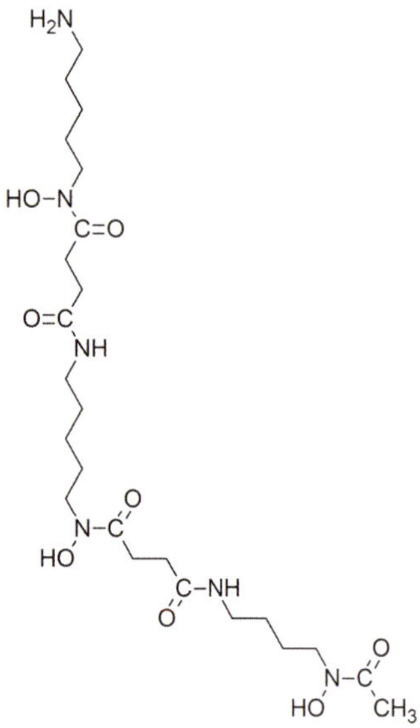

1 Deferoxamin

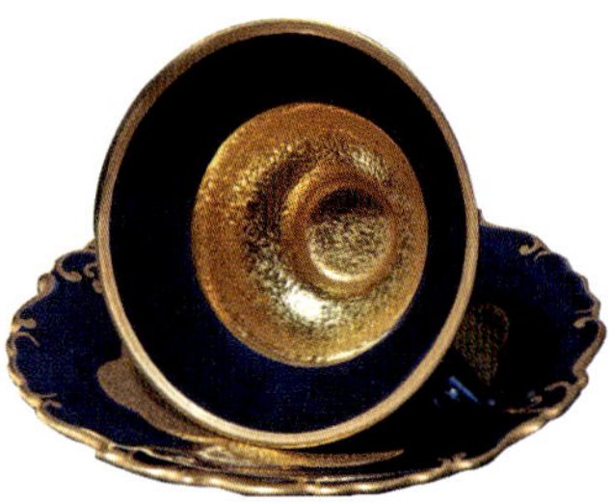

2 Cobaltblau

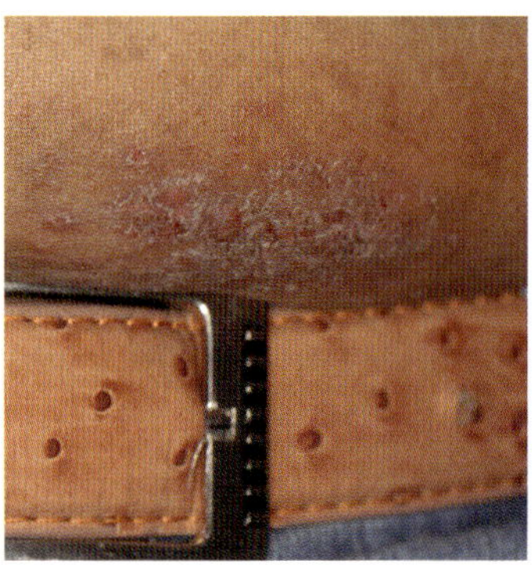

3 Nickel-Kontaktallergie

Therapie: Erbrechen auslösen, Magenspülung mit $NaHCO_3$, um schwerlösliches Eisencarbonat auszufällen. Keine Aktivkohle! Milch und rohe Eier binden Eisen nur vorübergehend und steigern die Bioverfügbarkeit. 1 g Deferoxamin i.v. bei starker Eisenvergiftung (≥ 3,5 mg/L Serum) führt zur Ausscheidung von 85 mg Eisen im rotgefärbten Urin. Blutaustauschtransfusion. ▶1

Anämie wird, außer durch Eisenmangel, durch Vitamin-B_{12}-Mangel (perniziöse Anämie), Folsäuremangel oder Nierenerkrankungen mit Mangel an Erythropoese-stimulierendem Hormon (renale Anämie) ausgelöst.

8.15.2 Cobalt

Cobalt kommt mit Nickel in sulfidischen Erzen vor. Cobaltlegierungen sind verschleißfest. **Cobaltblau** (*Thénard*-Blau, $CoAl_2O_4$) und ***Rinman*-Grün** ($ZnCo_2O_4$) sind Mischoxide vom Spinelltyp $M^{II}O \cdot Al_2O_3$. **Kaliumcobaltsilicat** färbt Glas und Porzellan blau. Wasserhaltige Co(II)-Salze sind rosaviolett, wasserfreies $CoCl_2$ blau gefärbt, was sich als Luftfeuchte-Anzeiger nutzen lässt. ▶2

Das essentielle **Spurenelement** Cobalt (Co^{2+}) kommt in der Nahrung im grünen Blattgemüse und als katalytisches Zentrum im Vitamin B_{12} vor. Cobaltmangel ist selten und führt zu perniziöser Anämie. Tägliche Aufnahme 10 µg. Empfohlene Tagesdosis: keine. Cobaltüberversorgung führt zu Herzmuskelerkrankungen (Kardiomyopathie) und zu Herzinsuffizienz und Hypothyreoidismus bei Kindern. Therapie: Komplexbilder (EDTA)

Cobalt ist potentiell toxisch; die Vergiftungsgefahr ist gering.

Kanzerogene und Reproduktionstoxine sind: Cobaltchlorid ($CoCl_2$), Cobaltcarbonat ($CoCO_3$), Cobaltacetat ($Co(CH_3COO)_2$), Cobaltnitrat ($Co(NO_3)_2$) und Cobaltsulfat ($CoSO_4$).

Cobalt(II)-chlorid ($CoCl_2$) wurde früher zur Anregung der Blutbildung eingesetzt. Nebenwirkungen: Hitzegefühl, Durchfall mit Koliken, Erbrechen, Hypothyreose (Schilddrüsenunterfunktion).

Cobalt(II)-sulfat ($CoSO_4$) wurde zur Bierschaum-Stabilisierung (1 mg/L) eingesetzt. Es führt zu Gastroenteritis und Herzmuskeldegeneration, um 1960 kam es zu Todesfällen in den USA, Kanada und Belgien.

Vitamin B_{12} (Cyanocobalamin) kommt in Leber, Rind- und Schweinefleisch, Innereien, Fisch, Eiern, Milch und Milchprodukten vor. Es begünstigt die Reifung der roten Blutkörperchen und Nervenfunktionen, die DNA-Synthese in Verbindung mit Folsäure, die Methionin- und Acetatsynthese. Vitamin-B_{12}-Mangel (< 3 mg/Tag) kommt bei langjährigen Vegetariern oder angeborener Resorptionsstörung vor, er ruft perniziöse Anämie, d. h. gestörte Erythrozytenentwicklung, sowie Rückenmarksdegeneration (funikuläre Myelose), Schwachsichtigkeit und psychiatrische Syndrome hervor.

8.15.3 Nickel

Nickel wird durch Röstreduktion sulfidischer Erze und Reinigung über das giftige Gas **Nickeltetracarbonyl** ($Ni(CO)_4$) gewonnen. **Nickellegierungen** (▶2) für den Apparatebau widerstehen Schwefelsäure, Phosphorsäure, Salzsäure, Essigsäure und Alkalien (> 73 % Ni). **Nichtrostende Stähle** wie X8CrNi18-10 mit 0,08 % C, 18 % Cr und 10 % Ni sind korrosionsbeständig, aber nicht dauerhaft „rostfrei". Stähle mit mehr als 12 % Chrom bilden eine schützende Passivschicht aus Oxidhydrat auf der Stahloberfläche. Durch das Zulegieren von Nickel entsteht ein austenitisches (kubisch-flächenzentriertes) Stahlgefüge, das bei tiefen Temperaturen sonst nicht stabil wäre (▶3). Elektrische Widerstandsdrähte aus Konstantan bestehen aus 55 % Kupfer, 44 % Nickel und 1 % Mangan. ***Raney*-Nickel** ist ein feinverteilter, aus nickelhaltigen Bädern galvanisch abgeschiedener Hydrierkatalysator. Die Chemie des grünen Ions $\mathbf{Ni^{2+}}$ in wässriger Lösung ähnelt dem Zn^{2+}. Nickel wirkt mutagen und kanzerogen.

Nickel ist ein essentielles Spurenelement. Kanzerogen!

Nickel ist lebensnotwendig in Enzymen wie Lactat-, Malat-, Alkoholdehydrogenase, Urease, Methyl-Coenzym-M-Reduktase, Hydrogenase, Kohlenmonoxid-Dehydrogenase und Hydrogenasen in Methanbakterien. Nickelreich sind Getreide, Hülsenfrüchte, Tomaten, Spargel, Pilze, Birnen, Tee und Kakao. Die tägliche Aufnahme beträgt etwa 0,1 mg. **Nickelmangel** verursacht Störungen des Wachstums, Glucosestoffwechsels und der Methionin-Synthese aus Homocystein (bei Tieren). **Vergiftungen** treten ab 0,1 mg/L Urin auf. Nach der Resorption im Magen-Darm-Trakt bindet Nickel an Blut-Albumin; wasserunlösliche Verbindungen werden phagozytiert, lösliche Nickelsalze gelangen schlecht in Zellen. ▶4

Akute und chronische Toxizität

- **Nickeldermatitis**: flächenhaftes Kontaktekzem bei etwa 2 % der Männer und 20 % der Frauen durch Schmuck, Münzen und Kochgeschirr; „Nickelkrätze" durch Nickelsulfat in galvanischen Betrieben. S. 366 ▶3
- **Tetracarbonylnickel(0)** ($Ni(CO)_4$) ist ein Inhalationsgift, siedet bei 44 °C und bildet CO im Körper. Auf Husten und Bronchitis folgt das toxische Lungenödem nach einem symptomfreien Intervall. Bei Resorption: Kopfschmerz, Schwindel, Durchfall, Gehirnblutungen und -ödeme. Prognose ab 0,5 mg Nickel/L Urin sehr ernst! ▶1
- **Nickelstaub**: Kanzerogen auf Nasen- und Nebenhöhlen-Schleimhaut (epitheliale Dyplasie), Asthma, Pneumokoniosen, Lungenkarzinome (> 1 mg Ni/m^3).
- Im Tierversuch werden Totgeburten, Zwergwuchs (Ratte p.o.), und Missbildungen (Ratte, Hamster inhal.) beobachtet.

Therapie: Komplexbildner Triethylentetramin (TRIEN), Calciumcylamat fördert die Ausscheidung. Bei $Ni(CO)_4$: Natriumdiethyldithiocarbamat-Trihydrat (Dithiocarb).

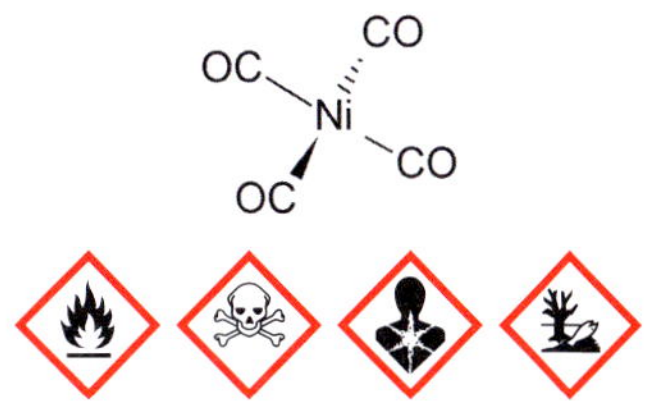

1 Tetacarbonylnickel(0)

Monelmetall: NiCu30Fe
Hastelloy: Nickel-Molybdän NiMo28Fe
Inconel: Nickel-Chrom NiCrFe73-16-9, NiCr20TiAl

2 Nickellegierungen

Austenitisch nichtrostend
(Cr 12 %, Ni 7 %, C 0,1 %)
X5CrNi18-10
X5CrNiMoN17-13-5
X1NiCrMoCu25-20-5

Ferritisch nichtrostend
(Cr 12 %, C 0,1 %)
X1CrMo28-2
X1CrNiMoNb28-4-2

X5 = hochlegiert mit 0,05 % C
Legierungselemente in %

3 Nichtrostende Stähle

Norm	**Resorption** Lunge ≤ 35 % Magen-Darm-Trakt ≤ 10 % Haut **Verteilung** Lunge, Nieren, Leber Blutserum ~0,002 mg/L **Ausscheidung** 90 % renal in > 7 Tagen; fäkal, Speichel, Schweiß; kein enterhepatischer Kreislauf
Mangel	Verzögerung von Wachstum und Wundheilung, Störung der Hämatopoese

4 Nickel im Körper

8.16 Platinmetalle: Gruppe 8–10 (VIIIb)

Die **Platinmetalle** bevorzugen die Zwei- (Pd, Pt), Drei- (Ru, Rh) und Vierwertigkeit (Os, Ir, Pt) und sind chemisch sehr beständig. Durch Autoabgaskatalysatoren gelangen Platin, Rhodium und Palladium in winzigen Mengen von 10^{-10} mg/m^3 die Umwelt. ▶1

Leichte	Ruthenium (Ru)	+3
	Rhodium (Rh)	+1,+3
	Palladium (Pd)	+2 (+4)
Schwere	Osmium (Os)	+4
	Iridium (Ir)	+4
	Platin (Pt)	+2,+4

1 Platinmetalle

Akute Toxizität (mg Metall/kg)		
$RuCl_3$:	LD_{50} Ratte i.p.	360
$RhCl_3$:	LD_{50} Ratte i.p.	138
$PdCl_2$:	LD_{50} Maus i.p.	62
$PtCl_2$:	LD Kaninchen i.v.	>17
Reproduktionstoxizität		
$RhCl_3$: teratogen (Huhn)		
Mutagenität		
Ru-, Pt-Komplexe: mutagen (*Ames*-Test)		
Kanzerogenität		
$RhCl_3$: Leukämie (Maus)		
cis-Platin: Lungenadenom		

2 Giftigkeit von Platinmetallen

8.16.1 Platin

Gediegenes Platin (Pt) wird aus Eisen-, Blei-, Kupfer- und Nickelerzen durch Schlämmen und Flotieren vom tauben Gestein getrennt und von anderen Platinmetallen im Sauerstoff-, NO_2- oder Chlorgasstrom abdestilliert. Platin eignet sich für Widerstandsthermometer, Tiegel und Schmuck, als Elektrodenmaterial, Hydrierungs- und Abgaskatalysator. Zulegiertes Rhodium verbessert die Beständigkeit gegen Hitze und Kohlenmonoxid. Platin wird von geschmolzenen Alkalihydroxiden und Chlorgas angegriffen; es widersteht allen Säuren; nur in Königswasser bildet sich zögerlich **Hexachloroplatinat(IV)** ($[PtCl_6]^{2-}$).

Platinmetalle werden schlechter gastrointestinal resorbiert als Eisenmetalle. Stäube lagern sich im Lungengewebe an; die inhalative Aufnahme ist gering, außer bei den giftigen, flüchtigen Verbindungen RuO_4 und OsO_4. Hexachlorometallate (H_2PtCl_6, H_2IrCl_6) reichern sich in der Niere an. Rhodiumsalze zeigen eine ZNS-Wirkung. ***cis*-Diammindichloroplatin**-Komplexe als Krebstherapeutika verursachen DNA-Strangbrüche in menschlichen HeLa-Zellkulturen und Lungenadenome bei der Maus. Überwiegend an Plasmaproteine gebunden, fluten sie in Niere, Leber und Milz an und werden innerhalb von 24 h zu 50 % renal sowie in kleiner Menge fäkal ausgeschieden.

Platinverbindungen sind Nierengifte und wirken mutagen.

Akute Toxizität: Übelkeit, Erbrechen (*cis*-Platin). Chronisch: Platinallergie Typ I (Ekzeme, Dermatiden, Konjunktivitis, Rhinitis, Bronchialasthma), Gehörschäden, Nierenschäden. ▶2

Akute Toxizität
LD_{50} Ratte p.o. 200 mg/kg
LD_{50} Ratte i.v. ≈ 5 mg/kg
schwach allergen
Reproduktionstoxizität
vermutlich nicht teratogen
Mutagenität
nicht mutagen (*Ames*-Test)
Kanzerogenität
Fibrome an Palladium-Fremdkörpern

3 Giftigkeit von Palladium

8.16.2 Palladium

Palladium (Pd) kommt gediegen in Gold- und Platinsanden, in Braggit ((Pt,Pd,Ni)S) und Stibiopalladinit (Pd_5Sb_2) vor. Palladium wird für korrosionsbeständige Überzüge, Uhren, elektrische Kontakte, Operationsinstrumente, Zahnlegierungen, als Hydrierungs- und Kfz-Abgaskatalysator, Absorbens für Wasserstoff verwendet. Heiße Palladiumrohre sind durchlässig für Wasserstoff, was zur Gastrennung genutzt wird. In konzentrierter Salpetersäure bzw. Schwefelsäure löst sich Palladium beim Kochen langsam als **Palladium(II)-nitrat** ($Pd(NO_3)_2$) bzw. **Palladium(II)-sulfat** ($PdSO_4$). Palladium reichert sich in Niere und Leber an, bindet an Proteine (Metallothionein u. a.), Zellkerne und Mitochondrien, verringert die Menge von Cytochrom-P_{450}-Enzymen, erhöht in hoher Dosierung aber Enzymaktivitäten. Palladiumverbindungen sind **Nierengifte**. ▶3

Substanz	RfD	ADI *TDI **PTDI	TRD oral	TRD inhalativ	Gefahr				Grenzwerte A (MAK)	Grenzwerte B (BAT)
			µg kg⁻¹d⁻¹	µg/m³	K	M	R_E	R_F	mg/m³	mg/L
Aluminium		1000**					D		1,5 A	0,2 H
Antimon[verbindungen]			0,07 (20 %)	0,08	2	3B				
Arsen[verbindungen]		2,1**			1	3A				0,05 U
Bariumverbindungen							D		0,5 E	0,01 U
Beryllium[verbindungen]			0,05 (1 %)		1				E, S	0,00005 U
Blei[verbindungen]		3,6**	1 (50 %)	9 (40 %)	2	3A	–	–	0,05 E	0,3 B
Cadmium[verbindungen]		1**	0,025 (5 %)		1	3A	–	–	EH	0,001 B
Chrom(VI)			5 (p.o.)		1	2	–	–	0,05 EHS	
Cobalt[verbindungen]					2	3A			0,1 EHS	
Eisen		800**								
Kupfer[verbindungen]		500** 50 ess.	25 (50 %)				C		0,01 A	
Mangan							C		0,02 A	
Molybdän									5 E	
Nickel[verbindungen]			0,08 (6 %)		1				0,5 E S	0,003 U
Platin[verbindungen]									E S	
Quecksilber[verbindungen]		0,71**	0,015 (7 %)		3B	–	D		0,02 EHS	0,025 BK
Methylquecksilber		0,47**	0,05 (100 %)		3B				EHS	
Selenverbindungen					3B	–	C	–	0,02 E H	0,15 S
Silber[salze]							D		0,1 E	
Siliciumdioxid SiO_2					1					
Zink[verbindungen]		1000** 300 ess.					C		0,1 A	
Zinn[verbindungen]		2000**								
Bis(tributylzinnoxid)		0,25*								
Vanadium[verbindungen]			0,15 (3 %)	1 (V_2O_5)	2	2	–			0,07 K

A Toxikologische Daten von Metallen und ihren Verbindungen

RfD = Acute Reference Dose (der Weltgesundheitsorganisation WHO) in µg kg⁻¹d⁻¹ (WHO)

ADI = Acceptable daily intake (WHO), **TDI** = Tolerable Daily Intake (in µg kg⁻¹d⁻¹),
PTDI = Provisional Tolerable Daily Intake, vorläufig tolerierbare tägliche Aufnahme

RTD = Tolerable Resorbierte Dosis (bei gegebener Resorption)

A **Arbeitsplatzgrenzwert**: **E** = einatembare Fraktion (Gesamtstaub), **A** = alveolengängige Fraktion (Feinstaub), **H** = hautresorptiv, **S** = sensibilisierend, **Y** = nicht teratogen bei Einhaltung der Grenzwerte

B **biologischer Grenzwert** oder Leitwert (in mg/L) in: H = Harn, B = Vollblut, E = Erythrozyten, P = Plasma, S = Serum, U = Urin, K = Kreatinin (im Harn), M = Metabolit; für Expositions- bzw. Schichtende (b), Langzeitexposition (c) oder vor der nachfolgenden Schicht (d).

Einstufung: **K** krebserzeugend, **M** = erbgutverändernd (mutagen), $\mathbf{R_F}$ = gefährdet die Fortpflanzungsfähigkeit/Fruchtbarkeit, $\mathbf{R_E}$ = frucht- oder entwicklungsschädigend (teratogen): 1 = sicher (Mensch), 2 = im Tierversuch, 3 = besorgniserregend, 4 = nicht genotoxisch, 5 = unbedenklich bei Einhaltung der Grenzwerte.

Schwangerschaftsgruppe: A (früher R_E) fruchtschädigend, *teratogen*; B (in TRGS900: Z) möglicherweise fruchtschädigend; C (in TGS900: Y) kein Risiko bei Einhaltung des MAK und BAT, D Datenlage unsicher.

Aktuelle Werte siehe : www.baua.de.

8.17 Übungsaufgaben

1. Warum ist Natriumhydrogencarbonat als Antazidum wenig geeignet?
2. Karlsbader Heilwasser und Tinkturen enthalten Natriumsulfat und Magnesiumsulfat. Welche Wirkung stellt sich ein?
3. Welchen Nachteil hat die Gabe von Laxantien wie Mannit, Sorbit und Lactulose?
4. Für welche Indikationen ist die Gabe von Magnesium sinnvoll?
5. Welche Maßnahmen a) steigern, b) senken den Calciumspiegel im Plasma?
6. Eine Tablette zur Nahrungsergänzung enthält 600 mg Calciumgluconat. Wäre es sinnvoll, den Tagesbedarf stattdessen durch Milch zu decken?
7. Warum verhindern Oxalat, Citrat oder EDTA die Blutgerinnung?
8. Bariumsulfat wird als Röntgenkontrastmittel eingesetzt. Warum muss es sehr rein sein?
9. Im Urin wird δ-Aminolävulinsäure gefunden. Welche Vergiftung liegt vor?
10. Wie kommt radioaktives Cobalt-60 in den Stahl, aus dem Handelswaren gefertigt werden?
11. Warum ist $HgCl_2$ giftig, Hg_2Cl_2 aber kaum?
12. Warum wird Kalomel (Hg_2Cl_2) heute nicht mehr als Diuretikum eingesetzt?
13. Beurteilen Sie die Giftigkeit von Zahnfüllungen aus Amalgam im Vergleich zu Quecksilberverbindungen.
14. Warum sollte man eine Cadmiumvergiftung nicht langfristig mit Komplexbildnern behandeln?
15. Warum ist die Gabe von Komplexbildnern bei einer Chrom(VI)-Vergiftung wenig hilfreich?
16. Herr Y hat ein Bronchialkarzinom (Lungenkrebs) und grün gefärbte Schleimhäute. Welcher Stoff hat seine Krankheit ausgelöst?
17. Warum werden bei Eisenmangel-Anämie Eisen(II)-Salze oral, aber Eisen(III)-Verbindungen parenteral verabreicht?
18. Wie funktioniert das Doping bei Ausdauersportlern mit Erythropoetin, das die Erythrozytenzahl im Blut erhöht?

9 Partikel, Radioaktivität und Strahlung: Stäube, Licht, elektromagnetische Wellen

In diesem Kapitel geht es um **physikalische Belastungen** durch partikuläre Materie, Radionuklide, ionisierende und nicht ionisierende Strahlung.

9.1 Stäube, Fasern und Schweißrauch

Mehlasthma bei Bäckern, **Silikose** durch Quarzstaub bei Bergarbeitern und **Siderose** durch Eisenoxide bei Schweißern sind anerkannte Berufskrankheiten. Schwebteilchen in der Luft werden je nach Partikelgröße als Rauch, Staub oder Aerosol bezeichnet. Schwebstäube bilden den Smog der Großstädte.

Staub und Rauch	Feststoffpartikel in Luft
Ultrafeinstaub	Partikeldurchmesser < 0,1 µm
Nebel	Flüssigkeitströpfchen in Luft
1 µm = 10^{-6} m = 1000 nm	

1 Klassifizierung von Aerosolen

9.1.1 Aerosole

Aerosole sind in Gasen oder Luft fein verteilte Feststoffteilchen und Flüssigkeitströpfchen, z. B. Stäube, Rauche oder Nebel ▶1

> Aerosole sind luftgetragene Teilchen oder Tröpfchen.

Stäube gelangen in feinteiliger Form mit der Atemluft in die Lunge. Die dispers verteilten Teilchen vereinigen sich zu festen Verbänden (Aggregaten) und losen Agglomeraten.

Der **aerodynamische Durchmesser** d_h berücksichtigt die von der Kugelgeometrie abweichende Form und Oberflächenrauigkeit der Teilchen. Er beschreibt den geometrischen Durchmesser einer glatten Kugel mit der Dichte 1 g/cm³, die in ruhender Luft die gleiche Sinkgeschwindigkeit zeigt. Bei langen Fasen ist der **Faserdurchmesser** ausschlaggebend ($d_h \approx 3d$).

Der **Diffusions-Äquivalentdurchmesser** d_D wird für kleine (d_D < 0,5 µm), gleichförmige Partikel angegeben. Er entspricht dem Durchmesser einer Kugel, die sich in der Luft am Arbeitsplatz gleich schnell bewegt. Dies bestimmt den Ablagerungsort in den Atemwegen beim Ein- und Ausatmen. ▶2–3

- **Größere Partikel** (d_h > 15 µm) setzen sich „extrathorakal" in Nase, Rachen und Kehlkopf ab. Die Reinigung (Clearance) durch Wimpernhärchen (Zilien) und Schleimzellen dauert einige Stunden.
- **Mittelgroße Partikel** dringen in den Thoraxbereich und den Tracheo-Bronchialbereich vor. Mindestens 7 µm große Teilchen werden innerhalb eines Tages ausgeschieden, ultrafeine Partikel erst nach Wochen.
- **Kleine Partikel** (d_h < 5 µm) setzen sich in den Lungenalveolen ab, sofern sie nicht abgeatmet werden. Hier findet keine mukoziliare Clearance statt. Fresszellen (Makrophagen) befördern unlösliche Fremdstoffe in den Tracheo-Bronchialbaum und durch Verschlucken in den Verdauungstrakt. Lösliche Partikel wandern in die Blutkapillaren oder über das Lungenzwischengewebe (Interstitium) ins Lymphsystem.

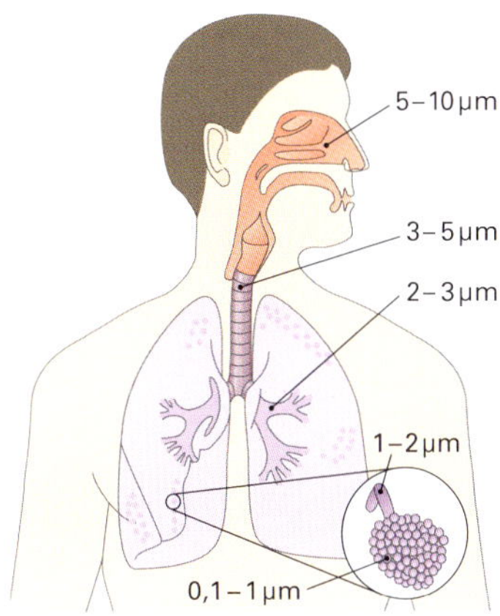

2 Atmungsorgane: Ablagerung von Partikeln unterschiedlicher Größe

In Ruhe
12 Atemzüge à 750 mL
9 L · min^{-1}

Leichte Arbeit
17 Atemzüge à 1700 mL
28,9 L · min^{-1}

3 Kennzahlen der menschlichen Atmung

Einatembare Fraktion (E)
„Gesamtstaub"
Extrathorakaler Anteil
(Nase, Rachen, Kehlkopf)

Thoraxgängige Fraktion
PM_{10}

Tracheo-bronchiale Fraktion
(Luftröhre, Bronchien)

Alveolengängige Fraktion (A)
„Feinstaub", PM_4
Englisch: Respirable (R)

PM_{10} = kugelförmige Teilchen von ≈ 10 µm Durchmesser

1 Staubfraktionen

Metall-Aktivgas- (MAG) und **Lichtbogenhandschweißen** (LBH): hohe Partikelbelastung

Hochlegierte Grundwerkstoffe: Chrom-, Nickel-, Kupferoxide.

Gasschweißen, Flammstrahlen: Stickstoffdioxid

Inertgasschweißen (MIG, WIG): Ozon

2 Belastungen beim Schweißen

Lichtbogen-schweißen		Metall-Aktivgas-schweißen	
Material	β	Material	β
10 % F–	0,3	24,5 % Fe	0,74
4,9 % Fe	0,15	20,5 % F	0,61
4 % CrVI	0,12	8,0 % Mn	0,24
3 % Mn	0,09	0,2 % Ni	0,006
0,32% Ni	0,01	0,17 % Cu	0,005

3 Maximale Belastung von Schweißrauch A (β in mg/m³)

Weichlote (< 450 °C)
Sn, Pb, Sb, Cu, Ag, Bi, In, Zn, P.
Flussmittel: Kolophonium, organische Säuren, Amine, Harnstoff, Halogenverbindungen, Zink- und Ammoniumchlorid.

Hartlote (≥ 450 °C)
Ag, Cu, P, Zn, Ni, Pd, Au, Al.
Flussmittel: Borverbindungen, Fluoride, Chloride, Phosphate, Silicate, z. B. $KBF_4(OH)$, Cs_2AlF_6

4 Lote

Einatembare Stäube reizen die Atmungsorgane, lungengängige **Feinstäube** können Krebs auslösen. Der WHO-Immissionsgrenzwert für die Allgemeinbevölkerung erfasst Schwebstaub E mit 70 µg m^{-3} in Kombination mit SO_2 (125 µg m^{-3} d^{-1}). ►1

Bei kleinen Teilchen (< 0,1 µm) bestimmt **Diffusion** die Ablagerung im Respirationstrakt, bei großen Teilchen (0,5–5 µm) überwiegt **Sedimentation**, d. h. das Absetzen durch Gravitations- und Trägheitskräfte. Der deponierte Anteil umfasst den nicht wieder ausgeatmeten Teil des Aerosols. Die Löslichkeit und Bioverfügbarkeit von Stoffen in Wasser ist nicht einfach auf die Lungenflüssigkeit übertragbar. In der Lungenflüssigkeit lösen sich Metallpartikel auf, gelöste Stoffe werden resorbiert, Glasfasern geliert und Asbestfasern aufgespleißt.

9.1.2 Metallstäube und Schweißrauche

Katalytisch aktive Metallzentren (außer Beryllium) erzeugen durch Reaktion mit Sauerstoff reaktive Spezies, hemmen Entgiftungsenzyme gegen oxidativen Stress und Enzyme der DNA-Reparatur. Sie oxidieren DNA-Basen, verursachen DNA-Strangbrüche, stören aber besonders die DNA-Replikation und Zellteilung. Metallstäube lösen Entzündungen (Bronchitis), Schleimbildung (Dyskrinie, Hyperkrinie) und obstruktive Lungenerkrankungen durch Verengung der Atemwege (Asthma, Husten) aus.

- **Metallstäube** entstehen beim Schweißen und Schleifen.
- **Nickel-, Chrom(VI)-** und **Arsen**verbindungen in inhalierbaren Stäuben lösen beim Menschen u. a. Lungenkrebs aus.
- **Cadmium, Beryllium, Blei, Platin**verbindungen, sogar Fe_2O_3, Zink und Mangan in hoher Dosis erzeugen Krebs. In physiologischen Konzentrationen wirken Chelatbildner, Selen und Spurenmetalle (Mn, Mg, Ca, Zn, Fe) antagonistisch.

Metallstäube wirken allergisierend, reizend und **obstruktiv** („Staublunge"). Sie bilden kanzerogene Sauerstoffspezies.

Schweißrauche

Partikel in Schweißrauchen sind alveolengängig und stammen zu 95 % aus dem Zusatzwerkstoff (Cobalt-, Nickel-, Kupferoxid) (►2–3). Das Aktivgas- und Lichtbogenschweißen erzeugen hohe Partikelbelastungen. Schweißzusätze mit Chrom sollten unter Schutzgas, mit Nickel im Lichtbogen, mit thoriumoxidhaltigen Wolframelektroden (WIG) unter Gleichstrom verwendet werden. Chrom(VI)-Verbindungen und Nickeloxide sind krebserzeugend.

Lötrauche

Beim **Löten** entstehen alveolengängige Partikel von 0,01 µm bis 0,15 µm Durchmesser. Lötrauche enthalten Aldehyde, Metalloxide, Halogenide (BF_3, HCl, HF), Hydrazin und Phosphorpentaoxid. Die Flussmittel sind teilweise giftig. ►4

Schweiß- und Lötrauche enthalten giftige Reizgase und lungengängige Partikel aus Schwermetallen.

9.1.3 Mineralische Partikelstäube

Partikel aus Dieselruß, Titandioxid, Zeolithen oder Talkum induzieren Lungenkrebs durch chronische Reizung und Überlastung der Lungenclearance. **Metalloxide**, z. B. Al_2O_3, CaO, TiO_2, V_2O_5, ZnO, CdO, im Lichtbogenschweißrauch lösen Staublungenerkrankungen aus. Alveolengängiger **Quarzstaub** (SiO_2) mit einem aerodynamischen Durchmesser von unter 10 µm erzeugt innerhalb weniger Jahre das Krankheitsbild der **Silikose**: mit Bronchitis, Atemnot, Herzüberlastung, Tuberkulose, Tod. S. 375 ▶Tabelle A

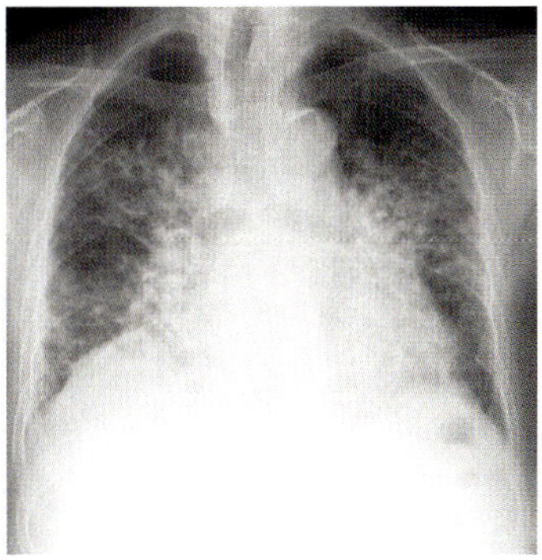

1 **Lungenfibrose**

9.1.4 Mineralische Fasern

Faserstäube dringen in die Lunge (inhalativ), Luftröhre (intratracheal), Brusthöhle (intrapleural) und Bauchhöhle (intraperitoneal) ein. Sie lösen eine Vermehrung des Bindegewebes in der Lunge (Fibrose ▶1) aus, behindern die Ausdehnung der Lungen beim Einatmen (Restriktion), begünstigen Flüssigkeitsansammlungen im Brustfell (Pleuraerguss), zerstören Lungenbläschen und Septen unter blasenförmiger Überblähung des Luftraums (Lungenemphysem). Die Atmung wird erschwert.

Natürliche Fasern sind Asbeste, Alumosilicate, Tonminerale, Calciumsilicat (Wollastonit). **Künstliche Fasern**, engl. *man-made vitreous fibers* (MMVF), bestehen aus Glaswolle, Stein, Schlacke, Keramik, Oxiden, Quarz, Gips, Siliciumcarbid, Siliciumnitrid, Eisenoxidhydrat. ▶2

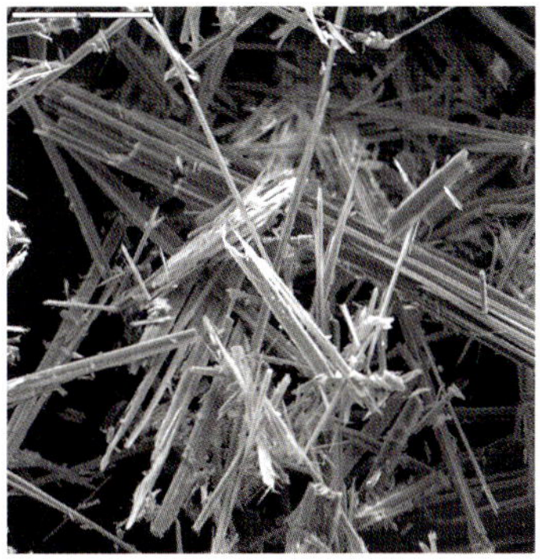

2 **Anthophyllit-Asbestfasern**

> **Faserstäube** wirken fibrös und **restriktiv** (Lungenemphysem).

Asbest, Steinwolle, Glas, Keramik, Zeolith (Erionit) und Quarz gelten als epigenetische (nicht mutagene) **Kanzerogene** und Tumorpromotoren. Sie lösen Chromosomenveränderungen, aber wahrscheinlich keine Punktmutationen aus. Meist geht eine chronische knötchenförmige (granulomatöse) Entzündung der Lunge (*Asbestose, Silikose*) voraus.

Asbest

Magnesium- und eisenhaltige Silicate vom Asbest- und Erionittyp kommen natürlich vor. Die festen, webbaren, hitze- und säurebeständigen Fasern waren von 1950 bis 1990 in Schiffbau, Isolierstoffen, Bauindustrie und Autoreifen weit verbreitet. Faseriger **Serpentin** ($Mg_3[(OH)_4Si_2O_5]$) war die Grundlage der Asbestindustrie (▶3). Asbestfasern (> 100 000 m^{-3}) mit mindestens 5 µm Länge, weniger als 3 µm Durchmesser und einem Länge-Durchmesser-Verhältnis > 3:1 reichern sich bevorzugt in der Lunge an, wandern zum Brustfell (Pleuradrift) und dringen in die Lymphknoten ein. Chrysotil- und Amphibolasbeste spalten parallel zur Faserachse in feinste Fäserchen auf. Lösliche Fasern zersetzen sich in der Lunge mit einer Halbwertszeit 20 Tagen, persistente Amphibolasbeste brauchen 500 Tage (▶2). Asbestfasern erzeugen **Asbestose** (Lungenfibrose), **Lungentumoren** und **Mesotheliome**, d. h. maligne Tumoren in Pleura (Brustfell) und Peritoneum (Bauchfell).

Serpentinasbeste
Chrysotil, *Weißasbest* $(Mg,Fe,Ni)_3Si_2O_5(OH)_4$
Amphibolasbeste
Grunerit, Ferro-Anthophyllit, Mysorit, *Braunasbest* $Fe_7Si_8O_{22}(OH)_2$
Hornblenden: Riebeckit, Krokydolith, Magnesioriebeckit, *Blauasbest* $Na_2Fe^{2+}{}_3Fe^{3+}{}_2Si_8O_{22}(OH)_2$
Tremolit $Ca_2Mg_5Si_8O_{22}(OH)_2$
Aktinolith $Ca_2(Mg, Fe)_5Si_8O_{22}(OH)_2$
Anthophyllit $(Mg, Fe)_7Si_8O_{22}(OH)_2$

3 **Einteilung der Asbeste**

Al_2O_3 i.pl.
Attapulgit/Palygorskit inh. u. a.
Calciumnatriummetaphosphat?
Dawsonit i.pl.
Erionit (alle Expositionswege)
Glas i.tr., i.p.,i.pl.
Halloysit?
Kaliumtitanat inh. u.a.
Keramik inh., i.p.
Magnesiumoxidsulfat?
Nemalith/Brucit?
Schlackenwolle?
Sepiolith?
Siliciumcarbid i.p., i.pl., i.tr.
Steinwolle i.p.

inh. = beim Einatmen
i.tr. = in die Luftröhre
i.p. = ins Bauchfell
i.pl. = ins Brustfell

1 Krebserzeugende Faserstäube

Massenanteil der Oxide (in %)	
$K_I = (Na_2O + K_2O + B_2O_3 + CaO + MgO + BaO) - 2\ Al_2O_3$	
≤ 30	Kat. 2: krebserregend im Tierversuch
30 bis 40	Kat. 3: begründeter Verdacht
≥ 40	nicht krebserregend
WHO-Definition: > 5 µm lang, < 3 µm dick, Länge : Dicke > 3	

2 Kanzerogenitätsindex für glasartige Fasern

Natürlich Cellulose
Halbsynthetisch regenerierte Cellulose, Viskose reyon, Celluloseacetat
Synthetische Polymere Polyolefine, Polyvinyle, Polyamide, Polyester

3 Organische Fasern

Bei der Kanzerogenese versuchen alveoläre Makrophagen vergeblich, die nicht abbaubaren Asbest-Fasern durch Phagozytose, reaktive Sauerstoffspezies und Zytokine zu beseitigen. Durch **chronische lokale Entzündung** entwickelt sich eine Hyperplasie (Zellneubildung, Organwachstum). Asbestfasern stören die Mitose, begünstigen Genommutationen (Aneuploidien) und Krebs. Von eisenhaltigen Proteinen umgebene Asbestfasern in der Lunge erhärten die Diagnose einer Asbestexposition. Die Latenzzeit bei Asbestarbeitern kann 10 bis 60 Jahre betragen. Zigarettenrauch verstärkt die krebserzeugende Wirkung der Magnesium-Aluminium-Silicate überadditiv.

> Lange, dünne, brüchige, unlösliche Fasern sind **kanzerogen** durch chronische Überlastung der Lungenclearance.

Asbestfreie Mineralfasern

Ersatzmaterialien spalten nicht wie Asbestbündel in feine Fibrillen auf, so dass die Gesundheitsgefahr am Arbeitsplatz geringer ist; außerdem sind die Fasern üblicherweise länger als 20 µm.

„Biolösliche" Glas-, Stein- und Schlackenwolle und Erdalkali-Silicatfasern erwiesen sich im Tierversuch bei Inhalation als nicht kanzerogen (Halbwertszeit >10 Tage) und bei intraperitonealer Injektion als teilweise kanzerogen (Halbwertszeit > 40 Tage). In Produktionsbetrieben wurden bislang keine erhöhten Mesotheliom- und Lungenkrebszahlen gefunden. ▶1

Biopersistente Fasern wie Steinwolle erzeugen Lungenfibrose, d. h. eine Vermehrung des Bindegewebes. Persistente Hochtemperatur-**Keramikfasern** und Spezial-**Glasfasern** führen zu Lungentumoren und Mesotheliomen im Tierversuch. Verboten sind glasige Fasern mit über 18 % Alkali- und Erdalkalioxiden. ▶2

> Biopersistente Mineralfasern wirken kanzerogen.

Gips und Calciumsilicate

Gipsfasern ($CaSO_4 \cdot 2H_2O$)und **Wollastonit** ($Ca_3[Si_3O_9]$) lösen sich im Körper innerhalb von Tagen auf und sind auch bei Verabreichung in die Bauchhöhle nicht krebserzeugend.

9.1.5 Holzstäube und organische Partikel

Lungengängige faserförmige Partikel (LFP) oder **Mikrofibrillen** sind 0,1–1 µm dick und mehrere Mikrometer lang. In den Makromolekülen gibt es amorphe und kristalline Bereiche. ▶3

Hartholzstäube (Ahorn, Birke, Buche, Eiche u. a.) erzeugen bei Inhalation Tumoren in der Nase.

Kunststoffpartikel: Kohlenstoff-, Aramid-, Polyolefin-, Polyamid-, PAN , und Acrylnitril-Fasern können bei Inhalation sehr hoher Belastungen Bronchiolitis und Granulome auslösen. ▶Kap. 4

Auskristallisiertes **Saccharin**, nach Gabe hoher Dosen des Süßstoffs, erzeugt bei Ratten Blasentumoren durch chronische Reizung des Blasenepithels. Gallen-, Nieren- und Harnblasensteine steigern ebenso die Zellneubildung.

Erkrankung	Auslöser	Erscheinungsbild
Silikose	Quarzstaub	Staublungenerkrankung (Pneumokoniose): 1. Noduläre Lungenfibrose (knötchenförmige Verdickung des Bindegewebes), 2. Fibrose mit Schwielen und Störung der Lungenfunktion, 2. Silikotuberkulose mit rundlichen Fleckschatten (> 1 cm) in der Röntgenthoraxübersicht.
Anthrakose	Kohlenstaub	1. Diffuse Ablagerung von Kohlenstaub in den Bronchiolen ohne Atembeschwerden, 2. ausgedehnte Fibrose mit Fleckschatten (> 1 cm) auf dem Röntgenbild.
Asbestose	Asbest- und Mineralfasern	Diffuse, fibrosierende Pneumokoniose mit unregelmäßigen Linienschatten im Röntgenbild, Verkleinerung des Lungenvolumens. Asbestkörperchen: von einem Eisen-Protein-Komplex umhüllte Asbestfasern im Lungengewebe. Spätfolge: Lungenkrebs oder Mesotheliom (Tumor in Brustfell, Herzbeutel oder Bauchfell mit schmerzhafter Flüssigkeitsansammlung).
Berylliose	Berylliumhaltige Stäube	Chronische Entzündung des Lungengewebes (Pneumonie) und der Haut mit knötchenförmigen Neubildungen (Granulomatose); Atembeschwerden, Husten, Brustschmerzen, Gewichtsverlust, Ermüdungserscheinungen, Vergrößerung der Lymphknoten, Rechtsherzbelastung (Cor pulmonale), Lungenödem, Blutungen (Hämorrhagie). Ausheilung möglich.
Pneumokoniose	Schwermetall-, Aluminiumstaub	In seltenen Fällen bösartige Lungenfibrose.
	Eisenoxid, Barium- und Zinnstäube	Gutartige Staublungenerkrankung ohne Fibrosen und Atembeschwerden (Siderose, Barium- und Zinnstaublunge).
Asthma	organische Stäube	Anfallweise Atemnot (Bronchospasmus) durch reizende oder allergieauslösende Partikel oder Dämpfe, z. B. Isocyanate, Formalin, Epoxyharze, Holzstaub, Getreide, eiweißspaltende Enzyme, Pflanzenfasern (Holz, Baumwolle, Flachs, Hanf, Tee), Antibiotika (Ampicillin, Spiramycin).
Byssinose	Baumwoll-, Flachs-Hanffasern	Bronchokonstriktion; anders als bei Asthma schwächen sich die Symptome bei wiederholter Allergenexposition ab.
Reizgaseinwirkung	wasserlösliche Gase	Chlor, Ammoniak: Reizung der oberen Atemwege, tiefergehende Schädigung bei dauerhafter Einwirkung, akutes Lungenödem, chronische Bronchitis.
	schlecht lösliche Gase	Stickstoffdioxid: „Silofüllerkrankheit", Lungenödem, Bronchiolitis obliterans (Bronchienverschluss mit Entzündung).
Exogen-allergische Alveolitis	Schimmelpilze auf landwirtschaftlichen Stäuben	1. Farmerlunge (Heu), Champignonzüchterlunge (Kompost), Befeuchterlunge (Klimaanlagen), Bagassose (Zuckerrohr): durch *Micropolyspora faeni* oder *Thermoactinomyces vulgaris*; 2. Suberose (Kork); 3. *Cryptostroma corticale* (Ahornrinde); 4. Mälzerlunge (*Aspergillus fumigatus; A. clavatus*); 5. Käsewäscherlunge (*Penicillium*); 6. Kaffeearbeiterlunge; 7. Sequoiose (Mammutbaum); 8. Kornkäferkrankheit (*Sitophilus granarius*).
	Vogelstaub	Taubenzüchterkrankheit, Hühnerzüchterlunge
	Pflanzenfasern	Dachdeckerlunge (Stroh, Schilf)
	Chemikalien	Chemiearbeiterlunge: Isocyanate (PUR-Schäume), Vinylchlorid, Isobenzofurandion

A Berufsbedingte Lungenerkrankungen und Allergien

9.2 Radionuklide und radioaktive Strahlung

Ionisierende Strahlung – elektromagnetische Wellen hoher Energie (Röntgen- oder Gammastrahlung) oder Teilchenstrahlung (α, β, Protonen, Neutronen) – vermag ungeladene Materie in Ionen zu überführen, chemische Bindungen zu lösen und Tumoren auszulösen. ▶1

Ionisierende Strahlung
Neutronen
Radioaktive Nuklide: $^{32}PO_4$, ^{239}Pu, ^{131}I
Radon und Zerfallsprodukte: ^{222}Rn, ^{224}Ra, ^{228}Ra, ^{132}Th
UV-Strahlung

1 Krebserzeugende Faktoren

9.2.1 Radioaktivität

Alle natürlichen chemischen Elemente kommen als Mischung verschiedener **Isotope** vor; das sind Kernarten (Nuklide), die sich durch ihre Atommasse bzw. Neutronenzahl, nicht aber die Ordnungszahl unterscheiden. Das Edelgas Argon besteht beispielsweise aus 0,337 % ^{36}Ar, 0,063 % ^{28}Ar und 99,600 % ^{40}Ar; deshalb steht als relative Atommasse die gemittelte Zahl 39,948 im Periodensystem der Elemente. Einige Elemente haben radioaktive Isotope (Radionuklide).

> Radionuklide geben radioaktive Strahlung ab, verhalten sich chemisch jedoch völlig gleich wie nicht strahlende Isotope.

Die **Aktivität** bezeichnet die Zerfallsrate von Radionukliden in Becquerel (Bq), d. h. die Zahl der Zerfälle pro Sekunde. Bei jedem Zerfall bildet ein Radionuklid durch Aussendung radioaktiver Strahlung ein anderes Nuklid. Der radioaktive Fallout einer Atombombenexplosion wird als flächenbezogene Aktivität der am Boden abgelagerten Nuklide in Bq/m^2 gemessen. Die physikalische **Halbwertszeit** T beschreibt die Zeit, innerhalb der die Hälfte der vorhandenen Kerne zerfallen ist. Für die zu einem Zeitpunkt t noch vorhandene Menge N (Zahl der Kerne, oder in %, mol oder kg) gilt das **radioaktive Zerfallsgesetz**:

$$N = N_0 \cdot 2^{-t/T} = N_0 \cdot e^{-\lambda t} \quad \text{und} \quad T = \frac{\ln 2}{\lambda}$$

Die Zerfallskonstante λ ist der Kehrwert der mittleren Lebensdauer. Instabile Nuklide haben kurze Halbwertszeiten. ▶2

Nuklid	Zerfall	Halbwertszeit
^{238}U	α, γ u. a.	4,47 · 10^9 a
^{14}C	β	5730 a
^{90}Sr	β	28,5 a
^{3}H	β	12,32 a
^{60}Co	β, γ	5,27 a
^{131}I	β, γ	8,02 d
^{222}Rn	α, γ	3,83 d

d = Tage, a = Jahre
hochgestellte Zahl = Nuklidmasse

2 Physikalische Halbwertszeit

> Nach einer Halbwertszeit T sind 50 % der N_0 Kerne zerfallen.

Die **biologische Halbwertszeit** beschreibt die mittlere Aufenthaltsdauer eines Radionuklids im menschlichen Körper; sie unterscheidet sich erheblich von der meist längeren physikalischen Halbwertszeit des Nuklids.

In den radioaktiven **Zerfallsreihen** treten vier Varianten auf: ▶3

Start	Zerfälle	Ende
Thorium-Zerfallsreihe		
^{232}Th	α β (βα) α α (αβ)(βα)	^{208}Pb
Neptunium-Zerfallsreihe		
^{237}Np	α β α α β α α α (βα) β	^{209}Bi
Uran-Radium-Zerfallsreihe		
^{238}U	α β β α α α α (αβ) (βα)β(βα)	^{206}Pb
Uran-Actinium-Zerfallsreihe		
^{235}U	αβα (βα) α α (αβ) (βα)	^{207}Pb

(αβ) bedeutet: α- und nachfolgender β-Zerfall oder umgekehrt.

3 Natürliche Zerfallsreihen

- **α-Zerfall**: Durch Emission eines Heliumkernes (α-Strahlung) entsteht ein leichteres neues Element, z. B. Radon aus Radium. α-Strahlung mit der Energie 5 MeV reicht in Wasser etwa 40 µm weit; zur Abschirmung genügt ein Blatt Papier.

$$^{226}_{88}Ra \rightarrow {}^{222}_{86}Rn + {}^{4}_{2}He(\alpha)$$

- **β-Zerfall**: Durch Emission eines Elektrons (β-Strahlung) entsteht das im Periodensystem (PSE) rechts stehende Element. Die Reichweite in Wasser beträgt 7 mm (1 MeV); ein etwa 5 cm dickes Buch schirmt β-Strahlen wirksam ab. Beispiel:

$$^{14}_{6}C \rightarrow {}^{14}_{7}N + {}^{0}_{-1}e(\beta)$$

■ **γ-Strahlung** besteht aus energiereichen, elektromagnetischen Wellen (Photonen), die allein oder mit anderen Strahlungsarten auftreten. Gamma- und Röntgenstrahlung durchdringt menschliches Gewebe mühelos; die Reichweite in Wasser beträgt 65 cm (1 MeV). Erst eine 1 m dicke Betonwand oder 20 cm dickes Blei genügt zur Abschirmung. Beispiel:

$${}^{137}_{55}\mathrm{Cs} \rightarrow {}^{137}_{56}\mathrm{Ba} + \beta + \gamma$$

■ **β⁺-Zerfall**: durch Positronenemission entsteht bei künstlichen Kernumwandlungen das im PSE links stehende Element, z. B.:

$${}^{14}_{8}\mathrm{O} \rightarrow {}^{14}_{7}\mathrm{N} + {}^{0}_{1}\mathrm{e}^{+}$$

9.2.2 Strahlenbelastung

Die Strahlenbelastung wird durch die **Energiedosis**, d. h. die je Kilogramm Materie absorbierte Energie mit der Einheit Gray (Gy = J/kg) ausgedrückt. Veraltet ist die Einheit 1 rad = 0,01 Gy.

Die **Äquivalentdosis** in Sievert (Sv) beschreibt die biologische Strahlenbelastung, dazu wird die Wirksamkeit jeder Strahlung auf das menschliche Gewebe durch den **Strahlungswichtungs-** oder Qualitätsfaktor bewertet. Teilkörperdosen werden mit Gewebe-Wichtungsfaktoren w_T für die Empfindlichkeit einzelner Organe zur **effektiven Dosis** aufsummiert. ▶1–3

Je Sievert nehmen bösartige Erkrankungen und genetische Defekte linear um 7 % zu. Veraltet ist die Einheit: 1 rem = 0,01 Sv.

> Gleiche Äquivalentdosis bedeutet gleiches Strahlenrisiko.
>
> Äquivalentdosis H = Wichtungsfaktor w_R · Energiedosis D

Die **Energiedosisleistung** $\dot{D}$ (in Gray pro Jahr, Gy/a) und die **Äquivalentdosisleistung** $\dot{H}$ (in Sievert pro Jahr, Sv/a), beschreiben die Strahlenbelastung während eines Kalenderjahres.

Die biologische Wirkung ionisierender und nicht ionisierender Strahlung hängt vom Zeitraum der Einwirkung ab: Eine bestimmte Dosis in kurzen Zeitabschnitten mit Unterbrechungen richtet weniger Schaden an als die gleiche Dosis bei einer ununterbrochenen Bestrahlung – was am Beispiel der Sonnenstrahlung deutlich wird: Sonnenbrand nach 1 Stunde im Gegensatz zur Bräune nach vier täglichen 15-Minuten-Sonnenbädern.

> Die gleiche Dosis (D oder H) ist bei geringerer Dosisleistung ($\dot{D} = D/t$ oder $\dot{H} = H/t$) weniger wirksam; t = Zeitraum.

Strahlenbelastung in Deutschland

Zur individuellen Belastung der Einwohner mit 4 mSv im Jahr tragen berufliche und sonstige Lebensumstände bei. S. 378 ▶1

Die **äußere Strahlenbelastung** besteht durch

■ **kosmische Strahlung** aus dem Weltraum (aus 86 % Protonen, 12 % α-Teilchen, 1 % schweren Kernen, 1 % Elektronen) und daraus in den oberen Luftschichten gebildeten **Sekundärteilchen** (Mesonen, Elektronen, Positronen, γ-Strahlen),

Teilchen	Energie (MeV)	w_R
Photonen Elektronen Myonen	alle Energien	1
Neutronen	< 0,01	5
	0,01 bis 0,1	10
	> 0,1 bis 2	20
	> 2 bis 20	10
	> 20	5
Protonen	> 2	5
α-Teilchen, Spaltfragmente, schwere Kerne		20

1 Strahlungswichtungs- oder Qualitätsfaktoren (StrlSchV)

Gewebe	w_T
Haut, Knochenoberfläche, Gehirn, Speicheldrüsen	0,01
Leber, Speiseröhre, Schilddrüse, Blase	0,04
Keimdrüsen	0,08
rotes Knochenmark, Brust, Dickdarm, Lunge, Magen, sonstige Gewebe	0,12
International Commission on Radiological Protection (ICPR), 2007	

2 Gewebe-Wichtungsfaktoren

Strahlenempfindlichkeit: gering ↕ hoch
Muskel- und Bindegewebe Knochenzellen Nervenzellen
Endothelien (Pleura, Peritoneum) Nierenepithel Lungenalveolen Gallenepithelien
Leberzellen Epidermis Darmepithelien
Knochenmarkszellen Gonaden lymphatische Zellen

gering (oben) – hoch (unten)

3 Strahlenempfindlichkeit des menschlichen Gewebes

Kosmische Strahlung
0,27 mSv/a (Meereshöhe)
0,6 mSv/a (1500 m Höhe)
1,4 mSv/a (Zugspitze)

Terrestrische Strahlung
≈ 0,52 mSv/a (im Freien)
≈ 0,18 mSv/a (Wohnungen)

Innere Strahlenexposition
≈ 1,1 mSv/a
Teilkörperbelastungen
bis 10 mSv/a durch ^{222}Rn
(überwiegend in Gebäuden)
≈ 0,3 mSv/a
natürliche Radioaktivität
in Lebensmitteln

Summe
2,1–2,4 mSv/a
100–700 mSv auf Lebenszeit

1 Natürliche Strahlenbelastung in Deutschland

- **terrestrische Strahlung** durch Radionuklide in Wasser, Boden (Granit), Luft und Baumaterialien: ^{40}K, ^{238}U, ^{232}Th, ^{87}Rb, ^{14}C, ^{3}H und das Zerfallsprodukt ^{222}Rn. In Indien, Brasilien und China gibt es natürliche Bodenbelastungen mit 25 mSv/a.

Hinzu kommt die **innere Strahlenbelastung**

- durch Verschlucken, Inhalation und Einlagerung radioaktiver Stoffe: ^{40}K und ^{14}C im ganzen Körper, ^{226}Ra in den Knochen, ^{222}Rn in den Luftwegen. Eine Halbierung der Belüftung führt zur Verdoppelung der Strahlenexposition der Lunge.
- durch künstliche Strahlenquellen in Medizin und Technik, Kernwaffenversuche und Nuklearanlagen (^{137}Cs, ^{131}I u. a.).

> Häufiges Lüften senkt die Radonbelastung in Wohnräumen.

Die **zivilisatorische Strahlenexposition** (1,9 mSv/a) umfasst

- kerntechnische Anlagen, Altlasten des Uranerzbergbaus,
- radioaktive Stoffe in Arbeit und Haushalt (< 0,01 mSv/a),
- **berufliche Strahlenexposition**: bei Flugpersonal (2,2 mSv/a),
- **medizinische Strahlenexposition** durch Röntgendiagnostik (1,8 mSv/a) und Nuklearmedizin (0,13 mSv/a),
- oberirdische **Kernwaffenversuche** bis 1981 (0,01 mSv/a) und Tschernobyl-Unglück (1986: 0,11 mSv/a; 2007: 0,012 mSv/a).

Reaktorunfall von Tschernobyl

Am Morgen des 26. April 1986 zerstörten Dampfexplosionen, ausgelöst durch einen unsachgemäßen Test, den Reaktor und das Gebäude des Kernkraftwerks Tschernobyl in der Ukraine. Brände und Emissionen des schmelzenden Reaktorkerns setzten Radionuklide von 5300 PBq frei (1 PBq = 10^{15} Bq), insbesondere ^{131}I, ^{137}Cs, ^{90}Sr und Plutonium, außerdem radioaktive Edelgase. β-Strahlen verbrannten die Bäume in den umliegenden Wäldern. Durch Transport in der Troposphäre wurden Radionuklide weiträumig in die russische Föderation, Ukraine, Weißrussland, Schweden und Finnland verteilt, gefolgt von Österreich, Norwegen, Bulgarien, Schweiz, Griechenland, Slowenien und Italien.

- Kurzlebige Isotope wie ^{131}**I**, ^{123}Te, ^{140}Ba, ^{140}La wurden weiträumig verteilt und machten im Nahbereich den Hauptteil der Strahlenbelastung aus (1–15 Sv). Ab 1990 stieg die Schilddrüsenkrebsrate in Weißrussland unter der jungen Bevölkerung drastisch an.
- Der ^{137}**Cs**-Fallout betrug im Voralpenland etwa 32 kBq · m^{-2}, im Bayerischen Wald und südlich der Donau örtlich bis zu 100 kBq · m^{-2}, in der norddeutschen Tiefebene selten mehr als 4 kBq · m^{-2}.
- ^{90}**Sr** und Aktinoide blieben weitgehend im Nahbereich des Reaktors.

9.2.3 Biologische Strahlenwirkung

Physikalische Primärwirkung
äußere und innere Bestrahlung, Ionisation von Atomen

Chemische Sekundärwirkung
Radiolyse von Wasser, Aminosäuren, Enzymen, DNA-Schäden

Biochemische Wirkung:
Mutation, DNA-Reparatur

Biologische Reaktion
Zelltod, Missbildungen

2 Strahlenwirkung

Ionisierende Strahlung besitzt eine physikalische, chemische, biochemische und biologische Wirkung. ▶2

Durch die **Radiolyse von Wasser** entstehen Protonen, OH-Radikale und solvatisierte Elektronen. **OH-Radikale** rekombinieren zu H_2O_2, addieren an C=C-Doppelbindungen oder greifen DNA-Basen an, insbesondere Guanin. Sauerstoff bildet O_2^--Radikale. Kohlenwasserstoffe spalten Alkylradikale (R·) ab, die mit Sauerstoff Peroxyradikale (ROO·) bilden. In Gegenwart von Sauerstoffradikalen ist Gamma-, Röntgen- und Betastrahlung 2,5 bis 3-mal wirksamer als unter Sauerstoffmangel; Neutronenstrahlung etwa 1,5-fach, α-Strahlung 1-fach.

Die **relative biologische Wirksamkeit (RBW)** beschreibt das Verhältnis der Dosis einer bestimmten Strahlung zu der Dosis Gammastrahlung, die die gleiche Wirkung hervorruft. Bei einem Energieeintrag von 100 keV/µm ist RBW = 3, bei höheren Werten kommt es zum „Overkill", d. h. die Strahlendosis genügt mehrfach für den Zelltod.

Akute Strahlenschäden

Folgen einer Strahlenbelastung sind **somatische** (körperliche) Schäden und **genetische Schäden** am Erbgut. **Deterministische** Strahlenschäden setzen ab einer Schwellendosis ein und verlaufen mit steigender Strahlendosis zunehmend schwerer. **Stochastische** Strahlenschäden treten hingegen mit geringer Wahrscheinlichkeit auf, erfordern keine Schwellendosis und werden mit zunehmender Dosis häufiger, z. B. Mutationen. ▶1

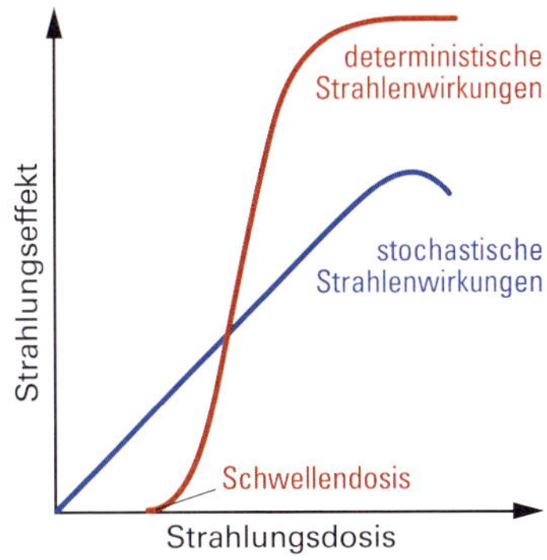

1 Dosis-Wirkungs-Kurven

Intermediärsymptome nach einer akuten Strahlenbelastung sind Fruchtbarkeits- und Blutbildstörungen, grauer Star, Haarausfall, Haut- und Darmgeschwüre, Muskeldegeneration (Myopathie), Schädigung von Nieren, Lunge, Herz und Rückenmark, bei Radiumvergiftungen Osteosarkome (Knochenkrebs). Röntgen- und Gammastrahlen schädigen das Gewebe und die Zellerneuerung und erhöhen die Infektionsanfälligkeit. Ionisierende Strahlung ab der Schwellendosis (0,25 Sv) erzeugt im Gewebe Radikale und Peroxide und hemmt die Zellteilung; höhere Dosen (1–6 Sv) lösen die Strahlenkrankheit aus, Ganzkörperbestrahlung mit 6–10 Sv führt zum Tod. ▶2

1. Das **zerebrale Strahlensyndrom** (> 30 Gy) verläuft innerhalb weniger Stunden tödlich durch Entzündungsherde und giftige Folgeprodukte im Gehirn.
2. Das **gastrointestinale Strahlensyndrom** (≥ 4 Gy) führt zu Übelkeit, Erbrechen, Durchfall, Austrocknung, Kreislaufkollaps und Tod durch Blutvergiftung.
3. Das **hämatopoetische Strahlensyndrom** (2–10 Gy) vermindert die Zahl sämtlicher Blutzellen (Panzytopenie) innerhalb von Wochen. Auf anfängliche Appetitlosigkeit, Apathie, Übelkeit und Erbrechen folgt die Rückbildung (Atrophie) von Lymphknoten, Milz und Knochenmark.

Eine Strahlendosis von 9–16 Gy löst früh unstillbares Erbrechen, Erytheme, Schock, Fieber und Verlust der Lymphozyten aus, gefolgt von schwerem Durchfall, Infektionen, Blutungen; nach etwa 10 Tagen tritt unrettbar der Tod ein. Über 16 Gy lösen Schock und Koma aus. Die Therapiechancen sind begrenzt. ▶3

> Ab einer akuten Strahlendosis von 2 Gy besteht Lebensgefahr; 6 Gy wirken innerhalb kurzer Zeit tödlich!

Schwellendosis: 0,25 Sv
Kurzzeitige Blutbildänderung: Lymphozytenzahl < 1700 mm^{-3}

Subletale Dosis: 1 Sv
Haarausfall, wunder Rachen, Appetitlosigkeit, Durchfall, absinkende Spermienproduktion (Männer). Baldige Erholung

Mittelletale Dosis: 3 Sv
Lymphozytenzahl 1000 mm^{-3} nach 14 Tagen;
Haut- und innere Blutungen, Fieber, Sterilität (Männer)

Hohe Dosis: 5 Sv
50 % Todesfälle

Letale Dosis: 6–10 Sv

2 Somatische Frühschäden bei Ganzkörperbestrahlung

Langfristige Strahlenschäden

DNA-Schäden entstehen durch Oxidation oder Abspaltung von Basen sowie durch lokal gehäufte Einzel- und Doppelstrangbrüche. Genetische Strahlenschäden durch Mutationen, insbesondere **DNA-Strangbrüche**, nehmen linear mit der Dosis zu. Die Aufteilung der Strahlendosis in mehrere Fraktionen in längeren Zeitabständen (> 4–6 h) erhöht jedoch wegen der körpereigenen

Nuklid-Entfernung
Duschen
Abführmittel
Komplexbildner

Gabe inaktiver Nuklide
Iod (für ^{131}I)
Kalium (für ^{137}Cs)
Calcium (für ^{90}Sr)

Antibiotika
immunsuppressive Pharmaka

Knochenmarkstransplantation

3 Therapie bei Strahlenunfällen

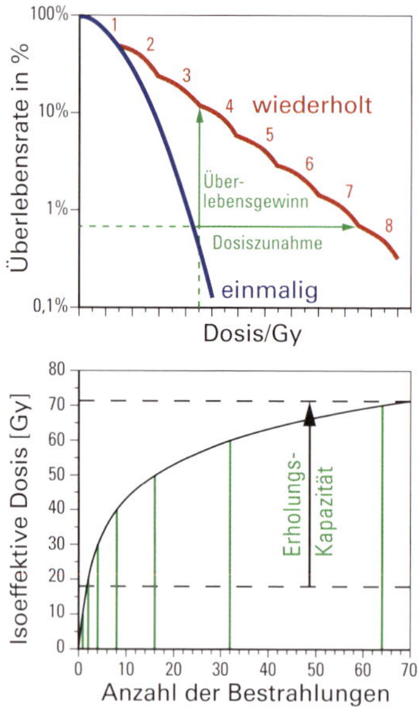

1 Einmalige und fraktionierte Bestrahlung von Säugerzellen

≈ 1000 Einzelstrangbrüche
≈ 2800 Basenschäden
≈ 30 Doppelstrangbrüche
< 400 lokale Mehrfachschäden
≈ 100 DNA-Protein-Vernetzung

2 DNA-Schäden bei 1 Gy

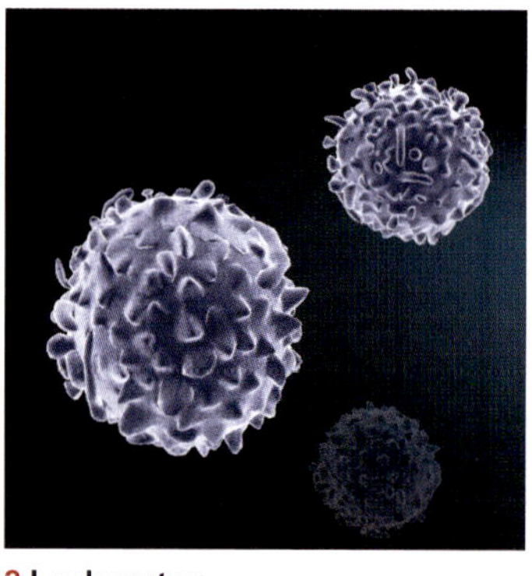

3 Leukozyten

DNA-Reparatur die Überlebensrate der Zellen. Bei vielen Teilbestrahlungen braucht man eine immer höhere Dosis, um die Zellen in gleicher Weise zu schädigen. ▶1

Wiederholte kleine Strahlendosen schaffen einen Überlebensgewinn durch die Zellreparatur.

Somatische und genetische Spätschäden bedeuten ein erhöhtes Risiko für Krebs (Schilddrüse, Haut, Knochen, Leukämie), grauen Star und degenerative Erkrankungen nach monate- oder jahrelanger Latenzzeit. Kindliche Atombombenopfer aus Hiroshima und Nagasaki (1945) entwickelten solide Tumoren teilweise erst nach 40 Jahren. Im Uranbergau würde die Strahlenexposition bei einmaliger Bestrahlung ein Leukämierisiko von 3,7 % · Sv^{-1} bedeuten, doch die Arbeiter genießen einen Erholungswert von 2. Das zusätzliche Krebsrisiko durch Ganzkörper-Röntgenbestrahlung beträgt 5 % · Sv^{-1} für die Gesamtbevölkerung. Bei seltenen Erbkrankheiten (Ataxia teleangiectactica, Fanconi-Anämie, Progerie) funktionieren die körpereigenen Reparatursysteme unzureichend. Genetische oder somatische Strahlenwirkungen treten mit einer Wahrscheinlichkeit von 1 % pro Gy auf. 1 Sv Strahlenbelastung verursacht 20–50 zusätzliche Erbschäden pro 10 000 Personen. Eine Schwellendosis für Leukämie beim Menschen ist umstritten; ein normales Blutbild dient zur Beruhigung. ▶2–3

Therapeutische Bestrahlung

Über einen längeren Zeitraum verteilt werden Strahlendosen von bis zu 100 Gray vom Körper toleriert, z. B. bei einer Krebstherapie. Der „Strahlenkater" nach therapeutischer Bestrahlung verschwindet innerhalb weniger Stunden. Krebsherde werden zuerst zerstört, denn es gilt:

Je schneller sich ein Gewebe erneuert, umso größer ist dessen Strahlungsempfindlichkeit.

Niedrige dosierte Röntgenstrahlung stimuliert das Immunsystem, beschleunigt die Abheilung von Wunden, lindert schmerzhafte Entzündungen (Arthrosen) und Bindegewebserkrankungen (Morbus Dupuytren).

9.2.4 Bestrahlung von Lebensmitteln

Bis in die 1960er Jahre wurde das Saatgut von Nutzpflanzen radioaktiver Strahlung ausgesetzt, um durch **Mutationen** widerstandsfähige und ertragreiche Sorten zu züchten. Die erste strahlenmutierte Tabakpflanze kam 1934 auf den Markt. Mehr als 3000 Sorten von Kartoffelknollen, Getreidekörnern, Tomaten, Reis, Mais, Erdnüssen, Soja, Oliven, Grapefruit („Star Ruby, Ruby Red"), Pfefferminze und kurzstieliger Gerste folgten. Unerwünschte Mutationen müssen durch Rückkreuzungen entfernt werden. Die neuere gentechnische Entwicklung höhen-, salz-, pilz- und herbizidresistenter Pflanzen tauscht Erbinformation aus, anstatt Gene willkürlich durch Strahlung zu verändern.

Bei der sachgerechten **Bestrahlung von Lebensmitteln** mit Gammastrahlung (^{60}Co 1,33 MeV, ^{137}Cs 0,66 MeV, max. 10 kGy), Röntgenstrahlung (5 MeV) oder Elektronen (10 MeV) entstehen keine radioaktiven Isotope. Gegenüber den Vorteilen der Bestrahlung bemängeln Kritiker die Bildung strahlenspezifischer Metaboliten, die Zerstörung von Vitaminen (A, B_1, E, C), Aminosäuren (Tyrosin, Phenylalanin) und ungesättigten Fettsäuren, die Bildung freier Radikale und das Vortäuschen von Frische bei verdorbenen Erdbeeren, Champignons und Flüssigei. Das Lebensmittelgesetz von 1958 verbot ionisierende Bestrahlung, die EU-Richtlinie zur Lebensmittelbestrahlung von 1999 gestattet Ausnahmen für Gewürze, Kräuter und tiefgefrorene Froschschenkel. In Japan dürfen Kartoffeln, in den USA Hähnchenfleisch bestrahlt werden. ▶1

Längere Haltbarkeit (Gewürze)
Hemmung der Keimung und Reifung (Kartoffeln, Zwiebeln, Bananen)
Abwehr von Insekten und Parasiten (Getreide)
Sterilisierung und Eliminierung von Mikroorganismen (Salmonellen in Geflügelfleisch, nicht *Clostridium botulinum*)

1 Lebensmittelbestrahlung

9.2.5 Kalium-40

Die natürliche Radioaktivität von Boden und Mauersteinen beruht wesentlich auf ^{40}K, radioaktive Kaliumisotope finden sich insbesondere in Basalt, Gneis, Granit und Sandstein (> 100 Bq/kg), weniger in Kalkstein.

9.2.6 Cäsium-137

Durch den Reaktorunfall von Tschernobyl (1986) wurden in Südbayern 4-5fach höhere **^{137}Cs**-Belastungen eingetragen als durch die oberirdischen Atomwaffentests 1954-1966. Besonders belastet sind die Waldgebiete in Süddeutschland. In Tschechien stieg nach Tschernobyl die Schilddrüsenkrebsrate signifikant an. Im Acker- und Gartenbau spielt die Reaktorkatastrophe durch Pflügen, Umstechen und die Humusbeschaffenheit keine Rolle mehr. Belastete Wildschweine (> 600 Bq/kg) und Pilze dürfen nicht in den Handel kommen ^{137}Cäsium verhält sich im Stoffwechsel wie Kalium und löst wegen seiner renalen Ausscheidung Nierentumoren aus. ▶2

Halbwertszeit	
– physikalisch	30 a
– biologisch	70 Tage
Bodenstrahlung	< 0,01 mSv/a
– im Jahr 1986	0,07 mSv/a
Nahrungsmittel	0,001 mSv/a
– im Jahr 1986	0,04 mSv/a

2 Cäsium-137

9.2.7 Strontium-90

Belastungen mit **^{90}Sr** bestehen durch den Fallout oberirdischer Atombombentests (1954–1966) und den Reaktorunfall von Tschernobyl. Strontium wird in die Knochensubstanz wie Calcium eingebaut und erzeugt Knochensarkome. Therapie: Adsorption an Na_2SO_4 und $BaSO_4$. ▶3

Halbwertszeit	
– physikalisch	28 a
– biologisch (Knochen)	49 a

3 Strontium-90

9.2.8 Radium-226 und Radon

Radium (**^{226}Ra**) entsteht beim ^{238}Uran-Zerfall und bildet als Alphastrahler **Radon**, das für Bronchialkarzinome bei Bergleuten verantwortlich ist und in Wohnräumen den größten Teil der natürlichen Strahlenbelastung ausmacht. Radium diente früher als Leuchtfarbe auf Zifferblättern. Die Zulassung zur Behandlung der Spondylitis ankylosans (rheumatische Skeletterkrankung) ruht. Radium wird wie Calcium in die Knochen eingebaut. 10 µg Radium im Körper schädigen das Knochenmark (Blutbildung)

Biologische Halbwertszeit	
– Knochen	44 a
– ganzer Körper	2 a

4 Radium

	$Bq \cdot m^{-2} \cdot h^{-1}$
Porenbeton mit Alaunschiefer	50 bis 200
Beton	2 bis 20
Kalkstein	0,9 bis 11
Ziegel, Klinker	1 bis 10
Naturbims	0,6 bis 6
Hüttenschlacke	0,4 bis 0,7
Gips	0,2

5 Radon aus Baustoffen

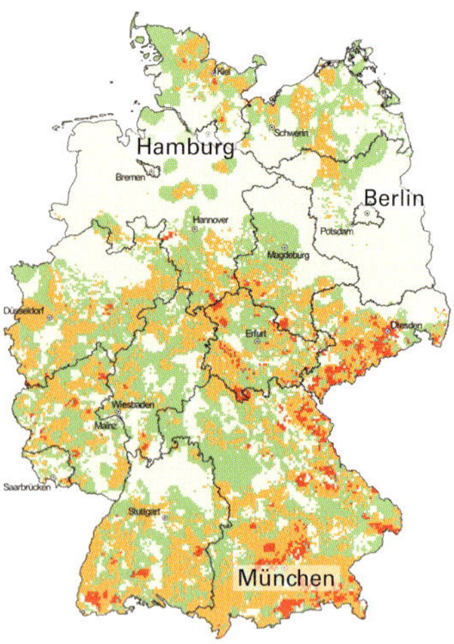

1 Radon in der Bodenluft in Deutschland: 20-40, 40-100 und > 100 kBq/m². Kein Vorhersagewert für einzelne Gebäude.

Nuklid	Halbwertszeit	γ-Energie (keV)
^{131}I	8,02 d	364 (und β)
^{133}Xe	5,25 d	80 (β)
^{67}Ga	78,3 h	90–390 (EC)
^{201}Tl	73,1 h	70; 135; 167
^{111}In	67,3 h	170; 250
^{123}I	13,2 h	159
^{99m}Tc	6,01 h	142
^{81m}Kr	13,1 s	190
Isomere Umwandlung eines angeregten Zustands: $^{99m}Tc^* \rightarrow {}^{99}Tc + \gamma$		
β-Zerfall: Elektronenstrahlung $^{131}I \rightarrow {}^{131}Xe + \beta$		
Elektroneneinfang (EC) $^{67}Ga + \beta \rightarrow {}^{67}Zn$		

2 Radionuklide in der Medizin

Pertechnetat TcO_4^-: Schilddrüse
Diphosphonat $P_2O_5^{4-}$: Knochen
^{99m}Tc-Schwefelkolloide: Leber
Iminodiacetat $[NH(CH_2COO)_2]^{2-}$: Gallengänge
^{99m}Tc-Mikrokugeln: Lunge
Diethylentriaminpentaessigsäure-Komplex: Nieren
^{99m}Tc-Albumin: Gefäßsystem

3 Zielorgane von Technetium-99

und erzeugen Knochensarkome. Therapie: Chelatbildner (EDTA) sind nur wirksam, wenn der Einbau in die Knochensubstanz noch nicht erfolgt ist. Adsorption an Na_2SO_4 und $BaSO_4$. S. 381 ▶4

Die Belastung durch **Radon** in der Bodenluft auf radiumhaltigen Gneis- und Granitböden ist erhöht; gering ist sie jedoch in Molasse, Sedimentgestein und Jungmoränen. Die Radonbelastung der Außenluft beträgt etwa 30 Bq · m^{-3}, in Wohnungen 50–400 Bq · m^{-3}. Durch poröse Lehmböden migriert Radon schneller als durch porenarme Betonfundamente. Im Haus aufsteigende warme Luft saugt kalte radonhaltige Luft aus dem Keller an. Regelmäßiges Lüften senkt die Radonbelastung dauerhaft. S. 381 ▶5, ▶1

Die Zerfallsprodukte ^{218}Po, ^{214}Bi, ^{214}Pb und ^{214}Po reichern sich in den Atemwegen an. Das Lungenkrebsrisiko wächst signifikant mit steigender Radonkonzentration um etwa 10% pro 100 Bq · m^{-3} (ohne Schwellenwert). Bad Gasteiner Stollenluft enthält bis zu 150 000 Bq · m^{-3} Radon. Das Lungenkrebsrisiko wird durch eine 4-wöchige Kur um 0,1 % erhöht. Radon im Trinkwasser liegt bei der Hälfte aller deutschen Wasserwerke unter 6 Bq/L.

> Radon bestimmt die Radioaktivität der Luft in Wohnräumen.

9.2.9 Thorium-232

^{232}Th ist nach ^{40}K die zweitwichtigste Quelle für die natürliche Radioaktivität von Boden und Mauersteinen (< 100 Bq/kg). Thoriumoxid ($^{232}ThO_2$) diente bis 1955 als Röntgenkontrastmittel. Thorium wird in Milz, Leber und Knochenmark gespeichert; die biologische Halbwertszeit beträgt mehrere Jahre. Nach 20 Jahren Latenzzeit treten Knochen- und Leberkrebs auf.

9.2.10 Nuklide in der Medizin

Bei der nuklearmedizinischen Diagnostik werden radioaktive Arzneimittel verabreicht, die sich in Organen oder Geweben anreichern. Durch ihre Radioaktivität werden sie mit einer Gammakamera von außen in ihrer zeitlichen und räumlichen Verteilung nachgewiesen und bildlich dargestellt. ▶2

Die Radionuklidtherapie nutzt **Phosphor-32** bei Bluterkrankungen, **Strontium-90** und **Rhenium-186** bei Knochenmetastasen, **Lutetium-177** und **Iod-131** bei Schilddrüsen- und Pankreastumoren. Das Nuklid erreicht das Zielgewebe durch aktiven Transport über das Blut; Partikel werden von Leber und Milz auch durch Phagozytose (über Fresszellen) einverleibt. Auch radioaktiv markierte monoklonale Antikörper sollen die Strahlendosis in den Tumor tragen und das umliegende Gewebe schonen.

9.2.11 Technetium-99m

^{99m}Tc-Salze reichern sich je nach Darreichungsform in verschiedenen Organen und Geweben an. Mit der Nahrung, Arzneimitteln oder markierten Erythrozyten verabreichtes ^{99m}Tc dient zur Diagnostik des Knochenstoffwechsels, von Magen, Darm, Nieren, Harn- und Geschlechtsorganen. ^{99m}Tc-Methoxyisobutylisonitril

(MIBI) verringert die Strahlenexposition bei der Myokardszintigraphie gegenüber Radiopharmaka wie ^{201}Thallium. S. 382 ▶3, ▶1

9.2.12 Iod-131

Radioaktives **^{131}I** wird in der Schilddrüse eingelagert und zerstört durch β-Strahlung das Schilddrüsengewebe. In der Radionuklidtherapie werden Tumorzellen durch verabreichtes ^{131}I vernichtet. Die unbeabsichtigte Aufnahme von ^{131}I wird durch Sättigung des Drüsengewebes mit dem stabilen ^{127}I-Isotop in Form von Natriumiodid oder Kaliumtriiodid (*Lugol*-Lösung, $KI \cdot I_2$) behandelt. Die Einnahme von Iodtabletten ist nur bei unmittelbarem radioaktiven Fallout sinnvoll; eine Überdosierung steigert das Risiko für Schilddrüsenerkrankungen bei Erwachsenen.

Kleine Mengen ^{123}I und ^{131}I dienen zum Schilddrüsen-Speichertest, zur Nierenszintigrafie oder radioaktiven Markierung von Proteinen. Bei der **Szintigrafie** wird der Verbleib eines kurzlebigen Radioisotops im Körper durch seine γ-Strahlung mit einem externen Detektor, Scanner oder einer Gammakamera verfolgt. ▶2

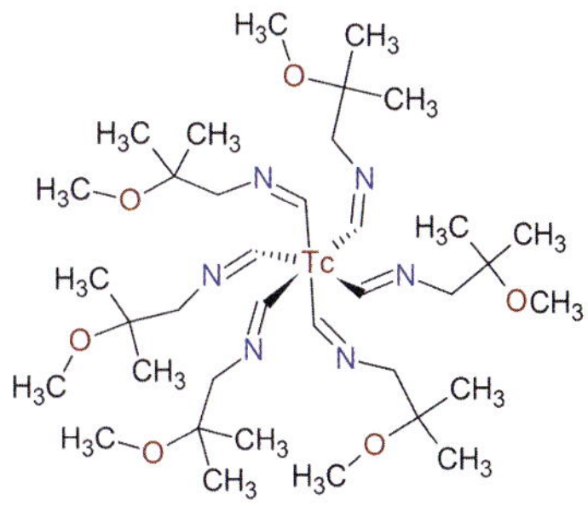

1 Hexakis(2-methoxy-2-methylpropylisonitril)technetium

Untersuchung	mSv
Entzündungen	< 8,2
Herz	7,4
Tumoren	6,5
Schilddrüse	≈ 0,7
Niere	≈ 0,5

2 Strahlenbelastung bei der Szintigrafie

9.2.13 Fluor-18

Die **Positronenemissionstomografie** (PET) mit β⁺-Strahlern stellt Nerven-, Herz- und Immunzellen *in vivo* in hoher räumlicher Auflösung bildgebend dar (▶3). Radioaktiv markierte Zucker wie ^{18}Fluordesoxyglucose, die sich an Amyloide im Gehirn anlagern, eignen sich zur Frühdiagnostik der Alzheimer-Demenz.

9.2.14 Xenon-133

Das radioaktive Gas ^{133}Xe in der Einatmenluft bildet die Lungenfunktion und den peripheren Blutfluss in den Gefäßen ab.

Isotop	Halbwertszeit
^{11}C	20,3 min
^{13}N	10,1 min
^{15}O	2,03 min
^{18}F	110 min
^{68}Ga	68 min
^{82}Rb	75 s

3 Positronenstrahler

9.3 Nichtionisierende Strahlung

Nichtionisierende Strahlung umfasst sichtbares, infrarotes und ultraviolettes Licht, Laserstrahlung, Radar-, Radio- und Mikrowellen, außerdem elektrische und magnetische Felder (Erdmagnetfeld, Stromnetz, Mobilfunk). Sie spaltet Materie nicht in Ionen und löst keine chemischen Bindungen.

9.3.1 Ultraviolettes Licht

Sauerstoff und Ozon in der Stratosphäre absorbieren das solare UV-C und UV-B-Licht vollständig, so dass man von der UV-B-Kante (< 290 nm) im irdischen Sonnenspektrum spricht.

- **UV-C** (200–280 nm) und UV-B sind an der Ozonbildung beteiligt. UV-C inaktiviert Zellen und löst Mutationen aus, indem es Nucleinsäuren (≈ 260 nm) zur **Fotodimerisation** zweier benachbarter Pyrimidinbasen unter Ausbildung eines Cyclobutanringes anregt, z. B. Thymin in der DNA. Zudem bilden sich Cytosin- und Thymin-Glycole. Fotolyasen reparieren die mutagenen Schäden durch Austausch der Basen teilweise wieder.
- **UV-B** (280–320 nm) fördert Sonnenbrand (Dermatitis solaris) und die Vitamin-D_3-Synthese.
- **UV-A** (320–400 nm) überträgt Energie über **Fotosensibilisatoren** wie Riboflavine und Porphyrine

auf Sauerstoff und andere Moleküle; es entstehen DNA-schädliche Radikale. Niedrig dosierte UV-A-Strahlung lindert Hautkrankheiten (z. B. Psoriasis), fördert jedoch den Abbau von Vitamin-D_3. Das langwellige UV-Licht löst vorwiegend fototoxische und fotoallergische Prozesse aus, die die Strahlenempfindlichkeit der Haut erhöhen.

Hauttyp I
hell mit Sommersprossen, blaue Augen, rötliche Haare, sofortiger Sonnenbrand statt Bräune

Hauttyp II
blonde Haare, grau-blau-grüne Augen, Rötung nach 10–20 min, mäßige Bräune

Hauttyp III
dunkelblonde Haare, grau-braune Augen, Sonnenbrand nach 20–30 min, fortschreitende Bräune

Hauttyp IV
hellbraune Haut, dunkel Haare, braune Augen, Rötung nach > 40 min; Bräunung mit Lichtschwielen

1 Hauttypen

Der **UV-Index** als Maß für die am Boden herrschende sonnenbrandwirksame UV-Strahlung ist an unbewölkten Tagen zur Mittagszeit in Süddeutschland am höchsten (8 bis 9) und im Winter am kleinsten (< 1). Ab der **minimalen erythematogenen Dosis** (MED) treten Hautrötungen auf, z. B. ab einer Bestrahlung von 250 J/m^2 für Hauttyp II. ▶1

UV-Licht erzeugt Erytheme der Haut (Sonnenbrand) und Fotokeratitis des Auges (lichtinduzierte Hornhautentzündung). Die entzündliche Hautrötung eines Sonnenbrandes wird durch fotochemische Prozesse und Zellgifte hervorgerufen. Starke Lichtexposition fördert die Entwicklung von Katarakt (Linsentrübung des Auges) und die frühzeitige Hautalterung. Keratosen (Hautverhornungen) und Teleangiektasien („Altershaut") gelten als Vorläufer für Basalzell- und Plattenepithelkarzinome. UV-Licht löst Cytosin → Thymin-Mutationen am TP53-Gen aus und unterdrückt außerdem das Immunsystem.

UV-Licht wirkt mutagen und immunschwächend.

9.3.2 Lichtschutzmittel

Lichtschutzmittel schützen Kunststoffe, Gummi, Textilien und Lacke vor Lichteinwirkung und Alterung, indem sie Strahlungsenergie in Wärme umwandeln. Zu kosmetischen Lichtschutzmitteln ▶Kap. 6.4.5

- **UV-Absorber** – wie 2-(2-Hydroxyphenyl)-2*H*-benzotriazol (BTZ), Hydroxybenzophenon (BP), 2-Hydroxyphenyltriazin (HPT), Oxalanilide und Titandioxid – sammeln das UV-Licht.
- **Radikalfänger**, z. B. sterisch gehinderte Amine (HALS), unterbinden fotochemische Reaktionen.
- **Quencher** („Löscher") deaktivieren fotoangeregte Zustände, Lumineszenz und fotochemische Reaktionen anderer Moleküle und wandeln Strahlungsenergie in Wärme um. Nickeldibutyldithiocarbamat (NiDBC) und Nickelacetophenodioxim zerstören als Fotoinitiatoren wirksame Hydroperoxide in Kunststoffen. ▶2
- **Peroxidzersetzer** fangen beim Polymerabbau entstehende Hydroperoxide ab, z. B. Thioether oder Phosphite.

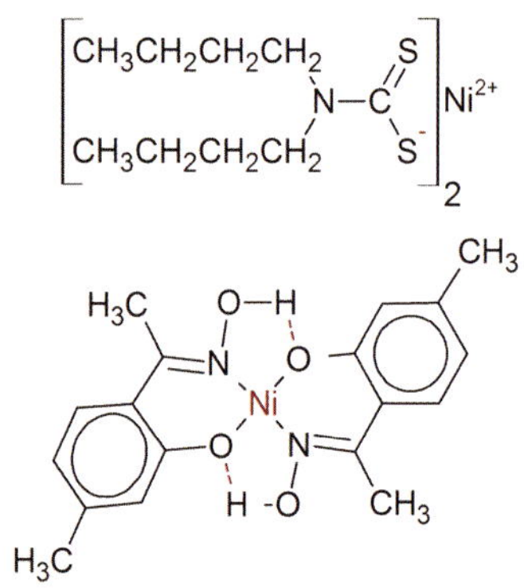

2 Quencher: NiDBC und Nickelacetophenoxydioxim

9.3.3 Laserstrahlung

Durch stimulierte Strahlungsemission erzeugtes, gebündeltes und monochromatisches Licht eines LASER (light amplification by stimulated emission of radiation) von 180–1000 nm (▶3) verursacht Verbrennungen oder Gewebeschäden. Medizinische Laser dienen zur Koagulation von Blutgefäßen und zur Operation von Netzhautablösungen.

Lasertyp	Wellenlänge
Nd-YAG	1060 nm
Argon	488 nm, 514 nm
CO_2	10,6 µm

3 Laserstrahlung

9.3.4 Infrarotes Licht

Das als **Wärmestrahlung** wahrgenommene infrarote Licht wird in IR-A-Strahlung (780–1400 nm), IR-B-Strahlung (1400– 3000 nm) und die langwellige IR-C-Strahlung (3000 nm bis 1 mm) eingeteilt.

Künstliche IR-Strahlungsquellen sind bis zu 1000 °C heiße thermische Strahler mit Bestrahlungsstärken im Bereich von 1000 bis 8000 W/m². Medizinische IR-Glühwendellampen arbeiten bei 2000 °C und 100 bis 300 W/m². Bei hohen Intensitäten treten Verbrennungen und Augenschäden (z. B. „Glasbläserstar") auf. Steigt die Temperatur im Körperinneren (Kerntemperatur) auf etwa 40 °C, kommt es durch die Erweiterung oberflächennaher Blutgefäße zum Blutdruckabfall mit Mangeldurchblutung des Gehirns und Bewusstlosigkeit, dem **Hitzekollaps**. Beim **Hitzschlag** führt ein Anstieg der Kerntemperatur auf über 41 °C zum Kreislaufkollaps mit möglichen Organschäden.

9.3.5 Elektromagnetische Felder: Radar-, Radio- und Mikrowellen

Die energiearme Strahlung von Verkehrsradar (0,025 W), Sprechfunk (2 W), Mikrowellenherden (1000 W) und Runkfunksendern (2 MW) belastet die Allgemeinbevölkerung mit höchstens 7 W.

Niederfrequente Felder

Elektromagnetische Wechselfelder (1 mm bis 10^8 m, 10 kHz bis 10^{11} Hz) führen zur Erwärmung des Gewebes (bei 70–280 W über 1 h) sowie Spannungsdifferenzen an Membranen und Trübung der Augenlinse (Katarakt). Durch **niederfrequente Wechselfelder** erregte Ströme sind kleiner als die durch Gehirnaktivität und Muskelspannung erzeugten; über die Muskeln abfließende Entladungsströme können hingegen zu Elektroschocks und Verbrennungen führen. Langwellige Signale durchdringen den Körper, Hochfrequenzwellen bleiben an der Hautoberfläche. Niederfrequente elektromagnetische Felder lösen nach heutiger Kenntnis nicht Krebs aus.

> Je höher die Frequenz, umso geringer ist die Eindringtiefe ins Gewebe (Skin-Effekt).

Der „**Elektrosmog**" durch Haushaltsgeräte von Staubsauber bis Haarfön erreicht Feldstärken von 50–500 V · m⁻¹ bzw. 0,01–2000 µT in 30 cm Abstand. Bei Haushaltsstrom (50 Hz) treten ab 1000 bis 10 000 V · m^{-1} Vibrationen der Körperhaare auf.

Magnetfelder

Magnetfelder induzieren Ströme, die schwer abzuschirmen sind und biologische Wirkungen haben können. Die Richtwerte für die niederfrequente elektrische Feldstärke (2 bis 5 kV · m^{-1}) und das induzierte Magnetfeld (50 bis 100 µT, Mikrotesla) orientieren sich an natürlichen Körperstromdichten von etwa 1 mA · m^{-2} (▶1) Magnetische Flussdichten bei Straßen- und U-Bahn erreichen 80 µT, bei Schwebebahnen 1 T, bei Kernspintomografen bis zu 4 T, Hochspannungsleitungen an Durchgangsstellen noch mehr.

1 mA · m^{-2}
Hintergrundstromdichte in menschlichen Organen
Herz und Gehirn: 10 mA · m^{-2}
Zellmembranen: bis 100 mA · m^{-2}

5 mA · m^{-2}
veränderte Calciumflüsse, Hemmung der Melatoninproduktion, natürliche Hintergrundstromdichte in Herz und Gehirn

50 mA · m^{-2}
Änderung von Protein- und DNA-Synthese, Enzymaktivitäten, Ionenflüssen; Knochenbrüche heilen schneller.

500 mA · m^{-2}
Veränderung der ZNS-Erregung, Reizwirkungen im erregten Gewebe, Gesundheitsgefahren

1000 mA · m^{-2}
Extrasystolen, Herzkammerflimmern, akute Gesundheitsgefahr

1 mA · m^{-2} = 0,1 µA · cm^{-2}

1 Biologische Stromdichten

Die Feldstärke nimmt linear mit der Entfernung ab. Für niederfrequente Felder wird eine möglicherweise kanzerogene Wirkung, z. B. für kindliche Leukämie, bei magnetischen Flussdichten von über 0,4 µT diskutiert. Schwache niederfrequente Felder schwächen bei Brustkrebszellen die wachstumshemmende Wirkung von Melatonin und bestimmter Onkostatika ab und verändern die Expression von Genen (1,2 µT).

Frequenz	Elektr. Feldstärke	magnet. Flussdichte
Niederfrequenzanlagen		
Hz	$V \cdot m^{-1}$	µT
16 ⅔ Hz	10 000	300
50 Hz	5 000	100
Hochfrequenzanlagen		
GHz	$V \cdot m^{-1}$	$A \cdot m^{-1}$
0,01 bis 0,4	27,5	0,073
0,4 bis 2	$1{,}375\sqrt{f}$	$0{,}0037\sqrt{f}$
2 bis 300	61	0,16

f Frequenz in MHz

1 Grenzwerte (BImSchV)

Mobilfunk

Hochfrequente Wechselfelder durch Radio, Fernsehen und Mobilfunk (400 bis 1800 MHz) erreichen Leistungen von 0,25 W (Mobiltelefon), 1000 W (Mikrowellengeräte), bis zu MW (Rundfunksender). Es kommt zur **Erwärmung** des bestrahlten Körpergewebes; in bestimmten Frequenzfenstern zu Änderungen von Zellmembran-Durchlässigkeit, Stoffwechsel und Wachstum an Zellkulturen. Die spezifische Absorption von 1 bis 4 W/kg hebt die Körpertemperatur um 1 °C an. Für Dauerbelastung gelten 0,4 W/kg als unschädlich.

Elektromagnetische Verträglichkeit (EMV) bezeichnet die Störwirkung starker Felder auf elektronische Geräte, z. B. Fernsehgeräte, Herzschrittmacher, Hörgeräte, Insulinpumpen.

Terahertz-Wellen

Terahertz-Wellen (1 µm bis 1 mm, 300 Gz bis 3 THz) liegen zwischen Mikrowellen- und Infrarotstrahlung. Gepulste THz-Strahlung wird durch einen kurzwelligen Nahinfrarot-Pulslaser erzeugt, der einige Femtosekunden (10^{-15} s) lang einen Halbleiterchip bestrahlt. THz-Wellen durchdringen Kunststoffe, Textilien, Papier und die meisten Nichtleiter. THz-Spektroskopie erlaubt die zerstörungsfreie Materialprüfung und bildgebende Durchleuchtung, insbesondere im Sicherheitsbereich, auf feste Sprengstoffe und Drogen. In wässriger Lösung treten unspezifisch breite Rotationsbanden auf, die zwischenmolekulare Wasserstoffbrückenbindungen abbilden.

9.3.6 Schall

Lärmquelle	dB(A)
Düsenflugzeug	120–130
Propellerflugzeug	110
Kreissäge	100
Lkw, Pkw	≤ 80
Rasenmäher	70
Gespräch	60
Kurgebiet	35–40
Flüstern	30
Standuhr	10

2 Typische Schalldruckpegel

Lärm ist ein unangenehmes Gemisch aus mechanischen Wellen im hörbaren Frequenzbereich von 16 Hz bis 20 000 Hz. Schallwellen breiten sich bei 0 °C mit etwa 332 m/s durch die Luft aus.

Der **Schalldruckpegel** (in Dezibel) wird mit der menschlichen Hörempfindlichkeit gewichtet und in dB(A) angegeben. Bei der Frequenz 1 kHz entspricht die Phonskala der Dezibelskala. Lärm erreicht bei 130 dB(A) die Schmerzgrenze. ▶2

Verkehrslärm, Freizeitlärm und Industrielärm gilt ab 70 dB(A) als krankmachend. Ständige Lärmexposition führt zu

- Gereiztheit, Schlafstörungen (> 40 dB(A)),
- Leistungsminderung, Stressreaktionen, psychischen Störungen, Herzinfarktrisiko (ab 66 dB(A) um das Doppelte erhöht),
- Zunahme der Plasmaviskosität und des Cholesterin- und Triglyceridgehaltes im Blut (65 bis 70 dB(A)),
- bei Kindern Schreckhaftigkeit und Sprachstörungen.

9.4 Übungsaufgaben

1. Was sagt der aerodynamische Durchmesser eines Partikels aus?
2. Wie wird eine Partikelanalyse durchgeführt und ausgewertet?
3. Wie wirken Submikrometer und Mikrometer große Teilchen auf den Respirationstrakt?
4. Warum wird die PET-Tomografie vorzugsweise mit Fluor durchgeführt?
5. Nennen Sie Beispiele für den unsachgemäßen Umgang mit radioaktiven Stoffen.

10 Alkaloide und Naturstoffe: Pflanzengifte und kardiale Toxine

Fünfzig europäische Pflanzenfamilien und jede zehnte Art gelten als giftig. Die Wirkstoffe in getrockneten Pflanzenteilen (Drogen) reagieren mit körpereigenen Rezeptoren (z. B. Morphin), hemmen oder aktivieren Enzyme, beeinflussen Transportmechanismen (z. B. Cocain) oder binden an die DNA. Der Botaniker und Chemiker *Carl Friedrich Wilhelm Meissner* (1792-1853) prägte 1819 den Begriff **Alkaloide** für stickstoffhaltige Naturstoffbasen, die in Pflanzen vorwiegend salzartig an Carbonsäuren gebunden vorkommen. In richtiger Dosierung eignen sich viele Alkaloide, Terpene, Glycoside und andere Pflanzeninhaltsstoffe als wertvolle Arzneimittel.

10.1 Einblick in die Welt der Pflanzen und ihre Inhaltsstoffe

Die Bestimmung und Benennung der Lebewesen wird **Taxonomie** genannt. *Carl von Linné* (1707-1778) teilte 1753/8 die Pflanzen anhand ihres Blütenaufbaus in 24 Klassen ein. Die natürliche **Systematik** (entwickelt seit 1850) berücksichtigt die Stammesgeschichte und neuerdings die genetische Verwandtschaft der Organismen (Phylogenie). Das Reich der Pflanzen umfasst heute die Gefäßpflanzen und Moose, aber nicht mehr die Pilze, Grün- und Rotalgen. ▶1

Sporenpflanzen vermehren sich vorwiegend durch Sporen; **Samenpflanzen** entwickeln Blüten, Früchte und Samen. Bei den **Nacktsamern** liegen die Samenanlagen frei auf dem Fruchtblatt, bei den **Bedecktsamern** in einem geschlossenen Fruchtknoten.

Zweikeimblättrige entwickeln sich aus Keimlingen mit zwei Keimblättern; sie tragen meist netznervige Blätter und ringförmig angeordnete Gefäßbündel. Die Blumenblätter stehen frei (z. B. bei Rosen-, Schmetterlings-, Kreuz- und Doldenblütigen), fehlen ganz (z. B. bei Kätzchenträgern, Mistel, Knöterich) oder sind miteinander verwachsen (z. B. bei Heidekraut, Primel, Korbblütlern).

Einkeimblättrige Pflanzen, aus Keimlingen mit einem Keimblatt, tragen 3, 6, 9, 12 oder mehr Blütenblätter und streifennervige Blätter. Zu dieser Klasse zählen Lilienblütige und Gräser.

Eukaryoten (Lebewesen mit Zellkernen)					
Amoebozoa	Opisthokonta	Rhizaria	Archaeplastida	Chromalveolata	Excavata
Amöben	Pilze	Foraminiferen	Grünalgen	Algen	Einzeller mit Geißeln
Schleimpilze	Kragengeißeltierchen	Strahlentierchen	Rotalgen		
	Vielzellige Tiere (Metazoa)		Pflanzen		

Moose	Gefäßpflanzen (Tracheophyta)				
(ohne Gefäße)	**Bärlapppflanzen**	**Farne**	**Samenpflanzen**		
			Nacktsamer	**Bedecktsamer**	
Lebermoose Laubmoose Hornmoose		(Gefäßsporenpflanzen) Schachtelhalme Echte Farne	Palmfarne Ginkgobäume Nadelhölzer	Einkeimblättrige	Zweikeimblättrige

1 Grobe Systematik der Lebewesen und des Pflanzenreichs

10.2 Heterozyklische Naturstoffe

Heterozyklische Verbindungen sind Ringsysteme, die außer Kohlenstoff noch Stickstoff, Sauerstoff oder Schwefel enthalten.

10.2.1 Fünfringe

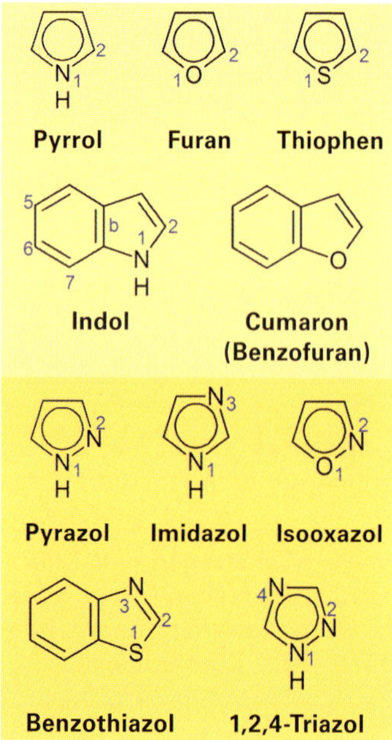

1 **Fünfring-Heterozyklen**

Pyrrol (Azol), der basische, heterozyklische 5-Ring-Aromat, baut die Strukturen natürlicher **Porphinfarbstoffe** auf, z. B. das Häm-System im Hämoglobin (►Kap. 3), den Blattfarbstoff Chlorophyll, Vitamin B_{12}, den Gallenfarbstoff Bilirubin und die synthetische Farbstoffklasse der Phthalocyanine. ►1

Indol (Benzo[*b*]pyrrol) ist Teilstruktur des natürlichen Fungizids Isatin (1*H*-Indol-2,3-dion), der Aminosäure Tryptophan, des Neurotransmitters Serotonin und des Farbstoffs Indigo.

Pyrazol (1,2-Diazol) ist eine stärkere Base als Pyrrol sowie Teilstruktur synthetischer Arzneimittel und Azofarbstoffe wie Phenazon und Tartrazin. Vom **Imidazol** (1,3-Diazol) leiten sich die Aminosäure Histidin, der Neutransmitter Histamin, der Wachstumsfaktor Biotin (Vitamin H) und die Stoffklasse der Purine ab.

Die **Isooxazol**-Struktur findet sich im Fliegenpilzgift Muscimol und seiner Vorstufe Ibotensäure. ►Kap. 12

Vom **Thiazol** leiten sich Penicillin und andere β-Lactam-Antibiotika ab. **Benzothiazol** baut Luciferin, den Leuchtstoff des amerikanischen Glühwürmchens *Photinus pyralis* auf.

Vom 1*H*-1,2,4-**Triazol** leiten sich krebserzeugende synthetische Herbizide ab. Biphenylderivate des **Tetrazol** dienen als blutdrucksenkende Medikamente (ACE-Hemmer).

10.2.2 Sechsringe

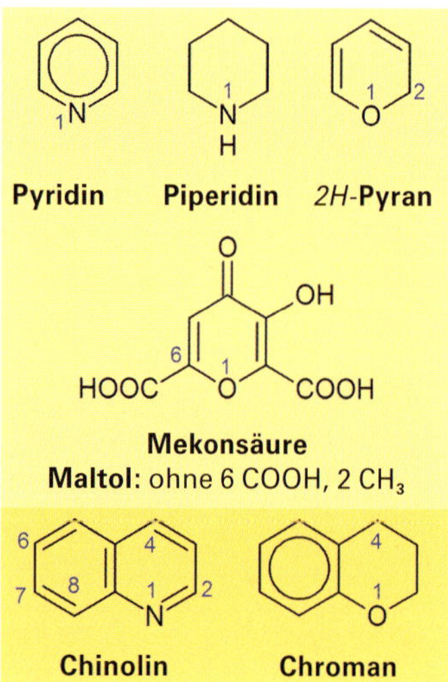

2 **Sechsring-Heterozyklen**

Pyridin, der heterozyklische 6-Ring-Aromat, kommt im Steinkohlenteer und Knochenöl vor. ►2

Das hydrierte **Pyran-Gerüst** findet sich in den Cannabinoiden des Hanfs, der Mekonsäure im Opium, dem Aromastoff Maltol und in Rotenon aus ostasiatischen Derris-Wurzeln.

Chinolin baut das Malariamedikament Chloroquin (Resochin) und 8-Hydroxychinolin auf, das mit zahlreichen Metallionen farbige Komplexsalze (Oxinate) bildet.

Chroman ist das Stammsystem wichtiger Pflanzenfarbstoffe und des Tocopherols (Vitamin E, ►Kap. 5).

Flavone und Anthocyane

Das wichtigste **Flavon**, Quercetin (S. 389 ►2), kommt im gelben Farbstoff der amerikanischen Eiche *Quercus velutina*, in Blüten von Goldlack, Stiefmütterchen, Löwenmaul, Rosen, Tee und Hopfen frei oder glycosidisch gebunden vor. Soja birgt das Xenoöstrogen *Genistein* (4',5,7'-Trihydroxyisoflavon). *Morin* aus dem „Gelbholz" des Färbermaulbeerbaumes (*Morus tinctora*) bildet mit Aluminiumionen einen grün fluoreszierenden Komplex.

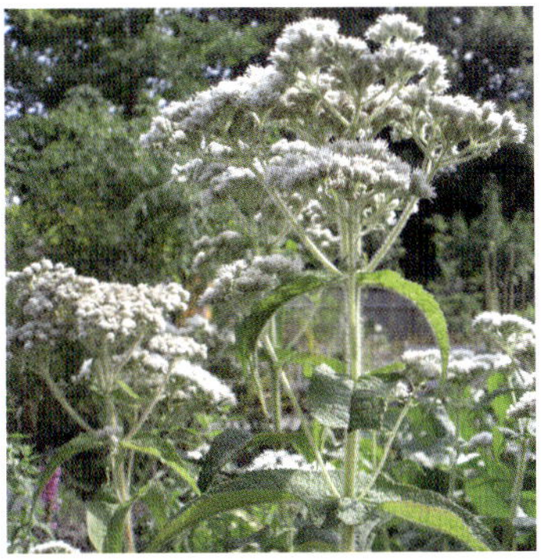

1 Wasserdost, *Eupatorium*

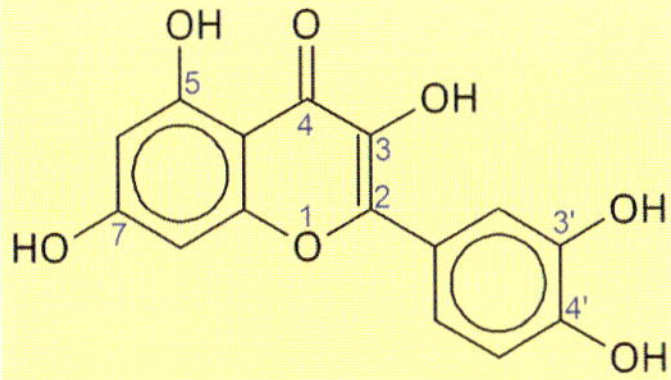

Quercetin, 3,5,7,3',4'-Pentahydroxy-flavon
Morin: 2'-OH (statt 3')

2 Flavin-Gerüst

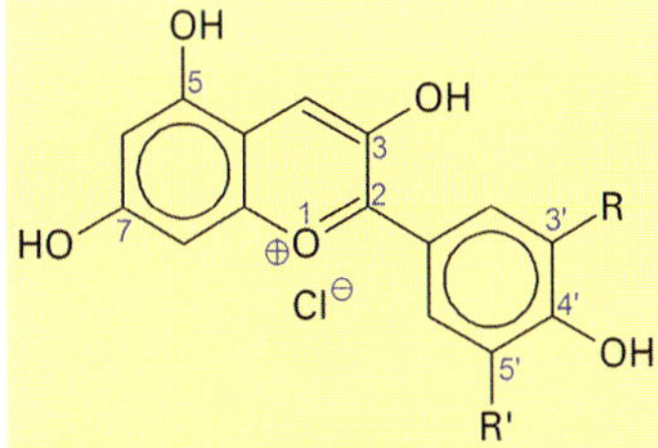

Flavyliumchlorid

Pelargonidin:	R = R' = H
Cyanidin:	R = OH, R' = H
Delphinidin:	R = R' = OH

3 Anthocyan-Gerüst

Wasserdost (Wasserhanf, Kunigundenkraut, *Eupatorium cannabinum*) von feuchten Wiesen wird wegen des zytotoxischen Flavonwirkstoffs *Eupatorin* nicht mehr als Heilpflanze verwendet. ▶1

Die **Anthocyane** (Flavyliumfarbstoffe) färben Blüten, Früchte und andere Pflanzenteile rot-violett-blau. Das farbgebende Anthocyanidin ist an einen Zuckerrest gebunden und wird bei der sauren Hydrolyse zu einem Flavyliumsalz zersetzt.

Pyrimidine

Vom **Pyrimidin** bleiten sich die Nucleinsäure-Basen **Cytosin**, **Uracil** und **Thymin** ab, sowie Barbitursäure (Malonylharnstoff) und 2-Thiouracil-Derivate zur Therapie der Schilddrüsenüberfunktion. **Thiamin** (Vitamin B_1) findet sich in Getreideschalen, Hefe und Kartoffeln. Thiamindiphosphat fungiert als Coenzym der Pyruvatdecarboxylase bei der alkoholischen Gärung, um Brenztraubensäure in Acetaldehyd und CO_2 zu spalten. ▶4–5

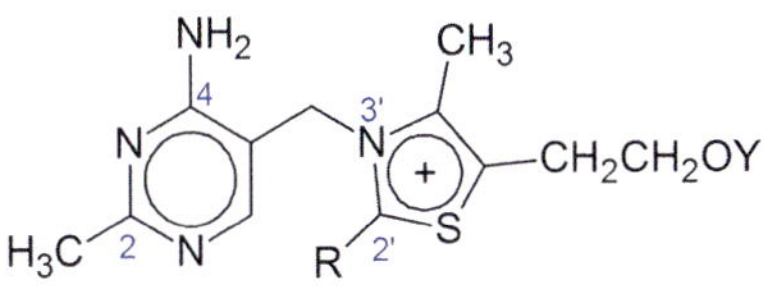

5	R	Y
Thiamin	H	H
Aktiver Acetaldehyd	$CH_3CH(OH)$-	-$[PO(OH)–O]_2H$
Aktives Pyruvat	$CH_3CH(COOH)$-	-$[PO(OH)–O]_2H$

Das basische **Piperazin** wirkt gegen Spul- und Fadenwürmer. Vom **Phenoxazin**-Typ ist der Indikator *Lackmus*, der aus *Rocella*-Flechten gewonnen wird. **Phenothiazin** (Dibenzo-5,10-thiazin) wirkt gegen Mückenlarven und als Darmantiseptikum bei Tieren. Ein Phenothiazinfarbstoff ist *Methylenblau*. ▶Kap. 3.6

10.2.3 Purine

Das bizyklische Purin-System baut **Xanthin** und das Gicht-Medikament **Allopurinol** (Allohypoxanthin) auf, das die Xanthinoxidase an der Bildung von **Harnsäure** aus Hypoxanthin hindert. Die Nucleinsäure-Base **Guanin** kommt in Milch, Guano und Fischschuppen vor, **Adenin** (6-Aminopurin) in Coenzymen, Teeblättern, Zuckerrübensaft, Hefe und Steinpilzen.

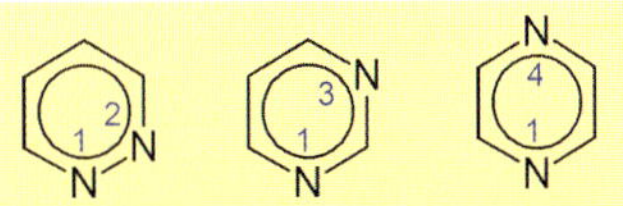

Pyridazin	Pyrimidin	Pyrazin
1,2-Diazin	1,3-Diazin	1,4-Diazin

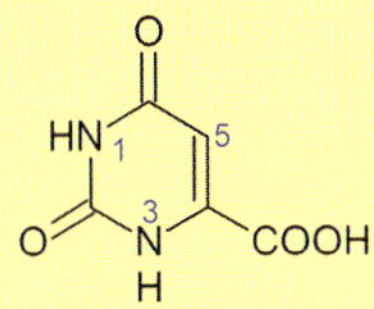

Orotsäure

Cytosin:	3 N=C, ohne COOH
Uracil:	ohne COOH
Thymin:	5-CH_3, ohne COOH
Thiouracil:	2-C=S statt C=O

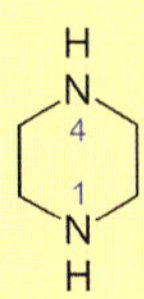

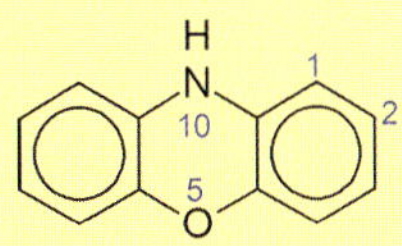

Piperazin **Phenoxazin**

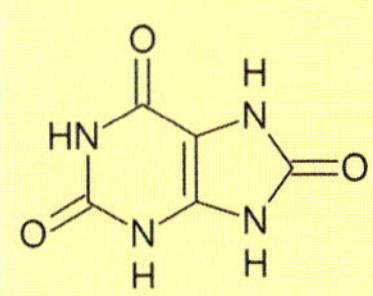

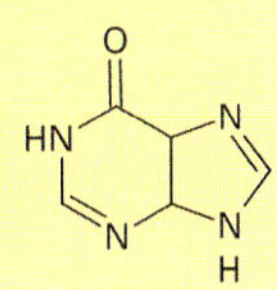

Harnsäure **Allopurinol**

4 Sechsring-Heterozyklen

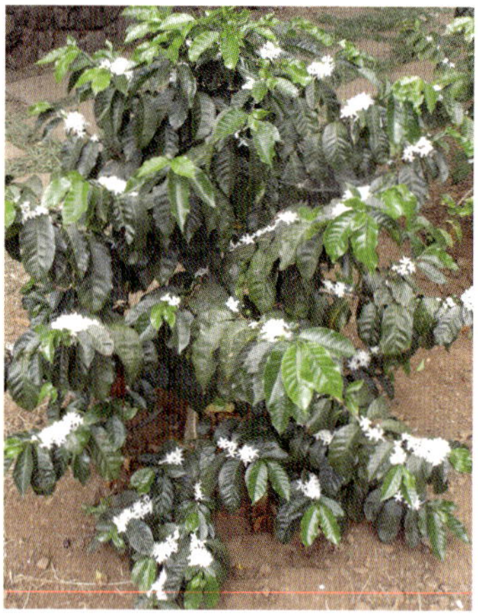

1 **Kaffeestrauch**, *Coffea arabica*

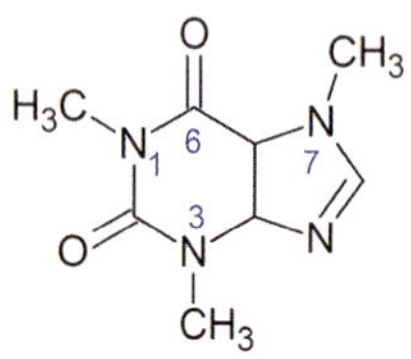

2 **Coffein**
Theophyllin: [7]NH
Theobromin: [1]NH

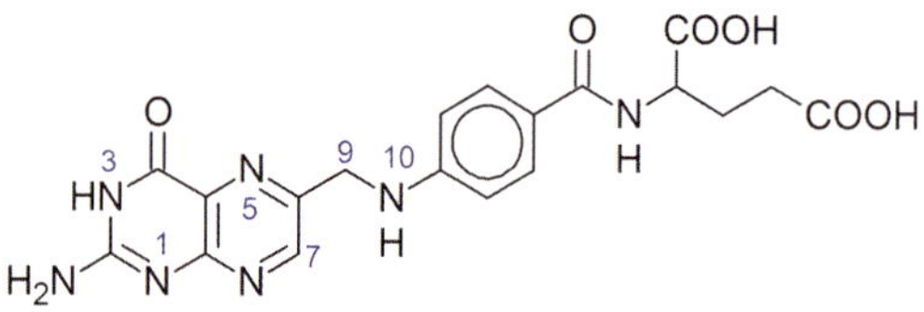

3 **Folsäure**, Pteroylglutaminsäure

Coffein

Coffein, das *N*-methylierte Xanthin in Kaffee und Tee, wirkt als Analeptikum (zentral erregend auf die Hirnrinde), vermutlich durch Besetzung von Adenosin-Rezeptoren. Es regt Wachheit, geistiges Aufnahmevermögen, Herztätigkeit und Atmung an, ohne den Blutdruck zu steigern; außerdem setzt es Noradrenalin und Adrenalin frei. Höhere Dosen erzeugen Ruhelosigkeit, Zittern und Herzrhythmus-Störungen. **Theophyllin** aus Teeblättern erweitert die Bronchialgefäße und steigert die Herzleistung. Gerbstoffe verzögern die Resorption aus Teeblättern, so dass Reizungen der Magenschleimhaut wie beim Coffein ausbleiben. Theobromin aus Kakaobohnen, Tee und Colanuss wirkt diuretisch. ►1–2

Vergiftung: Schlaflosigkeit, Unruhe, Appetitlosigkeit, Erbrechen, Austrocknung, Krämpfe, Vasomotorenkollaps (Kreislaufversagen durch Gefäßerweiterung und Blutdruckabfall).

Therapie: Emetika oder Aktivkohle (nicht bei Krämpfen), Phenobarbital oder Diazepam gegen Krämpfe, parenterale Flüssigkeitszufuhr, Blutdruck stabilisieren, Dialyse (> 500 mg/L), β-Blocker (ausgenommen Asthmapatienten).

Methylxanthine erregen Kreislauf- und Atemzentrum, fördern Glycogenolyse und Lipolyse.

10.2.4 Pteridine und Flavine (Isoalloxazine)

Pteridin-Derivate bilden die Pigmente von Schmetterlingsflügeln, z. B. des Kohlweißlings und Zitronenfalters.

Folsäure, ein Wachstumsfaktor für Milchsäurebakterien und Leukozyten, entsteht aus 2-Amino-4-hydroxy-6-methylpteridin, *p*-Aminobenzoesäure und Glutaminsäure. Gebunden an mehrere Glutaminsäuremoleküle kommt Folsäure in Avocado, Bohnen, Spargel, Weizenkeimöl, Spinat und Leber vor. Folsäure senkt den Vitamin-B_{12}-Spiegel im Blut und verstärkt damit eine perniziöse Anämie. Sie dient zur Vorbeugung koronarer Herzkrankheiten und Wirbelsäulenmissbildungen bei Föten. Sulfonamide hemmen die Folsäuresynthese in Bakterien.

Das **Flavin**-Ringsystem leitet sich vom Benzopteridin ab. Das für das Zellwachstum wichtige gelbe **Riboflavin** (Vitamin B_2) kommt in Molke und Eiklar vor; Flavin ist an den Zuckeralkohol D-Ribit gebunden. ►Kap. 5

10.2.5 Alkaloide

Die natürlichen **Alkaloide** werden nach ihrer Herkunft oder chemischen Struktur eingeteilt. Die Stickstoffatome stammen aus der Biosynthese mit Aminosäuren und biogenen Aminen. S. 391 ►Tab. A

Die Isolierung aus Pflanzenteilen erfolgt 1. durch Extraktion mit siedendem Methanol, 2. Ansäuern und Abtrennen der wasserlöslichen, nicht basischen Begleitstoffe mit Ether, sodann werden 3a. aus dem basisch gemachten Etherextrakt die Alkaloide auskristalliert und 3b. die wasserlöslichen Alkaloide mit Chloroform extrahiert. Die Trennung der Substanzen erfolgt durch Wasserdampfdestillation und Chromatografie.

Fünf- und Sechsringe mit Stickstoff			
Pyrrolidin (Tetrahydropyrrol)	**Pyrrolizidin**	**Piperidin** (Hexahydropyridin)	**Chinolizidin** (Octahydrochinolicin)
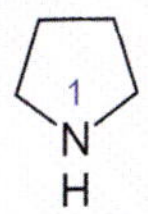	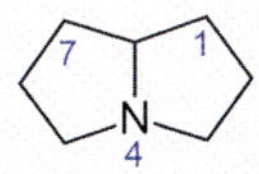	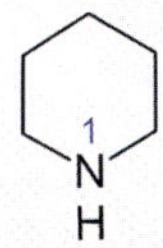	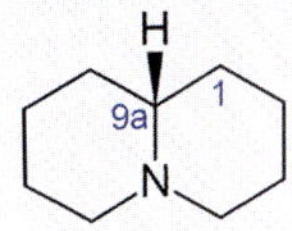
Hygrin (Coca), Käse, Paprika, Kaffee	Senecionin (Kreuzkraut) Lycopsamin (Sonnenwende) Triangularin Monocrotalin (Klapperschlangen) Phalaenopsin (Orchideen), Loline	Piperin (Pfeffer) Sedamin (Mauerpfeffer) Pelletierin(Granatapfel) Lobelin (Lobelia) Coniin (Schierling) Pinidin (Kiefer) Arecolin (Betelnuss)	Lupinen-Alkaloide (Lupinin, Camoensin, Spartein, Pyridon, Matrin, Ormosanin)
Vorstufe: Ornithin, Acetat	Ornithin, Acetat	Acetat , Lysin oder Phenylalanin	Lysin
	Benzoannellierte Ringsysteme mit Stickstoff		
Tropan *N*-Methyl-8-Aza-bicyclo[3.2.1]octan	**Indol** Benzo[*b*]pyrrol	**Isochinolin**	**Chinolin**
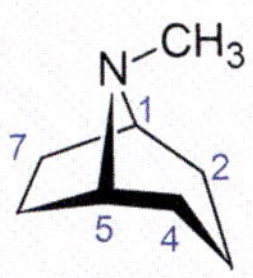	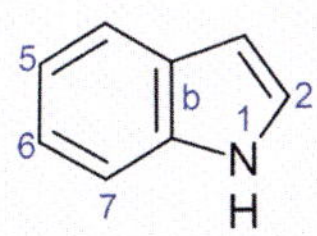	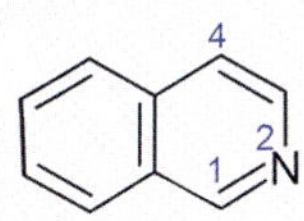	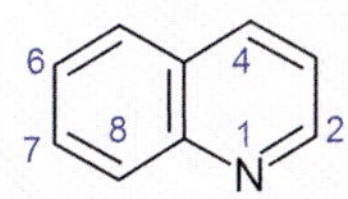
Atropin (Tollkirsche) Cocain (Koka) Pseudopelletierin (Granatapfel)	**β-Carbolin** (Harman-, Vinca-, Rauwolfia-A.) **Carbazol** (Catharanthus, Aspidosperma, Strychnos, Calebassen-Curare) **Ergot** (Mutterkorn) **Pyrroloindol**-Alkaloide (Physostigmin) **Peptidalkaloide** (Knollenblätterpilz) **Phenylethylamine** (Adrenalin, Dopamin, Mescalin)	**Benzyl(tetrahydro)isochinolin** (Papaverin, Laudanosin, Reticulin, Cularin, Pavin, Ochotensin, Ancistrocladin, Chelerythrin) **Protoberberin** (Berberin) **Phthalidisochinolin** (Narcotin, Hydrastin) **Aporphin** (Apomorphin) **Opiumalkaloide** (Morphin, Codein, Thebain) Tubocurarin (Curare) Ipecacuanha (Emetin)	**Chinaalkaloide** (Chinin, Chinchonin) Rauten- u. Rötegewächse
Vorstufe: Ornithin, Acetat	Tryptophan, Mevalonsäure (Terpenoide)	Phenylalanin oder Tyrosin	Anthranilsäure

A Stammsysteme pflanzlicher und tierischer Alkaloide

10.3 Alkaloide vom Pyridin- und Piperidintyp: Tabak

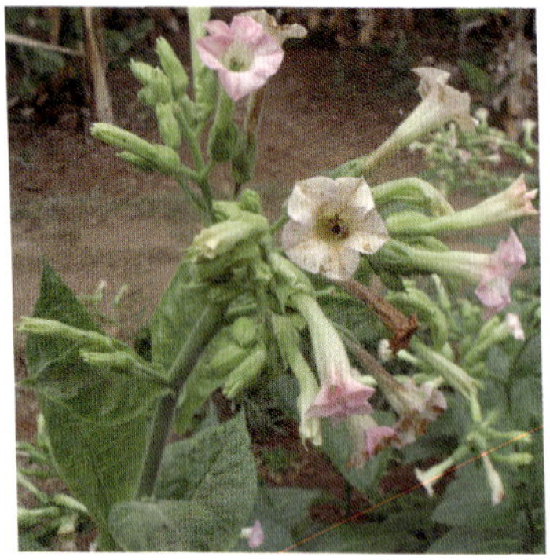

1 **Virginischer Tabak**
Nicotiana tabacum

Die Chinesen genossen Rauchwaren schon zu Beginn unserer Zeitrechnung. *Christoph Kolumbus* (1451-1506) rauchte 1492 mit Mitgliedern des indigenen Volks der Arawak in Maisblätter gewickelte Tabakblätter („tobagos"). Der französische Botschafter in Portugal *Jean Nicot* (1530-1604) brachte die Tabakpflanze (*Nicotiniana tabacum*, ▶1) 1556 nach Frankreich. Der Giftmord mit Nicotin durch den Grafen *Hippolyte de Bocarmé* (1808-1851) von 1850 führte den belgischen Gerichtschemiker *Jean Servais Stas* (1813–1891) dazu, aus der Leiche des Opfers das bis dahin nicht nachweisbare Nicotin zu extrahieren. Dies war die Geburtsstunde der **forensischen Toxikologie**. 1905 schleppten britische Bergsteiger 25 000 Zigaretten auf den Kangchenjunga, weil man glaubte, Nicotin beuge der Höhenkrankheit vor.

10.3.1 Nicotin

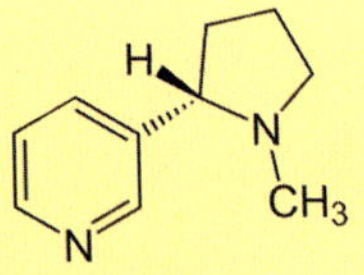

Nornicotin: ^{1}N-H
Cotinin: ^{2}C=O am Fünfring
Myosmin: ^{1}N=^{2}C, ohne H

2 **Nicotin**

Nicotin ((*S*)-(–)-1-Methyl-2-(3-pyridyl)-pyrrolidin, ▶2) kommt mit einem Anteil von 0,2 % bis 7 % in den Blättern und Wurzeln der 1 bis 3 m hohen **Tabak**pflanze, aber auch in anderen Nachtschattengewächsen (Solanaceen) und Pflanzenfamilien vor. Nicotinarme Tabake enthalten das enzymatische Abbauprodukt **Nornicotin**. Das ölig-viskose Nicotin wird durch Extraktion oder Wasserdampfdestillation aus Tabak gewonnen.

Die Pyridinalkaloide des Tabaks greifen an den vegetativen Synapsen an. Nicotin in kleiner Dosierung ahmt die Wirkung des Neurotransmitters **Acetylcholin** nach (▶Kap. 5.1), in größerer Dosierung blockiert es die Erregungsübertagung zwischen den Nervenzellen durch Depolarisation der vegetativen Synapsen (▶3). Nicotin führt zur Ausschüttung der Neurotransmitter Dopamin, Noradrenalin, Acetylcholin, Vasopressin, Serotonin und β-Endorphin. Vier Wirkungen sind typisch:

- Aktivierung des **Parasympathikus**, d. h. des vegetativen Nervensystems im ruhenden Körper: verstärkte Magensaftproduktion und Darmtätigkeit, Durchfall, Schweißausbrüche;
- Aktivierung des **Sympathikus**, d. h. des vegetativen Nervensystems in Stressphasen: gesteigerte Herzfrequenz, Druck-, Schmerz- und Wärmeempfindlichkeit;
- Ausschüttung von **Adrenalin** im Nebennierenmark: Vasokonstriktion (Gefäßverengung) und Blutdruckanstieg, Abbau von Fett und Glycogen, Glucoseanstieg im Blut, Dämpfung des Hungergefühls;
- Ausschüttung von **antidiuretischem Hormon** (Vasopressin) im Hypophysenhinterlappen: Harnrückhalt, Vasokonstriktion, verstärkte Blutgerinnungsneigung.

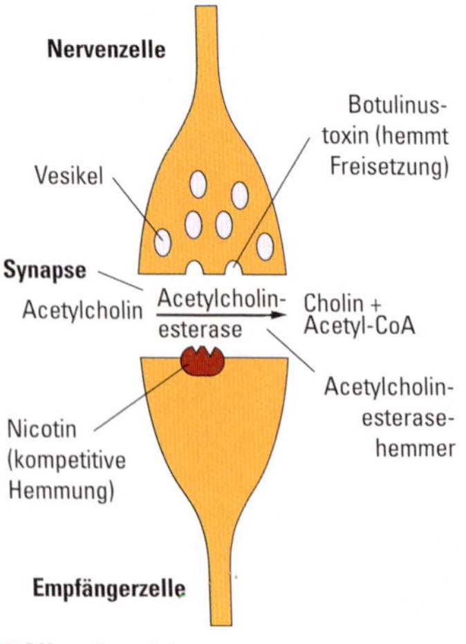

3 **Nicotinwirkung an Nervenendigungen**

> Nicotin ist ein **Ganglienblocker**, d. h. es besetzt die nicotinischen Acetylcholin-Rezeptoren (Anticholinergikum).

Nicotin wird über Bronchien, Lungen und Haut aufgenommen. Im Gehirn ist es 10 s nach Inhalation nachweisbar. Nach Oxidation in der Leber zu **Cotinin** (mit CO-Gruppe am Pyrrolidinring) wird es mit einer Halbwertszeit von 2 h im Harn ausgeschieden.

Nicotin ist giftiger als Arsen und Cyanid! Die tödliche Dosis lähmt das Atemzentrum. LD_{50} = 50 mg · kg^{-1} (Ratte, subcutan); 0,3 mg · kg^{-1} (Maus, i.v.); 9,2 mg · kg^{-1} (Hund, oral). Raucher erreichen 5–50 ng Nicotin pro ml Blutplasma. Das Essen einer Zigarette oder unsachgemäßes Hantieren mit nicotinhaltigen Herbiziden kann tödlich enden. Im Tierexperiment wirkt Nicotin teratogen (fruchtschädigend).

Akute Toxizität: 1. Erbrechen, Durchfall, Schwindel, Kopfschmerzen, Händezittern; 2. Blässe, kalter Schweiß, Herzrasen, Erregung, Verwirrtheit, Muskelzuckungen, Schwäche, Koliken, klonische Krämpfe, beschleunigte Atmung, Palpitationen, Kollaps, Koma. Tod durch Atemlähmung. LD_{LO} (Mensch): 40 mg.
Therapie: Erbrechen, Magenspülung, Aktivkohle, Sauerstoff, Diazepam gegen Krämpfe, kontaminierte Haut abwaschen.

Gefahren des Tabakrauchs

Im **Glutkegel** (~900 °C) einer Zigarette (▶1) verbrennen etwa 30 % des Tabaknicotins zu Pyridin, Cyanopyridin, Methylpyridin und ähnlichen Pyrolyseprodukten; 40 % entweichen im **Nebenstrom** in den Zugpausen und weniger als 30 % im **Hauptstromrauch** während des Zuges. Eine Zigarette erzeugt etwa 500 mg Hauptstromrauch aus Gasen und Dämpfen (N_2, O_2, CO_2, CO, NO_x, HCN, Aldehyde, Butadien, Benzol, Nitrosamine, ▶2) mit 20–30 mg **Partikelmasse** („Kondensat, Teerstoffe": Nicotin, Terpene, Fettsäureester, Paraffine, Naphthaline, Phenole). 50–90 % der Partikelmasse verbleiben in der Lunge, beim Passivrauchen ca. 11 %. Darin sind Kanzerogene und Präkanzerogene enthalten. Zigarettenfilter halten 40–70 % der Partikel zurück; im Tabakstummel von filterlosen Zigaretten verbleiben 30 %. Filterzigaretten werden mit Menthol und anderen Aromazusätzen angereichert. Perforierte Filter aus Celluloseacetat verdünnen den Hauptstrom mit Luft, um die Belastung an Teer, CO, HCN, Phenol und flüchtigen Aldehyden zu reduzieren.

Tabakrauch ruft unerwünschte Wirkungen hervor:

- **Kurzzeitwirkung bei Inhalation**: Resorption der Inhaltsstoffe über die Alveolarwände, stoßweise Vergiftung von linker Herzkammer und Gehirn. Herzfrequenz und Blutdruck steigen, die Hauttemperatur sinkt.
- **Arteriosklerose** und **Koronarerkrankungen**: „Verkalkung" der Herzkranzgefäße durch erhöhte Konzentration freier Fettsäuren und Cholesterin im Blut. Herzinfarktrisiko!
- **Gefäßerkrankungen**: Gefäßverschluss (Obliteration), Raucherbein, Durchblutungsstörungen; zentrale Gefäßerkrankungen sind Gehirninfarkt und Schlaganfall. Durch chronisch obstruktive Ventilationsstörungen der Lunge (COPD) sterben 10-mal mehr Raucher an Lungenversagen als Nichtraucher.
- **Magen-Darm-Erkrankungen**: erhöhte Magensaftsekretion und Magen-Darm-Tätigkeit (Motilität), Appetithemmung, Magen-Darm-Geschwüre.
- **Risiko-Schwangerschaft**: Zunahme der Herzfrequenz bei der

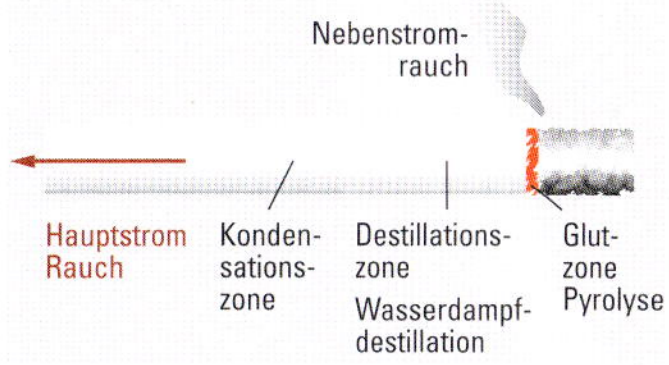

Nicotin

Kohlenwasserstoffe
Alkane, PAK (Benzpyren, Benzanthracen), Teer, Papierabbrand, Vinylchlorid, Butadien, Pestizide

Alkohole und Ether
Methanol, Phenole, Lactone, Epoxide

Carbonylverbindungen
Aldehyde, Ketone, Ester (Acrolein, Formaldehyd)

Aromatische Amine
Anilin, *o*-Toluidin, 4-Aminobiphenyl, 2-Naphthylamin, heteroaromatische Amine

Nitrosamine
N-Nitrosonornicotin, *N*-Nitrosoanabasin, *N*-Nitrosopyrrolidin, N-Nitrosomorpholin, N-Nitrosodiethanolamin, N-Nitrosodimethylamin

Stickstoffverbindungen
Stickoxide, Blausäure, Hydrazin, Acrylamid, Acrylnitril

Schwermetalle
As, Cd, Chromat, V, Se, Nickelcarbonyl, Radionuklide: Po-210

1 Gifte im Zigarettenrauch

Nicotin, Nornicotin, Myosmin, Anatabin, Anabasin

↓

***N'*-Nitrosoalkaloide**

Nitrosierung unter Ringöffnung bei Nicotin und Nornicotin

↓

Durch Reduktion und Oxidation:
4-(Methylnitrosamino)-(3-pyridyl)-butanole
und -butansäure

2 Bildung von Nitrosaminen

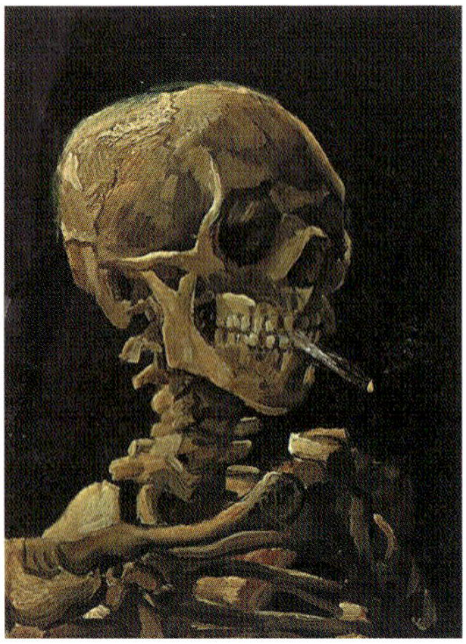

1 Vincent van Gogh:
Portrait eines Rauchers, 1885

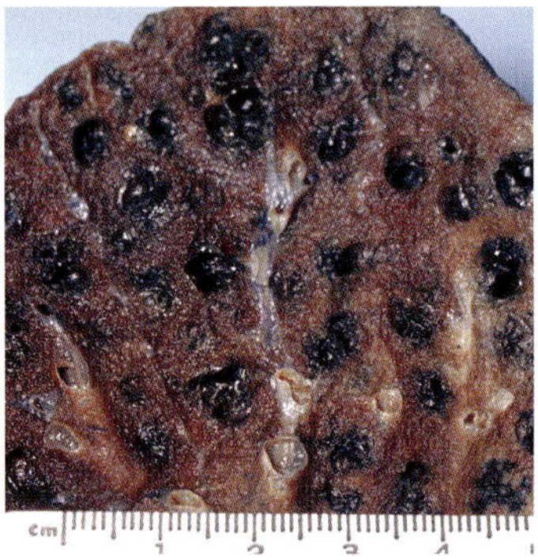

2 Raucherlunge, Emphysem

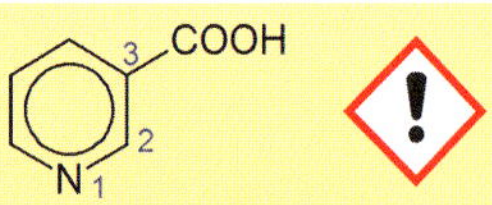

Nicotinsäure
Pyridin-3-carbonsäure

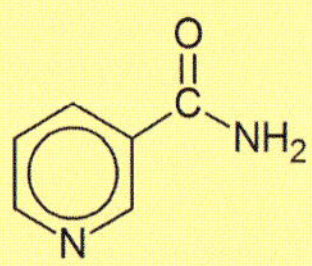

Nicotin(säure)amid
Pyridin-3-carbamid, Vitamin PP

3 Derivate des Nicotins

Frucht. Frühgeburten, niedriges Geburtsgewicht, Missbildungen (auch bei rauchendem Vater!), reduzierte Fruchtbarkeit bei der rauchenden Mutter und beim weiblichen Kind.

> Tabakrauch erzeugt Herz-Kreislauf-Erkrankungen, chronisch obstruktive Lungenerkrankungen, Schwangerschaftskomplikationen und Krebs. Der Fötus raucht mit!

- **Stoffwechselstörungen**: Raucherkachexie (Auszehrung) durch höheren Grundumsatz, geringeres Körpergewicht, Störung der Vitamin B_{12}-Synthese durch Blausäure. ▶1
- **Lokale Wirkungen**: Entzündungen von Mundschleimhaut, Rachen, Kehlkopf, Schädigung des Flimmerepithels und chronische Bronchitis (Raucherhusten).
- **Tabakkrebs**: Lungenkrebs (auch bei Passivrauchern), v. a. der Bronchialschleimhaut durch eingelagerten Teer, ferner Tumoren in Luftröhre, Kehlkopf, Mundhöhle, Speiseröhre, Bauchspeicheldrüse, Nieren, Harnblase. Fortgesetztes Rauchen ist schädlicher als vorausgegangene Reize. Ein Rauchstopp vermindert das Krebsrisiko drastisch. Kanzerogen wirken PAK, Nitrosamine, aromatische Amine, ungesättigte Aldehyde, Benzol, Epoxide, Acrylamid. Die Risikofaktoren Tabakrauch, Alkohol und Asbestfasern verstärken sich gegenseitig. ▶2
- **Tabakamblyopie**: Schwachsichtigkeit, Retinadegeneration durch Tabakstaub und Tabakessen.

> Alkohol und Tabak verstärken gegenseitig ihr kanzerogenes Potential, insbesondere für Speiseröhrenkrebs.

10.3.2 Derivate des Nicotins

Nicotinsäure (▶3) wird durch Oxidation von Nicotin hergestellt; sie kommt in Weizenkleie, Erdnüssen, Pfifferlingen und gerösteten Kaffeebohnen vor. Der Pyridinring des Nicotins entsteht bei der Biosynthese in der Pflanze durch Abspaltung von CO_2 aus Nicotinsäure. In hoher Dosis erweitert Nicotinsäure (nicht das Amid) 1. vorwiegend Hautgefäße und wirkt blutdrucksenkend, 2. hemmt sie die Freisetzung von Fettsäuren aus dem Fettgewebe ins Blut, so dass in der Leber weniger Triglyceride synthetisiert werden. Das wasserunlösliche Cholesterol wird an Lipoproteine niedriger Dichte (LDL) und hoher Dichte (HDL) gebunden im Blut transportiert. Die Konzentrationen von LDL-Cholesterol und Triglyceriden im Serum sinken, die von HDL-Cholesterol kann trotzdem ansteigen.

> Nicotinsäure ist ein (gefäßverengender) Lipidsenker.

Nicotinsäureamid dominiert in tierischen Lebensmitteln wie Schweineleber, Rindfleisch und Lachs. Im Darm entsteht Nicotinsäure, die im Gewebe ins Coenzym NAD(P) (▶3) umgewandelt, in der Leber gespeichert und über die Nieren als 1-Methylnicotinsäureamid und Oxidationsprodukte ausgeschieden wird.

Niacin umfasst die zum Vitamin-B-Komplex zählenden Nicotinsäure-Derivate mit Antipellagra-Wirkung. In Leber und Niere wird Niacin aus der Aminosäure Tryptophan und Vitamin B_6 synthetisiert; bei Leucin-reicher Ernährung (mit Hirse und Mais) ist dieser Stoffwechselweg gestört. **Niacinmangel** äußert sich in Appetitlosigkeit, Gewichtsabnahme, körperlicher und geistiger Schwäche, Schlafstörungen, Verstimmung, Verwirrungszuständen, Gedächtnisstörungen, Zungenbrennen, Durchfall, Pellagra (Hautkrankheit), *Hartnup*-Krankheit (eine genetisch bedingte schlechte Tryptophan-Resorption). Die **Niacinvergiftung** erzeugt toxische Leberschäden (> 3000 mg/Tag) und Magenschleimhautentzündungen (> 35 mg/Tag).

Nicotinsäureamid-Adenin-Dinucleotid (NAD^+) arbeitet als Wasserstoffakzeptor der Dehydrogenasen in den Mitochondrien der Zellen, die Wasserstoff in die Atmungskette speisen. ▶1

Von **Nicotinsäureamid-Adenin-Dinucleotid-Phosphat (NADP)** abhängige Dehydrogenasen im Zellplasma liefern Wasserstoff für reduktive Biosynthesen von Fettsäuren und Cholesterol sowie für Hydroxylierungen. Bei der Photosynthese in grünen Pflanzen wird NADH gebildet.

$$NAD^+ \xrightarrow[\text{Kinase}]{\text{ATP} \quad \text{ADP}} NADP^+ \xrightarrow[2e^-]{H^+} NADPH$$

> Nicotinamidnucleotide sind die Wasserstoffüberträger der Zelle für Oxidationen (NAD^+) und Reduktionen (NADPH).

Nicotin-Analgetika und Pestizide

(–)-Epibatidin (*exo*-2-(6-Chlor-3-pyridyl)-7-azabicyclo[2.2.1]heptan) aus der Haut des ecuadorianischen Giftfrosches *Epipedobates tricolor*, wirkt 200fach stärker schmerzstillend als Morphin. Es wirkt nicht auf die Morphinrezeptoren im Gehirn, sondern auf die Nicotinrezeptoren. ▶Kap. 11

(–)-Anabasin (Nictotimin, 3-[(*S*)-2-Piperidinyl]-pyridin), ein Isomeres des Nicotins, kommt im asiatischen Gänsefußgewächs *Anabasis aphylla* (Chenopodiaceae), im Tabak, in marinen Schnurwürmern und nordamerikanischen Ameisen vor. Es wird als Insektizid verwendet. LD_{LO} (Mensch) > 30 mg.

Picloram (4-Amino-3,5,6-trichlorpyridin-2-carbonsäure) ein chloriertes Derivat einer isomeren Nicotinsäure, wurde im Vietnamkrieg als „Agent White"-Herbizid zur Entlaubung eingesetzt. Heute dient es zur Unkrautbekämpfung in Winterraps.

10.3.3 Coniin

(+)-Coniin ($C_8H_{17}N$), insbesondere in den unreifen Früchten und Samen des **Schierlings** (▶2–3, S. 396 ▶1), ist eine ölige Flüssigkeit mit brennend scharfem Geschmack und Geruch nach Mäuseharn. Die bis zu 2 m hoch wachsende, krautige Pflanze verursacht Missbildungen bei Ferkeln und Nagetieren. Im Altertum musste *Sokrates* 399 v. Chr. wegen verderblicher Lehren den Schierlingsbecher nehmen. 0.5–1 g Schierlingsextrakt wirken tödlich. LD_{50} (Mensch, oral) = 6,5 mg/kg. Damit zählt Coniin zu den stärksten Pflanzengiften; es wird auch durch die Haut resorbiert. ▶Kap. 1

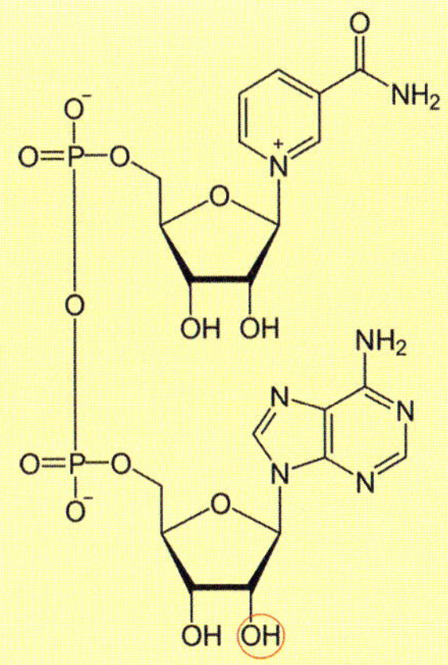

NAD^+, oxidierte Form
$NADP^+$: $-O-[PO_3]^{2-}$

1 Pyridinnucleotid-Coenzyme

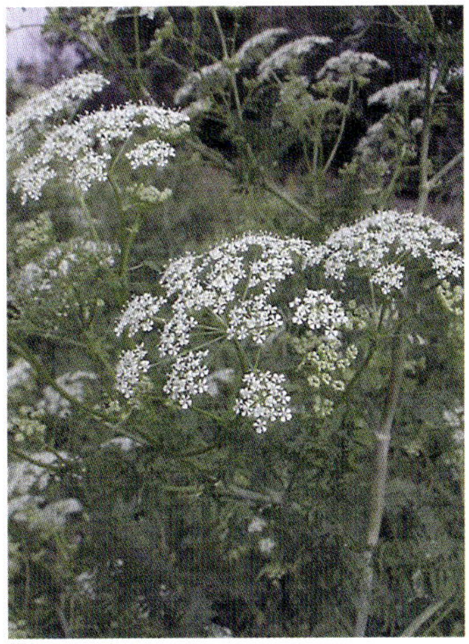

© J. Hilty

2 Gefleckter Schierling
Conium maculatum

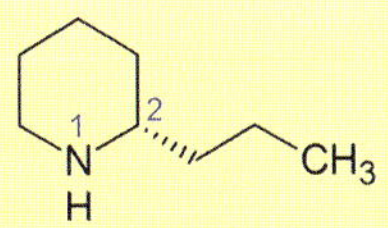

(*S*)-2-Propyl-piperidin

γ-Conicein: 1 ~N=C~
Conhydrin: 2 ~$CH(OH)CH_2CH_3$
Pseudoconhydrin: 5 ~OH

3 (+)-Coniin

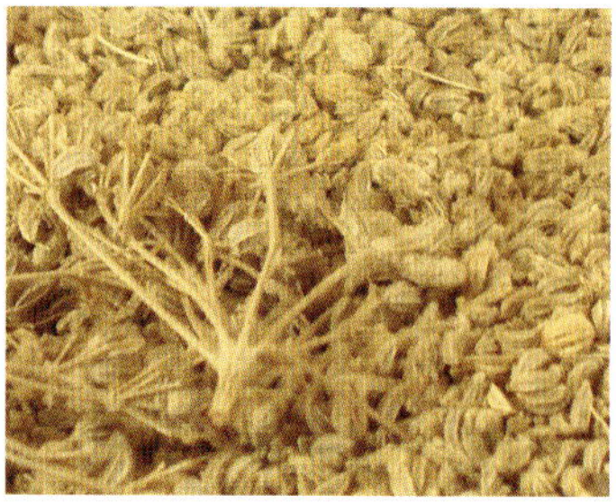

1 Getrockneter Schierling

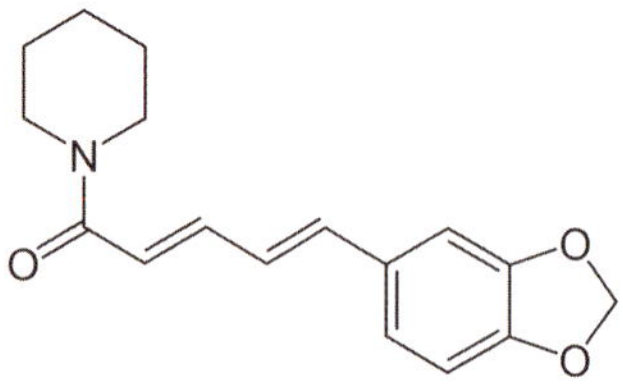

2 Piperin, 1-Piperoylpiperidin

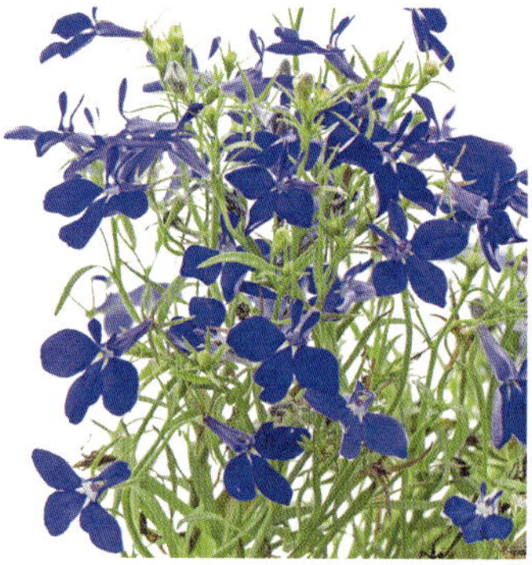

3 Lobelia erinus (Männertreu)

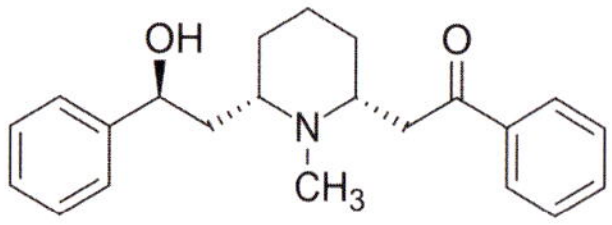

4 Lobelin

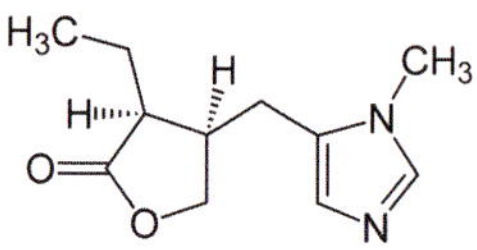

5 Pilocarpin

Veraltet sind Coniinsalze in schmerzlindernden Einreibemitteln.

Der Schierling zählt zu den giftigsten heimischen Pflanzen. Coniin lähmt die Muskulatur (vgl. Curare).

Symptome: Brennen im Mund, Lähmung der Zunge, Erbrechen, Kälte und Gefühllosigkeit, schmerzhafte Lähmung von den Beinen bis zum Brustkorb (Paralyse, Anaesthesia dolorosa), Speichelfluss, heftiges Erbrechen, Durchfall, Herzrasen, weite Pupillen, Tod durch Ersticken bei vollem Bewusstsein binnen 30 min bis 5 Stunden durch Lähmung der Zwerchfellmuskulatur. Therapie: Magenspülung, Kohle, Beatmung.

10.3.4 Piperin

Piperidin-Derivate werden als Schmerzmittel, Narkotika und Pestizide verwendet.

Piperin ($C_{17}H_{19}NO_3$) ist das Hauptalkaloid des schwarzen Pfeffers (*Piper nigrum*), der durch Trocknen der unreifen, grünen bis gelb-orangen Früchte gewonnenen wird. Piperin verursacht den scharfen Pfeffergeschmack, der auch als Stomachikum („Magenbitter") und in alkoholischen Getränken (Brandy) geschätzt wird. Piperin und andere Piperidin-, Pyrrolidin- und Isobutylamin-Derivate aus *Piper*-Arten wirken antimikrobiell; Pfeffer wurde früher zur Konservierung von Fleisch verwendet. Piperin ist wenig giftig: LD_{50} (Ratte oral) = 514 mg/kg. Unter Lichteinwirkung isomerisiert Piperin teilweise zu den Stereoisomeren Isochavicin (*E,Z*), Chavicin (Z,Z) und Isopiperin (*Z,E*). ▶2

Synthetische Piperidin-Narkotika

Die schmerzstillende Wirkung des Opioids **Fentanyl** (1-Phenethyl-4-*N*-propionyl-anilino-piperidin) ist stärker als die des Morphins. **Phencyclidin** (1-(1-Phenylcyclohexyl)piperidin, „Engelsstaub") wird als Rauschgift missbraucht. ▶Kap. 7

Lobelin

Das Alkaloid **Lobelin** aus der nordamerikanischen Aufgeblasenen Lobelie (*Lobelia inflata*, Indianertabak), einem Glockenblumengewächs, stimuliert das Atemzentrum über Rezeptoren in herznahen Gefäßen. Der Einsatz als Antiasthmatikum ist wegen der Nebenwirkungen (Brechreiz) überholt; dafür ist es teilweise in Raucherentwöhnungsmitteln anzutreffen. ▶3–4

10.3.5 Pilocarpin

Das Imidazolderivat **Pilocarpin** aus dem brasilianischen Strauch *Pilocarpus jaborandi* erregt die muscarinischen Acetylcholinrezeptoren und dient als Parasympathomimetikum zur Behandlung des Glaukoms. ▶5

Vergiftung: Speichelfluss, Schweißsekretion, Miosis, Krämpfe in Magen-Darm-Trakt und harnableitendem System, Bradykardie. Wenig gefährlich: < 20 mg. Therapie: Atropin.

10.4 Tropan-Alkaloide: Nachtschattengewächse und Koka

Die Alkaloide vom Tropantyp in **Nachschattengewächsen** (*Solanaceae*) zählen zu den wirksamsten Pflanzengiften und waren Bestandteile erotisierender Hexensalben. Auch Besenstiele, auf denen man rittlings nackt tanzte, wurden damit eingerieben. ▶1

Die für Zeitgenossen unerklärlichen Wirkungen gewisser Pflanzen führte, neben anderen Motiven, zu Misstrauen und abgründiger Verfolgung weiblicher Hexen, die mit dem Teufel verkehrten – dokumentiert zum Beispiel in der Schrift „Der Hexenhammer" (Malleus Maleficarum) des Dominikaners *Heinrich Institoris* (1430-1505) von 1486. Der Aberglaube erreichte in Mittel- und Nordeuropa und in den neuenglischen Kolonien zwischen 1550 und 1700 einen Höhepunkt, als Missernten, Viehsterben und Hunger die Frage nach Wetterhexen, Mutterkornvergiftern und Schadenszauberei aufwarfen.

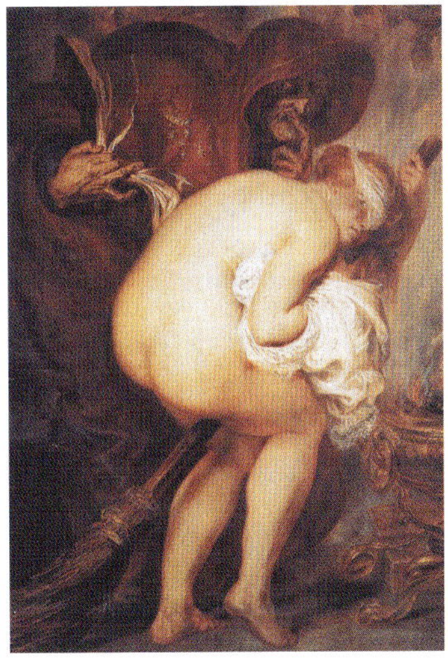

1 ***Antoine Wiertz* (1806–1865)**
„Die junge Hexe" 1857

10.4.1 Atropin

Das Molekül **Tropan** (*N*-Methyl-8-aza-bicyclo[3.2.1]octan) besteht aus einem Pyrrolidin- und einem Piperidinring.

Atropin ((±)-Hyoscyamin) aus der **Tollkirsche** (*Atropa belladonna*, ▶2), nach der griechischen Schicksalsgöttin Atropos benannt, ist ein 1:1-Gemisch (Racemat) der optisch aktiven Ester der Tropasäure (3-Hydroxy-2-phenylpropansäure) mit dem Alkohol Tropin (Tropan-3α-ol).

2 bis 5 Tollkirschen töten ein Kind (1–10 mg/kg Körpergewicht), 10 bis 20 einen Erwachsenen (10–20 mg/kg Körpergewicht). Eine Dosis von 0,5–2 mg Atropin führt zu Mundtrockenheit und Pupillenerweiterung (Mydriasis); ab 10 mg folgen dramatische Vergiftungssymptome mit Krämpfen und Halluzinationen. Vergiftungen treten eher versehentlich durch Verschlucken von Augentropfen auf. Dank guter Behandlungsmöglichkeiten sind Todesfälle selten.

- Atropin hebt Vergiftungen mit Phosphorsäureestern und Carbamat-Pestiziden auf. Es unterdrückt die Erregungsübertragung an den postganglionären parasympatischen Nervenendigungen durch kompetitive Hemmung des Botenstoffes Acetylcholin, ist also ein **Anticholinergikum**
- und ein **Parasympatholytikum**, weil es nur die muscarinartigen Acetylcholin-Rezeptoren erfasst.

Acetylcholin wird bei der Nervenerregung aus Bläschen freigesetzt, bindet an die nicotin- und muscarinartigen Rezeptoren am gegenüberliegenden synaptischen Spalt des Erfolgsorgans und öffnet die Ionenkanäle in der Membran. Wegen des schnellen Abbaus durch die Acetylcholinesterase dauert die Wirkung des Acetylcholins nur sehr kurz an.

Atropin konkurriert mit Acetylcholin und blockiert G-Protein-gekoppelte **Acetylcholin-Rezeptoren vom Muscarintyp**. S. 398 ▶1 und ▶Kap. 5

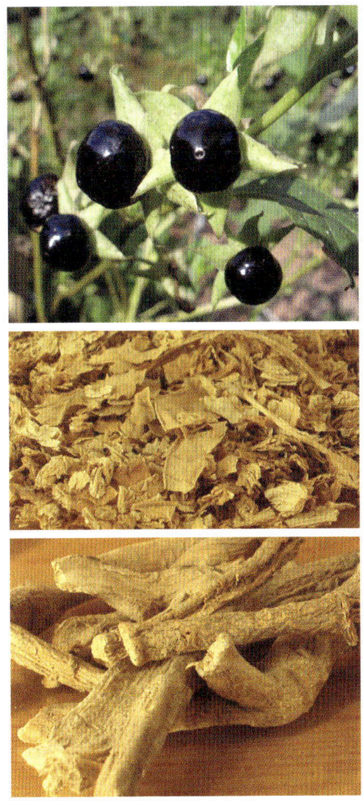

2 Tollkirsche
(*Atropa belladonna*), Blätter (Folia) und Wurzeln (Radix)

Mechanismus	**Parasympathikus (muscarinische Acetylcholinrezeptoren)**	**Sympathikus (Adrenerge Rezeptoren)**
Rezeptorblockade: Antagonist	**Parasympatholytika:** Atropin, Scopolamin, Ipratropium	**Sympatholytika:** Prazosin, Propanolol (β-Blocker)
Direkte Wirkung: Agonist	**Parasympathomimetika:** Acetylcholin, Carbachol, Pilocarpin	**Sympathomimetika:** Noradrenalin, Adrenalin
Indirekte Wirkung auf Neurotransmitter	**Cholinesterase-Hemmstoffe:** Neostygmin, Physostigmin, Insektizide	**Noradrenalin-Rückaufnahme-Hemmstoffe:** Amphetamin, Cocain

1 Substanzen mit Einfluss auf das vegetative Nervensystem

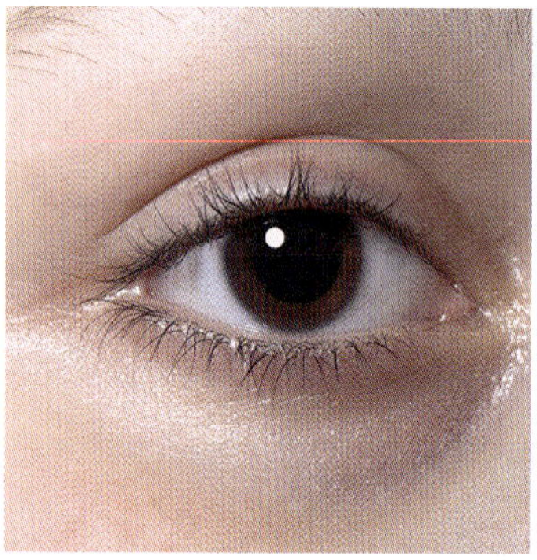

2 Mydriasis (vgl. S. 320)

Atropin wurde als Bronchospasmolytikum, bei der Morbus-Parkinson-Therapie und als **Mydriatikum** (pupillenerweiterndes Mittel, ▶2) eingesetzt. Tollkirschenextrakt verlieh der „schönen Frau" (bella donna) schon im Mittelalter den mehrere Tage anhaltenden feurigen Blick. Tollkirschenblätter waren Bestandteil mittelalterlicher Hexensalben und Liebestränke. ▶3

Atropin blockiert muscarinartige Acetylcholin-Rezeptoren (kompetitiv-postsynaptischer Antagonist des Acetylcholins).

Vergiftungssymptome: Auf das ZNS wirkt Atropin zunächst erregend, dann lähmend und lokal anästhesierend.

- *Peripher*: Gesichtsrötung, Mundtrockenheit, Durst, Herzrasen (Tachykardie) nach anfänglicher Bradykardie (≥ 2 mg), Schluck- und Sprechbeschwerden, Heiserkeit durch gehemmte Drüsensekretion, Hyperthermie, trockene, heiße Haut, Obstipation und Harnverhaltung (≥ 5 mg).
- *Zentral*: Pupillenerweiterung (Mydriasis) und Akkommodationsstörungen (≥ 2 mg), motorische Unruhe, Kopfschmerz, Erregung (Lachen, Tobsucht, Verwirrtheit), Farbfehlwahrnehmungen, erotische Empfindungen, Halluzinationen (≥ 10 mg), epilepsieartige, klonische Krämpfe, rascher und harter Puls; später: Atemdepression, Zyanose, Koma, Tod durch Atemlähmung.

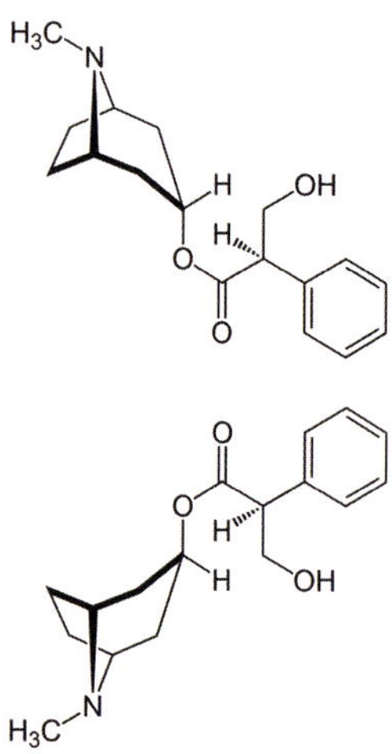

3 Atropin
(*R*)- und (*S*)-Tropintropat
(±)-Hyoscyamin

1 mg Atropin weitet die Pupillen (Mydriasis), 100 mg p.o. sind lebensgefährlich.

Therapie: Emetika oder Aktivkohle, Magenspülung mit paraffingeöltem Schlauch, künstliche Beatmung, kalte Bäder, forcierte Diurese bei liegendem Blasenkatheter. Mund- und Augenschleimhäute befeuchten. Zur Sedierung: Benzodiazepine i.v. (Diazepam).

Antidot: Physostigminsalicylat i.m. oder i.v. als Cholinergikum (Parasympathomimetikum) wirkt der Verarmung von Acetylcholin am synaptischen Spalt entgegen. ▶Kap. 10.8.5

Physostigmin, der Cholinesterasehemmer, bremst Atropin.

Hyoscyamin – Scopolamin

Die Samen aus den Kapselfrüchten des **Bilsenkrauts** (*Hyoscyamus niger*) bereicherten früher Hexensalben, Liebestränke und Pilsener-Bier. 15 Samen sind tödlich!

(*S*)-(–)-Hyoscyamin, ein Ester der (*S*)-(–)-Tropasäure mit L-6,7-Epoxytopan-3α-ol, wird heute aus transgenen Tollkirschen oder Zellkulturen gewonnen. Das D-Enantiomer wirkt schwächer giftig. Gefahr der psychischen Abhängigkeit (≥ 3,6 mg/Tag). Letale Dosis: < 100 mg. ▶2

Scopolamin aus dem Krainer Tollkraut (*Scopolia carniolica*) wurde früher als Antiemetikum, Reisemedizin und Beruhigungsmittel vor Operationen verwendet. Es wird schneller eliminiert als Atropin, durchdringt die Blut-Hirn-Schranke besser und wirkt stärker ZNS-dämpfend und halluzinogen. ▶3

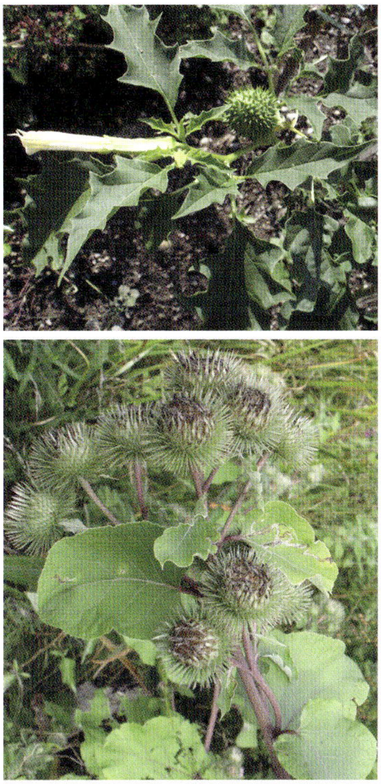

1 Stechapfel (*Datura stramonium*)

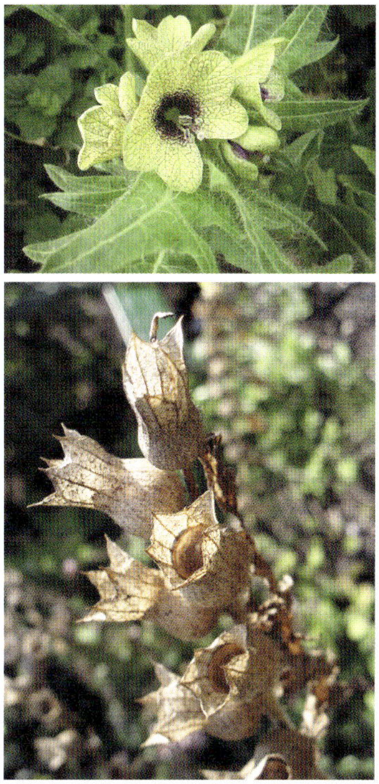

2 Schwarzes Bilsenkraut (*Hyoscyamus niger*)

Die Tropanalkaloide entstehen in der Wurzel und gelangen über den Saftstrom in die oberirdischen Pflanzenteile. Beim Trocknen von Nachtschattengewächsen oder beim Extrahieren in Laugen racemisiert L(–)-Hyoscyamin zu Atropin.

(–)-Hyoscyamin + Scopolamin $\xrightarrow{\text{Trocknen}}$ Atropin
(–)-Hyoscin (±)-Hyoscyamin

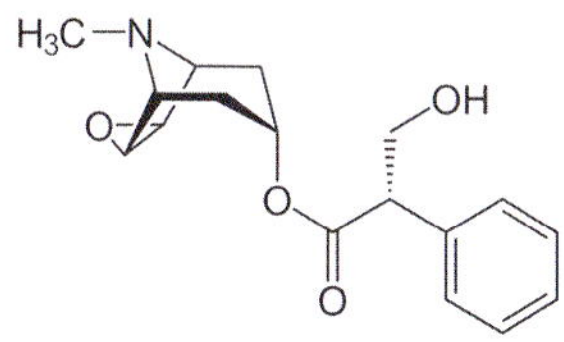

3 Scopolamin, (–)-Hyoscin

Hyoscyamin wirkt wie Atropin als ein Parasympatholytikum, das Acetylcholin am Rezeptor verdrängt. *N*-Butylscopolaminiumbromid wirkt krampflösend (Spasmolytikum).

- Die Wurzeln der **Alraune** (*Mandragora officinarum, autumnalis* und *vernalis*) galten wegen ihrer menschenähnlichen Form seit dem Altertum als Aphrodisiakum, Liebestalismann und Amulette. Scopolamin und (–)-Hyoscyamin erklären die Wirkung von Alraune in Hexensalben. Der Extrakt in Wein wurde als Beruhigungsmittel bei Schmerz- und Erregungszuständen eingesetzt. ▶4–5

- Die Samen des **Stechapfels** (*Datura stramonium*) (▶1) sind in den europäischen Arzneibüchern seit dem 18. Jahrhundert als reizend, krampfstillend und narkotisch verzeichnet. Die Azteken nutzten die „göttliche" Pflanze für kultische Zwecke und zur Bestrafung, wobei gerollte Blätter rektal verabreicht wurden. Die **Engelstrompete** (*Datura suaveolens* u. a.) ist ein bis zu 5 m hoher Stauch mit giftigen Blüten. Halluzinogen!

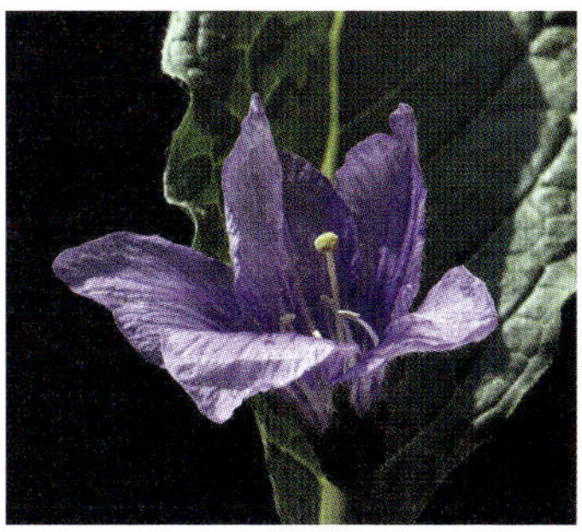

4 Madragora autumnalis

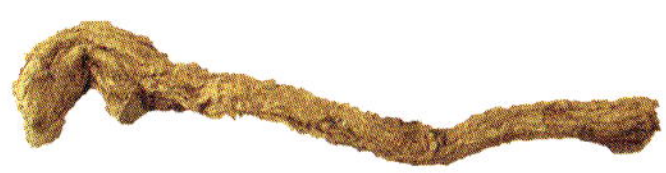

5 Alraunewurzel

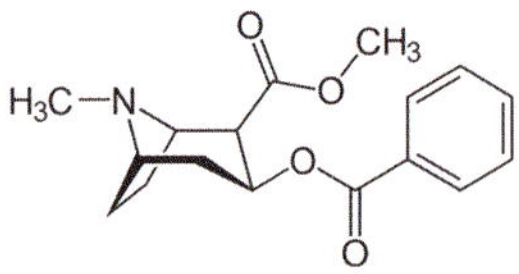

1 (2*R*,3*S*)-(–)-Cocain

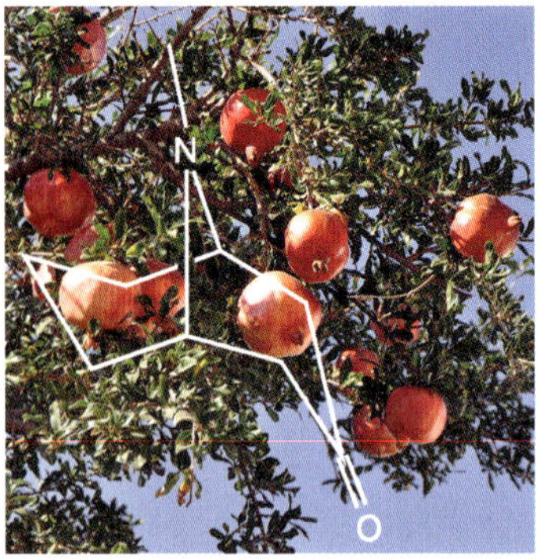

2 Granatapfelbaum
Punica granatum

10.4.2 Cocain (Kokain)

Das aus den Rohalkaloiden der Kokablätter gewonnene **Ecgonin** geht durch Veresterung mit Methanol und Benzoylierung in **Cocain**, den 3β-Benzoyloxy-2β-tropancarbonsäuremethylester, über. Cocain lähmt die peripheren Nerven und macht Haut und Gewebe unempfindlich. ▶1 und ▶Kap. 7.3.1

10.4.3 Alkaloide des Granatapfelbaumes

Pseudopelletierin (*N*-Methyl-granatonin, Granatan-3-on, 9-Methyl-9-aza-bicyclo[3.3.1]nonan-3-on) kommt in der Wurzelrinde des Granatapfelbaumes (*Punica granatum*) vor, der im Mittelmeerraum und in Asien kultiviert wird. Es diente dem Nobelpreisträger *Richard Martin Willstätter* (1872-1942) 1895 als Ausgangsstoff für die Synthese von Cyclooctatetraen. ▶2

Granatäpfel enthalten Flavonoide (Anthocyane, Quercetin), Polyphenole, Ellagitannine (Punicalagin), Phenolsäuren (Ellagsäure, Gallussäure), Kalium, Calcium, Eisen und Vitamin C. Die Früchte reifen nach der Ernte nicht nach.

10.5 Chinolizidin-Alkaloide

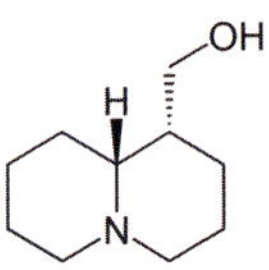

3 (–)-Lupinin, 1-Hydroxymethyl-perhydrochinolizidin

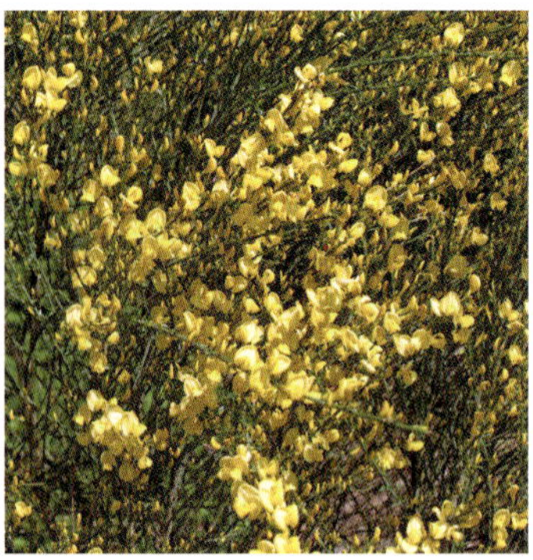

4 Besenginster

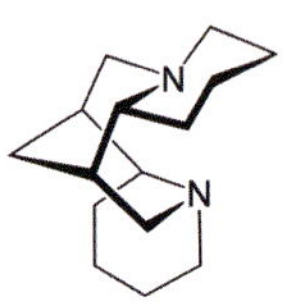

5 (–)-Spartein

Chinolizin (4a-Aza-4a,9a-dihydronaphthalin, 9a*H*-Pyrido[1,2-a]pyridin) und **Chinolizidin** (Octahydrochinolizidin, 1-Aza-bicyclo[4.4.0]decan) sind die Stammsysteme der Protropin- und Protoberin-Alkaloide.

(–)-Lupinin ($C_{10}H_{19}NO$) aus den Samen der gelben und blauen Lupine (*Lupinus luteus* und *angustifolius*) und der nordamerikanischen Wolfsbohne (*Lupinus polyphyllus*) ist eine kristalline, atemlähmend wirkende Substanz. ▶3

(–)-Spartein ($C_{15}H_{26}N_2$) ist ein bitter schmeckendes, stark basisches, viskoses Öl aus Lupinen (*Lupinus polyphyllus*), Besenginster (*Cytisus* oder *Sarothamnus scoparius*, ▶4) und Schöllkraut. Vergiftungen kommen in Asien durch Lupinensamen als Sojaersatz in Tofu und Tempeh vor. Spartein wird fast vollständig im Magen-Darm-Trakt resorbiert; es wirkt erregend auf die glatte Muskulatur von Gebärmutter und Darm, verstärkt durch Gefäßerweiterung die Koronardurchblutung, hemmt die Reizleitung und löst Wehen aus. Sparteinsulfat dient zur Behandlung von Herzrhythmusstörungen und in der Geburtshilfe. ▶5

Symptomatik: Erbrechen, Leibschmerzen, Durchfall, Herzfrequenz- und Blutdruckabfall (< 0,1 g). In größeren Dosen coniin- und curareartige Lähmungen mit Krämpfen. Tod durch Atemlähmung. LD_{50} (Maus p.o.) 220 mg/kg, LD_{50} (Ratte p.o.) 960 mg/kg.
Therapie: Erbrechen, Magenspülung, Kohle, Orciprenalin oder Lidocain gegen Herzrhythmusstörungen.

Spartein aus Ginster und Lupine ist ein Herzgift!

Cytisin kommt in **Goldregen** (*Laburnum anagyroides*), Besenginster (*Cytisus scoparius*), Stechginster (*Ulex europaeus*) und Pfriemenginster (*Spartium junceum*) vor. Lebensgefahr! Einige Früchte oder 5–20 Samen des Goldregens töten ein Kind. Starke Tabakraucher können Goldregenblätter ohne Vergiftungserscheinungen rauchen. Cytisin tritt in die Ziegenmilch über und ruft nicotinartige Vergiftungen hervor (Ganglienblocker). ▶1

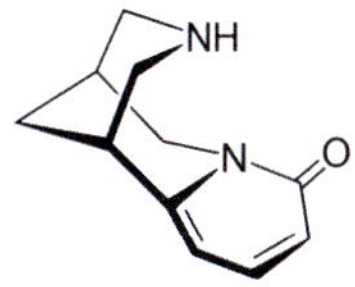

1 **Cytisin**

Cytisin aus Goldregen wirkt nicotinartig.

Symptome: zentral-erregend (Medulla oblongata: Vasomotoren- und Brechzentrum), dann lähmend. Nach 30–60 min Erbrechen, Übelkeit, Leibschmerzen, Blutdruckanstieg durch Gefäßverengung, Tachykardie, Schwitzen, Blässe, Speichelfluss, Halluzinationen, strychninartige Krämpfe, Bewusstlosigkeit, Kreislaufversagen; Tod durch zentrale Atemlähmung nach Stunden bis Tagen. LD_{50} p.o. (Katze) 3 mg/kg, (Hund) 4 mg/kg, (Maus) 100 mg/kg. Schnecken sind gegen Cytisin wie gegen Strychnin unempfindlich. Therapie: Erbrechen auslösen, Magenspülung, Kohle, Biperiden gegen Krämpfe, Sauerstoffbeatmung.

10.6 Chinolin-Alkaloide

Chinolin (1-Azanaphthalin, Benzopyridin, engl. quinoline) entsteht durch Orthokondensation eines Benzolkerns an Pyridin.

Die **China-Alkaloide** (Cinchona-Alkaloide, indianisch *Quina* = Rinde) werden aus der Rinde 6 bis 8 Jahre alter subtropischer Bäume (*Cinchona pubescens*) aus Zaire, Indonesien und Malaysia gewonnen (▶2). Die vom Chinolin abgeleiteten Therapeutika (Chinchonin-Gruppe) und die weniger wichtigen Indol-Alkaloide (Chinchonamin-Gruppe) liegen als Salze der Chinasäure und anderer Pflanzensäuren vor.

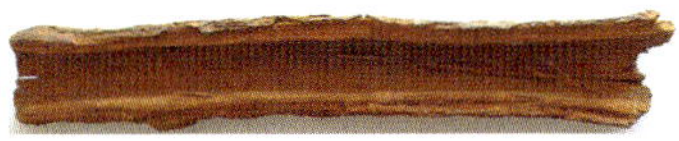

2 **Chinarinde**
Cinchona officinalis

Chinin (engl. quinine, $C_{20}H_{24}N_2O_2$, (8α,9S)-6′-Methoxycinchonan-9-ol) ist der unlösliche Bitterstoff der Chinarinde (*Cinchonae cortex*) und löst sich in sauerstoffhaltigen Säuren mit blauer Fluoreszenz. Chininsulfat dient mit dem Bitterwert 200 000 als Standard nach dem Deutschen Arzneibuch. Alkoholfreies Bitter-Lemon und Tonic-Water dürfen 85 mg · kg^{-1} Chinin enthalten. Die appetitanregende **Chinatinktur** enthält neben China-Alkaloiden ätherische Öle aus Pomeranzenschalen und Zimt sowie Bitterstoffe der Enzianwurzel. ▶3–4

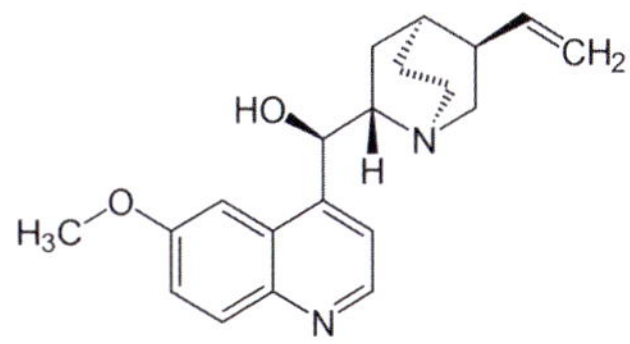

3 **(–)-Chinin**
Cinchonin, H statt OCH_3

Chinin wirkt fiebersenkend, lokalanästhetisch, muskelrelaxierend und wehenauslösend, was früher als Abortivum, zum Dopen von Rennpferden und zum Strecken von Heroin genutzt wurde. Chinin bindet schnell an Plasmaeiweiße, hemmt zahlreiche Enzymsysteme im Zellplasma und stört durch Komplexbildung die DNA/RNA-Synthese. Als **Antimalariamittel** zerstört es die Schizonten des Erregers *Plasmodium falciparum* und unterbricht so den Entwicklungszyklus im menschlichen Blut; es wird gegen Chloroquin-resistente Stämme eingesetzt.

Chinin ist ein Zellgift und Antimalariamittel.

Nebenwirkungen bei therapeutischen Dosen: Gehör- und Sehstörungen, Schwindel, Hautrötung, Schweißausbrüche, Verwirrtheit (Cinchonismus). Allergien sind häufig.

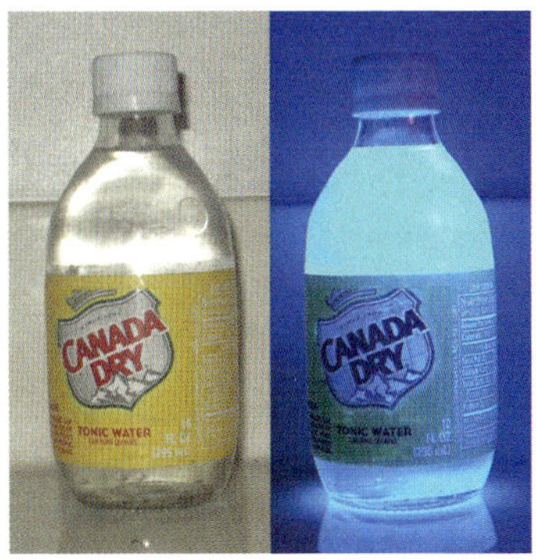

4 **Fluoreszenz (365 nm)**

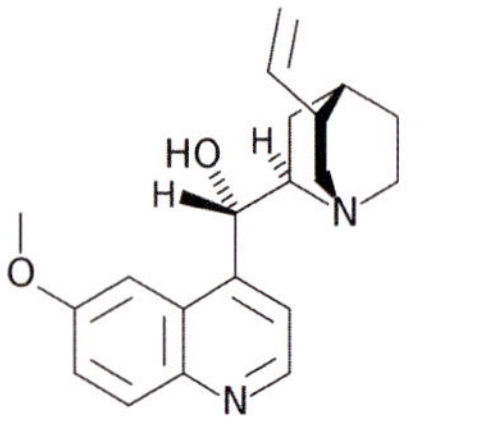

1 (+)-Chinidin: (8β,9*S*)
Cinchonidin: (8β,9*S*), ohne OCH_3

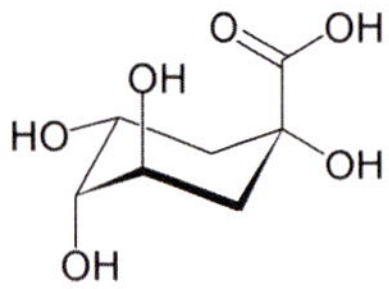

2 Chinasäure

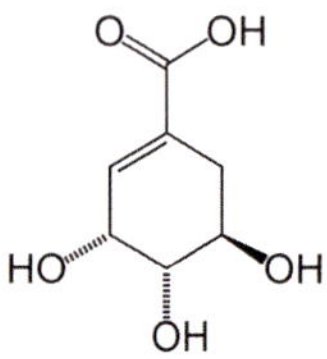

3 Shikimisäure

Vergiftung: Herzrhythmusstörungen, Tod durch zentrale Atemlähmung, Nierenversagen. Letale Dosis: 5–10 g. Therapie: Erbrechen auslösen, Aktivkohle, Magenspülung.

Chinidin (β-Chinin, ▶1) ist das rechtsdrehende (8*R*,9*S*)-Diastereomer mit entgegengesetzter Konfiguration der OH-Gruppe und des Piperidinringes. Chinin und Chinidin werden zur Herstellung enantioselektiver Katalysatoren verwendet. Chinidinsulfat als **Antiarrhythmikum** blockiert den Einstrom durch die Natriumkanäle (bei Extrasystolen und Vorhofflimmern) und verzögert die Erregungsleitung bis zum Herzstillstand. ▶Kap. 10.12.1

> Chinidin ist ein Antiarrhythmikum und Herzgift.

Therapie: Sympathomimetika, Kalium-ausscheidene Diuretika

Chinasäure, engl. quinic acid, kommt in Chinarinde, Kaffebohnen, Tabak-, Heidel- und Preiselbeerblättern, Zuckerrüben, Wiesenheu, Stachel- und Brombeeren vor. ▶2

Dehyratisierung führt zur **Shikimisäure**, die im Sternanis (*Illicium anisatum*, jap. shikimi-no-ki) vorkommt. Auf dem Shikimisäureweg erfolgt die Biosynthese der aromatischen Aminosäuren Phenylalanin, Tyrosin und Tryptophan, die wiederum Vorläufer der Flavonoide, Lignane, 4-Amino- und 4-Hydroxybenzoesäure, Gallussäure, Tetrahydrofolsäure, Ubichinon, Vitamin K und Nicotinsäure sind. ▶3

Strychnin besitzt ein hydriertes Chinolinsystem. ▶Kap. 10.8.6

10.7 Isochinolin-Alkaloide: Opiumalkaloide

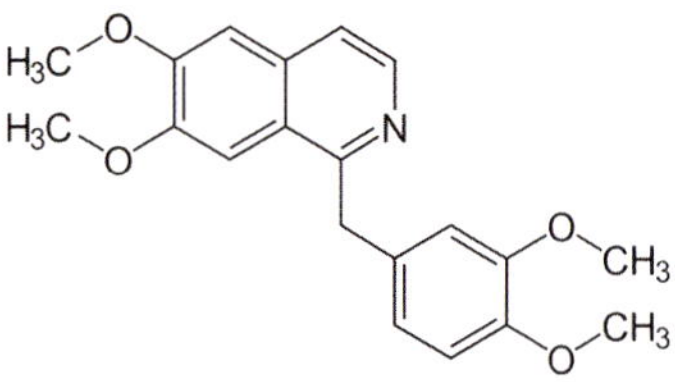

4 Papaverin

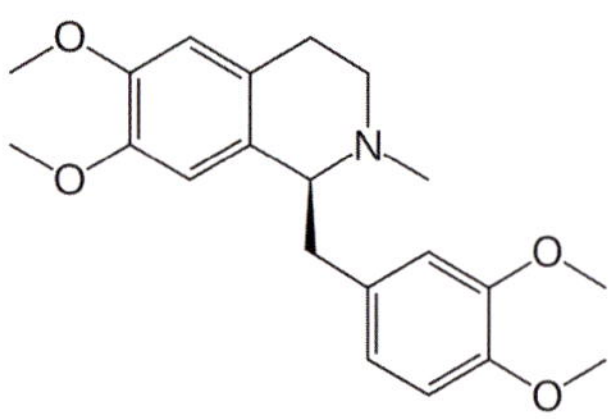

C	6	7	3'	4'
Laudanidin	OCH_3	OCH_3	OH	OCH_3
Orientalin	OCH_3	OH	OCH_3	OH
Reticulin	OCH_3	OH	OH	OCH_3

5 (*S*)-(+)-Laudanosin

Isochinolin (2-Azanaphthalin) wirkt stärker basisch als Chinolin. Die Biosynthese erfolgt aus den aromatischen Aminosäuren Phenylalanin oder Tyrosin durch Hydroxylierung, Decarboxylierung, Kondensation mit (3,4-Dihydroxyphenyl)brenztraubensäure, Methylierung, Decarboxylierung und Dehydrierung.

> Phenylalanin ↗ 3,4-Dihydroxyphenylethylamin (Dopamin) ↘
> Phenylalanin ↘ 4'-Hydroxyphenylacetaldehyd ↗
> (Dopamin) + 4'-Hydroxyphenylacetaldehyd → Addukt: (*S*)-Norcoclaurin
> Addukt: (*S*)-Norcoclaurin → Papaverin
> Addukt: (*S*)-Norcoclaurin ↘ (*R*)-Reticulin

10.7.1 Papaverin- und Berberingruppe

Papaverin ($C_{20}H_{21}NO_4$, 1-(3,4-Dimethoxybenzyl)-6,7-dimethoxyisochinolin ▶4) aus Mohngewächsen (*Papaver somniferum*) leitet sich vom Benzylisochinolin ab. Papaverin entspannt die glatte Muskulatur, wirkt krampflösend bei Darmspasmen, antiasthmatisch und fördert die zerebrale Durchblutung durch Vasodilatation. Papaverin hemmt den Calciumeinstrom in die Muskelzelle, so dass Kontraktionen der glatten Muskeln ausbleiben. Als krampflösendes Mittel (Spasmolytikum) wurde es durch Butylscopolamin (z. B. bei Gallen- und Nierensteinkoliken) und

Metamizol (z. B. bei Gallenkoliken) ersetzt. Narkotische Effekte auf die Großhirnrinde und das Atemzentrum wie beim Morphin bleiben aus. ▶Kap. 7

Papaverin ist als muskelwirksames Spasmolytikum überholt.

Vergiftung: LD_{50} Maus i.v. 25 mg/kg. Calciumantagonist, Blutdruckabfall, Gefäßerweiterung, Herzlähmung.

(S)-(+)-Laudanosin ($C_{21}H_{27}NO_4$, *N*-Methyl-1,2,3,4-tetrahydropapaverin) kommt in geringer Menge im Opium vor und löst Krämpfe aus. Beim oxidativen Abbau entstehen die Bruchstücke Cotarnin und Opiansäure. S. 403 ▶5

(–)-Narcotin (Noscapin, $C_{22}H_{23}NO_7$) ein Hauptalkaloid des Opiums und in *Cordyalis*-Arten, leitet sich vom Phthalidisochinolin (ein Tetrahydroisochinolin mit $-O-CH_2-O$-Brücke) ab. Es dämpft das Hustenzentrum im verlängerten Rückenmark, ohne analgetische, narkotische oder suchterzeugende Wirkung (Antitussivum wie Codein, ▶Kap. 7). Es wirkt zudem als Calciumantagonist wie Papaverin. ▶1

(–)-β-Hydrastin aus *Hydrastis canadensis* und *Berberis laurina* wird zur Pupillenerweiterung und Lokalanästhesie in der Augenheilkunde verwendet, früher auch als blutstillendes Mittel. Das Vergiftungsbild verläuft strychninartig. LD_{50} Ratte p.o. 1000 mg/kg, Ratte i.p. 104 mg/kg.

Reticulin ($C_{19}H_{23}NO_4$) ist eine biochemische Vorstufe der Protoberine, Morphinane, Aporphine, Spirobenzylisochinoline und Rhoeadin-Alkaloide.

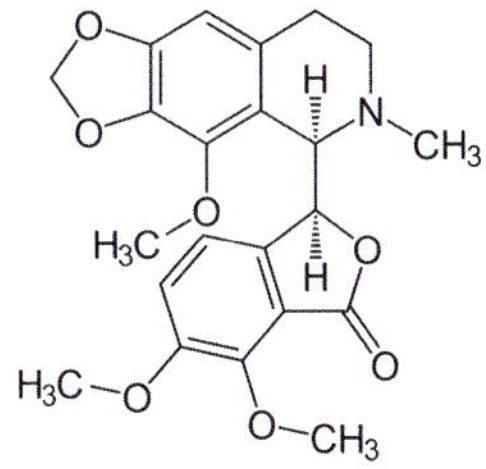

1 (1*R*:9*S*)-Narcotin, Noscapin
(–)-β-Hydrastin: 8H

Berberingruppe

Protoberberin-Alkaloide wurden in etwa zehn Pflanzenfamilien nachgewiesen. Sie leiten sich wie Narcotin vom hydrierten Isochinolin ab. In polaren Lösungsmitteln liegt das quartäre Iminiumsalz, in unpolaren Lösungsmitteln die Peudobase vor. ▶2

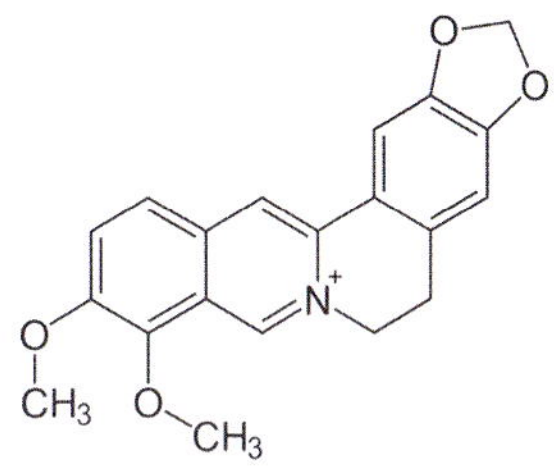

C	3	4	9	10
Columbamin	OH	OCH_3	OCH_3	OCH_3
Palmatin	OCH_3	OCH_3	OCH_3	OCH_3
Corydalin	OCH_3	OCH_3	OH	OCH_3
		und 13 CH_3		

2 Berberin
Quartäre Iminiumbase $[N]^+OH^-$
Pseudobase: =N-CH(OH)–

Berberin ($C_{20}H_{19}NO_3$) aus der Berberitzenwurzel (*Berberis vulgaris*, Sauerdorn) wird als gelber Lumineszenzfarbstoff in der Histologie verwendet und färbt auch Seide, Wolle und Leder. Es dient zur Therapie gastrointestinaler Krankheiten, Cholera und infantiler Diarrhoe. Es hemmt die Cholinesterase, wirkt antibakteriell und antifungizid, zytotoxisch und antineoplastisch. LD_{50} Maus i.p. 24,3 mg/kg. Die Vitamin-C-haltigen Berberitzen-Früchte sind ungiftig.

Die heimische **Mahonie** (*Mahonia aquifoliium*) aus der Familie der Berberitzengewächse besitzt eine giftige Wurzel und Stammrinde, die Benommenheit und Nierenreizung hervorrufen. Der Verzehr von mehr als 50 der blauen, Vitamin-C-reichen, fast zitronensauren, essbaren Früchte löst Erbrechen und Durchfall aus. Der Fruchtsaft ist dunkelrot. ▶3

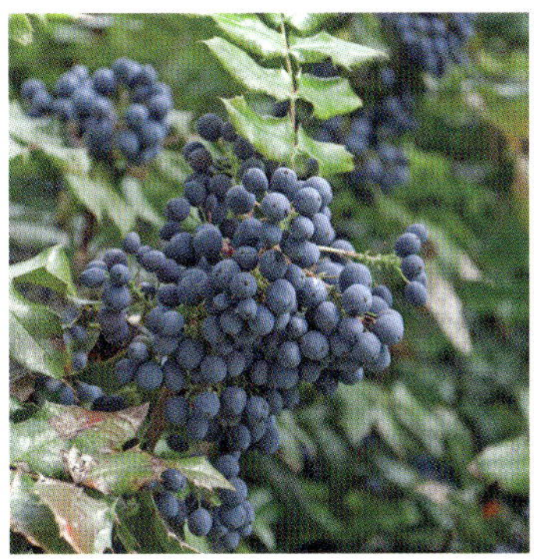

3 Früchte der Mahonie (*Mahonia aquifolium*)

10.7.1 Teilhydrierte Isochinolinalkaloide

Vom Isochinolin leiten sich die Benzophenanthridine, Amaryllidaceen- und Ipecacuanha-Alkaloide ab.

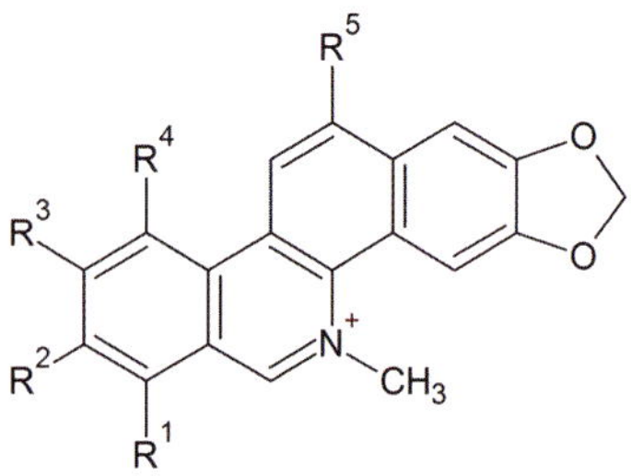

	R^1	R^2	R^3	R^4	R^5
Chelerythrin	OCH_3	OCH_3	H	H	H
Macarpin	O-CH_2-O		H	OCH_3	OCH_3
Sanguinarin	O-CH_2-O		H	H	H
Nitidin	H	OCH_3	OCH_3	H	H

1 Benzophenanthridine

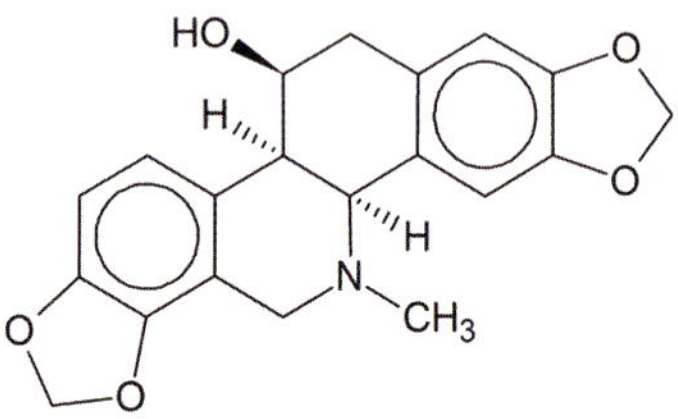

2 (+)-Chelidonin

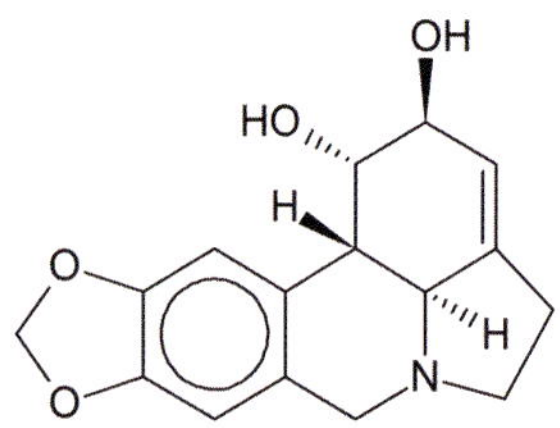

3 Lycorin

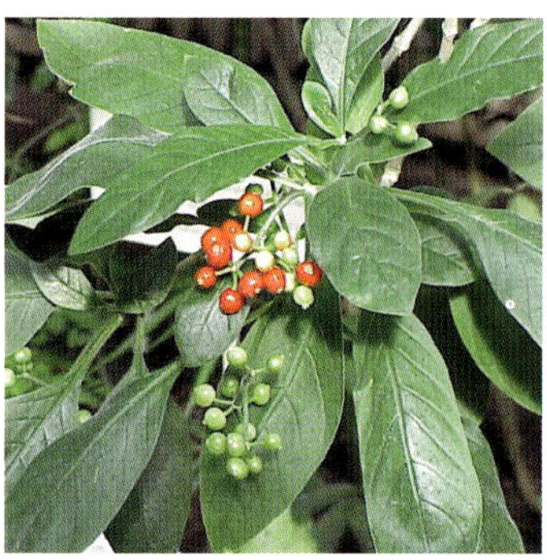

4 Brechwurzel
Cephaelis ipecacuanha

Benzophenanthridin-Alkaloide

Chelerythrin im milchsafthaltigen Schöllkraut (*Chelidonium majus*) wirkt örtlich reizend, antimikrobiell und entzündungshemmend, z. B. bei Infektionen des Mundraumes. In höherer Dosis lähmt Chelerythrin Gefäßnerven und Atemzentrum, hemmt die Rattenleber-Aminotransferase, wirkt zytotoxisch und entkoppelt die oxidative Phosphorylierung. Vergiftung: Erbrechen, Gastroenteritis, heftige Diarrhoe, Tod durch Atemlähmung. LD_{50} (Maus s.c.) 95 mg/kg. ▶1

Chelidonin (Stylophorin) im Schöllkraut lässt die glatte Muskulatur erschlaffen, lindert Magen-Darm-Schmerzen und asthmatische Krämpfe. Das schwache Mitosegift bekämpft Warzen. ▶2

Das giftige **Nitidin** wirkt gegen Tumoren und hemmt die reverse Transkriptase in onkogenen Viren.

Sanguinarin wirkt antimikrobiell, entzündungshemmend und zytotoxisch; es hemmt die Alanin-Aminotransferase und begünstigt Glaukome durch Verschiebung des Augeninnendrucks. LD_{50} (Ratte i. p.) 18 mg/kg.

> Die Alkaloide im Schöllkraut wirken zytotoxisch.

Amaryllidaceen-Alkaloide

Die Gifte der Amaryllisgewächse kommen in **Narzissen** und den in Fernost beheimateten Spinnenlilien (*Lycoris*) vor. Die Strukturen vom Galanthamintyp, Lycorintyp und Haemanthamintyp leiten sich formal vom **Norbelladin** ab, einem Kondensat aus Tyrosin und Phenylalanin.

Lycorin ($C_{16}H_{17}NO_4$) in den Zwiebeln von Narzissen (*Narcissus pseudonarcissus*), Schneeglöckchen (*Galanthus nivalis*), Märzenbecher (*Leucojum vernum*), Clivie (*Clivia miniata*) und Amaryllis (*Hippeastrum sp.*) führt zu Übelkeit, Erbrechen und Durchfall, Schweregefühl in den Beinen, in hohen Dosen zu Krämpfen, Lähmungen und Kreislaufversagen. Es wirkt antiviral und antineoplastisch. Nach dem Verzehr einer Narzissenzwiebel kann ein Kleinkind sterben. LD_{50} (Hund i.v.) 41 mg/kg. Die „Narzissendermatitis" durch Pflanzensaft tritt bei Floristen und Gärtnern als Berufskrankheit auf. ▶3

Galanthamin ist ein kräftiges Analgeticum und ein reversibler Cholinesterase-Hemmer zur Therapie der Alzheimer-Krankheit. LD_{50} (Maus s.c.) 11 mg/kg.

Ipecacuanha-Alkaloide

Die **Ipecacuanha-Alkaloide** kommen in Rhizomen und Wurzeln des brasilianischen Brechwurzelstrauches und der zentralamerikanischen *Psychotria granadensis* vor. ▶4

Emetin führt zu blutigen Durchfällen, lähmt Herzmuskel, Rückenmark und Gehirn, erzeugt schwere Leberschäden. Es wirkt antiviral, antibakteriell und gegen Tumoren. Als Inhibitor der Protein-Biosynthese verhindert es die Anlagerung der Aminoacyl-Transfer-RNA an eukariontischen Ribosomen. S. 405 ▶1

Letale Dosis: 1000 mg; LD_{50} (Maus i.p.) 12 mg/kg.

Ipecacuanha-Sirup dient als Expektorans und Emetikum.

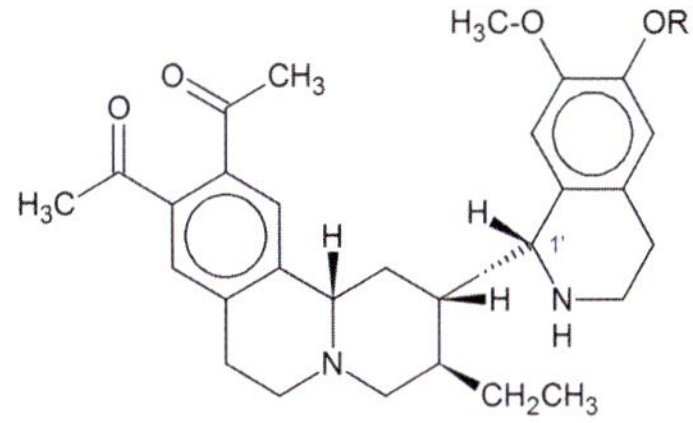

1 Emetin (R = CH_3), **Cephaelin** (R = H)

Imperialin

In den Zwiebeln der unangenehm riechenden Liliengewächse Kaiserkrone (*Fritillaria imperialis*) und Schachblume (*Fritillaria meleagris*) kommt das mäßig giftige **Imperialin** vor. Es verursacht Erbrechen, Krämpfe, Blutdruckabfall und schließlich Herzstillstand. ▶2

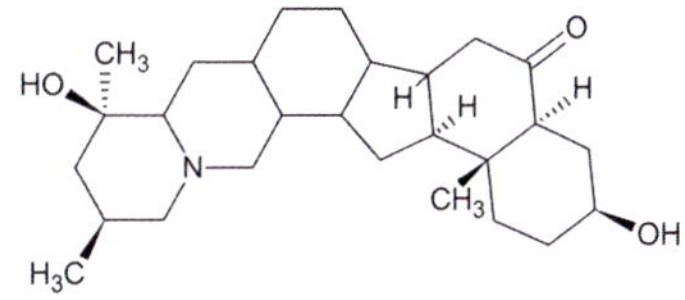

2 Imperialin

10.7.3 Morphin, Schlafmohn und Opium

Morphinan, ein totalhydriertes Isochinolin, ist das Stammsystem der Opiumalkaloide, die aus dem Schlafmohn gewonnen werden und in ▶Kap. 7 beschrieben sind.

10.8 Indol-Alkaloide: Pfeilgifte

Indol oder Benzo[*b*]pyrrol ist ein aromatisches Ringsystems aus Benzol und Pyrrol, das in geringer Menge im Steinkohlenteer, Jasmin- und Orangenblütenöl, sowie als Abbauprodukt der Aminosäure Tryptophan in Fäkalien vorkommt.

Indol-Alkaloide kommen in Röte-, Hundsgift- und Brechnussgewächsen, Hülsenfrüchtlern und Schlauchpilzen vor. Die Grundstrukturen sind: **β-Carbolin** (9H-Pyrido[3,4-*b*]indol) in Harman-, Vinca- und Rauwolfia-Alkaloiden, **Carbazol** (Dibenzopyrrol) in Catharanthus, Aspidosperma, Strychnos und Kalebassen-Curare, **Lysergsäure** in Mutterkorn-Alkaloiden, **Pyrrolo**[2,3-*b*] **indol** in Physostigmin sowie **Indolethylamine**.

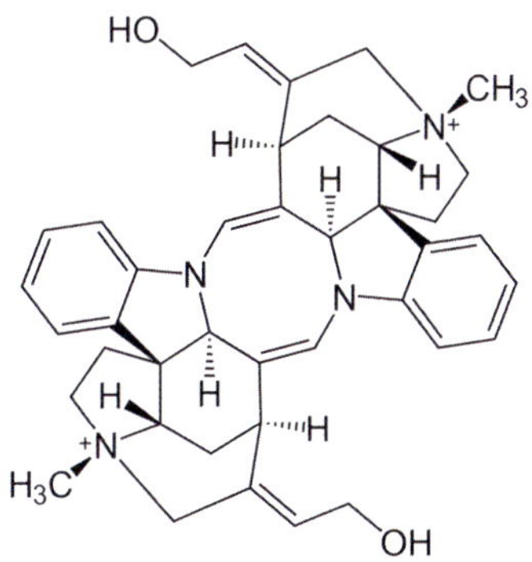

3 *C*-Toxiferin-I
***C*-Curararin-I**: O-Brücke zwischen den N-Atomen; keine OH

10.8.1 Curare

Curare, das Pfeilgift aus dem wässrigen Rindenextrakt der südamerikanischen Lianen *Chondodendron tomentosum* und anderer Mondsamengewächse (Menispermaceae), wird von Ureinwohnern in Bambusröhren (Tubocurare) zur Jagd mit dem Blasrohr transportiert. In Töpfchen aufbewahrtes Kalebassen-Curare wird aus *Strychnos toxifera* gewonnen. ▶3–4

Kalebassen-**Toxiferine** (Bis-Indol-Alkaloide) und **Tubocurarin** (Benzylisochinolin-Derivat) verdrängen Acetylcholin vom Nicotinrezeptor der postsynaptischen Membran (motorische Nerven-Endplatte) in den quergestreiften, willkürlich bewegbaren Skelettmuskeln und blockieren den Natriumkanal; damit erlischt die Reizübertragung. Curare i.v. führt zur Erschlaffung der Muskeln in Armen, Beinen, Kopf, Rumpf und Brustkorb, jedoch beim Menschen nicht des Herzmuskels. S. 406 ▶1, ▶S. 392

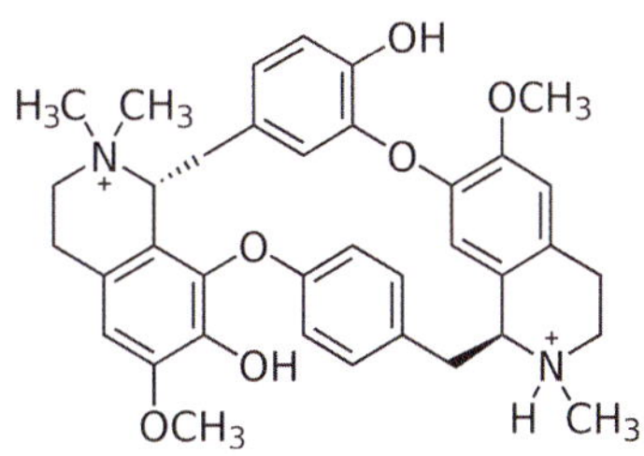

4 (+)-oder *d*-Tubocurarin

Curare als peripheres Muskelrelaxans blockiert den nicotinischen Acetylcholin-Rezeptor der quergestreiften Muskulatur.

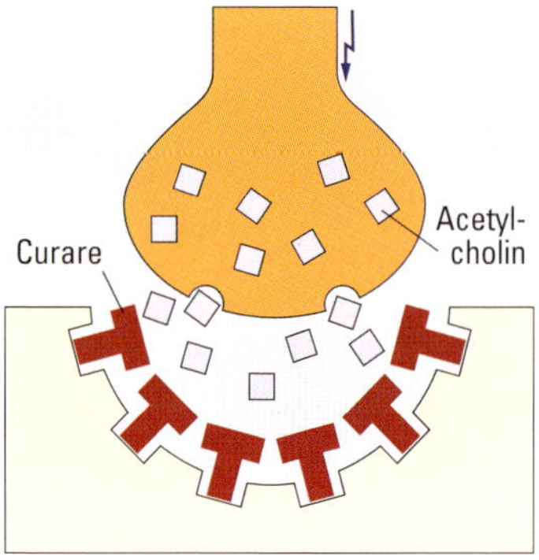

1 Curarewirkung

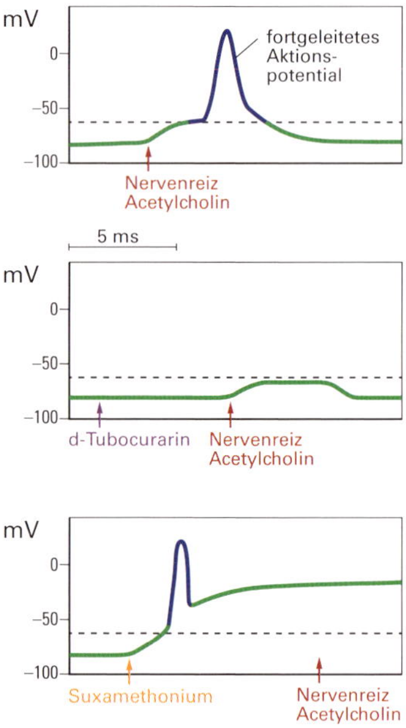

2 Membranpotential an der motorischen Endplatte

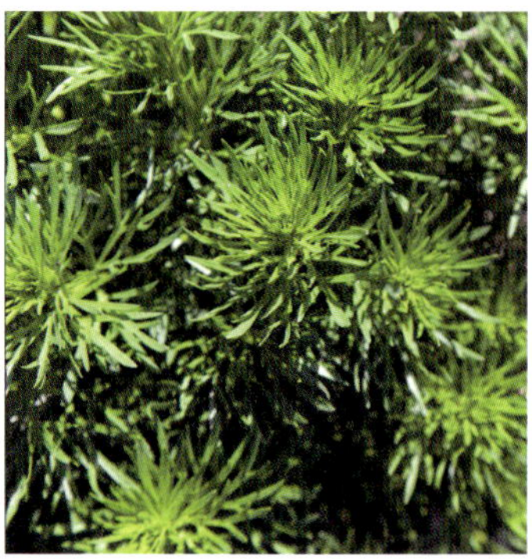

3 Steppenraute
Peganum harmala

Therapeutisch wurde Curare durch das kürzer wirkende Diallyl-Nortoxiferiniumchlorid ersetzt. Die orale Giftigkeit für den Menschen ist gering (50–120 mg), weil das ionische Curarin-I wenig resorbiert und schnell eliminiert wird. LD_{50} Maus i.v. 0,023 mg/kg (C-Toxiferin I), 0,12 mg/kg (Tubocurarin).

Vergiftung: Muskellähmung vom Gesicht zu Hals, Nacken und Bauch, Sehstörungen, Schluckbeschwerden, Kreislauf- und Atemschwäche, anaphylaktischer Schock durch Histaminfreisetzung. Lähmung der Zwerchfellmuskulatur führt zum Tod durch Atemlähmung (Ersticken). Erste Hilfe: Beatmung, Auswaschen der Pfeilwunden mit Kaliumpermanganatlösung.

Antidot: Acetylcholinesterasehemmer Neostigmin.

Skelettmuskel-Relaxantien

Muskelrelaxantien lassen die Skelettmuskulatur erschlaffen.

- **Nicht-depolarisierende Muskelrelaxantien** blockieren den Acetylcholin-Rezeptor, so dass die Signalübertragung durch den an der Nervenendigung ausgeschütteten Botenstoff unterbochen wird; z. B. durch **Benzylisochinoline** (Tubocurarin, Atracurium) oder **Aminosteroide** (Pancuronium, Vecuronium, Rocuronium).
- **Depolarisierende Muskelrelaxantien** erregen den nicotinischen Acetylcholin-Rezeptor zur dauerhaften Depolarisation, so dass kein fortleitbares Aktionspotential mehr erzeugt wird und die Muskelfaser erschlafft; z. B. Suxamethonium. ▶2
- **Dantrolen** hemmt die Freisetzung von Calcium aus dem sarkoplasmatischen Retikulum (Hohlraumsystem im Zellplasma der quergestreiften Muskelfaser), das für die kräftige Skelettmuskelkontraktion durch Actomyosin notwendig ist. Am Herzmuskel und der glatten Muskulatur wirkt Dantrolen nicht.
- **Magnesium** und **Botulinus-Toxin** hemmen die Freisetzung von Acetylcholin aus der Nervenendigung in die Synapse. Bei „Magnesium-Narkose" drohen Herzstillstand und Atemlähmung; bei Botulinum-Toxin Degeneration des Axonendes.
- **Hemicholinium** verhindert die Cholinaufnahme und so die Acetylcholin-Synthese in der Nervenzelle vor der Synapse.

Muskelrelaxantien sind keine Narkotika!
Gefahr der Lähmung der Atemmuskulatur!

10.8.2 Pyridoindol-Alkaloide

Die bis zu einem Meter hohe, buschig wachsende **Steppenraute** (▶3) zählt zu den ältesten Heilpflanzen der Menschheit. Die bitter schmeckenden, halluzinogenen Samen aus den kegelförmigen Früchten können am Ende der Blütezeit im Mai geerntet werden und bergen Monoaminooxidase-Hemmer. Als *Yüzerlik* In der Türkei und als *Esphand* im Iran dient Steppenraute für traditionelle Räucherrituale, als Duft- und Färbemittel. In Deutschland sind Anwendungen bei Mensch und Tier durch das Arzneimittelgesetz geregelt.

Das Ringgerüst des 9*H*-Pyrido[3,4-*b*]indols im **Harman** ist durch eine intramolekulare *Mannich*-Reaktion von Tryptophan und Acetaldehyd mit nachfolgender Decarboxylierung und Dehydrierung zugänglich. Die Biosynthese läuft wohl ähnlich.

Die **Harman-Alkaloide** aus der Dschungelliane *Banisteriopsis caapi*, im Gemisch mit Dimethyltryptamin im *Ayahuasca* oder *Yagé* der Ureinwohner in Amazonasgebiet dienen schamanischen Heilzwecken und werden oral konsumiert.

Harmalin (4,9-Dihydro-7-methoxy-1-methyl-3*H*-pyrido[3,4-*b*]indol) erzeugt Träume und Ataxie (Bewegungsstörungen) ohne körperliche und psychische Abhängigkeit. ▶1

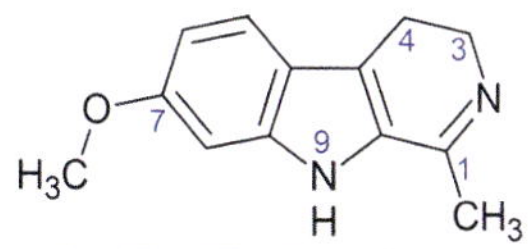

	7	3-4	1
β-Carbolin	H	C=C	H
Harman	H	C=C	CH_3
Harmin	CH_3O	C=C	CH_3
Harmol	OH	C=C	CH_3
Harmalol	OH	CH_2CH_2	CH_3

1 Harmalin

Der reversible **Monoaminooxidase-Hemmer** (MAO-Hemmer) blockiert den Abbau biogener Amine (Adrenalin, Noradrenalin, Dopamin, Serotonin) und wirkt dadurch antriebssteigernd (thymeretisch) und stimmungsaufhellend (thymoleptisch). In höherer Dosierung treten Nebenwirkungen wie Erbrechen auf. MAO-Hemmer dürfen nicht mit Dextromethorphan, Alkohol, Ecstasy, Opiaten, Opioiden, Meskalin, Amphetaminen und Antidepressiva anderer Klassen kombiniert werden! Kontraindiziert sind auch Lebensmitteln, die blutdrucksteigerndes *Tyramin* (Ananas, Bananen, Käse, Schokolade, Tomaten), *Histamin* (Blaubeeren, geräucherter Fisch, Käse, Rotwein, Sauerkraut, Schinken) oder *Tyrosin* (Erdbeeren, Dill, Fenchelöl, Fisch, Geflügelleber, Petersilie, Pferdebohnen) oder Alkohol enthalten.

Harmalin als MAO-Hemmer verstärkt die Wirkung mancher Drogen bis zum lebensbedrohlichen Serotonin-Überschuss.

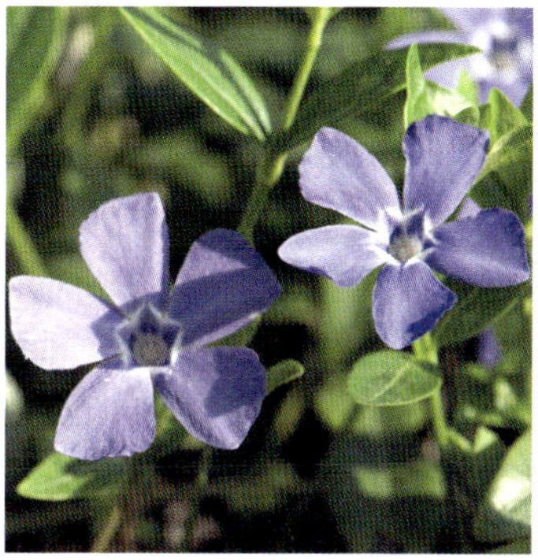

2 Vinca minor
(Kleines Immergrün)

10.8.3 Catharanthus- und Vinca-Alkaloide

Hundsgiftgewächse (Apocynaceae) der Gattungen *Catharanthus* und *Vinca* enthalten Monoterpen-Indolalkaloide.

Das aus den Blättern des rosafarben blühenden Madagaskar-Immergrüns (*Catharanthus roseus*, früher *Vinca roseus*) gewonnene **Vinblastin** ($C_{46}H_{58}N_4O_9$) und sein Aldehyd **Vincristin** werden als Zytostatika eingesetzt. Vindolin ist pharmakologisch inaktiv. Die Gifte leiten sich vom Tryptophan und Secologanin ab und hemmen die Zellteilung von Leukozyten und Granulozyten (Taxol ▶10.10.3). LD_{50} Ratte p.o. 7 mg/kg. ▶2–3

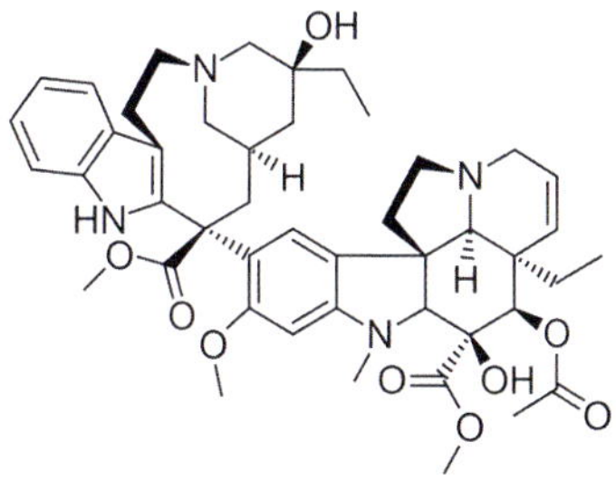

3 Vinblastin (Vincaleukoblastin)
Vincristin: N–CHO statt N-CH_3

Vinca-Zytostatika sind Mitosehemmer und Spindelgifte.

Vincamin ($C_{21}H_{26}N_2O_3$), im Kleinen Immergrün (*Vinca minor*) enthalten, gehört zur Gruppe der Eburnamin-Alkaloide, wirkt blutdrucksenkend und verbessert die Durchblutung und Sauerstoffversorgung des Gehirns. Früher Anwendung als Migränemittel. ▶4

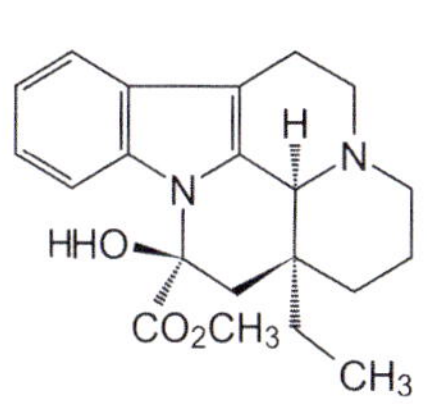

4 Vincamin

Vincadifformin und **Vincaminorin** hemmen die Biosynthese von Nucleinsäuren und Proteinen in Leukämiezellen.

Eburnamonin ($C_{19}H_{22}N_2O$) ist ein Aspidosperma-Alkaloid aus *Amsonia-, Hunteria-* und *Vinca*-Arten; es wirkt vasodilatatorisch, hypotensiv und bronchokonstriktorisch.

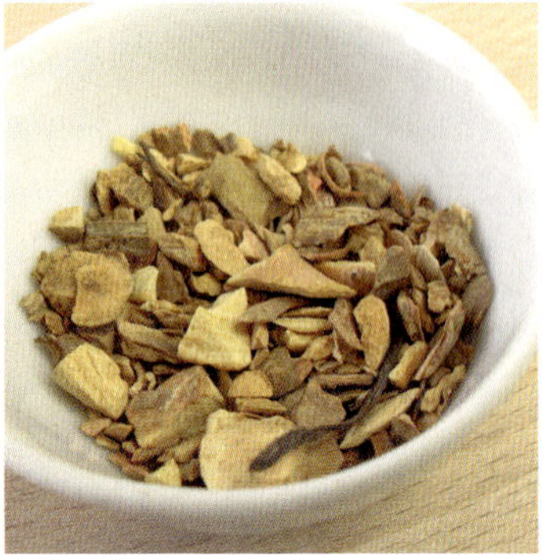

1 Rauwolfia-Wurzel
Rauvolfia radix

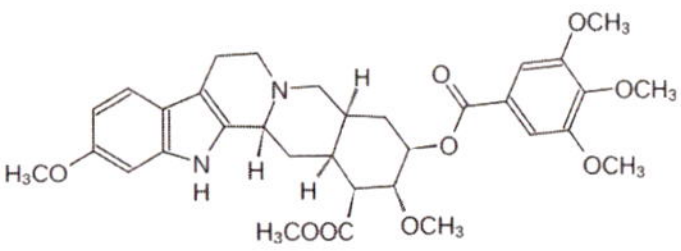

2 Reserpin

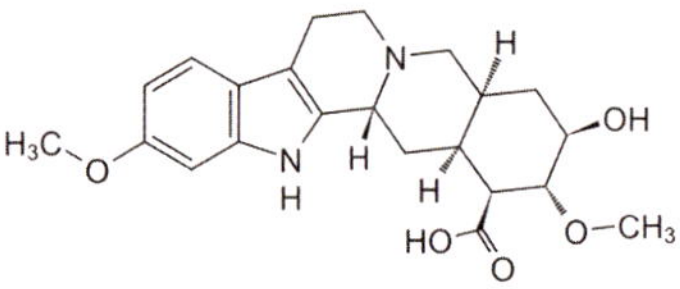

3 Reserpinsäure
11,17α-Dimethoxy-18β-3β,20α-yohimban-16β-carbonsäure

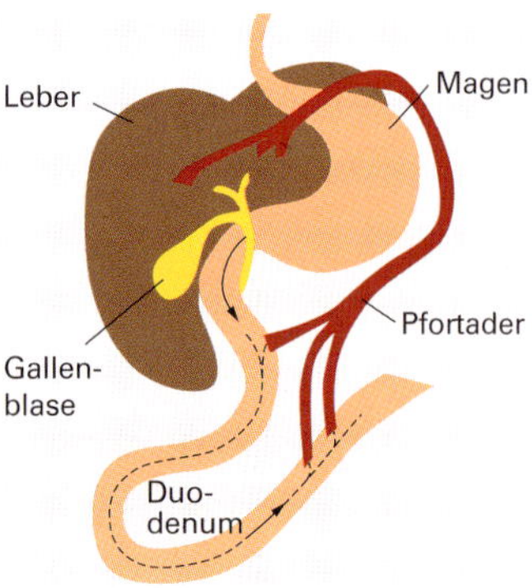

4 Enterohepatischer Kreislauf
(Leber-Darm-Kreislauf)

10.8.4 Rauwolfia-Alkaloide

Rauwolfia-Alkaloide sind monoterpenoide Indol-Alkaloide mit 5 und 6 Ringen in **Hundsgiftgewächsen** (*Apocynaceae*).

Reserpin

Die immergrünen Sträucher, Bäume und Kletterpflanzen der Gattung **Schlangenwurz** (*Rauvolfia*, Teufelspfeffer), nach dem Augsburger Botaniker *Leonhard Rauwolf* (1540–1596), kommen in Indien (*Rauvolfia serpentina*), China, Mexiko (*Rauvolfia heterophylla*) und Afrika (*Rauvolfia vomitoria*) vor. Sie bilden einen Milchsaft und Steinfrüchte mit Samen. *Rauvolfia serpentina* oder „Sarpagandha" ist ein traditionelles Beruhigungsmittel. ▶1

Reserpin (18-*O*-(3,4,5-Trimethoxybenzoyl)reserpinsäuremethylester ▶2) wird aus Schlangenwurzeln und australischer Bitterrinde (*Tabernaemontana orientalis*) gewonnen und diente früher als Antihypertonikum und Neuroleptikum gegen Schizophrenie. Es hemmt Wiederaufnahme von Noradrenalin in die Speichervesikel, langfristig lässt die Sympathikus-Aktivität nach.

- Die blutdrucksenkende Wirkung beruht auf einer Verarmung des Neurotransmitters Noradrenalin im postganglionären Sympathikus (vegetatives Nervensystem);
- die antipsychotische Wirkung auf Dopamin- und Serotoninmangel im Zentralnervensystem.

Reserpin bindet irreversibel an das Botenstoff-Transporter-Protein, das Dopamin, Noradrenalin und Serotonin aus dem Zellplasma der Nervenzelle in die Speichervesikel fördert. Die Vesikel entleeren sich mittels Exozytose in den synaptischen Spalt. Doch im Innern der Vesikel bricht die Noradrenalin-Synthese aus Dopamin zusammen; Noradrenalin im Zellplasma wird zugleich von der Monoaminooxidase in Aldehyd, Ammoniak und Wasserstoffperoxid gespalten. Die Synapsen verarmen an Neurotransmittern, die Erregungsübertragung erlischt. Die Gefäße erweitern sich, Herzminutenvolumen und Blutdruck sinken bei gleichzeitiger zentraler Sedierung. Reserpin ist ein Antagonist des Monoaminooxidase-Hemmers Iproniazid und des trizyklischen Antidepressivums Imipramin.

> Reserpin leert die Vesikel der präsynaptischen Nervenendigungen (Antisympathotonikum, Sympatholytikum).

Reserpin p.o. wird im alkalischen Medium des Darms rasch resorbiert. Über die Pfortader erreicht es die Leber, unterliegt dem First-Pass-Effekt (4,5 h) und dem enterohepatischen Kreislauf (270 h). Zu 96 % an Plasmaproteine gebunden, gelangt es ins periphere und zentrale Nervengewebe. Die Metaboliten Reserpsäuremethylester, Trimethoxybenzoesäure, Reserpinsäure und Syringasäure (4-Hydroxy-3,5-dimethoxybenzoesäure) werden binnen Tagen mit den Fäkalien ausgeschieden. ▶3–4

Vergiftung: Bradykarde Herzrhythmusstörungen, d. h. Abfall von Herzschlagfrequenz, Blutdruck und Körpertemperatur; Anschwellen der Schleimhäute, Benommenheit, Krämpfe, Durchfall, erhöhte Speichel- und Magensaftsekretion, Depressionen und Parkinsonismus, Herzstillstand, Schock, Azidose. Erhöhte Brustkrebsrate bei weiblichen Versuchstieren.

(+)-Yohimbin ($C_{21}H_{26}N_2O_3$) das monoterpenoide Indol-Alkaloid aus Blättern und Rinde des Yohimbehe-Baumes (*Pausinystalia yohimbe* und *Corynanthe pachyceras*), wirkt als Adrenalin-Antagonist und Aphrodisiakum, gefäßerweiternd und blutdrucksenkend, es interagiert mit Serotonin-Rezeptoren. Überquert Yohimbin jedoch die Blut-Hirn-Schranke, erhöht es Blutdruck, Herzfrequenz und motorische Aktivität und ruft Tremor hervor. Bei Patienten mit posttraumatischer Belastungsstörung kann es Panikattacken und Flashbacks auslösen. ▶1

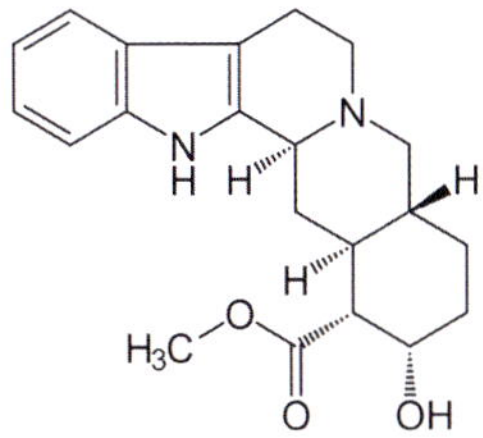

1 **Yohimbin**
Corynanthin: 20α-Yohimbin

Der Adrenalin-Antagonist Yohimbin blockiert die α_2-Adrenozeptoren in der glatten Muskulatur und den Blutgefäßen.

Ajmalin (Rauwolfin, $C_{20}H_{26}N_2O_2$) aus *Rauvolvia serpentina* und *vomitoria* dient als Antiarrhythmikum, Antihypertonikum und Tranquilizer. Es blockiert, wie Chinidin, die Natriumkanäle und inhibiert die Glucose-Aufnahme in die Mitochondrien des Herzmuskelgewebes. ▶2

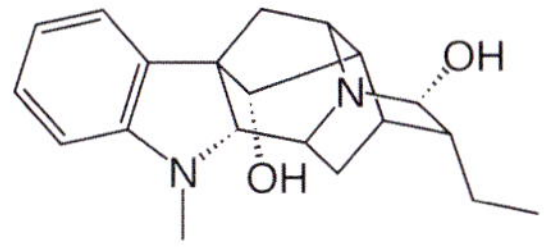

2 **Ajmalin**

10.8.5 Kalabarbohne und Physostigmin

Die **Kalabarbohne** der westafrikanischen Leguminose *Physostigma venenosum* enthält zu 0,1 % den Carbaminsäureester **Physostigmin** ($C_{15}H_{21}N_3O_2$). Die Carbamidsäuregruppe CONH reagiert reversibel mit der CH_2OH-Gruppe eines Serinbausteins der Acetylcholinesterase; phosphororganische Nervengifte hingegen blockieren das Enzym irreversibel. ▶3–4

Physostigmin blockiert reversibel die Acetylcholinesterase; es hebt die Wirkung von Atropin und Curare auf.

Physostigmin als **indirektes Parasympathomimetikum** erregt das vegetative Nervensystem durch Anhäufung des endogen freigesetzten Acetylcholins. In der Augenheilkunde wird es lokal beim grünen Star (Glaukom) und zur Pupillenverengung (Miotikum) eingesetzt, außerdem gegen Darm- und Blasenatonie, Nervenleiden (Myasthenia gravis) und als Antidot bei Vergiftungen mit Atropin, Curare, Antidepressiva und trizyklischen Antihistaminika. Die Vergiftung verläuft individuell unterschiedlich; in Westafrika wurden Kalabarbohnen früher verabreicht, um ein Gottesurteil herbeizuführen: Überlebte der Delinquent, galt er als unschuldig. Vergiftet wurde auch derjenige, der die Bohne unter der Zunge versteckte statt sie zu Schlucken.

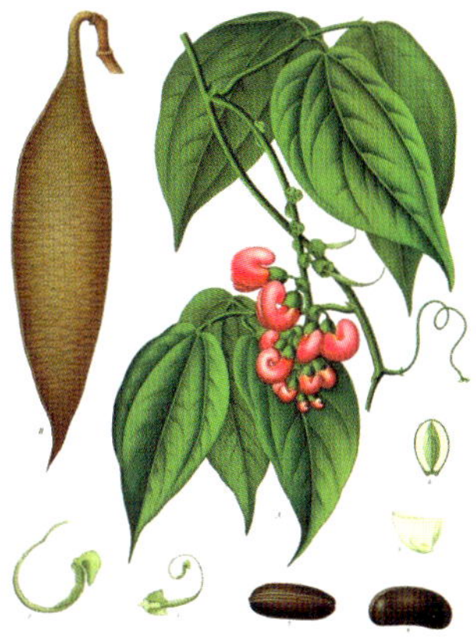

3 **Kalabarbohne**
Blüte, Fruchthülse, Samen

Vergiftung: Aktivierung der Muskarin- und Nicotinrezeptoren: Speichelfluss, Übelkeit, Erbrechen, Durchfall, Bradykardie, lang anhaltende Muskelzuckungen, Erregung, Verwirrtheit, Delirien, klonische Krämpfe (durch Acetylcholin), beschleunigte Atmung, Koma, Zyanose, Bronchialkonstriktion, zentrale Atemlähmung. LD_{50} p.o. 6–10 mg; parenteral ist die Giftigkeit noch größer.

Therapie: Erbrechen, Aktivkohle, Magenspülung, O_2-Beatmung. Kontaminierte Haut abwaschen. Antidot: Atropinsulfat i.m.

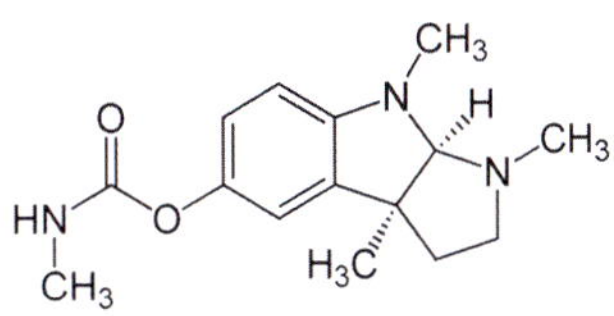

4 **Physostigmin** (Eserin)

10.8.6 Strychnos-Alkaloide

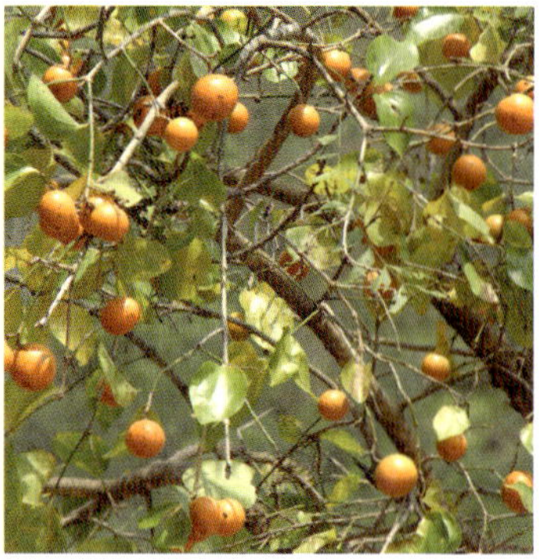

1 Brechnussbaum-Früchte

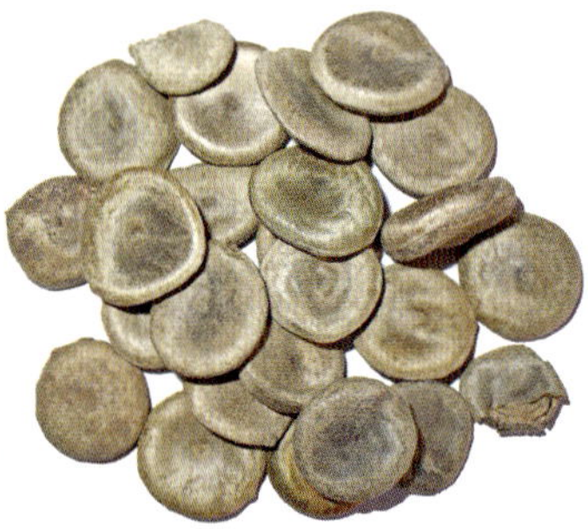

2 Brechnuss
Strychnos nux vomica

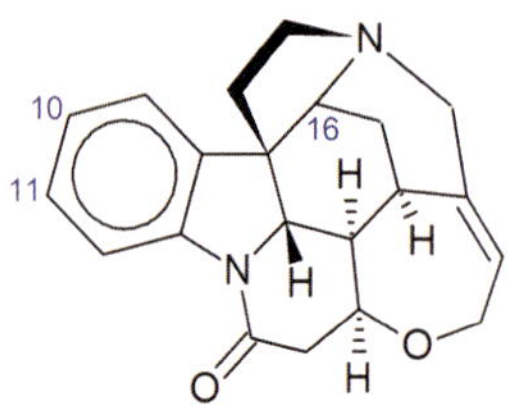

3 Strychnin
Brucin: 10 OCH_3 11 OCH_3
Pseudostrychnin: 16 OH

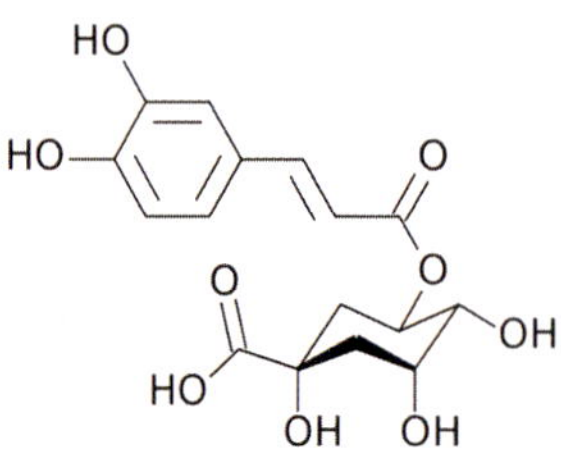

4 Chlorogensäure

In Nordaustralien, Sri Lanka und im tropischen Indien ist die gewöhnliche Brechnuss weit verbreitet. Der Brechnuss- oder Krähenaugenbaum trägt ledrigschalige Beeren mit gallertartigem Fruchtfleisch um die 2 bis 4 knopfähnlichen Samen. ▶1

(–)-**Strychnin** ($C_{21}H_{22}N_2O_3$) aus der gewöhnlichen **Brechnuss** (▶2), der Rinde des immergrünen Laubbaums *Strychnos icaja* und der Ignatiusbohne (*Strychnos ignatii*), schmeckt extrem bitter; es ist bis zu einer Verdünnung von 1:130 000 wahrnehmbar. Strychnin (▶3) bildet wasserlösliche Salze mit vielen anorganischen und organischen Säuren. Im Brechnusssamen ist es u. a. an Chlorogensäure (▶4) gebunden.

Strychnin wird schnell resorbiert und hauptsächlich in der Leber metabolisiert. In geringer Dosis schärft Strychnin die Sinneswahrnehmungen, regt Atemzentrum, Muskel- und Gefäßtonus an. Als kompetitiver Antagonist des inhibitorischen Neurotransmitters Glycin in den Synapsen hemmt es postsynaptische inhibitorische Nervenzellen und löst Atemnot und Muskelkrämpfe aus. ▶S. 471

Strychnin ist ein Rückenmarkskonvulsivum (Krampfgift).

Analepetika wie Strychnin sind zentral erregende Substanzen mit Wirkung auf das Atemzentrum, Vasomotoren (Gefäßnerven) oder das zentrale Nervensystem. Strychnin ist für alle Tiere, auch für Einzeller, sehr giftig. Etwa 100 mg Strychnin oder 13 g Brechnuss wirken für Menschen tödlich, LD_{50} Ratte i.v. 0,96 mg/kg. Nashornvögel, Hühner und Schnecken besitzen eine höhere Widerstandskraft. Überholt ist Strychnin als Doping-Mittel, Antidot bei Barbituratvergiftungen, Curare-Antagonist, Rodentizid (Nagetiergift) und afrikanisches Pfeilgift. In illegalen Drogen soll Strychnin die durch Heroin bedingte Atemdepression ausgleichen. Radioaktiv markiertes Strychnin dient als Tracer zum Nachweis von Glycinrezeptoren. Das Homöopathikum *Nux vomica* ist bis zur Potenz D3 verschreibungspflichtig.

Vergiftung: Erregung des zentralen Nervensystems, Unruhe, Angst, Erbrechen, Zwerchfellkrämpfe, Muskelzuckungen, anfallsweise minutenlange Krämpfe der Streckmuskulatur, schmerzhafte Zerrung von Sehnen und Gelenkkapseln, Tod durch Laryngospasmus (Stimmritzenkrampf) oder Atemlähmung (≈ 100–200 mg), Kreislaufversagen, Austrocknung. LD_{LO} (Mensch) > 30 mg. Therapie: Magenspülung, Aktivkohlegabe, Barbiturate, Benzodiazepine, Muskelrelaxantien.

(–)-**Brucin** ($C_{23}H_{26}N_2O_4$, 10,11-Dimethoxystrychnin) wirkt als Nervengift beim Verschlucken, Einatmen und Kontakt mit der Haut. Herz-, Nieren- und Leberkranke sind besonders gefährdet für Lungenödeme und zentrale Atemlähmung.

Vomicin (2-Hydroxy-*N*-methylpseudostrychnin, $C_{22}H_{24}N_2O_4$) erzeugt heftigen Brechreiz (Emetikum). Nicht verwechseln mit Ipecacuanha aus der Brechwurzel!

10.8.7 Mutterkornalkaloide

Die Alkaloide des Mutterkorns zählen seit alters her zu den potentesten Medikamenten, die aus Pflanzendrogen gewonnen werden. **Mutterkorn** (*Secale cornutum*) heißt der Vegetationskörper (das Myzel) des Schmarotzerpilzes *Claviceps purpurea*, der auf Getreideähren wächst. Das längliche Mutterkorn – auch Purpurroter Hahnenpilz, Ergot, Krähenkorn, Hahnensporn, Hungerkorn, Tollkorn oder Roter Keulenkopf genannt – befällt Roggen, Triticale und Weizen, seltener Gerste und Hafer. Aus den Mutterkörnern (Sklerotien) des Vorjahres sprießen im Frühling nahe am Ackerboden gestielte Köpfchen mit zahlreichen Perithecien (Fruchtkörpern). Aus schlauchförmigen Zellen, den Asci, fliegen zur Zeit der Getreideblüte windgetragene Ascosporen aus; diese infizieren über die Narben unbefruchteter Gräserblüten und Keimhyphen die Fruchtknoten des Wirtes. Das wachsende Myzel zerstört die Samenentwicklung in der Getreideähre und bildet ungeschlechtliche Fortpflanzungskörper (Konidien). Gelockt vom zuckerhaltigen „Honigtau" übertragen Insekten (und außerdem der Wind) neue Pilzsporen auf offen blühende Ähren. Nach dieser Sekundärinfektion reift ein neues Sklerotium heran. **Mutterkornbefall** tritt stark bei feuchter Witterung während der Getreideblüte auf, wenn wenige Pollen ihr Ziel erreichen. Landwirte beugen daher vor: durch Anbau von Sorten mit hoher Pollenausschüttung, Aussaat von Mischungen aus Populations- und Hybridroggen, Unkrautbekämpfung, sowie Mähen der Feldränder vor der Gräserblüte. Vor dem Mahlen werden Mutterkörner aus dem Getreide durch Sieben, Windsichten und Farbauslese abgetrennt. ▶1

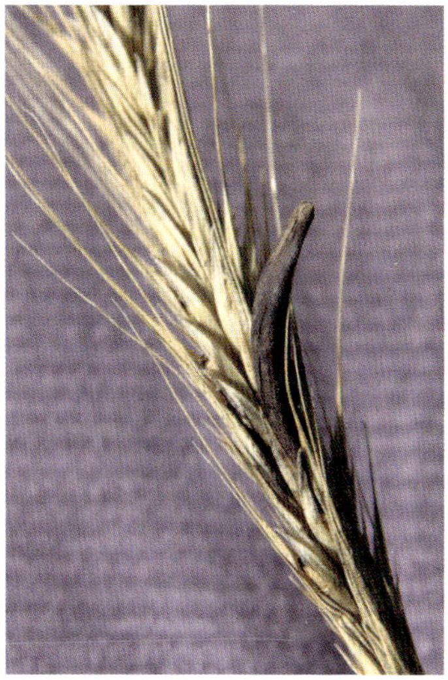

1 Mutterkorn auf Roggen

Mutterkorn enthält Kohlenhydrate, Öle, Mineralstoffe, Aminosäuren, Farbstoffe und bis zu 1 % toxische Alkaloide. Vom Grundbaustein **Ergolin** (▶3) leiten sich die Clavinalkaloide und Lysergsäurederivate ab. 5–10 g frisches Mutterkorn wirken tödlich. Im Mehl darf der Alkaloidgehalt 1 mg/kg nicht überschreiten. Die toxische Dosis liegt höher. S. 412 ▶1

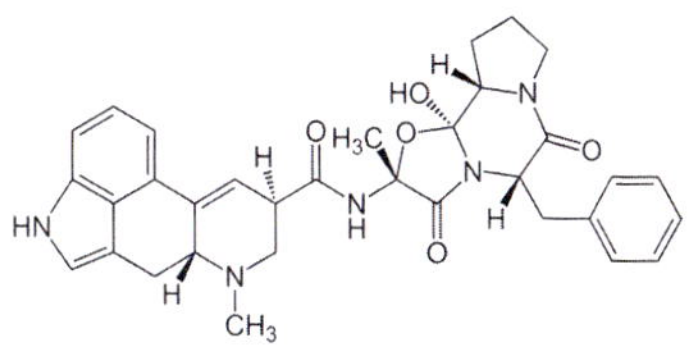

2 Ergotamin
Lysergsäure / α-Hydroxyalanin / Prolin / Phenylalanin

Ergotamin ($C_{33}H_{35}N_5O_5$) verursacht Ergotismus, „Antoniusfeuer" oder „Mutterkornbrand" (▶2). Im Mittelalter raffte mit Mutterkorn verseuchtes Getreide die Bewohner ganzer Ortschaften dahin. Rauscherlebnisse in der armen Bevölkerung durch verdorbenes Brot und Stroh, Missernten und Klimaänderungen mögen die Massenhysterie vor Hexen, Teufeln und Werwölfen beflügelt haben. Die Inhaltsstoffe des „Mutterkorns" lösen Wehen aus und dienten früher als riskantes Abtreibungsmittel. Begleitet von Darmkrämpfen und Halluzinationen sterben Finger und Zehen aufgrund von Durchblutungsstörungen ab. Die chronische Vergiftung verursacht irreversible Gefäßschäden. In der Medizin dienen Mutterkorn-Alkaloide zum Blutstillen nach der Geburt, gegen orthostatische Hypotonie (niedriger Blutdruck und Schwindel nach dem Aufstehen) und Migräne.

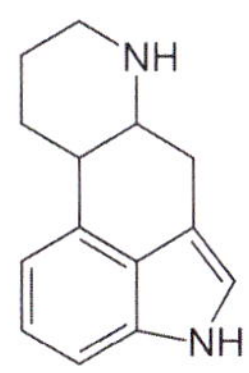

3 Ergolin
Octahydroindolochinolin

Mutterkorn-Alkaloide verengen die glatte Gefäßmuskulatur. Ergotamin verursacht schwere Durchblutungsstörungen.

Mutterkorn im Getreide	0,5 % – 1,5 %
Alkaloide im Mehl: mg/kg	10 – 30
$mg \cdot kg^{-1} \cdot d^{-1}$ Körpergewicht	0,1

1 Wirkungsfreie Dosis

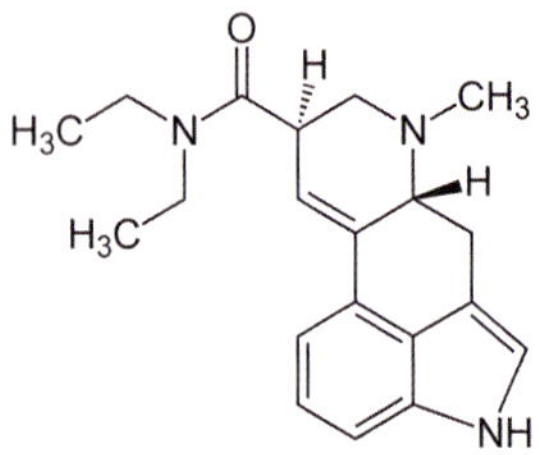

2 LSD
(5*R*,8*R*)-**Lysergsäurediethylamid**

Vergiftung: Durst, Durchfall, Leibschmerzen, Erbrechen, Kribbeln in Händen und Füßen, Kälte- und Taubheitsgefühl in Armen und Beinen, Mydriasis (weite Pupillen), Kopfschmerz, Schwindel, zerebrale Krämpfe, Angst, Verwirrtheit, Hypotonie, Fehlgeburt, Koma, Atemlähmung, Herzstillstand (> 10 mg).

Chronische Vergiftung: 1. **Ergotismus gangraenosus** („Antoniusfeuer"): Parästhesien der Gliedmaßen, Arterienverengung, Durchblutungsstörungen (Ischämie), Gangrän ganzer Gliedmaßen (Absterben unter Blaubraunfärbung ähnlich einer Erfrierung). 2. **Ergotismus convulsivus**: tonisch-klonische Krämpfe mit schmerzhaften Dauerkontraktionen. 3. Gehirnschädigung: Psychose, bis hin zur Demenz. Therapie: Erbrechen, Aktivkohlegabe, Magenspülung mit Na_2SO_4, Dextran i.v. und Heparin zur Blutstillung, Benzodiazepine gegen Krämpfe, früher Papaverin i.v. gegen Gefäßspasmen.

(+)-Lysergsäure ($C_{16}H_{16}N_2O_2$) aus Mutterkorn ist der natürliche Rohstoff für die halbsynthetische Droge Lysergsäurediethylamid **LSD**. Schon 2000 Jahre vor Christus sollen berauschende Getränke mit wasserlöslichen, psychoaktiven Lysergsäure-Alkaloiden gebraut worden sein. Das Lysergsäuremolekül enthält Dopamin bzw. Serotonin als Teilstrukturen. ▶2, ▶Kap. 7.4.3

10.9 Pyrrolizidin-Alkaloide

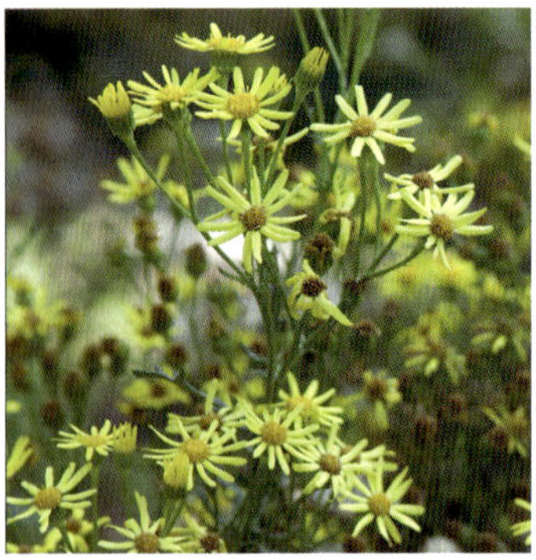

3 Jakobskreuzkraut
Senecio jacobaea

Alkaloide mit dem Pyrrolizidin-Ringsystem kommen als Ester aus **Necin** (Pyrrolizidin-1-methanol) und zwei Carbonsäuren in Korbblütlern, Raublattgewächsen und Hülsenfrüchtlern verbreitet vor. Die Strukturen vom Senecionin-Typ, Monocrotalin-Typ und Lycopsamin-Typ sind makrozyklisch, die vom Triangularin-Typ offenkettige Diester. Giftig sind nur die Ester mit ungesättigten Necinresten. In der Leber erfolgt die Oxidation zu leberschädlichen Pyrrolverbindungen. Nach metabolischer Aktivierung können Pyrrolizidindiester DNA-Stränge quervernetzen; sie wirken mutagen, teratogen und kanzerogen.

Pyrrolizidin-Alkaloide sind kanzerogene Lebergifte!

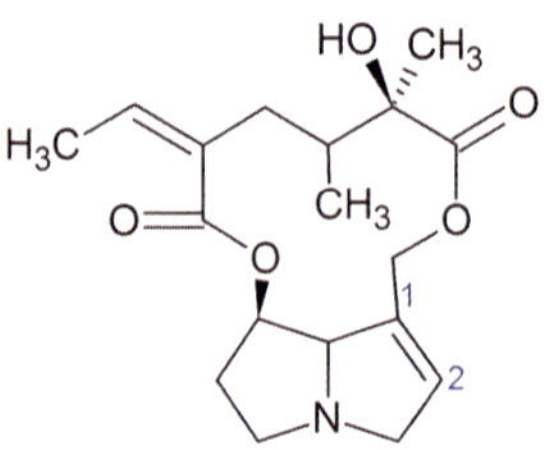

4 Senecionin

Senecionin ($C_{18}H_{25}NO_5$, ▶4) aus Greis- oder Kreuzkräutern (*Senecioae* ▶3), die gelbblühend bis zu 1 m hoch an Wegändern und Weiden wachsen, wird zu alkylierenden Pyrrolverbindungen abgebaut. Das Lebergift löst beim Vieh Leberzirrhosen aus. Vorsicht bei Kräutertees! Das weniger giftige Gemeine Kreuzkraut (*Senecio vulgaris*) mit seinen bitter schmeckenden Blättern kommt als Acker- und Gartenunkraut vor und wurde schon mit Rucola-Salat (*Diplotaxis tenuifolia*) verwechselt.

Die Blätter des **Huflattichs** (*Tussilago farfara,* S. 413 ▶1) dürfen wegen des Senecioningehaltes nicht über längere Zeit als Hustenmittel eingenommen werden (als Hausmittel beliebt). **Beinwell** (*Symphytum officinale*), **Pestwurz** (*Petasites*), **Borretsch** (*Borago officinalis*) und die südrussische Sonnenwende (*Heliotropium lasocarpium*) enthalten ebenso Pyrrolizidin-Alkaloide.

Monocrotalin herrscht in der Fabaceen-Gattung *Crotalaria* und bei *Lindelofia spectabilis* (Boraginaceae) vor. Es wirkt kanzerogen und sterilisierend auf männliche Insekten. LD_{50} (Ratte p.o.) 71 mg/kg. Getreide kann mit *Crotalaria*- und *Heliotropium*-Samen verunreinigt sein und zu Massenvergiftungen führen.

Loline sind Ester des 1-Aminopyrrolizidins (statt Necin); sie kommen in von Schlauchpilzen (*Acremonium*) befallenen Süßgräsern vor.

Pyrrolame sind Lactame mit Pyrrolizidin-Gerüst (Pyrrolizidone); sie kommen in Pilzen (*Streptomyces olivaceus*) vor.

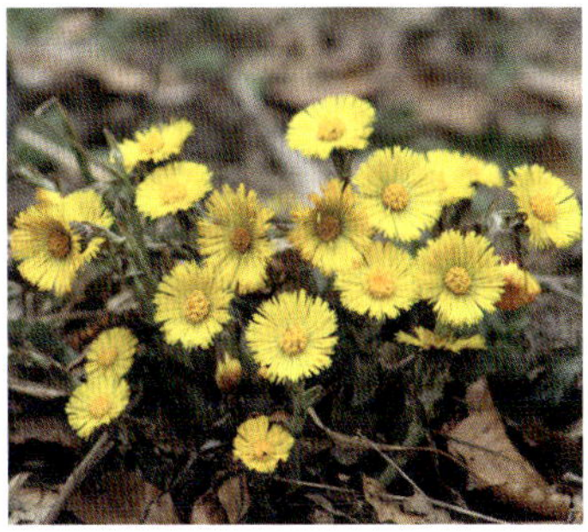

1 **Huflattich**

10.10 Diterpen-Alkaloide

Norditerpenoide Alkaloide vom Aconitin- und Lycoctonin-Typ besitzen ein hexazyklisches C_{19}-Skelett, und **Diterpen-Alkaloide** vom Atisin- und Veatchin-Typ (!) ein C_{20}-Skelett, d. h. sie unterscheiden sich grundsätzlich von den monoterpenoiden Indol-Alkaloiden (wie Strychnin).

10.10.1 Aconitin und Delphinin

Mit Essigsäure oder Benzoesäureester veresterte Hydroxy- und Methoxy-Diterpene (Aconine) finden sich in Hahnenfußgewächsen (Ranunculaceae). **Aconitin** ($C_{34}H_{47}NO_{11}$) kann mit Alkohol aus den Blättern des bis zu 150 cm hohen Blauen **Eisenhut**s (*Aconitum napellus*) extrahiert werden. Eisenhut ist eine der giftigsten Pflanzen Europas! 2 g der kratzend-scharf schmeckenden Wurzel (*Tubera Radix Aconiti*) oder 6 mg Aconitin wirken tödlich. Vorsicht bei Hausmitteln gegen Neuralgien und Fieberkrankheiten! Eisenhut ist in Kosmetika verboten, weil Aconitin durch die Haut resorbiert wird. Aconitin öffnet wie Veratrin spannungsabhängige Natriumkanäle. ▶2–3

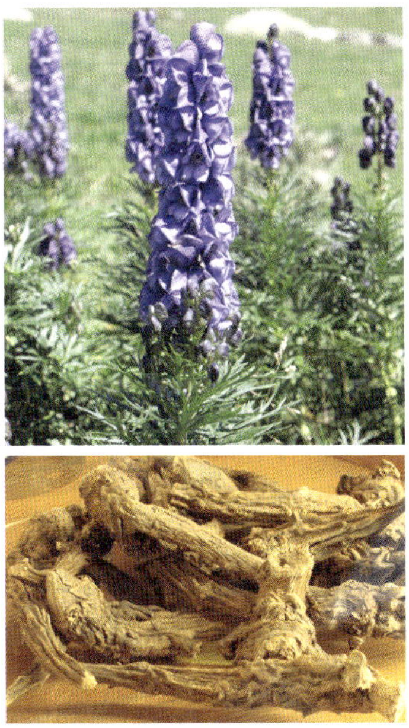

2 **Blauer Eisenhut**
Aconitum napellus, Wurzeln

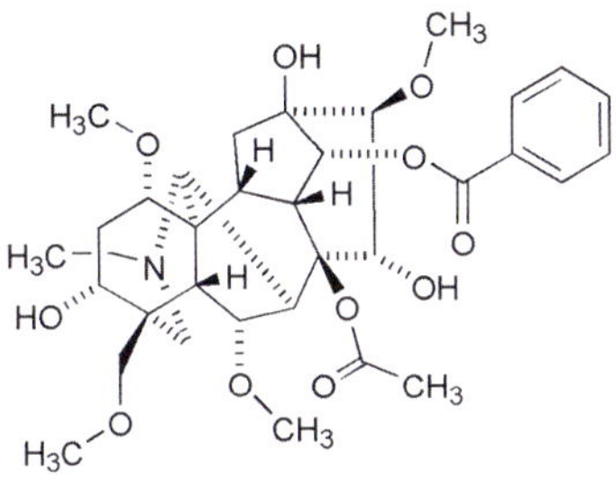

3 **Aconitin**

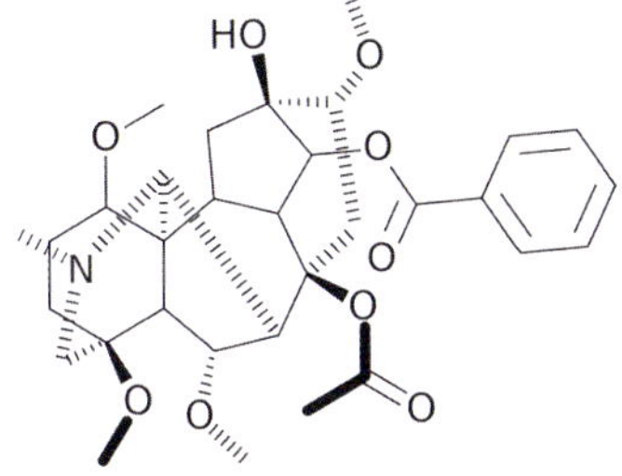

4 **Delphinin**

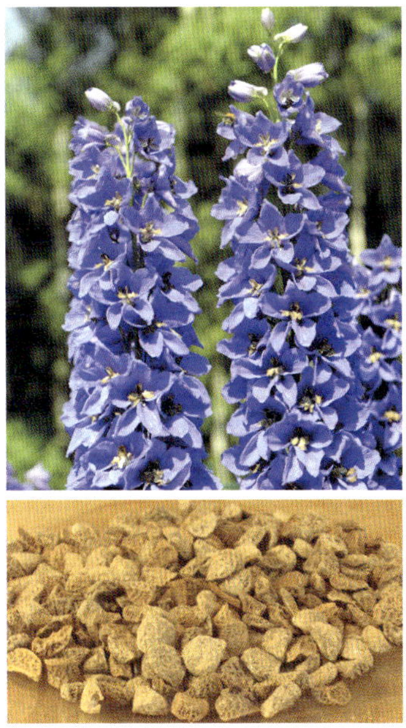

5 **Giftiger Rittersporn**
Delphinium staphisagria, Samen

Vergiftung: Missempfindung (Parästhesie, Kribbeln, Jucken, Taubheit) in Mundhöhle, Fingern, Zehen; Taubheits- und Kältegefühl der Haut, Schweißausbrüche, heftiges Erbrechen, kolikartige Durchfälle, Muskelschmerzen (Anaesthesia dolorosa), Herzrhythmusstörungen, Lähmungen. Tod durch Atemlähmung oder Kreislaufversagen in ca. 30 min. LD_{50} (Maus i.v.) = 0,17 mg/kg bzw. 1 mg/kg (p.o.). Therapie: Magenspülung, Kohle, Atropin gegen Bradykardie. Prognose ernst.

Pseudoaconitin aus ostindischem *Aconitum ferox* ist eines der stärksten Pflanzengifte: 600 Nanogramm lösen Herzarrhythmien bei Fröschen aus. Letale Dosis (Mensch): 12 mg.

Delphinin ($C_{33}H_{45}NO_9$, S. 413 ▶3) aus dem bis zu 60–100 cm hohen Rittersporn (*Delphinium staphisagria* = Stefanskraut und *D. elatum*) reizt die Haut bis zu starker Entzündung, beim Verschlucken erzeugt es eine schlaffe Lähmung der Herzmuskulatur und führt zu Atemnot bis zum Tod durch Lungenversagen. **Stephanskörner**, die reifen Samen, galten bis 1950 als Mittel gegen Läuse, Krätze und innerlich gegen Würmer. In der Volksmedizin gegen Erschöpfungszustände und Augenleiden. S. 413 ▶4

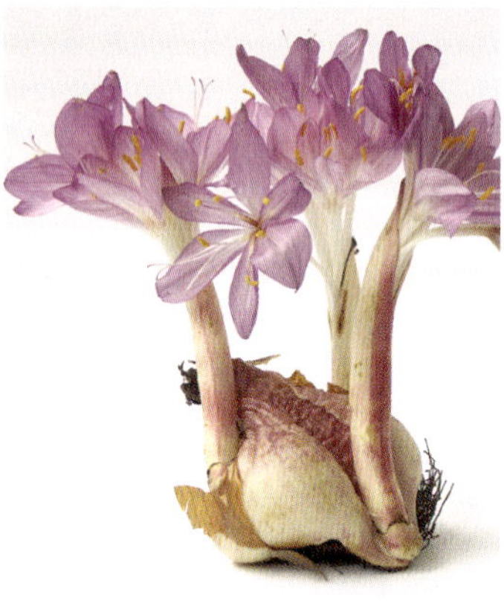

1 Herbstzeitlose
Colchicum autumnale

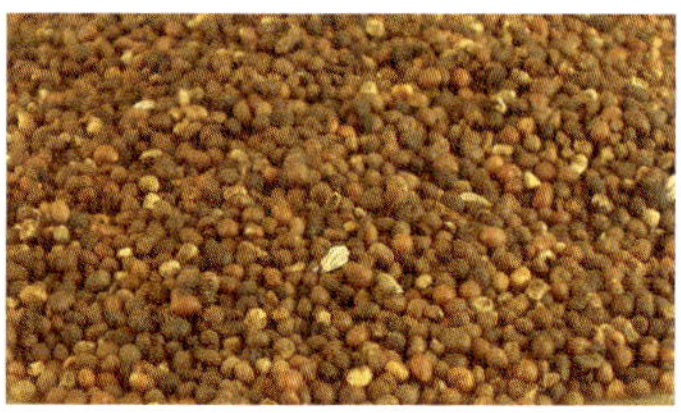

2 Samen der Herbstzeitlose

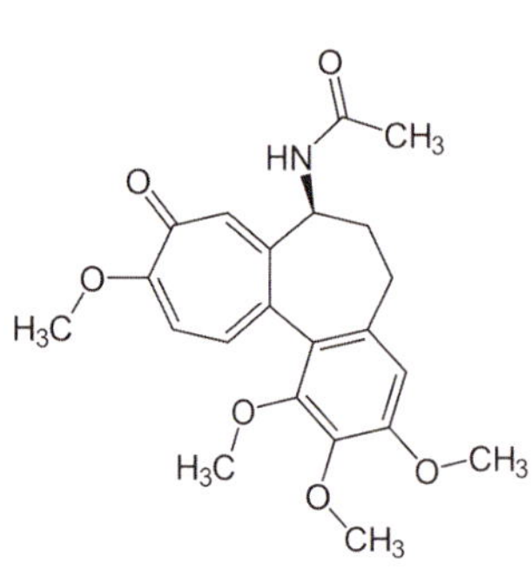

3 (–)-(*S*)-**Cholchicin**

10.10.2 Colchicin

Colchicin ($C_{22}H_{25}NO_6$) das bitter schmeckende Tropolon-Derivat aus den Knollen und Samen des Liliengewächses **Herbstzeitlose** (*Colchicum autumnale*), reagiert wegen der acetylierten Aminogruppe in wässriger Lösung nicht alkalisch. Das starke Mitosegift setzt die Phagozytoseaktivität der Leukozyten herab; durch Depolymerisation werden Mikrotubuli im Spindelapparat zerstört, dadurch verharrt die Zellteilung in der Anaphase.

Cholchicin ist ein Zellgift (Mitosehemmstoff, Spindelgift).

Colchicin dient zur Therapie akuter Gichtanfälle. Arzneimittelüberdosierungen übertreffen Vergiftungsfälle durch das Verschlucken der Samen und Blätter. Für ein Kind wirkt ein Samenkorn (5 mg Cholchicin) tödlich. ▶1–3, ▶Kap. 1.3.7

Vergiftungssymptome im zeitlichen Verlauf:

1. Nach 2–6 Stunden: Brennen und Kratzen im Mund- und Rachenraum, Schluckbeschwerden, Erstickungsgefühl und Zyanose (Rot-Blau-Färbung der Gesichtshaut), kolikartige Leibschmerzen, Übelkeit, Erbrechen, **hämorrhagische Enteritis**, choleraähnliche, blutige Durchfälle mit Exsikkose (Austrocknung) und Elektrolytverlust.
2. Blutbild- und Blutgerinnungsstörungen (Granulozytopenie, Thrombozytopenie, intravasale Koagulation), Störung der Kreislauf- und Gefäßregulation (Schock, Koma), Nierenschädigung, Leberzellnekrosen, Leberversagen, Muskelschwäche (Myopathie), Krämpfe und **aufsteigende Lähmung**.
3. Exitus nach 2 bis 3 Tagen durch Herzstillstand, Lungenversagen, Sepsis, Atemlähmung. Überlebenden fallen nach bis zu zwei Wochen die Haare aus. Letale Dosis: 20 mg.

Therapie: Erbrechen auslösen, Gabe von Aktivkohle, Magenspülung. Um den enterohepatischen Kreislauf zu unterbrechen, wird Duodenalsaft über eine Sonde abgesaugt. Schockbehandlung mit Plasmaexpandern.

Colchicosid ist ein Glucosid, das statt der Methylgruppe einen Glucoserest am Tropolon-Ring trägt.

Lumicolchicin ist ein Photoisomeres von Colchicin.

10.10.3 Taxol

Taxin ist ein Gemisch aus Taxicin I und II in allen Teilen der pazifischen **Eibe** (*Taxus brevifolia*), insbesondere den Nadeln und Samenkernen. Eibe nutzten schon die Ureinwohner Nordamerikas gegen Rheumatismus. Die unzerkauten roten Beeren sind harmlos. 500 Gramm Eibennadeln töten ein Pferd. 50–100 abgekochte Nadeln in volkstümlichen Abortiva wirken tödlich beim Menschen. Taxicin hemmt wahrscheinlich den Natrium- und Calciumtransport durch Herzmuskelzell-Membranen. ▶1–2

Taxicin ist ein Herzgift.

Symptome: Trockenheit im Mund, Übelkeit, Erbrechen, Durchfall, Pupillenerweiterung (Mydriasis), rote Lippen, Schwindel, Bewusstlosigkeit, Bradykardie, Arrhythmie, schwere Hyperkaliämie (Kaliumüberschuss), Tod durch Kreislauf- und Atemlähmung (Stunden). LD_{50} (Ratte i.v.) 4,5 mg/kg. Therapie: Erbrechen, Aktivkohle, isotone Natriumcarbonatlösung.

Taxol ($C_{47}H_{51}NO_{14}$) das tetrazyklische Terpen aus dem Pseudoalkaloidgemisch in der Rinde der pazifischen Eibe oder biotechnologisch kultivierten Eibenzellen, dient zur Behandlung von Eierstock- und Brustkrebs und malignen Melanomen. In den Nadeln der Europäischen Eibe (*Taxus baccata*) kommt mit 0,2–0,5 % die Taxolvorstufe Baccatin III vor. ▶3

Taxol hemmt die Zellteilung in der Metaphase, indem es 1. durch Zerstörung der Mikrotubuli die Mitosespindel blockiert und 2. das Protein Bcl-2 abfängt, das normalerweise den programmierten Zelltod (Apoptose) verhindert. Taxol behindert zudem den Stofftransport in Axonen (Tubulin, Actin, Polypeptide) und Zellen (Steroide, Mikrotubuli-assoziierte Proteine). ▶Kap. 1.3.7

Taxol ist ein Mitosehemmstoff (Spindelgift) und Herzgift.

Docetaxel ($C_{43}H_{53}NO_{14}$) ist ein halbsynthetisches Taxol-Derivat.

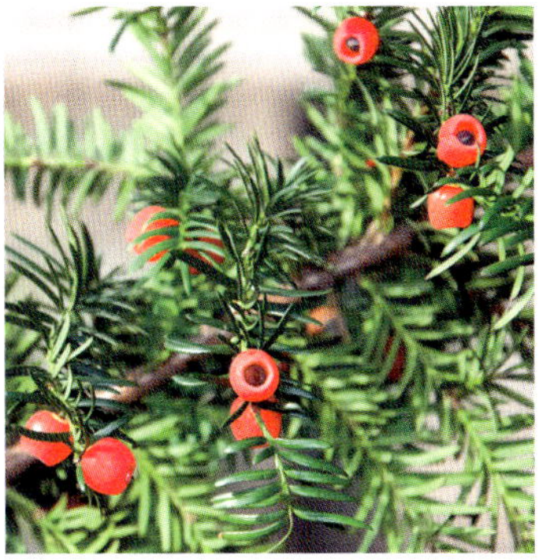

1 **Eibe**
Taxus baccata

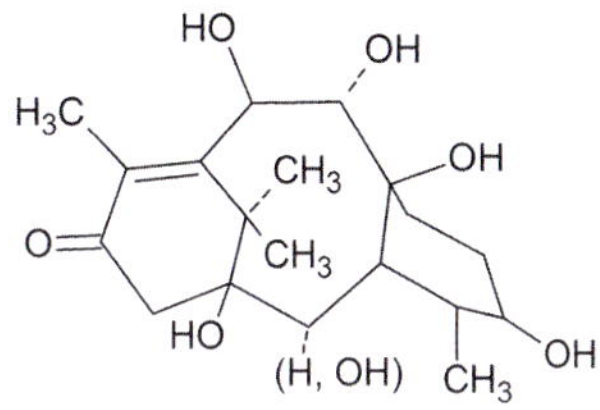

2 **Taxicin**

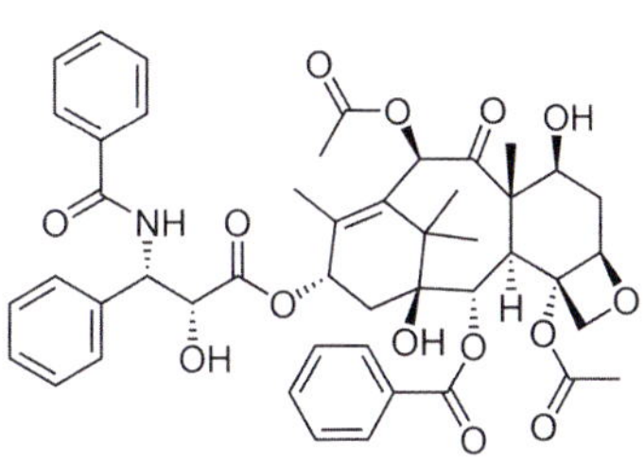

3 **Taxol** A (Paclitaxel)

10.11 Steroid-Alkaloide

Steroid-Saponine bestehen aus einem Steroidalkaloid-Teil und einem Kohlenhydrat-Teil (aus 2 bis 4 Monosacchariden).

10.11.1 Solanum-Steroidalkaloidglycoside

Solanin, das Trisaccharid des **Solanidins**, kommt in unreifen Kartoffeln (*Solanum tuberosum*), Tomaten (*Lycopersicon lycopersicum*) und Auberginen, im Bittersüßen und Schwarzen Nachtschatten (*Solanum dulcamara* und *nigrum*) und der Topfpflanze Korallenbäumchen (*Solanum pseudocapsicum*) vor. Die reifen Beeren des Nachschattens sind nahezu ungiftig. ▶4

Kartoffeln sind dunkel und kühl zu lagern; grüne Teile sind giftig! Knollen schälen und das Kochwasser wegschütten! Moderne Kartoffelsorten haben einen reduzierten Solaningehalt.

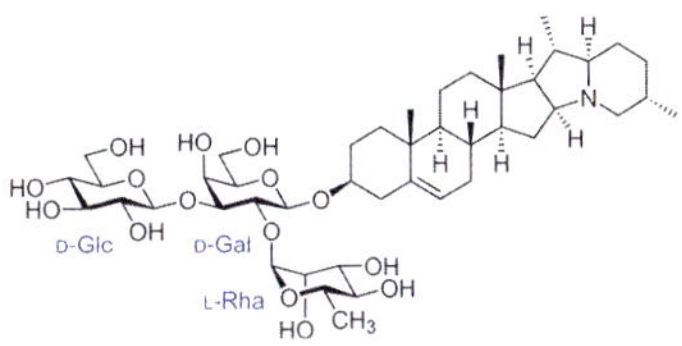

4 **Solanin**
3-O-β-Solatriosyl-solanidin,
Solatriose = Glucose + Galactose + Rhamnose

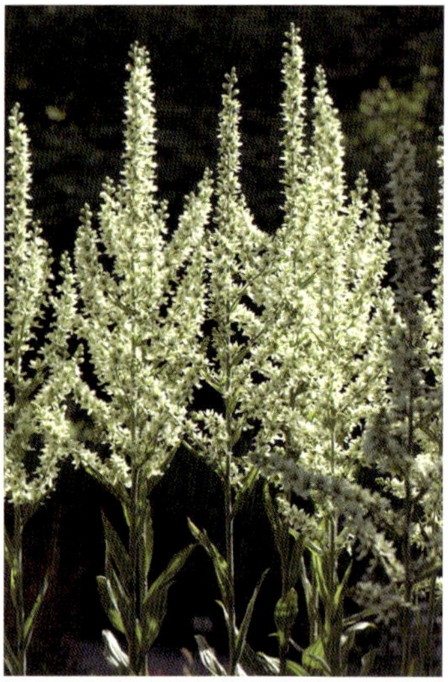

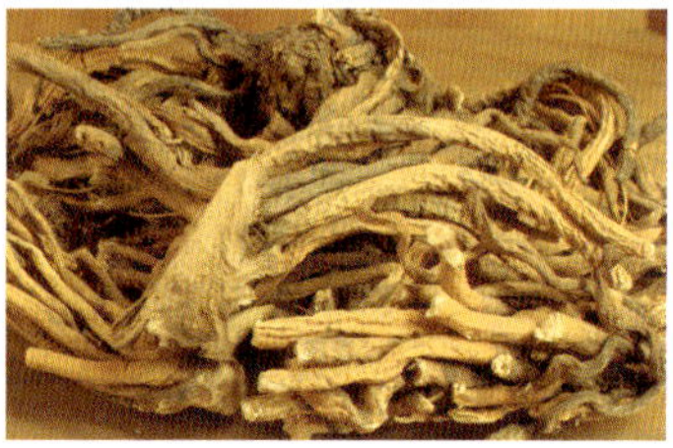

1 Weißer Germer,
Nieswurz, *Veratrum album*

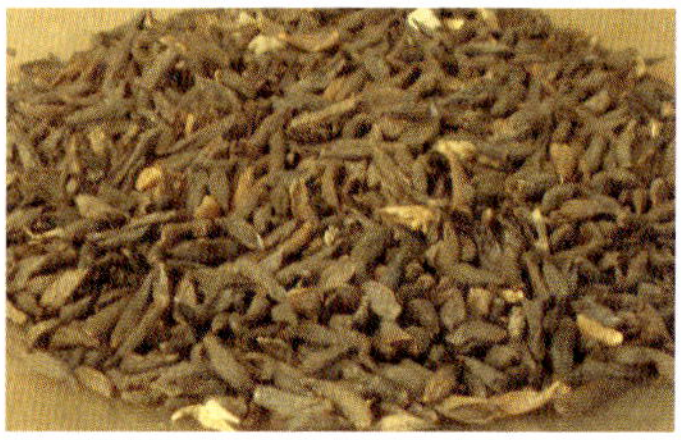

2 Sabadill-Samen
(Schoenocaulon officinale, Veratrum sabadilla)

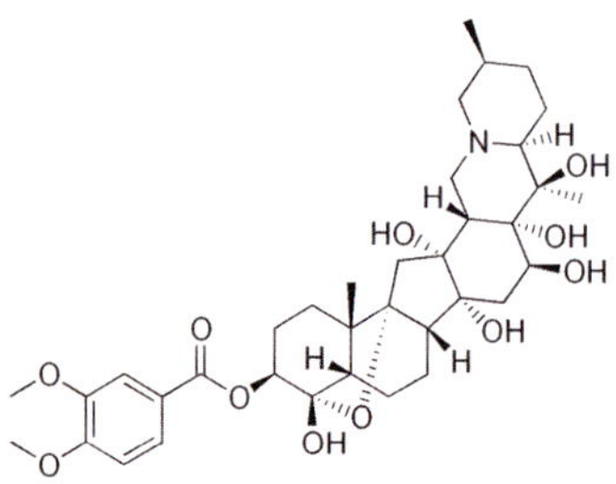

3 Veratridin

Steroidalkaloide treten unzerstört ins Kochwasser über (Kartoffel) oder verschwinden beim Reifungsprozess (Tomate).

Solanin ist ein starkes Reiz- und Protoplasmagift. Es öffnet die Kaliumkanäle in Mitochondrienmembranen. Zum Ausgleich einströmendes Calcium führt den Zelltod herbei. LD_{50} (Ratte) 590 mg/kg (p.o.), 84 mg/kg (parenteral).

Symptome: Schleimhaut- und ZNS-Schädigung, Zersetzung roter Blutkörperchen (Hämolyse), Kratzen im Hals, Übelkeit, Mydriasis, Schwindel, Kopf- und Leibschmerzen, Fieber, Verstopfung oder Brechdurchfall, Dyspnoe, Apathie, Muskelschwäche, Lähmungen, Koma, Tod durch Atemlähmung. Letale Dosis: 400 mg, entsprechen 1,5–4,5 kg rohen Tomaten oder 5 kg rohen Kartoffeln. LD_{50} (Maus i.p.) 42 mg/kg. Therapie: Erbrechen auslösen, Magenspülung, Kohle, Physostigmin als Anticholinergikum, Prognose ungünstig.

Solasonin (3-O-β-Solatriosylsolasodin) und **Solamargin** (3-O-β-Chacotriosylsolasodin) tragen auch einen Trisaccharid-Teil und dienen als Ausgangsstoffe für industrielle Hormonsynthesen.

10.11.2 Veratrum-Steroidalkaloide

Alkaloide mit umgelagertem Cholestan-C_{27}-Gerüst kommen in Liliengewächsen der Gattung *Veratrum* vor.

a) **Veratraman-Typ**: Das Gift des weißen **Germer** (*Veratrum album*) ist **Veratramin** ($C_{27}H_{39}NO_2$) mit einem 22,26-Epimino-14(13→12)-*abeo*-cholestan-Ringsystem; es stimuliert die Herztätigkeit. Die „weiße Nieswurz", die schon Hippokrates als Brech- und **Niespulver** schätzte, kann mit Enzian und Baldrian verwechselt werden und so fahrlässigerweise in den Enzianschnaps gelangen. ▶1

Die teratogenen **Jerveratrum-Alkaloide** Cyclopamin, Cycloposin, Jervin und Pseudojervin rufen bei trächtigen Schafen Missbildungen der Feten mit Zyklopie (Einäugigkeit) hervor.

b) **5α-Cevan-Typ**: Mit den in Essig eingelegten Samen des mexikanischen Läusekrauts (Sabadill, ▶2) wurden um 1900 Läuse bekämpft. Das Herzgift **Veratrin** ist ein Gemisch aus Cevadin (70 %), **Veratridin** (25 %, ▶3), Cevin, Sabadin u. a. Die Stammverbindung **Veracevin** mit dem 18,22,26-Nitrilo-14(13→12)-*abeo*-5α-cholestan-Ringsystem wirkt blutdrucksenkend.

Veratridin bindet an Natriumkanäle und hält diese offen.

Vergiftung: ähnlich wie Aconitin. Niesen, Tränenfluss, Juckreiz, Brennen von Zunge, Rachen, Speiseröhre, Haut; vorübergehende Schmerzen, Erbrechen, blutiger Durchfall, Benommenheit, Blutdruckabfall, Muskelzuckungen. Tod durch Herzversagen und Atemlähmung nach Stunden. Letale Dosis: ≈ 1500 mg. Therapie: Giftentfernung, Beatmung.

c) **Veralinin** hat ein 22,26-Epimino-18(13→17)-*abeo*-5α-cholestan-Ringsystem (5α-Veralinan-Typ).

10.12 Herzwirksame und cyanogene Glycoside

Die starken Gifte aus Fingerhut-Arten zählen nicht zu den Alkaloiden, sondern zu den **Cardenolidglycosiden** – mit einen ungesättigten γ-Lactonring (Fünfring) am Steroidgerüst an C_{17} – oder zu den **Bufadienolidglycosiden** mit δ-Lactonring (Sechsring).

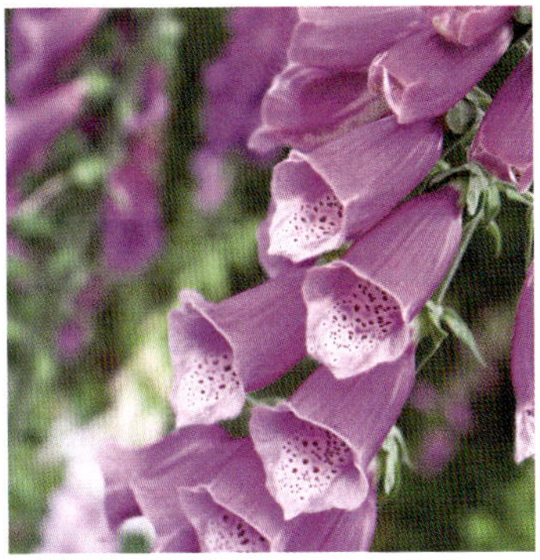

1 **Digitalis purpurea**

10.12.1 Digitalisglycoside

Der **Rote Fingerhut** (*Digitalis purpurea*) bevorzugt kalkarme Waldböden, der Gelbe Fingerhut (*D. lutea*) kalkreichen Grund. Die Gifte **Digitoxin** ($C_{41}H_{64}O_{13}$) und **Digoxin** ($C_{41}H_{65}O_{14}$) aus dem roten und dem wolligen Fingerhut (*Digitalis lanata*) bestehen aus dem **Digitoxigenin**-Steroidgerüst mit einem γ-Lactonring (15-Hydroxy-5β-card-20(22)-enolid) und drei **Digitoxose**-Zuckerresten (2,6-Dideoxy-D-ribo-hexose) ▶1–3.

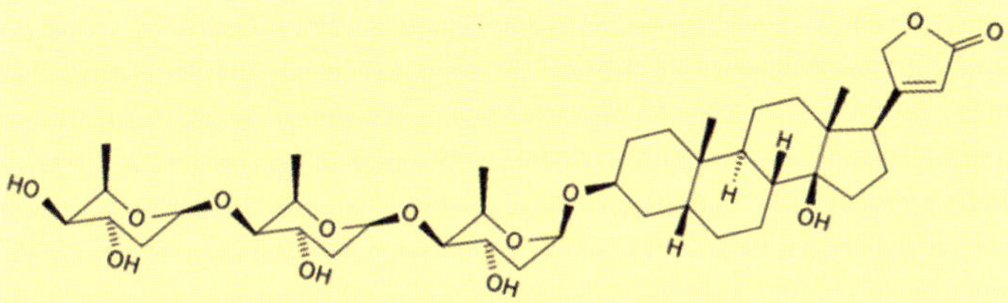

2 **Digitoxin**
Digoxin: 12-Hydroxy-Digitoxin, **β-Methyldigoxin**: 1 β–OCH_3

Die Purpureaglycoside A und B tragen einen Glucoserest mehr. Lanatoside sind zusätzlich am Desoxyzucker acetyliert. 1 kg Fingerhutblätter liefern 300–600 mg Digitoxin und 1000 mg Digoxin. Medizinisch wertvoll ist auch β-Methyldigoxin. Zwei Wirkungen dominieren; die therapeutische Breite ist gering. ▶4

1. Digitalistoxin vergiftet die ATPase und hemmt so den Kaliumein- und Natriumausstrom an Herzmuskelzellen; die systolische Calciumkonzentration in der Zelle steigt und dadurch die **Kontraktionskraft des Herzmuskels** (inotroper Effekt). ▶Kap. 10.12.4
2. Durch Erregung des Hirnnervs (*Nervus vagus*) sinkt die Herzfrequenz und die AV-Überleitung wird verzögert, d. h. es tritt eine **bradykarde Herzrhythmusstörung** auf, weil die Erreggungsleitung zwischen Vorhöfen und Herzkammern gestört wird (AV = atrioventrikulär, verlängerte PQ-Zeit im EKG).

Digitalis ist ein hochwirksames Herzgift.

Bei **Digitalisvergiftung** – tritt bereits ab 60 %iger Überdosierung von Herzmedikamenten ein – sinken die Kaliumkonzentration und das Membranpotential in Herzmuskelzellen dermaßen, dass das Herz ungeordnete Kontraktionen ausführt. Auf Magen-Darm-Reizungen, zentralnervösen Beschwerden und Sehstörungen folgen lebensbedrohliche Bradykardie, Herzrhythmus- und Kontraktionsstörungen und Kammerflimmern. Vergiftungen bei schwangeren Frauen führen zu einer höheren Sterblichkeit

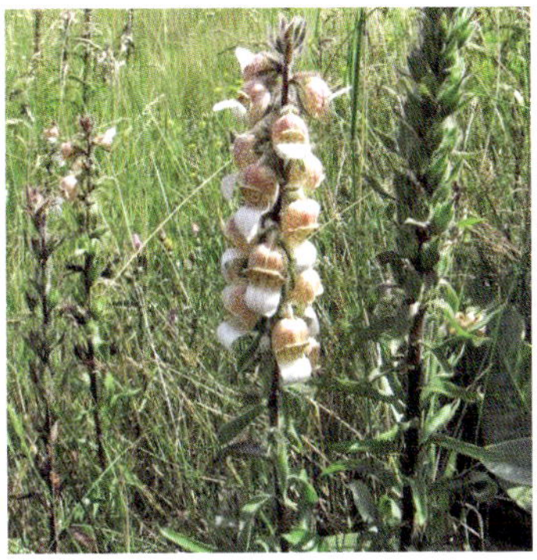

3 **Digitalis lanata**

µg/L	Digoxin	Digitoxin
Therapie	0,8 – 1,4	10 – 30
Toxisch	> 2	30 – 40
Kammerflimmern	6,3	

4 **Plasmakonzentrationen**

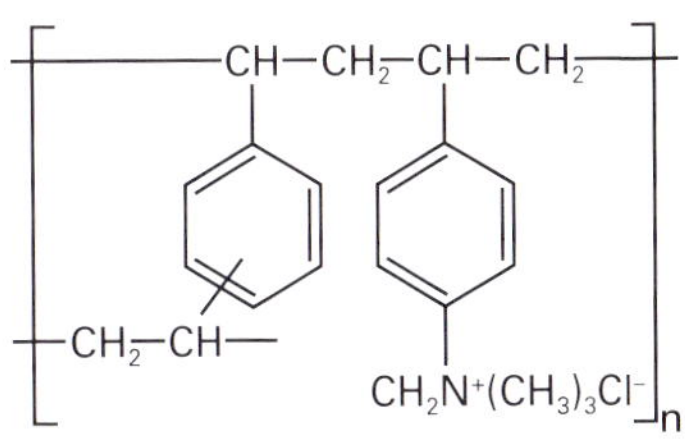

5 **Colestyramin**
Poly(trimethylammoniomethylstyrolchlorid-*co*-divinylbenzol)

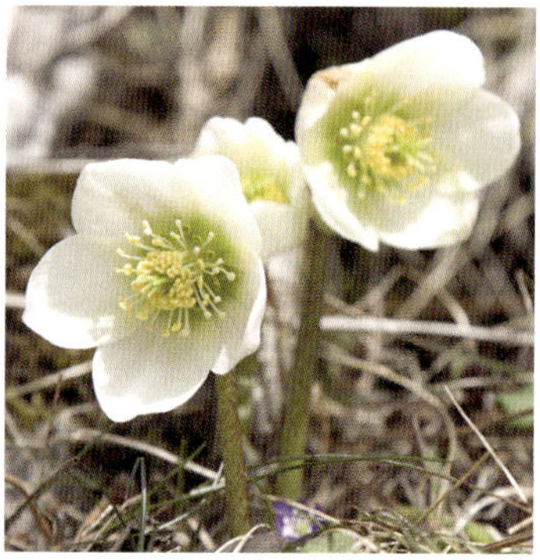

1 Christrose

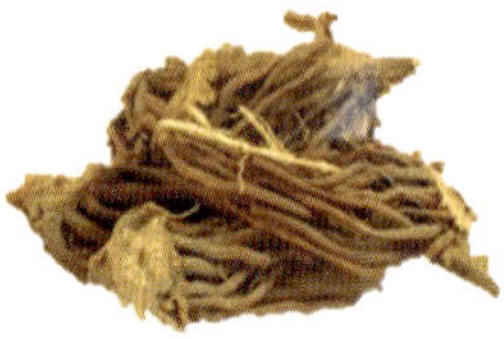

2 Schwarze Nieswurz

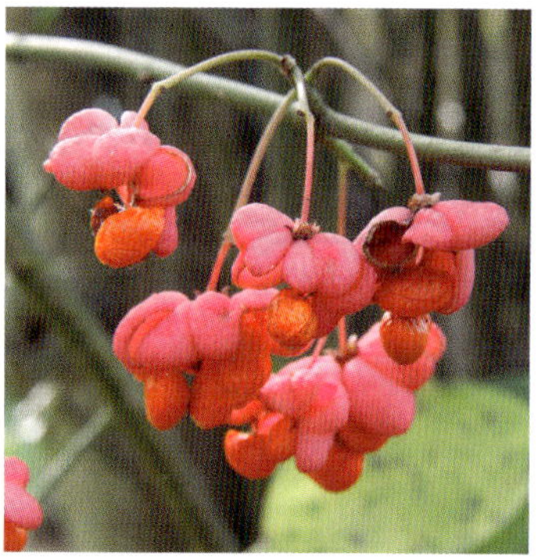

3 Pfaffenhütchen

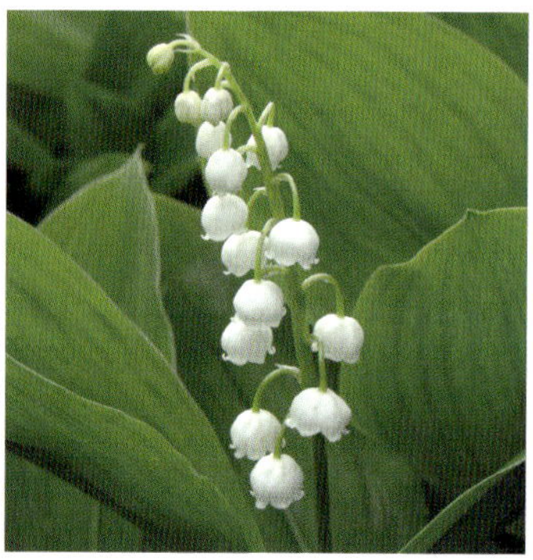

4 Maiglöckchen

beim Säugling. Bei chronischer Vergiftung, Niereninsuffizienz oder Arzneimittelwechselwirkungen wirken therapeutisch verabreichte Dosen schleichend toxisch (kumulative Wirkung). Tödliche Dosis: 0,175 mg/kg p.o. und 0,012 mg/kg i.v.; etwa 2–3 getrocknete Digitalis-purpurea-Blätter.

Akute Toxikologie:

- Herzrhythmusstörungen (bradykarde oder tachykarde Arrhythmien), Kammerflimmern.
- Nervensystem: Übelkeit, Erbrechen, Kopfschmerz, Schwindel, Ohrensausen, Appetitlosigkeit, Benommenheit, Neuralgien, Parästhesien (Kribbeln), Muskelschwäche.
- Psychiatrisch: Verwirrtheit, Müdigkeit, Schlaflosigkeit, Halluzinationen, Delirium, Krämpfe.
- Auge: augenreizend, Sehstörungen: Lichthof (Halo), Gesichtsfeldausfall (Skotom), Gelbsehen (Xanthopsie).
- Atmungssystem: Dyspnoe, Zyanose, erhöhte Ventilation.
- Magen-Darm-Trakt: Bauchschmerzen, Durchfall.

Therapie: Magenspülung, Aktivkohle, Ionenaustauscherharze (Colestyramin) zur Unterbrechung des enterohepatischen Kreislaufs (▶5). Kaliumchlorid i.v. bei tachykarder Arrhythmie, Atropin i.v. bei bradykarder Arrhythmie. Antidot: Digitalis-**Antitoxin**-Immunoglobulin-Fragmente, die aus dem Blutserum immunisierter Schafe gewonnen werden, binden Dig(it)oxin in einer Antigen-Antikörper-Reaktion, so dass es über die Nieren ausgeschieden werden kann.

Oleandrin und Evonin

Oleander (*Nerium oleander*) trägt in allen Pflanzenteilen das Glycosid Oleandrin, das aus 16-Acetyl-Ditoxigenin und Bisdeoxyarabinose besteht. Vergiftungen kommen in Kalifiornien durch Oleanderäste als Barbecue-Spieße vor. Der Verzehr von Pflanzenteilen ruft Erbrechen, kolikartige Leibschmerzen, Durchfall und Herzrhythmusstörungen hervor; Tod durch Herzlähmung. LD_{50} (Katze i.v.) 0,3 mg/kg.

Cardenolidglycoside machen **Meereszwiebel** (*Uriginea maritima*) und **Christrose** (*Helleborus niger*) giftig. „Schwarze Nieswurz" (*Rhizoma Hellebori nigri*) galt von der Antike bis ins 19. Jahrhundert als Arzneimittel gegen Epilepsie, Wutanfälle, Gicht, Schwerhörigkeit, Krätze und Zahnschmerzen; die Inhaltsstoffe sind harntreibende Saponine neben dem herzwirksamen Glycosid Helleborein. In **Niespulvern** werden weiße und schwarze Nieswurz eingesetzt. In Scherzartikeln sind verboten: nasenschleimhautreizende Pflanzenteile, die Übelkeit, Augenentzündung, Herz- und Kreislaufbeschwerden auslösen, ferner kanzerogene Substanzen wie Benzidin und Dianisidin, sowie Methämoglobinbildner wie 2-Nitrobenzaldehyd. ▶1–2

Besonders die roten Früchte des **Pfaffenhütchen** (*Euonymus europaeus* ▶3) sind stark giftig! Das Alkaloid Evonin und das Glycosid Evonosid (Digitoxigenin + L-Rhamnose + 2 D-Glucose) rufen nach einer Latenzzeit von 15 Stunden schwere Gastroenteritis mit Erbrechen, Koliken, blutigem Durchfall, Herzrhythmusstörungen, Pupillenerweiterung, Lähmung der Kaumuskulatur und tonisch-klonische Krämpfen hervor. 36 Früchte sind tödlich. Pfaffenhütchen-Pulver und Öle wurden früher gegen Läuse und Krätzemilben verwendet.

10.12.2 Strophanthine

Strophanthine sind herzaktive 19-Oxo-Cardenolidglycoside in afrikanischen Schlinggewächsen (*Strophanthus*). Der zuckerfreie Steroidrest (Aglykon) **Strophanthidin** findet sich auch in den sehr giftigen Glycosiden des **Maiglöckchens** (*Convallaria majalis*), dem Convallatoxin. Pulverisierte Maiglöckchen wurden früher als Niespulver eingesetzt. Eine Handvoll der roten Maiglöckchen-Beeren löst Kammerflimmern und Herztod aus. S. 418 ▶4, ▶1

Strophanthine sind rasch wirkende Herzgifte.

Strophanthine werden gegen Herzschwäche, Rhythmusstörungen und akutes Herzversagen parenteral verabreicht.

Adonitoxin im Frühlings-Adonisröschen (*Adonis vernalis*) ist ein hochwirksames Cardenolidglycosid aus Adonitoxigenin und L-Rhamnose; es ist herzwirksam und zeigt weniger nachhaltige Nebenwirkungen als Digitalis. Nach nicht tödlichen Vergiftungen erholt sich das Herz nur langsam. Tödliche Dosis: 2 g Adonisblätter. LD_{50} (Katze i.v.) 0,19 mg/kg. ▶2

10.12.3 Amygdalin

Cyanogene Glycoside (Nitriloside) sind an Zuckerreste gebundene Nitrile. Verdünnte Säuren oder Enzyme setzen Zucker und Cyanhydrine frei, die weiter in Blausäure und Keton zerfallen.

$$R_2C(OH){-}C{\equiv}N \rightarrow R_2CO + HCN$$

Amygdalin ($C_{20}H_{27}NO_{11}$, D(–)-Mandelsäurenitril-β-D-gentiobiosid) kommt in Bittermandeln, Steinobst- und Apfelkernen vor. Verdünnte Säuren oder das Enzym Emulsin aus eingeweichten Kernen spalten Amygdalin in Glucose, Benzaldehyd und Blausäure. Benzaldehyd hemmt die Keimung von Pfirsichen und verbessert das Aroma von Steinobstsäften und Branntwein. ▶3

Linamarin ($C_{10}H_{17}NO_6$) kommt in Leinsamen, Maniok, Kautschukbaum, Rangoon- und Limabohnen vor. Bei der Zubereitung das Kochwasser wegschütten! Der Genuss von Leinsamen (*Linum usitatissimum*, Flachs) führt nicht zu Vergiftungen. ▶4

Das mäßig giftige **D-Prunasin** ist in den Samen und Blättern von Rosengewächsen vorhanden, z. B. im Kirschlorbeer (*Prunus laurocerasus*). **Sambunigrin** (L-Prunasin, (*S*)-(β-D-Glucopyranosyloxy)phenylacetonitril) kommt in den Blättern, Samen und Beeren des Holunders (*Sambucus nigra*) und in Apfelkernen vor. Beim Erhitzen spaltet Sambunigrin HCN ab und verliert seine toxische Wirkung. ▶5

Symptomatik: Übelkeit, Erbrechen, Tachykardie, Krämpfe, Herz- und Atemstillstand. Therapie: wie Blausäurevergiftung ▶Kap. 3

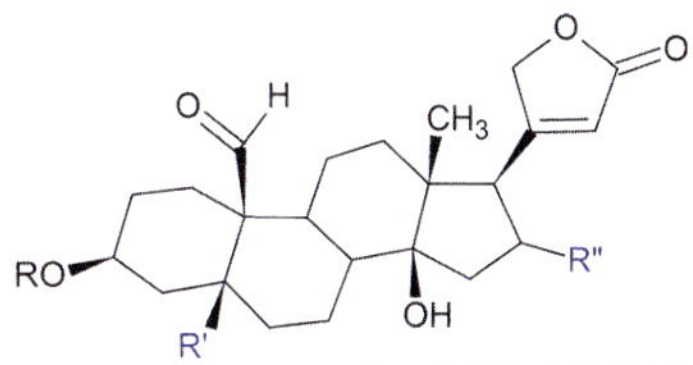

1	R′	R″
Adonitoxigenin	H	OH
Adonitoxin	R = L-Rhamnose	
Strophanthidin	OH	H
Cymarin	R = L-Cymarose	

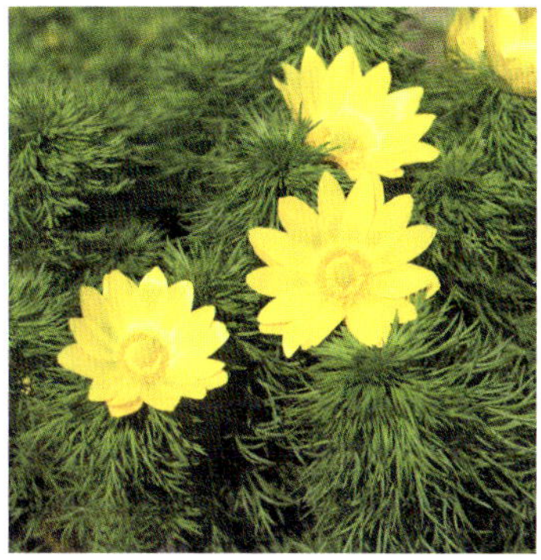

2 **Adonisröschen**

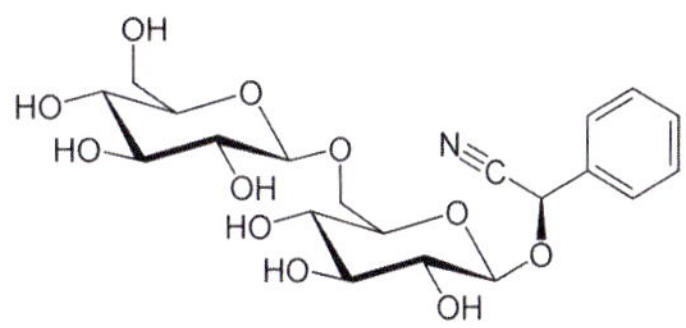

3 **Amygdalin**

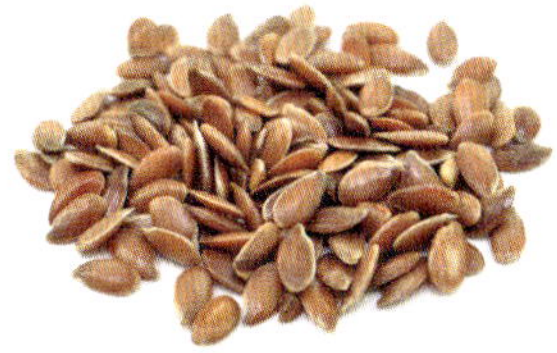

4 **Leinsamen**

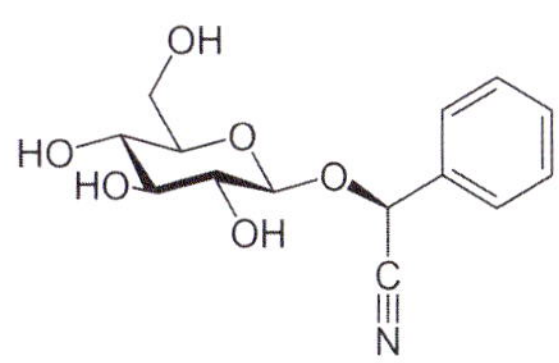

5 **Sambunigrin**
Prunasin: (*R*)-Enantiomer

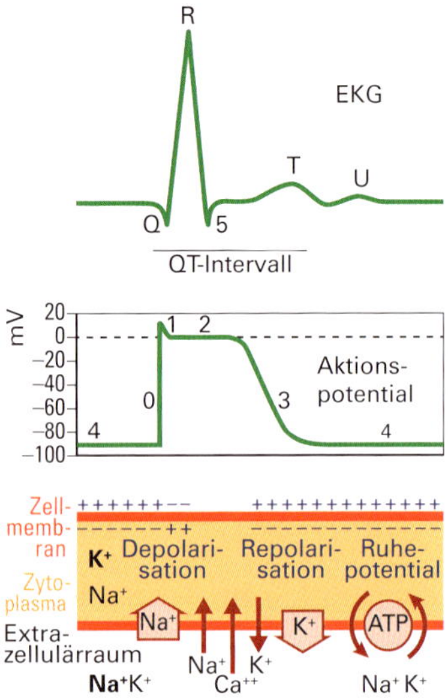

1 Herzzyklus

Herzglycoside:
Digitalis, Oleander, Stophantus, Maiglöckchen

Lokalanästhetika:
Amide: Lidocain, Bupivacain,
Ester: Cocain, Procain

Alkaloide:
Chinarinde, Eibe,
Spartein (Ginster, Lupine)

Halogenkohlenwasserstoffe:
Chloroform, Halothan

Catecholamine:
Adrenalin, Noradrenalin u.a.

Amine:
Allylamin

Alkohole:
Ethanol

Anthracycline:
Doxorubicin, Daunorubicin

2 Kardiale Toxine

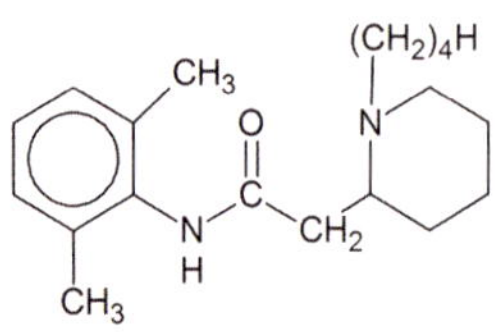

3 Bupivacain
(Lokalanäthestikum)

10.12.4 Kardiale Toxine (Herzgifte)

Der Herzzyklus folgt dem folgenden Schema. ▶1

0. **Depolarisation**: Sinkt das Ruhemembranpotential einer Herzmuskelfaser durch einen äußeren Reiz unter einen kritischen Wert, dann strömen innerhalb weniger Millisekunden Natriumionen durch die plötzlich durchlässige Zellmembran ein; die Polarität der Herzzelle dreht sich um (Phase 0).
1. **Frühe Repolarisation**: Kaliumionen strömen aus und stellen die negative Ladung des Zytoplasmas wieder her (Phase 1).
2. **Plateauphase**: Einstrom von Calciumionen.
3. **Späte Repolarisationsphase**: Ausstrom von Kaliumionen.
4. **Diastolisches Membranpotential**: Der Rücktransport von Natrium und Kalium durch die Membran unter Energieaufwand (ATP-Verbrauch) stellt das Ionengleichgewicht wieder her.

Arrhythmien auslösende Kardiotoxine

Arrhythmien sind Unregelmäßigkeiten des Herzschlags. Gifte wirken *direkt* auf die Erregungsleitung oder die Erregbarkeit des Herzgewebes oder *indirekt* auf das vegetative Nervensystem. ▶2

■ **Herzglycoside** beschleunigen die Repolarisation (QT-Verkürzung, ST-Senkung), indem sie reversibel die zum aktiven Transport von Na^+ und K^+ durch die Zellmembran nötige ATPase hemmen. Bei der Vergiftung überladen Na^+- und Ca^{2+} die Zelle, während K^+ verloren geht, so dass die erneute Erregung durch den geringen Potentialunterschied leicht gerät; bei übergroßem K^+-Ausstrom bricht das Potential für die Na^+-Depolarisation zusammen; es folgen Kammerflimmern und Asystolie (Herzstillstand). Herzglycoside verbessern das Schlagvolumen und die Entleerung der Herzkammern, senken den zentralen Venendruck und den Puls (Sinusbradykardie) und verlangsamen die Erregungsleitung (atrioventrikulärer Block: verlängerte PQ-Zeit zwischen den EKG-Signalen).

■ **Lokalanästhetika** blockieren die Natriumkanäle und hemmen die Nervenleitung. Nach zentralnervösen Nebenwirkungen (Unruhe, Schwindel, Krämpfe) lassen Erregbarkeit und Kontraktionskraft des Herzmuskels und die Erregungsleitung nach. ▶2–3, S. 421 ▶1

■ **Antiarrhyhthmika** lindern die gestörte Erregungsleitung am Herzen: **Natriumkanalblocker** (Gruppe I: Chinidin, Lidocain) blockieren den Na^+-Einstrom und verlängern oder verkürzen die Repolarisation, d. h. die Dauer des Aktionspotentials (QT-Zeit). Die Langzeitanwendung führt zu Herzrhythmusstörungen. **β-Rezeptoren-Blocker** (Gruppe II: Propranolol) schützen vor starker Sympathikus-Stimulation und versetzen das Herz in einen Schongang. **Calciumkanal-Blocker** (Gruppe IV: Verapamil, Diltiazem) hemmen die atrioventrikuläre Übertragung.

■ **QT-Intervall-verlängernde Substanzen** (Gruppe-III-Antiarrhythmika): Die **Kaliumkanalblocker** verzögern die Repolarisation und verlängern so die Dauer des Aktionspotentials bis zu lebensbedrohlichen Herzrhythmusstörungen. S. 421 ▶2

- **Tiergifte** mit kardiotoxischer Wirkung auf die Ionenkanäle (Na^+, K^+, Ca^{2+}, ATPase) gibt es bei Skorpionen, Kugelfischen, Kröten, Seeanemonen, Korallen und Quallen.
- **Inhalationsanästhetika** – z. B. Fluorkohlenwasserstoffe wie Halothan – stören den Ca^{2+}-Einstrom, dämpfen die Herzmuskelkontraktilität, die Herzfrequenz und den arteriellen Blutdruck durch Gefäßerweiterung; außerdem verstärken sie die Wirkung von Catecholaminen (Adrenalin) bis hin zum Kammerflimmern.
- **Sympathomimetika** – z. B. Adrenalin, Amphetamine, Cocain, Coffein, Theophyllin, THC, Ethanol, LSD, MAO-Hemmer, Phencyclidin, Phenylpropanolamin – erregen das sympathische Nervensystem; Herzfrequenz und Sauerstoffverbrauch steigen an (myokardiale Hypoxie, Extrasystolen). **Nicotin** löst Herzrhythmusstörungen aus.

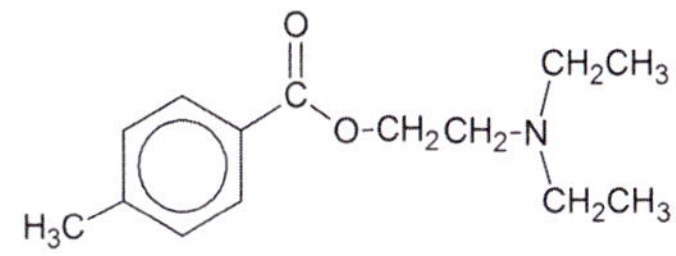

1 Procain

Organophosphate
Carbamate
Trizyklische Antidepressiva und Lithium
Antiarrhythmika (Natriumkanalblocker)
Antimalariamittel Chinidin, Chloroquin
Neuroleptika Haloperidol u.a.
Antibiotika Makrolide, Gyrase-Hemmer
Antimykotika Ketoconalzol
Antiemetika Cisaprid, Domperidon
H_1-**Antihistaminika**

2 QT-verlängernde Stoffe

Kardiomyopathien auslösende Toxine

Den Herzmuskel (Myokard) schädigen durch Einfluss auf Durchblutung, Sauerstoffversorgung und Zelltod, insbesondere bei Langzeiteinwirkung: **Cocain** (Natriumkanalblocker u. a.), **Ethanol** (Zerstörung kontraktiler Proteine u. a.), **Anthracyclin**-Antibiotika (Oxidation von Membranlipiden, Ca^{2+}-Überladung u. a.), anabole **Steroide** wie Testosteron und Wachstumshormone (Ablagerungen in Koronararterien, NO-Hemmung u. a.).

Substanzen mit Wirkung auf die Herzgefäße

Mutterkornalkaloide führen Gefäßverengung (Koronarstenose) und Unterversorgung des Gewebes mit Sauerstoff (Ischämie) herbei; sie schädigen Blutgefäße und Herzklappen.

Homocystein reichert sich bei angeborenem Enzymdefekt des Aminosäurestoffwechsels Methionin → Homocystein → Cystein an und erzeugt Gefäßschäden, Arteriosklerose und Thrombosen.

Schwermetalle (Blei, Cadmium, Arsen) zerstören schwefelhaltige Proteine in der Gefäßwand und erzeugen arteriellen Bluthochdruck und Arteriosklerose.

10.13 Toxische Aminosäuren und Proteine

Hülsenfrüchte enthalten giftige Aminosäuren und Proteine. ▶3

Saponine
Lektine
Inhaltsstoffe der Saubohne

3 Pflanzliche Hämatoxine

10.13.1 Aminosäuren

Hypoglycin aus dem tropischen Akee-Baum (*Blighia sapida*) ist schwach giftig und wirkt hypoglykämisch; unreife und überreife Früchte lösen die „Jamaica Vomiting Disease" aus. ▶4

2-Amino-oxalyl-aminopropansäure in Platterbse (*Lathyrus sativus*) und Gartenwicke (*Lathyrus odoratus*) wirkt neurotoxisch.

Die schwefelhaltige **Djenkolsäure**, enthalten in den Bohnensamen des Baumes *Pinethecolobium lobatum* in Sumatra und Java, ist ein Nierengift. Die schlecht wasserlösliche Säure kristallisiert im Tubulus aus und gleicht in ihrer Wirkung Oxalsäure.

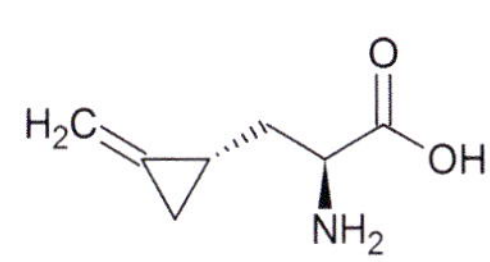

4 Hypoglycin
2-Methylencyclopropanylalanin

10.13.2 Lektine

In **Hülsenfrüchten** (Bohnen, Linsen), Kartoffeln, Weizenkeimen, Rizinus und in Schnecken kommen Proteine vor, die spezifisch an bestimmte Zucker binden und Blutkörperchen (Erythrozyten, Leukozyten, Fibroblasten) zur Verklumpung (Agglutination) bringen – jedoch nicht spezifisch wie bei einer Immunantwort durch Antigen und Antikörper. **Lektin**-Agglutinin-Reaktionen erlauben die Unterscheidung der Blutgruppen A und AB. Manche Lektine wirken als Mitogene, d. h. sie lösen die Zellteilung (Mitose) von Lymphozyten aus. Andere erkennen die Membranstruktur von Tumorzellen oder verkleben Bakterienzellen.

Lektine (Phytohämagglutinine) sind „zuckererkennende" Proteine, die Erythrozyten und andere Zellen ausfällen.

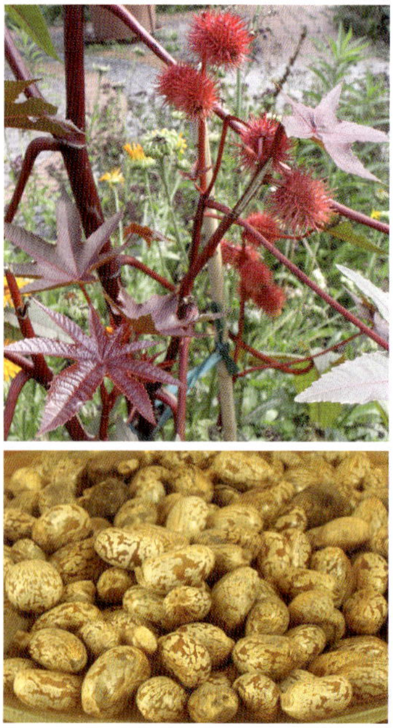

1 *Ricinus communis*
Pflanze und Samen

10.13.3 Ricin

Ricin, das toxische Protein (Toxalbumin) aus den Samen der Rizinusstaude (*Ricinus communis*, Wunderbaum), umfasst zwei hoch giftige Toxine und zwei Lektine. ▶1

- Die Toxine (Ricin D und RCL IV) bestehen aus zwei Peptidketten (A und B), die teilweise glycosyliert und über Disulfidbrücken verbunden sind. ▶2
- Die Lektine (RCL I und II) sind Tetramere aus zwei Untereinheiten (A und B), die jeweils doppelt vorkommen.

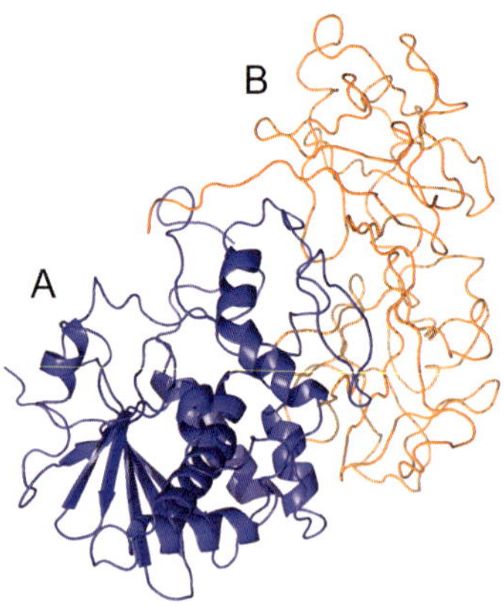

2 Ricin

Bindet RCLII-B an Galactose-Reste von Rezeptoren auf der Zelloberfläche, verleibt sich die Zelle das Ricin-Toxin durch Endozytose ein; die Toxin-A-Kette besetzt die 60S-Untereinheiten der Ribosomen, spaltet Adenion aus der RNA ab und blockiert so die Proteinsynthese. S. 475 ▶6

Ricin verklumpt mit Erythrozyten jeder Blutgruppe. Konjugate mit Immunotoxinen (Antigene, Antikörper) wirken zytotoxisch. Ricin widersteht den Verdauungsenzymen, wird aber durch starke Säuren gespalten. Vergiftungen treten bei Arbeitern in Ricinusmühlen auf. **Rizinusöl** ist ungiftig, nicht aber die Pressrückstände. Ein Ricinussamen wirkt tödlich.

Ricin ist extrem giftig und hemmt die Proteinbiosynthese.

Tödliche Dosis: 0,005 mg/kg; LD_{50} (Maus i.v.) 0,012 mg/kg.

Symptome: Übelkeit, Schwindel, Kopf- und Halsschmerzen, Reizung der Bronchien, Fieber, Gliederschmerzen, Hautausschlag (Urticaria), hämorrhagische Gastroenteritis (Erbrechen, blutiger Durchfall), hypovolämischer Schock, Blutagglutination (Thrombose), Nierenentzündung, Nekrosen der Magen- und Darmschleimhaut. Kreislaufkollaps nach 48 h. Prognose ernst! Die parenterale Vergiftung, z. B. durch Hautverletzungen, verläuft schneller mit geringeren Symptomen des Intestinaltrakts.
Therapie: Erbrechen, Flüssigkeits- und Kohlegabe. ▶Kap. 1

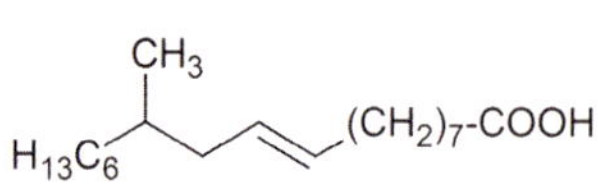

3 Ricinolsäure

Ricinolsäure (12-Hydroxyölsäure) aus Ricinussamen wirkt durch Reizung der Dünndarmschleimhaut als Abführmittel (Laxans), das nach 1–4 h zur gründlichen Entleerung des Darmes führt. Das Triglycerid ist unwirksam, solange nicht durch Verdauungssäfte Ricinolsäure freigesetzt wird. S. 422 ▶3

10.13.4 Giftige Hülsenfrüchte

Abrin ($C_{12}H_{14}N_2O_2$, *N*-Methyl-L-tryptophan) und dem Ricin ähnliche Lektine (Abrine) kommen in den roten Samen der tropischen Paternoster-Erbse (*Abrus precatorius*) vor, die auch für Schmuckketten verwendet werden. Abrine inhibieren die Proteinbiosynthese. Eine zerkaute Erbse kann tödlich sein. Letale Dosis (Mensch): 0,005 mg/kg. Giftig auch perkutan. ▶1

Abrin ist extrem giftig!

Phasin, das giftige Lektin aus rohen grünen Bohnen (*Phaseolus vulgaris*) und Feuerbohnen (*Phaseolus coccineus*), schützt Pflanzen gegen Schadinsekten und wird beim Kochen zerstört. Phasin wirkt Erythrozyten-agglutinierend und regt Lymphozyten zur Mitose an. Symptome: Bei Kindern hämorrhagische Gastroenteritis, bei Erwachsenen Übelkeit und Benommenheit.

Giftige Lektine in Bohnen werden beim Kochen zerstört.

Acker- oder **Saubohnen** (*Vicia faba*) sind in rohem Zustand giftig, besonders gefährdet sind Menschen, die mit der Krankheit **Favismus** leben (tritt vor allem im Mittelmeerraum, Asien und Afrika auf). Bei diesem angeborenen Defekt der Glucose-6-phosphat-Dehydrogenase der Erythrozyten verarmt mangels Enzymtätigkeit NADPH, das normalerweise reduziertes Glutathion (GSH) bereitstellt. **Divicin** und **Isuoramil** in der Saubohne oxidieren GSH zu Glutathiondisulfid (GSS) und schädigen dadurch die Erythrozyten bis zur Hämolyse. ▶2

Robin, das Lektin aus Rinde und Samen der Robinie (Falsche Akazie, *Robina pseudoacacia*), ist im Holzstaub beim Drechseln gefährlich. Es löst Leibschmerzen, Erbrechen, Durchfall aus.

Concanavalin A ist das Lektin der Schwertbohne (*Canavalia ensiformis*).

Lupinen-Proteine lösen Nahrungsmittel-Allergien aus.

10.13.5 Amide

Sonnenhüte (*Echinacea*, „Igelköpfe") sind aus Nordamerika stammende krautige Korbblütler, die die Ureinwohner als Heilpflanzen einsetzten (▶3). Der medizinische Nutzen als Immunstimulans bei Erkältungen, gegen Atemwegs- und Harnwegsinfekte sowie zur äußerlichen Wundheilung ist klinisch nicht nachgewiesen. Ob die Verschiebung des Immungleichgewichts durch Vermehrung von Zellen oder Mediatoren eine bessere Funktion des Immunsystems bewirken kann, bleibt fraglich.

Echinacea enthalten den körpereigenen **Anandamiden** ähnliche Substanzen, die an Cannabinoid-Rezeptoren binden, jedoch keine halluzinogene Wirkung auslösen. ▶4

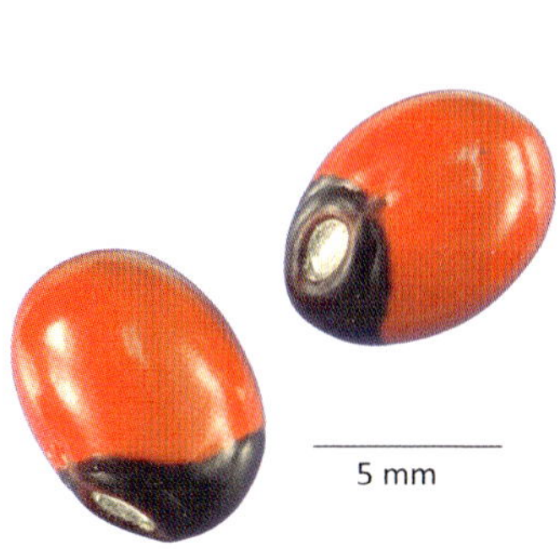

1 Paternostererbse
Abrus precatorius

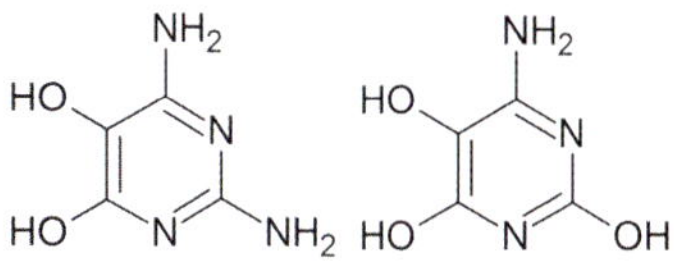

2 Divicin **Isouramil**

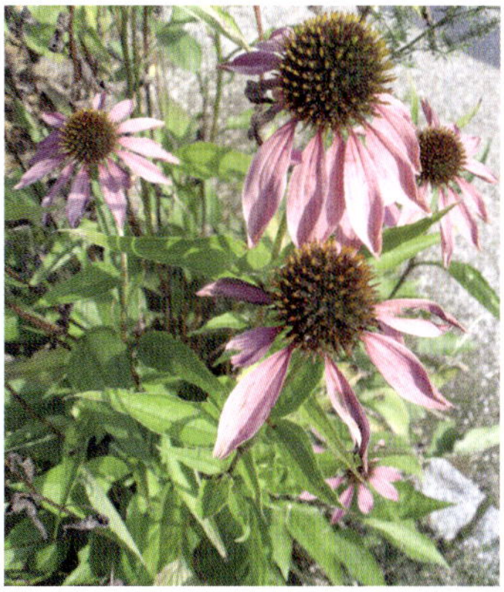

3 Purpur-Sonnenhut
Echinacea purpurea

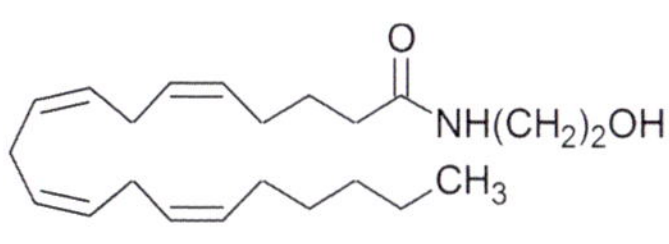

4 Anandamid
Arachidonoylethanolamid

10.14 Ätherische Öle, Terpene, Polyine

Pflanzeninhaltsstoffe, die sich von Kohlenwasserstoffen ableiten, und **Isoprenoide** (Steroide und Terpene) zählen nicht zu den Alkaloiden. **Terpene** sind die Giftträger der ätherischen Öle.

10.14.1 Ätherische Öle

Ätherische Öle (etherische Öle) sind Gemische flüchtiger, lipophiler Stoffe mit Terpen- und Phenylpropangerüst. Die durch Wasserdampfdestillation aus pflanzlichen Rohstoffen gewonnenen Öle sind in Parfüm, Kosmetika, Hustenbonbons, Erfrischungsgetränken und Lebensmitteln enthalten. Viele wirken als Antioxidantien, mikrobizid, fungizid, insektizid oder als Repellens und werden als Konservierungsmittel eingesetzt. Geruch und Geschmack basieren häufig auf Neben- und Spurenbestandteilen. Die maßvolle Anwendung von Terpentin-Wacholder-, Pfefferminz-, Eukalyptus-, Zitrus- und Wermuthöl ist angeraten. Ätherische Öle passieren die Blut-Hirn-Schranke und sind teilweise teratogen.

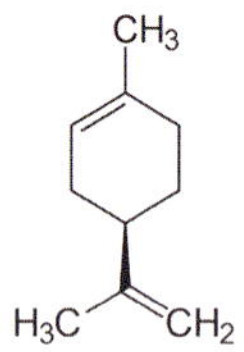

1 (*R*)-(+)-**Limonen** in Orangen

Vorsicht bei überdosierten „Aromatherapien".

Vergiftung: Oral: lokale Reizwirkung (Nieren, Harnwege), hämorrhagische Gastroenteritis, epileptiforme Krämpfe, Koma, Tod durch Atemlähmung. Bei Inhalation: Bronchitis, Pneumonitis, Lungenödem. Bei Hautkontakt: Blasen, Nekrosen. Therapie: Aktivkohle, keine Milch wegen der Fettlöslichkeit! Flüssigkeit infundieren. Prognose ungünstig bei Sadebaum und Thuja.

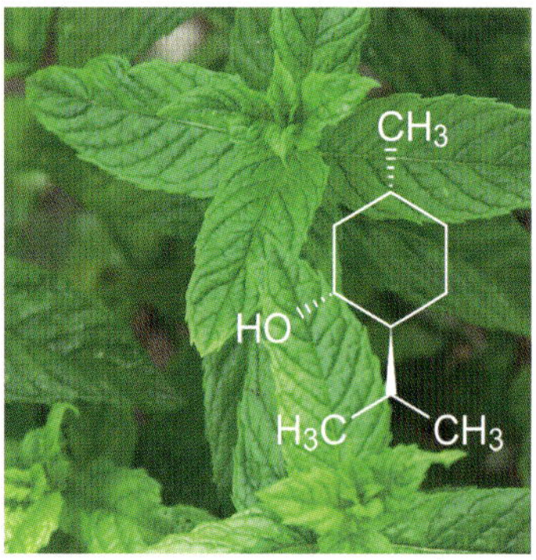

2 Pfefferminze *(Mentha piperita)* und **(–)-Menthol**

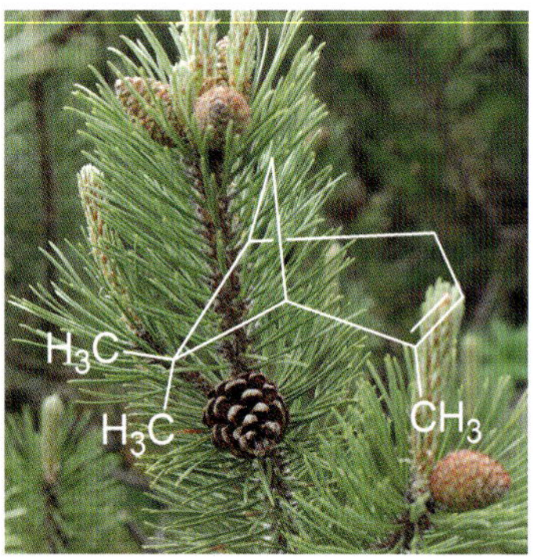

3 Bergkiefer *(Pinus mugo)* und **α-Pinen**

10.14.2 Monoterpene

Terpene sind aus Isopreneinheiten ($[H_2C{=}C(CH_3)CH{=}CH_2]$) aufgebaut und haben daher eine durch 5 teilbare Zahl von Kohlenstoffatomen. Das **C_{10}-Grundgerüst** der Monoterpene besteht aus zwei Isopreneinheiten. Typisch sind chirale Moleküle, wobei oft ein Enantiomer überwiegt. Die Derivate heißen **Terpenoide**.

Monozyklische Monoterpene

Monozyklische Monoterpene bestehen aus einem C_6-Ring mit C_1- und C_3-Rest. **Zitrusöle** werden aus den Fruchtschalen von Grapefruit, Limette, Mandarine, Orange, Zitrone und Bergamotte durch Kaltpressen gewonnen. Das Terpenkohlenwasserstoffgemisch besteht hauptsächlich aus **Limonen** (▶1). Zugunsten der polaren Aromastoffe werden unpolare Terpene und allergieauslösende Furocumarine destillativ abgetrennt.

Terpenalkohole, -thiole und -ketone tragen zusätzlich OH-, SH- oder C=O-Gruppen. **Pfefferminzöl** enthält (–)-**Menthol**, (–)-Menthon, (–)-Menthylacetat und (+)-Menthofuran. Das kühlend-erfrischende Aroma bereichert Bonbons, Kaugummi, Zahnpasta, Tabak, Rhinologika, Urologika, Mund- und Rachentherapeutika, antirheumatische Einreibemittel und Bronchologika.

Karminativa sind Substanzen, die zur Entschäumung des feinblasigen Speisebreis im Darm beitragen. Dazu zählen: Kümmel (*Fructus carvi*), Anis (*Fructus anisi*), Pfefferminzblätter (*Folia menthae piperitae*) und Polydimethylsiloxane.

Bizyklische Monoterpene

Bizyklische Monoterpene haben eine C–C-Brücke am oder über den C_6-Ring, z. B. Caran, Pinan, Bornan. **Terpentinöl** besteht aus über 70 % α-Pinen und bis zu 30 % β-Pinen, etwas 3-Caren und Spuren der Aromastoffe Estragol und Anethol (1-Allyl- bzw. 1-Propenyl-4-methoxybenzol). S. 424 ▶3

■ **Kampfer** (Campher, Bornan-2-on, $C_{10}H_{16}O$) wird aus dem Holz des fernöstlichen Kampferbaumes (*Cinnamomum camphora*) durch Wasserdampfdestillation gewonnen und durch Sublimation gereinigt oder technisch aus α-Pinen hergestellt. ▶1–2

Kampfer bereichert Rasiermittel, Gesichtswässer, Nagellacke, Zahnpflegemittel, Einreibemittel (gegen Muskelverspannung, rheumatische Schmerzen, Neuralgien, Entzündungen der Atemwege, auch „Herzsalben" gegen niedrigen Blutdruck), dient zur Mottenbekämpfung in Textilien, als Weichmacher von Celluloid und Schäumer bei der Flotation (Erzaufbereitung). Die Anwendung als Analeptikum (Stärkungsmittel) und Sekretolytikum ist überholt. Als Signalstoff in der Natur vermittelt Kampfer Nahrungserkennung, Reizung, Insektenabwehr und Allelopathie.

Kampfer wirkt antiseptisch und gilt als nicht kanzerogen.

Vergiftung: Schleimhautreizungen, typischer Atemgeruch, Erregung, Verwirrtheit, Krämpfe, Herz-Kreislaufstörungen, Koma. LD_{50} (Ratte p.o.) 5000 mg/kg. Therapie: Erbrechen (nicht bei Krämpfen), Aktivkohle, Diazepam gegen Krämpfe, Atemhilfe.

■ Die **Schafgarbe** (*Achillea millefolium*) enthält Kampfer, Matricin (ein Azulenderivat) und weitere schleimlösende ätherische Öle, ferner Kalium. Die Blüten werden als Bitter-Tonika gegen Verdauungsstörungen und zur Hautpflege in Dampfbädern eingesetzt. ▶3

■ **Thujon** begründet die halluzinogene Wirkung von **Absinth**, dem charakteristisch grünen Likör („grüne Fee") aus Wermut-Extrakten (*Artemisia absinthium*) mit Anis- und Fenchelzusatz. Der chronische Missbrauch (Absinthismus) führt zu Schädigungen des Nervensystems mit epilepsieähnlichen Krämpfen und schweren psychischen Schäden. Im bitteren, verdauungsfördernden Wermut-Tee ist das wasserunlösliche Thujon nicht enthalten. Grenzwerte für Thujon: 35 mg/kg Absinth oder Kräuterbitter; 25 mg/kg für Lebensmittel mit Salbeizubereitungen. LD_{50} Thujon-Isomerengemisch (Ratte oral) 500 mg/kg. ▶4

Thujon ist ein Nervengift.

(+)-β-Thujon kommt außer im Wermut im Öl von **Rainfarn** (*Tanacetum vulgare*) und **Salbei** (*Salvia officinalis*) vor. S. 426 ▶1

■ (–)-α-Thujon kommt im **Thujaöl** vor. Das Öl aus dem Lebensbaum (*Thuja occidentalis* und *orientalis*) und dem **Sadebaum** (Sevenstrauch, *Juniperus sabina*) verursacht Hautentzündungen. 6 Tropfen Öl oder 7 g Sadebaumzweigspitzen wirken tödlich. In Gesellschaft mit Thujon kommt **Sabinen** (Thujen, 4-Methyliden-1-propan-2-ylbicyclo[3.1.0]hexan) vor.

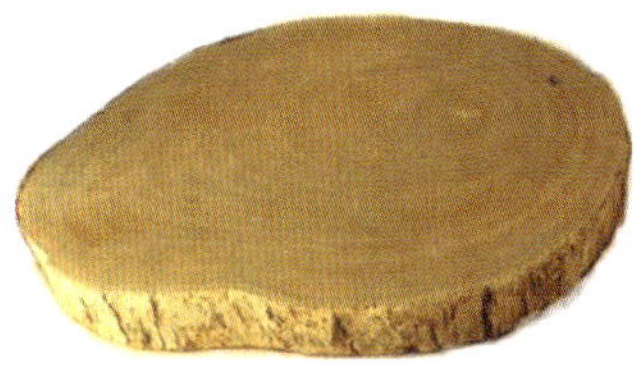

1 Kampferbaum

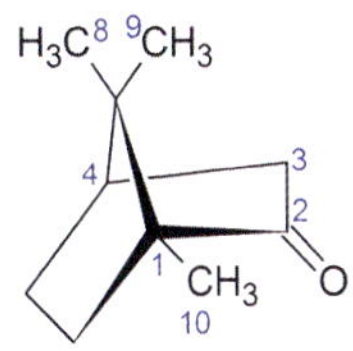

2 (+)-**Campher**

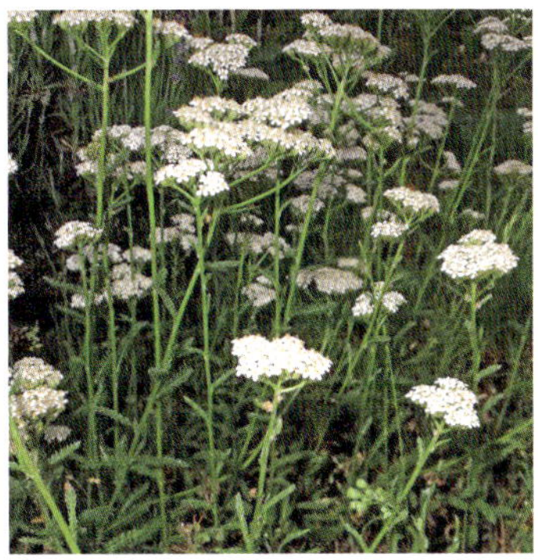

3 Gemeine Schafgarbe

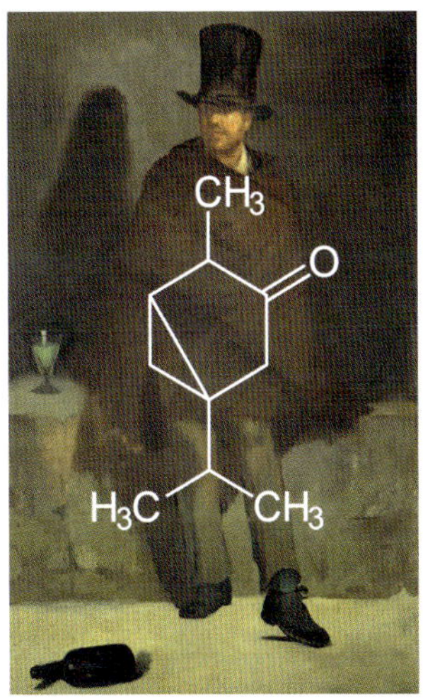

4 Absinthtrinker (Edouard Manet,1858) und **Thujon**

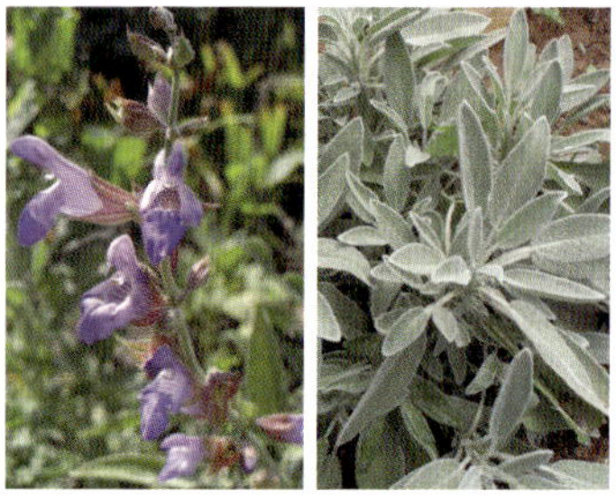

1 Salbei *(Salvia officinalis)*

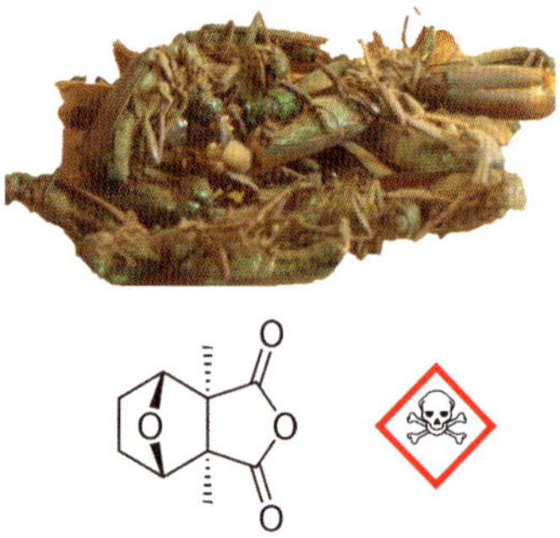

2 Spanische Fliegen und Cantharidin ►S. 448

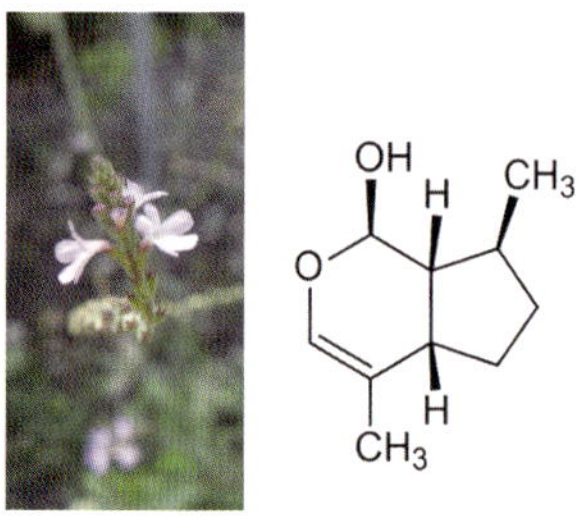

3 Echtes Eisenkraut (*Verbena officinalis*) und Iridodial

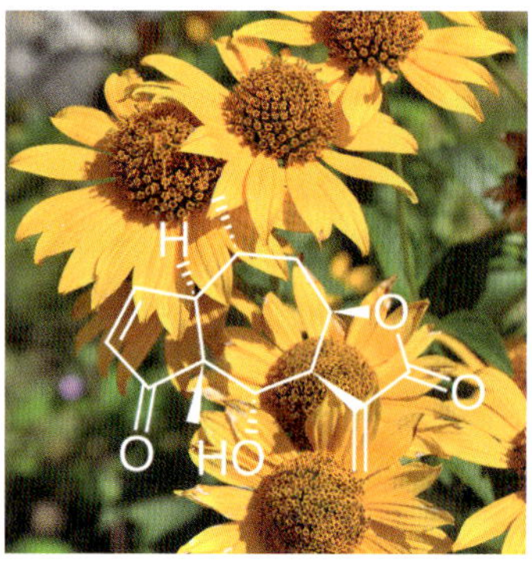

4 Arnica montana, Helenalin

Zypressenhölzer enthalten das natürliche Fungizid **Thujaplicin**.

Toxikologie: Hautkontakt: Entzündung mit Blasenbildung. Oral: Übelkeit, Herzrhythmusstörungen, Gastroenteritis, Durchfall, Leibschmerzen, Krämpfe, Nierenschädigung, Tod durch zentrale Lähmung nach 1 Tag. α-Thujon: LD_{50} (Maus s.c.) 88 mg/kg.

Zypressengewächse enthalten giftige Monoterpene.

■ **Cantharidin** (2*S*,3*R*)-2,3-Dimethyl-7-oxabicyclo[2,2,1]heptan-2,3-dicarbonsäureanhydrid, ►2) wurde 1810 vom französischen Apotheker *Pierre-Jean Robiquet* (1780-1840) entdeckt. Das stark reizende Terpenoid kommt im Wehrsekret der Spanischen Fliege (*Lytta vesicatoria*) und anderer Käferarten vor; die Fliege wurde als Aphrodisiakum und Reizgift eingesetzt. Cantharidin blockiert vermutlich Phosphatasen und stört damit biologische Phosphorylierungsvorgänge. Beim **Hautblasenversuch** (blister test) erzeugt aufgetragenes Cantharidin eine flüssigkeitsgefüllte Hautblase, damit kann die Gewebepenetration oder Konzentration eines verabreichten Arzneistoffes in der Interstitialflüssigkeit bestimmt werden. Letale Dosis: ≥ 0,5 mg/kg (Mensch).

■ **Iridoide** sind bizyklische Monoterpene im Wehrsekret der Ameisenart *Iridomyrmex detectus*. An Zuckerreste gebundene Bitterstoffe gegen Fressfeinde und Insekten kommen vor bei **Spitzwegerich** (*Plantago lanceolata*), **Bitterklee, Baldrian** (*Valeriana officinalis*), **Teufelskralle** (*Harpagophytum procumbens*) und **Eisenkraut** (*Verbena officinalis*). Echtes Eisenkraut findet sich in kosmetischen Produkten, Erkältungsmitteln, harntreibenden Tees und verdauungsfördernden Alkoholika. Eine pharmazeutische Wirkung ist nicht nachgewiesen. ►3

■ Einige Terpenoide wirken als **Signalstoffe** in der Natur:

- **α- und β-Pinen**: Abwehr, Verteidigung, Allelopathie (gegenseitige Beeinflussung von Pflanzen), Reizung,
- **Terpinylacetat**: Keimtötung, Nahrungserkennung, Eiablage,
- **Terpinolen**: Nahrungserkennung, Warnpheromon,
- **Citral, Linalool, Terpinylacetat**: Keimtötung, Nahrungserkennung, Eiablage-Signal,
- **Citral, Citronellal**: Verteidigung, Keimtötung,
- **Isopentylacetat**: Warnpheromon.

10.14.3 Sesquiterpene (C_{15})

Sesquiterpene bilden Duft- und Bitterstoffe, pflanzliche und tierische Abwehrstoffe, Sexualpheromone und Stressmetabolite. Das C_{15}-Gerüst der mono-, bi-, tri- und azyklischen Sesquiterpene besteht formal aus drei Isopreneinheiten. Die Biosynthese geht von Farnesyldiphosphat ($H[CH_2(CH_3){=}CH{-}CH_2]_3P_2O_7^{2-}$) aus.

■ **Helenalin** ($C_{15}H_{18}O_4$) aus den Blütenköpfen von **Arnika** (*Arnica montana* und *A. chamissonis* ►4) und der nordamerikanischen *Helenium autumnale* wirkt zytotoxisch. Arnika wirkt antiphlogistisch, antiseptisch und granulationsfördernd. Arnikaextrakte bereichern Haarwässer, Shampoos und Mundspülungen;

Arnika-Einreibemittel lindern Prellungen, Quetschungen, rheumatische Muskel- und Gelenkbeschwerden, Venenentzündung. Als Herztonikum, Analeptikum und Abortivum ist es überholt. Arnika löst Allergien, lokale Hautreizungen und ödematöse Dermatitis aus. Arnikatee löst Blutungen und Gastroenteritis aus.

Arnika nicht bei Kindern anwenden!

Vergiftung: Niesreiz, Erbrechen, Diarrhoe, Schwindel, Herzklopfen, Atemstörungen, Herzrasen, Kollaps. LD_{50} Helenalin (Maus p.o.) 150 mg/kg.

■ **Picrotoxin** (Cocculin) in den bitteren Früchten (Kokkelskörner) der indonesischen **Scheinmyrte** (*Anamirta = Menispermum cocculus*) ist ein Gemisch aus Picrotoxinin und Picrotin. **Picrotoxinin** wirkt als Antagonist des inhibitorischen $GABA_A$-Rezeptors erregend auf das Stammhirn und ruft strychninartige Muskelkrämpfe hervor. In kleiner Dosierung (< 10 mg) diente es als Analeptikum (zentral erregende Substanz) und atmungsstimulierendes Antidot gegen Barbiturat-Vergiftungen. LD_{50} Maus i.p. 3 mg/kg; hochgiftig für Fische. Das in gleicher Menge vorkommende **Picrotin** ist ungiftig. ▶1–2

Pictrotoxin erzeugt Krämpfe (GABA-Rezeptor-Antagonist)

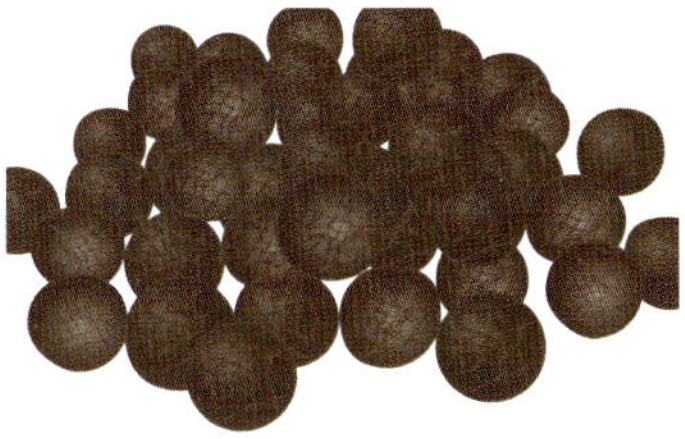

1 **Kokkelskörner**

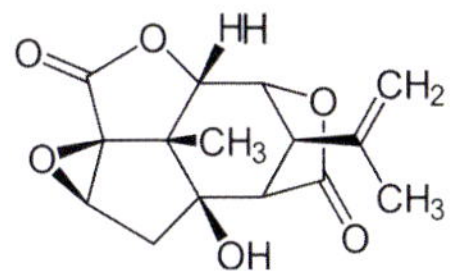

2 **Picrotoxinin**
Picrotin: $-CH_3$/-OH statt $=CH_2$

10.14.4 Diterpene (C_{20})

Die Struktur der Diterpene und ihrer Derivate (Terpenoide) aus vier Isopreneinheiten findet sich in Vitaminen, Harzen, Pflanzenfarbstoffen, Taxol und Diterpen-Alkaloiden. Die Biosynthese geht von Geranylgeranyldiphosphat aus.

Das nicht verkehrsfähige Betäubungsmittel **Salvinorin A** kommt mit etwa 0,3 % der Trockenmasse als Sekundärmetabolit im Aztekensalbei (*Salvia divinorum*, „Zaubersalbei") vor, der den Mazateken in Mexiko als rituelle Droge verwendet wird. Als selektiver Agonist des κ-Opioid-Rezeptors wirkt es in Dosen von 0,1–0,5 mg halluzinogen wie Pentazocin. ▶3

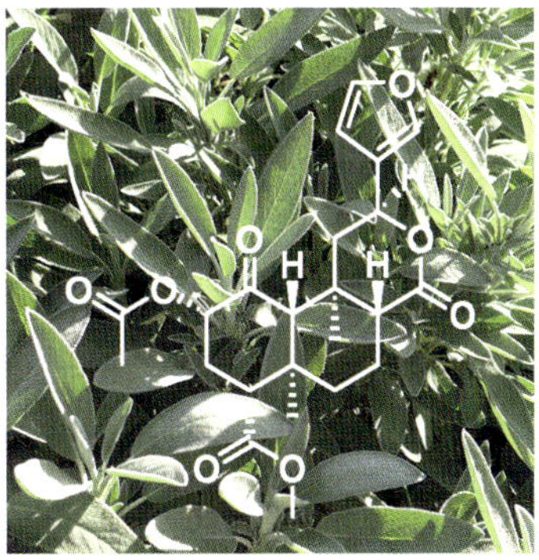

3 **Salvia divinorum**

Natürliche Harze

Naturharze sind klebrige Ausscheidungen (Exsudate) aus angeritzten Baumrinden, die an der Luft durch Oxidation und Polymerisation erstarren. Die enthaltenen Harzsäuren, Harzalkohole und deren Ester leiten sich meist von Diterpenen ab.

Feste Harze werden als **Resina**, flüssige Harze als **Balsame** und Schleimharze als **Gummen** bezeichnet, z. B. Canadabalsam (aus Balsamkiefern), Mastixharz (aus Pistazien), Myrrhe (aus *Commiphora*) und Styraxbalsam (aus „Amberbaum", *Liquidambar*).

■ **Benzoeharz** aus den immergrünen Bäumen *Styrax benzoin* (Sumatra-Benzoe) und *Styrax tonkinensis* (Siam-Benzoe) enthält Benzoesäureester, Zimtsäureester, ätherisches Öl und Vanillin. Es reizt Schleimhäute und Atmungsorgane, wurde früher gegen Husten, Zahnschmerzen und als Räuchermittel eingesetzt. Als Überzugsmittel für Süßwaren ist es verboten. ▶4

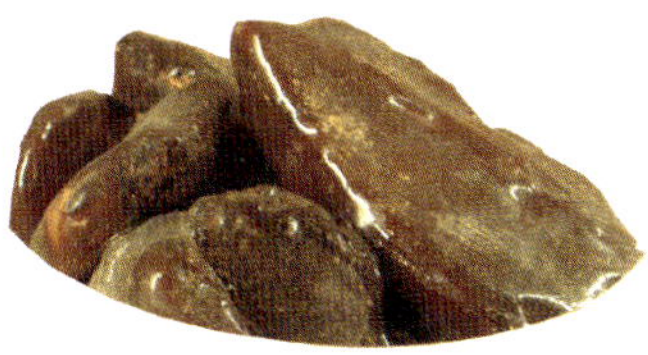

4 **Benzoeharz**

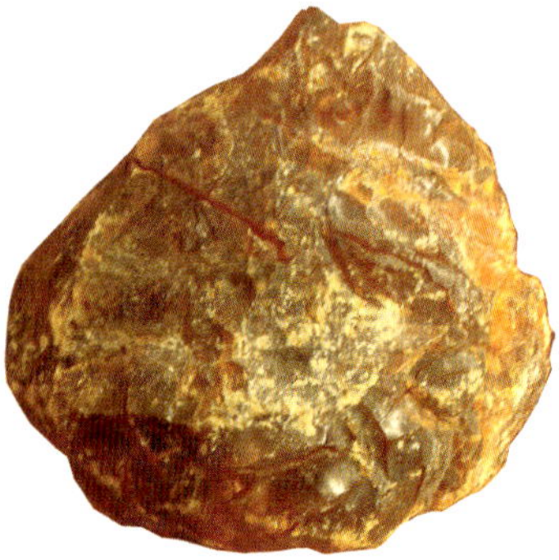

1 **Kolophonium**

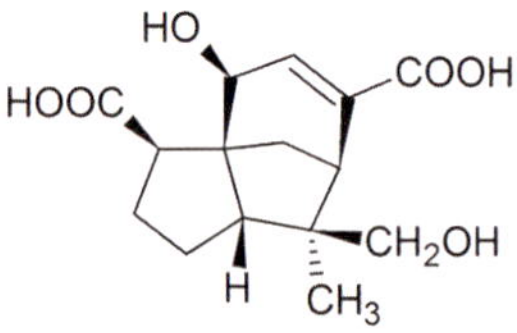

2 **Schellolsäure**

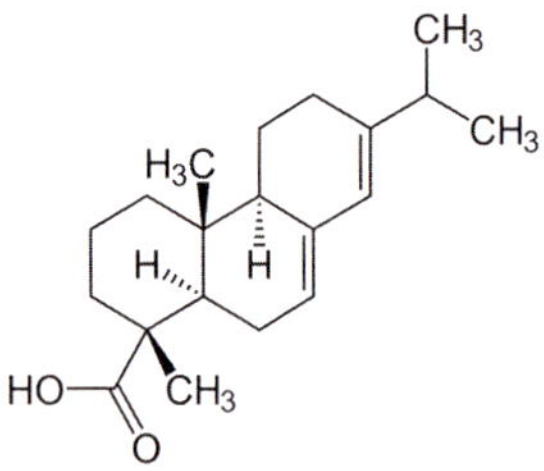

3 **Abietinsäure**

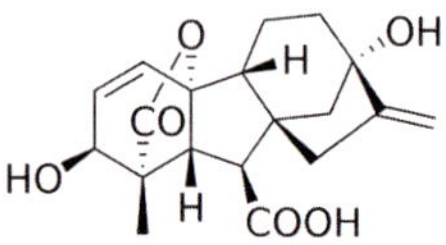

4 **Gibberellinsäure**

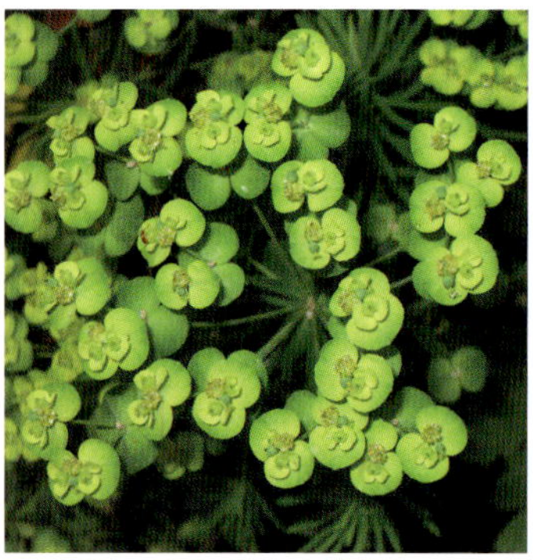

5 **Zypressenwolfsmilch**

■ **Kolophonium** (Collodion, Geigen- oder Spiegelharz) besteht zu 90 % aus Diterpen-Harzsäuren von Kiefern (Pinus silvestris u. a.): *Balsamharz* ist der Destillationsrückstand von Terpentinöl, *Wurzelharz* der Extrakt von Wurzelstöcken, *Tallharz* der Destillationsrückstand von Tallöl (Rückstand der Zellstoffgewinnung nach dem Sulfatverfahren). Kolophonium diente bis 1950 zur Salben- und Pflasterherstellung. ▶1 und ▶10.14.2,

■ **Schellack**, das zähe Sekret der weiblichen Lackschildläuse (*Kerria lacca*), wird für Lebensmittelüberzüge (E 904), magensaftresistente Tabletten, mikroverkapselte Aromen, Kosmetika, Klebstoffe, Farben und Lacke verwendet. Hauptbestandteile sind bis zu 32 % Aleuritinsäure (9,10,16-Trihydroxypalmitinsäure), Schellolsäure ($C_{15}H_{20}O_6$ ▶2) und 6 % Schellackwachs mit langkettigen freien Fettsäuren (Cerotinsäure C_{26}, Melissinsäure C_{30}, Laccersäure C_{32}). Der von der Wirtspflanze abgekratzte „Stocklack" wird mit Lauge gewaschen, um das Anthrachinon-Pigment *Laccainsäure* (Naturrot 25) vom schellackhaltigen „Körnerlack" abzutrennen.

Bernstein (grob $C_{10}H_{16}O$) ist das feste, gelbbraune, fossile Harz prähistorischer Bäume der Tertiär- bis Karbonzeit.

Naturasphalte bestehen aus oxidativ-polymerisierten Erdölrückständen nach Verdunstung der leichtflüchtigen Bestandteile. **Asphaltite** sind äußerst harte, fossile Kohlenwasserstoff-Harze mit geringem Mineralstoffgehalt (z. B. Gilsonit).

Diterpenoide Alkohole, Säuren und Ester

Phytol ($C_{20}H_{40}O$), der ölige, azyklische Diterpen-Alkohol, bildet den lipophilen Rest des Blattgrüns (Chlorophyll) und der Vitamine E (Tocopherole) und K_1.

Vitamin A (Retinol, $C_{29}H_{30}O$) ist ein monozyklischer Diterpen-Alkohol in Lebertran, Eigelb und Milch, er ist auch am Aufbau des Sehpurpurs (Rhodopsin) und der Netzhaut beteiligt. ▶Kap. 6

Abietinsäure ($C_{20}H_{30}O_2$) das trizyklische Diterpen, schützt Kiefern und Tannen und kommt zu 90 % im Kollophonium vor. Die Metallsalze und Ester dienen als Bindemittel für Lacke und Synthesekautschuk-Emulgatoren. ▶3

Gibberellinsäure ($C_{19}H_{22}O_6$) kommt in unreifen Bohnensamen, Mais und phytopathogenen Pilzen vor. Sie steuert das Längenwachstum von Pflanzen. Die Biosynthese der Gibberelline wird durch Chlorcholinchlorid ([$ClCH_2CH_2N(CH_3)_3$]Cl) gehemmt, was den landwirtschaftlichen Anbau von Weizen mit kurzen Halmen ermöglicht. ▶4

Phorbolester, aus der Gruppe der Tiglian-Diterpene (z. B. 12-Tetradecanoyl-phorbol-13-acetat, S. 429 ▶1, und 13-*O*-Phenyl-12-deoxyphorbol-20-acetat) sind hochwirksame Cokarzinogene. Sie wirken zwar nicht mutagen, doch sie beschleunigen Zellwachstum und Zellteilung durch Aktivierung der Proteinkinase-C. Der Zellzyklus schaltet direkt aus der 8 bis 10 h dauernden postmitotischen Wachstumsphase (G_1) auf DNS-Synthese und Mitose um. Taxol mit ähnlicher Struktur wirkt gegenteilig.

Die Phorbolester in **Zypressenwolfsmilch** (▶5, *Euphorbia cypa-*

rissias und *E. peplus*) und der Topfpflanze **Weihnachtsstern** (*Euphorbia pulcherrima*) wirken hautreizend und entzündungsfördernd; der scharf schmeckende Milchsaft wurde früher als Brech- und Abführmittel eingesetzt. Der cokanzerogene Diester entsteht erst, wenn die dritte Estergruppe an C-20 enzymatisch abgespalten wird.

Symptome: Blasenbildung und Nekrose auf der Haut, Augenreizung bis zur Erblindung. Oral: Mydriasis, Magenschmerzen, Diarrhoe, Herzrhythmusstörungen, Derlirien, Lähmungen, Tod durch Kreislaufversagen nach Tagen.

Crotonöl, aus den Samen des indischen Purgierbaumes (*Croton tiglium*) diente früher als drastisches Abführmittel. 1 mL Öl ist tödlich. Es enthält den 12,13-Carbonsäuredieester des Phorbols.

Phorbolester sind Tumorpromotoren.

Symptome: Lokal reizend und Augenhornhautenzündung, blasenziehend. Oral: brennend scharf, nekrotisierende Gastroenteritis, Durchfall, Erbrechen, Krampfanfälle.

Daphnetoxin ($C_{27}H_{30}O_8$) und sein Ester **Mezerein** ($C_{38}H_{38}O_{10}$) in den roten Beeren, Rinde, Blüten und Samen von **Seidelbast** (*Daphne mezereum*) und **Heideröschen** (*Daphne cneorum*) wirken stark hautreizend, Mezerin außerdem cokarzinogen. Rinde und Blätter des Gemeinen und **Wolligen Schneeball** (*Viburnum opulus* und *lantana*) sind nur schwach giftig. ▶2–3

Symptome: Rötung, Hautentzündungen mit Blasenbildung. Oral: Niesen, Brechreiz, Brennen im Mund, Lippen- und Gesichtsschwellungen, Schluckbeschwerden, Kopf- und Leibschmerzen, blutiger Durchfall (hämorrhagische Gastroenteritis), Koliken Krämpfe, Nierenschädigung, Tachykardie, Kreislaufkollaps. Bei Kindern auch Verwirrtheit. Tödliche Dosis: 10–12 zerkaute Beeren, 1 g Rinde. Prognose ernst!

Therapie: Erbrechen, Flüssigkeitsgabe, Mucilaginosa gegen Magen-Darm-Reizung, Diazepam gegen Krämpfe.

Seidelbast ist sehr giftig!

Grayanotoxine kommen in Blättern von Heidekrautgewächsen (Ericaceae), z. B. wildem Rosmarin, *Leucothoe grayana* und vor allem im „pontischen" Honig aus **Rhododendron**blüten vor. Sie wirken – ähnlich wie Aconitin und Batrachotoxin – durch Hyperpolarisation von Natrium-Ionenkanälen der Nervenzellen neurotoxisch. Veraltet sind *Rhododendron ponticum* als blutdrucksenkendes Mittel (Antihypertonikum) und Blätter von Alpenrose und Almenrausch (*Rhododendron ferrugineum* und *hirsutum*) gegen rheumatische Beschwerden. ▶4

Toxizität: Erbrechen, Gastroenteritis, Krämpfe, Schweißausbrüche, Bradykardie, Atemlähmung. LD_{50} (Maus i.p.) 1,3 mg/kg.
Therapie: Erbrechen auslösen, Flüssigkeits- und Kohlegabe, Diazepam gegen Krämpfe.

Rhododendron ist ein Nervengift.

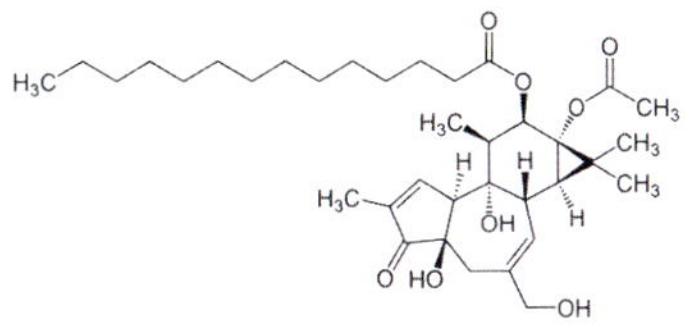

1 12-*O*-Tetradecanoylphorbol-13-acetat (PMA, TPA)

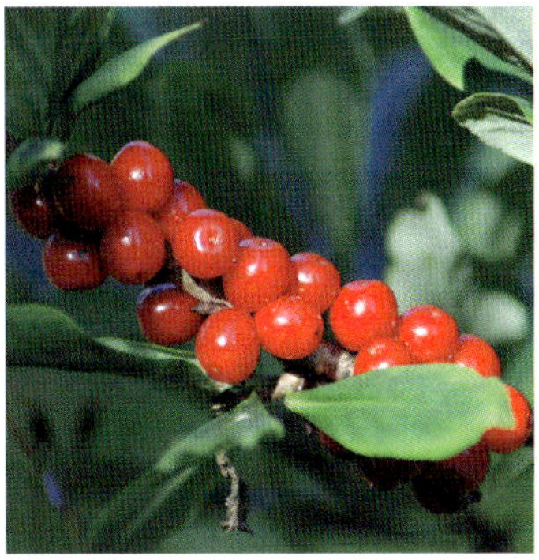

2 Seidelbast
Daphne mezereum

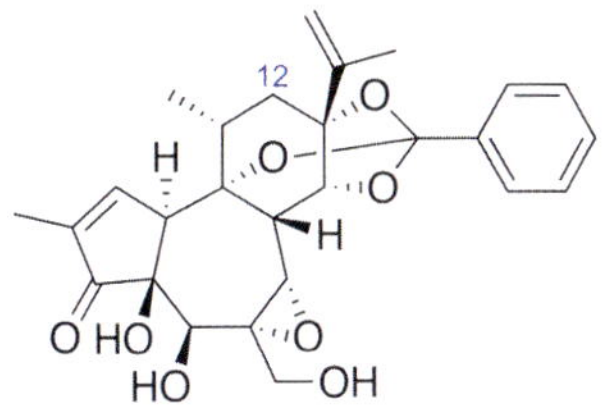

3 Daphnetoxin
Mezerein:
12β-(*E*,*E*)-OCO(CH=CH)$_2$C$_6$H$_5$

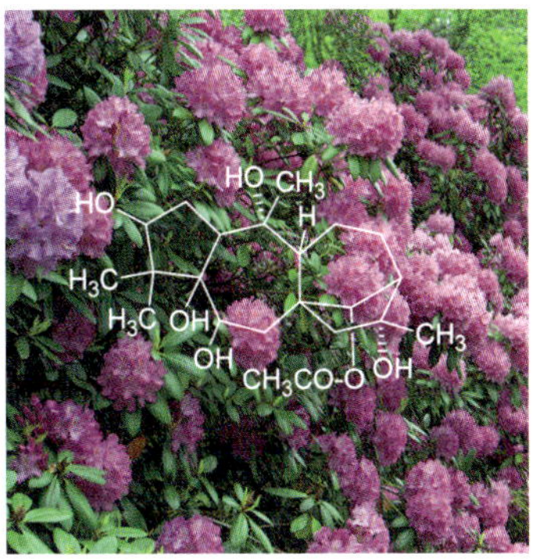

4 Rhododendron ponticum
und **Andromedotoxin**

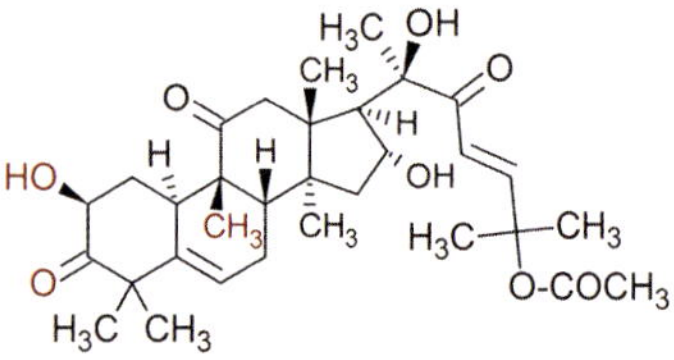

1 Cucurbitacin B (Amarin)

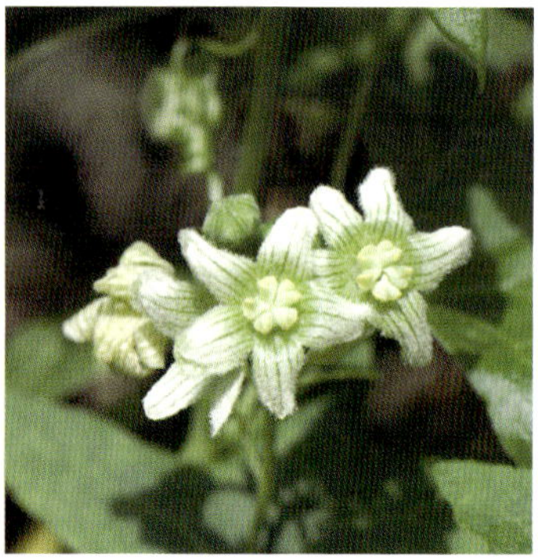

2 Rote Zaunrübe

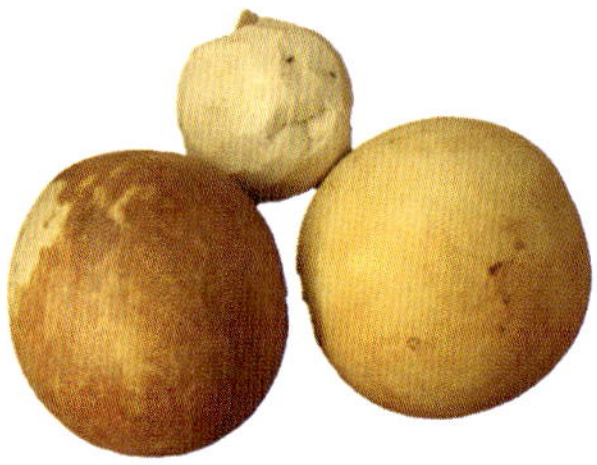

3 Koloquinten

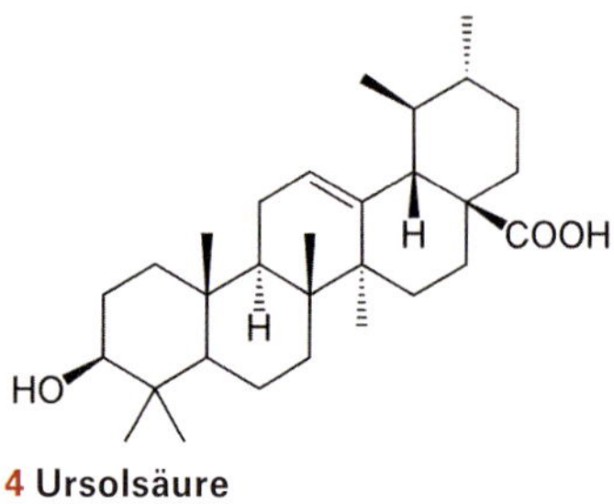

4 Ursolsäure

10.14.5 Triterpene (C_{30}, Squalenoide)

Squalen ($C_{30}H_{50}$) ist der Grundkörper azyklischer Triterpene aus sechs Isopreneinheiten und kommt im Wal-Leberöl vor. **Steroide** leiten sich von speziellen Triterpenen (Methylsterolen) ab.

Cucurbitacine

Cucurbitacine sind sehr giftige Bitterstoffe mit tetrazyklischer Terpenstruktur in Gurken- und Kürbisgewächsen (*Cucurbitaceae*), einigen Kreuzblütlern (*Brassicaceae*) und einem Blätterpilz (Hebevinoside). In bitteren Salatgurken sind Cucurbitacine ab einer Geschmacksschwelle von 10^{-6} mol/L wahrnehmbar. Sie wirken abführend, blutdrucksenkend und antirheumatisch. Amarin: LD_{50} Maus p.o. 5 mg/kg ▶1

- **Rote** und **weiße Zaunrübe** (*Bryonia dioica* und *alba*): Der scharf schmeckende Milchsaft der in Europa heimischen Kletterpflanze reizt die Haut. Der Verzehr von Pflanzenteilen und Beeren löst Leibschmerzen, Erbrechen und blutigen Durchfall aus, hohe Dosen wirken zentral lähmend. 40 Beeren (15 für Kinder) gelten als tödlich. Die Homöopathie nutzt die Zaunrübe gegen fieberhafte Katarrhe und Rheuma. ▶2
- **Koloquinten** (*Citrullus colocynthis*) ist eine in Syrien, Zypern und Nordafrika verbreitete rankende Wüstenpflanze; die geschälten, etwa apfelgroßen, kürbisartigen Früchte dienten von der Antike („Wildgurken") bis ins 20. Jahrhundert als drastisches Abführmittel und zur Wanzenbekämpfung. ▶3
- Gottesgnadenkraut (*Gratiola officinalis*): Vergiftungen wie ätherische Öle.
- Spritzgurke (*Ecballium elaterium*)
- Südamerikanisches Wandelröschen (*Lantana camara*): Blätter und Früchte schädigen Leber und Nieren.

Symptomatik: Hautkontakt: Entzündungen mit Blasenbildung. Verschlucken: Erbrechen, Speichelfluss, Durchfall, Koliken, Krämpfe. LD_{50} (Maus p.o.) 340 mg/kg.

Therapie: Erbrechen auslösen, Tee und Kohle geben. Diazepam gegen Krämpfe, Hautblasen steril abdecken.

Ursolsäure

Das Triterpen **Ursolsäure** kommt in Alpenrose (*Rhododendron ferrugiuneum*), Gemeiner Trompetenbaum (*Catalpa bignioides*) und Krähenbeere (*Empetrum nigrum*) vor. Die Stechpalme (*Ilex aquifolium*) gilt als Weihnachtsschmuck; Ilexblätter finden sich in berauschenden „Mate-Tees"; 20–30 der roten Beeren sind tödlich. Vergiftung: Erbrechen, Schmerzen, Bradykardie, Nierenschädigung, Gastroenteritis, Diarrhoe. ▶4

10.14.6 Tetraterpene (C_{40}) und Polyterpene

Die Farbigkeit der **Carotinoide** (Polyenfarbstoffe) ist auf ihre konjugierten Doppelbindungen zurückzuführen. **Carotin** ($C_{40}H_{56}$) kommt in Blättern, Blüten und Früchten vieler Pflanzen, sowie in Milch, Fett und Blutserum vor. ▶Kap. 6

Kautschuk aus dem Milchsaft (Latex) des tropischen Kautschukbaumes (*Hevea brasiliensis*) ist ein all-*cis*-1,4-Polyisopren aus 4000 bis 10000 Isopreneinheiten; alle langen Reste weisen auf dieselbe Seite der C=C-Doppelbindungen. Durch Vulkanisieren wird der thermoplastische Rohkautschuk über S– und S–S-Bindungen zum elastischen Gummi vernetzt. Mit mehr als 5 % Schwefel entsteht Hartgummi. ▶1 und ▶Kap. 4

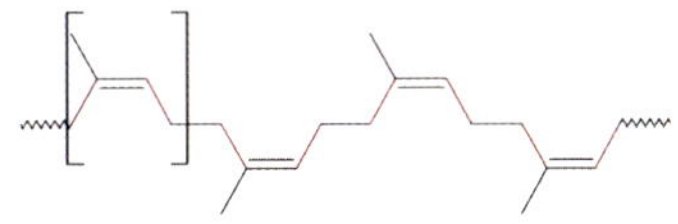

1 Kautschuk
(*Z*)-1.4-Polyisopren

Guttapercha aus dem eingetrockneten Milchsaftes von *Palaquium gutta* besteht aus all-*trans*-1,4-Polyisoprenketten, deren große Reste abwechselnd auf verschiedene Seiten der Doppelbindung weisen. Naturkautschuk ist ungiftig. Ein in Spuren enthaltenes Protein löst jedoch die „Latex-Allergie" aus, insbesondere bei Handschuhträgern im Medizinbereich. ▶2

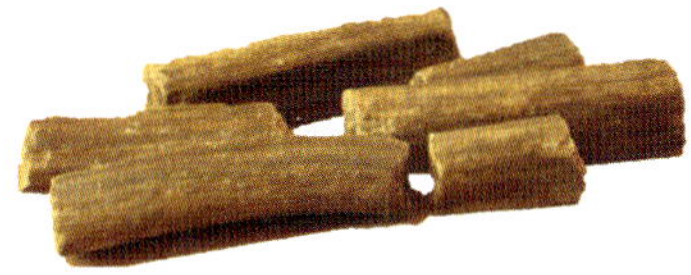

2 Guttapercha

10.14.7 Steroide

Steroide tragen das tetrazyklische Gerüst des Perhydro-cyclopenta[*a*]phenanthrens (Gonan).

- Die Steroidalkohole **Lanosterin** (Lanosta-8,24-dien-3β-ol) und **Cholesterin** kommen im Wollfett vor und werden als Emulgatoren in Hautcremes eingesetzt. Cholesterin-Synthese-Enzymhemmer, z. B. Statine (Derivate der 3,5-Dihydroxycarbonsäuren), verhindern die Bildung der Cholesterin-Vorstufe Mevalonsäure, so dass Lipoproteine niedriger Dichte (LDL) im Blut abnehmen.
- **Gallensäuren** leiten sich vom 5β-Cholestan ab.
- Zu den **Steroid-Vitaminen** zählen Vitamin D_2 (Califerol) und D_3 (Cholecalciferol).
- **Steroid-Hormone** der Sexualorgane und Nebennierenrinde sind z. B. Testosteron, 17β-Östradiol, das Schwangerschaftshormon Progesteron sowie das Corticoid Cortisol.
- **Herzaktive Steroide** sind die Cardenolide aus Fingerhut und Rittersporn, die Bufadienolide aus Meereszwiebel und Krötensekreten. **Steroid-Sapogenine** bilden die Aglykone (zuckerfreien Reste) der nicht herzaktiven Steroid-Saponine, z. B. Digitonin im roten Fingerhut. ▶Kap. 10.12.4
- **Steroid-Alkaloide** in Nachschattengewächsen (Solanidin, Tomatidin) und das Froschgift Batrachotoxin zählen zu den stärksten bekannten Giften.

10.14.8 Polyine

Polyalkine kommen in Doldengewächsen vor, **Polyenine** mit C=C und C≡C-Bindungen in Korbblütlern (Kamille, Mariendistel, Beifuß). Durch Wirkung auf das Stammhirn lösen sie Muskelkrämpfe aus (wie Picrotoxin), keine Lähmungen (wie Coniin).

Cicutoxin (8,10,12-Heptadecatrien-4,6-diin-1,14-diol, $C_{17}H_{22}O_2$) ist das Gift im Wasserschierling (*Cicuta virosa*), einer der Pflanzeninhaltsstoffe Mitteleuropas, der die qualvollsten Vergiftungen auslöst. Eine Wurzelknolle ist tödlich! Verwechslungsgefahr mit Sellerie und Pastinake! ▶3

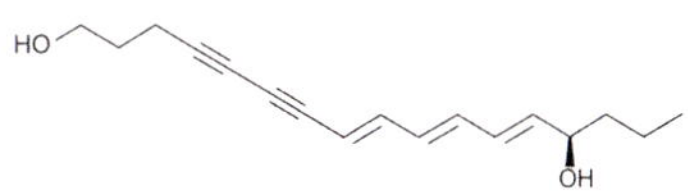

3 Cicutoxin

Symptome: Brennen im Mund, Mydriasis, Speichelfluss, Schwindel, epilepsieartige Krampfanfälle mit Zähneknirschen und Schaumabsonderung in 15-min-Abständen bis zur totalen Erschöpfung (ATP-Verarmung), zentrale Atemlähmung, Herzversagen. LD_{50} (Maus i.p.) 9,2 mg/kg. Therapie: Erbrechen, Magenspülung, Krampfbehandlung, Darmeinlauf, Diurese.

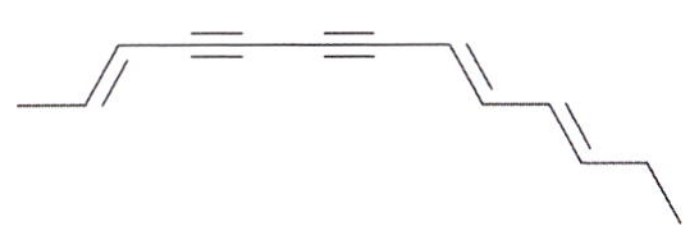

4 Aethusin

Oenanthotoxin, das Polyin der Safranrebendolde (*Oenanthe crocata*) wirkt ähnlich. LD_{50} (Maus i.p.) < 1 mg/kg.

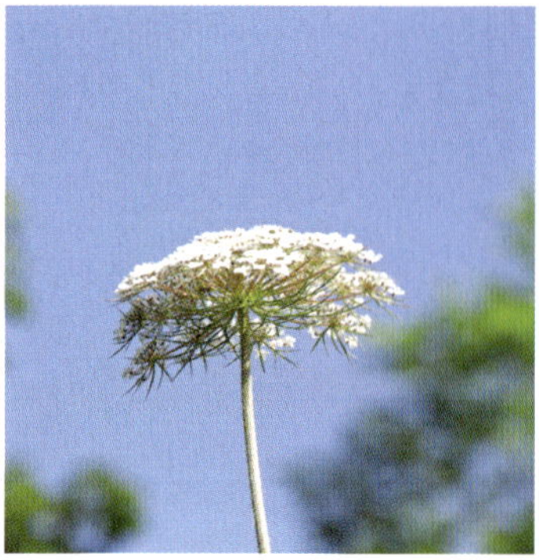

1 **Hundspetersilie**
Aethusa cynapium

Aethusin, das sehr giftige und brennend scharf schmeckende (2*E*,8*E*,10*E*)-Trideca-2,8,10-trien-4,6-diin, kommt insbesondere in den Wurzeln der Hundspetersilie (*Aethusa cynapium*, Gartenschierling) vor und riecht nach Mäuseharn. Verwechslungsgefahr mit Gartenpetersilie und Wilder Möhre! Man beachte die langen, einseitig herabhängenden Hüllchenblätter an den Dolden zweiter Ordnung. Aethusin erzeugt Krämpfe, zusätzlich vorhandenes Coniin lähmt die quer gestreifte Muskulatur. S. 431 ▶4, ▶1

Vergiftung: Brennen im Mund, Erbrechen, Kopf- und Leibschmerzen, kalter Schweiß, Mydriasis, Seh- und Bewusstseinsstörung, Krämpfe, Tod durch Atemlähmung. Therapie: Erbrechen, Kohle, Acidoseausgleich mit $NaHCO_3$ (Urin-pH 7,5).

Endiin-Antibiotika sind DNA-spaltende konjugierte Mehrfachbindungssysteme, die im Stoffwechsel von Pilzen vorkommen; sie wirken gegen Leukämie und feste Tumoren.

10.15 Saponine

Saponine sind Bitterstoffe mit Reizwirkung auf den Magen-Darm-Trakt und hämolytischer Wirkung. Die steroid-, triterpen- oder steroidalkaloidhaltigen Glycoside schmecken bitter, werden wenig oder nicht resorbiert, schäumen in Lösung („Gallseife") und schädigen durch ihre Grenzflächenaktivität die Membranen der Schleimhautzellen im Magen-Darm-Trakt.

Vergiftung: Parenteral (i.m., i.v.) hochtoxisch! Oral wenig toxisch (schlechte Resorption). Brennen im Mund und Rachen, Niesreiz, Übelkeit, Erbrechen, blutiger Durchfall (Gastroenteritis), Kopfschmerzen, Schwindel, Delirien, Krämpfe, mangelnde Sauerstoffversorgung durch Zerstörung von roten Blutkörperchen (Hämolyse), Nierenversagen (durch mit Hämoglobin verstopfte Nierentubuli), selten tödliche Schockzustände. Therapie: Magenspülung, Aktivkohle, Diät.

Saponine sind Bitterstoffe mit Magen-Darm-Reizwirkung und hämolytischer Wirkung.

Saponine sind Bestandteile vieler bekannter Pflanzen:

- **Rosskastanie** (*Aesculus hippocastanum*). Vergiftungen mit dem Triterpenglycosid **Aescin** aus unreifen Kastanien sind selten und führen zu Erbrechen und Durchfall. Früher wurde Aescin zur Behandlung postoperativer Hirnödeme eingesetzt.
- **Konrade** (*Agrostemma githago*). Die Samen des seltenen Ackerunkrauts mit dem Glycosid Githagin lösten früher Massenvergiftungen durch Brotmehl oder beim Weidevieh aus. Tödliche Dosis: ≈ 3 g Samen.
- **Fingerhut** enthält das Steroidsapogenin Digitonin (nicht zu verwechseln mit dem Herzglycosid).
- **Amerikanische Kermesbeere** (*Phytolacca americana*): Durch Triterpenglycoside in Wurzeln und Blättern soll der volksmedizinische „poke root tea" gegen Rheuma helfen.
- **Alpenveilchen** (*Cyclamen purpurasecens*): 8 g der Knollen wirken durch das Triterpenglycosid Cyclamin tödlich, kleinere Mengen lösen Erbrechen, Durchfall, Krampfanfälle und Lähmungen aus; Blüten und Blätter sind ungiftig.
- **Süßholz** (*Glycyrrhiza glabra*) enthält **Glycyrrhizin**. Aus den Wurzeln wird **Lakritze** gewonnen.
- **Rotbuche** (*Fagus sylvatica*): Pressrückstände aus **Bucheckern** führen zu Vergiftungen mit Viehfutter. Das Öl ist ungiftig.

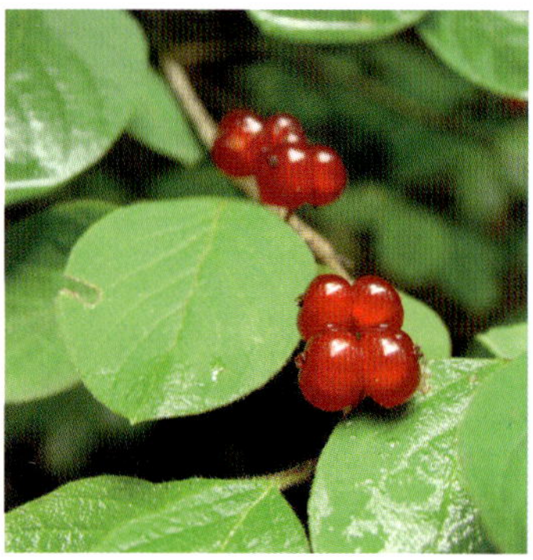

2 **Rote Heckenkirsche**
Lonicera xylosteum

- **Rote** und **schwarze Heckenkirsche** (*Lonicera xylosteum* oder *caprifolium*): Etwa zehn der süßlich schmeckenden Beeren lösen Leibschmerzen, Erbrechen und Durchfall aus. S. 432 ▶2
- **Einbeere** (*Paris quadrifolia*)
- **Salomonssiegel** (*Polygonatum odoratum*)
- Der **Drachenbaum** (*Dracaena*) hat seinen Namen vom roten Saft der Beeren, der an Drachenblut erinnert. ▶1
- **Beinwellwurz** (Schwarzwurzel, *Radix consolidae* von *symphytumofficinale*) ist von süßlich-zusammenziehendem Geschmack, enthält Gerbstoffe, Asparagin, entzündungshemmendes Allantoin und venenverengende, lebertoxische Pyrrolizidinalkaloide; es wurde von der Antike bis ins 18. Jahrhundert auf frische Wunden und Brüche aufgelegt. ▶2
- **Ginseng** (*Panax ginseng*)
- **Schachtelhalme** (*Equisetum*, „Zinnkraut")

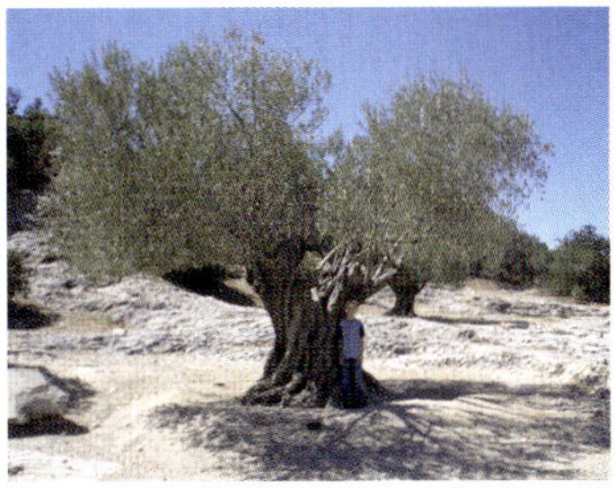

1 Kanarischer Drachenbaum

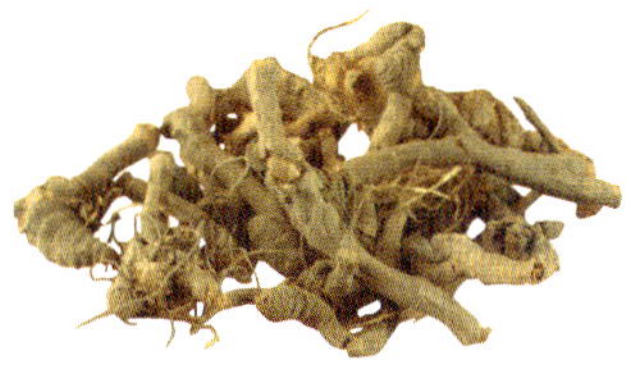

2 Beinwellwurz

10.16 Pflanzen mit Reizwirkung auf den Magen-Darm-Trakt

Pflanzensäuren

Zu den reizenden **Pflanzensäuren** zählt **Oxalsäure** ($(COOH)_2$) in Sauerklee, Sauerampfer, Aronstab, Gräsern, Spinat, Rhabarber, Roter Beete und der Topfpflanze Dieffenbachia. Freie Oxalsäure aus Pflanzensäften wirkt lokal reizend auf Haut und Augen. Calciumoxalatnadeln schädigen Haut, Schleimhäute und Nieren. ▶Kap. 3.5.9

Sorbinsäure (Hexa-2,4-diensäure) kommt als Lacton in den frischen „Vogelbeeren" der Eberesche (*Sorbus aucuparia*) vor und löst nach Verzehr großer Mengen Erbrechen und Durchfall aus. Getrocknete Früchte sind ungiftig. Parasorbinsäure wirkt alkylierend und gilt als kanzerogen. ▶3

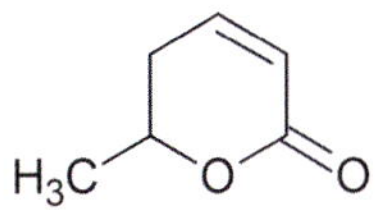

3 Parasorbinsäure

Hydroxyanthrachinone

Anthrachinone und ihre Glycoside werden zu reaktiven Anthronen reduziert; diese reizen die Darmwand, worauf sich der Darm durch die durchlässiger gewordene Membran schneller mit Flüssigkeit füllt – was abführend wirkt. 1-Hydroxy- und 1,8-Dihydroxyanthrachinon (Danthron) wirken kanzerogen (Ratte), vermutlich durch Oxidation von DNA-Basen. ▶4

Echte Aloe (*Aloe vera* oder *A. barbadensis*) und mehr noch die Kap-**Aloe** (*Aloe ferrox*) enthalten das reizende **Barbaloin** (S. 434 ▶1, 3). Aloe-Gel, der zähflüssige Blattsaft aus Heteropolysaccharidschleim, wirkt abführend durch Volumenzunahme des Darminhalts und dient als feuchtigkeitserhaltender Kosmetikzusatz.

Die **Krappwurzel** (*Rubia tinctorum*) enthält Di- und Trioxyanthrachinonglycoside, die volksmedizinisch gegen Prostatabeschwerden, Nieren- und Blasensteine sowie gegen Rheuma helfen sollen. S. 434 ▶2, 4

Hydroxyanthrachinone wirken abführend. Darmkrebsrisiko!

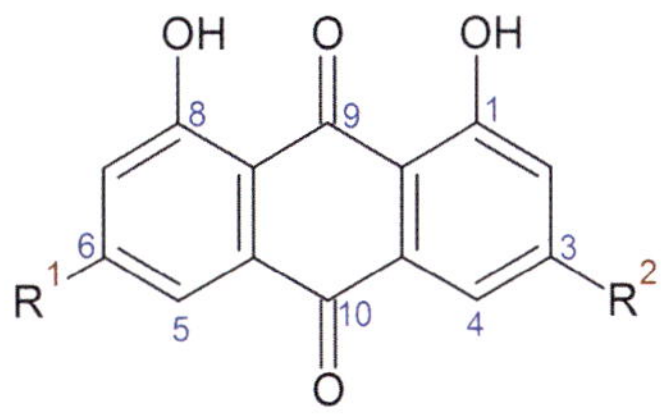

	R_1	R_2
Rhein	H	COOH
Chrysophanol	H	CH_3
Emodin	CH_3	OH
Frangulin A	CH_3	O-Rha
Physcion	CH_3	OCH_3
Aloe-Emodin	H	CH_2OH
Aloin	10-Glucose	
Sennosid	H	COOH
	8-O-Glucose, 10-C–C-Dimer	

4 Hydroxyanthrachinone

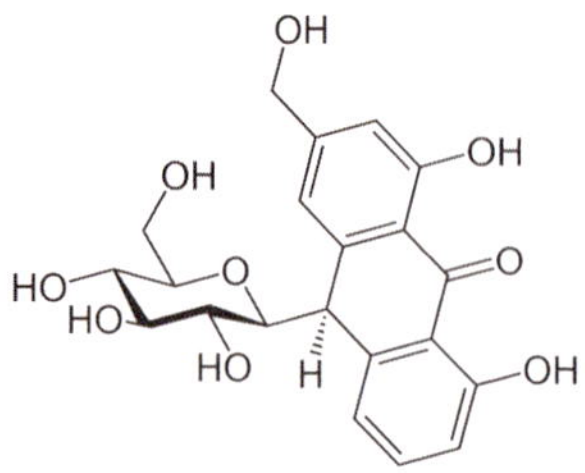

3 Barbaloin, Aloin A

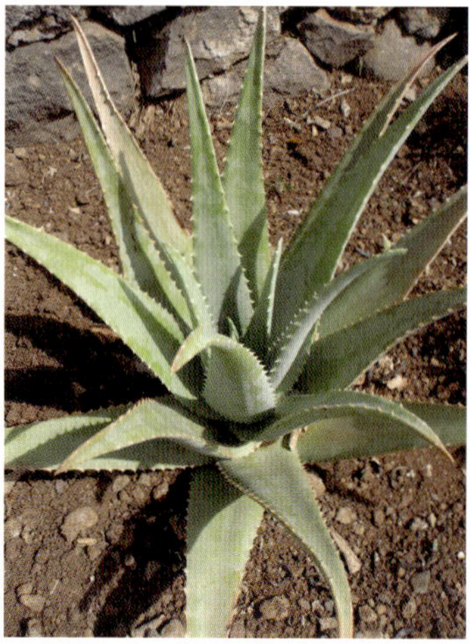

1 Echte Aloe, *Aloe vera*

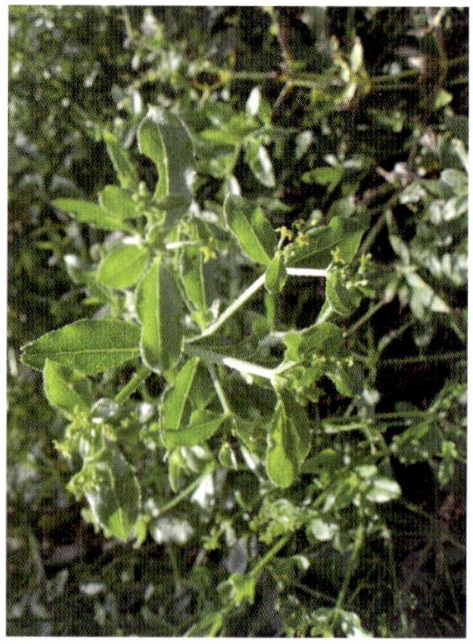

2 Färberkrapp

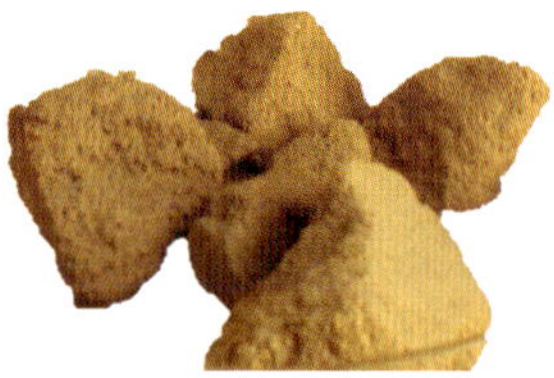

4 Krappwurzel

Sennesblätter (*Sennae folium*) und -früchte, **Rhabarberwurzel** (*Rhei radix*) und **Faulbaumrinde** (*Rhamni frangulae cortex*) wirken als milde Abführmittel (Laxans) durch die Anthrachinone Rhein, Emodin, Chrysophanol und Physcion, die die Wasser- und Elektrolyt-Resorption im Dünndarm hemmen. Als Abführmittel ist Faulbaumrinde überholt. Neben den Anthrachinon-Glycosiden sind Gerbstoffe, Zucker, Saponin und Wachsester enthalten. Brechreizende Dihydrodianthron-Derivate zerfallen beim Lagern. ►5

Traganth aus einer kleinasischen Süßgummipflanze ist ein gummiartiges Gemisch aus Polysacchariden und Estern. Die wasserlösliche Fraktion (Tragacanthin) enthält D-Galacturonsäure, D-Galactose, L-Fructose, D-Xylose und L-Arabinose. Der unlösliche Teil (Bassorin) besteht aus Methylestern. Saucen, Pasten, Backwarenfüllungen und Speiseeis wird Traganth (E 413) zur Stabilisierung, Verdickung und Gelierung zugesetzt. Im Tierversuch wirkt es als Allergen.

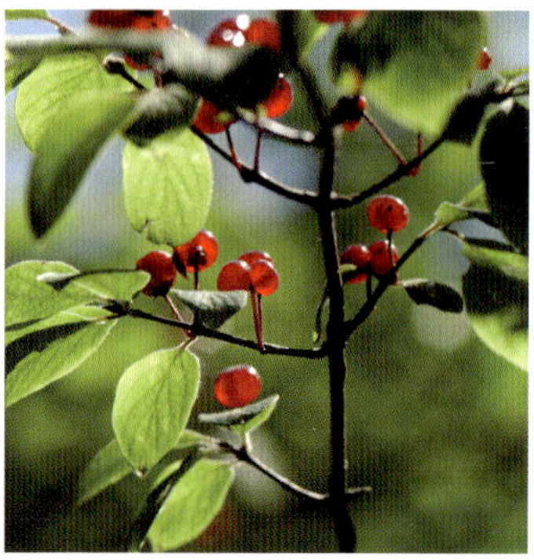

5 Rhamnus frangula

Giftige Beeren

Vom **Faulbaum** (*Rhamnus frangula*) rufen die Rinde und die rotschwarze Beeren in größeren Mengen kolikartige Leibschmerzen, Durchfall und Krampfanfälle hervor. ►5

Samen und Blätter der **Lorbeerkirsche** (*Prunus laurocerasus*), weniger das Fruchtfleisch der rot-schwarzen Früchte, rufen Erbrechen und Bauchschmerzen hervor. Die zerkauten Samen erzeugen Kratzen im Hals, Erregung, verstärkte Atmung. ►6

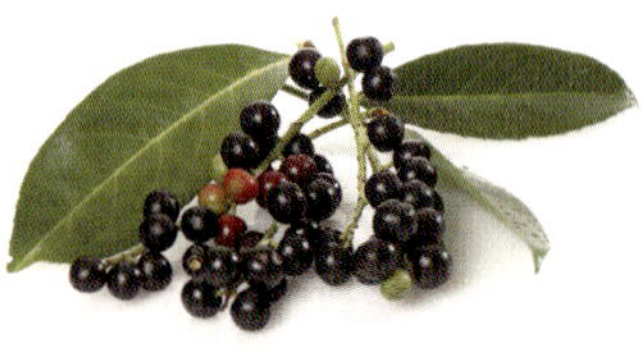

6 Lorbeerkirsche

Zwergmispel (*Cotoneaster-Arten*), **Feuerdorn** (*Pyracantha coccinea*), **Schneebeere** (Knallerbse, *Symphoricarpos albus* und *rivularis*), **Stechpalme** (*Ilex aquifolium*), **Gemeiner Efeu** (*Hedera helix*), **Gemeiner Liguster** (*Ligustrum vulgare*) sind kaum giftig. Der Verzehr vieler roter oder schwarzer Beeren ruft Erbrechen, Durchfall und Leibschmerzen hervor. Efeu und Liguster wirken hautreizend. Mit Ligusterbeeren wurde früher Wein gefärbt.

Scharfstoffe

Capsaicin ist im Cayennepfeffer (*Capsicum frutescens*) mit bis zu 1 % und in Paprika enthalten, es ist noch in 2-Millionenfacher Verdünnung zu schmecken. Brennendes Gefühl auf der Zunge und im Rachen, Reizung der Magen- und Darmschleimhaut. ▶1

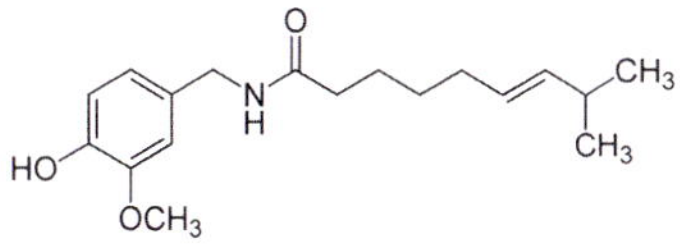

1 **Capsaicin**

Allylisothiocyanat ($H_2C{=}CH{-}CH_2{-}N{=}C{=}S$) verleiht Senf und Rettich ihre Schärfe. Größere Mengen rufen Erbrechen, Durchfälle, Herz- und Nierenfunktionsstörungen hervor. Kanzerogen im Tierversuch.

10.17 Hautreizende und allergisierende Pflanzeninhaltsstoffe

Lokal reizende Stoffe – außer Alkaloiden, ätherischen Ölen, Terpenen und Saponinen – rufen eine nicht-allergische Kontaktdermatitis („Wiesendermatitis") hervor mit Rötung, Schwellung, Blasenbildung und Nekrose der Haut. **Anthrachinonglycoside** ▶Kap. 10.16, Polyine ▶Kap. 10.14.8

10.17.1 Nicht-allergische Kontaktdermatitis

- **Protoanemonin** (5-Methylidenfuran-2-on) kommt in Hahnenfußgewächsen, Anemonen, Küchenschellen (*Pulsatilla*), Leberblümchen, Waldrebe (*Clematis*) und im Wurzelstock der Christrose (*Helleborus niger*) vor. Das mäßig giftige Lacton der Hydroxypenta-2,4-diensäure trägt wesentlich zur Wiesendermatitis bei. LD_{50} (Maus) 190 mg/kg. Getrockneter **Hahnenfuß** (*Ranunculus acris*) im Heu enthält das ungiftige Anemonin (das Dilacton der 1,2-Dioxycyclobutan-di-β-acrylsäure). Vergiftung: Bei oraler Aufnahme: hämorrhagische Gastritis und Nephritis, Oligourie, Anurie, Krämpfe, Koma. Tod durch Kreislaufkollaps oder Atemlähmung (Stunden bis Tage). ▶2

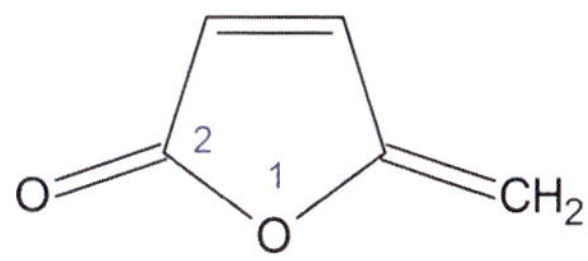

2 **Protoanemonin**

- In den Nesselhaaren der **Brennessel** (*Urtica dioica*) kommen biogene Amine wie Acetylcholin, Histamin und Serotonin vor, die auf der Haut Erythrembildung und starken Juckreiz, bis hin zum Kreislaufschock, hervorrufen.

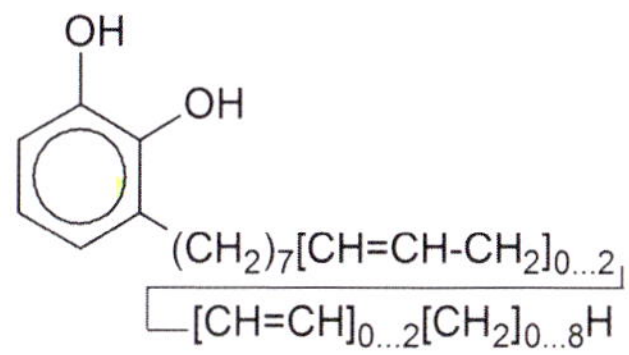

3 **Urushiol**

- **Papain** in der Papayafrucht (*Carica papaya*) und **Bromelin** in Ananas (*Ananas comosus*) sind pflanzliche Enzyme, die schwache Hautreizungen verursachen.
- Reizstoffe kommen auch in der Sumpfdotterblume (*Caltha palustris*), Wasserschwertlilie (*Iris pseudacorus*), in Liguster (*Ligustrum vulgare*) und Stechpalme (*Ilex aquifolium*) vor.

10.17.2 Allergisierende Pflanzen

Beim Kontakt mit Pflanzenteilen kommt es zur Sensibilisierung durch T-Lymphozyten. Beim erneuten Kontakt rufen dann Lymphokine und Zytokine Entzündungen (Ekzeme) hervor. Allergieauslösend sind insbesondere die Korbblütler (*Asteraceae*).

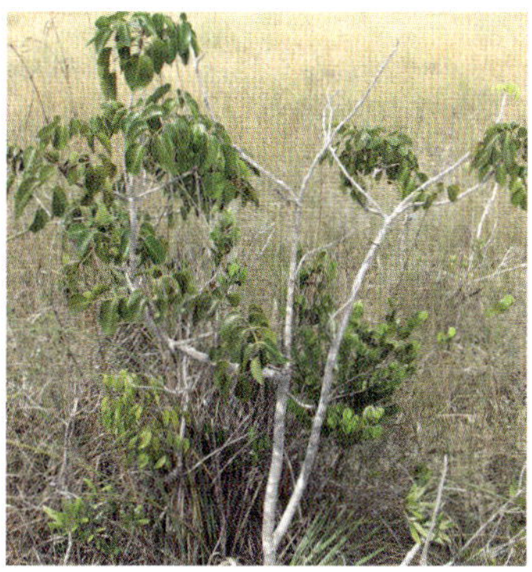
4 **Poisonwood**

- **Sumachgewächse** (Anacardiaceae) zählen zu den am stärksten sensibilisierenden Pflanzen. **Poisonwood** (*Metopium toxiferum*) in Florida und der Karibik und der **Eichenblättrige Giftsumach** (Giftefeu, *Toxicodendron quercifolium*, Poison Oak, *T. pubescens*

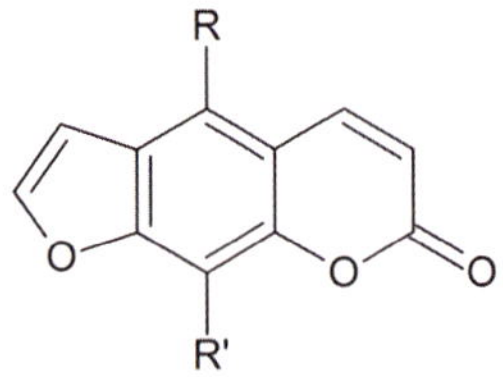

	R	R'
Psoralen	H	H
Bergapten	OCH_3	H
Xanthotoxin	H	OCH_3
Imperatorin	H	$-OCH_2-CH=C(CH_3)_2$

1 Furocumarin-Struktur

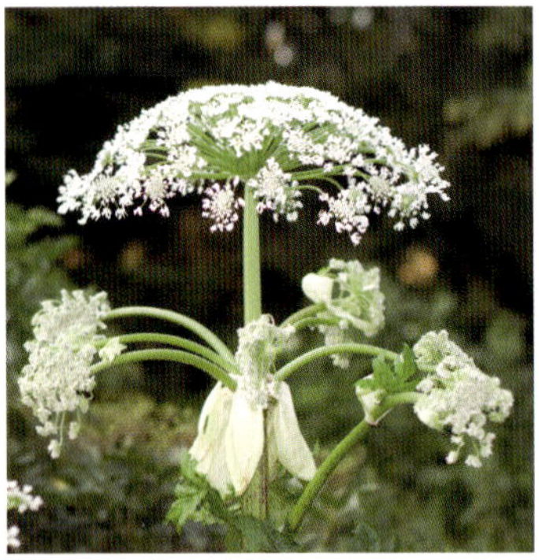

2 Riesen-Bärenklau

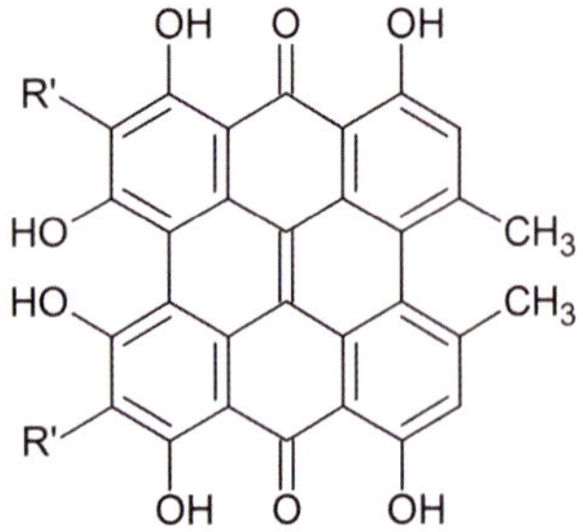

	R'
Hypericin	H
Fagopyrin	2-Piperidinyl-

3 Anthrachinon-Fototoxine

= *Rhus toxicodendron*) enthalten in Milchsaft, Früchten, Blättern und Zweigen das ölige **Urushiol**, eine Mischung substituierter Catechole, deren stark juckreizende und hautblasenbildende Wirkung mit der Zahl der Doppelbindungen in der Seitenkette wächst (C_{15} oder C_{17}). Urushiole wirken bereits in Mikrogramm-Mengen stark hautreizend! S. 435 ▶3–4

Urushiol zählt zu den stärksten Kontaktallergenen.

Symptomatik: Dermatitis mit Juckreiz, Rötung und Bläschen, sensibilisierende Wirkung, schwere Allergien! Augen: Hornhauttrübung bis zur Erblindung. Oral: Reizungen im Mund, Rachen, Magen-Darm-Trakt, Erbrechen, heftige Kolik, Nierenschädigung, blutiger Durchfall. Therapie: Abwaschen der Haut mit Seifenwasser, Alkohol oder Ether, Zinkoxid gegen Juckreiz.

- Der Milchsaft vieler **Euphorbiaceen** enthält Di- und Triterpene, die zur Freisetzung biogener Amine aus den Mastzellen der Haut führen; auf diese Weise kommt es zur Kontaktallergie, z. B. gegen Phorbolester. ▶Kap. 10.14.4
- **Arzneipflanzen**: Stinkende Hundskamille (*Anthemis cotula*), Bergwohlverleih (*Arnica montane*), Zimtbaum (*Cinnamomum zeylanicum*), Atlant (*Inula helenium*), Efeu (*Hedera helix*), Sonnenblume (*Helianthus annuus*).
- **Gartenpflanzen**: Primeln, Tulpen, Margueriten, Lorbeer.
- **Nahrungspflanzen**: Hopfen, Artischocken, Sonnenblumen.

10.17.3 Fototoxische Stoffe

Fototoxische Stoffe greifen im Sonnenlicht die Haut an.

Cumarinderivate wie **Warfarin** (Coumadin) sind Vitamin-K-Antagonisten und hemmen die Blutgerinnung; sie werden als Rattengift (Rodentizid) und Pestizide eingesetzt. Bei häufiger Überdosierung rufen sie Koagulopathie (Blutgerinnungsstörungen) hervor. Therapie: Vitamin K_1 gegen Blutungen.

Fur(an)ocumarine im Milchsaft des Bärenklaus (*Heracleum sphondylium*) rufen eine nicht-allergische Kontaktdermatitis („Wiesendermatitis") hervor. Die Haut reagiert mit gesteigerte Empfindlichkeit gegen Sonnenlicht, mit Rötung, Schwellung, Blasenbildung, Nekrose, Pigmentierung und Narbenbildung, die einer Verbrennung dritten Grades gleichen. ▶1–2

Furocumarine kommen in Doldengewächsen (*Apiaceae*), Rosengewächsen (*Rosaceae*), Rautengewächsen (*Rutaceae*), Schmetterlingsblütlern (*Fabaceae*) und Maulbeerbaumgewächsen vor. **Psoralen** und **Bergapten** im **Bergamotteöl** (*Citrus aurantium*) fördern die Bräunung der Haut durch Sonnenlicht, sind wegen der krebserzeugenden Wirkung aber in Kosmetika verboten. Der aus dem Kaukasus eingeschleppte **Riesenbärenklau** (*Heracleum mantegazzianum*) zählt aus Sicht des Naturschutzes zu den unerwünschten Arten. Furocumarine kommen auch in **Weinraute** (*Ruta graveolens*), **Engelwurz** (*Angelica archangelica*), **Meisterwurz** (*Peucedanum ostruthium*), **Pastinak** (*Pastinaca sativa*) und **Diptam** (*Dictamnus albus*) vor.

> UV-aktive Zytotoxine binden an DNA-Basen und wirken mutagen und kanzerogen.

Vergiftung: Orale Einnahme: Überempfindlichkeit der Haut gegen Sonnenlicht, Ödeme der Bindehaut und Lippen, Schwindel, Erbrechen. Therapie: Abwaschen, Sonnenschutz, Brandsalbe.

Fototoxische Anthrachinonderivate

- Das Echte **Johanniskraut** (*Hypericum perforatum* ▶1–2) wirkt als mildes Sedativ. Eine geringe Wirksamkeit nach einigen Wochen Behandlung leichter depressiver Verstimmungen ist wahrscheinlich gegeben. Der Hauptwirkstoff **Hyperforin** hemmt die Wiederaufnahme der Neurotransmitter Serotonin, Noradrenalin, Dopamin, γ-Aminobutansäure und Glutamat aus den Synapsen in die Nervenzellen. Hohe Johanniskraut-Dosen führen zu Leberschädigungen und Fotosensibilisierung gegenüber UV-Licht (Sonnenbrandneigung). Bei weidenden Pferden traten Todesfälle durch Johanniskraut auf. Johanniskraut induziert Cytochrom-P_{450}-Enzyme in der Leber und beschleunigt so den Abbau von Arzneimitteln, z. B. von Hormonpräparaten, Antibiotika, Immunsuppressiva, Antidepressiva und Herzglycosiden. Serotonin-Wiederaufnahmehemmer werden teilweise verstärkt. In der Volksmedizin soll Johanniskrautöl bei Stillenden Entzündungen der Brustdrüse vorbeugen. Vorsicht!
- **Buchweizen** (*Fagopyrum esculentum*) enthält den roten Farbstoff Fagopyrin in der Fruchtschale, der die Haut empfindlicher gegen Sonnenlicht macht.

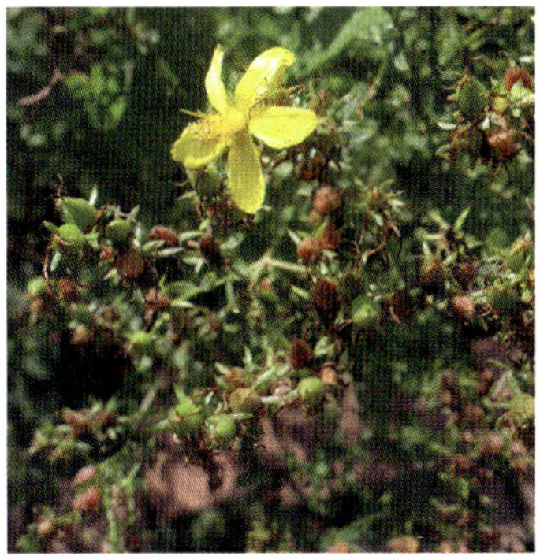

1 Echtes Johanniskraut

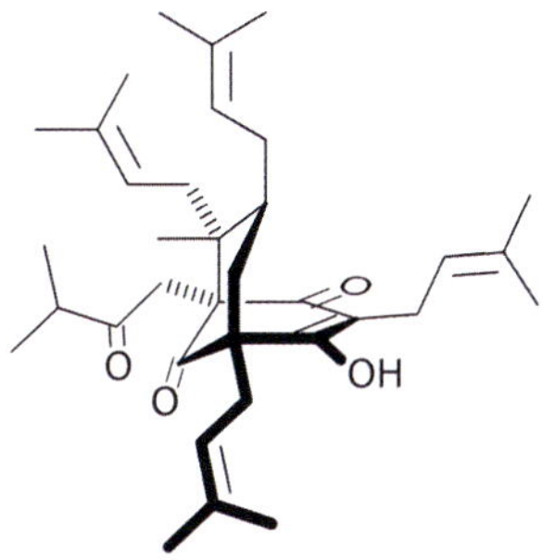

2 Hyperforin

10.18 Kanzerogene Pflanzeninhaltsstoffe

Einige Pflanzengifte wirken stark kanzerogen und sind nicht auf bestimmte Pflanzenfamilien beschränkt. ▶3

- **Aquilid A** im Adlerfarn (*Pteridium aquilinium*) verursacht akute Vergiftungen beim Weidevieh, sowie Ösophagus-, Intestinal- und Blasentumoren bei Rindern und Schafen. In Japan trat Ösophaguskrebs beim Menschen auf. S. 438 ▶1
- **Cycasin** oder Methylazoxymethanol-β-D-glucosid kommt in tropischen und subtropischen Pflanzen der Gattungen *Cycas, Zamia, Macrozamia, Bowenia, Enzephalartos* und *Stangeria* vor. In Nüssen von *Cycas circinalis* und *Cycas revoluta* wird aus dem Glycosid mutagenes Methylazoxymethanol freigesetzt, das im Tierversuch Leber-, Nieren- und Darmtumoren auslöst. S. 438 ▶2
- **Arecolin** und Tannine in den Nüssen der Betelpalme (*Areca catechu*) und den grünen Blättern des Betelpfeffers (Piper betle) werden zusammen mit Calciumhydroxid in Malaysia, Ostafrika und Madagaskar als Kaumasse genossen; sie verursachen Krebs in Mundhöhle und Ösophagus.
- **Alkenylbenzole** in Sassafrasöl (Wasserdampfdestillat aus Rinde und Holz des Fieberbaumes *Sassafras albidum*), Sellerie, Basilikum, Anis, Karotten, Bananen, schwarzem Pfeffer und fermentiertem Tabak erzeugt im Tierversuch Lebertumoren.

Pyrrolizidinalkaloide

Alkenylbenzole
Safrol, Estragol

Anthrachinone
und Furocumarine

Thiocarbonyle
Thioharnstoffverbindungen

Polyphenole
Tannine

***N*-Nitrosoverbindungen**
N-Nitrosonornicotin und -ethanolamin

Methylazoxymethanolglycoside
Cycasin

α,β-ungesättigte Lactone
Parasorbinsäure

Nitroaromaten
Aristolochiasäure

3 Pflanzliche Kanzerogene

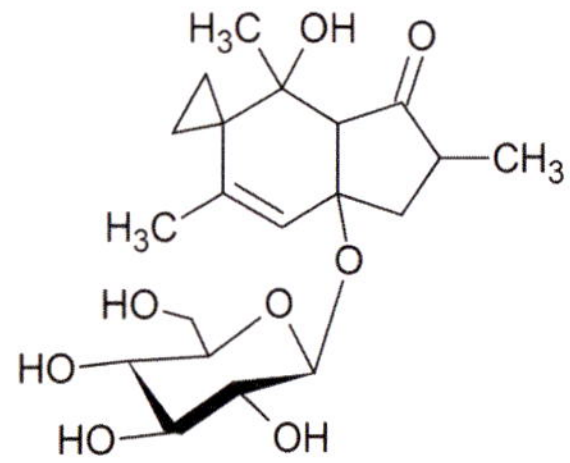

1 **Aquilid A**

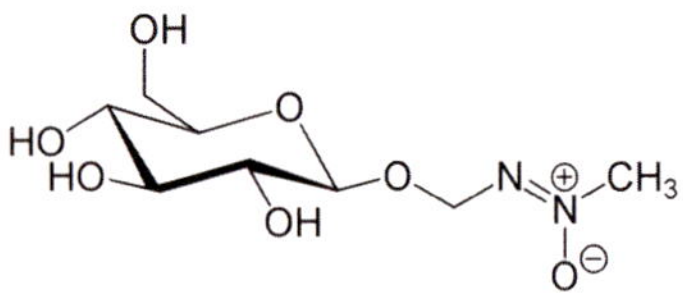

2 **Cycasin**

- **Tannine** sind kondensierte Polyphenole in zahlreichen Nahrungsmitteln, z. B. Rotwein, schwarzer Tee, Kakao, Khat. Leberkrebs tritt bei hohem Rotweinkonsum statistisch häufiger auf als bei Weißweinkonsumenten. Ösophaguskrebs entsteht vor allem durch Mate-Tee aus den Blättern der Stechpalme (*Ilex paraguariensis*) in Südamerika und durch Khatkauen in Ostafrika. Tannine wirken nachgewiesen kanzerogen bei Ratten. Gossypol im Bauwollsamenöl hemmt die Spermatogenese. ▶Kap. 7.3.3
- **Pyrrolizidin-Alkaloide** in Arzneipflanzen ▶Kap. 10.9
- **Aristolochiasäure** in Osterluzei ▶Kap. 4
- **Anthrachinone** wie Emodin, Aloe-Emodin, Chrysophanol und Rhein sind in rezeptfreien pflanzlichen Abführmitteln enthalten. Durch Reduktion entstehen **Anthrone**. ▶Kap. 10.16
- **Phorbolester** in Wolfsmilchgewächsen sind die wirksamsten Tumorpromotoren ▶Kap. 10.14.4

10.19 Übungsaufgaben

1. Nennen Sie Pflanzengifte:
   a) mit Reizwirkung im Magen-Darm-Trakt
   b) Herzgifte
   c) Lebergifte
   d) Nierengifte
   e) Blutgifte (Hämatoxine)
   f) Nerven- und Muskelgifte
   g) Hypnotische/psychotrope Pflanzengifte
   h) Zytotoxische Pflanzengifte
   i) Hautreizende/allergisierende Gifte
   j) Kanzerogene/tumorfördernde Gifte

2. Beurteilen Sie die Gefahren durch folgende Pflanzeninhaltsstoffe:
   a) Abrin, Phasin, Ricin, Solanin
   b) Aconitin
   c) Aescin
   d) Aethusin, Brucin, Cicutoxin, Oenanthotoxin, Picrotoxin, Strychnin
   e) Allylsenföl
   f) Amygdalin
   g) Anabasin, Cotinin, Cytisin, Nicotin
   h) Aristolochiasäure
   i) Atropin, Hyoscyamin, Scopolamin
   j) THC, Mescalin, Psilocybin
   k) Chinidin, Chinin, Spartein, Strophanthin
   l) Coffein, Yohimbin
   m) Colchicin, Vinblastin
   n) Coniin, Tubocurarin
   o) Digitoxin
   p) Ephedrin
   q) Morphin
   r) Narcotin, Papaverin
   s) Phorbolester
   t) Physostigmin
   u) Psoralen, Safrol, Urushiole
   v) Reserpin
   w) Senecionin
   x) Crotonöl, Benzylacetat, Estragol, Limonen, Cumarin
3. Warum wird Kokain von Süchtigen eher geraucht als geschnupft?
4. Warum kauen die Andenbewohner Kokablätter mit Kalk vermischt?
5. Macht der regelmäßige Genuss von Mohnkuchen süchtig?
6. a) Wie wirkt das Gift der Kalabarbohne?
   b) Welche Wirkung stellt sich beim Verschlucken der „Gottesurteilbohne" und dem Verstecken im Mundraum ein?
7. Methylxanthine in Tee und Kaffee wirken schwach harntreibend. Warum?
8. Was macht die Komplexität der Mutterkorn-Alkaloide und ihrer Derivate für den therapeutischen Einsatz aus?
9. Woraus bestehen Hexen- und Flugsalben?
10. Warum ist Papaverin als Spasmolytikum veraltet?
11. Bei Myasthenia gravis finden sich Antikörper gegen das Acetylcholin-Rezeptor-Protein. Welches Krankheitsbild tritt auf?

12. Durch welchen Molekülbau werden die unterschiedliche Löslichkeit, Resorption, Eiweißbindung und renale Ausscheidung der Digitalisglycoside Digitoxin, Digoxin und Strophanthin bestimmt?
13. Warum ist die gemeinsame Einnahme von Digitalisglycosiden und
    a) Abführmitteln,
    b) Calciumantagonisten,
    c) Peristaltik-Hemmern oder
    d) Medikamenten, die die Nierenfunktion beeinträchtigen,

    nicht empfehlenswert?
14. Warum sollten Ärzte keine „EKG-Kosmetik" mit Antiarrhythmika betreiben?
15. Wirken Cardiosteroide und Catecholamine sowohl an Herz als auch an Skelettmuskeln?
16. Was ist der Unterschied zwischen Antikörpern und Lektinen?
17. 1978 wurde dem bulgarischen Autor Georgi Markow eine winzige Platin-Iridium-Kapsel, gefüllt mit Gift, in die Wade gestochen. Stunden später brach Fieber aus, der Blutdruck fiel ab, drei Tage später starb er. Welches Gift wirkt in so winziger Menge?
18. Welche Gefahr geht von einer Selbstmedikation mit Johanniskraut bei Patienten aus, die mit anderen Medikamenten behandelt werden?
19. Wie wirkt Grapefruitsaft auf Medikamente?
20. Was ist von Ginkgo-Präparaten für eine bessere Hirndurchblutung zu halten?

11 Tiergifte

Die Lehre von den pflanzlichen, tierischen und mikrobiellen Giften (also den Giften von Lebewesen) wird als **Toxinologie** bezeichnet. Aus der Tierwelt stammen potente Gifte von Insekten, Skorpionen, Spinnen, Schlangen, Amphibien und Meerestieren. ▶1

Stamm: **Schwämme** (Porifera)	**Plattentiere** (Placozoa)	Abteilung Gewebetiere (Eumetazoa)

Nesseltiere (Cnidaria)	**Rippenquallen** (Ctenophora)	Unterabteilung: Zweiseitentiere (Bilateria)

Orthonectida
Rhombozoa
Acoelomorpha

Stammgruppe: Urmünder (Protostomia)

Pfeilwürmer (Chaetognatha)
Kelchwürmer (Entoprocta)

Cycliophora
Kiefermündchen (Gnathostomulida)
Micrognathozoa
Rädertierchen (Rotatoria)
Kratzwürmer (Acanthocephala)
Bauchhärlinge (Gastrotricha)
Plattwürmer (Plathelminthes)

Lophotrochozoa

Moostierchen (Ectoprocta, Bryozoa)

Schnurwürmer (Nemertini)

Ringelwürmer (Annelida)
- Gürtelwürmer (Clitellata)
- „Vielborster“ (Polychaeta)
- Spritzwürmer (Sipuncula)
- Igelwürmer (Echiura)

Weichtiere (Mollusca):
Stachelweichtiere (Aculifera)
Schalenweichtiere (Conchifera):
- Schnecken (Gastropoda)
- Muscheln (Bivalvia)

u. a.

Brachiozoa:
Hufeisenwürmer (Phoronida)
Armfüßer (Brachiopoda)

Häutungstiere (Ecdysozoa)

Scalidophora:
Priapswürmer (Priapulida)
Korsetttierchen (Loricifera)
Hakenrüssler (Kinorhyncha)

Nematoida:
Fadenwürmer (Nematoda)
Saitenwürmer (Nematomorpha)

Panarthropoda:
Bärtierchen (Tardigrada)
Stummelfüßer (Onychophora)
Gliederfüßer (Arthropoda)
- **Krebstiere** (Crustacea)

Kieferklauenträger (Chelicerata)
- **Spinnen** (Arachnida), Skorpione u. a.

Tracheentiere (Tracheata):
Tausendfüßer (Myriapoda)
Sechsfüßer (Hexapoda)
- **Insekten** u. a.

Neumünder (Deuterostomia)

Xenoturbellida

Ambulacraria:

Kiemenlochtiere (Hemichordata)

Stachelhäuter (Echinodermata)
- Seelilien und Haarsterne (Crinoidea)
- Seesterne (Asteroidea)
- Schlangensterne (Ophiuroidea)
- Seeigel (Echinoidea)
- Seewalzen (Holothuroidea)

Chordatiere
Schädellose (Cephalochordata, Acrania)
Manteltiere (Urochordata, Tunicata)

Wirbeltiere bzw. Schädeltiere (Vertebrata, Craniota)
- Schleimaale
- Neunaugen

Kiefermäuler:
- Knorpelfische (Chondrichthiomorphi)
- Knochenfische (Osteichthyes)
- Landwirbeltiere (Tetrapoda)
- **Amphibien** (Amphibia)
- **Reptilien** (Reptilia)
- **Vögel** (Aves)
- **Säugetiere** (Mammalia)

Überstamm, **rangloses Taxon**, **Stamm**, Unterstamm, Überklasse, ■ Reihe, ■ Klasse

1 Systematik des Reichs vielzelliger Tiere (Metazoa)

11.1 Giftschlangen

Aktiv giftige Tiere produzieren Gifte in speziellen Geweben und verabreichen diese mit einem Stachel oder Zahn zum Beutefang oder zur Verteidigung gegen Fressfeinde. **Passiv giftige** Tiere haben keinen Giftapparat, speichern jedoch aus der Umwelt oder mit der Nahrung aufgenommene Gifte zur Abwehr von Fressfeinden.

Zur Zwischenordnung der höherentwickelten Schlangen mit Giftapparat (*Caenophidia*) zählen folgende Familien:

- **Giftnattern** und Seeschlangen (*Elapidae*) haben starre Frontzähle, z. B. Kobras, Mamba und Laticauda.
- **Vipern** und Grubenottern (*Viperidae*) richten die Frontzähne beim Biss auf, z. B. Klapperschlange und Kreuzotter.
- **Nattern** (*Colubridae*) machen den größten Teil der Schlangen aus und besitzen meistens schwache Gifte.

Blindschlangenartige *(Scolecophidia, Typhlopoidea)*
Überfamilie mit 3 Familien

Wühl- und Riesenschlangenartige *(Boidea* oder *Henophidia)*
Roll-, Wühl-, Riesen-, Bolyerschlangen, Spitzkopfpythons, Erdboas, Schildschwänze, Erdschlangen

Nattern- und Vipernartige *(Colubridea, Xenophidia)*
- Warzenschlangen (Acrochordidae)
- Erdvipern (Atractaspididae)
- Nattern (Colubridae)
- **Giftnattern** (Elapidae)
  - Unterfamilie: Seeschlangen
- **Vipern** (Viperidae)
  - Grubenottern (Crotalinae)
  - Echte Vipern (Viperinae)

1 Systematik der Schlangen

11.1.1 Schlangengifte

Schlangengifte sind komplizierte Mischungen aus Polypeptiden und Enzymen. Freigesetzte körpereigene Substanzen verstärken die Wirkung zusätzlich.

1. **Peptide** (v. a. Elapidengifte)

- **Neurotoxine** wirken curareähnlich durch Blockade der Acetylcholinrezeptoren (Ionenkanäle) an der neuromuskulären Endplatte.
- **Cardiotoxine** erweitern die Gefäße, erhöhen die Membranpermeabilität, setzen Histamin frei (ähnlich Bienengiften).
- **Dendrotoxine** (bei Mamba) blockieren Kaliumkanäle.

2. **Enzyme** (v. a. Viperngifte)

- **Phospholipasen** sind Nerven- und Muskelgifte, die Zellmembranen und Erythrozyten zerstören (ähnlich wie Bienengifte).
- **Esterproteasen** (spalten Ester) wirken schmerzerregend, blutdrucksenkend und setzen Bradykinin frei.
- **Proteasen im engeren Sinn** (v. a. bei Crotalidae) zerstören Gewebe und führen zum Kreislaufzusammenbruch. Hämorrhagine (Metallproteasen) senken Gefäßfestigkeit und stören die Blutgerinnung.

Elapidengifte erzeugen curareähnliche Lähmungen, vornehmlich durch Wirkung auf die Acetylcholin-Rezeptoren der postsynaptischen Nervenzell-Membran in der neuromuskulären Endplatte. Schmerzhafte Bisswunden treten nicht auf.

Viperngifte rufen lokale Schmerzen, Schwellungen, Blutungen, Nierenversagen, Kreislaufschock, Blutgerinnungsstörung (akute Thrombose o. ä.) hervor. ▶3

Bei der Hälfte der Kobra- und Giftnatternbisse und einem Viertel der Bisse durch Grubenottern wird kein Gift iniziert. Klapperschlangen hinterlassen meist einen oder zwei Zahneinstiche; ungiftige Schlangenarten zeigen mehrere Zahnabdrücke.

Spezies	LD in mg	*m* in mg
Bungarus candidus	1	5
Naja naja (Kobra)	15	210
Naja bungarus	12	100
Schwarze Mamba	120	1000
Kreuzotter	75	10

2 Tödliche Dosis und ejizierte Menge von Schlangengiften

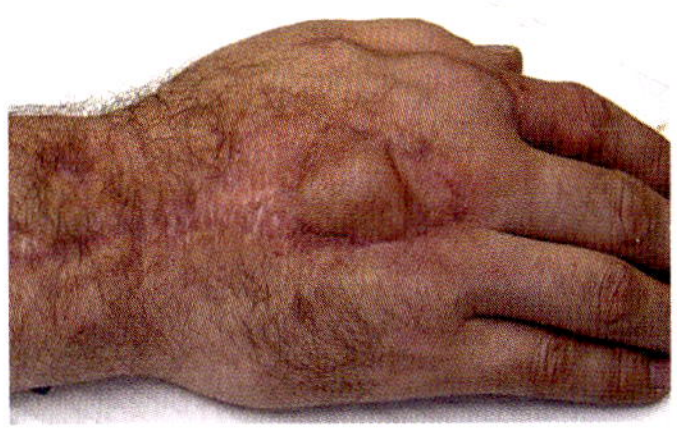

3 Gewebezerstörung durch Klapperschlangenbiss

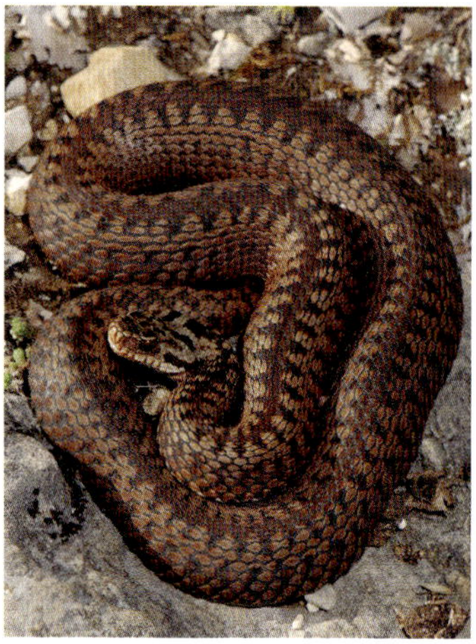

1 Kreuzotter

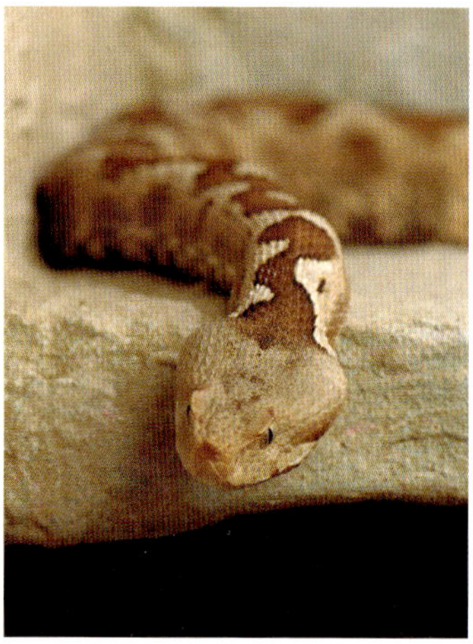

2 Hornotter

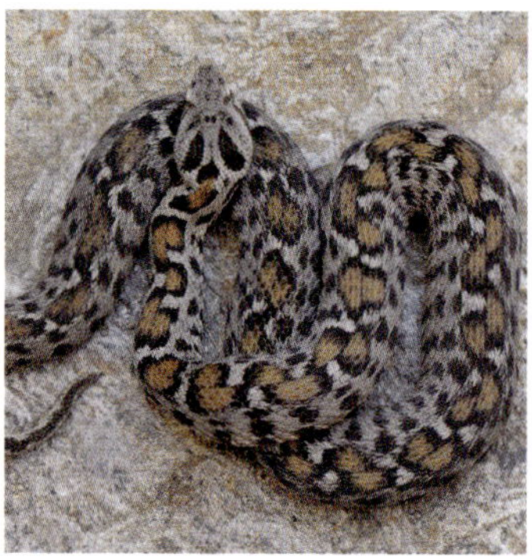

3 Bergotter

Der Biss der Schwarzen Mamba ist zu 100 % tödlich, weil die ejizierte Giftmenge die tödliche Dosis vielfach übersteigt. S. 441 ▶2

Schlangenbisse sind komplexe Vergiftungen und nicht auf bloße Nerven-, Blut- oder Herzgifte eingrenzbar.

Therapie:

1. Verhüten der Resorption: Ruhigstellen! Nicht Saugen, Schneiden, Brennen!
2. Antiseren: Vorsicht, allergische Reaktionen! Bei Kreuzotterbiss nur bei Kleinkindern und geschwächten Erwachsenen.
3. Schmerzstillung, Schockbekämpfung, evt. Beatmung, Tetanusprophylaxe.

11.1.2 Europäische Giftschlangen

Die **Kreuzotter** (*Vipera berus*) erkennt man an dem typischen Zickzackband, es gibt braune, graue, graublaue, gelbliche, rotbraune, kupferrote, olivgrüne und schwarze Exemplare, die in Mittel- und Südeuropa bis Mittelasien verbreitet sind. Das hämatotoxische und zytotoxische Gift enthält Phospholipasen, Hyaluronidasen, gerinnungshemmende und -fördernde Substanzen, Enzyme und biogene Amine. Der Ausstoß der Kreuzotter (10 mg) erreicht die tödliche Dosis (75 mg) nicht. Vergiftung: Zwei Stichstellen im Abstand 11 mm; ödematöse Schwellung mit blauroter Verfärbung, Übelkeit, Erbrechen, Schweißausbruch, Schock, Lymphknotenentzündung, verzögerte Blutgerinnung, Muskellähmung. Erste Hilfe: Ruhigstellen, Bettruhe, Kühlen (gegen Schmerzen), Antiseren nur bei Kindern mit Biss im Gesicht, da der Kreuzotternbiss selten tödlich ist. ▶1

Die gefährliche **Europäische Hornotter** oder Sandviper (*Vipera ammodytes*), mit einem Horn auf der Schnauzenspitze am dreieckigen Kopf, lebt im südlichen Alpenraum, auf dem Balkan und den Adriainseln und kann gut schwimmen. Das Gift enthält Neurotoxine, Hämorrhagieauslöser, proteolytische Enzyme, Phospholipasen und Hyaluronidasen. Vergiftung: Biss mit blutenden Einstichen in 6 mm Abstand. Zunehmende Schmerzen, ödematöse Schwellung, Rotfärbung (übrige Körperregionen blass), Lymphknotenentzündung, beschleunigter Puls, flache Tachypnoe, Angstgefühl, Kollaps. Atemlähmung. Therapie: Klinikeinweisung, Antiseren. Amputationsgefahr! ▶2

Die **Levanteotter** oder Giurza (*Vipera lebetina*) wird bis zu 160 cm lang, ist kräftig und mit feinen Tupfen wie überpudert; sie lebt auf den Kykladeninseln, in Zypern, Klein-, West- und Mittelasien. Symptome: Gelbliches Gift in großen Mengen. Starke ödematöse Schwellung mit Blasenbildung und Einblutung, Hämorrhagie, Nasenbluten, Hämatemesis, Hämaturie. Therapie: Klinikeinweisung, Antiseren.

Die **Bergotter** (*Vipera xanthina*) ist sehr scheu, kräftig, hat einen herzförmigen Kopf und ein wulstiges Augenbrauenschild, sie bewohnt ostgriechische Inseln (Patmos, Simi, Leros) und Kleinasien. Bisse sind selten. ▶3

11.1.3 Giftschlangen in den USA

Zu den bekanntesten Vipern zählen die Klapperschlangen. Die bis zu 2 m langen Schlangen kommen nur auf dem amerikanischen Kontinent vor und geben durch ihre Schwanzrassel charakteristische Warnlaute. Klapperschlangengifte zerstören das Blut und Gewebe. ▶1

Gewebezerstörung
lokale Zellnekrosen,
neurologische Störungen,
Lungenödem,
Blutungen in Lunge,
Peritoneum, Niere und Herz

Blutbildveränderungen
Hämatokritabfall,
Thrombozytopenie,
Hämolyse,
Gerinnungsstörungen

Gefäßwand- und Gefäßwiderstandsänderung
Eiweißverlust aus dem Blut,
peripherer Blutstau

Blutdruckabfall
Blutvolumenmangel,
kardiovaskulärer Kollaps,
Herzinsuffizienz

Nierenversagen
Proteinurie, Hämoglobinurie,
Myoglobinurie

1 Symptome von Klapperschlangen- und Vipernbissen

Grubenottern (*Crotalidae*)

Klapperschlangen sind für die meisten tödlichen Schlangenbisse in den USA verantwortlich, insbesondere durch die Mojave-Klapperschlange (*Crotalus scutulatus*), gefolgt von **Copperhead** (Kupferkopfschlange, *Agkistrodon contortrix*) und der Wassermokassinschlange (*Agkistrodon piscivorus*). ▶2–3

Vergiftung: Nach dem Biss treten Schwellung, Ödem und bald Schmerzen auf, manchmal Kribbeln und Taubheitsgefühl um den Mund, in Fingern und Zehen und ein metallisch-gummiartiger Geschmack. Haut- und Körpertemperatur steigen, obgleich das Opfer Kälte fühlt. Schwäche, schneller und schwacher Puls, Ohnmacht, Schweißausbruch, Übelkeit und Erbrechen, Blutdruckabfall und Schock stellen sich ein. Atemnot, Muskelzuckungen, Krämpfe, selten Lähmungserscheinungen, Kopfschmerzen, Sehstörungen, Ptosis (Herabhängen des Oberlids), starker Durst und Hautblutungen (nach 3–6 h) folgen. Bis zum 4. Tag sind ausgeprägt: Zahnfleischbluten, Bluterbrechen, Teerstuhl und Hämaturie, verlängerte Blutgerinnungszeit, Thrombozytensturz, Hämokonzentration oder Hämatokritabfall durch Hämolyse (Auflösung der Blutzellen).

> Blutgefüllte Blasen im Bissbereich von Klapperschlangen erscheinen in den ersten 8 Stunden.

Therapie: Einschnitt durch die Bissmarken und Aussaugen mit den *Sawyer*-Extraktor (30–60 min) ist nur in den ersten Minuten wirksam. Antiseren i.v. oder i.m.; Gefahr der Anaphylaxie! Tetanusprophylaxe, Breitbandantibiotikum, Sauerstoffbeatmung, Schmerzmittel. Nach einigen Tagen: chirurgische Reinigung der Wunde von Blutblasen und Nekrosen.

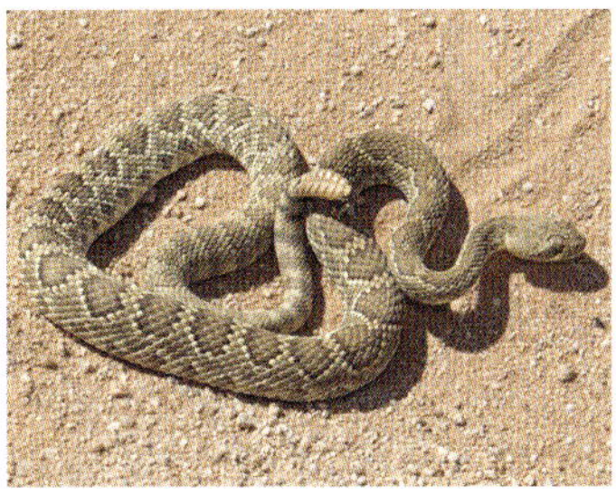

2 Mojave-Klapperschlange

Ancrod aus dem Gift der Grubenotter *Agkistrodon rhodostoma* wird als fibrinolytischer Wirkstoff gegen arterielle und venöse Thrombosen (Auflösung von Blutgerinseln) eingesetzt.

Batroxobin aus *Bothrops atrox* wirkt durch Abbau von Fibrinogen ebenso hemmend auf die Blutgerinnung.

Korallenottern (*Micrurus*, Familie *Elapidae*)

Der Biss der **Arizona-Korallenotter** (*Micruroides euryxanthus*) und **Korallenotter** (*Micrurus fulvius*) ist leicht schmerzhaft und nicht anschwellend. Das Aussaugen der Wunde ist von geringem Wert. Auf Parästhesien folgen Schwäche im betroffenen Körperteil innerhalb von Stunden, Koordinationsstörungen und Apathie, Speichelfluss, Schluck-, Sprech- und Sehstörungen, Atemnot, Ateminsuffizienz, Schock, Kreislaufversagen, Atemstillstand, Tod. Therapie: Antiseren.

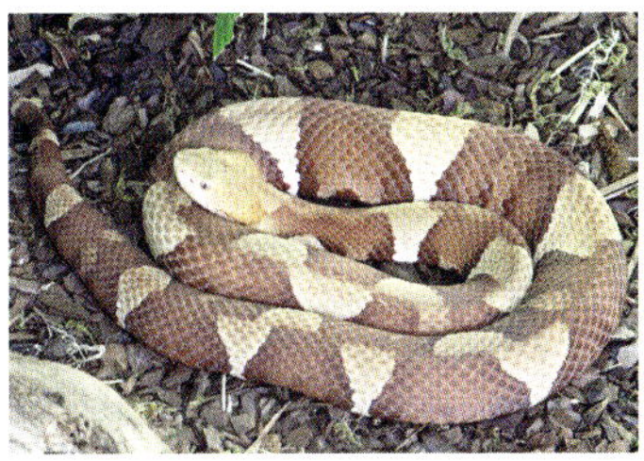

3 Copperhead

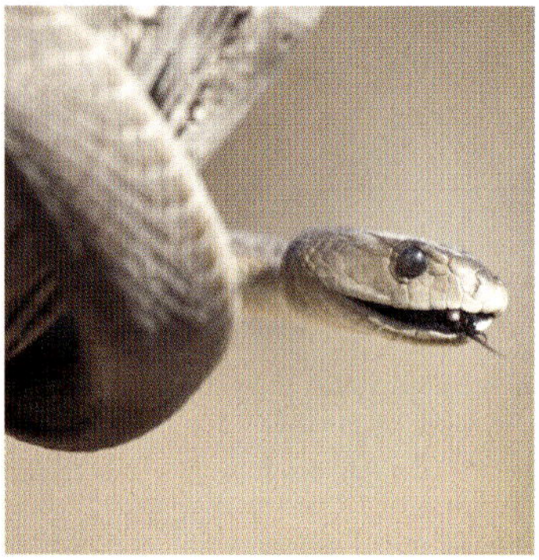

1 Schwarze Mamba

11.1.4 Außereuropäische Giftschlangen

Die **Schwarze Mamba** (*Dendroaspis polylepis*) ist die gefährlichste Giftschlange Afrikas. Sie ejiziert ein Protein-Toxin-Gemisch aus Neurotoxin-Peptiden und Dendrotoxin-Polypeptiden, die die Kaliumkanäle blockieren.

Das Gift lähmt die Augen und Atemmuskulatur; Herz-Kreislauf-Beschwerden und Muskellähmungen treten auf. ▶1–2

Die **Puffotter** (*Bitis arietans*) ist die gefürchtetste Viper Afrikas.

Verbreitungsgebiet, Auffälligkeiten	Vergiftung	Therapie
Puffotter (*Bitis arietans*): Südmarokko, Afrika, Arabien. Beißt sich am Opfer fest.	LD_{50} (Mensch) 3,7 mg/kg. Schmerzen, Ödem, bläuliche Hautverfärbung, Hautblutungen (Ekchymose), Lymphknotenschwellung, Gesichtsödem, Übelkeit, Schwäche, Blutdruckabfall, Schock, Bauchschmerzen, blutiger Durchfall, innere Blutungen, lokale Blasenbildung, Nasen- und Zahnfleischbluten, Hämaturie, zerebrale Blutungen, Krämpfe, lokale Nekrosen, Nierenversagen, Verbrauchskoagulopathie (Blutgerinnungsstörung)	Ruhigstellung, keine venöse Stauung! Evt. Ausschneiden der Wunde (Exzision), Antiserum
Sandrasselotter (*Echis carinatus*): Nord-, West-, Zentralafrika, Westasien bis Indien; bis 80 cm lang	wie Vipernbiss	wie Hornotter, Antiserum
Schwarze Mamba (Dendroaspis polylepis) 3 bis 4 m lang **Grüne Mamba** (*Dendroaspis viridis*): Westafrika, Senegal bis Nigerdelta. Olivgrün oder orangebraun, 2–2,70 m lang.	geringe Schwellung. Nach 5–20 min: Hals und Muskelschmerzen, Speichelfluss, Schwitzen, Übelkeit, Schmerzen, Atemnot, Angstgefühl, Ptosis (Herabhängen des Augenlids), Muskelschwäche, Lähmungen, Bewusstlosigkeit, Vasomotorenkollaps, diastolischer Herzstillstand.	Venöse Stauung für max. 2 h (mit Öffnung in 20-min-Intervallen), Antiserum, Atemhilfe
Afrikanische Speikobra (*Naja nigricollis*): Südlich der Sahara. Schwarz bis ziegelrot; beißt oder sprüht das Gift ins Gesicht des Opfers.	Bei Augenkontakt: Schmerzen, Tränenfluss, Augenbrennen, hochakute Konjunktivitis, Läsion des Koronaepithels. Bei Biss: tagelanger brennender Schmerz, lokale Schwellung und Hautverfärbung, nach einigen Tagen mit grauem Rand und roten Arealen. Am 5. Tag etwa 6 cm × 6 cm große Nekrose. Kopfschmerzen, Übelkeit, Benommenheit, Blutdruckabfall, Seh- und Sprachstörungen, Krämpfe, Bulbärparalyse (Hirnnervenschädigung), Bewusstlosigkeit, Atemlähmung.	wie Mamba. Antiserum, Augenspülung

2 Afrikanische Giftschlangen

Asiatische Giftschlangen

Das Gift der **Brillenschlange** greift an den Postsynapsen an, enthält aber auch kardiotoxische und zytotoxische Substanzen. Die **Königskobra** gilt als die größte und eine der gefährlichsten Giftschlangen Asiens.

Verbreitungsgebiet, Auffälligkeiten	Vergiftung	Therapie
Brillenschlange (*Naja naja*, asiatische Kobra): Transkaspien, Südasien, indoaustralischer Archipel bis Taiwan.	wie Speikobra	wie Speikobra, Antiserum
Königskobra (*Ophiophagus hannah*): Indien, Südchina, Malaysia, indoaustralischer Archipel bis Bali und Philippinen. 3,6–5 m lang.	wie Speikobra, jedoch geringfügig weniger toxisch.	Antiserum
Indischer Krait (*Bungarus caeruleus*): Pakistan, Vorderindien, Sri Lanka. Weiße Querbinden auf braunschwarzem Grund.	LD (Mensch) 50 mg. Vergiftungen selten, da nacht-aktiv; neurotoxische Symptome wie bei *Naja*-Spezies.	Antiserum
Kettenviper (*Vipera russelli*): Indien, Sri Lanka, Südchina, Taiwan, indoaustralischer Archipel	Lokales Ödem, Blasenbildung, starke Schmerzen, Hämolyse, Nierenversagen (Proteinurie, Oligurie).	wie Hornotter, Antiserum, Infusionstherapie
Malayische Grubenotter (*Agkistrodon rhodostoma*, Malayen-Mokassinotter): Thailand, Kambodscha, Laos, Vietnam, Malayische Halbinsel, Sumatra, Java.	Hämorrhagien und Anämie; wie Grubenottern.	Antiserum, wie Grubenotter.

1 Asiatische Giftschlangen

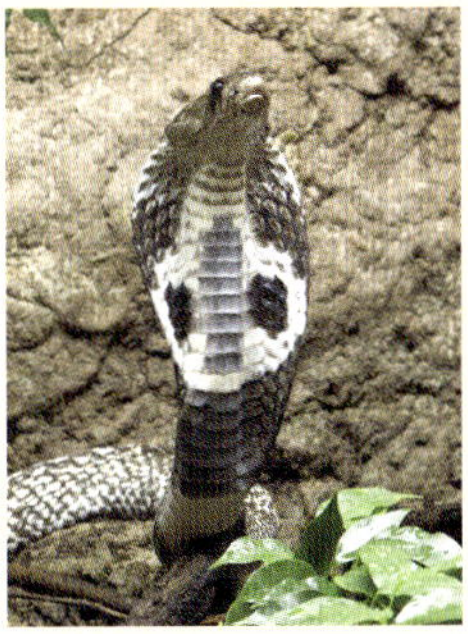

2 Brillenschlange

Australische Giftschlangen

Der **Taipan** ist die gefährlichste australische Giftschlange. Das Gift blockiert präsynaptisch die neuromuskuläre Übertragung.

Verbreitungsgebiet, Auffälligkeiten	Vergiftung	Therapie
Taipan (*Oxyuranus scutellatus*): Nordaustralien	LD_{50} (Maus) 0,021 mg/kg. Schlaffe Atemlähmung mit Atemstillstand, Hämorrhagien an der Bissstelle, Herz-Kreislauf-Versagen.	Antiserum
Tigerotter (*Notechis scutatus*): Südost-Australien	Hämolyse, Nierenversagen (Hämoglobinurie, Proteinurie), Atemlähmung, Muskelnekrosen, Herzversagen.	wie Elapiden (Manda, Naja), Antiserum

3 Australische Giftschlangen

Giftschlangen in Mittel- und Südamerika

Die **tropische Klapperschlange** („Cascaval") mit ihrem Blutungen (Hämorrhagien) auslösenden Nervengift gilt als die giftigste aller Klapperschlangen. Der Biss führt unbehandelt in 75 % der Fälle zum Tod. Die angriffslustige **Lanzenotter** verursacht die meisten Todesfälle durch Schlangenbisse in Mittel- und Südamerika. Das Gift enthält Enzyme. Der bis zu 4 m lange **Buschmeister** ist nach der Königskobra die größte Giftschlange der Erde.

Verbreitungsgebiet, Auffälligkeiten	Vergiftung	Therapie
Tropische Klapperschlange (*Crotalus durissus*, Cascaval): Südmexiko bis Südamerika	Lähmungen, hämorrhagische Diathese (Blutungsneigung), intravasale Hämolyse (Zersetzung von roten Blutkörperchen in den Gefäßen), Kreislaufschock.	Antiserum
Lanzenotter (*Bothrops atrox*, Fer de lance): Südmexiko bis Nordargentinien. Beißt mehrfach zu.	wie Klapperschlange. Lokal deutliches Ödem und Nekrose, schwere Blutungen.	wie Klapperschlange
Buschmeister (*Lachesis muta*): Äquatorwälder	Bisse sind selten, da nachtaktiv.	wie Klapperschlange

1 Giftschlangen in Mittel- und Südamerika

11.1.5 Seeschlangen

Seeschlangen (*Hydrophiidae*) im Indischen Ozean und westlichen Pazifik sind wenig angriffslustig, so dass Schlangenbisse selten vorkommen. Die gefährlichen, den Elapidengiften ähnlichen Myo- und Neurotoxine führen ohne Lokalsymptome nach ½ bis 2 h zu Muskelschmerzen und nach einigen Stunden zur Zersetzung des Muskelfarbstoffes; der Urin färbt sich dunkelbraun. Vergiftung: Myoglobinurie, Hypokaliämie, Ptosis (herabhängendes Augenlid), Akkomodationsschwäche, Sprach- und Schluckbeschwerden, Erbrechen, Übelkeit, Krämpfe, Atemlähmung. Therapie: venöse Stauung, Ruhigstellung, Antitoxin, angeregte Diurese, Glucose-Insulin i.v. gegen Hypokaliämie.

11.2 Insekten *(Hexapoden)*

Zu den **Gliederfüßlern** (*Arthropoden*) zählen Spinnen, Skorpione und Insekten.

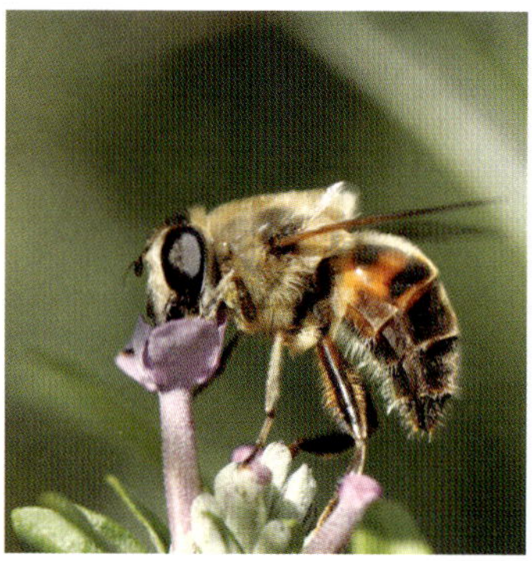

2 Honigbiene

11.2.1 Bienen, Wespen und Hornissen

Bienen (*Apiodae*) und Wespen (*Vespidae*) sind Hautflügler (*Hymenoptera*); sie gelten als die wichtigsten Gifttiere Europas, weniger durch direkte Giftigkeit als durch ihre schockauslösende Wirkung.

Honigbienen (*Apis mellifica*) injizieren pro Stich etwa 0,1 mg Gift. LD_{50} (Maus) ≈ 6 mg/kg. Die etwa 10 Todesfälle im Jahr in Deutschland werden durch allergische Reaktionen mit Herz-Kreislauf-Versagen ausgelöst. Das Gift enthält:

1. **Polypeptide**: Das stark basische, oberflächenaktive **Melittin** aus 26 Aminosäuren (ohne Cys, Met, Phe, Tyr, His) macht etwa 50 % der Trockenmasse aus.

Melittin verursacht schmerzhafte Membranschädigung, Hämolyse, Zelltod und Entzündung; es wirkt kontrahierend auf die glatte Muskulatur und anregend auf das Herz. LD_{50} (Maus i.v.) 3,5 mg/kg. Das Nervengift **Apamin** aus 18 Aminosäuren (2 % der Trockenmasse) verursacht Unruhe (Hypermotilität) und Krämpfe. Das **Mastzellendegranulierende Peptid** (MCDR) aus 22 Aminosäuren (2 % der Trockenmasse) setzt biogene Amine frei. LD_{50} Maus i.v. 40 mg/kg.

2. **Biogene Amine**: Histamin und Serotonin verstärken Schmerz und Entzündungen. Kinine (bei Wespen und Hornissen) senken den Blutdruck.
3. **Enzyme**: Hyaluronidase erhöht die Gewebedurchlässigkeit; Phospholipasen zerstören Zellmembranen, regen die Prostaglandin-Synthese an und verursachen Entzündungen.

Insektengifte sind Peptide.

Die deutsche ***Wespe*** (*Paravespula germanica*) ist am eingeschnürten, nahezu zweigeteilten Körper erkennbar. Das Gift ist ähnlich dem Bienengift aufgebaut aus Mastoparanen (Peptiden), Wespenkininen, Histamin und Hyaluronidase. ▶1–3

Toxikologie: Hautrötung, Juckreiz, Ödembildung an der Einstichstelle, Schwindel, anaphylaktischer Schock (allergische Überempfindlichkeit mit Blutdruckabfall und Bronchokonstriktion). Tödliche Dosis: ca. 100 Bienen- oder Wespenstiche: Kollaps, intravasale Hämolyse (Abbau der Blutkörperchen in den Gefäßen). Therapie: Stachel ohne Druck auf die Giftblase entfernen, kühle Umschläge gegen Schwellungen, Adrenalin i.v., Antihistaminika, Corticosteroide gegen allergische Reaktionen, Volumenzufuhr gegen Schock.

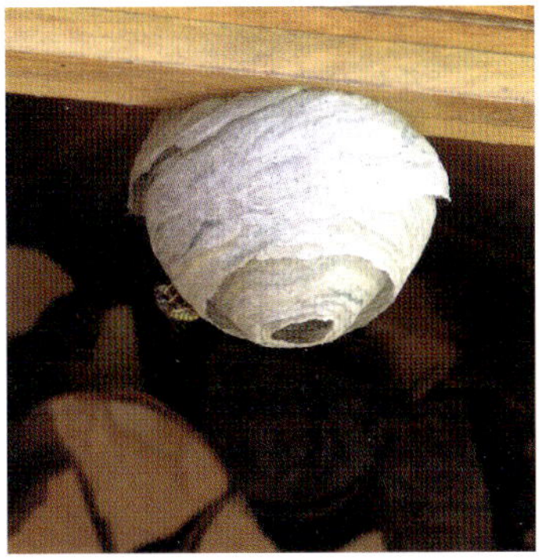

1 Wespennest

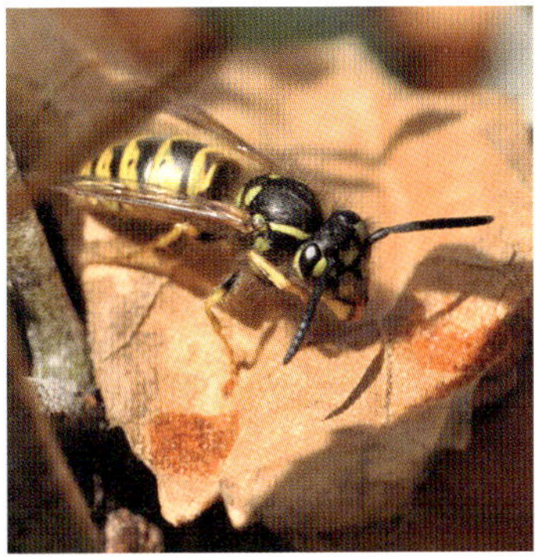

2 Wespe

11.2.2 Ameisen

Beißende **Ameisen** (*Formicidae*) sind weitgehend ungefährlich für den Menschen. Stechende Ameisen injizieren den Bienengiften ähnliche Protein-Coctails.

Feuerameisen (*Solenopsis*) kommen im Süden der USA vor, sie haben Piperidinderivate im Gift und rufen Hautausschläge, Entzündungen, Nekrosen und lebensbedrohlichen anaphylaktischen Schock hervor. An der Stichstelle entwickelt sich eine schmerzhafte, sterile Blase, die nach einigen Tagen zusammenfällt und Sekundärinfektionen nach sich ziehen kann. ▶4

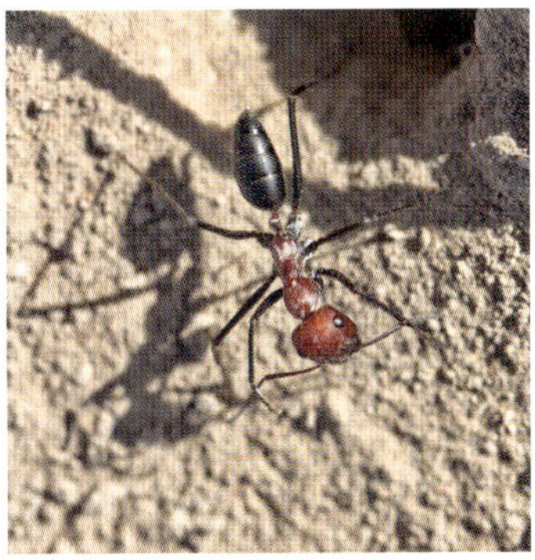

4 Feuerameise

11.2.3 Käfer, Zecken und Milben

Blutsaugende Arthropoden – Zecken, Milben, Sandmücken, Pferdebremsen, Drasselfliegen, Moskitos, Flöhe, Läuse, Wanzen – erzeugen Bissspuren von kleinen Bläschen bis zu ulzerierenden Wunden, Überempfindlichkeitsreaktionen und Infekte.

Wanzen

Wehrsekrete von **Wanzen** (Hemiptera) beinhalten Kohlenwasserstoffe, Alkohole, Ester und Carbonsäuren. Schmetterlinge,

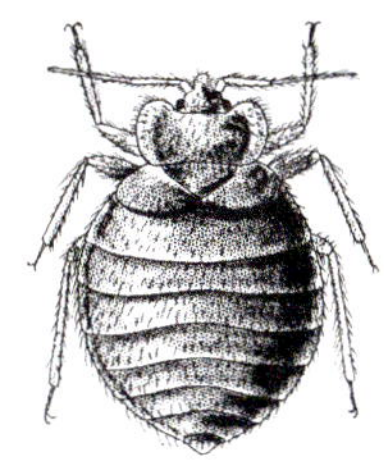

5 Bettwanze

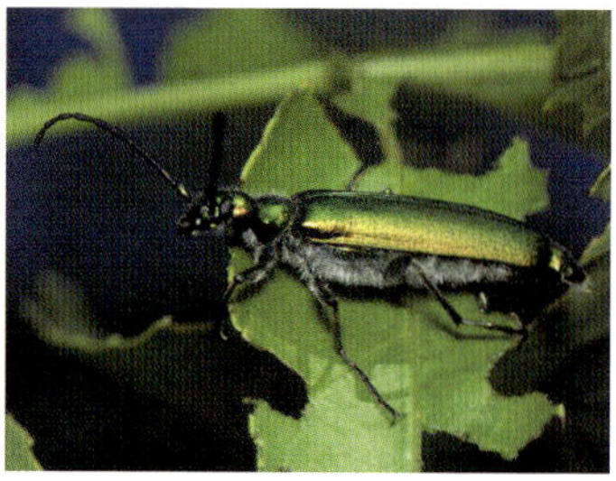

1 Spanische Fliege

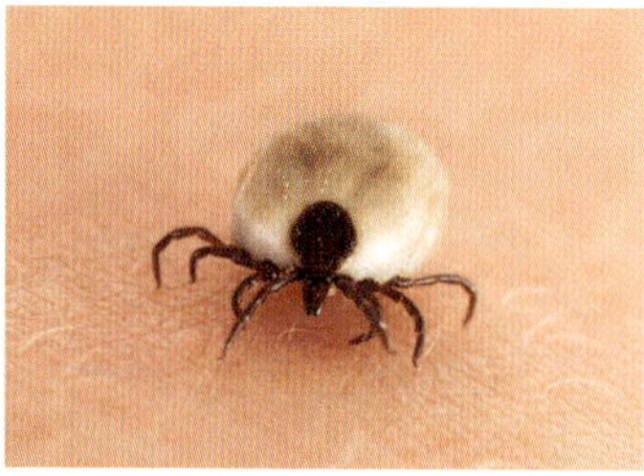

2 Zecke
Ixodes hexagonus

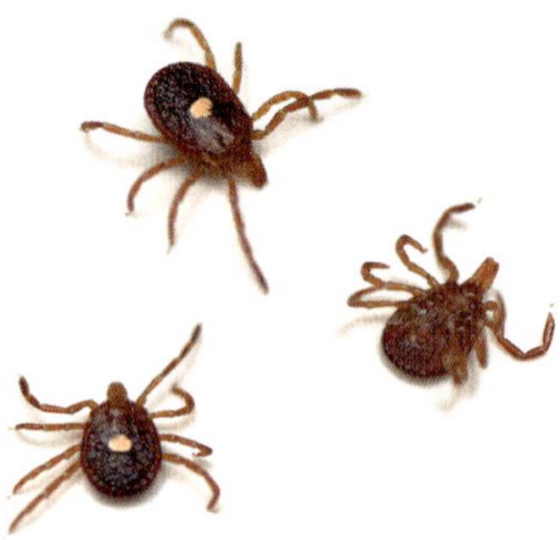

3 *Amblyomma americanum*

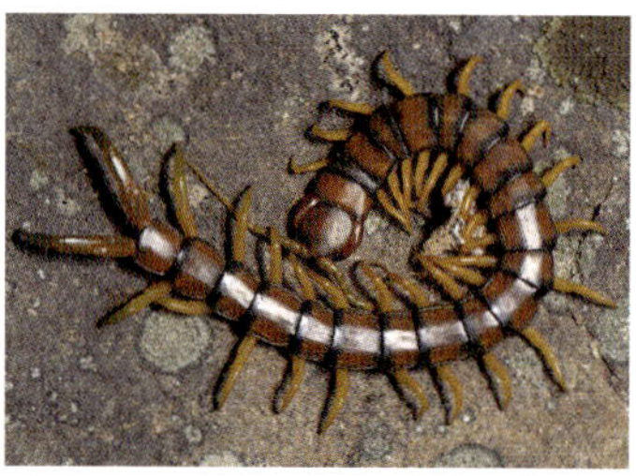

4 Europäischer Riesenläufer *(Scolopendra cingulata)*

Wanzen und Käfer nehmen– teilweise nur im Larvenstadium – zum Schutz vor Fraßfeinden persistierende Gifte aus Nahrungspflanzen auf, z. B. Herzglycoside aus Oleander, Aristolochiasäure aus Osterluzei oder Pyrrolizidinalkaloide aus *Senecio*-Arten. Die Bettwanze (*Cimex lectularius*) ist ein Pararasit. S. 447 ▶5

Käfer

Käfer (*Coleoptera*) besitzen giftige Alkaloide im Wehrsekret. Die sogenannte **Spanische Fliege** (*Lytta vesicatoria*) nutzt Cantharidin (▶Kap. 10.14.2) zum Schutz der Eiablage. Das Terpenoid blockiert Phosphatasen und stört damit Phosphorylierungsvorgänge; es wirkt schleimhautreizend, blasenziehend und erektionsfördernd. Eine Massenvergiftung löste der *Marquis Donatien-Alphonse-François de Sade* (1740–1814) bei einer Orgie mit vergiften Süßigkeiten aus. Tödliche Dosis ≈ 10 mg. ▶1

Vergiftung: Reizung des Magen-Darm- und Urogenitaltraktes mit Blutungen, Blasenbildung auf der Zunge und im Rachen, starker Speichelfluss, Übelkeit, Erbrechen, Magen-Darm-Krämpfe, Flüssigkeitsansammlung im Darm (hypovolämischer Schock), Herz-Kreislaufbeschwerden (erst tachykard, dann bradykard), tetanische Krämpfe, Delirium, Koma.

Zecken

Zecken übertragen Krankheiten und verursachen Vergiftungen mit schmerzhaften Schwellungen. Die durch die Zeckenarten *Dermacentor* und *Amblyomma* insbesondere in den USA ausgelöste **Zeckenparalyse** äußert sich durch Anorexie, Apathie, Muskelschwäche, Koordinationsstörungen, Nystagmus und aufsteigende, schlaffe Lähmung. Therapie: Zecke durch Herausziehen oder Drehen mit einer Pinzette oder Spezialdrahtschlinge entfernen. Wundreinigung, Desinfektion, kein Öl! Bei Rötung (Erythrema migrans), Schwellung oder Verfärbung (Lymphozytom) der Wunde Arzt aufsuchen. Baden in 5%iger Aluminiumacetatlösung. Corticosteroide. ▶2–3

Milbenlarven (*Sarcoptes scabiei*) lösen die **Krätze** (Skabies) aus, eine starke Dermatitis mit Juckreiz und möglichen allergischen Begleiterscheinungen und Sekundärinfektionen. Die Larven können außerhalb des menschlichen Körpers nicht lange überleben, so dass einfaches Waschen von Kleidern und Bettwäsche Abhilfe schafft. Entzündungen treten vorwiegend zwischen den Fingern, an den Handgelenken, Ellenbogen, Achselfalten, Brustwarzen, männlichen Genitalien, an der Gürtellinie und am unteren Gesäß auf, bei Kindern auch im Gesicht. Im Anfangsstadium sind winzige Gänge als freien dunkle Linien in der Haut erkennbar. Therapie: Permethrin-Creme (Insektizid).

11.2.4 Tausendfüßler

Tausendfüßler besitzen Wehrsekrete, die Blausäure, Nitrile, Phenole, Chinone und aromatische Nitroverbindungen enthalten. *Scolopendra* verursachen schmerzhafte Bisse mit Gewebeentzündung, Lymphknotenschwellung („Blutvergiftung") und lokalem Ödem. Die Giftsekrete anderer Arten verursachen nur Hautreizungen oder Bindehautentzündungen. Therapie: Wunde mit Seifenwasser reinigen und kühlen. Kein Alkohol! ▶4

11.3 Spinnen *(Araneae)*

Alle **Spinnen** sind giftig. Für den Menschen gefährlich sind nur größere tropische Arten, deren Beißklauen (Chelizeren) die Haut durchdringen: Vogel-, Bananen-, Wolfsspinnen und Witwen. ▶1

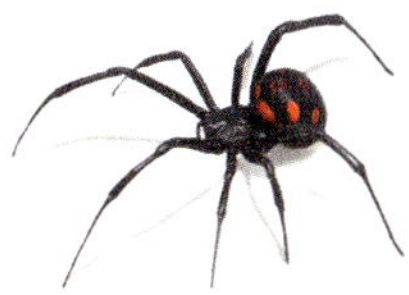

1 **Schwarze Witwe**

Witwen

Gefährlich sind die *Latrodectus*-Arten im Mittelmeerraum, Asien, Afrika und Amerika. Die Spinnengifte bestehen aus Peptiden, Proteinen und Polyaminen. Das humantoxische Polypeptid α-**Latrotoxin** (130 000 u) der europäischen Schwarzen Witwe (*Latrodectus tredecimguttatus*) ist ein Nervengift, das an den präsynaptischen Rezeptor bindet, Acetylcholin und andere Neurotransmitter freisetzt und Muskelkrämpfe auslöst. Vergiftung: scharfstechender, dann dumpfer Schmerz und Taubheitsgefühl, herabhängende Augenlider, Schwellung der Bindehäute und Lymphknoten, Entzündung der Bissstelle, Hyperthermie, Bluthochdruck, Kopfschmerzen, Übelkeit, Grimassengesicht (Latrodectismus), örtliche Muskelstarre, vegetative Symptome, Angst- und Wahnpsychosen, Schlaganfall, Herzversagen. Selten tödlich. LD_{50} (Maus i.v.) 0,55 mg/kg. Therapie: Wunde kühlen, Calciumgluconat i.v. gegen Muskelkrämpfe, Antiserum.

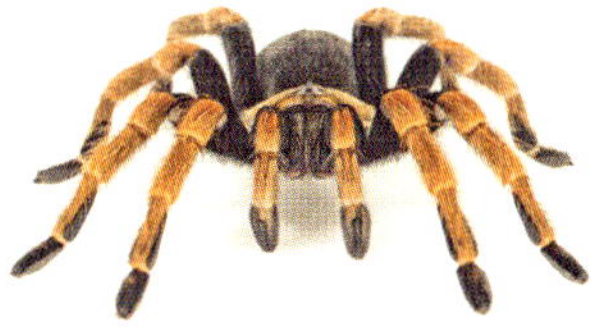

2 **Vogelspinne**

Vogelspinnen

Vogelspinnen (*Theraphosidae*, ▶2) der Arten *Atrax* (Sydney-Trichternetzspinne), *Trechona* und *Harpactirella* sind giftig. Die 8 cm lange, mäßig giftige *Grammostola mollicoma* wird mit südamerikanischem Obst eingeschleppt.

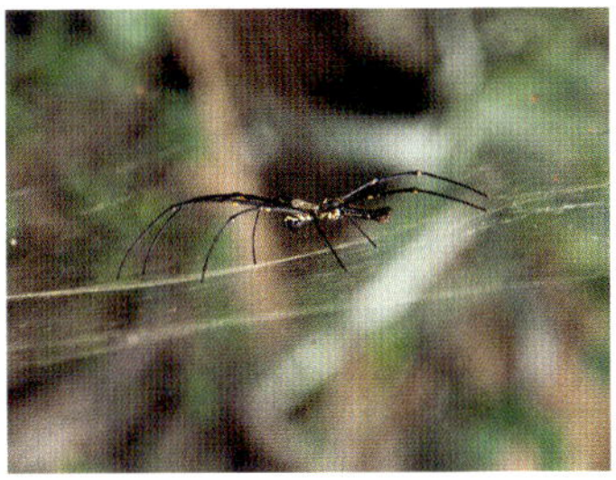

3 ***Phoneutria nigriventer***

Bananen- und Wolfsspinnen

Bananen- oder **Wanderspinnen** mit ihren zytotoxischen Nervengiften werden mit Bananenladungen eingeschleppt.

Phoneutria nigriventer (▶3) tötet mit ihrem Nervengift aus drei Peptidfraktionen eine Maus innerhalb weniger Sekunden (LD_{50} ≈ 0,05 mg/kg). Beim Menschen treten Symptome nach einigen Minuten auf: starke Schmerzen, Fieber, Schwitzen, Tachykardie, Arrhythmien, Hypertonie, Übelkeit, Erbrechen, Sehstörungen, Krämpfe, Tod durch Atemlähmung. Antiserum bekannt.

Loxosceles reclusa besitzt etwa 68 µg toxisches Protein. Der Biss ist nicht schmerzhaft. Ungewöhnlich starke, später schmerzhafte Nekrosen an der Bissstelle verursachen bleibende Schäden bis tief ins Muskelgewebe hinein. Das hämolytische Gift führt zu Gerinnungsstörungen, Fieber, Milzschwellung, Ikterus, Hämaturie und akutem Nierenversagen. Todesfälle sind selten. LD_{50} Meerschweinchen i.p. 0,43 mg/kg. Manchmal werden Insektenstiche oder chronische Krankheiten mit Spinnenbissen verwechselt. Therapie: Bissexzision, Corticosteroide i.m., Geschwüre mit 3%igem H_2O_2 reinigen und in 5%iger Aluminiumacetatlösung baden.

Die Gifte der **Wolfsspinnen** (*Lycosa*) zeigen ähnliche zytotoxische und systemische Wirkungen. ▶4

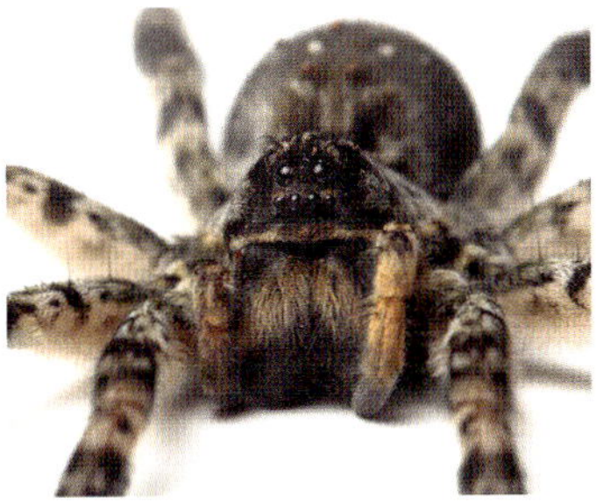

4 **Wolfsspinne**

11.4 Skorpione

Skorpione (*Scorpiones*) kommen in den Tropen und Subtropen vor und dringen bis in menschliche Behausungen vor. Giftig sind die Arten *Androctonus, Leiurus, Buthus, Tityus Centruroides, Buthotus* und *Parabuthius*. Tödliche Unfälle sind in Mexiko häufig. ▶1

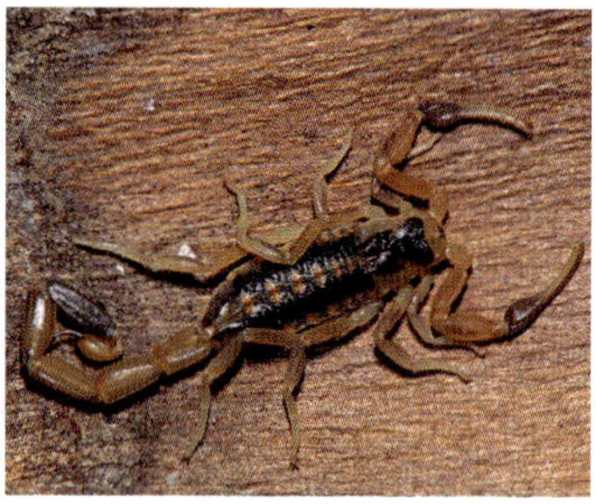

1 **Honduras-Skorpion** *(Centruroides gracilis)*

Buthus occitanus tunetanus kommt in Frankreich und Spanien vor; LD_{50} Maus s.c. 0,99 mg/kg. Menschen reagieren auf Skorpiongifte empfindlicher als Mäuse. Skorpiongifte enthalten basische Polypeptid-**Nervengifte**, die Natriumkanäle offen halten oder Kaliumkanäle sperren.

Je weiter südlich das Land, desto gefährlicher die Skorpione.

Vergiftung: Starke Schmerzen, Hautrötung, Ödembildung am Einstich, Muskelkrämpfe, Übelkeit, Erbrechen, Speichel- und Tränenfluss, Hyperglykämie, Hypertonie, Tachykardie, zunehmende Atemtätigkeit, Schwächegefühl, motorische Störungen, Lungenödem, Tod durch Kreislaufversagen. Therapie: Wunde kühlen. Bettruhe, 8–12 h nichts essen. Teilweise Antiseren bekannt.

11.5 Amphibien (Lurche, *Amphibia*)

Die vielfältigen Amphibiengifte sind für den Menschen weitgehend ungefährlich. Als **Fraßgifte** und Antibiotika werden sie von Drüsenzellen in der Haut synthetisiert und abgesondert.

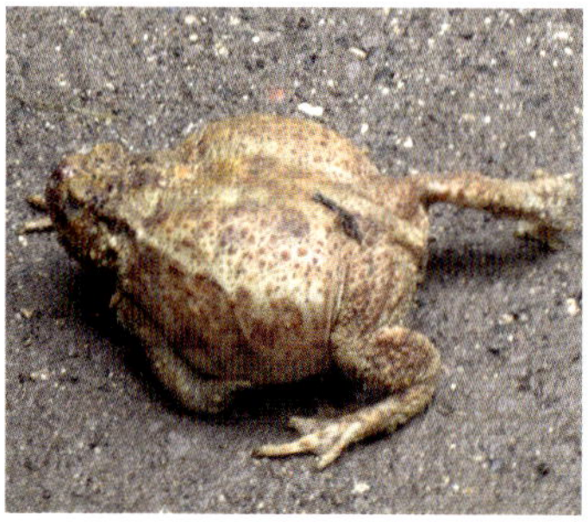

2 **Erdkröte, *Bufo bufo***

Indolderivate

In der Haut von Kröten (*Bufonidae*) kommen biogene Amine vor: **Bufotenin** ist ein *N,N*-dimethyliertes Serotonin. Beim *O*-Methylbufotenin ist eine LSD-ähnlich halluzinogene Wirkung ab 50 µg/kg deutlich ausgeprägt. Endogen gebildetes Bufotenin spielt möglicherweise bei der Schizophrenie eine Rolle. ▶2–3, S. 451 ▶3

Bufotenine in der Krötenhaut wirken halluzinogen.

LD_{50} Maus i.p. 290 mg/kg (Bufotenin), 115 mg/kg (*O*-Methylbufotenin). Nagetiere und Frösche sind weniger empfindlich als Menschen. Bei Schafen führt schon 1 mg/kg den Tod durch Atemlähmung, Tremor und Konvulsionen herbei.

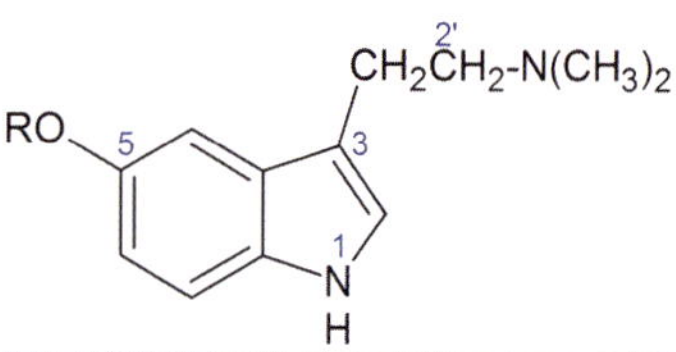

	R	
Bufotenin	H	
Bufotenidin	H	$N(CH_3)_3^+$
O-Methylbufotenin	CH_3	
Bufoviridin	SO_3^-	$N(CH_3)_3^+$

3 **Bufotenin-Derivate**

Steroide

Bufadienolide sind herzwirksame Steroide in der Krötenhaut, die aus den Parotisdrüsen über den Speichel ausgeschieden werden. Die vom **Bufotalin** und dem Glycosid **Bufotoxin** abgeleiteten Wirkstoffe hemmen die Na^+/K^+-abhängige ATPase, stärken die Kontraktionskraft des Herzmuskels (inotrope Wirkung), senken die Schlagfrequenz (negativ chronotrop) und wirken außerdem lokalanästhetisch. In hoher Dosis verursachen sie Herzstillstand. LD_{50} bei allen Spezies 0,2–1 mg/kg.

Krötengift-Steroide sind Herzgifte (ATPase-Hemmer).

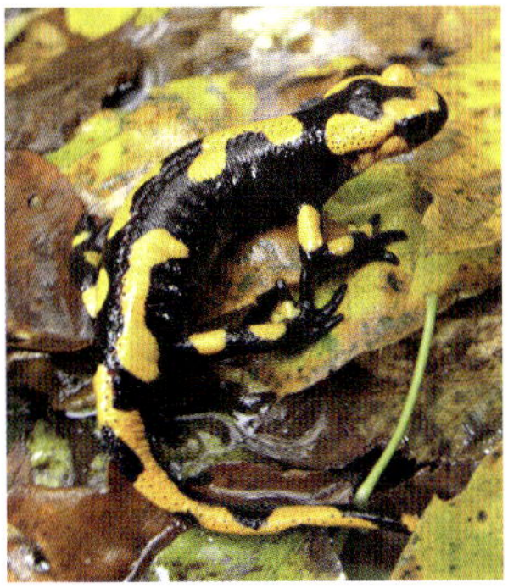

1 **Feuersalamander**

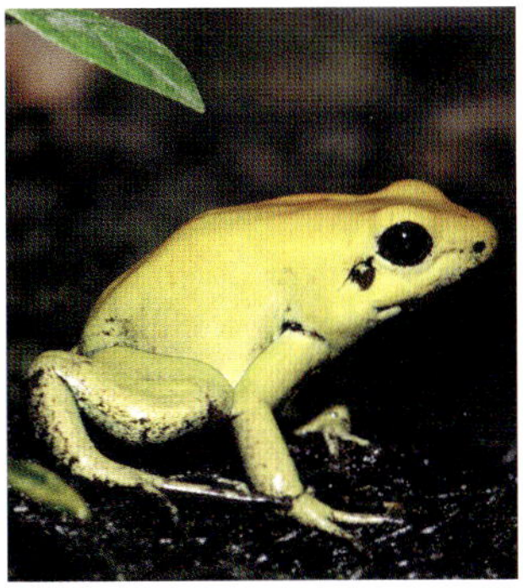

2 **Pfeilgiftfrosch**
(Phyllobates terribilis)

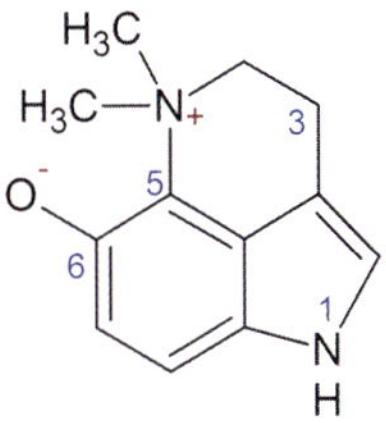

3 **Dehydrobufotenin**
Bufothionin: 6-OSO_3^-

Samandarin, das Steroidalkaloid in der Haut des Feuersalamanders (*Salamandra salamandra*) und des Alpensalamanders (*Salamandra atra*), hemmt das Wachstum von Bakterien und Pilzen; es löst Krämpfe und Atemlähmung aus. Die letale Dosis beträgt einige Milligramm pro kg Körpergewicht. ▶1, 4

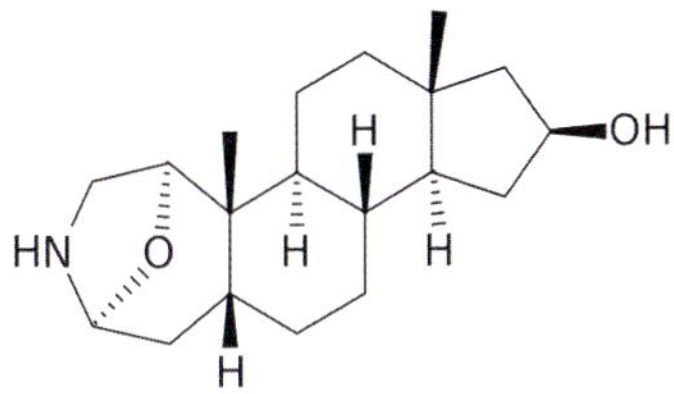

4 **Samandarin**
Samandatridin: –O-CO-CH_2-Ring

Alkaloide

Die farbenprächtigen südamerikanischen **Baumsteigerfrösche** (*Dendrobatidae*) und **Blattsteigerfrösche** (*Phyllobatidae*) sind nur wenige Zentimeter groß, doch bergen sie die gefährlichsten Nerven- und Muskelgifte. ▶2

Batrachotoxin ist ein reizendes Steroidalkaloid des Pfeilgiftfrosches *Phyllobates aurotaenia*, der Vorrat eines Frosches kann mehrere Menschen töten. Es hält die spannungsabhängigen Natriumkanäle von Nerven- und Muskelzellen irreversibel offen. LD_{50} (Maus s.c.) 0,002 mg/kg. Keine Antiseren bekannt! ▶5

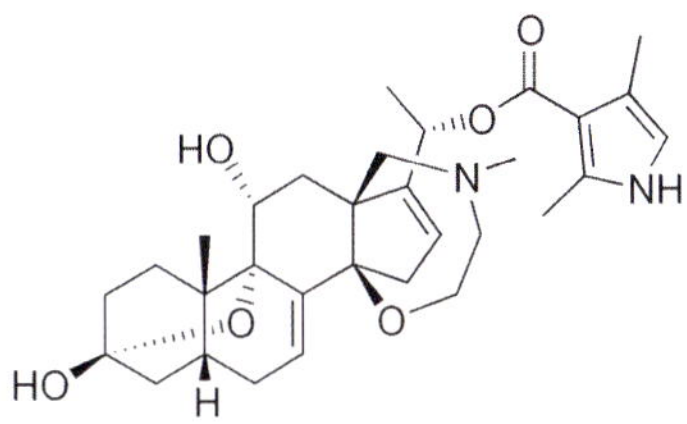

5 **Batrachotoxin**

Histrionicotoxin, das Alkaloid auf der Haut des kolumbianischen *Dendrobates histrionicus*, blockiert nicotinische Acetylcholinrezeptoren, d. h. den Na^+/K^+-Austausch an der äußeren Membran der motorischen Endplatte, was zu Muskellähmungen führt. ▶6

Pumiliotoxin B in *Dendrobates pumilio* verstärkt den Einstrom von Calciumionen aus den sich auflösenden Muskelzelldepots in Nervenzellen und setzt Neurotransmitter frei; anhaltende Krämpfe sind die Folge. Pumiliotoxin C erzeugt Muskellähmungen wie Histrionicotoxin.

Tetrodotoxin, das Bakteriengift auf Haut und Eiern kalifornischer Molche, verschließt Natriumkanäle irreversibel.

> Tetrodotoxin und Batrachotoxin wirken entgegengesetzt als Schließer bzw. Öffner von Natriumkanälen.

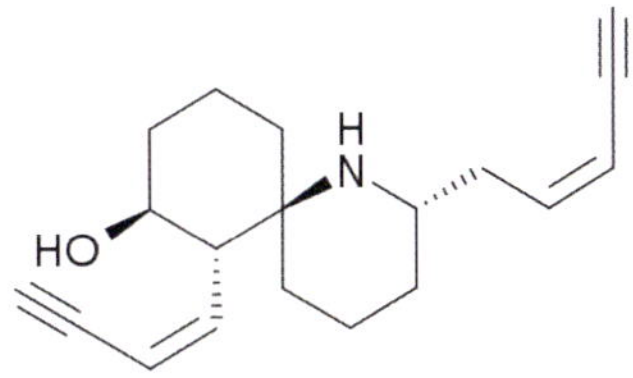

6 **Histrionicotoxin**

Peptide

Physalin, Caerulein und **Ranatensin** wirken blutdrucksenkend wie das chemisch ähnliche Bradykinin bei Warmblütern.

11.6 Vögel

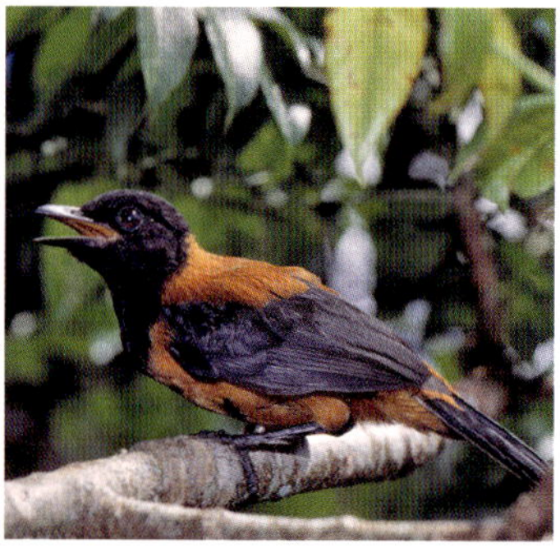

1 Hooded Pitohui

Der **Zweifarben-Pitohui** (Hooded-Pitohui, *Pitohui dichrous*) und der **Blaukappenflöter** (Blauer Ifrita, *Ifrita kowaldi*) sind Vögel im Regenwald von Papua-Neuguinea, die das „Froschgift" **Homobatrachotoxin** in den Federn, an Bauch, Brust und Beinen zur Verteidigung und gegen Parasiten einsetzen. ▶1

Einheimische essen die bitter schmeckenden „Abfallvögel" nur nach sorgfältiger Enthäutung und spezieller Zubereitung; das Fleisch verursacht ein Brennen im Mund.

Toxikologie: Das lähmende Nervengift beeinflusst den Natriumtransport (vgl. Pfeilgiftfrosch). Entzündungsreaktionen an den Kontaktstellen, Allergien (Niesen, Husten).

11.7 Reptilien (außer Schlangen)

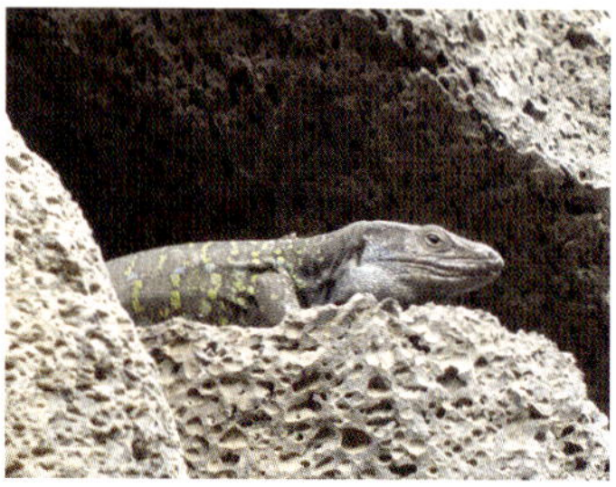
2 Harmlose Eidechse

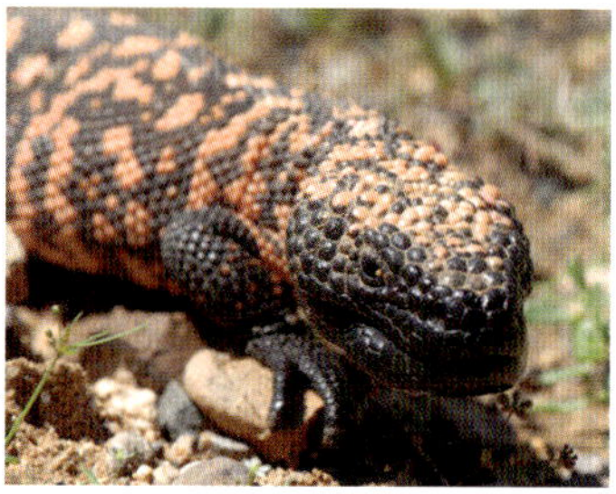

3 *Heloderma suspectum*

Zu den **Reptilien** zählen: Schildkröten, Brückenechsen, Schuppenkriechtiere, Schlangenschleichen, Leguanartige, Geckoartige, Skinkartige, Doppelschleichen, Schleichenartige, Schlangen und Krokodile.

Unter 2000 Arten von **Eidechsen** gelten die zwei Krustenechsen *Heloderma suspectum* („Gila-Monster") und *Heloderma horridum* im Süden der USA und in Mexiko als giftig. Das Toxin-Enzym-Gemisch aus Serotonin, Hyaluronidase, Phospholipase A, Aminooxidase, Proteasen und Kallikrein wird durch den Biss der Vorderzähne übertragen. Todesfälle sind äußerst selten. LD_{50} (Maus i.v.) 1,4 mg/kg. ▶2–3

> Krustenechsen haben serotoninhaltige Gifte.

Toxizität: Übelkeit, Erbrechen, Schmerz, Schwellung, Ödembildung, Blutungen und Lymphgefäßentzündung an der Bissstelle, Schwäche, Schweißausbruch, Angst, Ohrensausen, Kopfschmerzen, Blutdruckabfall, Tachykardie, Muskelkrämpfe. Herztod durch Verlust der ventrikulären Kontraktilität.

Therapie: wie bei Grubenottern, meist nicht erforderlich; Antiseren nicht verfügbar.

11.8 Meerestiere

Aktiv giftige Meerestiere sind Nesseltiere, Weichtiere, Borstenwürmer, Stachelhäuter und Fische. **Seeschlangen** sind die giftigsten Tiere der Erde (▶11.1.5). **Passiv giftig** sind Kugelfisch und Dinoflagellaten.

11.8.1 Nesseltiere (Cnidaria)

Zu den **Hohltieren** (*Coelenterata*) zählen Polypen, Quallen, Seeanemonen und Korallen.

Quallen, Seeanemonen und Polypen besitzen lange Tentakeln mit Nesselkapseln (Nematozysten), in deren Inneren sich stilettartige Giftdornen an langen Fäden befinden, die explosionsartig in die Haut des Gegners eingeschossen werden. Die Gifte sind:

- hochmolekulare **Glycoprotein-Toxin-Gemische** (Cytolysine), insbesondere bei **Quallen**, schädigen Zellmembran und Ionentransport und wirken als Herzgifte. ▶1–3
- Oligopeptid-**Neurotoxine**, vorrangig bei **Seeanemonen** (▶4), blockieren die Schließung der spannungsabhängigen Natriumkanäle und führen durch Dauererregung zur Muskellähmung.
- Histamin, Kinine und Prostaglandine verursachen Schmerzen und Entzündungen.

Quallengifte blockieren Natriumkanäle.

Symptome: Heftigste, brennende Schmerzen, lokale Hautentzündungen mit Pusteln, Blasen und Juckreiz (Kontaktdermatitis, Urtikaria, Quaddel, Nekrosen), Übelkeit, Erbrechen, Herz-Kreislauf-Beschwerden, Schwäche bis hin zu Ohnmacht, Kopf- und Muskelschmerzen, Krämpfe, Herzstillstand und Atemlähmung, Nierenversagen. Allergische und anaphylaktische Reaktionen!
Therapie: Verletzung mit Meerwasser spülen. Nematozysten auf der Haut mit Essig oder Magnesiumsulfatlösung, notfalls mit Sand, entfernen (Handschutz!). Schmerzstillende Lidocainsalbe, Meperidin gegen Schmerzen. Für australische Hohltierarten gibt es Antiseren.

11.8.2 Weichtiere (Molluska)

Zu den **Weichtieren** zählen Muscheln (*Bivalvia*) und Schnecken (*Gastropoda*). Vergiftungen treten meist durch den Verzehr auf.

Die aktiv giftigen **Kegelschnecken** (*Conoidae*, Gattung *Conus*) in den Korallenriffen der subtropischen und tropischen Meere bergen hochtoxische, Ionenkanäle blockierende, basische Peptide, die **Conotoxine**, und das Peptidhormon Conopressin. S. 454 ▶1–2

- α-Conotoxine wirken curareähnlich gegen die Acetylcholinrezeptoren der neuromuskulären Endplatte.
- ω-Conotoxine blockieren Calciumkanäle in der neuromuskulären Endplatte und so die Acetylcholin-Freisetzung.
- μ-Conotoxine blockieren Natriumkanäle in Muskelzellmembranen und damit die Erregungsleitung.

Gefährlich für den Menschen sind die Fische jagenden, farbenprächtigsten Sammlerexemplare, die beim Anfassen das Neurotoxin über einen 7 mm langen, harpunenartigen Zahn durch den Schlund verabreichen. *Conus geographus* und *Conus tulipa* können einen Menschen töten. *Conus californicus* in den USA erzeugt lokalen Schmerz, Schwellung, Rötung, Taubheitsgefühl.

Conotoxine sind Nervengifte.

Vergiftung: Schmerz von der Einstichstelle in den ganzen Körper, dann Taubheitsgefühl, Wahrnehmungsstörungen, Sprach- und

Portugiesische Galeere
Physalia physalis

Feuer- oder Leuchtqualle
Pelagia noctiluca

Würfelqualle (Seewespe)
Chironex fleckeri

1 Giftige Quallen

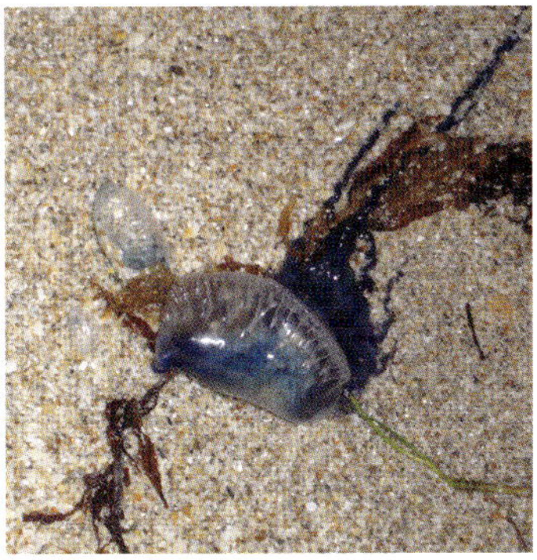

2 Qualle (*Physalia*) am Strand

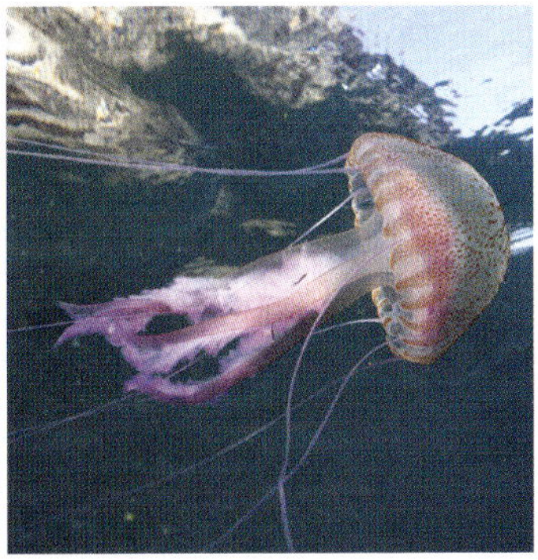

3 Leuchtqualle (*Pelagia*)

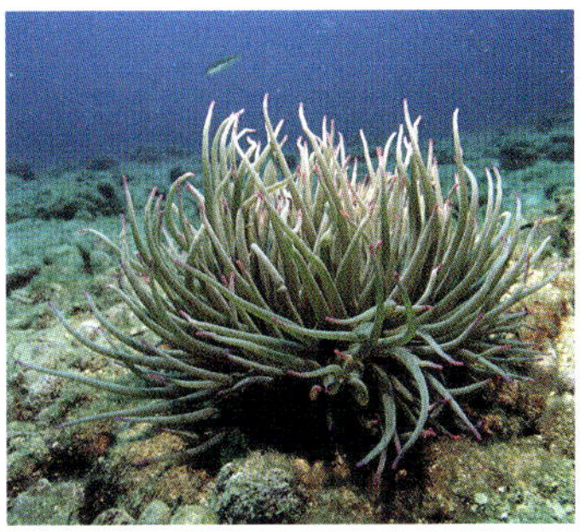

4 Seeanemone
Anemonia sulcata

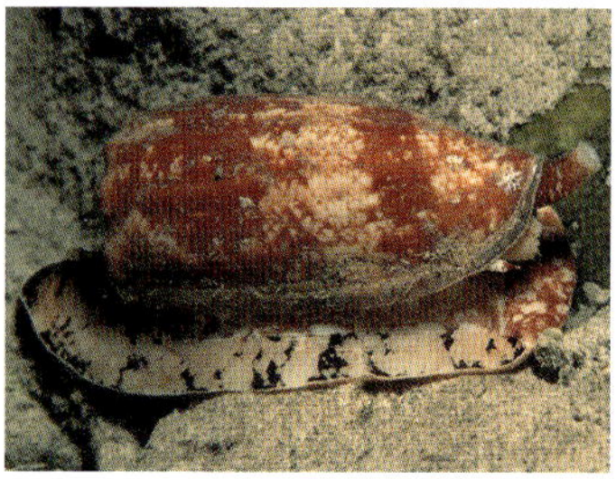

1 ***Conus geographus***

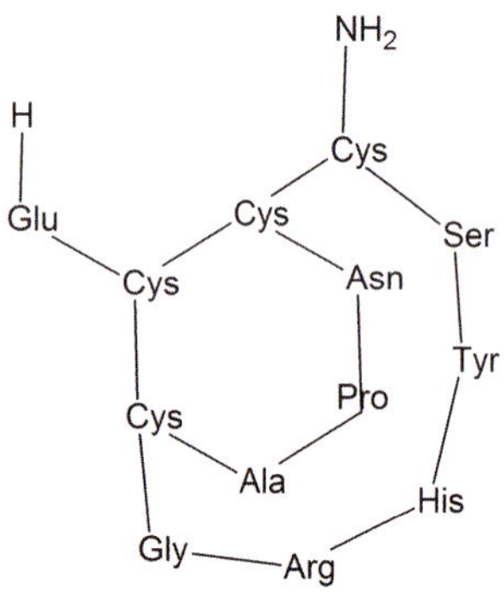

2 **Conotoxin G_1**

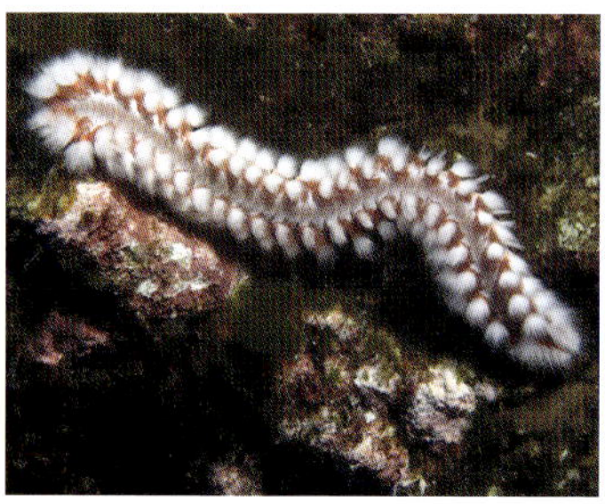

3 ***Hermodice carunculata***

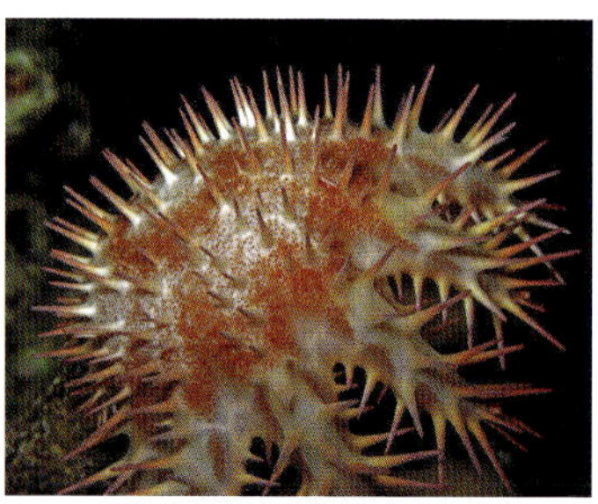

4 ***Acanthaster planci***

Schluckbeschwerden, Atemnot, Atem- und Muskellähmung, Herzversagen. Therapie: Symptomatisch. Einstichstelle nicht einschneiden! Extremitäten nicht abbinden! Bei Atemstillstand: Beatmung.

Das zyklische Peptid **Ziconotid** (ω-Conotoxin MVIIA, Prialt®) aus dem Gift der Kegelschnecke *Conus magus* wirkt tausendfach stärker schmerzlindernd als Morphin und erzeugt keine Toleranz. Als Calciumkanalblocker in den Nervenfasern zum Hinterhorn des Rückenmarks unterbindet es die Freisetzung von Neurotransmittern und damit die Schmerzleitung, ohne an Opiodrezeptoren zu binden. Es treten neurologische und psychiatrische Nebenwirkungen (wie eine erhöhte Suizidgefahr) auf.

11.8.3 **Borstenwürmer** (Annelida)

In den Weltmeeren beheimatete **Feuerwürmer** (*Hermodice carunculata*) dienen als Angelköder; sie werden bis zu einem Meter lang und besitzen büschelartige Borsten (Setae) und vier Greifzähne. Das neurotoxische Proteingemisch mit der Hauptkomponente **Glycerotoxin** stimuliert die Freisetzung von Neurotransmittern an den Synapsen. Symptomatik: brennender Schmerz, Hautbläschen, Kopfschmerzen, Erbrechen. Therapie: Wunde mit Alkohol desinfizieren. ▶3

11.8.4 **Stachelhäuter** (Echinodermata)

Zu den **Stachelhäutern** zählen die Stämme der sesshaften *Pelmatozoa* (Seelilien und Haarsterne: *Crinoidea*) und der beweglichen *Eleutherozoa* (Seesterne, Seegänseblümchen, Schlangensterne, Seeigel, Seewalzen). Giftige Stachelhäuter kommen vorwiegend in den tropischen Meeren vor.

Seesterne und Seewalzen geben ihr Gift ins umgebende Wasser ab. Der **Dornenkronenseestern** (*Acanthaster planci*) verursacht mit seinen von giftigem Drüsengewebe umgebenen Stacheln schmerzhafte Wunden. Berührung vermeiden! Die enthaltenen Steroidglycoside wie Thornasterosid zeigen eine den Pflanzensaponinen ähnliche „waschmittelartige" Wirkung und rufen Blutdruckabfall hervor, indem sie Arachidonsäuremetaboliten wie Prostacyclin induzieren. ▶4, S. 455 ▶1

Seesterne enthalten blutdrucksenkende Steroidglycoside.

Symptomatik: starker Schmerz, Hautentzündung, lokale Muskelnekrosen, Übelkeit, Erbrechen, Herz-Kreislauf-Beschwerden. Therapie: symptomatisch, sofern überhaupt notwendig.

Die spitzen Stacheln der **Seeigel** (*Echinoidea*) brechen in der menschlichen Haut ab. Das unbekannte höhermolekulare Gift findet sich auch in den Genitalorganen und ruft starke Gelenk- und Muskelschmerzen sowie Hautausschläge hervor. Nicht lebensgefährlich. Therapie: Stacheln rasch entfernen, Wunde in Essig baden.

Seewalzen oder **Seegurken** (*Holothuroidea*) speichern in den schlauchähnlichen *Cuvier*'schen Organen Gifte, die bei Gefahr aus der Leibeshöhle geschleudert werden. Saponine vom Lanosterin-Typ wie Holothurin A erzeugen schmerzhafte Hautreaktionen. Beim Verzehr des chinesisch-philippinischen Gerichtes „Trepang" treten bei unsachgemäßer Zubereitung gastrointestinale Reizerscheinungen auf, z. B. durch die Ananas-Seewalze (*Thelenota ananas*, „Susuhan") und *Halodeima edulis.* ▶2

Seewalzen bergen reizende Saponine.

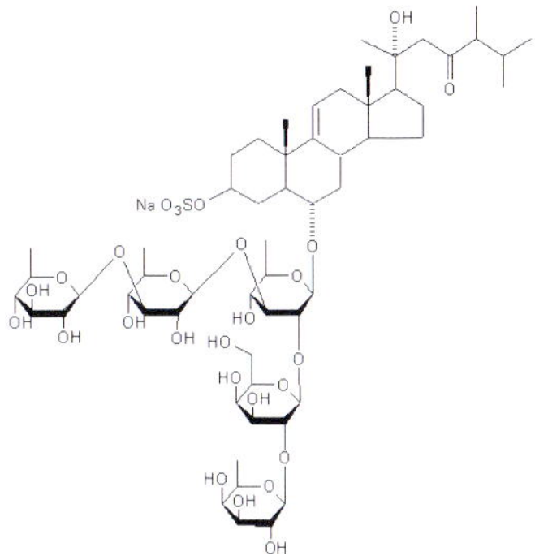

1 Thornasterosid

11.8.5 Fische (Pisces)

Jede Hundertste Fischart vermag Vergiftungen beim Menschen auszulösen: durch labile Proteingemische in abwehrenden Giftdrüsen gegen Fressfeinde oder antibiotische Hautsekrete.

Fische mit giftigen Strahlenapparaten

Aktiv giftige Arten leben vorwiegend ortsfest und häufig träge in den tropischen Korallenriffen. **Steinfische** (*Synanceiidae*) zählen zu den Stachelflossern und gelten als eigene Familie außerhalb der Skorpionfische; Steinfische im engeren Sinne bilden eine Unterfamilie (*Synanceiinae*). Die durch Stiche aus den Rückenflossen verabreichten Proteingemische mit letalen Dosen LD_{50} (Maus) von 0,2 mg/kg wirken auf Herz-Kreislauf-System und quergestreifte Muskulatur, Folgen sind Lähmung der Gliedmaßen und Kreislaufkollaps. Eingeborene der malaiischen Halbinsel nutzten die giftigen Fische für Pfeilgifte. Vergiftungen ereignen sich im indopazifischen Verbreitungsgebiet und in Australien beim Tritt auf im Sand vergrabene Warzensteinfische (*Synanceia horrida*) und *S. trachinus*. Tödlich nach 8–24 Stunden. Antiseren sind bekannt. ▶3

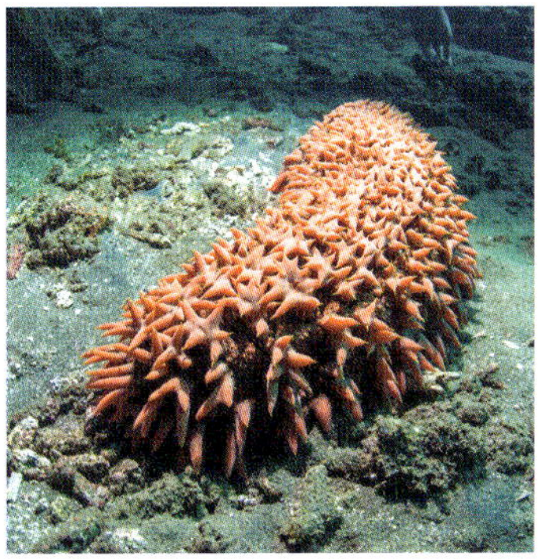

2 *Thelenota ananas*

Steinfische bergen Protein-Myotoxine.

Skorpionfische (*Scorpaenidae*): Der Strahlenfeuerfisch (*Pterois radiata*) injiziert ein Protein-Toxin-Gemisch mit Acetylcholin.

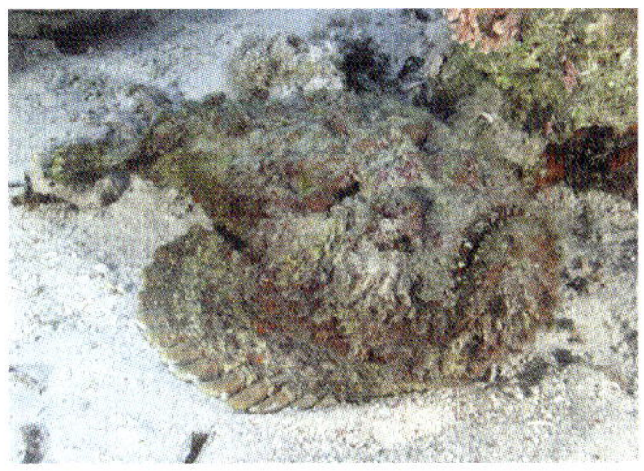

3 Steinfisch

Stachelrochen (*Dasyatidae*) verursachen schmerzhafte Verletzungen, lokale Schwellungen, schlecht heilende Wunden und Kreislaufschock. Der Pfauenaugen-Stechrochen (*Potamotrygon motoro*) zählt zu den giftigsten Wassertieren; er versteckt sich im ufernahen Sand der großen Flüsse Südamerikas. Vergiftungen treten meist durch aufgescheuchte Tiere beim unachtsamen Waten im Wasser auf. Vergiftung: lokaler, sich ausbreitender Schmerz um die ausgezackte, stark blutende Wunde, der bis zu 48 h anhält, Kollaps, Schwäche, Übelkeit, Beklemmungsgefühl, Vasodilatation der peripheren Gefäße. Infektionsgefahr! Therapie: Wunde mit Meerwasser spülen, Fremdkörper entfernen, Desinfektion durch Baden in möglichst heißem Wasser, Tetanusprophylaxe, verletzte Extremität hoch lagern. ▶4

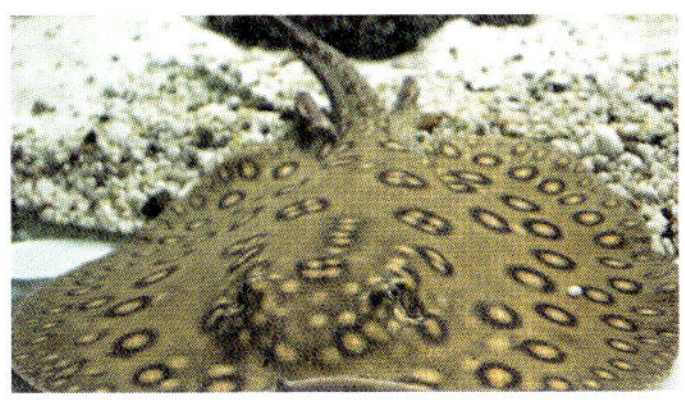

4 Stachelrochen
Potamotrygon motoro

Aktiv giftige Fische sind außerdem **Stachelhaie** (*Squalidae*) und **Muräne** (*Muraenidae*), sowie **Weberfische** (*Trachinidae*, „Petermännchen") und **Doktorfische** (*Acanthuridae*).

Symptomatik: brennender Schmerz, Ödembildung am Einstich, Übelkeit, Erbrechen, Atemnot, Herz-Kreislauf-Beschwerden.

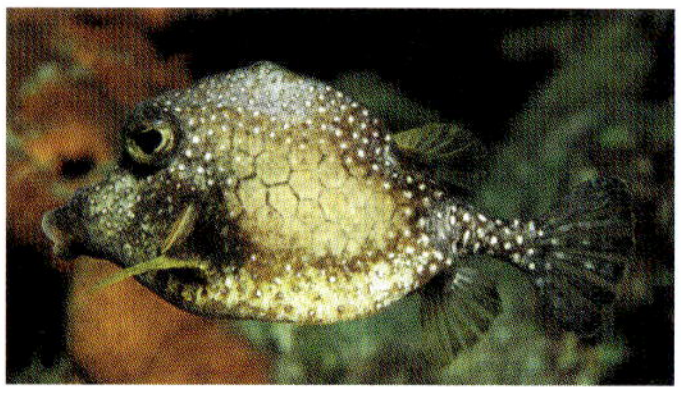

1 Perlen-Kofferfisch *(Lactophrys triqueter)*

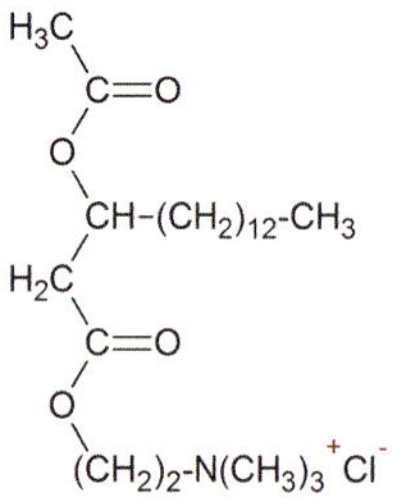

2 Pahutoxin

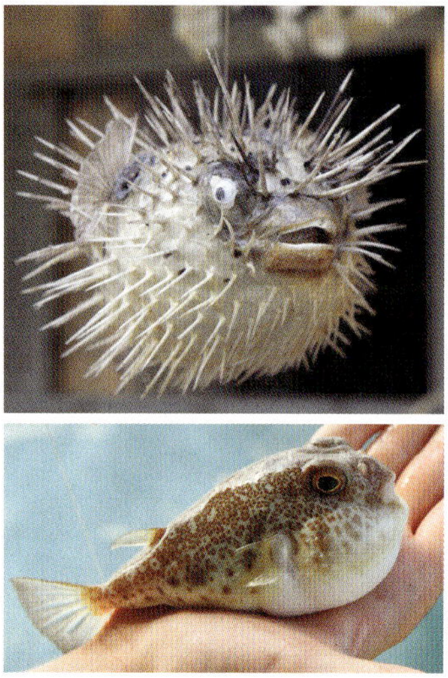

3 Kugelfisch, Fugu *Sphoeroides maculatus*

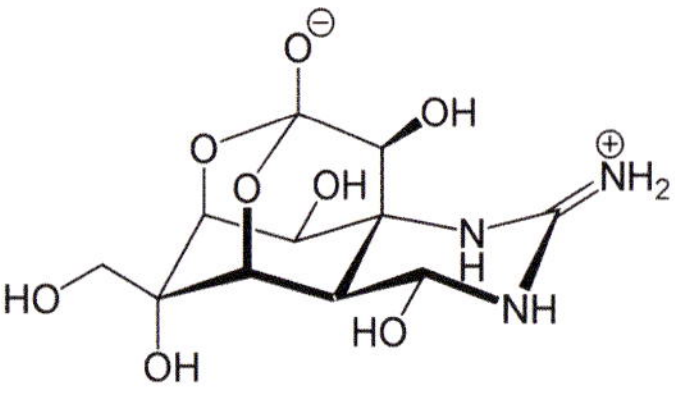

4 Tetrodotoxin

Fische mit giftigen Hautsekreten

Als **crinotoxisch** werden Fische bezeichnet, die Gifte durch die Haut ausscheiden. **Kofferfische** (*Ostraciontidae*) wie *Lactophyris triqueter* im tropischen westlichen Atlantik sondern das antibiotisch und als Detergens wirkende **Pahutoxin** (β-Acetoxypalmitocholin) ab, das sogar Haie abschreckt. Das hämolytische Gift erzeugt Ataxie, Atembeschwerden, Koma. LD_{50} (Maus i.p.) 200 mg/kg. Symptomatik: brennender Schmerz, Hautrötung, allergische Reaktion. Therapie: Wunddesinfektion mit Alkohol. ▶1–2

Ichthyootoxisch sind Fische mit essbarem Fleisch, aber toxischen Gonaden (Keimdrüsen). Der Speisefisch *Scorpaenichthys marmoratus* aus der Familie der Groppen besitzt einen giftigen Rogen, der Übelkeit, Erbrechen, Durchfall, Atembeschwerden, Brustschmerzen, Muskelkrämpfe und Koma auslöst.

11.8.6 Passiv giftige Meerestiere

Die Gifte passiv giftiger Meerestiere stammen von Mikroorganismen, die in Symbiose mit dem Fisch leben. Der Verzehr führt beim Menschen zu Vergiftungen.

Kugelfisch (*Tetradontidae*, jap. Fugu) darf in Japan nur von speziell ausgebildeten Köchen zubereitet werden. Leber, Eierstöcke und Gedärme sind sehr giftig, je nach Art häufig auch Haut und Hoden. Selbst der maßvolle Verzehr bewirkt eine (erwünschte) leichte Vergiftung durch das im Darm von Bakterien produzierte **Tetrodotoxin**. Das auch bei Kröten vorkommende Nervengift blockiert Natriumkanäle, verhindert dadurch Aktionspotentiale und löst Lähmungen (motorische und sensible Paralyse) aus. Tetrodotoxin kommt außerdem in Igelfischen (*Didontidae*), Sonnenfischen (*Molidae*), einigen Grundelarten (*Gobius* sp.), Seesternen, Krabben, Meeresschnecken, speziellen Tintenfischen und Strudelwürmern vor. LD_{50} (Maus i.p.) 0,01 mg/kg, (p.o.) 0,32 mg/kg. Vergiftung: Parästhesien auf Lippe und Zunge, dann in den Extremitäten. Übelkeit, Hyperthermie, Blutdruckabfall, Brustschmerzen, Muskelkrämpfe, Atem- und Muskellähmung. Häufig tödlich! Therapie: Sofortige Magenspülung. Kein Gegengift bekannt! ▶3–4

Protozoen- und Algentoxine

Dinoflagellaten (*Dinoflagellata*) sind vorwiegend mikroskopisch kleine Einzeller mit zwei Geißeln im Phytoplankton der Meere und im Süßwasser. Die giftigen **Saxitoxine** (S. 457 ▶1) der Gattungen *Gonyaulax* und *Ptychodiscus* blockieren wie Tetrodotoxin die Natriumkanäle und damit die Ausbildung des Aktionspotentials. Sie reichern sich in der Nahrungskette in Muscheln an. Vergiftungssymptome sind Prickeln und Starre der Mundmuskulatur, Lähmung der quergestreiften Muskulatur, Ersticken. LD_{50} Maus i.p. 0,01 mg/kg.

> Saxitonin und Tetrodotoxin blockieren Natriumkanäle, d. h. die Erregungsübertragung erlischt.

Die lipophilen **Brevetoxine** in den „Roten Tiden" im Golf von Mexiko stammen aus dem Einzeller *Ptychodiscus breve* und lösen Massensterben von Fischen, Vögeln und Säugern aus. Die spannungsabhängigen Natriumkanäle werden depolarisiert, d. h. das Aktionspotential erregt: freigesetztes Acetylcholin verursacht Muskelzuckungen, Noradrenalin Herzrhythmusstörungen bis zum Kammerflimmern. Nach längerer Einwirkung werden die Nerven unerregbar. ▶2

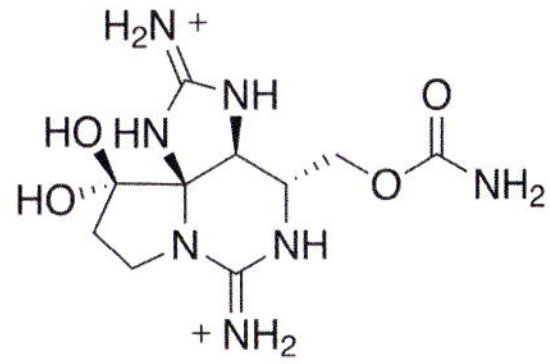

1 **Saxitoxin**

Dinophysistoxine und **Okadasäure** ($C_{44}H_{68}O_{13}$) sind verwandte Gifte in Dinoflagellaten.

Ciguatera-Toxine (Ciguatoxine) sind Stoffwechselprodukte der Dinoflagellaten-Art *Gambierdiscus toxicus*, die Algen der tropischen Korallenriffe besiedelt. Es vergiftet Fische und reichert sich in der Nahrungskette an. Zackenbarsche, Barrakudas und Pferdemakrelen speichern das Gift in Leber, Gonaden und Fleisch. Das kochbeständige Toxin erhöht die Durchlässigkeit der spannungsaktivierten Natriumkanäle dauerhaft. LD_{50} Maus i.p. 0,0016 mg/kg. Weltweit häufigste Fischvergiftung! ▶3

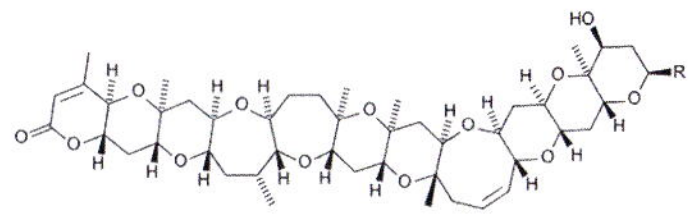

2 **Brevetoxin B**
R = Aldehyd-, Alkoholrest (C_4) oder $-CH_2COCH_2Cl$

Brevetoxin und Ciguateratoxin sind erregende Nervengifte (Antagonisten von Tetrodotoxin).

Symptome: Schleimhautreizung in Mund und Rachen, Schwäche, Durchfall, Schüttelfrost, Fieber, Unruhe, Atemnot, Kopf- und Gliederschmerzen, starke Krämpfe, Atemlähmung.

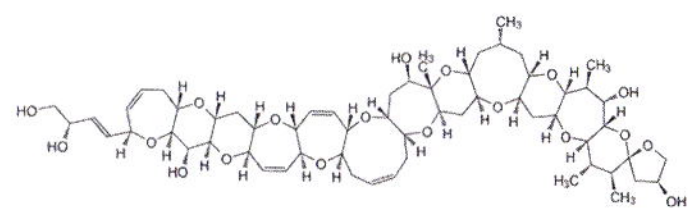

3 **Ciguatoxin CTX1B**, $C_{60}H_{86}O_{19}$

Maitotoxin aktiviert Calciumkanäle (Überladung der Nerven- und Muskelzellen) und Neurotransmitter zu Muskelkontraktionen und Herzstörungen.

11.9 Säugetiere

Das australische **Schnabeltier** (*Ornithorhynchus anatinus*) attackiert größere Beutetiere wie Frösche und Paarungsrivalen mit einem Hornstachel am hinteren Fußgelenk, der von Giftdrüsen hinter dem Knie gespeist wird. Das Protein-Toxin-Gemisch ist für den Menschen wenig gefährlich. Vergiftung: schmerzhafte, langsam heilende Entzündungsreaktionen an verletzten Stellen.

Die nordamerikanische **Spitzmaus** (*Blarina brevicauda*) sondert aus den Speicheldrüsen im Unterkiefer ein Protein-Toxin-Gemisch mit einem Nervengift ab, das Insekten mehrere Tage zu lähmen vermag. Ein Hämotoxin beschleunigt die Verteilung des Giftes im Opfer. Vergiftung: Eine Woche andauernde Entzündung an der Bisstelle. Der **Haiti-Schlitzrüssler** (*Solenodon paradoxus*) überträgt mit seinem Speichel aus einer Schneidezahnfurche ein ähnliches Nervengift.

11.10 Übungsaufgaben

1. Welche Risiken bringt die Behandlung von Schlangenbissen mit Antiseren mit sich?
2. Warum ist der Biss der Kreuzotter nicht lebensgefährlich?
3. Welche Lebewesen setzen Herzglycoside zur Abwehr von Fressfeinden ein?
4. Das Drüsensekret des Blutegels (*Hirudo medicinalis*) enthält Hirudin. Welche Wirkung hat es?

12 Pilzgifte und bakterielle Toxine: Lebensmittelvergiftungen und Allergene

Mykotoxine (Pilzgifte) und **bakterielle Gifte** sind für Vergiftungen durch Giftpilze, Schimmel, Bakterien und verdorbene Lebensmitteln verantwortlich.

12.1 Parenchymgifte

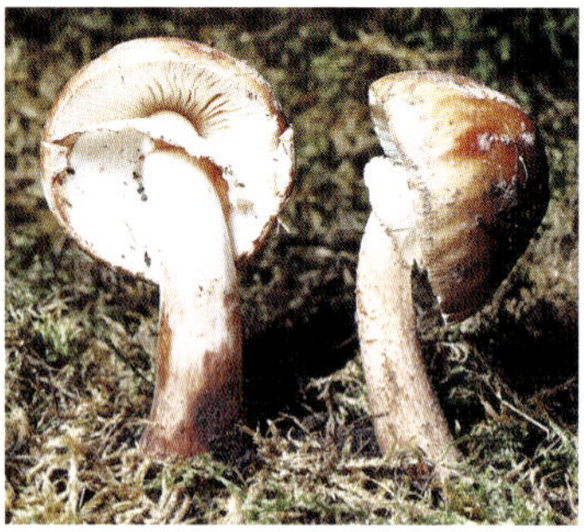

1 Kegelhütiger Knollenblätterpilz *(Amanita virosa)*

Die Gifte der **höheren Pilze** (*Basidiomyceten*, Ständerpilze) führen zu Magen-Darm-Verstimmungen und ihre **Parenchymgifte** zu schweren Organschäden.

12.1.1 Amatoxine und Phallotoxine

In Europa gibt es etwa 100 Arten von giftigen Pilzen, jedoch verursachen **Knollenblätterpilze** 90 % aller Pilzvergiftungen. Man beachte die Manschette am Stiel und die weißen Lamellen – die bei Champignons rosabraun gefärbt sind. ▶1

Im Grünen Knollenblätterpilz (*Amanita phalloides*), im „weißen" Spitzhütigen Knollenblätterpilz (*A. virosa*) und im Frühlingsknollenblätterpilz (*A. verna*), im Nadelholzhäubling (*Galerina marginata*) und in Schirmlingen (*Lepiota*) kommen die sehr giftigen **Amatoxine** (zyklische Octapeptide, Amanitine) und **Phallotoxine** (zyklische Heptapeptide, Phalloidine) vor.

Amanitin (▶2) blockiert die RNA-Polymerase-II bei der Transkription, so dass die Messenger-RNA- und Proteinbiosynthese ausfällt; dies schädigt zuerst Leber- und Nierenzellen und führt langsam zum Ausfall des Körpers. Durch den enterohepatischen Kreislauf zirkuliert Amanitin zwischen Leber, Gallenblase und Darm und verbleibt somit länger im Körper. Ein Kilogramm Pilzgewebe enthält bis zu 170 mg Amatoxine; ein Pilz reicht für eine tödliche Vergiftung: LD_{50} (Maus p.o.) 0,2–0,5 mg/kg. ▶4

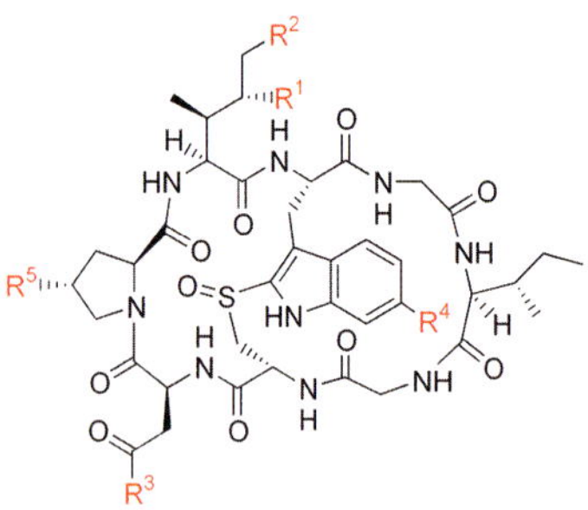

	R^1	R^2	R^3	R^4	R^5
α-Amanitin	OH	OH	NH_2	OH	OH
β-Amanitin	OH	OH	OH	OH	OH
γ-Amanitin	H	OH	NH_2	OH	OH
ε-Amanitin	H	OH	OH	OH	OH
Amanin	OH	OH	OH	H	OH
Amanullin	H	H	NH_2	OH	OH

2 Amatoxine

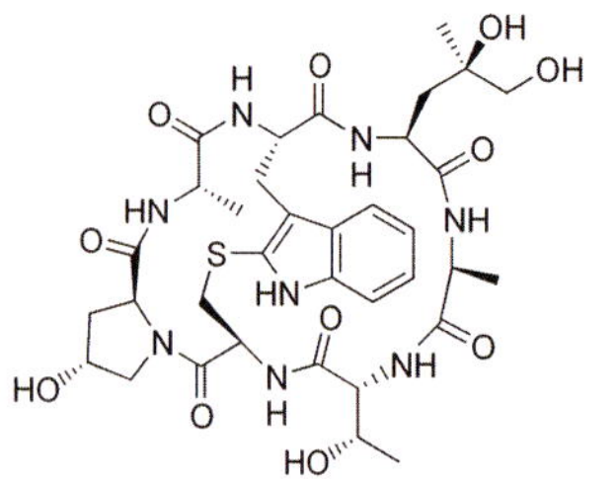

3 Phalloidin

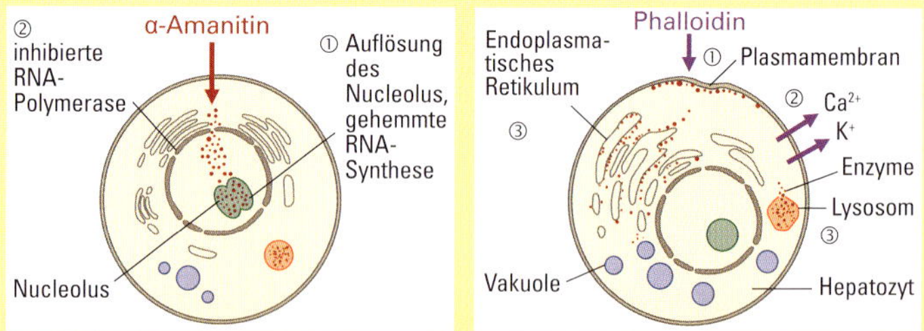

Amanitin
1. Zerstörung des Nucleolus und der RNA-Synthese
2. Verarmung der RNA-Polymerase und mRNA
3. Unterbrechung der Proteinbiosynthese

Phallodin
1. Auflösung der Zell- und Plasmamembran
2. Elektrolytverlust
3. Freisatz von Enzymen durch aufgelöste Zellorganell-Membranen

4 Mechanismen der Knollenblätterpilzvergiftung

Phalloidin (S. 458 ▶3) bindet direkt an die Strukturproteine (Aktin) der Zellmembran, so dass die Zellen absterben.

> Die Peptidgifte des Knollenblätterpilzes hemmen die Proteinbiosynthese und zerstören Zellmembranen.

Vergiftung: Krankheitszeichen nach 8–24 h ohne Warnzeichen, heftiger Brechdurchfall, Austrocknung über 2 Tage, Leber- und Nierenschäden. Nach 3–10 Tagen: Tod durch Anurie, Urämie oder Leberkoma. Spätschäden: Störung der Blutgerinnung, Blutvergiftung, Urämie. Therapie: Erbrechen, Magen-Darm-Spülung, Gabe von Aktivkohle, Penicillin G, Elektrolytersatz. Antidot: **Silibinin** hemmt die Amanitin-Aufnahme in Leberzellen.

12.1.2 Gyromitrin

Das sehr giftige **Gyromitrin** (*N*-Methyl-*N*-formyl-acetaldehydhydrazon) kommt in der **Frühjahrslorchel** (*Gyromitra esculenta*) und anderen Lorcheln vor. Beim Kochen zerfällt das Lorchelgift in Methylhydrazin, tritt jedoch auch in die Dampfphase über, so dass der Markt- und Konservenpilz in Deutschland verboten ist. Trockenpilze enthalten nur Spuren von Gyromitrin, das sich im Tierversuch als teratogen und kanzerogen erwies. ▶2–3

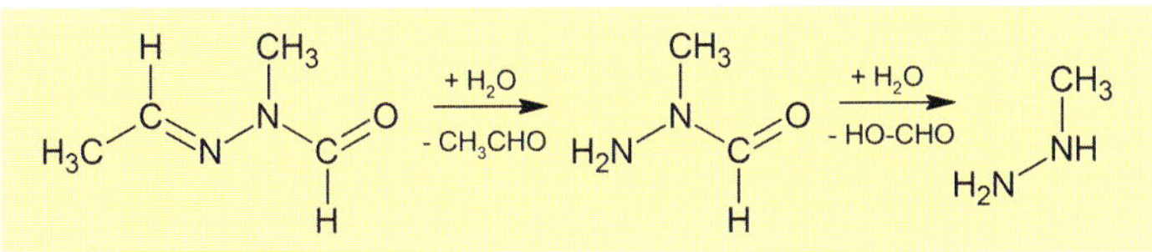

3 Hydrolyse des Lorchelgiftes beim Kochen

Vergiftung: nach 2–20 h ähnlich Knollenblätterpilz. Zusätzlich neurotoxische Erscheinungen: Unruhe, Delirien, Krämpfe, Koma. Therapie: wie Knollenblätterpilz.

12.1.3 Orellanine

Orellanin (3,3',4,4'-Tetrahydroxy-2,2'-bipyridin-*N*,*N*'-dioxid) kommt im Orangefuchsigen Hautkopf (*Cortinarius orellanus*), im Spitzgebuckelten Rauhkopf (*Cortinarius speciosissimus* oder *rubellus*) und anderen **Schleierlingen** vor. ▶4–6

Massenvergiftungen traten in Polen auf. Das kochstabile Gift hemmt die alkalische Phosphatase und Proteinsynthese. LD_{50} (Maus oral) 9–90 mg · kg^{-1}.

Vergiftung: Nach 3–14 Tagen Kopfschmerz, Durst, erhöhtes Harnvolumen (Polyurie), Tod durch Nierenversagen (Urämie).

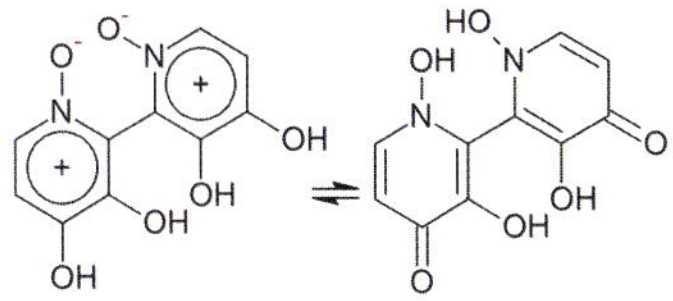

6 Orellanin

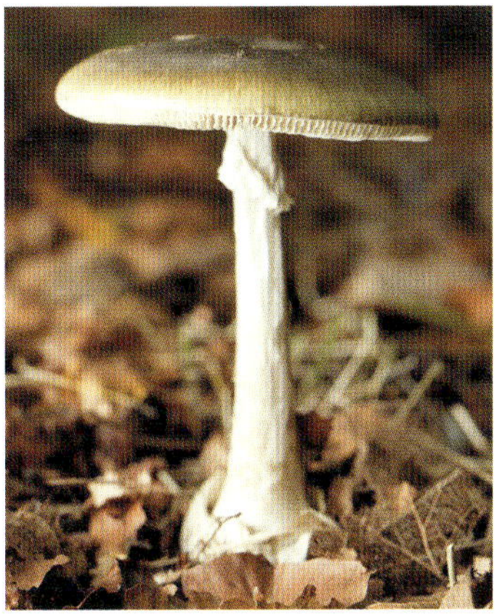

1 Grüner Knollenblätterpilz
(Amanita phalloides)

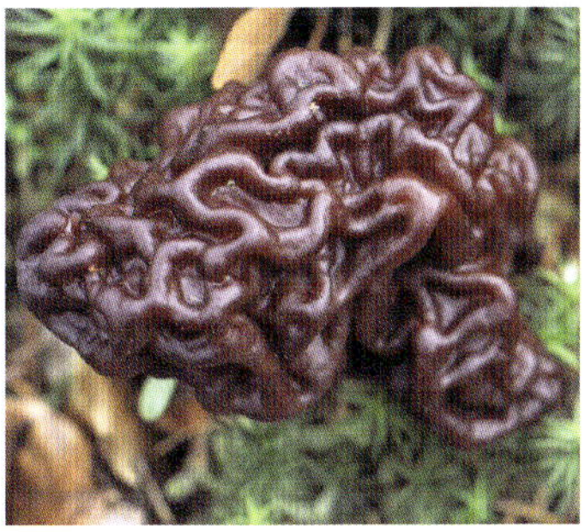

2 Frühjahrslorchel

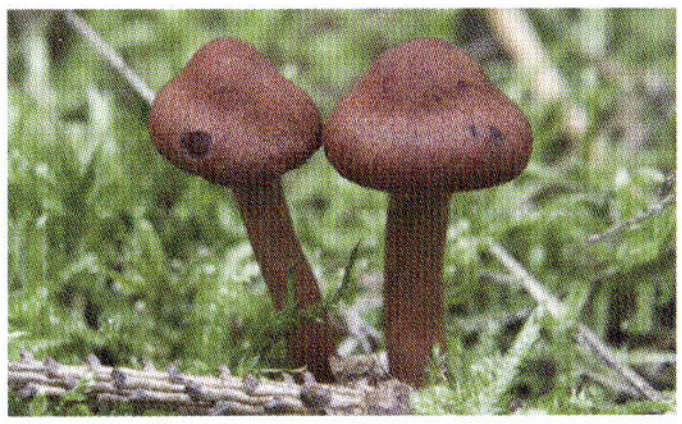

4 Blutroter Hautkopf
(Cortinarius sanguineus)

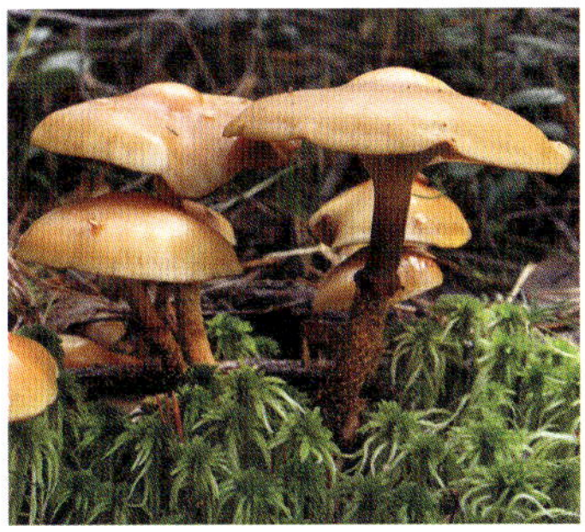

5 *Cortinarius rubellus*

12.2 Pilzgifte mit zentralnervöser Wirkung

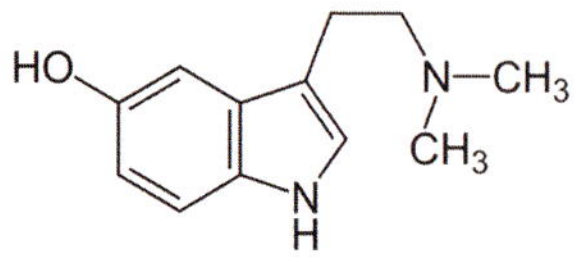

1 Bufotenin

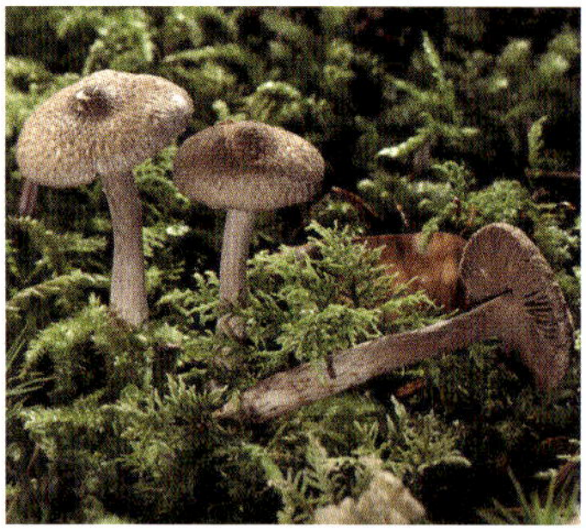

2 Braunvioletter Risspilz *(Inocybe cincinnata)*

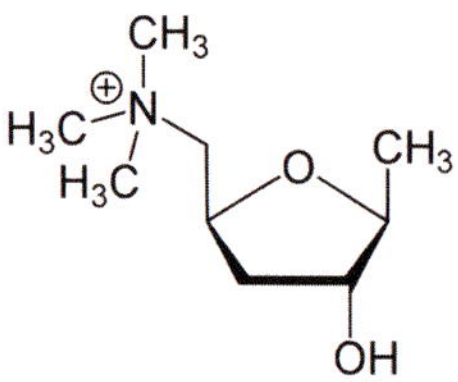

3 Muscarin

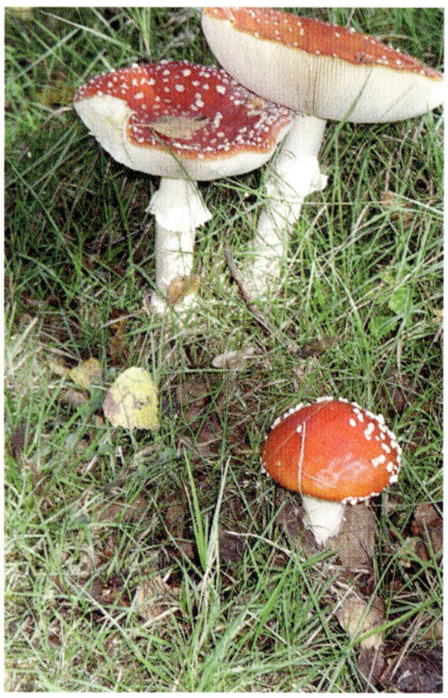

4 Fliegenpilz

Einige Pilze enthalten Nervengifte und Halluzinogene, die missbräuchlich als **Rauschdrogen** verwendet werden.

12.2.1 Bufotenin

Der **Gelbe Knollenblätterpilz** (*Amanita citriina*) enthält den Neurotransmitter Bufotenin (5-Hydroxy-dimethyltryptamin), der auch in der Krötenhaut vorkommt und auf die glatte Muskulatur wirkt. Vergiftung: Verengung der Blutgefäße, Tachykardie (Herzrasen), Blutdruckanstieg. Therapie: Erbrechen herbeiführen, Magenspülung, Aktivkohle. ▶1

12.2.2 Muscarin

Die meisten der 130 **Risspilz**-Arten (*Inocybe*) sind giftig. Der Ziegelrote Risspilz (*Inocybe patouillardii = I. erubescens*), Feldtrichterling (*Clitocybe dealbata*) und Fliegenpilz (*Amanita muscaria*) enthalten **Muscarin**, das postsynaptisch-parasympathische Nervenendigungen stimuliert wie Acetylcholin. Als Antidot wirkt Atropin. ▶2–3, ▶Kap. 5

Vergiftung: Die Vergiftung tritt nach ½ bis 2 Stunden ein und bewirkt eine Überfunktion des Parasympathikus.

- Drüsen: Schweißausbruch, Speichel- und Tränenfluss,
- Magen-Darm-Trakt: gesteigerte Motilität, Gastroenteritis, Koliken, heftige Durchfälle,
- ZNS: Weckreaktion, Tremor,
- Sehstörung: Miosis (Stecknadelpupille), Adaptationsstarre,
- Bronchialsystem: Bronchospasmus mit Atemnot, starke Schleimansammlung in den Atemwegen, evtl. Lungenödem,
- Herz: Abnahme der Herzfrequenz (Bradykardie) und Kontraktionskraft; Blutdruckabfall durch Vasodilatation, Tod durch Herz-Kreislauf-Versagen (nach 8–9 h).

12.2.3 Isooxazole

Im giftigen **Pantherpilz** (*Amanita pantherina* S. 461 ▶1) – der mit dem essbaren Perlpilz und Grauen Wulstling verwechselbar ist – und im unverwechselbaren **Fliegenpilz** (*Amanita muscaria*, ▶4) kommen mit je 0,1 % das Isooxazol **Muscimol** und seine Vorstufe **Ibotensäure** (α-Amino-3-hydroxy-5-isooxazolessigsäure) vor. Wie γ-Aminobutansäure wirken Muscimol (> 6 mg) und Ibotensäure (> 30 mg) am $GABA_A$-Rezeptor hauptsächlich hemmend auf das zentrale Nervensystem. Der Verzehr von 100 g Pantherpilz oder zehn Fliegenpilzen ist lebensgefährlich. Die Wirkung tritt nach ½ bis 2 h (p. o.) ein und hält etwa 4 Stunden an; die Ausscheidung erfolgt innerhalb von 6 h über die Nieren. S. 461 ▶2

> Muscimol ist ein GABA-Antagonist. ▶Kap. 5

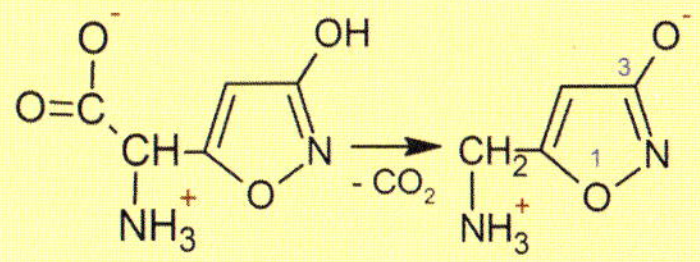

2 Ibotensäure **Muscimol**

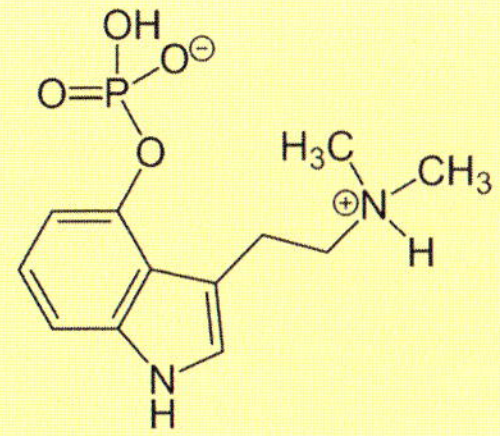

3 Psilocybin

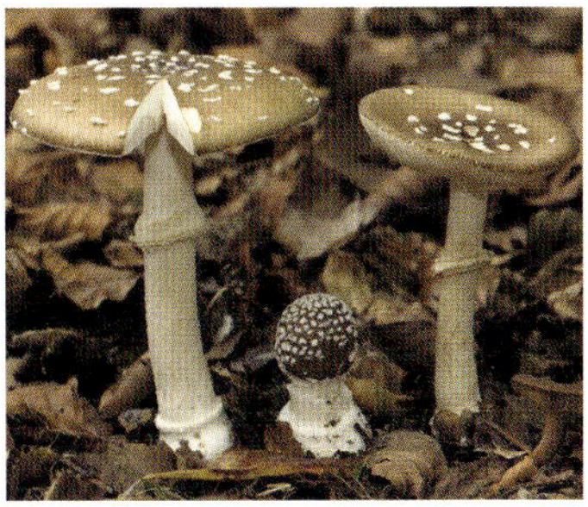

1 Brauner Knollenblätterpilz *(Amanita pantherina)*

Vergiftung: Hautrötung, Blutdruckabfall, toxische Psychose ähnlich einem tagelangen Alkoholrausch mit Euphorie, Depression, Amnesie, Schwindel, Gangunsicherheit, gesteigerter Empfindsamkeit, Erregungszustände mit Zittern, Muskelkrämpfen (Hyperkinesen), Schläfrigkeit, Koma. LD_{50} (Maus p.o.) 22 mg · kg^{-1}.

1. **Sympathisch**: Tachykardie, Hyperthermie, Mydriasis
2. **Parasympathisch**: Bradykardie, Speichelfluss, Miosis
3. **Zentral**: Schwindel, Ataxie (Bewegungsstörungen), Delirium, Halluzinationen, sexuelle Erregung

Therapie: Magenspülung, Aktivkohle, Sedativa, Diazepam gegen Krämpfe. Kein Atropin! Prognose günstig.

12.2.4 Psilocybin

Spitzkegeliger Kahlkopf (*Psilocybe semilanceata*), Gezonter Düngerling (*Panaeolus subbalteatus*) und Teo-Nanacatl, der mexikanische „Gottesfleisch"-Pilz, sind unappetitliche Pilze, die das halluzinogene Indolalkaloid **Psilocybin** enthalten. ▶3–4

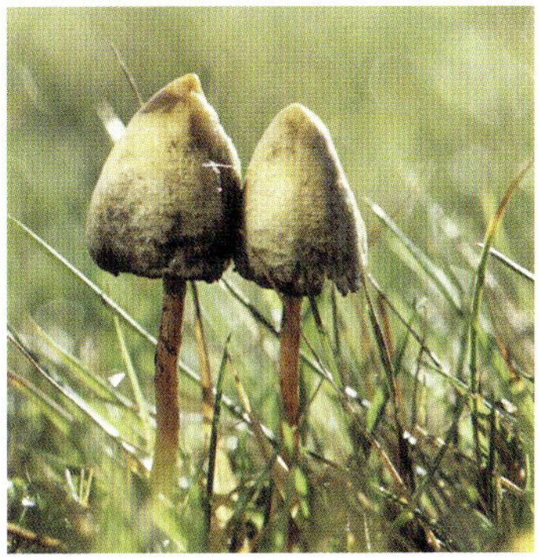

4 Spitzkegeliger Kahlkopf *(Psilocybe semilanceata)*

Psilocybin ist ein Halluzinogen. ▶Kap. 7

Vergiftung: 1. Nach 30 min: Gähnen, Schwindel, Brechreiz, Mydriasis, Tachykardie, Blutdruckanstieg, Kribbeln in den Extremitäten, Hyperthermie, Kältegefühl, Gesichtsrötung, Zittern, Bewegungsstörungen, Krämpfe, Stimmungsveränderung (ab 6 mg). 2. Nach 30–60 min: euphorische Traumphase, halluzinogene Psychose mit hohem Selbstbeschädigungs- und Unfallrisiko (ab 10 mg), weniger beängstigend als bei LSD: farbige Bilder, Dehnung von Raum und Zeit, Euphorie, Dysphorie, optische und akustische Fehlwahrnehmungen. 3. Schläfrigkeit. Therapie: Rauschende abwarten. Chronisch: psychotische Zustände für mehrere Monate; „Flashbacks", Toleranz.

12.3 Pilze mit gastrointestinalen Reizstoffen

Viele schwach giftige Pilze mit Reizwirkung auf den Magen-Darm-Trakt verraten sich durch einen scharfen Geschmack.

12.3.1 Reizstoffe

Vergiftungen durch die enthaltenen **Phenole, Anthrachinone, organischen Säuren** und **Terpene** sind selten. Beispiele für solche schwach giftige Pilze sind:

- Riesenrötling (*Entoloma sinuatum*)
- Blasse Koralle (Bauchwehkoralle, *Ramaria pallida*) ▶5
- Speitäubling (*Russula emetica*)

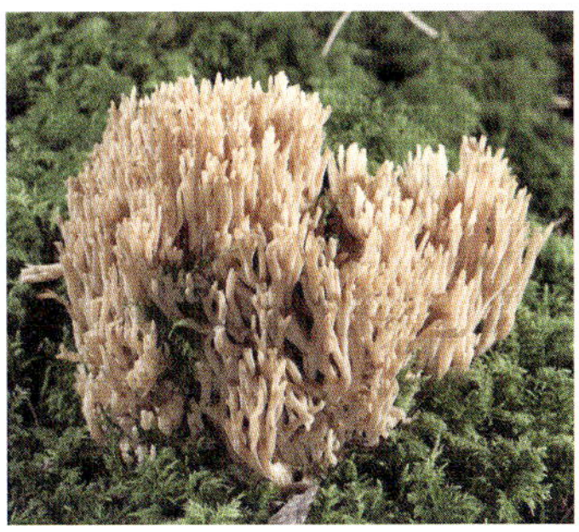

5 *Ramaria pallida*

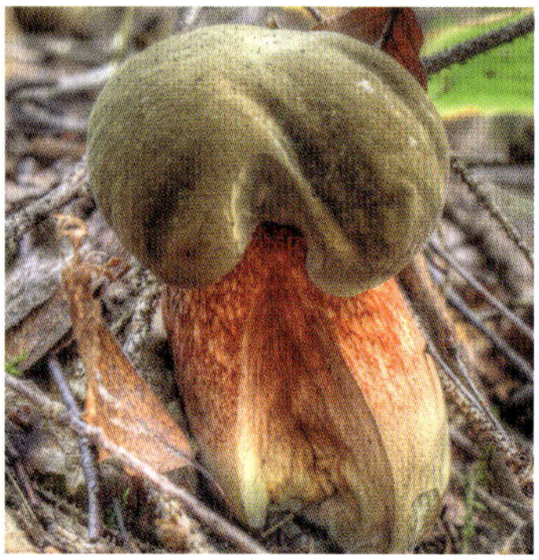

1 ***Boletus satanas***

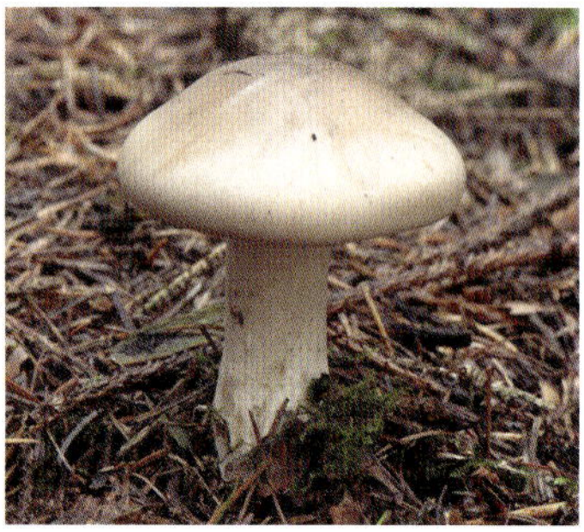

2 ***Clitocybe nebularis***

- Birkenreizker (*Lactarius torminosus*) und andere Milchlinge
- Karbolegerling (*Agaricus xanthoderma*)
- Tigerritterling (*Tricholoma pardalotum*)
- Hallimarsch (*Armillariella mellea*)
- Holzrübling (*Megacollybia platiphylla*)
- Weißer Giftchampignon (*Agaricus xanthoderma*)
- Satanspilz (*Boletus satanus*) ▶1

Vergiftung: Übelkeit nach etwa 1 h, Erbrechen, Leibschmerzen, Durchfall, Flüssigkeits- und Salzverlust, Austrocknung, Muskelkrämpfe, Kreislaufkollaps, zentralnervöse Beschwerden (bei Satanspilz). Therapie: Diät, Flüssigkeitszufuhr, Elektrolytersatz.

12.3.2 Nebularin

Die **Nebelkappe** (*Clitocybe nebularis*, Nebelgrauer Trichterling, ▶2) gedeiht auf humusreichen Böden in mitteleuropäischen Wäldern und birgt ein Nucleosid-Antibiotikum: **Nebularin** oder 9-β-D-Ribofuranosyl-9*H*-Purin unterscheidet sich von der DNA-Base Adenosin nur durch das Fehlen einer Aminogruppe. Es hemmt die Synthese der Purine und Nucleotide, wirkt als Mitosegift und tuberkulostatisch. LD_{50} Ratte s.c. 220 mg/kg. Die Vergiftung äußert sich durch Magen-Darm-Beschwerden.

Nebularin wirkt zytostatisch.

12.4 Gifte und Allergene in Speisepilzen

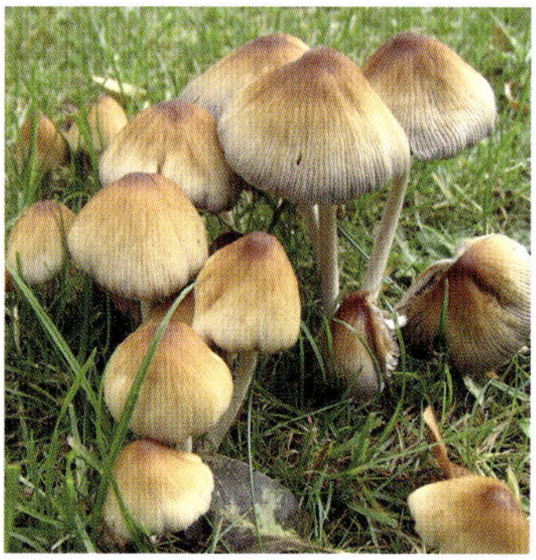

3 ***Coprinus atramentarius***

Allergene in Champignons, Pfifferlingen und Steinpilzen können allergisches Asthma auslösen. Das Mutagen **Necatorin** (7-Hydroxycumaro(5,6-c)cinnolin) macht den in Nordosteuropa verzehrten Tannenreizker (Milchling, *Lactarius turpis*) gefährlich.

12.4.1 Coprin

Coprin (N^5-(1-Hydroxycyclopropyl)-L-glutamin) – im Faltentintling (*Coprinus atramentarius*, ▶3), Glimmertintling (*Coprinus micaceus*) und Netzstieligen Höllenröhrling (*Boletus luridus*) – verstärkt die Alkoholwirkung. Über Tage hinweg tritt Alkoholunverträglichkeit auf, wenn nicht Abstinenz geübt wird. ▶4

Vergiftung: rot-violette Haufärbung am ganzen Körper außer an Ohrläppchen und Nasenspitze, Tachykardie, Hitzewallung, Sprach- und Sehstörung. Weder Erbrechen noch Durchfall. Therapie: Flüssigkeitszufuhr. Kein Alkoholgenuss für 4 Tage!

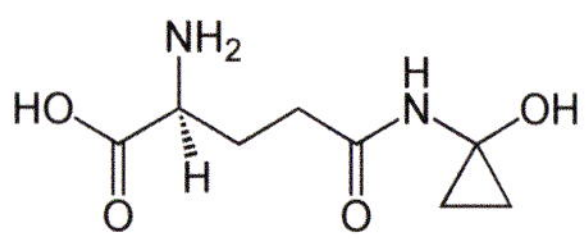

4 **Coprin**

12.4.2 Hämolysine

Hämolysine lösen bei genetisch veranlagten Personen eine Antigen-Antikörper-Reaktion aus, die zur Zersetzung roter Blutkörperchen (Erythrozyten) führt.

Die Hämolysine im **Kahlen Krempling** (*Paxillus involutus* ▶1) können auch durch scharfes Braten nicht zerstört werden und reichern sich im Körper an. Vergiftung: Allergie, Übelkeit, Schüttelfrost, Fieber, Brechreiz, Kreislaufstörung, Nierenversagen. Später: Hämolyse, Tod.

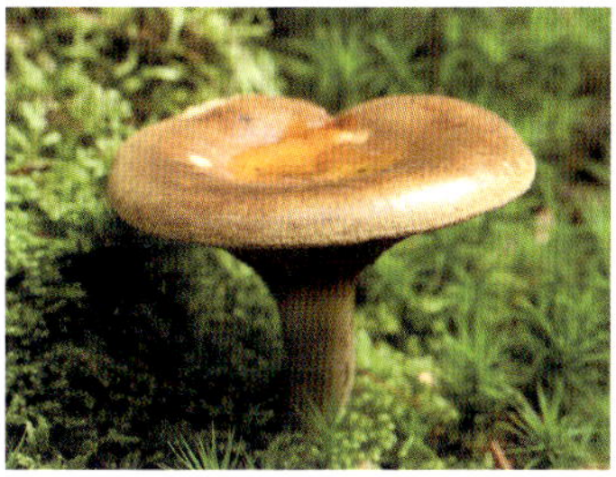

1 ***Paxillus involutus***

12.4.3 Schwermetallbelastung

Cadmium (▶Kap. 8.9.2) wird von Champignons (▶2) auf schadstoffreichen Böden angereichert, dabei werden bis zu 3 mg/kg oder die 500fache Bodenkonzentration erreicht. Beispiele für solche Pilze sind:

- Anischampignon (Schafegerling, *Agaricus arvensis/silvicola*)
- Riesenchampignon (Riesenegerling, *Agaricus augustus*)
- Abgestutzknolliger Champignon (*Agaricus abruptibulbus*)

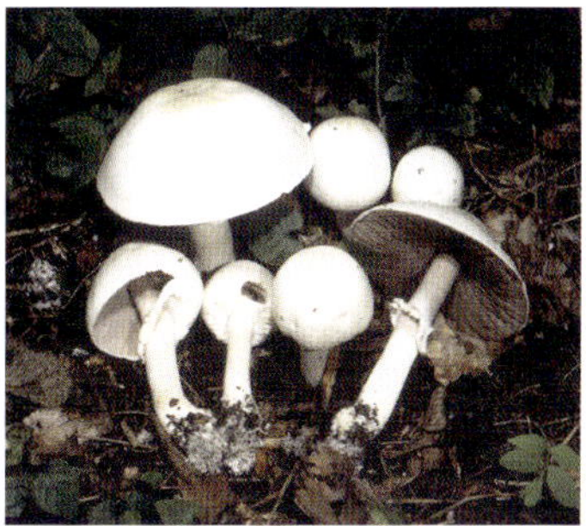

2 **Anischampignon**
(*Agaricus arvensis*)

Die **Quecksilber**-Belastung von Pilzen ist zwar geringer als der Methylquecksilbergehalt in Fischen, aber deutlich vorhanden, vor allem im:

- Wiesenchampignon (*Agaricus campester*, bis zu 6 mg/kg),
- Steinpilz (*Boletus edulis*),
- Maipilz (Georgsritterling, *Calocybe gambosa*),
- Parasol (*Macrolepiota procera*),
- Perlpilz (*Amantia rubescens*),
- Riesenbovist (*Calvatia gigantea*),
- Rötelritterling (*Lepista nuda*).

Caesium-Belastungen, speziell Cs-137 (▶9.2.6), erreichen in kaliumreichen Pilzen Werte über 600 Bq/kg, besonders in

- Schleierlingen (*Cortinarius*),
- Täublingen (*Russula*),
- Röhrlingen (*Suillus*),
- Maronen (*Boletus*, früher *Xerocomus*, ▶3).

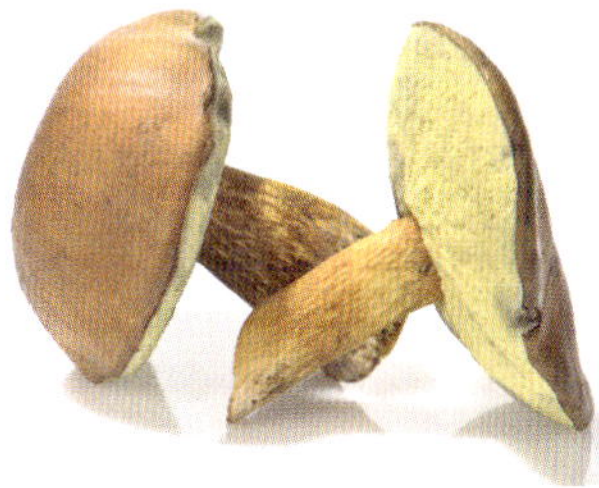

3 **Maronenröhrling**
(*Boletus badius*)

12.5 Pilzgifte in Lebensmitteln

Die Gifte der **niederen Pilze** (Schlauchpilze, *Ascomyceten*) rufen lokale Reizungen, Leber, Nieren- oder Nervenschäden hervor. Manche Inhaltsstoffe wirken kanzerogen oder teratogen, z. B. Aflatoxine, Cytochalasin, Rubratoxin.

Zu den **Mykotoxinen** in verdorbenen Lebensmitteln zählen:

- **Ergotalkaloide** von *Claviceps purpurea* („Mutterkorn") auf Roggen, die wie Ergometrin hitzestabil sind. ▶4, ▶Kap. 10
- **Toxine aus Schimmelpilzen**: Aflatoxine, Islanditoxin, Patulin, Ochratoxin

Schimmel an Wänden kann mit 80 %igem Ethanol beseitigt werden. Vorbeugend wirken Kalkputz und Silicatfarben.

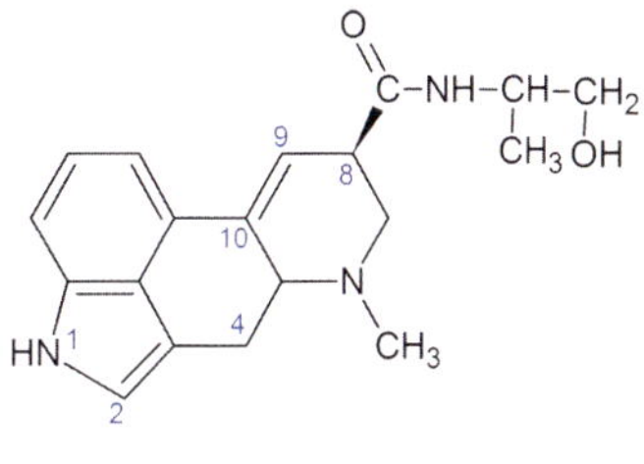

4 **Ergometrin**

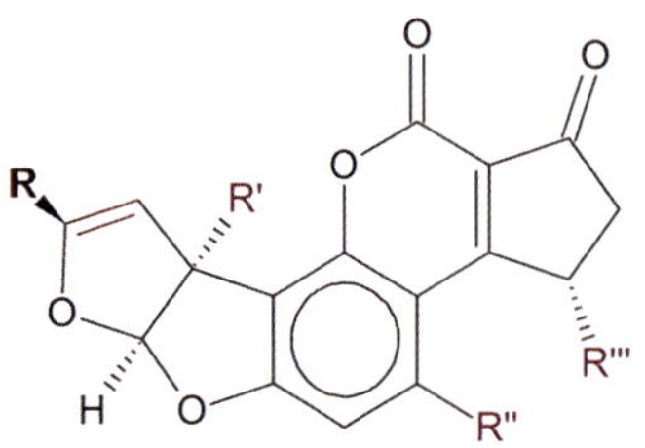

AF		R	R′	R′′	R′′′
B_1		H	H	OCH_3	H
M_1	mit	H	OH	OCH_3	H
P_1	C=C	H	H	OH	H
Q_1		H	H	OCH_3	OH
B_2		H	H	OCH_3	H
B_{2a}	ohne C=C	OH	H	OCH_3	H
M_2		H	OH	OCH_3	H
B_3	C=C	H	H	OCH_3	–
$-CH_2CH_2OH$ statt rechter Fünfring					

1 Aflatoxin B, M, P und Q

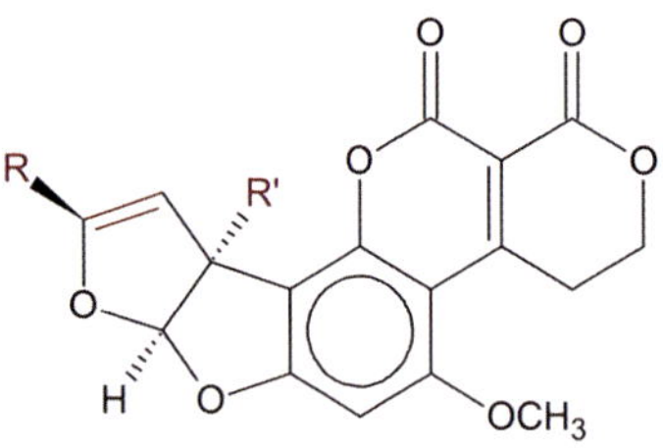

AF		R	R′
G_1	mit	H	H
GM_1	C=C	H	OH
G_2		H	H
GM_2	ohne C=C	OH	H
G_{2a}		H	OH

2 Aflatoxin G

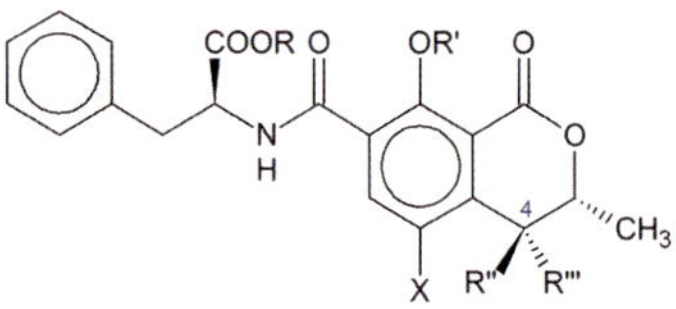

	X	R	R′	R′′	R′′′
A	Cl	H	H	H	H
B	H	H	H	H	H
C	Cl	CH_3	H	H	H

3 Ochratoxin

12.5.1 Aflatoxine

Aflatoxin B und **G** der Schimmelpilze *Aspergillus flavus, A. parasiticus* und *A. oryzae* entstehen in feucht gelagerten Erdnüssen, Pistazien, Kastanien, Mais, Getreidemehlen, Sojabohnen, Gewürzen und geräuchertem Schinken. Die Benennung B und G steht für die blaue bzw. grüne Fluoreszenz im UV-Licht. Aflatoxin **M, GM, P** und **Q** sind tierische oder mikrobielle Stoffwechselprodukte, die z. B. durch Futtermittel in Milch und Milchprodukte von Kühen oder Schafen eingetragen werden. ▶1–2

Aflatoxine zählen zu den stärksten Leberkanzerogenen. Die mutagene und kanzerogene Wirkung beruht auf der C=C-Doppelbindung, die ein DNA- und proteinschädliches Epoxid bildet. Aflatoxin blockiert das N^7-Atom von Guanosin in der DNA, so dass das Tumorsuppressor-Gen p53 mutiert. In Leberzellen und Lebertumoren kommt es zur G→T-Umwandlung, so dass Arginin statt Serin ins Zielprotein eingebaut wird. Aflatoxin B_1 und das Hepatitis-B-Virus verstärken einander. Durch Aflatoxine in der Nahrung ausgelöster Leberkrebs tritt in einigen afrikanischen Ländern verstärkt auf (≈ 14 hepatozelluläre Karzinome pro 100 000 Einwohner bei Aufnahme von 0,1 $\mu g \cdot kg^{-1}d^{-1}$).

Mikrogrammmengen Aflatoxin B_1 töten Forellen und Entenküken (LD_{50} 0,36 mg/kg). Bei Kindern traten durch B_1-befallene Erdnüsse bei einer Aufnahme von ≈ 0,014 mg/Tag Leberzirrhosen auf. Aflatoxine gehen in die Muttermilch über. Grenzwert für Lebensmittel: 0,002 mg/kg. Die gesättigten Aflatoxine G_2 und M_2 sind weniger toxisch und nicht kanzerogen. B_2 wird im Körper teilweise in B_1 umgewandelt.

Aflatoxine sind kanzerogene Lebergifte (Epoxidbildner).

12.5.2 Aspergillus-Gifte

In Schimmelpilzen der Gattung *Aspergillus* kommen außer Aflatoxinen weitere Gifte vor.

Sterigmatocystin

Sterigmatocystin aus *Aspergillus versicolor, A. nidulans* und *A. bipolaris* kommt zusammen mit Aflatoxinen vor. Es schädigt Leber, Nieren und Herz und wirkt im Tierversuch als Leberkanzerogen. Die Hydroxylierung führt zum giftigen **Aspertoxin**.

Ochratoxin

Ochratoxin A (▶3) aus *Aspergillus ochraceus* u. a. vergiftet Nüsse, Gerste, Kaffee, Bier, Gemüse und Pilze und geht von belasteten Futtermitteln auf Schweine und Hühner über (insbesondere in die Nieren). Rindfleisch ist frei von Ochratoxin, weil es bei der Verdauung von Futtermitteln im Rinder-Pansen zerfällt.

Das chlorhaltige Ochratoxin A bindet an die Phenylanalyl-Transfer-RNA-Synthetase, und hemmt dadurch die Beladung der Transfer-RNA mit Phenylalanin bei der Proteinsynthese. Phenylalanin wirkt als Antidot. LD_{50} 22 mg/kg (Ratte oral); 0,62 mg/kg

(Schwein oral). Teratogen bei Mäusen auf die ZNS-Entwicklung, bei Küken auf das blutbildende System; immunsuppressiv bei Mäusen.

> Ochratoxin hemmt die Proteinbiosynthese (tRNA).

Chronische Toxizität: Endemische „Balkan-Nephropathie" (Nierenerkrankung) und Krebs im Bereich des Nierenbeckens, der Harnleiter und der Blase.

Maltoryzin und Kojisäure

Der Schimmelpilz *Aspergillus oryzae* bildet **Maltoryzin** und **Kojisäure**, er dient in Ostasien zur Fermentierung von Sojaspeisen und Gewürzen. Über Lebensmittel werden keine toxischen Konzentrationen erreicht, anders ist dies über kontaminiertes Futter bei Haustieren: Maltoryzin: LD_{50} Maus i.p. 3 mg/kg. ▶1–2

Akute Wirkung: Krampfzustände, Atemlähmung. Chronisch: Leber-, Nieren- und ZNS-Schäden.

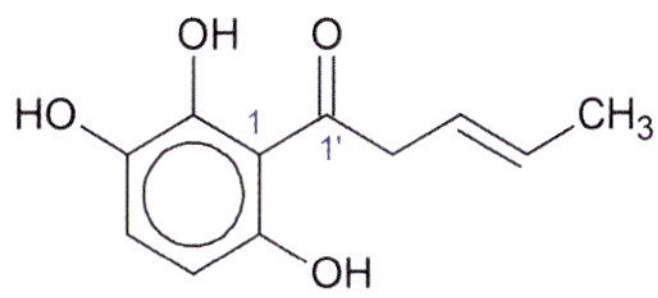

1 Maltoryzin

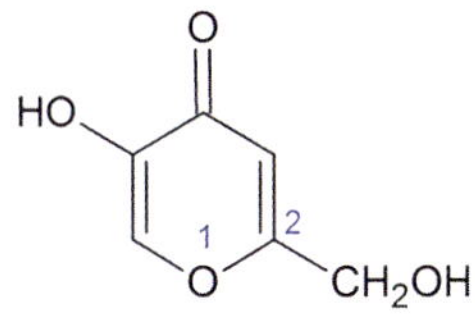

2 Kojisäure

12.5.3 Penicillium-Gifte

Patulin (4-Hydroxy-4*H*-furo[3,2-c]pyran-2(6*H*)-on, ▶3) wird in den Schimmelpilzen *Penicillium patulinum, Aspergillus clavatus, Aspergillus giganteus* und *Penicillium urticae* gebildet, diese Schimmelpilze befallen Getreide, Backwaren, Salami, Rohwürste, Obstsäfte, Tomaten und Paprika. *Penicillium expansum* in braunfaulen Äpfeln und Birnen und in Obstsäften wird bei der Vergärung oder SO_2-Zugabe zerstört.

Das Pilzgift Patulin blockiert SH-Gruppen in Enzymen, schädigt Zellmembranen und verursacht DNA-Strangbrüche; es wirkt bakterizid und fungizid, haut- und schleimhautreizend, kanzerogen (Hühnerembryonen; Ratte s.c., jedoch nicht p.o., i.v.) und löst Chromosomenaberrationen (Hamster) sowie Ödeme und Blutungen in Lunge und Gehirn (p.o.) aus. In Apfelsaft gefundene Mengen sind unbedenklich.

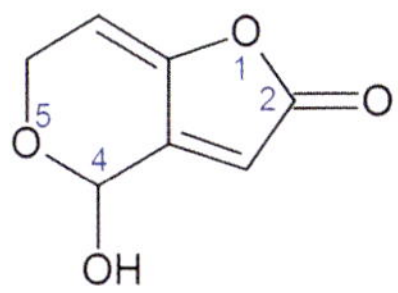

3 Patulin

Citrinin (▶4), die zitronengelben Kristalle aus den in gemäßigten Zonen vorkommenden *Penicillium citrinium, P. viridicatum, P. expansum, P. notatum, P. citreoviride, P. chrysogenum* und einigen *Aspergillus*-Arten auf Reis, Getreide und Brot, wirken stark antibiotisch. Citrinin schädigt jedoch Nieren, Leber und blutbildendes System. Möglicherweise hemmt es die RNA-Synthese. Akute Wirkung: Vasodilatation, Bronchokonstriktion, Muskelzuckungen. LD_{50} Ratte s.c., 67 mg/kg. Chronisch: Nierentubulusschäden, kanzerogen, teratogen (Ratte, Maus, Hühnerembryonen).

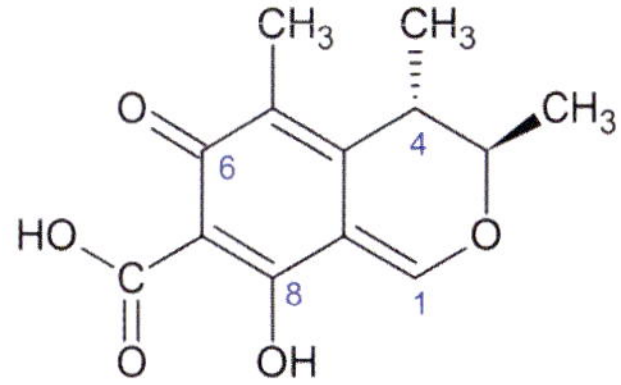

4 Citrinin

Islanditoxin (Cyclochlorotin) kommt im Myzel von *Penicillium islandicum* auf belastetem Reis vor. Die chlorierte Verbindung schädigt die Leber durch Bindung an Proteine (Aktin), Deformation der Zellen und Blasenbildung auf Membranen, bis hin zu Zirrhose und Hepatomen. LD_{50} Maus i.p. 0,45 mg/kg. ▶5

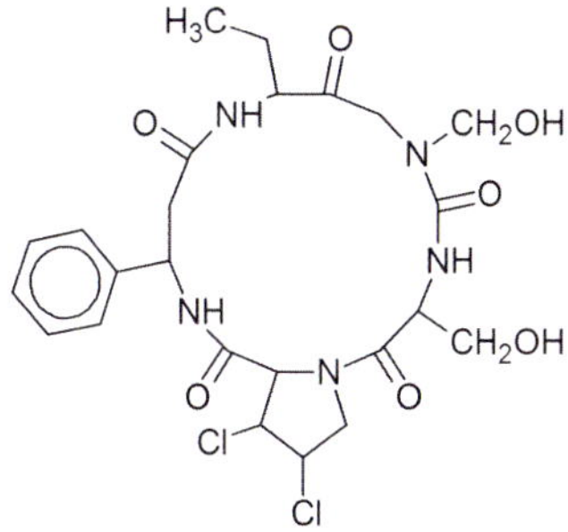

5 Islanditoxin

Islandicin (1,4,5-Trihydroxy-2-methyl-anthrachinon) aus *Penicillium islandicum* wirkt antibiotisch. ▶6

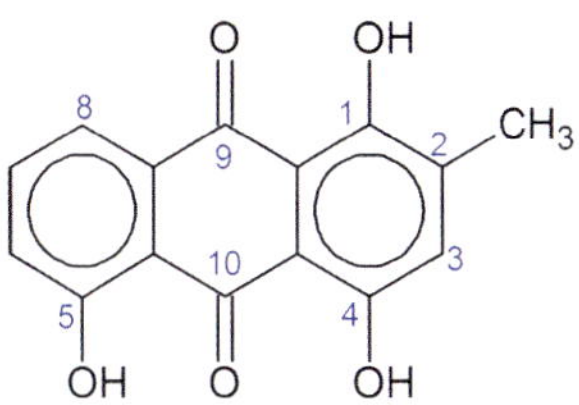

6 Islandicin

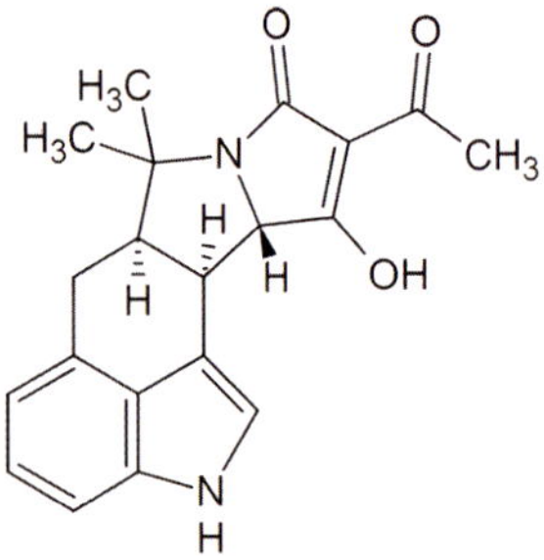

1 Cyclopiazonsäure

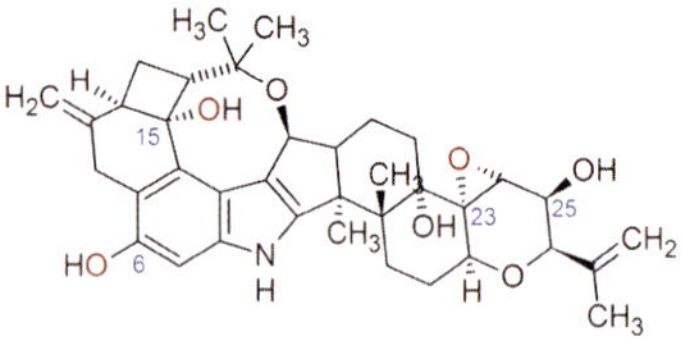

2 Penitrem A

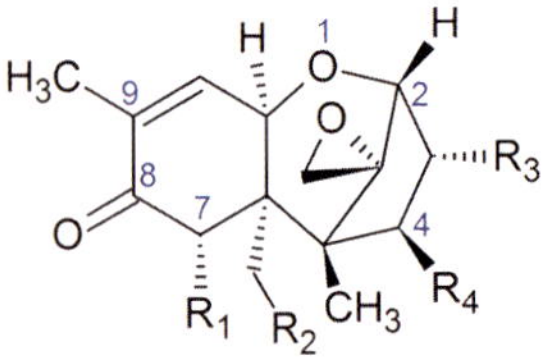

	R_1	$R_2 = R_4$	R_3
T2	H	$-O-COCH_3$	OH

$^8C{=}O$ ist $^8CH-OCOCH_2CH(CH_3)_2$

Nivalenol $R_1 = R_2 = R_3 = OH$, $R_4 = H$

3 Trichothecen-Struktur

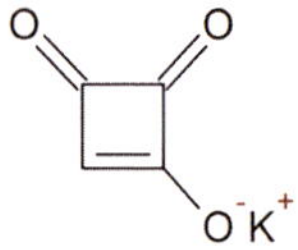

4 Moniliformin

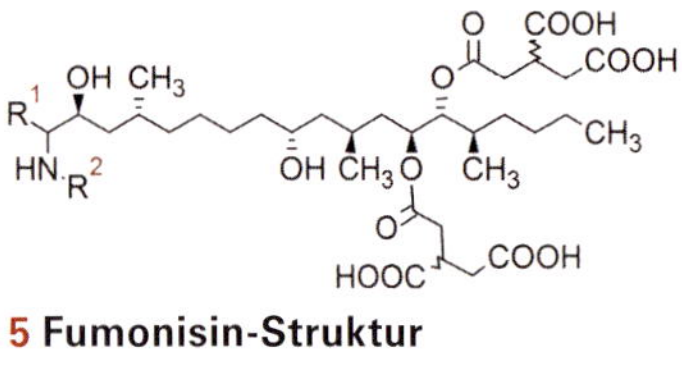

5 Fumonisin-Struktur

Cyclopiazonsäure und **Penitreme** (Tremortine) werden von den Schimmelpilzen *Penicillium cyclopium, P. crustosum* u. a. auf Getreide, Bohnen, Wurst und Frischkäse erzeugt. Die Nervengifte setzen im Körper Aminosäuretransmitter (GABA, Glutamat, Aspartat) frei und hemmen die Glycinbildung. Mephensin wirkt als Antidot. *Penicillium camemberti*, die u. a. zur Käseerstellung verwendet werden, sind frei von Toxinen. ▶1–2

Penicillium-Toxine sind organschädliche Bakterizide.

12.5.4 Fusarium-Gifte

Schimmelpilze der Gattung *Fusarium* befallen Getreide, Heu und Tierfutter. Vergiftungen treten bei Menschen und Nutztieren auf.

Trichothecene

Trichothecene sind eine Familie aus über 90 strukturverwandten Sesquiterpen-Mycotoxinen mit einer reaktiven Epoxidgruppe, einer C=C-Doppelbindung und die Toxizität bestimmenden Seitenketten. Über jeden Aufnahmeweg wirken sie gleichermaßen als Zellgifte. Durch Bindung an Schwefel hemmen sie die ribosomale Proteinsynthese und wirken immunsuppressiv durch zytotoxische Wirkung auf das Knochenmark. ▶3

Tricothecentoxin **T2** wirkt teratogen und erzeugt Chromosomenaberrationen im Hamster-Knochenmark. **Nivalenol** blockiert die Bildung von Immunglobulin-E durch Hemmung von Interleukin-4 und Begünstigung von Interleukin-2. **Desoxynivalenol** im Mais erhöht die Rate von Ösophaguskrebs in Afrika.

Vergiftung: schleimhautreizende Kontaktgifte, Brechreiz, blutiger Durchfall, Anorexie, Ataxie, Leukozytose, Leukopenie, Entzündungen des Magen-Darm-Traktes, Zerstörung von Nervenzellen, Lymphknoten, Hoden, Thymus und anderen Geweben, Blutungen des Herzmuskels.

Trichothecene hemmen die Proteinbiosynthese.

Weitere Fusariengifte

Moniliformin (Hydroxycyclobutendion-Kaliumsalz, ▶4) in Obst-, Getreide- und Maisschimmelarten wie *Fusarium moniliforme,* wirkt phytotoxisch und wachstumsregulierend in Pflanzen. Es blockiert die Pyruvat- und Ketoglutaratoxidase in den Mitochondrien, so dass der Zitronensäurezyklus und die Energieversorgung, insbesondere in den Muskelzellen, zusammenbricht. Vergiftung: Atemlähmung, Herzschädigung.

Fumonisine (▶5), aus *Fusarium moniliforme* u. a. auf Mais, Getreide, Weidegras und Tomaten, führen zu Erkrankungen von Haustieren durch Leukoenzephalomalazie (Pferd), Lungenödemen (Schwein) und Lebernekrosen. Beim Menschen trat in der Transkei (Südafrika) gehäuft Speiseröhrenkrebs auf. Fumonisine sind temperaturstabil beim Kochen, Backen und Bierbrauen.

Zearalenon (▶1), aus dem Schimmelpilz *Fusarium graminearum* auf Mais, Heu und Tierfutter, bindet an Östrogenrezeptoren in Uteruszellen, Hypothalamus und Hypophyse und stimuliert die Proteinbiosynthese. Haustiere erleiden Uterushypertrophie, Vulvovaginitis und verminderte Fertilität. Rückstände in der Kuhmilch verursachen vorzeitige Geschlechtsreifung bei Mädchen, Östrusstörungen bei Frauen und Fertilitätsverluste bei Männern. Bei Langzeitfütterung treten Karzinome bei Mäusen und eine teratogene Wirkung bei der Knochenbildung (Ossifikation) bei Ratten und Schweinen auf.

Der Pilzmetabolit **11,12-Dihydro-ceralan-7-ol** (Zeranol) dient als veterinärmedizinisches Anabolikum.

> Moniliformin ist ein Stoffwechselgift; Fumonisine sind kanzerogen; Zearalenon wirkt östrogen.

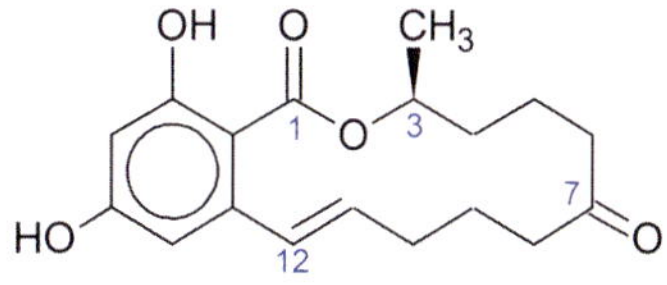

1 ***trans*-Zearalenon**

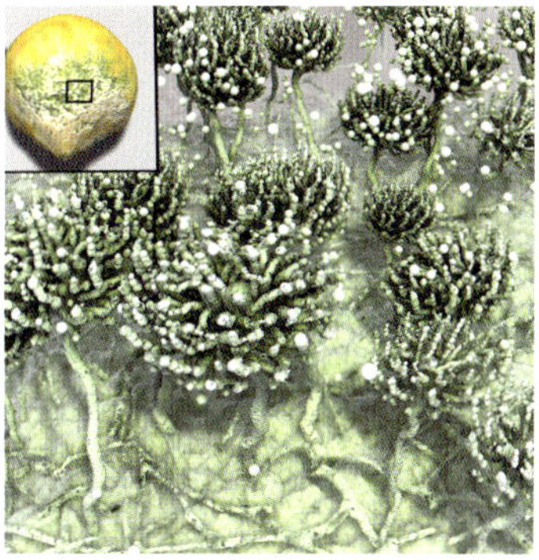

2 **Schimmelpilz auf Zitrone**

12.5.5 Toxine anderer Ascomyceten

Cytochalasin A und **B** aus *Helminthosporium dematioideum*, **C** aus *Metharrhizium anisopliae*, **D** aus *Zygosporium mansonii* und **E** aus dem Gießkannenschimmel (*Aspergillus clavatus*) leiten sich von der Aminosäure Phenylalanin ab. Durch Bindung an das Protein Tubulin im Spindelapparat hemmen sie reversibel die Zellteilung des Zytoplasmas (Zytokinese), aber nicht – wie Spindelgifte – die Kernteilung (Mitose), so dass vielkernige Riesenzellen entstehen oder der Kern aus der Zelle austritt. Durch Bindung an Aktin (in Muskelfasern) verhindern sie die Synthese der polymeren Aktinfilamente, unterbinden die Muskelkontraktion jedoch nicht.
Vergiftung: Schädigung der Blutkapillaren, Schock durch intravasalen Eiweißverlust. ▶2–3

> Cytochalasine hemmen die Aktinfilament-Bildung.

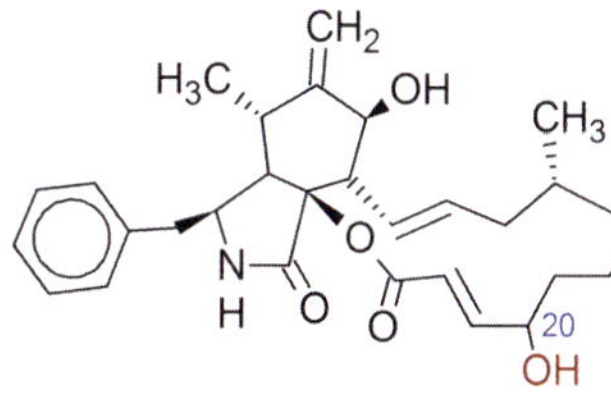

3 **Cytochalasin B** und **A**: 20 =O

Anthracyclin-Zytostatika

Anthracyclin-Mykotoxine aus *Streptomyces peucetius* sind das Daunorubicin und Doxorubicin (▶4), sie dienen zur Chemotherapie von Tumoren, wirken jedoch kardiotoxisch. Die Wirkung beruht auf der Einlagerung in der DNA, Hemmung der Topoisomerase II, Störung der Zytoplasmamembran, Komplexierung von Metallionen und Redoxreaktionen. Schwere Nebenwirkungen! Mutagen und kanzerogen (Ratte i.v.) bereits bei einmaliger Anwendung – aufgrund der primären Aminogruppe am Zuckerrest.

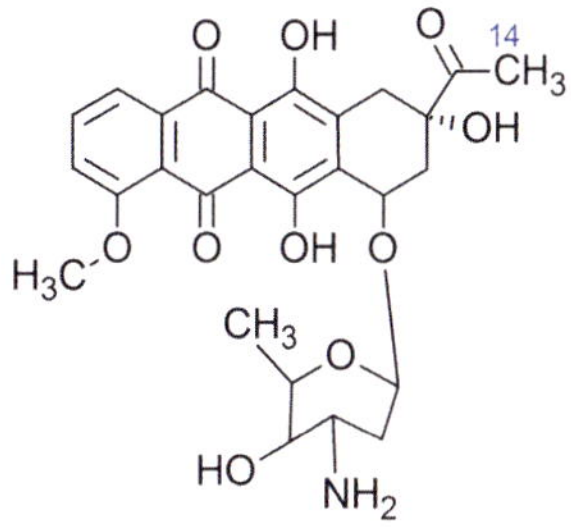

4 **Daunorubicin**
Doxorubicin: 14-CH_2OH

Aclacinomycin A (▶5) aus *Streptomyces galilaeus* wirkt gegen Leukoblastosen und solide Tumoren. Das schwach kardiotoxische, weder mutagene noch kanzerogene Glycosidmolekül besteht aus Rubicingerüst, Rhosodamin, 2-Dexocyfucose und Cinerulose.

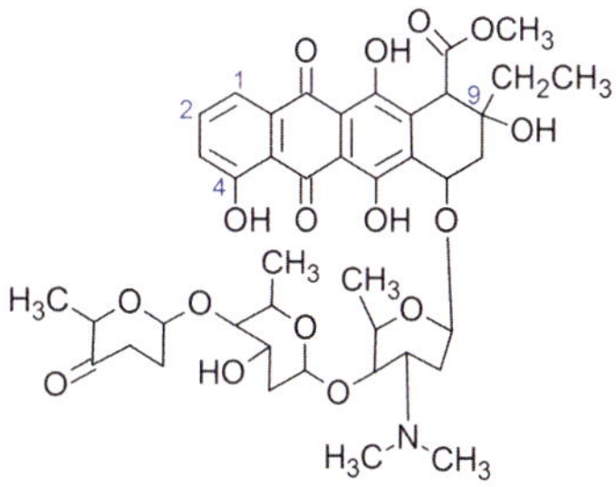

5 **Aclacinomycin A**

Mutterkorn-Alkaloide

Die Alkaloide des Getreidepilzes *Claviceps purpurea* sind in Kapitel 10 beschrieben.

12.6 Bakterielle Toxine

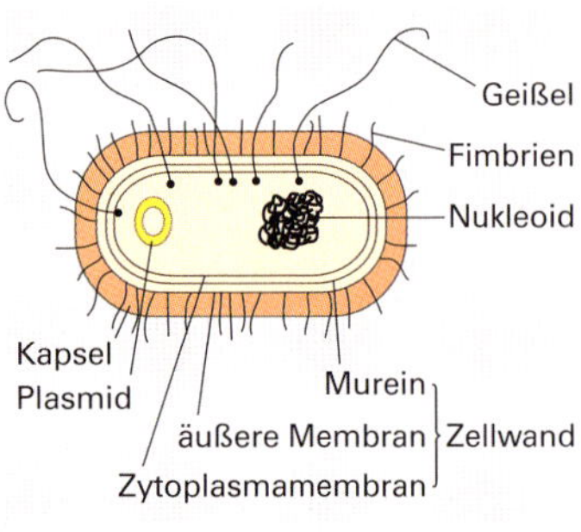

1 **Gramnegatives Stäbchenbakterium**

Bakterien sind einzellige Kleinlebewesen ohne echten Zellkern (Prokaryoten), die Kugelform (Kokken), Stäbchen- und Schraubenform annehmen. Gramnegative Stäbchenbakterien besitzen zusätzlich zur Zytoplasmamembran eine feste Zellwand. ▶1

Nach dem Wirkungsmechanismus teilt man Toxine in exzellulär und intrazellulär wirkende ein (▶2). Nach der Herkunft werden unterschieden:

- **Exotoxine**: von lebenden Bakterien freigesetzte Peptide oder Proteine,
- **Endotoxine**: Lipopolysaccharide aus der äußeren Membran abgestorbener gramnegativer Bakterien,
- **Mykotoxine**: Pilzgifte. ▶Kap. 12.1–5

Extrazellulär wirkende Toxine
Porenbildner (Lysine)
Indirekt wirkende Toxine
Intrazellulär wirkende Toxine
ADP-Ribosyltransferasen
Glycosidasen
neurotoxische Proteasen

2 **Bakterielle Toxine**

12.6.1 *Gram*-Färbung

Die Einfärbung mikrobiologischer Präparate nach *Hans Christian Gram* (Kopenhagen, 1853-1938) erfolgt in drei Schritten:

1. **Blaufärbung** mit Kristallviolett-Phenol-Lösung („Karbolgentianaviolett") und *Lugol*-Lösung (Kaliumtriiodid KI·I2);
2. **Differenzierung**: Ethanol löst den blauen Farbstoff aus der Mureinschicht in der Zellwand der gramnegativen Stäbchen-Bakterien (wie *Escherichia coli*) heraus, während grampositive Bakterien (z. B. Staphylokokken) gefärbt bleiben;
3. rote **Gegenfärbung** der gramnegativen Bakterien mit alkoholischer Fuchsin-Phenol-Lösung (Karbolfuchsinlösung) oder – bei der Schnellmethode – mit Safraninlösung. ▶3

I. Bakterien mit dünner Zellwand (Gracilicutes, meist gramnegativ)	**II. Bakterien mit fester Zellwand, (Firmicutes, meist grampositiv)**	**III. Bakterien ohne feste Zellwand (Tenericutes, gramlabil)**
1. Spirochaetales (Spiralartige) z. B. Borelia 2. andere spiralige Bakterien: z. B. Heliobacter 3. aerobe Stäbchen und Kokken: Legionellaceae, Neisseriacae, Pseudomonadaceae u. a. 4. fakultativ anaerobe Stäbchen: Enterobacteriaceae (z. B. Escherchia) u. a. 5. anaerobe Stäbchen: Bacteroidadceae u. a. 6. anaerobe Kokken 7. Rickettsiales 8. Rhizobiales 9. Sphingomonadales 10. Chlamydiales	1. Aerobe und fakultativ anaerobe Kokken: Staphylococcaceae, Streprococcaceae u. a. 2. Endosporenbildner: Bacillaceae, Chlostridiaceae 3. aerobe und fakultativ anaerobe Stäbchenbakterien: z. B. Lactobacillaceae, Listeriaceae 4. unregelmäßig geformte Stäbchen: Corynebacteriaceae u. a. 5. Verzweigung- und fadenbildende Bakterien: Actinomycetaceae, Streptomycetaceae u. a. 6. morphologisch variabel: Bifidobacteriaceae u. a.	Mycoplasmatales **IV. Bakterien mit defekter Zellwand (Mendosicutes):** 1. Archebacteria: mit Zellwänden ohne Murein (meist anaerob, z. T. extrem thermophil, azidophil, halophil, methanogen) 2. durch Chemotherapie modifizierte Kulturen

Endungen: **-ales**: Ordnungen, **-aceae** Familien, **-a(s)**, **-bacillus**, **-coccus**, **-(bacter)ium**, -Gattungen

3 **Einteilung der Bakterien**

12.6.2 Wirkung von Bakterientoxinen

Bakteriengifte verursachen etwa 90 % aller Lebensmittelvergiftungen. Bakterielle Toxine zerstören Zellen von außen oder wirken im Inneren der Zelle.

Extrazellulär wirkende Toxine

Extrazellulär wirkende Toxine binden an Rezeptoren oder Strukturelemente in der Zellwand oder Zellmembran, ohne diese zu durchdringen.

- Porenbildende Toxine (**Lysine**) „fressen" Nanometer große Löcher in die Membran von Makrophagen und Blutzellen, z. B. das Staphylokokken-α-Toxin oder das *Escherichia-coli*-Hämolysin. ▶1–2
- Indirekt wirkende Exo- und Endotoxine schädigen Zellen ohne Perforierung der Zellmembran, zum Beispiel:
  - **Superantigen-Toxine** (▶3) imitieren völlig unspezifisch Antigene, die normalerweise als Verbindung zwischen dem Histokompatibilitätskomplex (MHC) der präsentierenden Zelle und dem T-Zellrezeptor auf einem T-Lymphozyten ankoppeln, woraufhin entzündungsauslösende Zytokine ausgeschüttet werden. ▶Kap. 4.7
  - **Hitzestabile Enterotoxine**, aus *Escherichia coli, Yersina enterocolitica* und *Vibrio cholerae*, binden an Membranproteine und aktivieren dadurch Ionenkanäle.

Intrazellulär wirkende Toxine

Intrazellulär wirkende Protein-Toxine dringen durch die geschädigte Membran ins Innere der Zelle ein: der Transportteil B des Proteins bindet an den Rezeptor; der enzymatische Wirkteil A schädigt die Zelle, sobald die Komponenten enzymatisch getrennt werden.

- **ADP-Ribosyltransferasen** blockieren Aminosäuren in Funktions- und Strukturproteinen durch eine Adenosindiphosphat-Ribose-Gruppe; es kommt zur Hemmung von Proteinbiosynthese (Diphtherietoxin) oder G-Proteinen (Pertussistoxin), Zerstörung des Aktinzytoskeletts (Botulinum-C_2-Toxin) oder Aktivierung der Adenylatzyklase (Choleratoxin).
- ***N*-Glycosidasen** (RNAsen) aus *Shigella dysenteriae* (Ruhr-Erreger) und *Escherchia-coli*-Stämmen hemmen die Proteinbiosynthese, indem sie in der ribosomalen RNA die Nucleinsäurebase (Adenin) vom Zuckerrest (Ribose) abspalten.
- **Neurotoxische Proteasen**, die stärksten Bakteriengifte, sind das Tetanus-Toxin aus *Chlostridium tetani* und *Botulinum*-Toxine, die durch Blockade der Neurotransmitter an der Synapse Lähmungen der quer gestreiften Muskulatur verursachen.

> Bakterientoxine zerstören Zellwände, wirken wie Enzyme der lösen Entzündungen aus.

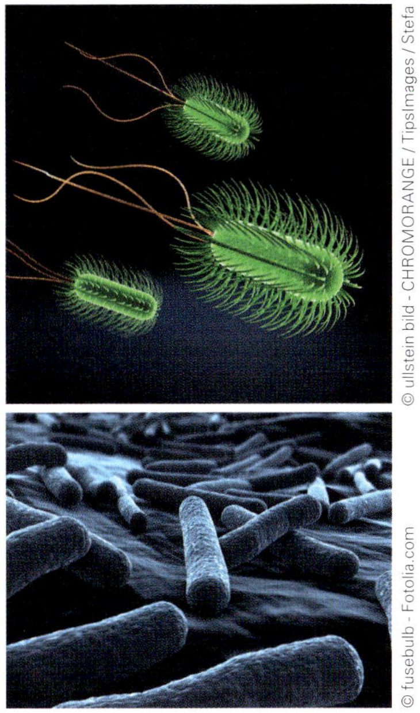

1 **Escherichia coli**

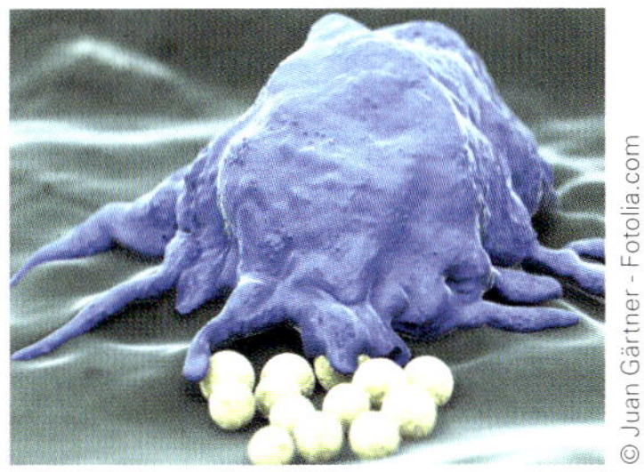

2 **Makrophage**

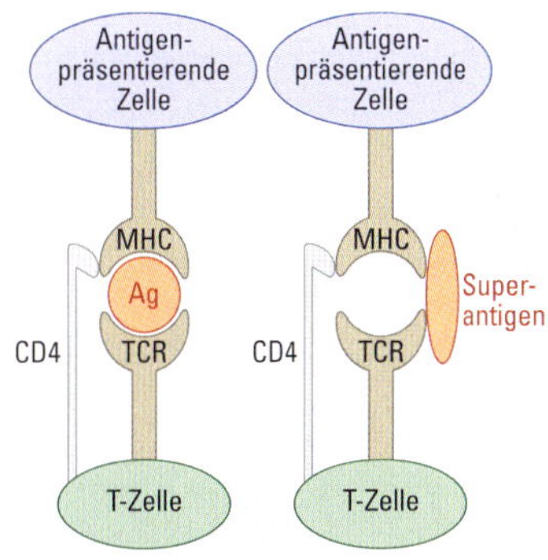

3 **Superantigen-Toxin**

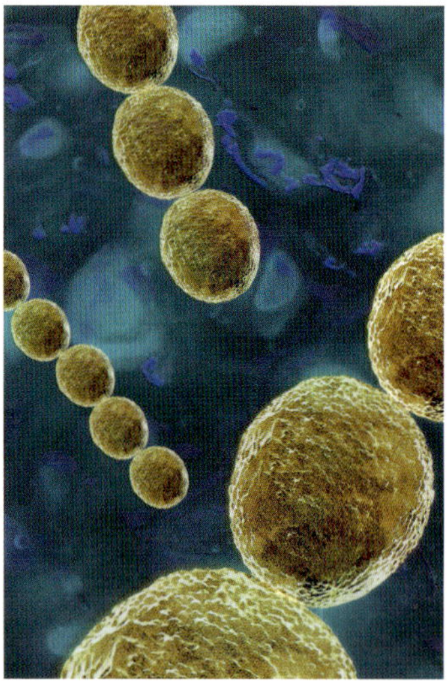

1 Streptokokken

Streptokokken
sondern Streptolysin ab

↓

Streptolysin bindet an
Cholesterin (Zellmembran)

⇩

Auflösung der Zellwand:
Ionen strömen aus,
Wasser strömt ein

⇩

Wirtszelle platzt durch
den osmotischen Druck

2 Wirkung von Streptolysin O

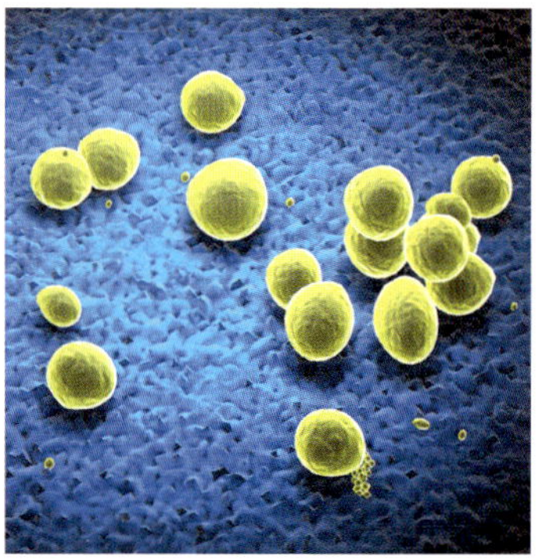

3 Staphylokokken

12.6.3 Exotoxine

Exotoxine sind bis höchstens 60 °C stabile **Peptide** oder Proteine, die von lebenden Bakterien produziert und abgeschieden werden und unterschiedliche Schadwirkungen in den Zielzellen auslösen. Die Gensequenz zur Toxinsynthese ist nicht an Chromosomen gebunden, sondern wird durch Phagen oder Plasmide auch auf artfremde Bakterien übertragen. Exotoxine lösen eine Antigen-Antikörper-Reaktion des Immunsystems aus; durch Reaktion mit Formaldehyd kann das Toxin entgiftet werden, wobei die haptophore Gruppe für die immunisierenden Eigenschaften erhalten bleibt, z. B. für Impfstoffe (Toxoide).

Streptokokken

Das porenbildende Peptid **Streptolysin O** (thiolaktiviertes Zytolysin, TACY, aus 538 Aminosäuren) aus **Streptokokken** greift das Cholesterin in der Plasmamembran menschlicher Erythrozyten an. Durch das Loch in der Zellwand driften kleine Moleküle heraus, während große Moleküle im Inneren festsitzen; das zum Ausgleich des osmotischen Gleichgewichts einfließende Wasser lässt die Zelle schließlich platzen. Die aus Erythrozyten freigesetzte Menge Hämoglobin ist ein Maß für die Lysekapazität des Toxins. Die Einschleusung von Wirkstoffen in eukaryotische Zellen ist für die Arzneimittelforschung interessant. ▶1–2

Staphylokokken

Staphylococcus aureus (▶3) wächst auf gekochten Proteinen. Fleischsalat und andere Lebensmittel sollten daher unter 4 °C oder über 65 °C gelagert werden. Staphylokokkentoxine sind:

1. **Porenbildner**, die Erythrozyten und anderen Zellen zerstören;
2. hitzestabile, indirekt auf den Verdauungskanal wirkende Exotoxine, sogenannte **Enterotoxine**, aus 235 Aminosäuren, die an Immunzellen (Lymphozyten, Makrophagen) binden. Sie lösen über die Freisetzung von Mediatorstoffen (z. B. Interleukine) Entzündungsreaktionen aus.

Vergiftung: Gastroenteritis, Darmspasmen, schwere Durchfälle.
Therapie: Wasser-, Elektrolytersatz; Antibiotika sind unwirksam!

> Kokken-Lysin perforiert Zellmembranen.

Bazillen und Clostridien

Clostridien wachsen unter Luftabschluss auf Eiweiß-Nährböden.

- **Bacillus cereus** kommt im Boden vor und befällt Getreideprodukte, Reis, Eierspeisen und warmgehaltene Fleischgerichte. Das Stäbchenbakterium produziert ein Hämolysin, das Erythrozytenmembranen zersetzt, und ist resistent gegen Penicillin.

- **Clostridium perfringens** erzeugt in aufgewärmten Fleischgerichten und Desserts ein Toxin, das durch Erhitzen der Speisen zerstört wird. Appetitlosigkeit, Bauchkrämpfe, Durchfall sind die Folgen der Vergiftung. Das Stäbchenbakterium besiedelt auch Wunden (Gasbrand).

■ Das extrem giftige **Botulinum-Toxin** („Botox") aus *Clostridium botulinum* kommt in Gemüse, Früchten und im Boden vor. Das hitzelabile Toxin in undichten Konserven und frisch gekochten Speisen wird durch Erhitzen der Lebensmittel (100 °C, 15 min) zerstört. Die Inaktivierung gelingt bei 80 °C in 6 min. Letale Dosis beim Menschen: 0,1–2 µg (p.o.), 0,003 µg (i.v), ≈ 0,0001 µg (lufgetragen inhaliert).

Botulinumtoxine wirken nur in Nervenzellen; sie bestehen aus einem schweren Transportteil und einem leichten Neurotoxinteil und entfalten ihre Wirksamkeit erst nach Spaltung in zwei Ketten durch bakterielle Proteasen. ▶1

1. **Botulinum-Toxin C_2** vom Typ **ADP-Ribosyltransferase** bindet an Rezeptoren in der Wirtszellmembran, gelangt durch Endozytose („Einverleibung") ins Zellinnere und überträgt eine ADP-Ribose-Gruppe auf das Monomere des Aktins (Strukturprotein des Zytoskeletts im Plasma eukaryotischer Zellen), das nun nicht mehr zum filamentären F-Aktin polymerisieren kann. Das Grundgerüst des Zytoskeletts bricht schließlich zusammen; die Zelle geht unter. ▶2

   Vergiftung: Blutdruckabfall, Hämorrhagie, Lungenödem.
2. Die **Botulinum-Toxine** A, B, C1, D, E, F, G sind **neurotoxische Proteasen**, deren Gene von einem Bakteriophagen ins Bakterium übertragen werden. Botulinum-Toxine gelangen über Membranporen oder rezeptorvermittelte Endozytose an Nervenendigungen und hemmen dort die Freisetzung von Acetylcholin an den neuromuskulären Endplatten.

   Vergiftung: 1. Gastroenteritis (Übelkeit, Erbrechen, abdominale Krämpfe, Durchfall, später Stuhlverstopfung, also Obstipation); 2. absteigende Lähmungen der quergestreiften Muskulatur: Doppelsehen, Funktionsstörung der Augenmuskeln (▶3), Schluck- und Sprechschwierigkeiten, Pupillenerweiterung (Mydriasis), Mundtrockenheit, Lähmung der Arme und Beine 3. Tod durch zentrale Atemlähmung nach einer Woche. Meldepflichtig! LD_{50} (Maus) < 10 Picogramm.

   Therapie: Antitoxin (Immunglobulin-Antikörper)

Botulinum-Toxin blockiert die Acetylcholin-Freisetzung an cholinergen Synapsen. Schlaffe Muskellähmungen und Erlöschen vegetativer Funktionen!

Tetanus-Toxin entsteht durch *Clostridium tetani* unter anaeroben Bedingungen in Wunden („Wundstarrkrampf"). Tetanus-Toxin dringt in periphere Nervenendigungen ein, gelangt über physiologische Versorgungskanäle des Axons bis ins Rückenmark, verlässt das Motoneuron, durchquert den synaptischen Spalt und dringt in Nervenzellen (Interneurone) ein, wo es die Ausschüttung (Exozytose) der hemmenden Neurotransmitter Glycin und GABA blockiert; durch unkontrolliert weitergeleitete Aktionspotentiale verfällt der zugehörige Muskel in Dauerkontraktion, die berüchtigten tetanischen Krämpfe. ▶4

Tetanus-Toxin erzeugt spastische Lähmungen mit Übererregbarkeit des motorischen und vegetativen Nervensystems.

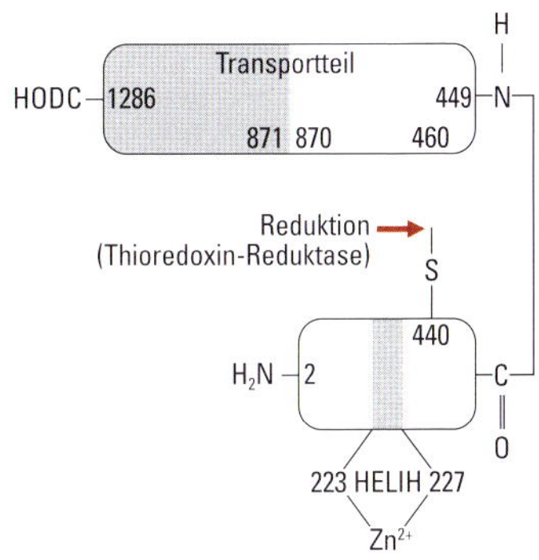

1 ***Botulinum*-Toxin A**

Botulinum-Toxin C_2 + NAD^+:

Blockade von G-Aktin durch ADP-Ribose

⇩

Blockade der Polymerisation von G- zu F-Aktin

⇩

Zusammenbruch des Filamentnetzwerks

2 Wirkung: Botulinum-Toxin C_2

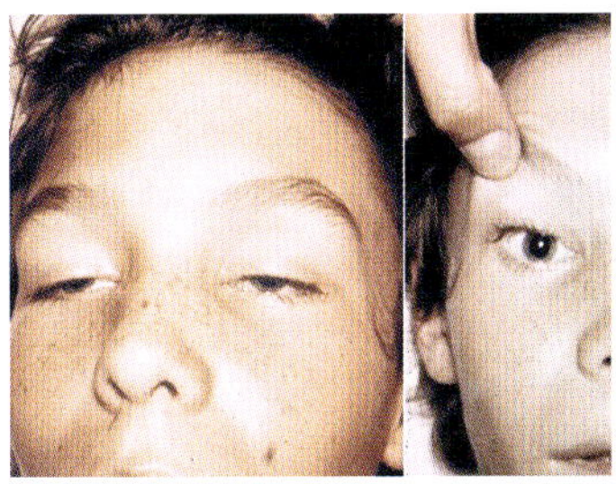

3 Botulismus

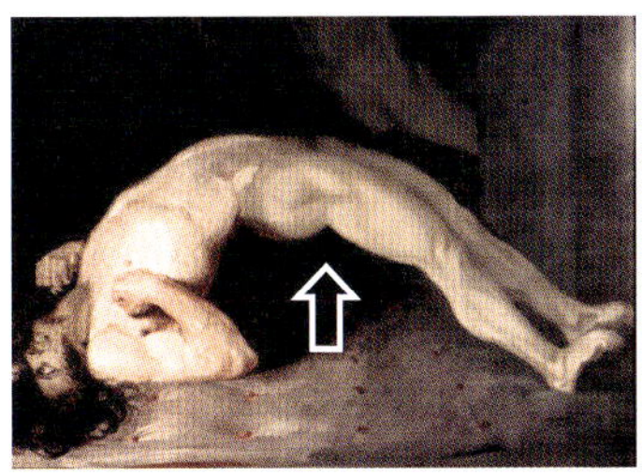

4 Tetanische Krämpfe
nach *Charles Bell* (1774-1842)

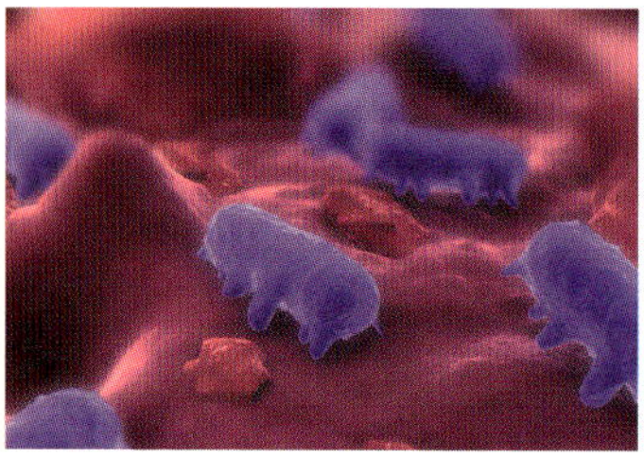

1 **Salmonella**

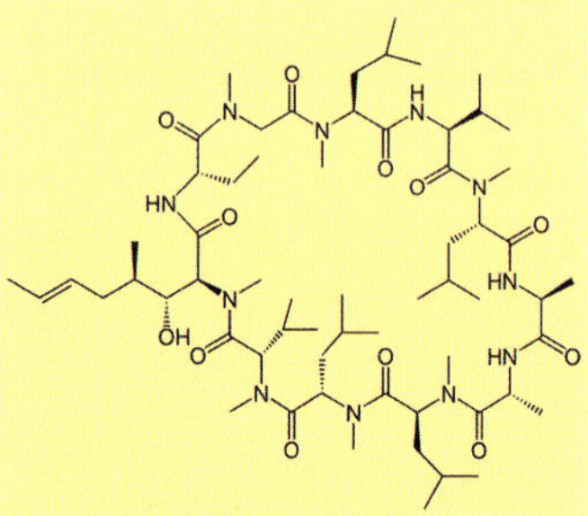

Ciclosporin A

↓

Im Zytoplasma:
Bindung an das Rezeptorprotein Cyclophilin

↓

Hemmung des Calcineurins
(Botenstoff für Genexpression)

⇩

Im Zellkern:
Störung der Genexpression und Synthese von Interleukin-2

⇩

T-Zellen bleiben inaktiviert.

2 **Immunsuppression**

12.6.4 Endotoxine

Endotoxine sind hitzestabile **Lipopolysaccharide** in den äußeren Zellwänden abgestorbener gramnegativer Bakterien, die beim Menschen ohne Inkubationszeit nach 6–8 Stunden eine Vergiftung auslösen. Endotoxine aktivieren Makrophagen und andere Zellen zur Freisetzung von Prostaglandinen, Interleukinen oder freien Radikalen, die den „Endotoxinschock", d. h. Entzündungsreaktionen, Fieber und Blutgerinnungsstörungen, auslösen.

Salmonellose wird durch die Stäbchenbakterien *Salmonella typhimurium* ausgelöst die sich in Eiern, Eierprodukten (z. B. Tiramisu), Speiseeis, Hackfleisch, Geflügel, Muscheln und Wurst bei unzureichender Erhitzung (70 °C, 10 min; 55 °C, 1 h) vermehren. Sie führt zur Sepsis (Blutvergiftung) und Enteritis (Darmentzündung). *Salmonella enteritidis* infiziert Hühnereier noch vor der Schalenbildung. Das Toxin löst beim Menschen nach 6–8 h starkes Fieber und Brechdurchfall aus. ▶1

Vergiftung: Erbrechen, wässriger Durchfall (1–2 Tage), geringe Letalität. Therapie: Flüssigkeitszufuhr, Lactulose als osmotisch wirksames Abführmittel, Antibiotika meist nicht notwendig.

Endotoxine lösen Entzündungen aus.

12.6.5 Immunsuppressiva aus Pilzen

Immunsuppressive Inhaltsstoffe auf Pilzen hemmen die Phosphatase **Calcineurin**, so dass das genregulierende, T-Zellen aktivierende Zytoplasmaprotein „NFAT" nicht mehr dephosphoryliert wird, sich im Zellkern mit seiner Untereinheit verbinden und die Transkription des Interleukin-2-Gens aktivieren kann; als Folge bleibt die Bildung von T-Lymphozyten aus.

Ciclosporin A bis D, aus dem norwegischen Schlauchpilz *Tolypocladium inflatum* sowie *Trichoderma polysporum*, sind ungewöhnlich lipophile, zyklische Polypeptide aus elf teilweise *N*-methylierten Aminosäuren, davon eine D-Aminosäure. Ciclosporin wird zur Unterdrückung des Immunsystems bei Autoimmunkrankheiten und Transplantationen eingesetzt, z. B. zusammen mit Azathioprin und Glucocorticoiden. ▶2

Das Makrolid **Tacrolismus** aus *Streptomyces tsukubaenses* wirkt 100-mal stärker immunsuppressiv als Ciclosporin A.

Ciclosporin und Tacrolismus sind Calcineurin-Inhibitoren.

12.7 Biologische Kampfstoffe

Die **Biologische Waffenkonvention** (BWC) von 1972 verbietet in vielen Staaten die Entwicklung, Produktion und Bevorratung von bakteriologischen Waffen und Toxinwaffen für militärische Zwecke. Biologische Kampfstoffe aus Organismen, Viren und Toxinen werden als Aerosol mit Teilchengrößen von 1–5 µm ausgebreitet und über die Lungen aufgenommen. Mykotoxine dringen auch über die Haut ein. Flöhe, Ratten und Moskitos dienen als Überträger (Vektor) für epidemieauslösende Erreger.

12.7.1 Toxine

Bakterielle Toxine töten bereits in Mengen weniger Nanogramm. Die giftigsten Pflanzengifte stammen aus Paternostererbse und Ricinus. Die giftigsten Tiere sind Dinoflagellaten, Weichkorallen, Giftnattern und Pfeilgiftfrösche. ▶1–2

■ **Botulinum-Toxin** (▶Kap. 12.6.3) persistiert einige Wochen in Nahrungsmitteln und im stehenden Wasser unter Sauerstoffabschluss. Nach einer Inkubationszeit von Stunden bis 5 Tagen treten Todesfälle nach 24–72 Stunden ein. Bei beatmeten Überlebenden dauert die Vergiftung Wochen bis Monate an.
Therapie: Impfstoffe, Antitoxin, Beatmung, Infektionsprophylaxe.

■ **Trichotheceten-Mykotoxine** aus Schimmelpilzen (Fusarien, Myrothecium, Trichoderma, Stachybotrys) sind stabil gegen Hitze, UV-Strahlung und Hypochlorit, nicht jedoch gegen Natronlauge. Sie hemmen die Proteinbiosynthese, Zellteilung und das Knochenmark, verursachen blutige Geschwüre in Haut, Speiseröhre und Magen-Darm-Trakt. Die Inkubationszeit des **T-2-Toxin** (Fusariotoxin T2, ▶Kap. 12.5.2) beträgt 2–4 Stunden; die Tage bis Monate dauerende Erkrankung verläuft vielfach tödlich. Therapie: Dexamethason, Dekontamination von Haut und Kleidung.

■ **Ricin**, das sehr stabile Gift aus Castorbohnen (Riciniussamen), führt nach einer Inkubationszeit von Stunden bis Tagen nach 10–12 Tagen zu einer hohen Letalitätsrate. ▶Kap. 10.13.3
Therapie: Intensivtherapie des Lungenödems, Aktivkohle

■ **Staphylokokken-Enterotoxin B** führt in Picogramm-Mengen nach einer Inkubationszeit von 1–6 Stunden zu einer mehrtägigen Erkrankung. Todesfälle sind selten (letale Dosis 0,03 µg/kg). Das Toxin ist hitze- und lagerungsstabil. Therapie: Beatmung.

12.7.2 Mikrobielle Agentien

■ **Milzbrand** wird durch die Sporen von *Bacillus anthracis* von Nutztieren und kontaminiertem Fell, Wolle, Fleisch, Blut, Exkrement und Knochenmehl auf den Menschen übertragen und befällt Haut, Darm, Lunge und Blut (Milzbrandsepsis). Die Sporen widerstehen üblichen Desinfektionsverfahren und sind Jahrzehnte lang stabil in Erdreich und Wasser. Anthrax-Toxin ist ein Proteintoxin aus einem Transport- und zwei Enzymteilen, eine ödemauslösende Adenylatzyklase und eine letale Metalloprotease. Der Name „Anthrax" leitet sich vom kohleschwarzen, übertragbaren Schorf des *Hautmilzbrands* ab, der unbehandelt in 25 % der Fälle zum Tod führt. *Lungenmilzbrand* verläuft mit grippeähnlichen Symptomen und Atemnot nach wenigen Tagen tödlich. Inkubationszeit: 1–6 Tage und länger.
Therapie: Impfstoffe, Antibiotika (Ciprofloxazin und Doxycyclin auch prophylaktisch; Penicillin), Hämoperfusion.

■ **Cholera**-Bakterien (*Vibrio cholerae*) verteilen sich über Meerwasser, Nahrung und Aerosole, selten durch Ansteckung von Mensch zu Mensch. Inkubationszeit: 4 Stunden bis 5 Tage. Hohe Letalität nach 3 bis 5 Tagen. Therapie: Impfstoffe, Antibiotika (Tetracyclin, Ciprofloxazin), Rehydratisierung.

Assyrer: Vergiftung von Quellwasser mit Mutterkorn

6. Jh. v. Chr.: Solon: Christrosen auf Krissa (Griechenland)

1346: Tataren: Pestleichen auf Kaffa (Krim)

1754-67: *Jeffrey Amherst*: verteilt mit Pocken infizierte Decken an Indianer

1940: Japan: pestinfizierte Flöhe auf Mandschurei (China)

1971/72: Vernichtung biologischer Waffen in den USA

1979: Swerdlowsk: unbeabsichtigte Freisetzung von Anthrax

1991–95: Irak: Vorräte an Botulinum-Toxin, Anthrax, Aflatoxin

1995: Aum-Sekte: Anschlag auf die U-Bahn in Tokio

2001: USA: Versand von Anthrax-kontaminierten Briefen

1 Geschichte der Biowaffen

Toxin	LD_{50} Maus i.p. (µg/kg)
Botulinumtoxin A	0,001
Shigatoxin	0,002
Tetanus-Toxin	0,002
Abrin (Paternostererbse)	0,04
Diphtherietoxin	0,1
Maitotoxin (Dinoflagellaten)	0,1
Palytoxin (Krustenanemonen)	0,15
Ciguatoxin (Dinoflagellaten)	0,4
Clostridium perfringens	0,1–0,5
Textilotoxin (Giftnatter)	0,6
Batrachotoxin (Pfeilgiftfrosch)	2
Ricin (Rizinus)	3
Staphylokokken-Enterotoxin B	27
Mykotoxin T-2 (Schimmelpilz)	1210

2 Giftigkeit von Toxinen

■ **Lungenpest** (*Yersinia pestis*) ist von Mensch zu Mensch übertragbar. Der Erreger überdauert im Boden bis zu einem Jahr, Inkubationszeit 1–3 Tage. Hohe Letalität nach 1 bis 6 Tagen. Bei Überlebenden dauert die Krankheit einige Wochen. Therapie: Impfstoffe, Antibiotika (Streptomycin, Doxycyclin auch prophylaktisch, Chloramphenicol), Isolation, Personalschutz!

■ **Tularämie** (Hasenpest), ausgelöst durch in feuchten Böden und Wasser Monate lang stabile *Francisella tularensis*, ist eine Nagetierseuche, die von infizierten Kaninchen und Hauskatzen auf den Menschen übertragen wird. Inkubationszeit 1–10 Tage. Sterblichkeit ohne Therapie etwa 30 %. Therapie: Impfstoffe, Antibiotika (Streptomycin, Gentamicin, Prophylaxe mit Doxycyclin).

■ Das **Pocken**-Virus (Variolavirus) ist hochansteckend. Nach einer Inkubationszeit von 7–17 Tagen führt es bei Ungeimpften in etwa 30 % der Fälle nach 8–12 Tagen zum Tod. Therapie: Impfstoffe, Antibiotika gegen Sekundärinfektionen, Antipyretika. Isolation, Personalschutz!

■ **Q-Fieber**, ausgelöst durch das auf Holz und Sand Monate lang stabile Bakterium *Coxiella burnetii*, wird selten von Mensch zu Mensch übertragen. Die Letalität ist gering. Therapie: Impfstoffe, Antibiotika (Tetracyclin, Doxycyclin auch prophylaktisch).

■ Das **Ebola-Virus** („Marburg-Virus") wird durch direkten Kontakt übertragen und ist relativ instabil. Inkubationszeit 4–21 Tage, sehr hohe Letalität nach 7–16 Tagen. Therapie: Behandlung der Blutgerinnungsstörung. Isolation, Personalschutz!

■ Das **Venezolanische Equine-Enzephalitisvirus** (VEE, beim Pferd) ist in geringem Maße von Mensch zu Mensch übertragbar; es führt nach einer Inkubationszeit von 1–6 Tagen und einer wochenlangen Erkrankung zu weniger als 1 % Letalität. Therapie: Impfstoffe, Analgetika, Antikonvulsiva.

12.8 Antiinfektiöse Wirkstoffe

Allgemeine Schutzmaßnahmen gegen biologische Kampfstoffe sind: Haut mit Wasser und Seife waschen, Desinfektion und Wundspülung außer in Körperhöhlen mit 0,5%iger Natriumhypochloritlösung, Materialdesinfektion bei 160 °C Hitze (4 h) oder mit Wasserdampf (121 °C, 2 bar, 20 min) oder Formaldehyd-Begasung. Antibiotika gegen bakterielle Agentien.
Chemotherapeutika werden eingeteilt in Antiinfektiva (Antibiotika, Virostatika, Antimykotika, Mittel gegen Parasiten) und antineoplastische Chemotherapeutika (Zytostatika).

12.8.1 Antibiotika

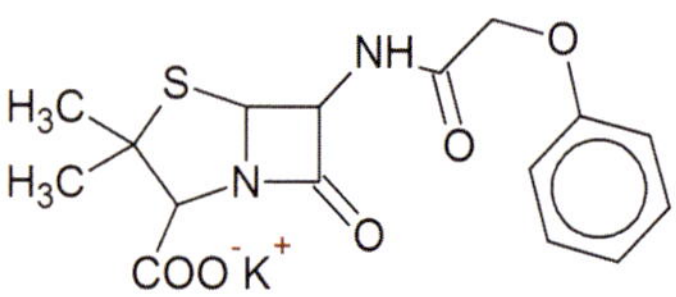

1 Penicillin V
(oral wirksam, da säurestabil)

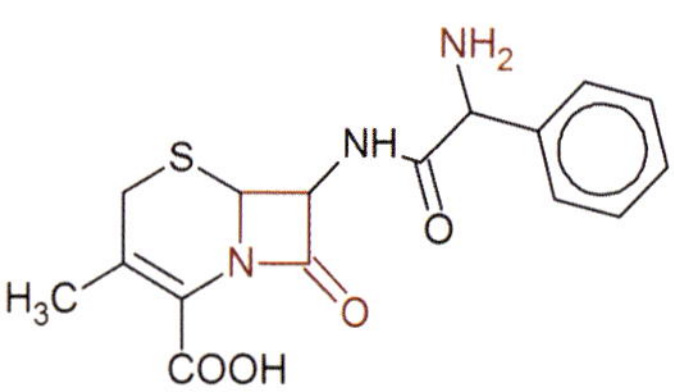

2 Cefalexin

Antibakterielle Substanzen (Antibiotika) töten Erreger ab (bakterizid) oder hemmen deren Wachstum (bakeriostatisch), möglichst ohne den Wirtsorganismus zu schädigen. Penicillin erfasst bakterizid vorwiegend grampositive Bakterien; Tetracycline sind bakteriostatische Breitband-Antibiotika. Die Vernichtung physiologischer Keime fördert die Besiedlung der Schleimhäute mit pathogenen Keimen und die Resistenzentwicklung.

Wirkungsmechanismen

■ **Zellwandsynthese-Hemmer**: Die bakterielle Zellwand wird aus einzelnen Peptidketten im Zellinneren synthetisiert. **Penicilline** (►1) und **Cephalosporine** (►2) hemmen die Verknüpfung der neuen Peptidketten auf der Zellwand; **Vancomycin** hemmt die Ablösung der Peptidkette vom Phospholipidtransporter, **Bacitracin** den Transport durch die Zytoplasmamembran, **Fosfomycin** die Synthese der *N*-Acetylmuraminsäure im Zytosol, **Cycloserin** die Synthese der Peptidkette. Das Carbapenem **Imipenem** dient wegen Resistenzentwicklung als Reserveantibiotikum.

- **Schädigung der Zellmembran** durch porenbildende bakterielle Polypeptide, z. B. Polymyxine und Tyrothricin.
- **Tetrahydrofolsäure-Synthese-Hemmer**, wie Sulfonamide und 2,4-Diaminopyrimidine, rationieren Tetrahydrofolsäure als notwendigen Baustein der bakteriellen DNA-Synthese. ▶1
- **DNA-Hemmstoffe**:

a) **Gyrase-Hemmer** wie 4-Chinolin-3-carbonsäure-Derivate (Norfloxacin ▶2) stören die richtige Faltung der DNA in der Bakterienzelle, woraufhin es zum Zelltod kommt.

b) **Nitroimidazole**, deren Nitrogruppe im Bakterienstoffwechsel zum Hydroxylamin oxidiert wird, schädigen die DNA.

- **Proteinsynthese-Hemmer**:

a) **mRNA-Synthese-Hemmer**, z. B. das Antibiotikum Riampicin.

b) **Ribosom-Verschiebungs-Hemmer**, z. B. durch Makrolide wie Erythromycin (▶3)

c) Hemmung der **Aminoacyl-tRNA-Anlagerung** an die Ribosomen, z. B. durch Tetracycline (▶4)

d) Anlagerung falscher **Aminoacyl-tRNA**-Komplexe an die mRNA, so dass im Bakterium falsche Proteine synthetisiert werden; z. B. wirken Aminoglycoside wie Gentamycin und Neomycin bakterizid gegen gramnegative Bakterien,

e) **Peptidyltransferase-Hemmer** am Ribosom verhindern, dass die im tRNA-Aminosäure-Komplex herangeführte Aminosäure an die Peptidkette geknüpft werden kann. Chloramphenicol dient wegen seiner Knochenmarkschädlichkeit als Reserveantibiotikum. ▶5–6

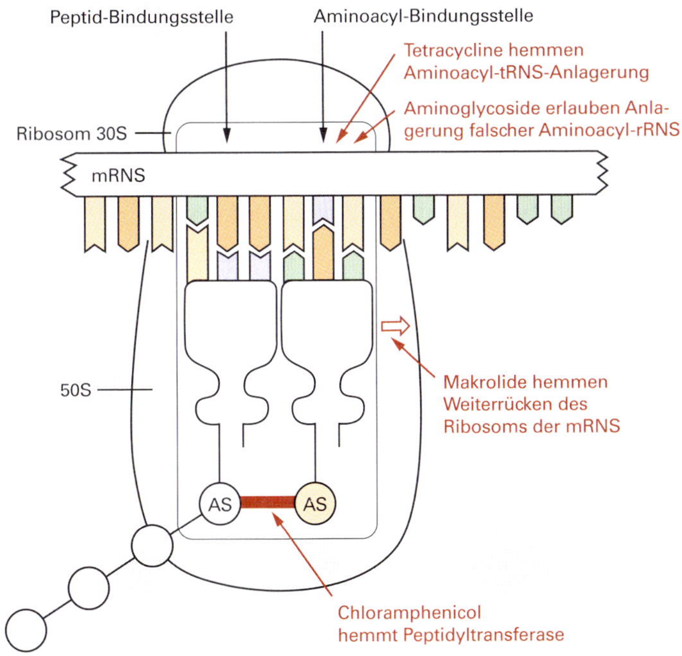

6 Hemmung der Proteinbiosynthese

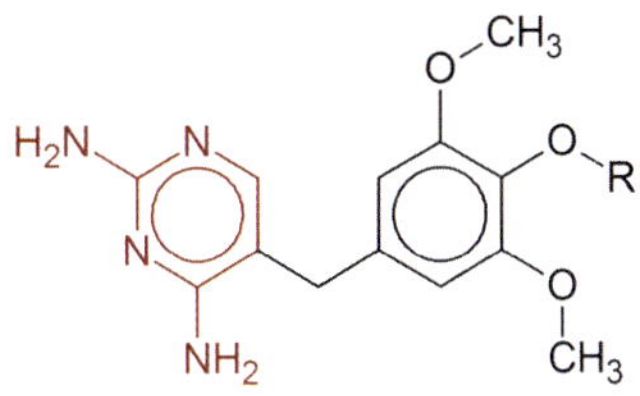

1 Diaminopyrimidine
Trimethoprim R = CH_3

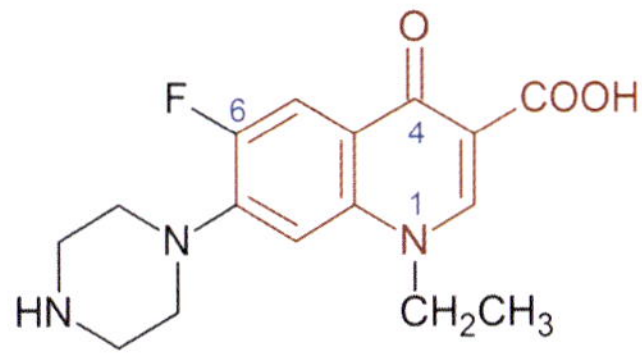

2 Norfloxacin

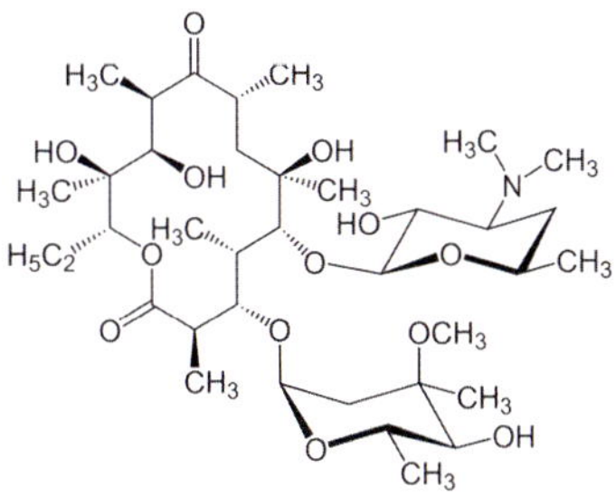

3 Erythromycin A

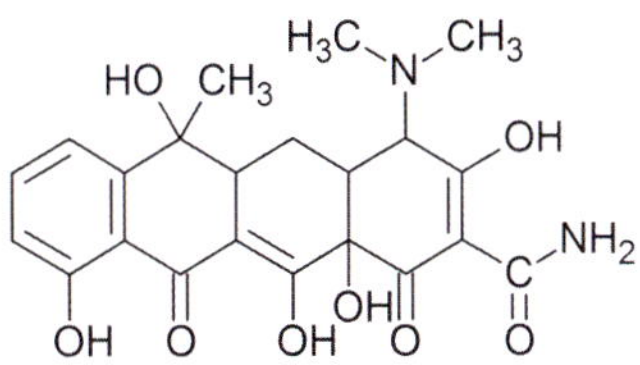

4 Tetracyclin

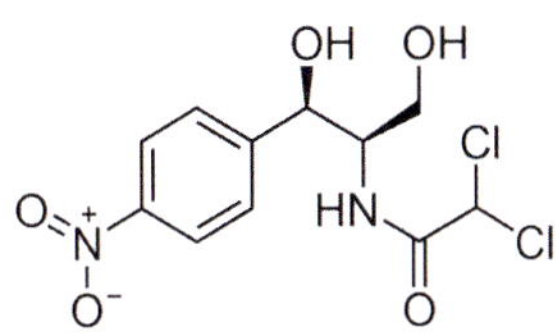

5 Chloramphenicol

Squalen
↓ c)
Squalenepoxid
↓
Lanosterin
↓ b)
Desmethyl-Lanosterin
↓ a)
Lanosterin

1 Ergosterin-Synthese

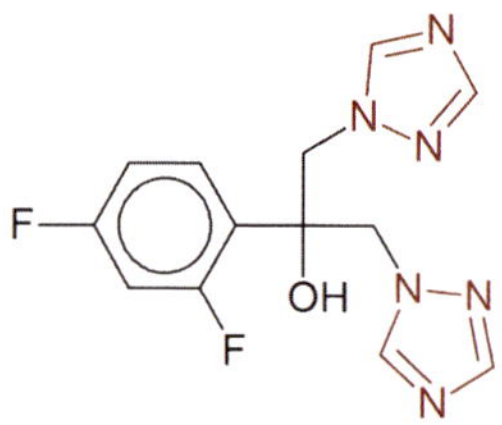

2 Fluconazol

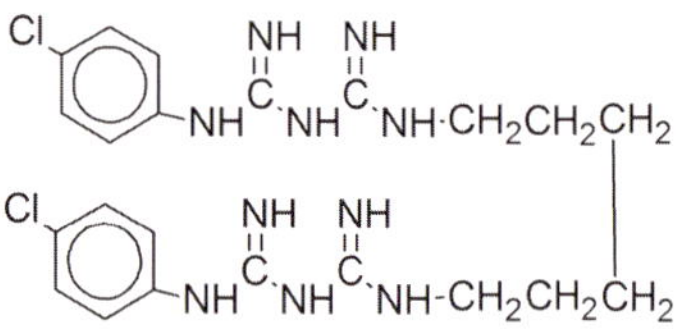

3 Chlorhexidin

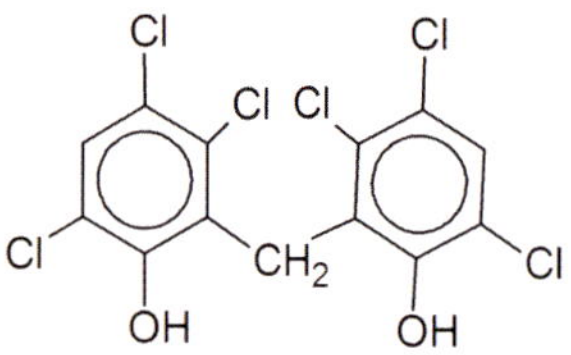

4 Hexachlorophen

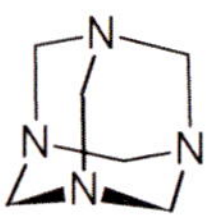

5 Hexamethylentetramin

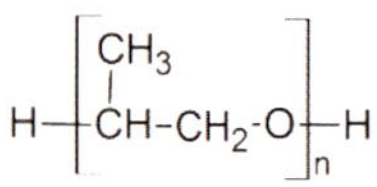

6 Polypropylenglycol

12.8.2 Antimykotika

Gegen **Pilzinfektionen** werden folgende Strategien eingesetzt.

- **Polyen-Antibiotika** fressen hydrophile Poren in die Membran von Pilzzellen, z. B. die Fungizide Nystatin und Amphotericin B.
- **Ergosterin-Synthese-Hemmer** hemmen das Wachstum der Pilzzellmembran und wirken dadurch fungistatisch:
  a) **Azol-Antibiotika**: Clotrimazol, Itraconazol, Fluconazol (▶1–2)
  b) **Morpholino**-Antibiotika, z. B. Amorolfin
  c) **Allylamin**-Antibiotika, z. B. Naftifin
- **Antimetabolite**, z. B. 5-Fluorcytosin, stören den Nucleinsäurestoffwechsel. **Spindelgifte**, z. B. Griseofulvin, hemmen die Zellteilung.
- Ein **Hemmstoff der Zellwandsynthese** ist das halbsynthetische zyklische Polypeptid Caspofungin.

12.8.3 Antiseptika

Antiseptika (Desinfektionsmittel) sollen unspezifisch alle Bakterien, Pilze und Viren abtöten, lokal verträglich für menschliche Haut, Schleimhaut und Wundgewebe sein, möglichst ungiftig sein und nicht durch Verunreinigungen (Blut, Eiter, Ionen) inaktiviert werden. Für ein breites Wirkungsspektrum müssen mehrere Substanzen gemischt werden.

- **Phenol-Derivate** werden durch Alkyl- und Phenylreste und Chloratome im Molekül zunehmend wirksam.

Methylphenole (Kresole) dienen zur Raumdesinfektion, **Thymol** (2-Isopropylkresol) als Konservierungsmittel und zur Hautdesinfektion, insbesondere gegen Pilze; **Eugenol** (2-Methoxy-4-allylphenol) zur Desinfektion in der Zahnmedizin.

Chlorphenole wie 4-Chlorthymol eignen sich für die Haut-, Schleimhaut-, Handschuh- und Instrumenten-Desinfektion.

- **Chlorhexidin** dient zur Desinfektion von Händen, Geräten, Haut, Mund-Rachen-Raum und gegen Blasenkeime. ▶3

Hexachlorophen (2,2′-Dihydroxy-3,5,6,3′,5′,6′-hexachlordiphenyl-methan) wird flüssigen Seifen zugesetzt und vermindert grampositive Hautkeime. ▶4

- **Alkohole** wie Ethanol und Propan-2-ol dienen zur chirurgischen Handdesinfektion; Bakteriensporen werden nicht abgetötet und abgewischte Hautareale nicht vollständig desinfiziert. Für die Instrumentendesinfektion allein ungenügend! **Glycole** wie Propylenglycol und Tripropylenglycol eignen sich zur Luftdesinfektion in Wasserdampfgemischen. ▶6

- **Formaldehyd** tötet innerhalb von Stunden Bakterien und Viren ab, insbesondere für die Desinfektion von Räumen und Sekreten. **Hexamethylentetramin** (▶5) spaltet in Zubereitungen durch den sauren Schweiß Formaldehyd ab. **Glyoxal** und **Glutaral** sind in Kombinationspräparaten enthalten.

- **Oxidationsmittel** zerstören bakterielle Enzyme.

Wasserstoffperoxid (H_2O_2) setzt durch die in allen Geweben vorhandene Katalase atomaren Sauerstoff frei, 0,1–0,3%-ige Lösung ist zum Spülen von Wunden und Schleimhäuten geeignet. Kaliumpermanganat ist überholt.

- **Iod** (I_2) wird in 2%iger alkoholischer Lösung als bakterizides und fungizides Desinfektionsmittel für Haut und Operationsfelder eingesetzt. Bei Neugeborenen und Patienten mit Schilddrüsenüberfunktion ist Iod ungeeignet. „Polyvidon" ist eine Zubereitung mit löslichen Polymeren, die Iod langsam abgeben.

- **Chlorgas** (Cl_2) und **Hypochlorite** (z. B. NaOCl) dienen zur Wasserentkeimung, da sie bakterielle Proteine denaturieren.

Chloramine setzen durch Hydrolyse langsam Hypochlorige Säure (HOCl) frei und eignen sich für die Haut- und Schleimhautdesinfektion, z. B. Natrium-*N*-Chlor-(4-methylbenzol)sulfonamid (Tosylchloramid, ▶1)

- **Detergentien** sind oberflächenaktive Substanzen. Kationische Tenside auf Basis quartärer Ammonium- und Phosphoniumsalze töten vorzugsweise grampositive Keime im alkalischen Milieu ab und eignen sich für Wund und Vaginalspülungen sowie die Aufbewahrung steriler Instrumente (z. B. Cetalkonium, ▶2).

- **Schwermetallsalze**: Das bakterizide **Silbernitrat** dient zur Abwehr eitriger Augenbindehautentzündungen bei Neugeborenen (bei Infektion der Mutter an Gonorrhö = Tripper), ferner von Hautschrunden (Rhaghaden) und Harnblasenentzündungen. Quecksilbersalze sind wegen ihrer Giftigkeit überholt.

- **Acridinderivate** dienen zur Wund-, Verband- und Darminfektion; sie wirken stark gegen eiterbildende Kokken. ▶3

- **Chinolinderivate** wie 8-Chinololol („Oxychinolin") eignen sich zur Wunddesinfektion. ▶4

- **Kombinationspräparate** enthalten alkoholische Mischungen mit Tensiden, Iod, Phenolen oder Chlorhexidin.

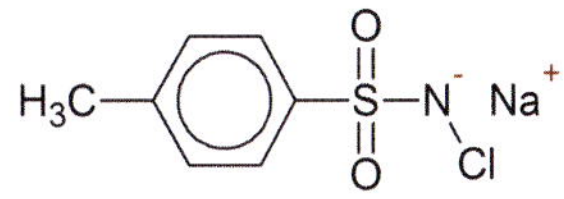

1 **Tosylchloramid**

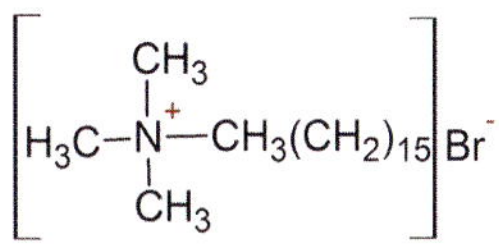

2 **Cetalkonium**

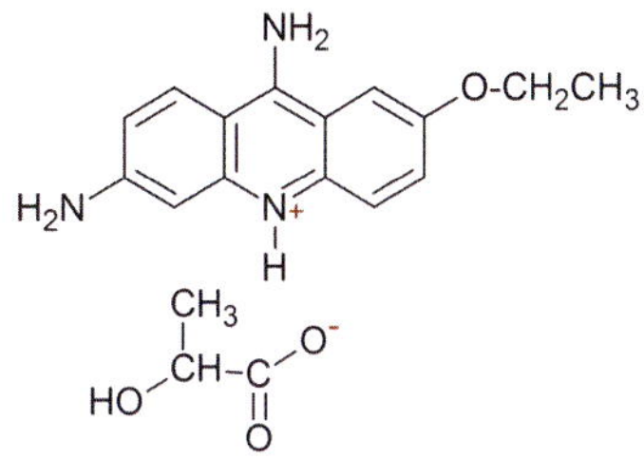

3 **Ethacridinlactat**

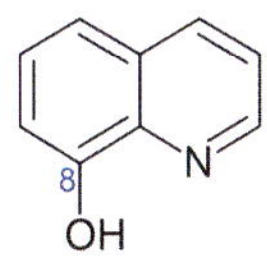

4 **Chinolin-8-ol**

12.9 Novel Food

Neuartige Lebensmittel („Novel Food"), von Kritikern „Junk Food" (minderwertige Kost) genannt, umfassen Erzeugnisse, die z. B. mit gentechnisch veränderten Organismen hergestellt sind.

Unverdauliche Fettersatzstoffe: Das kalorienfreie „Olestra" (▶5) wurde 1968 bei Procter & Gamble synthetisiert und 1996 in den USA u. a. für Kartoffelchips zugelassen. Fette (Ester von Fettsäuren mit Glycerin) werden mit Methanol in Methylester der Fettsäuren gespalten und mit Saccharose umgesetzt. Ein Saccharosemolekül ist sternförmig mit 7–8 Fettsäuren verestert, die im Darm nicht resorbiert und von körpereigenen Enzymen nicht abgebaut werden können. Olestra beschränkt die Aufnahme der fettlöslichen Vitamine A, D, E und K, sowie einiger Arzneimittel. Übermäßiger Verzehr (> 30 % des Nahrungsfettes) führt zu abdominellen Krämpfen und Durchfällen, wobei sich die wasserunlösliche Substanz vom Rest des Stuhls trennt. Die fettreduzierte Nahrung führt, zumindest bei Ratten, im Langzeitversuch zu einer Gewichtszunahme statt der gewünschten Abnahme.

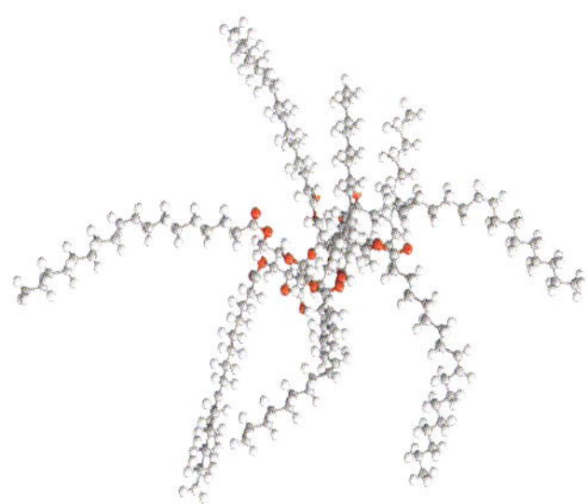

5 **Olestra**

Gentechnologische Verfahren sollen Haltbarkeit, Größe und Aussehen von Lebensmitteln verbessern, z. B. bei Milch, Tomaten und Fleisch. Qualitätsunterschiede zu herkömmlichen Lebensmitteln sind 1. der Gehalt an Vitaminen, Mineralstoffen, Fett und Salz, 2. der Gehalt an allergieauslösenden Fremdproteinen aus Mikroorganismen. Nicht alle Produkte sind in der Europäischen Union zugelassen.

Schimmelpilzprodukte dienen als vegetarischer Fleischersatz. „Quorn" ist das mit Hühnereiweiß gebundene, bei 28 °C in Glucoselösung fermentierte Myzel aus *Fusarium venenatum*, mit 10–15 % Protein und 13 % Fett, angereichert mit Vitaminen und Mineralstoffen.

12.10 Übungsaufgaben

1. Führen Aflatoxine generell zu Leberkrebs?
2. Warum kann man die stark antibiotische Wirkung von Citrinin nicht therapeutisch nutzen?
3. Welche Rolle spielt der enterohepatische Kreislauf bei der Knollenblätterpilz-Vergiftung?
4. Warum verläuft die Knollenblätterpilz-Vergiftung bis zum Tod so langsam?
5. Wie unterscheiden sich Maronenröhrlinge von Steinpilzen und Gallenröhrlingen?
6. Welches ist das wohl wirksamste biologische Toxin?
7. Zu Beginn einer antibakteriellen Therapie gegen eine Infektion verstärken sich die Krankheitserscheinungen. Warum?
8. Was bedeutet ein genetischer Glucose-6-Phosphat-Dehydrogenase-Mangel für Malariakranke, die mit oxidierend wirkenden Arzneimitteln behandelt werden?
9. Welchen Nachteil haben Breitband-Antibiotika?
10. Welcher Unterschied besteht in der Anwendung von Antibiotika und Antiseptika?
11. Helfen Lysozym-Tabletten gegen Grippeviren?
12. Warum gelten einige Antiinfektiva als Reservemittel?

13 Lösungen der Übungsaufgaben

Kapitel 1

1. Geschwindigkeit der Aufnahme: 1. intravenös (i.v.) = in eine Vene hinein; sofort-vollständig bioverfügbar; 2. inhalativ (inhal.) = durch Einatmen von Gasen und Dämpfen in den Respirationstrakt; sofort-größtenteils bioverfügbar; 3. intraperitoneal (i.p.) = in Bauch- und Beckenhöhle hinein (umspannt Magen, Milz, Leber, Dünndarm, Teile des Dickdarms); vollständig bioverfügbar; 3. intramuskulär (i. m.) = in einen Muskel hinein; verzögert-vollständig bioverfügbar; 4. subkutan (s.c.) = unter die Haut; verzögert-vollständig bioverfügbar; 5. Inhalation von Aerosolen; langsam und mäßig bis schlecht bioverfügbar; 6. oral (p.o.) = durch den Mund, durch Verschlucken; variabel bioverfügbar je nach Substanz; 7. dermal = durch die Haut; sehr variabel bioverfügbar.

2. a) Phosgen ($COCl_2$) schädigt akut-lokal die Lunge, b) Tetrachlormethan (CCl_4) akut-systemisch die Leber. c) Blausäure (HCN) hemmt akut-systemisch die Zellatmung. d) Schwefeldioxid (SO_2) wirkt chronisch-lokal (Bronchitis). e) Hexan (C_6H_{14}) und f) Cadmium wirken chronisch-systemisch auf Nervensystem bzw. Niere. g) Teerprodukte erzeugen chronisch-lokal-reversibel Warzen und irreversibel Krebs. h) Benzol (C_6H_6) wirkt auf das Knochenmark und löst Anämie (chronisch-systemisch-reversibel) und Leukämie (irreversibel) aus. i) Der Sauerstoffmangel in Geweben durch Kohlenmonoxid und j) die Neurotoxizität von Carbamaten sind reversibel. k) Krebserzeugende Nitrosamine schädigen das Erbgut (DNA) irreversibel.

3. Curare ist intravenös giftig, aber „harmlos" beim Essen des gebratenen Fleisches (p.o.).

4. Es hängt von der verabreichten Dosis, ob ein Fremdstoff eine Gesundheitsschädigung auslöst. In einer Überdosis ist jeder Stoff schädlich; in kleiner Dosis kann die Wirkung erwünscht sein.

5. a) Das Verhältnis der Lipophilie in Octanol zur Hydrophilie in Wasser beträgt $P = 10^{6,2}$, d. h. DDT löst sich 1,6 Millionen Mal besser in Octanol als in Wasser. DDT ist also stark hydrophob (lipophil).

b) Anilin ist wegen $P = 10^{0,9} \approx 8$ besser in Octanol als in Wasser löslich. Es ist hydrophil und lipophil.

6. a) Plasma (70 kg · 0,04 L/kg ≈ 3 L), Extrazellulärraum (Plasma plus interstitielle Flüssigkeit: 0,2 L/kg · 70 kg = 14 L), gesamtes Körperwasser (70 kg · 0,6 L/kg = 42 L). b) Im Körper verteilt sich Chlorpromazin scheinbar auf 70 kg · 20 L/kg = 1400 L. Das scheinbare Verteilungsvolumen (= bioverfügbare Dosis pro Plasmakonzentration) ist riesig, weil sich der Fremdstoff im Gewebe und Fett anreichert. Heparin geht mit 70 kg · 0,06 L/kg = 4,2 L überwiegend ins Blutplasma.

7. a) Das Plasmavolumen, das je Zeiteinheit von einer Substanz geklärt wird oder: das Plasmavolumen, in dem sich die ausgeschiedene Masse *m* des Fremdstoffes verteilt hätte.

b) Eliminationsgeschwindigkeit bei gegebener Plasmakonzentration:

$$-\mathrm{d}m_K/\mathrm{d}t = C_L \cdot c_P \quad \text{oder} \quad C_L = m_K/(c_P \cdot t).$$

Konzentration *c* im Körper (K) bzw. im Plasma (P).

8. Kumulationsindex:

$$A_R = T/(\tau \cdot \ln 2) = 7\ \mathrm{d}/(1\ \mathrm{d} \cdot 0{,}6931) \approx 10{,}1$$

9. HI = (1/10) + (0,5/1) + (75/100) = 1,35, d. h. die additiven Wirkungen der Mischung sind größer als die Giftigkeit jeder Einzelkomponente (HI = 0,1; 0,5 und 0,75).

10. *In-vivo-* und *in-vitro*-Tests (siehe Kap. 1.3)

11. Die Tierarten unterscheiden sich in ihrer enzymatischen Ausstattung; beim Meerschweinchen unterbleibt die Krebs erzeugende *N*-Hydroxylierung an der aromatischen Aminogruppe.

12. Die Clearance der Ratte ($C_L = 10{,}9 \cdot 0{,}2^{0{,}690} \approx 4$) und des Menschen ($C_L = 10{,}9 \cdot 70^{0{,}690} \approx 204$ mL/min) ist unterschiedlich. Weil die Halbwertszeit vom Körpergewicht abhängt, $T = \mathrm{m}^{0{,}3}$, eliminiert der Mensch den Stoff $(70/0{,}2)^{0.3} \approx 6$-mal langsamer als die Ratte.

13. Die Substanz ist nicht mutagen (*Ames*, V79-HG-PRT). Tierversuche mit extrem hohen und toxischen Dosierungen sind nicht direkt auf den Menschen übertragbar; Blasenkrebs kann auch durch mechanische Reizung durch Kristallite ausgelöst werden. Erst wenn die Entgiftung durch Glucuronidierung überfordert ist, kann aus Paracetamol das genotoxische Chinonimin entstehen.

14. Drei Dosierungen an zwei Tierarten; unterschiedlich lange Zeiträume. Die höchste Dosis soll für mehr als 50 % der Individuen toxisch sein, die niedrigste Dosis (NOAEL) beim empfindlichsten Tiermodell, Stamm oder Geschlecht unschädlich sein.

15. 2,3,7,8-TCDD (Seveso-Dioxin) eliminiert die Ratte schnell, der Mensch langsam. Bis der Gleichgewichtszustand von Aufnahme und Ausscheidung erreicht ist, wird der Menschen durch Akkumulation 100-fach höher als die Ratte belastet. Die akzeptable Dosis muss einen großen Sicherheitsabstand zur Wirkschwelle (NOEL, LO-AEL) haben.

16. a) Formaldehyd wirkt auf die empfindliche Nasenschleimhaut der Ratte in chronisch-hohen Dosen „schlimmer" denaturierend als beim Menschen. b) Ja, weil Formaldehyd zwar ein Tumorpromotor, aber nicht mutagen ist. Beim Menschen liegt der Schwellenwert höher als bei der Ratte.

17. Die Substanz wirkt über lange Zeit (4 h, Haut) bzw. in großer Menge (0,1 mL, Auge) am empfindlichen Kaninchen ein. Das Ausbleiben einer Reizung ist aussagekräftig für die Sicherheitsbewertung der Substanz.

18. Jede toxikologische Wirkung verläuft dosisabhängig. Mit immer höherer Dosis treten Nebenwirkungen auf – jede S-Kurve (Wirkung bzw. beobachteter Defekt im Tierversuch) hat eine andere Steigung. Überlagern sich mehrere Wirkungen, weicht die S-Form ab, bei gegensätzlichen Wirkungen (z. B. Genregulation) tritt U-Form auf.

19. Der LD_{50} ist schlecht reproduzierbar, von Tierart und Applikationsart abhängig, sagt nichts über die Steilheit der Dosis-Wirkungs-Kurve und die Wirkschwelle (NOEL), erfasst nur die Letalität und keine schwerwiegenden toxischen Erscheinungen, berücksichtigt Mehrfachgaben nicht; der Tierversuch ist nicht einfach auf den Menschen (mit anderen toxikokinetischen Variablen) übertragbar.

20. a) Trägt man $p = r/n$ gegen log D auf, liegt LD_{50} bei $p = 50$ %. b) $\bar{x} = -0{,}096$ und $\bar{y} = -0{,}408$; ferner $b = 2{,}12$; $a = -0{,}204$, $LD_{50} = 1{,}248$; s = 0,527, Konfidenzintervall [0,66; 2,36]

p	x	y	w
0.231	−0.602	−1.133	2571
0.259	−0.301	−0.991	2733
0.319	−0.022	−0.718	1997
0.471	0.176	−0.112	2044
0.636	0.301	0.532	1821
0.889	0.477	1.904	622
0.978	0.699	3.066	93

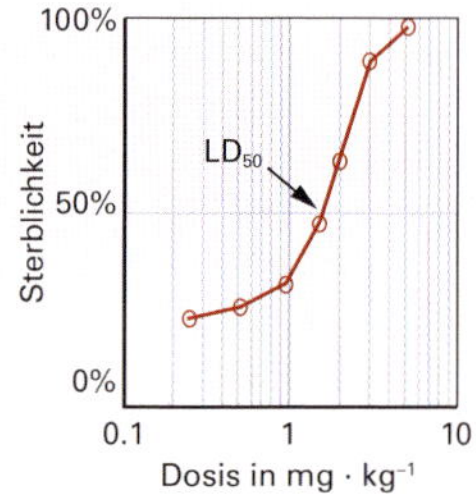

21. Maß für die therapeutische Breite, d. h. den Abstand von toxischer und erwünschter Wirkung ist der Therapeutische Index LD_{50}/ED_{50}.

22.

Relatives Risiko	Durch die Substanz	Beurteilung
12/10 = 1,2 (1:1,2)	1 – 1/1,2 = 17 %	wenig wahrscheinlich
20/10 = 2 (1:2)	1 – ½ = 50 %	Zufall wie beim Münzwurf
40/10 = 4 (1:4)	1 – ¼ = 75 %	wahrscheinlich
100/10 = 10 (1:10)	1 – 1/10 = 90 %	sehr wahrscheinlich

23. Die „Number needed to treat", 5000/(400−360) ≈ 83, bedeutet: Viele Patienten wären auch ohne das Medikament gesund geworden.

Kapitel 2

1. (1) Internationale Chemieabkommen (SAICM, GHS, Rotterdam, Stockholm, Kyoto, Montreal/Wien) → (2) EU-Verordnungen (REACh, CLP, PIC, POP, F-Gase, Ozonschicht) und EU-Richtlinien (Stoff-, Zubereitungs-, Biozid-, VOC-) → (3) Deutsches Recht (ChemG, GefStoffVO u. a.) → (4) Landesrecht (z. B. BayArbZustG, ASiMPV = Verordnung über Zuständigkeiten auf dem Gebiet des Arbeitsschutzes, der Sicherheitstechnik, des Chemikalien-/Medizinproduktrechtes).

2. Die European Chemicals Agency (ECHA) veröffentlicht eine „Kandidatenliste" besonders besorgniserregender Stoffe (SVHC), die zulassungspflichtig sind. Lieferanten müssen gewerblichen Kunden alle Stoffe mitteilen, die mit mehr als 0,1 % im Erzeugnis vorhanden sind.

3. Widersprüchliche nationale und regionale Einstufungen für Arbeitsschutz und Gefahrstofftransport wurden vereinheitlicht. LD_{50} = 257 mg/kg galt zuvor als gesundheitsschädlich (EU), giftig (USA), „nicht giftig" (Indien), „nicht gefährlich"(China).

4. Neue Gefahrstoffpiktogramme und Gefahrenklassen, spezifischere Gefahrenhinweise und Sicherheitsratschläge. Gleiche Einstufung in Transport- und Gefahrstoffrecht.

5. Hazard-Statements bezeichnen physikalische Gefahren (H2xx), Gesundheitsgefahren (H3xx), Umweltgefahren (H4xx). Precautionary Statements betreffen allgemeine Maßnahmen (P1xx), Vorsorgemaßnahmen (P2xx), Empfehlungen (P3xx), Lagerhinweise (P4xx) und Entsorgung (P5xx).

6. Schäden durch Einatmen, Verschlucken, Aufnahme durch die Haut (auch ohne Hautverletzung).

7. GHS-Symbol „Gesundheitsgefahr" (Mensch mit Stern), Aufschrift „Carc. 1, H350, Gefahr".

8. Ätzende Stoffe zerstören bei Berührung lebendes Gewebe; Reizende Stoffe lösen Entzündungen aus.

9. a) Ja, b) Nein, c) Ja, d) Ja, e) Ja, f) Nein, g) Ja, h) Ja, i) Nein, k) Ja, l) Ja, m) Nein.

10. Stoffe sind explosionsgefährlich, wenn sie durch Erhitzung, Flamme oder Funken sehr schnell zur Reaktion gebracht werden können.

11. Gemäß LD_{50} (Ratte p.o.) ist Kaliumdichromat sehr giftig (Akut. Tox. Kat. 2, < 50 mg · kg^{-1}), Methanol giftig (Akut Tox. 3, < 300), Ammoniumchlorid gesundheitsschädlich (Akut Tox. 4, < 2000) und Kochsalz nicht giftig (keine Einstufung).

12. **a)** nicht entzündbar,

b) korrosiv (Met. Corr. 1, H290),

c) nicht explosiv, kein Oxidationsmittel.

d) Der Anteil der Stoffe unbekannter Toxizität ist 3,5 % (C). Wasser und B werden nicht eingerechnet. „Acute Tox. 3" von A bedeutet LD_{50} oral ≈ 100 mg/kg. Das Gemisch ist wegen

$$A_{\text{mix,oral}} = \frac{100\,\% - 3{,}5\,\%}{\frac{1{,}5\,\%}{100} + \frac{18\,\%}{1200}} = 3217 \text{ mg/kg}$$

als nicht akut-toxisch einzustufen.

e) Es sind 23,5 % Stoffe mit unbekannter dermaler Toxizität vorhanden (B, C und D). Acute Tox. 3 von A wird mit LD_{50} dermal = 300 mg/kg geschätzt. Das Gemisch ist wegen

$$A_{\text{mix,dermal}} = \frac{100\,\% - 23{,}5\,\%}{1{,}5\,\%/300} = 15300 \text{ mg/kg}$$

nicht als Hautgift einzustufen.

f) Nein, keiner der Inhaltsstoffe ist so eingestuft.

g) Nein. Die Summe der hautätzenden Inhaltsstoffe liegt unter 5 %, d. h. das Gemisch ist hautreizend.

h) Das Gemisch „verursacht schwere Augenschäden", weil > 3 % der Bestandteile (A und B) Kat. 1 erfüllen. Beim Arbeiten Augenschutz tragen!

i) Das Gemisch ist ein Inhalationsallergen, weil > 1 % der Bestandteile (B) Kategorie 1 erfüllen.

k) $C_{\text{mix}} = \frac{(75+3{,}5+1{,}5)\,\%}{(1{,}5\,\%/2{,}8)+(3{,}5\,\%/0{,}03)} = 0{,}68$ mg/L (< 1 mg/L) macht das Gemisch akut-aquatisch toxisch (Kat. 1). Der M-Faktor ist 1.

l) Für das Gemisch werden die gewichteten Anteile der chronischen „Wassergifte" aller Kategorien aufaddiert.

$$(M \cdot 100 \cdot w_{\text{Kat.1}}) + 10 \cdot w_{\text{Kat.2}} + 1 \cdot w_{\text{Kat.3}}$$
$$= 100 \cdot 0\,\% + 10 \cdot 1{,}5\,\% + 1 \cdot 18\,\% = 33\,\%.$$

Gemisch ist in „Aquatic Chronic 3" einzustufen.

m) Verätzung, Gesundheitsgefahr, Gewässergefährdung. Das Ausrufezeichen ist in „Gesundheitsgefahr" enthalten.

n) Gefahr wegen der schweren Augenschäden und Sensibilisierung der Atemwege.

13. a) Krebserzeugend (C), mutagen (M), leicht entzündlich; b) krebserzeugend (C), mutagen (M), hochentzündlich; c) teratogen (R); d) beeinträchtigt möglicherweise die Fertilität; e) sensibilisierend; f) Sicherheitsdatenblätter, GESTIS-Datenbank

14. a) explosiv; auf keinen Fall verreiben!

b) Brandgefahr! Bildung explosiver Peroxide

c) Bildung explosiver Silberacetylide

d) Explosionsgefahr durch Phosphorsulfide

e) Explosiv! Mit Ethanol entsorgen!

f) Giftig! Es entsteht Chlorgas.

g) Es entsteht die sehr giftige Blausäure (HCN)!

15. (1) Betriebsanweisung für Natriumcarbonat zur Neutralisation, Firma, Abteilung, Datum.

(2) Gefahrstoff: Natriumcarbonat. Maximal 1 kg festes Natriumcarbonat je Arbeitsgang! Reizend. (3) Gefahr für Mensch und Umwelt. Staub nicht einatmen! Reizt Haut, Atemwege und Augen! Bei der Reaktion entsteht Kohlendioxid. Vorsicht: Druckaufbau im Reaktor! Wassergefährdungsklasse 1 [...]. (4) Schutzmaßnahmen und Verhaltensregeln: Augenschutz: Schutzbrille [...] Handschutz: Butylkautschuk-Handschuhe und Baumwollunterziehhandschuhe, Staubentwicklung vermeiden! Nach Arbeitsende Hände reinigen. [...] (5) Verhalten im Gefahrfall. [...] (6) Erste Hilfe: Notruf 110, Arzt [...]. Bei Augenkontakt: ca. 15 min bei geöffneten Lidern mit Wasser spülen. (7) Sachgerechte Entsorgung: Entsorgungsbehälter [...]. Nicht in Ausguss oder Mülltonne schütten!

16. Beispiele:

a) „Filtergerät mit Filter B verwenden".

b) „unter dem Abzug / im Freien arbeiten"

c) „mit 10 L Wasser spülen / spülen bis pH 6"

17. a) Zulässig ist eine maximale Arbeitsplatzkonzentration von 21 mg des Stoffes in einem m^3 Luft.

b) Letale Konzentration: < 0,5 mg · $(\text{L Luft})^{-1}$ wirken bei Inhalation innerhalb von vier Stunden auf 50 % der Versuchstiere tödlich.

18. Es gehen $m(C_2H_4Cl_2)$ = 75 mL · 1,18 g · mL^{-1} = 88,5 g in die Luft, somit beträgt die Massenkonzentration 88 500 mg / 180 m^3 = 492 mg · m^{-3}. Als kurzzeitiger Spitzenwert ist 820 mg · m^{-3} zulässig. Lüften und den Schaden beheben.

19. $V(\text{HCHO}) = 0{,}3 \text{ mL} \cdot \text{m}^{-3} \cdot (10 \cdot 5 \cdot 4)\,\text{m}^3 = 60 \text{ mL}$

20. Biologischer Arbeitsplatztoleranzwert. Im Vollblut (B) dürfen sich nach Expositions- bzw. Schichtende (b) max. 5 % durch Kohlenmonoxid blockiertes Hämoglobin (CO-Hb) befinden.

21. Das biologisch wirksame Dosis-Zeit-Produkt (in mg · $kg^{-1}h^{-1}$) wird z. B. als Konzentration einer Substanz oder ihrer Metaboliten im Blut über die Zeit bestimmt und zeigt die tatsächliche Wirkung im Gegensatz zur äußerlich oder innerlich einwirkenden Exposition (in mg · m^{-3}).

22. Als unbedenklich-gesundheitsbezogener Richtwert gilt die Hintergrundbelastung bei 95 % der Normalbevölkerung, die etwa 150 µg/L Blei im Urin beträgt (HBM-I). Oberhalb des Interventionswertes HBM-II von 200 µg/L ist eine gesundheitliche Beeinträchtigung möglich, muss aber nicht zwingend auftreten.

23. a) Hämoglobin; Serumalbumin; DNA-Addukte; genotoxischer Stoffe.

b) Ethylenoxid bindet an endständige Valinreste des Hämoglobins:

$CH_2(O)CH_2 + NH_2\text{-Hb} \rightarrow HO\text{-}CH_2CH_2NH\text{-Hb}$.

Im Labor wird die Valingruppe aus isoliertem Hämoglobin chemisch abgespalten (durch einen modifizierten *Edman*-Abbau als Pentafluorophenylthiohydantoin) und gaschromatografisch abgetrennt und quantifiziert. Die Menge des Hydroxyethylvalins ist ein Maß für die Ethylenoxidbelastung.

24. Mikroskopische Veränderungen an Zellkulturen: Chromosomenabberationen, Schwesterchromatidentausch, Mikrokerne, Fluoreszenz-*in-situ*-Hybridisierung, Comet-Assay von DNA-Strangbrüchen, Mutationen in Indikatorgenen.

25. Die Batterie erhitzt durch den fließenden Kurzschlussstrom die Eisenwolle. Feststoffe können bei genügend großer Oberfläche und feiner Verteilung entzündet werden, z. B. Eisenwolle (im Gegensatz zu einem massiven Eisenblock).

26. a) Löschsand, kein Wasser! b) Feste organische Substanzen (Brandklasse A) werden mit Wasser, Sand oder einer Löschdecke erstickt. c) Für größere Brände Feuerlöscher Klasse A. d) Brennbare Flüssigkeiten (Brandklasse B) werden mit CO_2- oder Pulverlöscher gelöscht.

27. Das starke Oxidationsmittel $KMnO_4$ oxidiert den Alkohol Glycerin unter spontaner Entzündung.

28. a) Sauerstoff, b) Wasserstoff, c) Stickstoff, d) Argon, e) CO_2. Verbindlich ist die Aufschrift.

29. Nach dem Europäischen Abfallschlüssel (EWC, European Waste Catalogue) werden Chemikalienreste aus dem Laboratorium als a) organische Laborchemikalienreste (EWC 160503) und b) anorganische Laborchemikalienreste (EWC 160502) getrennt nach flüssigem und festem Aggregatzustand gesammelt. Weitere Abfallschlüssel sind: organische Lösemittel, halogenfrei (EWC 070103), organische Lösemittel mit Halogenanteil (EWC 070203).

30. Das kanzerogene, starke Oxidationsmittel $K_2Cr_2O_7$ wird durch Einrühren in eine Natriumthiosulfatlösung in unbedenkliches Cr^{3+} überführt. Entsorgung der neutralisierten Lösung im Sammelbehälter für schwermetallhaltige Lösungen und Feststoffe; Zusatz „chromhaltig".

31. Die obere Hälfte gibt Auskunft über die Gefahren (Gefahrennummer), die untere Hälfte erläutert den Stoff (Stoffnummer).

Kapitel 3

1. Wasserlösliche Gase reizen die oberen Atemwege; lipophile Gase dringen zu den Alveolen vor und führen verzögert zum toxischen Lungenödem.

2. a) Xe, CO_2: physikalische Löslichkeit in Membranen und Körperflüssigkeiten; thermodynamisch stabil. b) HF, NO_2, Cl_2 und O_3: chemisch reaktiv ohne metabolische Aktivierung; instabil.

3. Stickstoffverbindungen aus Urin und Schweiß reagieren mit gelöstem Chlor u. a. zu Trichloramin (NCl_3), das flüchtiger ist als Chloroform und Augen und obere Atemwege reizt.

4. Methämoglobinbildner (z. B. Diaminophenol) schränken den Sauerstofftransport weiter ein. Besser: Antidot Vitamin B_{12} für Cyanid und Sauerstoff zur Verdrängung von CO.

5. a) Respiratorische Azidose: Wird CO_2 nicht abgeatmet, fällt der arterielle Blut-pH durch Kohlensäure unter 7,36: $CO_2 + H_2O \rightarrow H_2CO_3 \rightarrow H^+ + HCO_3^-$. b) Respiratorische Alkalose: Verarmt das arterielle Blut an CO_2, steigt der pH durch Mangel an Kohlensäure über 7,44. Hydrogencarbonat als Anion einer schwachen Säure wirkt in Wasser basisch: $HCO_3^- + H_2O \rightarrow H_2CO_3 + OH^-$.

6. a) $\varphi(CO_2) = 0{,}03 + 2 \cdot 2 \cdot (1 - e^{-0{,}3 \cdot 2}) / (0{,}3 \cdot 50) =$ 0,15 Vol-% gilt als kritischer Wert für die Belüftung von Innenräumen.

b) $t = -(1/f) \cdot \ln [(0{,}03 - \varphi) \cdot f \cdot V/(2 \cdot n) + 1] =$
$-(1/0{,}5) \cdot \ln [(0{,}03 - 0{,}15) \cdot 0{,}5 \cdot 50/(2 \cdot 2) + 1] \approx 2{,}8$ h

7. Kleine Moleküle adsorbieren kaum an Aktivkohle; zusätzliche Imprägnierung ist erforderlich.

8. Amygdalin als cyanogenes Glycosid aus Kernobstkernen setzt bei der Verdauung Blausäure frei. Das Medikament i.v. führte nicht zu Vergiftungen.

9.

Triplett-Sauerstoff	O÷O	[↑][↑]
Singulett-Sauerstoff	[1]O=O	[↑][↓] und [↑↓][ ]
Superoxidanion	$\cdot O_2^-$	[↑↓][↓]
Wasserstoffperoxid	H_2O_2	[↑↓][↑↓]

10. a) Enzyme: Superoxid-Dismutase, Katalase, Glutathion-Peroxidase; b) nicht enzymatische Schutzsysteme: Antioxidantien, Glutathion, Ascorbinsäure, Tocopherole, β-Carotin.

11. Thioether werden zu weniger gefährlichen Stoffen oxidiert. Bei der Hydrolyse entsteht Salzsäure, die durch Basen neutralisiert werden kann.

12. Durch Osmose streben zwei Lösungen den Konzentrationsausgleich durch Verdünnen der konzentrierteren Lösung an. Nach dem Einatmen von Meerwasser dringt Gewebewasser aus den Gefäßen in die Lungen ein und das zirkulierende Blutvolumen nimmt ab. Beim Einatmen von Süßwasser nimmt das Blutvolumen zu.

13. Die Ernährung in Deutschland ist iodarm. Um Kropf und Morbus Basedow vorzubeugen, ist der Gebrauch von iodiertem Speisesalz angeraten.

14. a) Die Magenspülung bei Säurevergiftung darf nicht mit $NaHCO_3$ erfolgen, weil CO_2-Bildung die Gefahr der Magenperforation heraufbeschwört.

b) TRIS-Puffer wirkt schwach basisch, diuretisch und enthält keine Natriumionen.

15. Die Infusionslösung (pH 10–11) verätzt das umliegende Gewebe; Gewebsnekrosen treten auf.

16. Neben der berauschenden Wirkung kommen vor: Halluzinationen, Wahnideen, Bewusstlosigkeit, Abhängigkeit, Nerven- und Gehirnschäden.

17. Harn, Venenblut, Vollblut (für CO-Hb und Met-Hb-Bestimmung), Mageninhalt, Stuhl, Haare, Ausatemluft, Giftreste.

18. Ja, außer für Blutalkohol-Untersuchung.

19. Ja. Der Referenzbereich für Nichtraucher beträgt 1,2 % COHb, für Raucher 8,2 %. Vergiftungssymptome treten ab 20–50 % auf.

20. Referenzbereich 0,2–1 % MetHb. Erhöhte Werte bei autosomal-rezessivem Methämoglobinreduktase-Mangel und Vergiftungen (Phenacetin, Sulfonamide, Chinin u.a.). Letal: ≥ 70 % MetHB.

21. Schnelltests (*Dräger*-Röhrchen) für Alkohole, HCN, Phosgen, CO, H_2S und viele Lösungsmittel.

Kapitel 4

1. Epoxidierung der C=C-Bindung durch Cytochrom erzeugt Epoxide, die DNA-Basen angreifen.

2. Acrylnitril, Acrylsäure und Acrylamid zeigen unter zytotoxischen Bedingungen ein kanzerogenes Potential bei bestimmten Tierarten. Da sich allein durch lokale Zellschäden Tumoren entwickeln können und sich die Abbauwege über Epoxide bei Tier und Mensch unterscheiden, sind Rückschlüsse auf den Menschen schwierig.

3. Benzol ist ein genotoxisches Summationsgift; DNA-Schäden addieren sich. Cadmium ist ein Kumulationsgift; Einzeldosen reichern sich an.

4. Angenommen, es gäbe eine lineare Dosis-Wirkungskurve ohne Wirkschwelle bis zur Dosis Null: mit 1 mol = $6 \cdot 10^{23}$ Moleküle und der Krebswahrscheinlichkeit $P(10^{-12}$ mol) = 1 wäre für ein Molekül das Risiko *P*(1 Molekül) = $1 : 6 \cdot 10^{11}$. Erst unter der hundertfachen Weltbevölkerung (6 Mrd. Menschen) wäre statistisch ein Tumorfall zu verzeichnen. Ein Molekül kann signifikant keinen Krebs auslösen! Fazit: Bei extrem geringer Exposition ist das Risiko vernachlässigbar.

5. Phosgenbildung! Gefahr des toxischen Lugenödems: $Cl_2C{=}CHCl + O_2 \rightarrow COCl_2 + HCl + CO$

6. 1. Leberschädigung (z. B. erhöhte Enzymwerte im Blut, Leberschwellung mit Fetteinlagerung und Druckschmerzempfindlichkeit, Gelbsucht, hepatisches Koma). 2. Nierenschädigung (z. B. Oligurie, Anurie, urämisches Koma). 3. Narkotische Wirkung (nur anfänglich bemerkbar; Tod durch Atemlähmung). 4. Zentralnervöse Störungen, Herzrhythmusstörungen.

7. **a)** Säure und Alkohol reagieren zu Ester und Wasser, z. B. ArCOOH + ROH → ArCOOR + H_2O. Salicylsäure hat aber auch eine phenolische OH-Gruppe, an der Acylierungsreagenzien (Säureanhydrid, Säurechlorid) angreifen:

ArCOOH + Ac_2O → Acetylsalicylsäure + HAcO

Ac = CH_3CO steht für eine Acetylgruppe.

Die *O*-Acetylierung ist auch eine Veresterung: Phenol + Essigsäure → *O*-Acetylphenol + H_2O.

b) Ja. Glucose hat fünf OH-Gruppen, die man zu Pentaacetylglucose verestern kann.

8. Kein Ester, sondern eine metallorganische Verbindung $(C_6H_5)Hg\text{-}O\text{-}COCH_3$, die durch Einwirkung von Quecksilberdiacetat auf Benzol entsteht. Wurde früher als Fungizid in Saatbeizmitteln und Bootslacken verwendet.

9. Lebensnotwendige Stoffe, die vom Organismus nicht synthetisiert und mit der Nahrung aufgenommen werden müssen, z. B. Aminosäuren.

10. Am pH-Wert des isoelektrischen Punktes liegt die Aminosäure als Zwitterion vor.

$pH = IEP = (pK_{a,1} + pK_{a,2}) / 2 = (2{,}21 + 9{,}15) / 2 = 5{,}68$

11. Acrylamid ist genotoxisch (mutagen) und kanzerogen bei Nagern. Beim Menschen ist eine Krebsgefahr wahrscheinlich (Kat. 2A), durch Studien mit Acrylamid-Arbeitern und Langzeitwirkungen belasteter Lebensmittel aber nicht belegt.

12. Ringförmige innere Aminosäureester (Amide).

13. **a)** → Aminobenzol $C_6H_5NH_2$.
b) → Hydroxylaminobenzol C_6H_5NHOH.
c) → Azobenzol $C_6H_5{-}N{=}N{-}C_6H_5$

14. **a,b)** Diazoniumsalze und Azide neigen zur Stickstoffabspaltung und sind nur bei tiefer Temperatur stabil. Azide sind explosiv.

c) Wie Hydrazin (N_2H_4) ist Phenylhydrazin ein starkes Reduktionsmittel, das an der Luft unter Braunfärbung oxidiert.

15. Mit Alkoholen Umsetzung zu Urethanen und Polyurethanen.

16. a) Melamin-Formaldehyd-Harze (Aminoplaste), z. B. für Elektroisolatoren, Trinkbecher, Holzleime. b) Vortäuschung eines höheren Proteingehaltes, weil dieser aus dem analysierten Stickstoffgehalt berechnet wird. c) Nierenversagen.

17. Der Grundstoff für Polycarbonate und Epoxide, z. B. für Trinkgefäße und Lebensmittelbehälter, hat eine östrogene Wirkung, d. h. er beeinflusst die Fruchtbarkeit und ist ein Risikofaktor für Krebs.

18. Kunststoffe sind biologisch inaktiv und keine Kanzerogene; durch lokale Reizwirkung spitzer Gegenstände können Kunststoffteile unter der Haut Tumoren auslösen.

Kapitel 5

1. a) Kompetitive Antagonisten, z. B. Acetylcholin–Atropin; b) nicht-kompetitive Antagonisten: allosterische Hemmung oder Blockade des Rezeptors oder der Signalkette; c) funktioneller Antagonismus: z. B. Histamin und Noradrenalin zielen auf unterschiedliche Wirkorte am gleichen Organ; d) chemischer Antagonismus: z. B. Quecksilber reagiert grundsätzlich mit Komplexbildnern.

2. Psychische Ursachen erhöhen unerwünscht den Sympathikotonus statt, wie vorgesehen, körperliche Belastung zu ermöglichen (Blutgefäßverengung, hohe Herzfrequenz, Schlagstärke, Erregungsleitung, Bronchienerweiterung, Darm-Ruhigstellung, Gehinaktivität, Glucose- und Fettsäurestoffwechsel).

3. „Cholinerge" Substanzen ahmen das vegetative Nervensystem (Parasympathikus) nach, 1. direkt wie Acetylcholin (Muscarinrezeptor-Agonisten) oder 2. als Cholinesterase-Hemmer.

4. **a)** Organophosphate. **b)** Cholinesterasehemmer verlängern die Wirkung des Acetylcholins irreversibel (z. B. Phosphorsäureester) oder reversibel (z. B. Neostigmin). **c)** Atropin aus *Atropa belladonna* (Tollkirsche) wirkt als Muscarinrezeptor-Antagonist (Parasympatholytikum), d. h. es hebt Acetylcholin im synaptischen Spalt auf, das durch Cholinesterasehemmung übermäßig aktiviert wurde.

5. **a)** 1. Monoaminooxidase-Hemmer; 2. Psychopharmaka, die die Rückaufnahme in Nervenzellen hemmen. **b)** Reserpin leert die Serotonin-Speicher und löst Depressionen aus.

6. Wirkung auf Gefäße und Körpertemperatur: Asthma bronchiale, fieberhafte, vaginale, uterine Infektionen, Lungen- und Herzerkrankungen.

7. Beispielsweise Betablocker, Calciumantagonisten, Acetylcholinesterase-Hemmer.

8. In der Gefäßwand wird aus Arachidonsäure über PGH_2 Prostacyclin (PGI_2) synthetisiert, das die Thrombozytenaggregation hemmt. In den Thrombozyten entsteht aus Arachidonsäure über PGH_2 das aggregationsfördernde TXA_2. Acetylsalicylsäure hemmt die Prostaglandinsynthese vorübergehend (PGI_2) bzw. langfristig (TXA_2).

9. Abhängigkeit der Wirkung (y-Achse) von der Dosis bzw. Konzentration (x-Achse).

a) Kleine Dosis am 50 %-Wert bedeutet: hohe Wirkstärke (Wirksamkeit, engl. potency).

b) Erreichen des 100%-Werts bedeutet: großer Maximaleffekt (engl. intrisic acitivity).

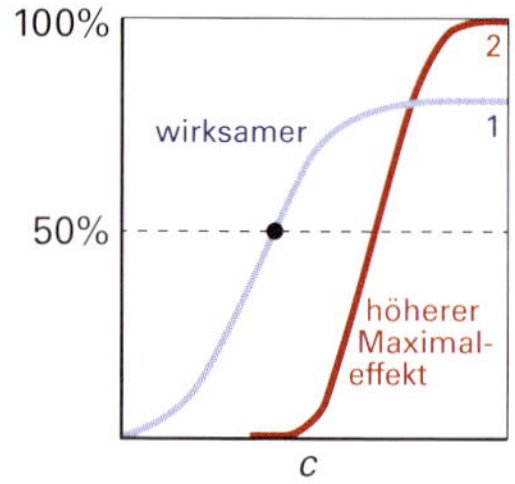

10. Nagetiere metabolisieren Substanzen schneller als Menschen; das Teratogen muss am Zielort aber ausreichend lange in toxischer Konzentration einwirken. Die gleiche Serumkonzentration verlangt bei der Ratte eine sehr viel höhere Dosierung, möglichst durch Dauerinfusion.

11. **a)** Nicht alle Nachkommen des Wurfes werden gleichermaßen geschädigt. Dosis-Wirkungskurven gleichen einem Schrotschuss, wenn die Missbildungshäufigkeit pro Wurf gegen die Dosis aufgetragen wird; daher wird die Missbildungshäufigkeit pro Dosisgruppe (d. h. berechnet auf die Zahl der Föten bei gleicher Dosis) gegen den Logarithmus der Dosis aufgetragen. **b)** Die Angabe einer Schwellendosis (NOAEL) ist zuverlässiger als die Extrapolation auf ein Risiko von $1:10^6$. Eine zusätzliche Zahl von Defekten in einer Population durch eine bestimmte Exposition darf nicht gefolgert werden; allenfalls wird die teratogene Wirkung der Substanz unwahrscheinlicher.

12. **a)** TCDD hat die Zahl der Fehlgeburten und Missbildungen nicht erhöht; es wurden aber mehr Mädchen geboren. Die erwartete Zahl der Krebsfälle durch TCDD bestätigte sich nicht. TCDD gilt heute als Tumorpromotor und Kumulationsgift im Fettgewebe. Der Mensch scheint im Gegensatz zu Nagetieren recht stabil gegen TCDD zu sein.

b) Benzol bildet ein kanzerogenes Epoxid. TCDD fehlen die zur Expoxidbildung notwendigen zwei benachbarten C-Atome am aromatischen Ring.

13. Die mit Toxizitätsäquivalenzfaktoren (TEF) bewertete Summe der Konzentrationen von polychlorierten Dioxinen (PCDD), Furanen (PCDF) und Biphenylen (PCB) in der Mischung misst die Gefährlichkeit bezogen auf TCDD.

$$TEQ = \sum(PCDD_i \cdot TEF_i) + \sum(PCDF_i \cdot TEF_i) + \sum(PCB_i \cdot TEF_i)$$

14. Der geringe Eintrag von Phytohormonen und Umweltchemikalien (DDT, TCDD, PCB) in den menschlichen Körper wirft keine gesundheitlichen Probleme auf. Offensichtlicher ist die Wirkung auf bestimmte Stadien der Fetal- und Embryonalentwicklung, z. B. bei Diethylstilböstrol.

15. Eine Liste besonders besorgniserregender Stoffe (Substances of very high concern, SVHC), die seit 2008 auf der Internetseite der Europäischen Chemikalienagentur Echa einsehbar ist, z. B. Weichmacher, Flammschutzmittel, Additive, Farbstoffe, Fungizide. Diese Stoffe sollen langfristig vom europäischen Markt verschwinden.

16. a) Nervengifte.

b) Neben anderen immunsuppressive und hormonelle Wirkung.

Kapitel 6

1. Bereits 1887 wurden giftige Lebensmittelfarben wie Arsen, Cadmium, Blei und Pikrinsäure verboten, später Buttergelb (Dimethylaminoazobenzol) und andere fettlösliche synthetische Farbstoffe.

2. a) Kleinkinder und Säuglinge sind durch das weniger abwechslungsreiche Nahrungssortiment gegenüber Fremdstoffen – z. B. Pestiziden in Äpfeln und Aflatoxin M_1 in der Milch – höher exponiert als Erwachsene. **b)** Bis zum Alter von 6 Monaten ist die Blut-Hirn-Schranke durchlässiger und es bestehen Stoffwechselunterschiede zum Erwachsenen. **c)** Beispiel: Organochlorpestizide und Pyrethroide stören die Phase der schnellen Gehirnentwicklung bei Neugeborenen.

3. Beispiele: Alkaloide (z. B. Solanin in Kartoffeln), cyanogene Glycoside (z. B. Amygdalin in Bittermandeln und Steinobstkernen), Gifte aus Schalentieren (z. B. Dinoflagellaten)

4. Trinkwasser muss gesundheitlich unbedenklich sein, kann aber bis zu bestimmten Grenzwerten mit Fremdstoffen belastet sein, die aus der Oberflächen- oder Grundwasserquelle und dem Verteilsystem stammen. Mineralwasser muss aus einer unterirdischen Quelle stammen und in ursprünglicher Reinheit am Quellort abgefüllt werden. Heilwasser gilt nicht als Lebensmittel, sondern fällt unter das Arzneimittelgesetz.

5. a) Verteilsystem: Metalle aus Stahl- und Kupferleitungen und alten Bleiloten (Sb, As, Pb, Cd, Cu, Ni), organische Verunreinigungen durch Kunststoffleitungen, alte Teerauskleidungen, Epoxidverkleidungen und Flockungsmittel (Acrylamid, Epichlorhydrin, Vinylchlorid, PAK, Trihalogenmethan). **b)** Wasserbestandteile: Mineralien (B, Cr, Hg, Se, Fluorid, Cyanid, Bromat), Verunreinigungen durch Landwirtschaft und Kläranlagen (Nitrat, Pestizide, Pharmaka, Benzol).

6. Bakterien (Shigellen, Salmonellen, Legionellen, Pseudomonas), Viren (Hepatitis, Enteroviren, Rotaviren) und Parasiten (Amöben u. a.) können Seuchen, Infektionen, Darm- und Allgemeinerkrankungen sowie Durchfall auslösen.

7. Desinfektionsmittel greifen Wasserinhaltsstoffe an. **a)** $CHCl_3$, Halogenacetate; **b)** Chlorate, Halogensäuren; **c)** (Halogenierte) Carbonylverbindungen und Halogennitrile; **d)** Chlorit, Chlorat, Aldehyde; **e)** Bromate, (bromierte) Carbonylverbindungen und Kohlenwasserstoffe, Epoxide

8. Quellfähige Füllstoffe, z. B. klebrige Reiskuchen, führen bei Schluckbeschwerden zur Erstickung.

9. a) Pektine (Methylester der Galacturonsäure) werden durch pflanzlich-mikrobielle Pektinesterase gespalten. Mit 20–200 mg/L in Fruchtsäften und Wein und ≤ 0,8 % im Alkoholanteil von Branntwein werden toxische Methanol-Mengen (1–2,5 g/L Blut) nicht erreicht. **b)** Aspartam ist ein Dipeptid; Phenylalanin ist mit Methanol verestert. Die entstehenden Methanolmengen sind unbedenklich!

10. Allergene in Lebensmitteln lösen eine sofortige oder verzögerte Immunreaktion aus, z. B. durch Proteine, Nickel, Chrom, Cobalt, Propylenglycol, BHT, Gallussäureester. Bei Überempfindlichkeit (Idiosynkrasie, „pseudoallergische Reaktion") ist ein substanzspezifischer, immunulogischer Auslösemechanismus nicht nachgewiesen, z. B. bei Azofarbstoffen, Sulfit, Benzoesäure, PHB-Estern.

11. a) Durch Kochen von Lebensmitteln erreicht man Zerstörung von Mikroorganismen und Giften (z. B. aus Sojabohnen, cyanogenen Lebensmitteln), bessere Eiweiß-Verdaulichkeit, Stabilisierung von Vitaminen (z. B. Zerstörung von Ascorbinsäureoxidase und Thiaminase; Verfügbarkeit von Niacin, Tryptophan, Eiklar), Denaturierung von Allergenen, Aromabildung. **b)** Kochen bewirkt die Zerstörung von Vitaminen, Bildung von Pyrolyse-, Oxidations- und Polymerisationsprodukten (PAK, heterozyklische aromatische Amine, *N*-Nitroso-Verbindungen, Acrylamid usw.)

12. a) Pilzgifte (Ochratoxin, Aflatoxin), Stickstoffverbindungen (heterozyklische aromatische Amine, *N*-Nitroso-Verbindungen, Acrylamid), Halogenide (Chlorpropanole u. a.), Arsen, PAK, Ethanol. **b)** Aus Obst und Gemüse: Flavonoide, Phenolsäuren, Carotinoide in Maßen, Vitamin C und E. c) Überernährung (v. a. Fett), Vitamine (A, D, E, K), Mineralstoffe (Ca, P, Mg, F, Fe, Se, Mn, Mo).

13. a) Neuartige Lebensmittel, Inhaltsstoffe und Verfahren ohne natürliches Vorbild, gentechnologisch produzierte Ackerfrüchte, Tiere, Mikroorganismen und Enzyme. Beispiele: Fettersatzstoff

„Olestra", Myko- und Algenproteine, Konservierung durch Hochspannungsimpulse, transgene Tomaten, Joghurt-, Raps-, Soja-, Mais-, Baumwoll-, Kartoffel-, Papaya- und Kürbiskulturen. **b)** Toxische Verunreinigungen und Organismen, neue Allergene, Antibiotika-Resistenzen, veränderte Stoffwechselwege, Nährstoff-/Nährwertänderungen.

14. Die Wirkung radioaktiver Bestrahlung (< 10 Gy) ähnelt der Hitzebehandlung: Verlust von Vitaminen, Abtötung von Mikroorganismen. Kurzlebige Mutagene, die nach der Bestrahlung nachweisbar sind, verlieren sich bei der Lagerung.

15. D-Aminosäuren sind Bestandteile bakterieller Zellwände in fermentierten Lebensmitteln (z. B. Käse) oder entstehen durch Racemisierung aus L-Aminosäuren beim Kochen in Alkalien. D-Aminosäuren sind ernährungsphysiologisch weniger wertvoll; sie finden sich im Blut und Urin.

16. Azofarbstoffe (Ar-N=N-Ar) bilden durch Reduktion im Darm kanzerogene Arylamine; zugelassene Lebensmittelfarbstoffe sind (durch SO_3H-Gruppen) wasserlöslich, gut ausscheidbar und im Tierversuch als nicht kanzerogen geprüft.

17. Melanin aus der menschlichen Zirbeldrüse (Epiphyse) steuert den Schlaf-Wach-Rhythmus und sollte als Arzneimittel gelten, bis die Unbedenklichkeit durch kontrollierte Studien belegt ist.

18. LSF = MED (geschützte Haut) / MED (ungeschützte Haut) = 90 min / 15 min = 6

19. Das sekundäre Amin $(HO\text{-}CH_2CH_2)_2NH$ kann zu kanzerogenen Nitrosaminen oxidiert werden. Daher wird NH_3 oder Monoethanolamin als Basis verwendet.

Kapitel 7

1. Delirium tremens nach Alkoholentzug.

2. BAK = (50 mL · 0,79 g · mL^{-1})/(75 kg · 0,68) ≈ 0,8 ‰

3. 0,1 ‰ bis 0,2 ‰ Alkohol je Stunde werden mit einem Sicherheitszuschlag von 0,20 ‰ und 2 h zwischen 18:00 und 20:00 (2 h) abgebaut.

BAK_{min} = 2,85 ‰ + (2 – 2) · 0,1 ‰ + 0,2 ‰ = 3,05 ‰

BAK_{max} = 2,85 ‰ + 2 · 0.2 ‰ + 0,2 ‰ = 3,45 ‰

Die konsumierte Schnapsmasse

m = 40 % · 700 cm^3 · 0,79 g cm^{-3} ≈ 221 g

müsste 2 h später den Wert

BAK = 221 g/(72 kg · 0,7) = 4,38 ‰ hervorrufen.

4. **a)** Ethan-1,2-diol (Ethylenglycol) → Hydroxyethanal → Hydroxyethansäure → Oxoethansäure (Glyoxylsäure) → Ethandisäure (Oxalsäure) → Calciumoxalat. **b)** Das Andidot Fomezipol (4-Methylpyrazolon) hemmt die Alkoholdehydrogenase im 1. Schritt. **c)** Ethanol wird von der Alkoholdehydrogenase vorzugsweise abgebaut, so dass die Glycol-Oxidation zu Oxalsäure verlangsamt wird.

5. Cocainrauch gelangt schneller ins Gehirn; die Wirkung lässt zeitig nach. Durch den wiederholten Konsum hoher Dosen treten irreversible Lungen-, Gefäß-, Nieren-, Hirn- und Verhaltensschäden auf.

6. Wegen der kurzen Wirkdauer. Der chronische Cocainmissbrauchs ist schwierig behandelbar.

7. Cocain hemmt 1. die Rückaufnahme von Catecholaminen (z. B. Noradrenalin) aus dem Extrazellulärraum in die Nervenzelle, so dass eine höhere Konzentration am nächstgelegenen Rezeptor herrscht. Cocain hemmt 2. den Transport von Aminen, so dass auch Amphetamine die axonalen Speicher nicht mehr erreichen und Noradrenalin freisetzen können.

8. Ähnliche Wirkung auf die Psyche; Amphetamine bilden jedoch Toleranz aus.

9. **a)** Tachyphylaxie: Indirekte Sympathomimetika wirken bei wiederholter Gabe trotz wachsender Dosis immer schwächer, weil die Catecholamin-Vorräte nahe der Membran versiegen. **b)** Desensibilisierung: Bei langfristiger Anwendung schwindet die Zahl der funktionstüchtigen Rezeptoren.

10. Bei Phencyclidin Speichelfluss; bei hochdosierten ZNS-Stimulantien Mundtrockenheit.

11. Morphin wird über den Magen-Darm-Trakt langsam resorbiert; i.v.-Injektion wirkt schneller.

12. In Kondomen verpacktes Heroin wird nach dem Verschlucken teilweise durch den Magen-Darm-Trakt aufgenommen und schnell verstoffwechselt (Halbwertszeit im Serum: < 20 min).

13. Acetylierungsmittel, z. B. für Heroinsynthese.

14. Procain (injizierbares Lokalanästhetikum) ist als Oberflächenanästhetikum nicht wirksam, weil es in Schleimhaut und Gewebe von Esterasen hydrolysiert wird (Abbau schneller als Diffusion).

15. Benzodiazepine lösen keine ängstlichen Verstimmungen, die auf Missmut und gefühltem Unvermögen beruhen. Gefahr der Abhängigkeit!

16. Nicht-psychotische Angst- und Spannungszustände (Anxiolytika, Hypnotika), Schlafstörungen (Anxiolytika), Erregungszustände bei Psychosen (Neuroleptika), Narkose-Vorbereitung (Neuroleptika, Diazepam, Opiate), Ruhigstellung.

17. Farbreaktionen und Teststreifen: Salicylate ($FeCl_3$-Lösung), Phenothiazine (FPN-Test), Phenacetin und Paracetamol (p-Aminophenol-Nachweis), Paraquat (Dithionit-Nachweis).

18. Nachweisreaktionen mit Enzymen oder Antikörpern gibt es für Barbiturate, Benzodiazepine, trizyklische Antidepressiva, Amphetamine, Opiate, Cannabinoide.

Kapitel 8

1. Bei Übersäuerung des Magens senkt $NaHCO_3$ den pH-Wert kurzzeitig, belastet den Körper mit Na^+, HCO_3^- und CO_2. Durch Gastrinausschüttung wird schließlich vermehrt Säure produziert.

2. Na_2SO_4 und $MgSO_4$ bilden Ionen mit einer großen Hydrathülle; sie sind sichere und schnelle, osmotisch wirkende Laxantien (Abführmittel), indem sie Füllgrad und Darmbewegung erhöhen.

3. Zuckeralkohole sind gut dosierbare, osmotisch wirkende Laxantien. Durch die Darmentleerung kann es zu Kaliumverlusten kommen.

4. Magnesiummangel, als Ursache für die Störungen der Muskeltätigkeit.

5. **a)** Calciumsalze p.o., Vitamin D zur Verbesserung der Resorption, Calciumgluconat i.v.

b) Komplexbildner (EDTA, Citrat), Blockade der Osteoklasten, d. h. der Calciumauslagerung aus den Knochen (Calcitonin, Glucocorticoide, Bisphosphonate), Erhöhung des Harnvolumens mit Schleifendiuretikum (0,9 % NaCl, Furosemid).

6. 600 mg Calciumgluconat entsprechen 53 mg Calcium; 100 mL Kuhmilch liefern 120 mg. Für den Tagesbedarf sind 20 Tabletten notwendig.

7. Für die Blutgerinnung notwendiges Calcium wird komplexiert.

8. $BaSO_4$ ist wasserunlöslich, und damit ungiftig. Etwa ein Gramm löslicher Bariumsalze wirkt tödlich. Die Erste Hilfe erfolgt durch orale Sulfatgabe.

9. Blei. Zur Sicherheit wird die Bleibelastung mit Spektalanalytik bestimmt.

10. Unsachgemäßes Einschmelzen von Metallschrott, z. B. aus medizinischen Strahlenquellen.

11. Das lösliche $HgCl_2$ kann der Körper leicht aufnehmen, das unlösliche Hg_2Cl_2 nicht.

12. Quecksilber(II) blockiert die SH-Gruppen von Transportproteinen der Nierentubuluszellen. Aus Hg(I) entsteht Hg(II), jedoch ist die Wirkung unsicher und die Gefahr einer Nierenschädigung durch Überdosierung hoch.

13. Quecksilbermetall ist ein inertes Material, das sich unmerklich im Mund auflöst; ein Beitrag zum Blutplasmaspiegel ist nicht messbar. Belastungen durch Amalgamfüllungen sind verschwindend gering gegenüber Einträgen durch Lebensmittel oder akute Vergiftungen mit Quecksilbersalzen.

14. Komplexbildner mobilisieren das Nierengift Cadmium aus anderen Geweben und lagern es in den Nieren ab.

15. Chrom(VI) wird nicht komplexiert; im Magen entsteht Chrom(III), das durch Komplexbildung besser resorbierbar wird.

16. Jahrelanger ungeschützter Umgang mit Chrom(VI)-Verbindungen. Die Grünfärbung rührt von Chrom(III), das weniger bedenklich ist.

17. Eisen(III) wirkt adstringierend und ätzend und wird von der Darmschleimhaut nicht resorbiert, so dass es intramuskulär verabreicht wird. Die Eisenbindungskapazität des Plasma ist jedoch gering (≈ 20 mg/L), so dass Eisen(III) in Phagozyten gespeichert wird.

18. Erythropoetin erhöht die Erythrozytenzahl, und damit die Sauerstofftransportkapazität des Blutes. Die Leistungsgrenze der Muskulatur wird erhöht wie nach einem Höhentraining.

Kapitel 9

1. Partikel und Fasern weichen in Größe, Form und Dichte von der idealen Kugel ab. Man definiert den aerodynamischen Durchmesser d_h als den auf die Dichte ϱ (in $g \cdot cm^{-3}$) bezogenen geometrischen Durchmesser: $d_h = d \cdot \sqrt{\varrho}$ für $d > 2$ µm.

2. Die Partikel werden nach ihrem aerodynamischen Durchmesser in wägbare Fraktionen getrennt. Das Massenfraktion-Durchmesser-Diagramm ist eine gaußförmige Kurve. Wertet man die kumulative Massenfraktion (Summe der Masse bis zu einer Teilchengröße) gegen den Logarithmus des Durchmessers aus, zeigt der 50 %-Wert die mittlere Teilchengröße (Median); die geometrische Standardabweichung ist $\sigma_g = d(84,1\ \%)/d(50\ \%)$.

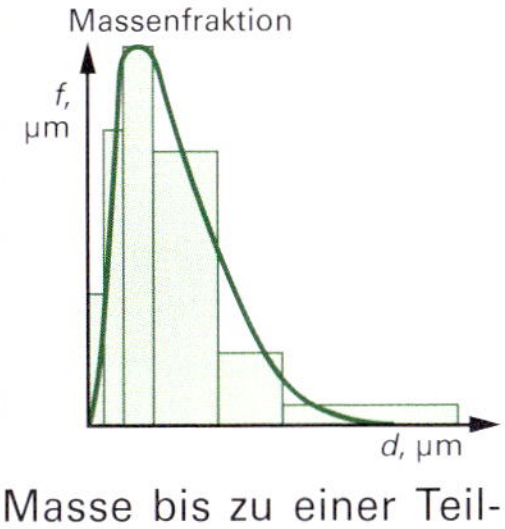

3. < 0,1 µm: Diffusion bestimmt den Partikeltransport. > 1 µm: Sedimentation (Gravitation und Trägheitskräfte) bestimmen den Partikeltransport.

4. Die kurzlebigen Radionuklide müssen im Zyklotron unweit des PET-Tomografen erzeugt werden (Investitionsaufwand). Fluordesoxyglucose in diagnostischen Mengen (150 bis 300 MBq) erfordert eine hohe Sensitivität des Systems.

5. Beispiel: Entsorgung von ^{131}I im Hausmüll oder ^{232}Th im Schrott, Verkauf von ^{226}Ra-Leuchtfarbe, Ignorierung von Arbeitsschutzvorschriften.

Kapitel 10

1. **a)** Saponine, Hydroxyanthrachinone, toxische Proteine, Capsaicin u. a.; **b)** Digitalis-Glycoside, Taxin; **c)** Pyrrolizidinalkaloide; **d)** Djenkolsäure, Oxalsäure; **e)** Saponine, Lektine; **f)** auf das vegetative Nervensystem wirken Tabakalkaloide, Cytisin, Physostigmin, Tropaalkaloide, Rauvolvia-Alkaloide; auf die quer gestreifte Muskulatur Curare, Coniin (lähmend), Picrotoxin, Cicutoxin, Strychnin (krampferzeugend); **g)** Opiumalkaloide, Cocain, THC, Mescalin, Psilocybin; **h)** Lektine (Ricin), Colchicin, Vinca-Alkaloide; **i)** biogene Amine, Sumachtoxine, Furocumarine; **j)** Pyrrolizidin-Alkaloide, Alkenylbenzole, Phorbolsäureester u. a.

2. **a)** zytotoxisch, Hämagglutin, Gastroenteritis; **b)** ZNS-Gift; **c)** Gastroenteritis, Hämolyse; **d)** Krampfgift; **e)** schleimhautreizend, evtl. kanzerogen; **f)** cyanogenes Glycosid, Atemgift; **g)** Ganglienblocker; **h)** Gastroenteritis, kanzerogen; **i)** Parasympatholytikum; **j)** halluzinogen; **k)** Herzgift; **l)** indirektes Sympathomimetikum; **m)** Mitosehemmstoff; **n)** Lähmung der motorischen Nervenendigungen; **o)** Herzglycosid; **p)** sympathomimetisch; **q)** zentral analgetisch, Atemdepression; **r)** muskulotrop spasmolytisch (Muskelkrämpfe); **s)** hautreizend, Tumorpromotor; **t)** indirektes Parasympathomimetikum; **u)** Hautreizungen, evtl. kanzerogen; **v)** Sympathikolytikum; **w)** hepatotoxisch, kanzerogen; **x)** kanzerogen.

3. Geschnupftes Cocainhydrochlorid wirkt verzögert nach einigen Minuten; gerauchte Cocainbase flutet innerhalb von Sekunden über die Lungen mit hoher Wirkstoffkonzentration an.

4. Beim Kauen spaltet der basische Kalk Cocain teilweise in Ecgonin, das nicht suchterregend ist.

5. 2,5 g blauer Mohnsamen auf vollen Magen reichen aus, um den Grenzwert des National Institute of Drug Abuse für Morphin von 300 ng/mL Blut zu überschreiten. Die Menge hat jedoch keine toxikologische Wirkung und kein Suchtpotential.

6. **a)** Physostigmin hemmt das Enzym Cholinesterase und führt zu Muskelkrämpfen. **b)** Physostigmin p.o. wird im Darm resorbiert und in der Leber entgiftet oder erzeugt Brechreiz. Wird die Bohne sublingual resorbiert und schnell im Kreislauf verteilt, folgen heftige Krämpfe.

7. Theophyllin, Coffein und Theobromin in Tee und Kaffee wirken schwach diuretisch; sie erweitern die Gefäße und erhöhen die Durchblutung des Nierenmarks, so dass die Rückresorption von Natrium in den Nierentubuli etwas vermindert und die Harnmenge gesteigert wird.

8. Vom Ergotamin abgeleitete Alkaloide unterscheiden sich in ihrer Wirkung auf verschiedene glattmuskuläre Organe; auch die Wirkung auf verschiedene Tierarten ist unterschiedich: Sie wirken wenig spezifisch, agonistisch oder antagonistisch mit α-Rezeptoren des sympathischen Nervensystems, Dopamin- und Serotonin-Rezeptoren, sowie zentralen Rezeptoren. LSD wirkt psychotrop.

9. Berauschende Einreibemittel enthielten Nachtschattengewächse (Bilsenkraut, Schierling, Tollkirsche), Schlafmohn und Opium.

10. Spasmolytika lösen Krämpfe an glattmuskuären Hohlorganen (Gallen- und Harnwege) aus. Papaverin wirkt wenig spezifisch und hat eine geringe therapeutische Breite. Es lässt die glatte Muskulatur erschlaffen, wirkt wie Chinidin auf den Herzmuskel, senkt durch Gefäßerweiterung den Blutdruck, so dass minderversorgte Hirn- und Beinregionen noch schlechter versorgt werden.

11. Mangel an Acetylcholin-Rezeptoren und freiem Acetylcholin in den Sypnapsen führt zu Muskelrelaxation. Dies wird im Kapitel über Curare genauer besprochen.

12. Der Unterschied besteht in einer OH-Gruppe an C_{12} und weiteren OH-Gruppen bei Strophanthin. Viele OH-Gruppen verbessern die Wasserlöslichkeit und renale Ausscheidung, aber verschlechtern enterale Resorption und Plasma-Eiweiß-Bindung.

13. **a)** Diuretika, die die Kaliumkonzentration im Plasma senken, verursachen eine verstärkte Glycosidbindung an den Rezeptor und somit Digitaliswirkung. **b)** Herzglycoside verzögern die Überleitungszeit im AV-Knoten und verstärken dadurch Calciumantagonisten. **c)** Hemmung der Darmmotorik durch Antidiarrhoika verbessert die Digitalis-Resorption. **d)** Wasser- und Elektrolytretention vermindert die Ausscheidung von Digoxin.

14. Die Unterdrückung von Herzrhythmusstörungen durch kardiotoxische (!) Substanzen erhöht das Risiko des Todes nach einem Herzinfarkt.

15. Nein. Am Herzen wirksame Substanzen (Cardiosteroide, Catecholamine, Calciumantagonisten) wirken nicht am Skelettmuskel, da die Kopplungsmechanismen unterschiedlich sind.

16. Beides sind Agglutinine. Antikörper werden zur Abwehr eines körperfremden Antigens im Immunsystem gebildet; Lektine verklumpen mit dem Agglutinogen ohne Immunreaktion.

17. Ricin

18. Johanniskraut induziert Enzyme (z. B. die Cytochromoxidasen CYP 3A4), die den Wirkspiegel von Medikamenten (z. B. Cyclosporin bei Organtransplantation) erniedrigen.

19. Grapefruitsaft inaktiviert Enzyme in der Darmwand, so dass Arzneistoffe zu hohe Blutkonzentrationen erreichen.

20. Ein Pharmakon, das nur die Hirngefäße erweitert, gibt es bislang nicht. Allgemein gefäßerweiternde Substanzen senken den Blutdruck und verschlechtern so die Hirndurchblutung. Eine Erhöhung der Sauerstoffversorgung oder Glucoseaufnahme des Gehirns wurde bei keiner Substanz je klinisch bestätigt, auch nicht für Gingko.

Kapitel 11

1. Antiseren enthalten körperfremdes Eiweiß, so dass eine lebensgefährliche allergische Reaktion (anaphylaktischer Schock) möglich ist.

2. Die Kreuzotter ejiziert mit 10 mg eine geringere Giftmenge als die tödliche Dosis (75 mg).

3. Beispiele: Bufadienolide bei Kröten; Herzglycoside in Blattkäfern (Oreina gloriosa) und Schmetterlingsraupen. Bei Pflanzen: Cardenolide.

4. Das Polypeptid Hirudin hemmt wie Heparin die Blutgerinnung durch Reaktion mit Thrombin.

Kapitel 12

1. Es gibt einen signifikanten Zusammenhang zwischen der Aflatoxinbelastung und der Rate hepatozellulärer Karzinome in der Bevölkerung (etwa 14 Einwohner pro 100 000 im Jahr bei einer täglichen Aufnahme von 0,1 µg/kg Körpergewicht). Allerdings erleiden deswegen nicht alle Aflatoxin-Exponierten automatisch ein Krebsschicksal. Primär krebserzeugend sind die Aflatoxine mit C=C-Doppelbindung (z. B. B_1), die im Körper Epoxide bilden können. Aflatoin G_2 und M_2 sind nicht kanzerogen.

2. Citrinin ist ein Nieren- und Lebergift (LD_{50} Ratte s.c. 67 mg/kg), das den antibiotischen Nutzen überdeckt.

3. Die Toxizität wird durch den enterohepatischen Kreislauf verstärkt, indem Amanitin zwischen Leber, Gallenblase und Darm zirkuliert und somit länger im Körper verbleibt.

4. Amatoxine blockieren die Transkription (RNA-Polymerase) und mRNA-Synthese (zum Transport der genetischen Information aus dem Zellkern ins Zellplasma). Durch die erliegende Proteinbiosynthese werden lebenswichtige Enzyme, Strukturproteine, Hormone und Membranrezeptoren nicht mehr nachgebildet.

5. Die Röhren des Maronenröhrlings verfärben sich bei Druck blaugrün; der Steinpilz hat eine Netzzeichnung am Stiel, die Röhren sind nicht druckveränderlich. Der Gallenröhrling schmeckt ungenießbar-bitter, die weiß-rosa gefärbten Röhren „blauen" nicht beim Drücken.

6. Botulinum-Toxin: 1 g Toxin kann mindestens 10 Mio. Menschen töten.

7. Die sogenannte *Herxheimer*-Reaktion: Endotoxine aus den absterbenden Mikroorganismen führen zu einer Anfangsverschlechterung oder allergischen Reaktionen.

8. Durch oxidierende wirkende Pharmaka (z. B. Primaquin, Chinin, Sulfonamide, Naphthalin) tritt eine intravasale Hämolyse (Schädigung der Erythrozyten) auf, weil das vermehrt gebildete H_2O_2 wegen Enzymmangel nicht beseitigt werden kann. Vgl. die Erläuterungen zur Saubohne, ►Kap. 11 .

9. Die Vernichtung physiologischer Keime fördert die Besiedlung der Schleimhäute mit pathogenen Keimen und die Resistenzentwicklung.

10. Antibiotika sollen spezifisch *bestimmte* Erreger abtöten; Antiseptika unspezifisch *alle* Bakterien, Pilze und Viren.

11. Das auch im Speichel enthaltene Enzym Lysozym spaltet Zellwände grampositver Bakterien (an der Glycosidbindung zwischen *N*-Acetylmuraminsäure und *N*-Acetylglucosamin); es wirkt bakterizid, nicht unbedingt virostatisch. Lysozym in Lutschtabletten aus Hühnereiweiß kann als körperfremdes Protein Allergien auslösen.

12. Das ungünstige Nutzen-Risiko-Verhältnis einiger Substanzen lässt den Einsatz nur dann zu, wenn Standardmittel nicht wirken oder sich als unverträglich herausstellen.

14 Fachbegriffe: Chemie, Pharmakologie, Medizin

⇧ **Hyper**	insulin kali calc kreatin lipid magnes natri ox phosphat	**ämie** (im Blut)
⇩ **Hypo**		**urie** (im Harn)

Abortivum = Abtreibungsmittel

Abstinenz = Enthaltsamkeit

Acetat lat. *acetum*, Essig, Salz der Essigsäure

Aceton = Propanon

Acetylcholin = (2-Acetoxyethyl)-trimethyl-ammoniumhydroxid; Neurotransmitter

Acetylierung Umsetzung mit Essigsäure zu einem Ester; spezielle Form der Substitution

acid lat. *acidus*; sauer

Acidität Säuregrad oder Säuregehalt einer Lösung; Stärke einer Säure

Acidum = Säure. Im Apothekenverkehr übliche Freinamen sind beispielsweise: *Acidum aceticum* Essigsäure, *A. acetylosalicylicum* Aspirin, *A. aminoaceticum* Glycin, *A. ascorbicum* Vitamin C, *A. carbolicum* Phenol, *A. meconicum* Opiumsäure, *A. nitricum* Salpetersäure, *A. sulfuricum* Schwefelsäure, *A. uricum* Harnsäure.

Acylgruppe Strukturfragment R-CO–

Addition Reaktion, bei der ein Atom oder eine Atomgruppe an ein Molekül angelagert wird

Addukt = Anlagerung; Verschmelzung zweier Strukturfragmente zu einem Molekül

Adenom = Krebsgeschwulst

ADI (Acceptable Daily Intake) duldbare tägliche Aufnahmemenge eines Stoffes

Adnexe Anhängsel, *männliche*: Prostata, Samenblase, auch Hoden, Nebenhoden, Samenleiter. *Weibliche:* Eileiter und Eierstöcke

adrenerg auf Adrenalin-Wirkung bezogen

Affektion Befall durch eine Krankheit

Agonist Stoff, der durch Wechselwirkung am Rezeptor eine Wirkung hervorruft.

Akkomodation Anpassung des Auges bei unterschiedlich weit entfernten Gegenständen

Akkumulation = Anhäufung, z. B. durch wiederholte Verabreichung

Akromegalie übermäßiger Großwuchs von Fingern, Zehen, Händen, Füßen, Nase, Kinn, Augenbrauen- und Jochbögen (Akren)

aktiver Transport Stofftransport gegen ein Konzentrationsgefälle unter Energieaufwand.

aliphatisch gr. *aleiphar*, Salbe, Öl; Kohlenstoff-Kettenstruktur, z. B. in nicht aromatischen Kohlenwasserstoffen, Fetten („Mineralfette")

Alkalien basische Verbindungen, Laugen

Alkaloide arab. *al-qali*, salzhaltige Pflanzenasche, gr. *eidos* Aussehen (-id ähnlich); Stoffgruppe natürlicher und synthetischer, äußerst unterschiedlicher, stickstoffhaltiger, meist basischer chemischer Verbindungen mit kompliziertem Molekülbau, z. B. Coffein, Strychnin, Morphin

Alkalose Anstieg des pH-Werts des arteriellen Blutes über 7,44; z. B. durch Zufuhr von Basen oder Anionen schwacher Säuren (Hydrogencarbonat, Lactat, Citrat), Abfall von gelöstem CO_2

Alkohol Verbindung der Struktur R-OH

Alkylierung Einführung eines Alkylrestes in ein Molekül, z. B. durch Substitution oder Addition

Alkylrest Fragment, das durch Weglassen eines Wasserstoffatoms aus einem Kohlenwasserstoff entsteht; allgemein mit R abgekürzt. Beispiel: Ethylrest CH_3CH_2- von Ethan CH_3CH_3.

Allergie = Überempfindlichkeitsreaktion

Allopathie Heilmethoden der Schulmedizin, die sich verschiedenartig (griech. *allos*) gegen bestimmte Störungen richten

Allyl Atomgruppierung $-CH_2CH=CH_2$, nach Allium (Knoblauch)

Alteration = krankhafte Veränderung

Alveole = Lungenbläschen (Alveolus pulmonis)

Alveolitis = Lungenentzündung

Amenorrhoe Ausbleiben der weibl. Regelblutung

Amin Chemische Verbindung mit der allgemeinen Struktur R-NH_2 (primäres Amin), R-NH-R' (sekundäres Amin) oder R-N-R'R'' (tertiäres Amin)

Aminogruppe Atomgruppierung aus einem Stickstoff- und zwei Wasserstoffatomen: -NH_2

Aminosäure Gruppenbezeichnung für natürliche und synthetische Verbindungen R-CH(NH_2)COOH

Amnesie = Erinnerungsstörung; Gedächtnislücke

amphoter gr. *amphoteros*: auf beiderlei Weise; reagiert als Säure und als Base

Analeptika anregende und stärkende Mittel; fördern Atmung, Blutkreislauf und psychische Aktivität. Beispiele: Campher, Lobelin, Coffein, Amphetamine, Strychnin

Analgesie = Schmerzlosigkeit; Schmerzstillung

Analgetika schmerzstillende Mittel, früher Antineuralgika. Mit morphinähnlicher Wirkung (*starke A.*) und mit nicht narkotischer antiphlogistisch-antipyretischer Wirkung (*schwache A.*: Salicylate, Phenacetin, Paracetamol, Mefenaminsäure, Phenazon). Analgetika blockieren die schmerzauslösende Wirkung der Prostaglandine. Sie dämpfen die Erregbarkeit der Schmerzzentren im zentralen Nervensystem, ohne das Bewusstsein zu verändern. Durch ihren Wirkort (Thalamus) unterscheiden sie sich von den Anästhetika und Narkotika.

Anämie = Blutarmut; Verminderung der roten Blutkörperchen

Anamnese Vorgeschichte des Patienten

Anaphrodisiakum den Geschlechtstrieb herabsetzendes Mittel

anaphylaktischer Schock lebensgefährliches Kreislaufversagen nach Antigenkontakt

Anästhesie lokale oder zentrale Unempfindlichkeit gegen Schmerz-, Temperatur- und Berührungsreize

Anästhetika = Schmerzmittel; lösen Empfindungslosigkeit aus, indem sie Schmerzrezeptoren blockieren oder die Schmerzleitung hemmen. Im Gegensatz zu Narkotika heben sie nicht das Bewusstsein auf. Beispiele: Benzocain, Procain, 3-Hydroxybutansäure

Androstan gr. *andros*, Mann; Steroidgrundgerüst

Anellierung lat. *anellus*, Ring; Aneinanderhängen von Benzolringen.

Aneurysma Erweiterung der Wand eines arteriellen Blutgefäßes infolge eines Wanddefektes

Angina = Verengung; Angina tonsillaris: Mandelentzündung; Angina pectoris: akute Koronarinsuffizienz

Anilin port. *anil*, Indigopflanze; Aminobenzol

anomer gr. *ano*, oben und gr. *meros*, Teil; bei Zuckern Konfigurationswechsel in 1-Position

Antagonist Gegenspieler des Agonisten; blockiert die Aktivierung des Rezeptors 1. durch Bindung an die inaktivierte Konformation (kompetitiver Antagonismus), 2. an einem anderen Bindungsplatz als der Agonist (nicht kompetitiver Antagonismus) oder 3. durch chemische Umwandlung des Agonisten (physiologisch-funktioneller Antagonismus)

Anthracen gr. *anthrax*, Kohle; polyzyklischer aromatischer Kohlenwasserstoff

Antidiarrhoikum Mittel gegen Durchfall

Antidot = Gegenmittel, bes. bei Vergiftungen

Antigen körperfremder Stoff, der eine Immunantwort auslöst

Antihypertonikum blutdrucksenkendes Medikament

Antimon arab. *al-itmidum*; Grauspießglanz (Sb_2S_3).

antiödematös = ausschwemmend

Antiphlogistika lokal entzündungshemmende Medikamente

Antipyretika fiebersenkende Medikamente

Antirheumatika entzündungshemmende Medikamente gegen Rheuma

antiseptisch = bakteriostatisch, Keimfreiheit erzeugend

antithrombotisch gegen Blutgefäßverstopfung

Antitussiva Hustenreiz stillende Arzneimittel; Hustensedativa; wirken auf das Hustenzentrum im Großhirn ein, z. B. Codein, Noscapin. Hustenmittel sind Antitussiva und Expektorantien.

Apathie Teilnahmslosigkeit gegen äußere Eindrücke

Aphrodisiakum den Geschlechtstrieb steigerndes Mittel

Apnoe = Atemstillstand

apo gr. *apo*, von, weg

Applikation Verabreichung eines Medikamentes

Arabinose lat. *arabia*, Arabien; in „Gummi arabicum" vorkommender Zucker

Arginin gr. *arginoeis* hell, glänzend; Aminosäure

Aromaten Kohlenwasserstoffe mit mindestens einem Ring aus sechs sp^2-hybridisierten Kohlenstoffatomen, z. B. Benzol, Anilin, Naphthalin, Anthracen, Phenanthren

Arrhythmie unregelmäßiger Herzschlag

Arylrest Fragment, das durch Weglassen eines Wasserstoffatoms aus der Strukturformel eines Aromaten entsteht; allgemein mit Ar abgekürzt.

Asphyxie Atemstillstand, z. B. durch Atemlähmung

Asthma Atemnot

Asthma bronchiale Atemnot durch Verengung der sich in die Lunge verzweigenden Luftröhre (Bronchien)

Asymmetrie gr. *-a-* , Verneinung; ohne Symmetrie

asymmetrisches C-Atom Kohlenstoff, an den vier verschiedene Substituenten gebunden sind

Atemdepression Herabsetzung der Ansprechbarkeit des Atemzentrums auf Atemantriebe (Kohlendioxid-, Sauerstoff-, Säuregehalt des Blutes), z. B. durch Narkotika

Atrophie Schwund; Rückbildung von Geweben (z. B. Muskulatur)

Atropin gr. *-a-*, Verneinung, gr. *trope*, Wendung (*Atropos* gr. Schicksalsgöttin); Gift der Tollkirsche; hemmt die Wirkung von Acetylcholin an endokrinen Drüsen und glatter Muskulatur, nicht jedoch am Skelettmuskel

Axon = Fortsatz einer Nervenzelle

Azidose Übersäuerung des arteriellen Blutes (pH < 7,36), z. B. durch Säurezufuhr, Verlust von Hydrogencarbonat, Anstieg von gelöstem CO_2

azo frz. *azote*, Stickstoff

Base = Lauge; Gegensatz: Säure

baseninduziert durch Vermittlung einer Base eingeleitete Reaktion

Basizität Eigenschaft einer Verbindung, basisch zu reagieren und mit Säuren Salze zu bilden

BAT Biologischer Arbeitsstoff Toleranzwert

BCF (Bioconcentration Factor): Bioakkumulation

Betäubungsmittel gesetzlich festgelegte Auswahl von Stoffen mit bewusstseinsverändernder Wirkung, in der Medizin zur Schmerzlinderung eingesetzt. „Rauschgifte" im engeren Sinne nur solche von rauscherzeugender Wirkung. Substanzen mit psychotropen, bewusstseins- und stimmungsverändernden Wirkungen, die zu einer seelischen und körperlichen Abhängigkeit führen können und Anwendungsverboten oder -beschränkungen unterliegen. Bewirken eigenartige, manchmal der Schizophrenie ähnliche, psychische Veränderungen.

biologische Halbwertszeit Die Zeit, in der sich die Plasmakonzentration eines Wirkstoffes oder seine Menge im Körper halbiert hat: $\tau_B = (\ln 2)/k$, mit k: Eliminationskonstante.

Biotransformation Substanzumbau, Strukturveränderung, die durch körpereigene Stoffe hervorgerufen wird = Metabolisierung.

Bioverfügbarkeit Ausmaß, in dem ein Wirkstoff über den allgemeinen Kreislauf an den Wirkungsort (Blut, Gewebe) gelangt.

Bismut latinisiert aus deutsch *Wismut* (in den Wiesen gemutet)

Blepharitis Entzündung der Augenlider

Blepharospasmus = Lidkrampf

Blut-Hirn-Schranke Selektiv durchlässige Barriere zwischen Blut und Hirnsubstanz, v. a. für wasserlösliche und proteingebundene Stoffe; kontrolliert aktiv den Stoffaustausch mit dem zentralen Nervensystem, hält schädliche Stoffe von den Nervenzellen fern. Durchlässigkeit kann durch Bakteriengifte, Fieber, Sauerstoffmangel (Hypoxydose) und Hirntumoren gesteigert sein. Morphologisch aus Kapillargewebe (Endothel) und Stützstrukturen der Membrana gliae limitans perivascularis.

Bolus Bissen; große Pille; verabreichte Dosis

Bradykardie Verlangsamung des Herzschlags (unter 50 Schläge/min)

Brenz- Verbindungen durch ▶Pyrolyse

Brom gr. *bromos*, Gestank; chemisches Element

Bronchitis Entzündung der Bronchialschleimhaut

bronchosekretolytisch die Absonderung von Bronchialschleim betreffend

BTEX Sammelbezeichnung für Benzol, Toluol, Ethylbenzol, Xylole

BUA Beratergremium für umweltrelevante Altstoffe

Bufo- lat. *bufo*, Kröte; von Kröten kommend

BuLi [Abk. für] Butyllithium, metallorganisches Alkylierungsreagenz.

Carb- lat. *carbo*, Kohle; Kohlenstoff betreffend

Carbamat Ester und Salze der Carbamidsäure RR'N-COOR''

Carbanion (Carbeniation) reaktive geladene Zwischenstufe mit einem einsamen Elektronenpaar am Kohlenstoffatom: $R_3\underline{C}^-$

Carben reaktive Zwischenstufe mit einem freien Elektronenpaar am Kohlenstoffatom: $R_2\underline{C}$

Carbeniumion (Carbokation) Zwischenstufe mit positiver Ladung am Kohlenstoffatom: $[R_3C]^+$

Carbonylgruppe Atomgruppierung > C = O.

Cardenolid gr. *kardia*, Herz; Herzglycosid

Catechin malai. *Katechu*, Holzextrakt aus *acacia catechu*; Flavan-3-ol; Brenzkatechin = 1,2-Dihydroxybenzol

C-Atom = Kohlenstoffatom

Ceiling Level Spitzenwert, der am Arbeitsplatz nicht überschritten werden darf

Centesimalskala Homöopathische Verdünnungsreihe im Verhältnis 1:100. Ein Teil Ursubstanz wird mit 99 Teilen Alkohol oder Milchzucker verdünnt. Dreifach wiederholt, ergibt dies die Potenz **C 3** = $1/1\,000\,000 = (0.01)^3$

CH_3CN [Formel für] das Lösungsmittel Acetonitril

ChemG Chemikaliengesetz

chemische Formeln International vereinbarte Schreibweise der chemischen Verbindungen mit Hilfe von Elementsymbolen, Zahlen und Bindestrichen: **Summenformeln** geben Art und Anzahl der am Aufbau eines Moleküls beteiligten Atome an; **Strukturformeln** zusätzlich die Reihenfolge und die Zahl und Art der Bindungen zwischen zwei Atomen. Beispiel: C_2H_6O, $CH_3–O–CH_3$ für Dimethylether.

Chinin indian. *quina*; Chinarinde (engl. *quinine*)

chiral gr. *cheiro*, Hand, Faust; Molekül mit Asymmetriezentrum

Chlor gr. *chlorus*, gelbgrün; elementares Gas Cl_2

Chloroform (▶Form-) $CHCl_3$

Chloropyll gr. *phyllon*, Blatt; Blattgrün

Chol- gr. *chole*; Galle

cholagog die Gallenblase entleerend

Cholerese Gallenabsonderung

choleretisch die Cholerese fördernd

Cholin [(2-Hydroxyethyl)trimethylammoniumhydroxid; methyliertes 2-Aminoethanol.

cholinerg auf die Acetycholin-Wirkung bezogen

Chorea = Veitstanz; schnelle, unwillkürliche Muskel-Kontraktionen; motorische Unruhe, ständiges Grimassieren, Schnalzen, Grunzen

Chrom gr. *chroma*, Farbe; chem. Element

chronische Exposition länger als drei Monate

cis lat. diesseits; Substituenten auf der gleichen Seite einer C=C-Doppelbindung.

Clearance (C_L) Volumenstrom (in L/h), mit dem ein Wirkstoff aus dem Körper eliminiert wird; 1. durch die Nieren (renale Clearance), 2. außerhalb der Nieren (metabolische, extrarenale Clearance). Unverändert ausgeschieden: renale Clearance / Gesamtclearance. Im Gleichgewichtszustand: $C_L = (V/\tau) \cdot \ln [1 + F \cdot m/(V \cdot c)] \approx F \cdot D/(c \cdot \tau)$, wobei m verabreichte Dosis (in g) in festen Intervallen τ (in h), c mittlere Plasmakonzentration (in g/L), F Bioverfügbarkeit, V scheinbares Verteilungsvolumen (in L).

Cocain Rauschgift des Coca-Strauches; von Quechua (altperuanisch): *kuka*

Compliance Mitarbeit des Patienten beim Therapieplan, z. B. Einnahme von Medikamenten

Cumarin von *coumaru*, im nördl. Südamerika die Samen (Tonkabohnen) von *Dipterix odorata*. Diese enthalten Melilotosid (Cumarin-Vorstufe).

Cyan..- gr. *kyaneos*, blau; „Blausäure" für HCN

cyclo gr. *kyklos*, Kreis, Ring. [Vorsilbe] Ring-

Cystin gr. *kystis*, (Harn) blase; Aminosäure

Cytidin, Cytosin gr. *kytos*, Höhlung, Zell-; Nucleosid und Nucleinbase

DAB Deutsches Arzneibuch

Dehydratation Austrocknung durch Wasserverlust

Delirium tremens Entzugsdelir bei Alkoholikern

Demethylierung Entfernung einer Methylgruppe aus einem Molekül, z. B. Überführung einer Methoxygruppe (CH_3O) in eine Hydroxylgruppe (OH)

Derivat Abkömmling; Verbindung, deren Struktur sich von einem Ausgangsmolekül ableitet. Beispiel: Codein ist ein Derivat des Morphins.

Derivatisierung Auf- oder Abbau strukturell verwandter Substanzen und deren Charakterisierung mit chemisch-physikalischen Methoden

dermal über die Haut

Dermatozoen = Hautschmarotzer

Desmotropin gr. *desmos*, Band Bindung und gr. *trope* ▶Tropin

Dezimalskala, homöopathische Verdünnungsreihe 1:10. Ein Teil Ursubstanz wird mit 9 Teilen Alkohol oder Milchzucker verdünnt. Sechsfach wiederholt, ergibt dies die Potenz D 6 = $1/1\,000\,000 = (0{,}1)^6$.

Diacetylmorphin = Heroin

Diarrhoe = Durchfall

Diastereomere Nicht-Spiegelbildisomere

Diastereomerentrennung Trennung eines Gemisches von Spiegelbildisomeren durch Umsetzung mit speziellen Salzen zu einem Gemisch von Diastereomeren, die sich aufgrund ihrer physikalisch-chemischen Eigenschaften unterscheiden lassen.

Dien = Diolefin; ungesättigte Kohlenwasserstoffe mit zwei Doppelbindungen; z. B. Butadien

Dienon Gruppenname für ungesättigte Carbonylverbindungen mit zwei Doppelbindungen und einer Ketogruppe; z. B. Cyclohexadienon

Diffusion Stofftransport von der hohen Konzentration (z. B. Darminhalt) zur niedrigen Konzentration (z. B. Blut) ohne Energieaufwand. Lipidlösliche, unpolare Stoffe durchdringen die Zellmembran schneller als hydrophile, hydratisierte und ionische Stoffe.

Digitoxin lat. *digitus*, Finger, gr. *toxikon*, (Pfeil)gift; Herzglycosid

Dihydro- [Vorsilbe für] minus zwei H-Atome

dil. [kurz für] Dilutio, Lösung

Diol = Dialkohol; Gruppenname für Verbindungen mit zwei Hydroxylgruppen

Dissoziation Bildung von beweglichen Ionen aus einem Gesamtmolekül, z. B. NaCl in Wasser als Na^+ und Cl^-

diuretisch = harntreibend

DMF [Abk. für] Dimethylformamid, $(CH_3)_2N\text{-}CHO$

DMSO [Abk. für] Dimethylsulfoxid, CH_3SOCH_3

Dopamin 2-(3,4-Dihydroxyphenyl)-ethylamin

Doppelbindung in der chemischen Zeichensprache durch zwei parallele Valenzstriche symbolisierte Bindung; z. B. C=C

Dosierung erforderliche Dosis *m* (in g) im Dosierungsintervall τ (in h), um eine vorgegebene mittlere Plasmakonzentration *c* (in g/L) zu erreichen: $m/\tau = c \cdot C_L/F$, wobei C_L: Clearance (in L/h), *F*: Bioverfügbarkeit.

Dosis letalis (LD) tödliche Menge eines Arzneimittels oder Giftes

Dosis-Wirkungs-Kurve Beziehung zwischen der verabreichten Menge (*c* in mg) eines Stoffes und der Wirkungsintensität (*P* in %). Die Kurve verläuft S-förmig (logarithmische Skala), hyperbolisch (lineare Skalen) oder linear (reziproke Skalen).

Dysphorie = Missstimmung

Dyspnoe = Atemstörung

EC (Effect concentration in water) effektive Konzentration

Ecgonin gr. *egonos*, abstammend (in Bezug auf Cocain); Alkaloid des Coca-Strauches

EINECS (European Inventory of Existing Chemical Substances): Europäische Altstoffinventarliste

EKA [Abk. für] Expositionsäquivalente für krebserzeugende Arbeitsstoffe

Eklampsie Krämpfe mit und ohne Bewusstlosigkeit; häufig bei Schwangeren

Ekstase das „Heraustreten aus sich selbst", Außersichsein, Verzückung, in der sich nach mystischer Lehre die Seele mit Gott vereint

Ekzem Entzündung der Haut mit Juckreiz

Electurarium [veraltet] Mus, ▶Latwerge

Elementaranalyse Bestimmung des prozentualen Gehaltes an Kohlenstoff, Wasserstoff, Sauerstoff, Halogenen und anderen Elementen, u. a. durch Verbrennung der Substanz und volumetrische Bestimmung der Verbrennungsgase, und Rückrechnung auf die molekulare Zusammensetzung einer chemischen Verbindung

Elimination 1) Abspaltung von zwei Gruppen aus dem Kohlenstoffgerüst einer chemischen Verbindung. Beispiele: Dihalogenalkan → Alken (**β**-Eliminierung), 1,1-Dihalogenalkan → Carben (**α**-Eliminierung), 1,3-Dihalogenalkan → Cyclopropanderivat (γ-Eliminierung). 2) Verschwinden eines Wirkstoffes aus dem Körper durch Stoffwechsel (Metabolismus) und Ausscheidung (Exkretion)

Eliminationskonstante = Clearance / Verteilungsvolumen. Für eine Kinetik 1. Ordnung: $k = (\ln 2)/\tau_B \approx 0{,}693 \cdot \tau_B$, mit τ_B biologische Halbwertszeit

Eliminationsrate (Ausscheidungsrate)
= Clearance · Plasmakonzentration
= Eliminationskonstante · Menge im Körper

Emesis = Erbrechen

Emetikum = Brechmittel

epi- Konfigurationswechsel in 2-Position

Emphysem Aufblähung, Gasansammlung, z. B. Lungenemphysem.

Enantiomer gr. *enantios*, gegenüberstehend, und gr. *meros*, Teil; Spiegelbildisomere

enantioselektive Synthese = asymmmetrische Synthese; Herstellung von Substanzen mit ganz bestimmter räumlicher Ausrichtung der Substituenten um ein asymmetrisches Kohlenstoffatom

Endokarditis = Entzündung der Herzinnenhaut

Endothel Zellschicht an der Innenfläche der Blut- und Lymphgefäße des Herzens, der Rippen und des Bauchfells

Enol α,β-ungesättigter Alkohol der Struktur RR'C=C(OH)R'', die im tautomeren Gleichgewicht mit der Ketoform RR'CH–CO–R'' steht

Enzym Biokatalysator; Biomolekül (Protein), das chemische Reaktionen und Vorgänge im lebenden Organismus beschleunigt

Epi-, Eph- [Vorsilbe] auf, über

epi- gr. auf, nach, gegen, zu, bis

Epigastrium = Magengrube

epigenetisch Krebserzeugender Stoff, der nicht genotoxisch ist, d. h. nicht die DNA verändert

Epilepsie = „Fallsucht"

Epoxid Dreiring aus zwei Kohlenstoff- und einem Sauerstoffatom mit dem Strukturfragment -C(O)C-

erythro gr. *erythros*, rot; Tetrose aus der Rotalge Erythrina = Erytrose

Ester chemische Verbindung R-CO-OR', durch Reaktion einer Säure mit einem Alkohol

Estro-, Östro- gr. *oistros*, Stachel, Bremse,

Wut(anfall); übertragen: Brunst; Östrogen: weibliches Sexualhormon

Et [Abk. für] Ethylgruppe

Ethanol „Alkohol", Ethylalkohol

Ether chemische Verbindung der Struktur R-O-R', die durch Reaktion zweier Alkohole entsteht. gr. *aither*, Äther, Himmelsluft, obere Luft

Ethylgruppe Strukturfragment CH_3CH_2-

Euphorie Lebens- und Glücksgefühl mit Sorglosigkeit, Optimismus, subjektives Wohlbefinden

Euphorikum = stimmungshebendes Medikament

Evasion = Entweichen, Ausscheiden

Exkretion Ausscheidung eines Stoffes oder Stoffwechselproduktes durch die Niere (renale Exkretion) oder Galle (biläre Exkretion)

exogen = von außen

Expektorans = schleimauswurfförderndes Medikament

Expiration = Ausatmung

Exposition = Ausgesetztsein

Exposition, chronische für wiederholte Gabe: $c \cdot t$ = Aufnahmegeschwindigkeit · mittlere Verweildauer = Verteilungsvolumen · Gleichgewichtsplasmakonzentration

Exposition, innere für eine Einzeldosis: $c \cdot t$ = Dosis · mittlere Verweildauer = Verteilungsvolumen · Integral der Plasmakonzentrationskurve

Extension = Ausdehnung; Zug

extra- [Vorsilbe] außerhalb, außen

extravaskulär nicht in die Gefäße (Venen, Arterien), sondern z. B. oral verabreicht

Extrazellulärraum = Zellzwischenraum

Extremitäten = Gliedmaßen; Arme und Beine

exzessiv übermäßig

FCKW [Abk. für] Fluorchlorkohlenwasserstoffe

Fehling-Lösung Wässrige Kupfersulfatlösung (Fehling I) und alkalische Kaliumnatriumtartrat-Lösung (II) werden vor Gebrauch vermischt.

First-Pass-Effekt Abbau eines oral aufgenommenen Stoffes in Verdauungstrakt, Darmwand und Leber, so dass die Bioverfügbarkeit im Blutserum gering ist; z. B. bei Morphin und Nitroglycerin

Flavin lat. *flavius*, gelb (Riboflavin: gelbes Oxidationsferment)

Flavon (gelbe Blütenfarbstoffe) ▶Flavin

Fluor lat. *fluere*, fließen; chem. Element, benannt nach Flussspat (CaF_2) als Flussmittel

Foetor ex ore = Mundgeruch

Form-, -form lat. *formica*, Ameise; Namensbestandteil in Ameisensäure, Formaldehyd, Formylgruppe -CHO, Chloroform

freiverkäufliche Arzneimittel nach dem Arzneimittelgesetz nicht apothekenpflichtige, d. h. in Drogerien, Reformhäusern, zoologischen Fachgeschäften und im Lebensmittel-Einzelhandel verkäuflich

funktionelle Gruppen reaktive Stellen im Molekül, die die chemischen Eigenschaften einer Verbindung bestimmen. Beispiel: Die Hydroxylgruppe ist die funktionelle Gruppe der Alkohole (R-OH).

Furan, Fururyl- lat. *furfur*, Kleie; aromatischer 5-Ring-O-Heterozyklus

Galactose gr. *galactos*, Milch; Kohlenhydrat

Ganglion „Nervenknoten"

Gastritis Entzündung des Magens

gastrointestinal Magen und Darm betreffend

GefStoffV Gefahrstoffverordnung

gem- lat. *gemini*, Zwillinge

Generic name Freiname. International gebräuchliche, warenrechtlich nicht geschützte Bezeichnung handelsüblicher Arzneistoffe

genotoxisch = mutagen. Krebserzeugender Stoff, der direkt die DNA verändert

Gleichgewichtszustand Plasmakonzentration eines Wirkstoffes (in g/L) nach mindestens drei Halbwertszeiten. Am Ende eines festen Dosierungsintervalls τ (in h) beträgt die erwartete Plasmakonzentration: $c = [F \cdot m \cdot e^{Cl \cdot \tau/V}]/[V \cdot (1 - e^{Cl \cdot \tau/V})]$, wobei *m*: Dosis (in g), *Cl*: Clearance (in L/h), *V*: scheinbares Verteilungsvolumen (in L), *F*: Bioverfügbarkeit, $e \approx 2{,}718$. Bei unmittelbar bioverfügbaren Wirkstoffen: $c_{max} = c + m \cdot F/V$.

Glia = „Nervenkitt", bindegewebsartige Stützsubstanz im Zentralnervensystem

glob. Globuli, Streukügelchen

Glucose gr. *glykys*, süß; Traubenzucker

Glutaminsäure Aminosäure

Gluten lat. *gluten*, Leim; Klebereiweiß der Brotgetreide, das die Backfähigkeit von Weizen und Roggenmehl bewirkt

Glycerol gr. *klykeros*, süß; Propantriol

Gonade gr. *gone*, (Er)zeugung, Geburt, Geschlecht; Geschlechtsdrüsen

Gonorrhoe = Tripper (Geschlechtskrankheit)

G-Protein Guanin-Nucleotid bindendes Protein in den Rezeptoren von Zellmembranen

Guanidin von Quechua *huano*, Mist (Guano); organische Base

Gummi gr. *kommi*, ursprünglich ägypt.; vulkanisierter Kautschuk

gustatorisch den Geschmackssinn betreffend

Guttapercha von malai. *guttah*, Gummi, percha Sumatra; Naturgummi

Gynäkologie Frauenheilkunde

H^+ [chemische Schreibweise für] Proton; Träger des sauren Charakters einer Verbindung

H_2O_2 [chemische Formel für] Wasserstoffperoxid

Haemoptysis (Hämoptoe) Bluthusten

Halluzination Sinnestäuschung; Wahrnehmung von Sinneseindrücken ohne Objekt

Halogen gr. *halos*, Salz, gr. *gennao*, erzeugen, hervorbringen; die Elemente Fluor, Chlor, Brom, Iod

Hämin gr. *haima*, Blut

Hämolyse Auflösung der roten Blutkörperchen

Hämorrhiden Krampfadern im Enddarmbereich

H-Atom Wasserstoffatom

Hedonismus 1. Sinn des Lebens im Genießen; 2. ethische Lehre, für die Motiv und Kriterium des sittlichen Handelns die Lust ist

hemi gr. *hemysis*, halb

Hemicranie halbseitiger Kopfschmerz

Hepatitis akute und chronische Entzündung des Leberparenchyms; Gelbsucht ist ein Symptom.

Heroin = Diacetylmorphin. Betäubungsmittel, halbsynthetisch aus Morphin hergestellt

hetero gr. *heteros*, verschieden, anders, fremd

HF [chemische Formel für] Fluorwasserstoff

Hippursäure gr. *hippos*, Pferd und lat. *urina* Urin, Harn; organische Säure

Histidin gr. *histos*, Gewebe; Aminosäure

HMPT [Abk. für] Hexamethylenphosphorsäuretriamid

homo, homolog gr. *homos*, gemeinsam, gleich (z. B. homogen); gr. *homologeo* entsprechen; Verbindungen mit einer Differenz von CH_2

Homöopathie Naturheilkunde nach Samuel Hahnemann (1755 Meißen – 1843 Paris), „Vergeistigung der Arznei" (1829) durch extreme Verdünnung der Ursubstanz. „Wähle, um sanft, schnell, gewiß und dauerhaft zu heilen, in jedem Krankheitsfall eine Arznei, welche ein ähnliches Leiden erregen kann, als sie heilen soll." (1796). „Similia similibus curanturä" (Gleiches heilt seinesgleichen)

Hydratisierung Spaltung einer chemischen Verbindung durch Umsetzung mit Wasser

Hydro gr. *hydor*, Wasser; addierter Wasserstoff

Hydrochlorid Salz, das durch Umsetzung einer Base mit Salzsäure gewonnen wird

hydrophil wasserverträglich, wasseraufnehmend; gut löslich in polaren Lösungsmitteln

hydrophob wasserabstoßend, nicht wasserlöslich

Hydroxylgruppe -OH

Hypästhesie herabgesetzte Empfindlichkeit, v. a. gegenüber Berührungen

hyper gr. *hyper*, über, oberhalb, Über-

Hyperämie Blutüberfülle; Blutreichtum

Hyperemesis sehr starkes Erbrechen

Hyperglykämie übermäßiger Glucosegehalt des Blutserums (> 6,7 mmol/L)

Hyperkaliämie übermäßiger Kaliumgehalt des Blutserums (> 5,5 mmol/L)

Hyperkalzurie übermäßige Cacliumausscheidung im Harn

Hypersalivation übermäßiger Speichelfluss

Hyperthyreose Schilddrüsenüberfunktion

Hypnotikum Schlafmittel

hypo gr. *hypo*, unter, unterhalb

Hypochondrie krankhafte Neigung zur Selbstbeobachtung und Überbewertung der Wahrnehmung bis zur Einbildung, krank zu sein

Hypoxie Sauerstoffmangel

Idiosynkrasie angeborene Überempfindlichkeit, z. B. durch Hyperthermie, Enzymdefekte oder beschleunigte Biotransformation

IDLH (Immediately Dangerous to Life and Health): lebensgefährlich innerhalb von 30 min

Ikterus Gallenfarbstoffe im Blut; Gelbsucht

Illeum Krummdarm; Übergang Dünndarm-Dickdarm

Immunglobuline (Ig) eiweißartige Antikörper, die nach Antigenkontakt von B-Lymphozyten oder Plasmazellen gebildet werden

imperative Miktion starker Harndrang

Indikation Grund für ein Heilverfahren

inhalativ über die Lunge, mit der Atemluft

Inkretion innere Sekretion durch Drüsen

INN (International Non-proprietary Name): internationaler Freiname pharmazeutischer Grundstoffe

Innervation Nervenversorgung

Inspiration Einatmen

Insuffizienz Schwäche; ungenügende Leistung eines Organs, z. B. Herzinsuffizienz

intermolekular zwischen zwei Teilchen

Intoxikation Vergiftung

intracutan (i. c.) in die Haut

intramolekular innerhalb eines Teilchens

intramuskulär (i. m.) ins Innere eines Muskels

intravaskulär in die Gefäße (Venen, Arterien)

intravenös (i. v.) in eine Blutader (Vene)

intrazellulär im Inneren einer Zelle

intrinsische Aktivität stimulierende (erregende) Eigenwirkung einiger Antagonisten auf die von ihnen besetzten Rezeptoren

Invasion Eindringen, Aufnehmen

Iod gr. *ioeides*, veilchenblau; chem. Element, benannt nach der Farbe von Ioddampf

Ionenkanal (Membrankanal) durch ein Membranprotein gebildeter Durchgang durch die Zellmembran, der u. a. durch die Konzentration eines Ions im Zellplasma gesteuert wird

iso gr. *isos*, gleich

Isomerie gleiche Summenformel, aber verschiedener Molekülaufbau. 1. **Strukturisomere** unterscheiden sich durch die Anordnung funktioneller Gruppen. *Kettenisomerie* (z. B. bei Alkanen), *Stellungsisomerie* (Platzwechsel von funktionellen Gruppen) und *Doppelbindungsisomerie* (Verschiebung der Lage der Doppelbindungen im Molekül). 2. **Stereoisomere** unterscheiden sich durch die räumliche Anordnung der Liganden an einem Kohlenstoffatom. a) geometrische Isomerie, *cis-trans-Isomerie*: Stellung von Substituenten an Doppelbindungen (nebeneinander oder gegenüber) und in Ringverbindungen (über bzw. unter der Molekülebene). b) *optische Isomerie*, Spiegelbildisomerie, Enantiomerie: Anordnung verschiedener Substituenten um ein asymmetrisches Kohlenstoffatom. Die Spiegelbildisomeren drehen die Projektionsebene linear polarisierten Lichtes in unterschiedliche Richtungen: rechts (+) oder links (–). Ihre physikalisch-chemischen Eigenschaften unterscheiden sich weiter nicht. c) *Konformationsisomerie*: Übergang eines Moleküls zwischen mehreren Strukturen, z. B. Cyclohexan (Sessel- und Wannenform), 1,2-Dichlorethan (Staffel- und Schrägform).

IUPAC (International Union of Pure and Applied Chemistry): Internationale Union für Reine und Angewandte Chemie mit Sitz in Basel, mit der Aufgabe der Normung wissenschaftlicher chemischer Begriffe und Substanznamen

Kanzerogen (Karzinogen) Krebserzeugende Verbindung oder eine physikalische Einwirkung mit der Fähigkeit, Neoplasien (Geschwulstbildung) hervorzurufen; z. B. genotoxische, epigenetische, nicht cokanzerogen und Tumorpromotor

Kardia = Mageneingang

Kardialgie = Herzschmerzen

kardiovaskulär Herz und Gefäße betreffend

karminativ gegen Blähungen

Kasuistik Fallstudie; medizinische Beschreibung von Krankheitsfällen

Katamnese = Krankenbericht

Katarrh Entzündung der Schleimhäute durch Virus- oder bakteriellen Infekt

katarrhalische Affektionen Viruserkrankung

Kautelen = Vorsichtsmaßregeln

Kautschuk Quechua/span. *cauchuc*; Naturgummi

Ketogruppe = Carbonylgruppe

Keton Verbindungsklasse mit der funktionellen Gruppe -C=O (Carbonyl- oder Ketogruppe)

Klistier = Darmeinlauf, Darmspülung

Kolik krampfhafte Schmerzen durch Kontraktionen eines Hohlorgans

Konjugation = Kopplungsreaktion. Zwei Stoffe A und B bilden ein Additionsprodukt A·B; z. B. durch Bindung von A an eine Aminosäure, Glucuronsäure, Essigsäure (Acetylierung), Schwefel oder Cystein (Sulfokonjugation) oder Methylierung

Konjunktivitis = Augenbindehautentzündung

Konstitution = Struktur

Kontraindikation = Gegenanzeige; Grund, ein Heilverfahren nicht anzuwenden

Konvulsionen = Krämpfe

Kyphose = Buckel

Kyphoskoliose Buckelbildung mit seitlicher Verkrümmung der Wirbelsäule

Lactam ringförmiges Amid -NH-CO-

Lacton ringförmiger Ester -O-CO-

Lactose lat. *lac*, Milch; Milchzucker

Latwerge Brei- oder teigförmiges Arzneimittel zur Einnahme; mit Sirup oder Mus verrührtes Pulver

laxierend = abführend

LCKW [Abk. für] Leichtflüchtige chlorierte Kohlenwasserstoffe

LDL [Abk. für] Lipoproteine niedriger Dichte, u. a. β-Cholesterine

Leucin gr. *leukos*, weiß; Aminosäure

***Lewis*-Base** Elektronenpaardonator Nucleophil, z. B. OH^-, NH_3, CH_3OH, H_2O

***Lewis*-Säure** Elektronenpaarakzeptor Elektrophil, z. B. H^+, BF_3, SO_3

LHKW [Abk. für] Leichtflüchtige halogenierte Kohlenwasserstoffe

Ligand Teilchen, Atom, Strukturfragment, das an ein bestimmtes Atom im Molekül gebunden ist; meist für Komplexverbindungen verwendet

Lipidmembran Zellwand, aus körpereigenen Fetten bestehend

Lipidschicht = Fettschicht

lipophil fettähnlich, in Fett bzw. unpolaren Lösungsmitteln löslich

lipophob schlecht löslich in unpolaren Lösungsmitteln

Lithiumaluminiumhydrid, Lithiumalanat, $Li\text{-}AlH_4$; starkes Reduktionsmittel

LOAEL (Lowest Observed Adverse Effect Level): niedrigste Dosis, bei der gesundheitsschädliche Effekte beobachtet wurden

LSD = Lysergsäurediethylamid; Rauschgift, ähnlich den natürlichen Mutterkorn-Alkaloiden

Lues = Syphilis (Geschlechtskrankheit)

Lumen Hohlorgan z. B. an der Darmschleimhaut

Lyse gr. *lysis*, [med.] Auflösung, [chem.] Trennung, Zerlegung

MAK [Abk. für] Maximale Arbeitsplatz Konzentration

Makro gr. *makros*, groß

Malabsorption Verdauungsschwäche, z. B. durch Stoffwechselstörungen

malat lat. *malus*, Apfel; Salz der Äpfelsäure

maleat lat. *malus*, Apfel; Salz der Maleinsäure

malonat lat. *malus*, Apfel; Salz der Malonsäure

Mannose aram./bibl. *Manna*; Einfachzucker, Bestandteil planzlicher Polysaccharide

Mazerat Kaltwasserauszug einer Heilpflanze

Medioclavicularlinie senkrechte, von der Mitte des Schlüsselbeins abwärts gezogene Linie

Mekonium 1) früher: Opium; 2) Kindspech

Mekonsäure Opiumsäure

mer, -merie gr. *meros*, Teil

merc- lat. *Mercurius*, Merkur (Gott des Handels), engl. mercury, Quecksilber

mercapto lat. *corpus mercurio aptum*, dem Quecksilber angepasster Stoff, Thioalkohole = Mercaptane R-SH

Meskalin Gift des mexikanischen Peyote-Kaktus

meso gr. *mesos*, mitten, mittlerer

meta, m- Isomer 1,3-disubstituiertes Benzol

Metabolisierung (Biotransformation) vorwiegend in der Leber ablaufende enzymatische Umwandlung in besser ausscheidbare (polare), weniger oder stärker giftigere Stoffe

Metabolismus = Stoffwechsel; die Veränderung von Stoffen im Körper durch chemische Reaktionen (Oxidation, Reduktion, Hydrolyse usw.)

Metabolit = Stoffwechselprodukt

Methadon synthetischer Morphinersatz, umstrittene Ersatzdroge

Methan gr. *meta*, zwischen, hinterher, CH_4, nach der „Veränderung" des Substrats bei der Methanbildung durch Gärung

Methylgruppe CH_3-

Methylierung Einfügen einer Methylgruppe an C=C, N oder O

Migräne halb- oder beidseitige Kopfschmerzen, meist begleitet von Allgemeinstörungen (Erbrechen, Sehstörungen, Lichtscheu, Lärmscheu etc.)

Miktion = Harnlassen, Blasenentleerung

Misanthropie = Menschenfeindlichkeit

MKW [Abk. für] Mineralölkohlenwasserstoffe

mnestisch das Gedächtnis oder Erinnerungsvermögen betreffend

Morphin lat. *Morpheus*, Gott des Schlafes (Traumgott); Opiat, eines der stärksten Schmermittel

Morphium alte Bezeichnung für Morphin

Mortalität = Sterblichkeit

Motilität = Bewegungsvermögen (des Darms)

Mutagen Veränderungen in der Erbinformation hervorzurufende, erbgutschädigende Substanz

Myx- die Schleimhaut betreffend, z. B. Mxyödem in Haut und Muskelgewebe

Naphth pers. *nafta*, Erdöl; brennbare Flüssigkeit

Narkose reversible Lähmung des zentralen Nervensystems mit Ausschaltung von Bewusstsein,

Schmerzempfindung, Abwehrreflexen und Muskelspannung, nicht der lebenswichtigen Funktionszentren im verlängerten Halsmark

Narkotika wasser- und lipidlösliche, betäubende Medikamente, die Narkose herbeiführen können. Sie heben die Schmerzempfindung und das Bewusstsein auf (Abgrenzung zu Analgetika und Anästhetika). Man unterscheidet nach der Applikationsart Inhalations- und Injektionsnarkotika.

Narzissmus = Selbstverliebheit; nach *Sigmund Freud* normale Phase der Persönlichkeitsentwicklung. Von Bedeutung bei Neuroseformen, wenn die Beziehung zu anderen gestört wird.

N-Atom = Stickstoffatom

Nausea = Übelkeit

Nekrose örtlicher Gewebstod (u. a. auch Krebszellen); Absterben von Organteilen

nekrotisierend Nekrose herbeiführend

Neuralgie Schmerzen im Ausbreitungsgebiet eines Nerves

Neurastheniker leicht reizbarer Mensch

Neuron = Nervenzelle

Neurotransmitter durch ein Aktionspotential aus der Nervenendigung freigesetzte Überträgersubstanz, die den synaptischen Spalt überwindet und an den Rezeptor der Nachbarzelle bindet, um eine physiologische Wirkung (Reizleitung, Muskelkontraktion) auszulösen.

NH_3 = [chemische Formel für] Ammoniak

Nicotin Alkaloid der Tabakpflanze, benannt nach dem frz. Diplomat *Jean Nicot* (1530–1600), der den Tabak nach Frankreich brachte.

nitro gr. *nitron*, Salpeter; NO_2-Gruppe

NOAEL (No Observed Adverse Effect Level): Wirkungsschwelle; höchste Dosis, bei der keine erkennbare toxische Wirkung festgestellt werden konnte.

nor 1. von „normal": Übergang einer Aminosäure mit verzweigter Kette, z. B. Valin, zur unverzweigten Aminosäure mit der gleichen Zahl von C-Atomen, hier Norvalin (nicht mehr IUPAC). 2. identisch mit „demethyl" in der Subtraktionsnomenklatur, z. B. 8,9,10-Trinorbornan (-3CH_2).

Noradrenalin [1-(3,4-Dihydroxyphenyl)-2-aminoethanol, internat. Freiname: Norepinephrin

Noxe Schadstoff, krankheitserregender Stoff

O homöopathisch: chemisch-mineralisch

Ø hömöopathische Urtinktur, pflanzlich-tierisch

O-Atom = Sauerstoffatom

Obstipation Verstopfung; verzögerte Stuhlentleerung

Ödem Wasseransammlung im Gewebe

OEt [Abk. für] Ethoxygruppe; $-OCH_2CH_3$

olfaktorisch den Riechnerv betreffend

oligo gr. *oligos*, wenig; z. B. in Oligopeptid (aus weniger als zehn Aminosäuren)

OMe [Abk. für] Methoxygruppe; $-OCH_3$

Ophthalm- [Vorsilbe] Augen-

oral durch den Mund (aufgenommen)

Organotropie eine auf bestimmte Körperorgane spezifisch ausgerichtete toxische Wirksamkeit einer chemischen Substanz

Ornithin gr. *ornis*, Vogel; Aminosäure

ortho, o- gr. *orthos*, gerade; 1,2-Stellung am Benzolring

Orthostase Minderdurchblutung im Gehirn nach dem Aufrichten mit Schwarzwerden vor den Augen, Ohrensausen etc.

Ovarien Eierstöcke, weibliche Keimdrüsen

Ozon gr. *ozo*, riechen; O_3

Pädiatrie Kinderheilkunde

PAK [Abk. für] Polycyclische Aromatische Kohlenwasserstoffe

palliative Behandlung lindernde Behandlung im Gegensatz zur heilenden

Pankreas = Bauchspeicheldrüse

Pankreatitis = Bauchspeicheldrüsenentzündung

para, p- gr. *para* bei, neben; Vorsilbe für ein Isomer, z. B. für 1,4-disubstituiertes Benzol

Paralyse „Auflösung"; vollständige Lähmung

Pathogenese Krankheitsentstehung

pathognomonisch für eine Krankheit kennzeichnend

PCB [Abk. für] Polychlorierte Biphenyle

PCDD [Abk. für] Polychlorierte Dibenzo-Dioxine

PCDF [Abk. für] Polychlorierte Dibenzo-Furane

Peak Spitzenwert

Peristaltik wellenförmig fortschreitende Bewegung in Magen, Darm, Harn- und Samenleiter

perivaskulär um die Gefäße herum

Persistenz Dauer der Beständigkeit einer chemischen Substanz in ihrer ursprünglichen Struktur

Pertussis = Keuchhusten

Pharmakodynamik Lehre vom Wirkungsmechanismus der Arzneimittel

Pharmakognosie Lehre vom Erkennen der Arzneimittel und ihrer Rohstoffe nach Herkunft, Aussehen und Zusammensetzung

Pharmakologie = Arzneimittellehre

Pharmakon = Arzneimittel

Pharmakopöe amtliches Vorschriftenbuch für Herstellung, Prüfung und Aufbewahrung von Arzneimitteln. Beispiel: Deutsches Arzneibuch DAB

Pharmakotherapie Lehre von der praktischen Anwendung von Arzneimitteln zu Heilzwecken

Pharyngitis = Entzündung der Rachenschleimhaut

Phencyclidin (PCP) synthetisches Rauschgift

Phenol gr. *phaino*, leuchten, glänzen und lat. *oleum*, Öl; Hydroxybenzol

Phenylrest Fragment durch Weglassen eines Wasserstoffatoms aus Benzol; mit Ph abgekürzt

Phlegmone flächenhaft fortschreitende, eitrige Entzündung

Phosphor gr. *phaos*, Licht und *phero*, tragen (Lichtträger); P_4

Photophobie = Lichtangst

Phthisis = Schrumpfung, Schwund

Phthisis pulmonum = Lungentuberkulose

pi (π) Lokant bei Histidin (für gr. *pros*, nah, relativ bezogen auf die Seitenkette)

Pikrinsäure gr. *pikros*, bitter; Trinitrophenol

Pinozytose Einverleiben von Partikeln oder Flüssigkeiten ins Zellinnere unter Energieaufwand

Placebo lat. „ich werde gefallen"; Scheinmedikament oder Therapie ohne nachgewiesene Wirkung in der Absicht, die Symptome zu erleichtern und den Patienten zufriedenzustellen. Gute und schädliche subjektive und objektive Wirkungen sind vereinzelt möglich, bis hin zur Placeboabhängigkeit

Plasmakonzentration bioverfügbare Wirkstoffmenge im Blutplasma = Plasmakonzentration · Verteilungsvolumen. **Nichtgebundene Fraktion** = Konzentration des nicht an Plasmaproteine gebundenen Medikaments

Plasmakonzentrations-Zeit-Kurve zeitlicher Verlauf der Stoffkonzentration im Blutplasma; die Fläche unter Kurve gibt die Bioverfügbarkeit an

Plasmaproteine Viele Wirkstoffe werden im Blutstrom nicht frei transportiert, sondern gebunden an Blutbestandteile, insbesondere die Plasmaproteine (Albumin, Glycoprotein, Lipoprotein).

Plasmodien = Malariaerreger

Plateaukonzentration Maximum der Plasmakonzentrations-Zeit-Kurve. Dort sind Infusionsrate und Eliminationsrate gleich groß.

Pleuraerguss Flüssigkeitsansammlung im Brustfell

Pneumonie = Lungenentzündung

Pneumothorax = Luft im Brustraum (Pleuraraum)

poly- gr. *polys* viel, Vorsilbe z. B. in Polymeren

Polymer Makromoleküle, z. B. Polypropylen

Porphyrin gr. *porphyreos*, purpurfarben; Stammsystem von Naturstoffen wie Chlorophyll

postoperativ nach einem chirurgischen Eingriff

ppb Parts per billion: 10^{-9} = 1 µg/kg

PPh_3 [Abk. für] Triphenylphosphin

ppm Parts per million: 10^{-6} = D6 = 1 mg/kg

ppq Parts per quadrillion: 10^{-12} = 1 pg/kg

ppt Parts per trillion: 10^{-9} = 1 ng/kg

Präzipitat schwerlöslicher Niederschlag

pro die = am Tag

profus = reichlich, sehr stark

Prophylaxe = Vorbeugung

Propionsäure = Propansäure; gr. *protos*, der erste und gr. *pion*, fett; die erste niedrige „Fettsäure", die den höheren ähnlich ist

psi (ψ) Endgruppe bei Carotinen; kurz für pseudo (trivial) gr. *pseudos*, falsch

Psilocybin Rauschgift des Pilzes Teonanacatl

psychoaktiv auf die seelische Verfassung oder den Gemütszustand einwirkend

Psychodysleptika = Halluzinogene, Psycho(to)mimetika, die beim Gesunden abnorme psychische Zustände hervorrufen; Mescalin, LSD

psychotrop auf die Seele wirkend

Purin lat. *purus*, rein; heterozyklisches System

Pyridin, Pyrimidin heterozyklisches System

pyro gr. *pyr*, Feuer, *pyretos*, Hitze, Fieber; Namensbestandteil z. B. in Antipyrin®,Pyramidon®

Pyrolyse gr. *pyr*, Feuer und *-lyse*, Auflösung; Zerlegung durch Hitze, trockene Destillation; ▶Brenz-

Pyrrol gr. *pyrros* feuerfarben, gelbrot; C_5H_5N, benannt wegen der Rotfärbung von Fichtenholz bei Einwirkung von Salzsäure

Quecksilber engl. *quick* schnell, lat. *Hydrargyrum*, gr. *hydor* Wasser, gr. argyros Silber; chemisches Element

Racemat = racemisches Gemisch; Mischung zweier spiegelbildisomerer Verbindungen in gleichen

Anteilen. lat. *racemus* Weinbeere, Traubensaft. Nach der Bezeichnung „Traubensäure" für *rac*-Weinsäure allgemein für optisch inaktive Gemische aus gleichen Mengen optischer Antipoden.

Radikal Atome, Moleküle oder Ionen mit einem ungepaarten Elektron, Beispiele: H·, $\cdot NO_2$, $\cdot ClO_2$, Cl·

Rauschgift = Betäubungsmittel

Rekonvaleszenz = Genesung

Rektum = Mastdarm

renal lat. *ren*, Niere; die Niere betreffend

resorbierte Menge = Dosis · Bioverfügbarkeit

Resorption Die Aufnahme eines Stoffes in den Körper durch Diffusion, aktiven Transport oder Pinozytose; tatsächliche Stoffaufnahme nach Invasion

Resorptionsrate = Resorptionsgeschwindigkeit

Respiration = Atmung

Retention = Ruhigstellung

retro lat. *retro* zurück, rückwärts

Retrosynthese Syntheseplanung, ausgehend von einem Zielmolekül durch geeignete Bindungsspaltung rückwärts zu einfachen Startmolekülen

Rezeptor Bindungsstelle für Moleküle in Zellmembran, Zytoplasma oder Zellkern: 1. Cholinerge Rezeptoren (für Nikotin und Muskarin), 2. Adrenerge Rezeptoren, 3. γ-Aminobuttersäure-Rezeptoren (mit Bindungsstelle für Benzodiazepine), 4. Hormonrezeptoren (z. B. Insulin). Aktivierte Rezeptoren steuern direkt oder indirekt Ionenkanäle, Sekretion und Kontraktion. Primärsignal (Molekül) → Rezeptor → G-Protein → Verstärkerenzym → Second Messenger → Zielprotein

Rezidiv = Rückfall

Rheumatismus (Rheuma) Erkrankung des Bindegewebes (mesenchymalen Systems)

Rhinitis = Schnupfen

Riboflavin ▶Flavin; Vitamin B_2

Rhodanid [veraltet für] Thiocyanat; gr. *rhodon*, Rose; nach der tiefroten Farbe des Eisen(III)-Komplexes der Rhodanwasserstoffsäure HSCN

Sarcosin gr. *sarx*, Fleisch; N-Methylglycin

Schutzgruppe organischer Rest, mit dem eine bestimmte funktionelle Gruppe eines Moleküls vorübergehend gegen den Angriff von Reagenzien geschützt wird. Beispiel: Die Hydroxygruppe eines Alkohols kann durch Veretherung mit Methyliodid geschützt werden. Die dadurch entstandene Methoxy-Schutzgruppe wird mit Trimethylchlorsilan in Methanol wieder entfernt.

Scopolamin Alkaloid aus Nachtschattengewächsen, benannt nachdem italienischen Naturforscher *Giovanni Scopoli* (1723-1788)

sec- lat. *secundus* der nächste, zweite; C-Atom mit zwei Resten R-CH-R'

seco lat. *secare*, schneiden

Second Messenger intrazellulärer Botenstoff zur Signalverstärkung des Rezeptorsignals, z. B. cAMP (durch Adenylatcyclaseaktivität) oder cGMP (Guanylatcyclase), Epoxide und Ca^{2+}

Sekretion = Absonderung

sekretolytisch = Schleim lösend

selektiv von der Natur oder unter den Reaktionsbedingungen bevorzugter Reaktionsablauf

semi lat. *semi*, halb

Sensibilisierung verstärkte (sekundäre) Immunantwort bei erneutem Antigenkontakt

Sensorium = Bewusstsein

Sepsis = Blutvergiftung

Serin lat. *serum*, Molke; Aminosäure

Silicium lat. *silex*, Kiesel; chemisches Element Si

Sistieren = Verschwinden eines Symptoms

Somnolenz = krankhafte Schläfrigkeit

Sopor schlafartige Bewußtseinsstörung, aus der nicht mehr geweckt werden kann

Spasmolytika entkrampfende, die Spannung der glatten Muskulatur herabsetzende Medikamente; Papaverin, Nitroglycerin, Adernalin, Adenosin

Spasmus = Krampf

Spezialität Fertigarzneimittel, das unter dem Handelsnamen des Herstellers auf den Markt kommt

spezifisch 1) unter den gewählten Reaktionsbedingungen ausschließlicher Reaktionsablauf; 2) auf die Masse bezogene Größe

Sphinkter = Schließmuskel

Sputum = Auswurf

Staphylokokken grampositive (d. h. nach Hans Christian Gram dunkelblau färbende), unbewegliche, traubenförmige Kugelbakterien

Steady-state = Gleichgewichtszustand

STEL (Short Term Exposure Limit): Kurzzeitwert, 15-min-Mittelwert

Stenose Verengung von Hohlorganen oder Gefäßen

Stereo gr. *stereos*, starr, fest

Stereochemie räumliche Anordnung der Atome im Molekül

Stereospezifität bevorzugte oder als Syntheseziel gewollte Ausbildung eines von zwei möglichen stereoisomeren Reaktionsprodukten

sterische Hinderung Einschränkung der Beweglichkeit von Strukturfragmenten im Molekül aufgrund ihrer Raumerfüllung oder gegenseitigen Abstoßung

Stibnit gr. *stibi*, arab.-ägypt. (Grau)spießglanz; das Mineral Sb_2S_3; chem. Antimon

Stickstoffmonoxid (NO) Gas bei der Regulation der Muskulatur in Blutgefäßen, Immunabwehr, Gedächtnisfunktionen des Gehirns und als impulsverstärkender Botenstoff zwischen Nervenzellen. NO bindet an eisenhaltige Enzyme, z. B. die Guanylat-Zyklase, die aus Guanosintriphosphat (GTP) das zyklische Monophosphat (cGMP) herstellt, das eine Signalkaskade zur Erschlaffung von Muskelzellen anführt. NO wird innerhalb von 5 Sekunden zu Nitrat und Wasser oxidiert. Bei NO-Mangel steigt der Blutdruck rasch an, z. B. bei Patienten mit Gefäßverkalkung und Diabetes. Im 18. Jh. Salpeter zur Wundbehandlung, gegen Kopfschmerz, Impotenz. Alfred Nobel nahm Nitroglycerin gegen Herzschmerzen. Nitrate als Medikament gegen Angina pectoris und Herzinfarkt.

Stilben = 1,2-Diphenylethylen; gr. *stilbo* glänzen, leuchten

Struktur molekularer Aufbau chemischer Verbindungen aus Atomen

subakut wiederholte Exposition bis zu 28 Tagen

subchronisch wiederholte Exposition zwischen ein und drei Monaten

subkortikal = unter der Gehirnrinde

subkutan (s. c.) = unter die Haut (bei Einspritzungen)

Substanz chemische Verbindung, Stoff; lat. *substantia*, Materie, Wesen

Substituent Teilchen, Atom oder Strukturfragment, das ein H-Atom im Molekül ersetzen kann

Substitution chemische Reaktion, bei der ein Atom oder eine Atomgruppe durch eine andere ersetzt wird. Das Molekülgrundgerüst bleibt dabei unverändert. Bei der Substitution entstehen stets zwei Produkte, während bei Additionsreaktionen eine Substanz an ein intaktes Molekül anlagert, so dass lediglich ein Produkt entsteht.

Suggestion Beeinflussung des Willens; Hervorrufen von Gedanken, Gefühlen oder Handlungen bei anderen oder sich selbst (Autosuggestion)

Sulf- Vorsilbe von lat. *sufur* Schwefel

Sulfinsäure Verbindung der allgemeinen Struktur R-S(O)-OH

Sulfinyl- Strukturfragment -S(O)-

Sulfon Verbindung der Struktur R-SO_2-R' aus einer Sulfinsäure unter Einwirkung einer Base

Suppositorien = Zäpfchen

Suppression = Unterdrückung einer Immunreaktion

Symptom Anzeichen einer Wirkung

Synapse Verbindungsstelle zw. Nervenzellen

Synthese Herstellung einer Verbindung durch chemische Reaktion

Tabes = Schwindsucht

tabl. Tabletten

Tachypnoe = beschleunigtes Atmen

tau (τ) von gr. *tele* fern; relativ bezogen auf die Seitenkette als Lokant bei Histidin

Taurin lat. *taurus*; gr. tauros Stier; 2-Aminoethansulfonsäure, die in Rindergalle gefunden wurde

Tautomerie kontrahiert aus gr. *to auto* derselbe und -meri; z. B. Keto-Enol-Tautomerie

TBTO [Abk. für] Tributylzinnoxid

tBu = tertiärer Butylrest, $(CH_3)_3C$-

TEF (Toxicity Equivalency Faktor): **Toxizitätsäquivalent**, Toxizitätsäquivalenzfaktor

Tenesmus schmerzhafter Stuhl- oder Harndrang

Teratogen Potential einer chemischen Substanz, Schädigungen während der embryonalen Entwicklung hervorzurufen, fruchtschädigend

tetanisch, tetaniform = starrkrampfähnlich

therapeutischer Bereich Plasmakonzentration mit dem allgemein größten therapeutischen Erfolg

THF [Abk. für] Tetrahydrofuran (Lösungsmittel)

thio gr. *theion*, Schwefel

Thionylchlorid organisches Lösungsmittel; $SOCl_2$

Thorax = Brustkorb

Thrombose = Blutpfropfbildung

Thrombozytose Vermehrung der Blutplättchen

Thyroxin gr. *thyreox*, Schild; 3,5,3',5',Tetraiodthyronin

TLV (Threshold Limit Value): Grenzwert, ▶MAK

T-Lymphozyten (T-Zellen) von der Brustdrüse (Thymus) abhängige, weiße Blutkörperchen in Milz und Lymphknoten, die körperfremde Stoff erkennen

TMS [Abk. für] Tetramethylsilan (Lösungsmittel)

TNF = Tumor-Nekrose-Faktor

Toleranz Verträglichkeit und Gewöhnung gegenüber Arzneimitteln oder Giften

Tonus = Muskelspannung

Tosyl- *p*-Toluolsulfonyl-, 4-Methylbenzolsulfonyl- CH_3-C_6H_4-SO_2- kurz: Tol-SO_2-, Tos-, Ts-

Toxikodynamik = Pharmakodynamik. Die biochemischen und physiologischen Wirkungen der Stoffe und ihr Wirkungsmechanismus, z. B. Wechselwirkungen mit Membranen und Rezeptoren, chemische Reaktionen und Dosis-Wirkungs-Beziehungen

Toxikokinetik = Pharmakokinetik. Untersuchung der Verweildauer von verabreichten Wirkstoffen und ihrer Stoffwechselprodukte im Körper

Toxikologie = Lehre von den Giftstoffen

Toxizität = Giftigkeit

Tracheitis = Luftröhrenentzündung

trans gegenüberliegend; Substituenten auf verschiedenen Seiten einer C=C-Doppelbindung

Tricuspidalklappe Segelklappe aus drei Zipfeln zwischen Vorhof und rechter Herzkammer

trit. Trituratio, Verreibung

Trizyklus = Dreiring

TRK [Abk. für] Technische Richtkonzentration

Tropin gr. *trope*, Wendung, Wechsel; z. B. Atropin

Tuberkulose chronisch verlaufende, bakterielle Infektionskrankheit der Atmungsorgane, der Knochen oder anderer Organsysteme

tubulär lat. *tubuli*, Röhrchen; z. B. Nierenkanälchen betreffend

Tussis = Husten

TWA (Time-Weighted Average): zeitlicher Mittelwert

Tyrosin gr. *tyros*, Käse; Aminosäure

Unit Risk geschätztes zusätzliches Krebsrisiko für eine dauernde, lebenslange (70 Jahre) inhalative bzw. orale Exposition gegenüber dem Gefahrstoff in Höhe von 1 $\mu g/m^3$ bzw. 1 $mg \cdot kg^{-1}d^{-1}$

Urtikaria = Nesselsucht

Uterus = Gebärmutter

Vas deferens (Ductus deferens) = Samenleiter

Vasodilatation = Blutgefäßerweiterung

vegetativ die Funktionen des autonomen Nervensystems betreffend

Ventilation Belüftung der Lungen; 4 L/min^{-1}

Verdünnungsraum Das scheinbare **Verteilungsvolumen**, in dem sich ein Wirkstoff im gesamten Körpergewebe (Fett, Extrazellulärflüssigkeit usw.) verteilt, kann größer als das Körpervolumen sein. An Proteine gebundene Säuren haben ein niedriges Verteilungsvolumen, freie Basen ein großes.

Veretherung chemische Umsetzung einer Hydroxylgruppe mit Alkohol zu einem Ether

Verteilungsphase Der anfänglich steile Abfall der Plasmakonzentration gegen die Zeit, bis sich der exponentielle oder lineare Kurvenverlauf einstellt

Vertigo = Schwindel

Verweildauer Zeitspanne, die eine intravenös verabreichte Dosis im Körper verbleibt (dividiert) Integral der Plasmakonzentrationskurve bis zum Maximum / Intergral der gesamten Plasmakonzentrationskurve

Vinyl- organischer Rest: Ethenyl-, -CH=CH_2; Name von lat. *vinum*, Wein

Virus Biologische Struktur, meist Krankheitserreger, der zur Fortpflanzung eine Wirtszelle befällt. Bakteriophagen befallen speziell Bakterienzellen.

WHO (World Health Organisation): Weltgesundheitsorganisation

Zentrales Nervensystem (ZNS) Gehirn und Rückenmark

zerebral zum Gehirn gehörig

zinnorganische Verbindung metallorganische Verbindungen mit Zinn-Kohlenstoff-Bindungen; z. B. Diethylzinniodid

Zyanose blaurote Färbung des Körpers infolge Kohlensäureüberladung des Blutes

Zyklisierung = Ringbildung

Zytostatika = Arzneimittel, u. a. zur Krebstherapie

zytostatisch die Zellteilung verzögernd

15 Weiterführende Literatur und Internethinweise

Hochgestellte Ziffern bedeuten die Auflage.

1. K. Aktories, U. Förstermann, F.B. Hofmann, K. Starke. *Allgemeine und spezielle Pharmakologie und Toxikologie*, Urban & Fischer: München ^{10}2009.
2. H. Lüllmann, K. Mohr, L. Hein, Pharmakologie und Toxikologie: Arzneimittelwirkungen verstehen – Medikamente gezielt einsetzen, Thieme: Stuttgart, ^{17}2010.
3. H. Marquardt (Hrsg.), *Toxikologie*, Wiss. Verlagsges., ^{3}2013.
4. F.-X. Reichl, Taschenatlas der Toxikologie: Substanzen, Wirkungen, Umwelt. Thieme: Stuttgart ^{3}2009.
5. Pschyrembel *Klinisches Wörterbuch*, De Gruyter: Berlin ^{264}2012.
6. H.P.T. Ammon, *Hunnius Pharmazeutisches Wörterbuch*, De Gruyter: Berlin ^{10}2010.
7. D. Frohne, Heilpflanzenlexikon: Ein Leitfaden auf wissenschaftlicher Grundlage, Wiss. Verlagsges. ^{8}2006.
8. H.-D. Belitz, W. Grosch, P. Schieberle, *Lehrbuch der Lebensmittelchemie*, Springer: Berlin ^{6}2007.
9. H.-K. Biesalski, P. Grimm, *Taschenatlas Ernährung*, Thieme: Stuttgart ^{5}2011.
10. L. Roth, M. Daunderer, K. Kormann, Giftpflanzen - Pflanzengifte: Vorkommen, Wirkung, Therapie - allergische und phototoxische Reaktionen. Nikol-Verlag, ^{5}2008.
11. MSD Sharp & Dohme GmbH (Hrsg.), *Das MSD Manual der Diagnostik und Therapie*, Urban & Fischer: München ^{7}2007.
12. Deutsche Forschungsgemeinschaft (DFG), MAK- und BAT-Werte-Liste: Maximale Arbeitsplatzkonzentrationen und Biologische Arbeitsstofftoleranzwerte. Wiley-VCH: Weinheim. Jährlich aktualisiert
13. D. Bernabei, *Sicherheit. Handbuch für das Labor*, GIT Verlag, Darmstadt 2002.
14. R. Kühn, K. Birett, *Merkblätter gefährliche Arbeitsstoffe*, ecomed, Landsberg, ^{49}2012.
15. Gefahrstoffdatenbank (GESTIS): www.dguv.de/ifa/stoffdatenbank
16. Bundesanstalt für Arbeitsschutz und Arbeitsmedizin (BAuA): www.baua.de
17. Gefährdungsbeurteilung von Baumaterialien: www.gisbau.de

Bildnachweis. Fotos stammen vom Autor, Zeichnungen vom Verlagszeichenbüro. Die Rechtsinhaber konnten trotz großer Bemühungen nicht in allen Fällen ermittelt werden. Gegen Nachweis der Rechte zahlt der Verlag für die Abdruckerlaubnis die gesetzlich geschuldete Vergütung.

16 Sachwortverzeichnis

A

Abbaubarkeit 87
Abfall 35, 218
Abfallschlüssel 97
Abfalltrennung 96
Abführmittel 433
Abgaskatalysator 109
Abhängigkeit 308f.
Abietinsäure 428
Abkürzungen 490ff.
Abrin 423
Abrus precatorius 423
Absinth 425
Abwasser 89
Abwehrsekret 176
Acceptable Daily Intake ▶ ADI
ACE-Hemmer 263
Acesulfam 290
Acetal 180
Acetaldehyd 176, 300
Acetamid 196
Acetanhydrid 185
Acetanilid 195f.
Acetazolamid 120
Aceton 126, 177
Acetonitril 116, 204f.
Acetophenon 154
Acetylcholin 222, 224, 252, 392, 471
--, Rezeptor 222, 225, 397, 405
Acetylcholinesterase (AChE) 248, 409
--, Hemmer 252
Acetylcystein 169, 325
Acetylen 66, 126, 151
Acetylsalicylsäure 228, 325
Achillea millefolium 425
Aclacinomycin 467
Aconitin 413
Aconitum 413f.
Acremonium 413
Acridin 477
Acrolein 177
Acrylamid 194, 247, 205
Acrylsäure 152
Actinoide 359ff.
Acute-Toxic-Class 16, 30
Adamsit 142
Addition 159f.
Additiv 216f
Additivitätsverfahren 86
Adenin 389
Adenohypophyse 264
Adenosinphosphat 223
Adenylatzyklase 223, 225, 319, 355
ADH 228, 300f.
ADI 31f.,134, 231, 237
Adipinsäure 180
Adjuvans 213, 294, 340
Adonisröschen 419
Adonitoxin 419
Adrenalin 392
adrenerg 221ff., 310
adrenotoxisch 265
Adstringentien 296
aerodynamischer Durchmesser 371
Aerosol 86, 100, 371f.
Aescin 432
Aesculus 432
Aethusin 431f.
AETT 246
Aflatoxin 174, 464
Agar-Agar 283
Agaricus 462
Agent Blue 349
Agent Orange 243
Agent White 395
Aglykon 419
Agonist 4
Agrostemma 432
Ah-Rezeptor 208, 239
Ajmalin 409
Akarizid 230
Akazie, falsche 423
Akee-Baum 421
Akkumulation 230, 240
Aktinfilament 467
Aktinolith 336
Aktionspotential 221, 420
Aktivchlor 123
Aktivität 376
Aktivkohle 342
Aktivsauerstoff 122
Akute Referenzdosis 231
Akute Toxizität 74ff.
Akzeptorgruppe 103
Aldehyd 96, 126, 174ff.
Aldicarb 252
Aldrin 233
Aleuritinsäure 428
Alginsäure 283
Alhoholdehydrogenase (ADH) 300f.
aliphatisch 149
Alkalilauge 128
Alkalimetall 96, 334ff.
Alkaloid 387ff., 390ff.
Alkalose 125, 335
Alkan 122, 147ff.
Alkenal 176
Alken 150ff.
Alkenylbenzol 155
Alkin 151f.
Alkohol 126, 262, 300ff., 476
Alkoholentzug 306
Alkoholintoleranz 257, 307
Alkoholismus 306
Alkoxyradikal 122
Alkylbenzol 154
Alkylcyanid 204f.
Alkylgallat 242
Alkylhydrazin 200
Alkylierung der DNA 161
Alkylierungsmittel 143, 172f., 200
Alkylnitrat 197
Alkylnitrit 196
Alkylphenol 241f.
Alkylphosphat 251
Alkylsulfat 98, 172
Alkylsulfonat 214
Allergen 18,160, 313, 435ff., 458ff.
Allergie 68, 72, 85, 435, 279, 462
Allgergietyp 211
allosterisch 222
Alloxan 266
Allupurinol 389
Allylchlorid 170
Allylisothiocyanat 435
Almenrausch 429
Aloe 433f.
Alpenrose 429
Alpenveilchen 432
Alphazerfall (α) 376
Alraune 399
Altlast 230
Aluminium 339
Alveolitis 375
Amadori-Umlagerung 292
Amalgam 356, 358
Amanita 458f., 460f.
Amaryllidaceen 404
Amaryllis 404
Amatoxin 458
Amblyomma 448
Ameise 426, 447
Ameisensäure 280
Ames-Test 24
Amid 194ff.
Amidsäure 183
Amin 96, 186ff.
--, biogenes 225f., 270, 447
Aminobenzol 187
Aminobiphenyl 187
Aminobutansäure γ 226
Aminoimidazol 189
Aminophenazon 201
Aminoplast 217
Aminopyrrolizidins 413
Aminosäure 190ff., 421ff.
--, essentielle 191, 268
--, nicht codierende 269
--, Neurotransmitter 226
Aminoxid 204, 215
Amiton 250
Amitrol 265
Ammoniak 103f., 105
Ammoniumnitrat 134
Ammoniumsalz 186, 214
Amphetamin 223, 310ff.
Amphibien 450
Ampholyt 190, 214
Amygdalin 116, 419
Amylnitrit 328
Anabasin 395
Anadenanthera 316
Analeptika 410
Analgetika 300, 318ff., 324f.
Ananas 435
Anandamid 423
Anaphylatoxin 213
Anaphylaxie 211
Anästhetika 300, 318f., 328, 420f.
Ancathaster 454
Ancrod 443
Androgen 261
Angiotensin 227
Angststörung 34
Anhydrid 184ff.
Anilin 187
Aniliniumsalz 187
Anionisches Tensid 214
Antabuswirkung 257
Antagonist 4, 6, 222
Antazida 340
Anthocyan 389
Anthracen 157, 159
Anthrachinon 461
-- Glycosid 433
Anthracyclin-Toxin 467
Anthrakose 375
Anthrax 473
anthropogen 108
Antiarrhythmika 402, 420
Antibiotika 195, 218, 464ff., 476
Anticholinergikum 392, 397

Antidiarrhoika 323
antidiuret. Hormon 392
Antidot 15, 332
Antiemetika 262
Antiepileptika 226, 262
Antifouling-Anstrich 260
Antigen 211
Antihistaminika 326
Antihormonelle Wirkung 33
Antiinfektikum 168, 474
Antiklopfmittel 110
Antikörper 18, 211
Antimon 350
Antimykotika 476
Antioxidantien 33, 241 ff., 280, 293
Antiphlogistika 228, 300, 324
Antipsychotika 327
Antipyretika 324 f.
Antischweißmittel 296
Antiseptika 476
Antisympathotonika 223, 408
Antitrypsin 33
Anwenderexposition 231
Anxiolytika 328
AOEL 231
AOX 89
Apamin 447
Aphrodisiakum 399, 426
Apiodae 446
Apis mellifica 446
AP-Läsion 162
Apocynaceae 408
Apomorphin 321 f.
Appetitzügler 311
aquatische Toxizität 87 ff.
Aquilid A 437 f.
Äquivalentdosis 377
Äquivalentradius 371
Arachidonsäure 229, 324
Araneae 449 ff.
Arbeitsmedizin 32 ff., 34 ff.
Arbeitsplatzgrenzwert (AGW) 45 f., 48, 51
--, Konzentration 45
Arbeitssicherheit 3, 37 ff., 41
Arbeitsstoff 162 ff.
Arbeitsunfall 31, 72
Arecolin 437
Aren 152
ARfD 231
Argyrie 353
Aristolochiasäure 158
Arnika (*Arnica*) 426
Aromafehler 292
Aromastoff 184, 291 f.
Aromat 126, 149, 152 ff.
Aromatherapie 424
Arrhythmie 420
Arsan 118
Arsanilsäure 349
Arsen 247, 347 ff.
Arsenorganyl 142, 349
Arsenwasserstoff 118, 348
Arsin (MD, ED) 142
Arsinsäure 349
Arsonsäure 348 f.
Artemisia absinthium 425
Arterie 126
Arthropoden 446
Arylamin 187
Arylether 241 f.
Arylkohlenwasserstoff-Rezeptor 208, 239
Arylsulfonat 214
Arzneimittelgesetz 45
Arzneimittelprüfung 30
Asbest 85, 373
Asbestose 373, 375
Ascomyceten-Gift 463, 467
Ascorbinsäure 123, 243, 272, 280
Ascorbylpalmitat 243
Asparaginsäure 226
Aspartam 196, 290
Aspergillus 464 f., 467
Aspertoxin 464
Asphalt 428
Asphyxie 138
Aspiration(sgefahr) 80 f., 126, 149, 153
Aspirin 325
A-Staub 372
Asthma 375
ATC-Test 30
Atemdepression 320
Atemgift 100 ff., 141 ff.
Atemschutzgerät 78 f.
ätherisches Öl 294
Atmung 112, 371
Atmung 78
Atmungskette 114
Atombombenkrankheit 360
Atopie 73, 211
ATP 347
ATPase-Hemmer 450
Atrazin 255
Atropa belladonna 397
Atropin 249, 397
ätzend 17, 68 ff., 180
Ätzgas 65, 100 ff.
Aufheller, optischer 215
Aufnahme, tägliche 32
Aufnahmewege 8
Aufputschmittel 311 f.
Auge 68, 128
Augenreizung 69, 71, 141 ff.
Auramin 189
Auriasis 353
Ausrufezeichen 75
Ausscheidung 8, 11
Autopsie 138
Autoxidation 243
Auxin 244
auxochrome Gruppe 202
Axon 247
Axonopathie 247
Azelainsäureester 245
Azelat 245
Azid 64, 96, 137, 280
Azidose 125, 128, 335
Azofarbstoff 202 f., 276
Azol-Fungizid 258
Azoverbindung 200
Azoxyalkohol 200
Azoxystrobin 258
Azoxyverbindung 200
Aztekensalbei 427

B

β-Rezeptor-Blocker 420
β-Zerfall (Beta) 376 f.
Bach-Blüten 3
Bacillus thuringiensis 254
Backpulver 286 f.
Badesalz 296
Badewannenunfall 140
bakterielles Toxin 468
Bakterien 468 ff.
Bakterizid 180, 230
BAL 142, 333
Baldrian 426
Balsam 427
Bananenspinne 449
BAR 48
Barbaloin 433 f.
Barbiturat 326
Bärenklau 436
Barium 338
Base 100 ff.
Basizität 186
Batrachotoxin 451
Batroxobin 443
Bauchspeicheldrüse 266
Bazillen 470
Beanspruchung 48
Beckmann-Reaktion 204
Bedarfsgegenstand 35, 292
bedenklich (CMR) 81 ff.
Befindlichkeit 34
Begasungsmittel 79, 118 f.
Beilstein-Probe 238
Beinwell 412, 433
Belastung 48, 240
--, physikalische 371
--, Strahlen- 377
Benchmark-Dosis 7
Benomyl 257 f.
Benzaldehyd 177
Benzamid 195
Benzidin 189, 203
Benzimidazol-Fungizid 258
Benzin 126, 149
Benzo[*a*]pyren 19, 157
Benzochinon 180
Benzodiazepine 327
Benzoeharz 427
Benzoesäure 278 f.
Benzol (Benzen) 152 f., 156
Benzophenanthridin 404
Berberin 403
Berberis laurina 403
Bereithalten 95
Bergamotteöl 436
Bergapten 436
Bergotter 442
Berliner Blau 114, 333, 365
Bernstein 428
Berufskrankheit 30 f., 72
Beruhigungsmittel 326 ff.
Berylliose 375
Beryllium 336
Besenginster 400 f.
besorgniserregend 52, 171, 230
Bestrahlung 380 f.
Betainstruktur 214
Betäubungsmittel 300 ff.
--, Missbrauch 308
Betriebsanweisung 43 f.
BfR 231
BHA 241, 280
Bhopal-Unglück 205
BHT 208, 241, 280
Biene 446
Bier 200
Bilsenkraut 399
Bioabbaubarkeit 87
Bioakkumulation 29, 87, 357
Bioaktivierung 11
Bioassay 20
biogenes Amin 225, 270
biologischer Arbeitsstoff 90
biologischer Grenzwert 48
Biomarker 49
Biometrie 16
Biomonitoring 29, 34, 48
Biotransformation 11
Bioverfügbarkeit 6, 14
Biozid 91, 221 ff., 229 ff.
Biphenyl 280
--, chloriertes 235 f.

--, bromiertes 236ff.
Bipyridinium-Herbizid 255
Bis(2-chlorethyl)sulfid 173
Bismut (Wismut) 350
Bisphenol A (BPA) 241
--, -diglycidylether 173
Bitis 444
Bitter-Lemon 401
Bittermandel 115, 419
Bittersalz 337
Biuret 206
Blaukreuz 142
Blausäure (HCN) 114
Blausucht 133, 135
Blei 247, 345
Bleiacetat 297
Bleichlauge 137
Bleichmittel 123
Bleiorganyle 346
Bleisalze 247
Bleisaum 346
Bleitetraethyl 110
Blighia sapida 421
Blister test 426
Blitzschlag 140
Blut 112
--, Normalwert 124, 129, 347
Blutalkoholkonzentration (BAK) 307
Blutdruckregulation 229
Blutgerinnung 228
Blutgift 112ff.
Blut-Hirn-Schranke 10
Blutkörperchen 112
Blutkreislauf 126
Blut-pH 125
Blutung, stillen 191
Blutzelle 112
Blutzucker 266
BLW 48
B-Lymphozyt 212
Bodenbelastung 51, 240
Body burden 240
Bohne 423
Boletus 463
Bor 339
Borago officinalis 412
Borgruppe 339ff.
Borretsch 412
Borsäure 132, 279, 339
Botenstoff 221f.
Bothrops 446
Botox 471
Botulinium-Toxin 406, 469, 471
Botulismus 471
Bradykinin 227
Brand 58, 63f.
Brandblase 144
Brandklasse 63
Brandmittel 145
Brandschutz 63
Braten von Fleisch 189
Brechnuss 410
Brechwurzel 404
Brennessel 435
Brennpunkt 58
Brennspiritus 302
Brennwert, physiol. 268
Brevetoxin 456
Bridging Principle 85
Brillenschlange 445
British-Anti-Lewisite 333
Brom 102
Bromaceton 104, 142
Bromacetophenon 130
Bromat 135
Bromid 130
Brommethan 118, 165
Bromoxynil 256
Bromsäure 130, 135
Bromwasserstoff 103
Bronidox 200
Bronopol 200
Bronze 344, 351
Broteinheit 270
Brucin 410
Brühwurst 131
Bryonia 430
BSB_5 89
BTX-Aromaten 155
Buche 432
Buehler-Test 213
Bufo 450
Bufotenin 316, 450, 460
Bungarus 445
Buntmetall 334
Bupivacain 420
Buschmeister 446
Bushtea 190
Butadien 150
Butanol 303
Buten-2-al 177
Butylhydroxyanisol ▶BHA
Butylhydroxytoluol ▶BHT
Butylstearat 245
Butyrolacton, γ- (GBL) 317f.
B-Waffe 472ff.
Byssinose 375
BZ-Kampfstoff 324

C

Cadmium 247, 354, 463
Caerulein 451
CA-Gas 141
Calcium 337
Calciumantagonist 229
Calciumcarbid 152
Calciumcyanamid 307
Calciumkanal 226, 457
--, Blocker 420
Calciumoxalat 133
CAM(S,C) 360
cAMP 223, 334
Campher 244, 425
Cannabinoid-Rezeptor 323f.
Cannabis sativa 323f.
Cantharidin 426, 448
Canthaxanthin (E 161g) 276
Caprolactam 191, 195f.
Capsaicin 435
Captafol 259
Captan 259
Carbamat 205, 252f.
Carbazol 391, 405
Carbendazim 257f.
Carboanhydrase 120, 125
Carbokation 199
Carbolin 391, 405
Carbolineum 260
Carbonat 125f.
Carbonatpuffer 125
Carbonsäure 180ff.
Carbonsäureamid 194ff.
Carbonsäureanhydrid 184ff.
Carbonsäureester 245
Carbonyldichlorid 103, 205
Carbonylverbindung 174, 178
Cardenolidglycosid 418f.
Cardiotoxin 441
Carnitin 269
Carnosin 227
Carotin 123, 276, 430
Carotinoid 271, 430
Carrageen 283
Cascaval 446
Cäsium 336, 381, 463
Catecholamin 225, 311
Catha edulis 313
Catharantus 407
Cefalexin 474
Cellulose 283
Centruroides 450
Cephalosporin 218, 474
Cer 359
CFC 170ff.
Chalcogene 350ff.
Champignon 462f.
Chelatbildner 332, 332f.
Chelatbildner 360
Chelerythrin 404
Chelidonin 404
Chelidonium majus 404
Chemiewaffen 141ff., 248ff.
--, Vorprodukt 144
Chemikalienflasche 95
Chemikaliengesetz 41
chemisches Element 332ff.
Chemokin 213
Chemolumineszenz 122
Cheyne-Stokes-Atmung 320
Chinaalkaloide 391
China-Restaurant 289
Chinasäure 402
Chinatinktur 401
Chinchonamin-Gruppe 401
Chinchonin-Gruppe 401
Chinidin 402
Chinin 401f.
Chinolin 388, 391, 401, 477
Chinolizidin 391, 400ff.
Chinolon 263
Chinon 180
Chinuclidylbenzilat (BZ) 324
Chlor 102, 123, 477
Chloracetaldehyd 168
Chloracetanilid 254f.
Chlorakne 234ff., 239
Chloral 169
Chloralhydrat 172
Chloralkan 165ff.
Chloralken 168f., 170
Chlorameisensäure 207
Chloramin 477
Chloramphenicol 475
Chlorat 64, 135
Chlorbenzol 232f.
Chlorbleichlauge 238
Chlordiazepoxid 327
Chlorethan 167
Chlorether 172
Chlorherbizid 254f.
Chlorhexidin 476
Chlorhydrin 172
Chlorid 103, 129
Chloridkanal 226, 233
Chlorkalk 137
Chlorkohlenwasserstoff 207, 231f.
Chloroform ($CHCl_3$) 165
Chlorogensäure 410
Chloropren 170
Chloroxid 102, 112
Chloroxiran 168
Chlorparaffin 168
Chlorpikrin 142
Chlorsäure 135
Chlortoluidin 189
Chlorwasserstoff 103
Chlostridium 469, 471
Cholecalciferol (D_3) 273

Cholera 473
Cholinergika 221f., 224
Cholinesterase 248
--, Hemmer 224
Chondodendron 405
Chorea Huntington 226
Christrose 418, 435
Chrom 362f.
Chroman 388
Chromat 96, 132, 362
Chromatidentausch 24
Chromgruppe (VIb) 362
Chromophor 202
Chromosom 21, 25
--, Aberration 24
--, Mutation 162
Chromsäure 132
Chromylchlorid 103
chronisch 19
Ciclosporin 472
Cicuta virosa 431
Cicutoxin 431
Cigua(tera)-Toxin 457
Cimetidin 201
Cinchona pubescens 401
Cinchona-Alkaloide 401
CIP-Nomenklatur 190
Citrat 280
Citrinin 465
Citronellal 426
Citronensäure (E 330) 282
Citronensäureester 245
Citrullus colocynthis 430
Clark-Kampfstoff 142
clastogen 172
Claviceps 315, 411
Clearance 12, 374
Clematis 435
Clitocybe 462
Clivie 404
Clostridium 200, 470
Cloudpoint 219
Clozapin 328
CLP 52
CMC 284
CMR-Stoff 46, 81ff.
CN-Gas 141
C-Nitrosoverbindung 198
C-Nummer 276
CO_2 im Blut 124
CO_2-Belastung 111
Cobalt 266, 366
Cobaltblau 366
Cocain 309f., 400
Cocculin 427
Codein 320, 321f.
Coffea arabica 390
Coffein 390
CO-Hämoglobin 112
Cohobabaum-Samen 316
Cokanzerogen 161, 208, 428
Colchicin 414
Colchicum autumnale 414
Collodion 428
Colubridae 441
Comet-Assay 25
Coniin 4, 395f.
Conotoxin 453
Contergan 261f.
Convallaria majalis 419
Copperhead 443
Coprin 462
Corticoid 228, 265
Cortinarius 459
Cortisol 229
CO-Vergiftung 113ff.
Crack 309
crinotoxisch 456
Crosslink 161
Crotalaria 413
Crotalidae 442
Crotonaldehyd 177
Crotonöl 208, 429
CRP 213
Crystal Meth 312
CSB 89
CS-Gas 141
CS-Syndrom 253
Cucurbitacin 430
Cumarin 184, 436
Cuprizon 247
Curare 405f.
Cuscohygrin 311
Cuvier-Organ 454
C-Waffen 141ff., 248ff.
Cyanid 96, 114f., 204f.
cyanogenes Glycosid 417ff.
Cyanursäuretriamid 207
Cyanwasserstoff 114
Cycasin 201, 437f.
Cyclamat 196, 290
Cyclamen 432
Cycloalkan 148
Cyclohexanonoxim 204
Cyclohexen, chloriert 233f.
Cyclooctatetraen 400
Cyclooxygenase (COX) 324
Cyclophosphamid 173, 262
Cyclopiazonsäure 465
Cyclosarin 250
Cyfluthrin 252f.
Cytisin 401
Cytisus 400
Cytochalasin 467
Cytochromoxidase 115
Cytosin 389

D

DAG 225
Daily Intake ►ADI
Dämmschichtbildner 237
Dampf 100ff., 126
Dantrolen 406
Daphne-Toxin 429
Darmbakterien 469
Darmkrebs 189
Datura 399
Dauerwelle 298
Daunorubicin 467
DBP 244
DBS 245
DCHP 244
DDE 233
DDT 208, 232
DDTC 333
DEET 195
Deflagration 53
DEHP 244
Dekompression 120
Delirium tremens 306
Delphinin 413f.
Delphinium 413
Dendroaspis 444
Dendrotoxin 441
Denitrosierung 199
Denoxierung 110
Dentalfluorose 129
Deodorantien 296
DEP 244
Dermatitis 212, 367
Dermatose 72
Desferrioxamin 333
Desinfektion 175, 476
Desmetryn 255
Detergentien 213f., 477
Detonation 53
DFG-Liste 162ff.
diabetogen 266
Diacetylglycerin (DAG) 225
Diacetylmorphin 321
Dialyse 16, 129, 340
Diaminopyrimidin 475
Diazepam 327
Diazohydroxid 199f.
Diazomethan 202
Diazoniumsalz 200, 202f.
Dibenzodioxin 238f.
Dibenzofuran, chloriert 238f.
Diboran 339
DIBP 244
Dibutylsebacat 245
Dicarboximid-Fungizid 259
Dichloracetylen 169
Dichlormethan 165
Dickungsmittel 288
DIDA 245
DIDP 244
Dieldrin 233
Dien 151
Dieselabgas 198
Diethylether 329
Diethylstilbestrol 263
Diffusion 9
Diffusionsdurchmesser 371
Digitalis 417
Digitalisglycoside 417f.
Digitoxin 417
Diketone 247
Dimercaptopropansulfonsäure (DMPS) 333
Dimethylacetamid 195
Dimethylaminophenol 115
Dimethylbenzol 155
Dimethylnitrosamin 199f.
Dimethylsulfoxid 329
Dimethyltryptamin 315
Dinitro-*o*-kresol 256
Dinoflagellat 456
DINP 244
Dioctyladipat 245
Diolexpoxid 158
Dioskurides 1
Dioxin 208, 238ff.
Diphenylhydantoin 263
Diphenylthioharnstoff 189
Diplotaxis tenuifolia 412
Diquat 255
Disperionstendenz 230
Disposition 33
Dissoziationsgrad 101
Disulfidbrücke 194
Disulfiram 257, 307
Diterpen 427ff.
Diterpen-Alkaloid 413f.
Dithiocarbamat 257f.
Dithionit 123
Diuron 256
Djenkolsäure 421
DMAP 115
DMP 244
DMPS 333, 349
DMSA 142, 333
DMSO 329
DNA 5, 22, 229
DNA-Hemmstoff 475
DNA-Reparatur 21, 161, 207, 380
DNA-Schaden ►Mutation 150, 153, 155, 161f., 168, 172f., 187, 266, 379, 464
DNA-Strangbruch 162
DNA-Vernetzung 201

DNOC 256
DOA 245
Dolomit 337
DOM 312
Donorgruppe 203
DOP 244
L-Dopa 226
Dopamin 224, 225
Dopamin(ant)agonist 261
DOS 245
Dosis 16
--, Benchmark- 7
--, effektive 6
--, letale 6f., 356, 379
--, Referenz- 231
Dosisgrenzwert 92
Dosis-Wirkungs-Kurve 6, 379, 484
Dosis-Zeit-Produkt 141
Doxorubicin 467
DPCF 251
DPMS 142
DPOF 251
Drachenbaum 433
Draize-Test 17
Drogen 300ff.
Drogenvorprodukt 95
Druckgas 65ff.
Druckminderer 68
Druckrey, H. 21
Drüsen 264
DTPA 360
Duftfamilie 294
Duftstoff 184
Duhring-Test 17
Dulcin 196
Dulcion 290
Durchbruchzeit 74
Durchfall 323
Durchmesser, aerodynamischer 271
Duroplast 216
Dynamit 136
Dynorphin 323
Dysmelie 261

E

E 304 (Redukton) 243
E 320 (BHA) 241
E 321 (BHT) 241
Eau de Toilette 293
Eberesche 433
Ebola-Virus 474
Ecballium elaterium 430
Ecgonin 311
ECHA 52
Echinacea 423
Ecstacy 312f.
EDAO 201
Edelgas 124
Edelmetall 351
EDMM 250
EDTA 332
Efeu 434
Effektive Dosis 6
Eibe 415
Eidechse 452
Einbeere 433
Einstufung 52ff., 86
Einwirkung 6
Eisen 364f.
Eisenhut 413
Eisenkraut 426
Eisenmetalle 364f.
Eiweißstoff 194
EKA 48
EKG-Diagramm 335
Ekzem 72f., 212, 435
Elapidengift 441
Elastomer 216
elektrischer Strom 140f.
elektromagnetische
-- Strahlung 385
-- Verträglichkeit (EMV) 386
-- Wellen 371ff.
elektrophile Addition 150
Elcktrosmog 385
Element, chemisches 332ff.
Elemicin 314f.
Elimination 13
Embryo 26, 260
Embryotoxin 263
Embryotoxizität 27
Emetikum 410
Emetin 404
Emission 34, 45, 109
Emphysem 101, 108
Emulgator 283, 286, 293
EMV 386
Enamin 186
En-Diin-Antibiotika 432
endokrines Sytem 264
--, Modulator 221ff., 264
Endorphin 227, 323
Endosulfan 233
Endotoxin 468, 472
Endotoxineinheit (EU) 91
Endozytose 10
endrokriner Wirkstoff 264ff.
Endverbleibserklärung 331
Energiedosis(leistung) 377
Energiestoffwechsel 158, 246, 268
Enfluran 329
Engelstrompete 399
Engelwurz 436
Enkephalin 323
Entaktogen 309ff., 312
Enterohepatischer Kreislauf 8f., 408
Enterotoxin 469
Entfärber 123
Entfettungsmittel 171
Entgiftung 11
Entgiftungsenzym 208
Enthaarungscreme 298
Entkalker 131
Entsorgung 94ff., 96ff.
Entwesungsmittel 79
entwicklungsschädliche Stoffe 260ff.
Entzündbar (GHS) 58f.
Entzündlich (EU) 62
Entzündung 228, 239
E-Nummern 276
Enzym 123
Eosin 203
Ephedrin 313
Epibatidin 395
Epichlorhydrin 167, 173
Epidemiologie 30f.
epigenetisch 160, 207
Epikutantest 17
Episkin-Test 17
EPL 246
Epoxid 105, 118, 153, 157, 172f., 177, 329f.
Epoxidbildner 172f.
Epoxidierte Fettsäure 246
Erbgut 161
Erbinformation 21f.
Erdalkalimetalle 336f.
Erdgas 126
Erdöldestillat 149
Erfrierung 140
Ergolin 411
Ergometrin 462
Ergosterin 476
Ergotamin 411
Ergotismus 412
ergutverändernd (M) 81ff.
Ericaceae 429
Ernährung 33
--, künstliche 269
Ersatzdroge 322
Ersticken 138
--, inneres 115
Erstickendes Gas 65, 124ff.
Ertrinken 139
Erythromycin 475
Erythrosin 276
Erythroxylum coca 309
Erythrozyt 112, 120
Erythrozytenmembran 9
Escherichia coli 469
Esphand 406
Essentielle Aminosäure 268
Essigsäure 133, 200
Essigsäureanhydrid 185
Essigsäureethylester 184
E-Staub 373
Ester 184ff., 221ff.
--, ringförmiger 185
Esterhydrolyse 184
Estradiol (Östradiol) 261
Estragol 155
Ethanal 176
Ethandiol 303
Ethanol 262, 300ff.
Ethen (Ethylen) 150
Ether 126, 172f., 329f.
Ethin 152
Ethylacetat 184
Ethylbenzol 154
Ethylcarbamat 205
Ethylendiamintetraessigsäure (EDTA) 332
Ethylenimin 105, 172
Ethylenoxid 105, 118
Eugenol 155, 476
Euonymus europaeus 418
Eupatorium 389
Euphorbia 428f
EU-Richtlinie 38
Europäisches Recht 37
Evasion 8
Exhalation 11
Exkretion 11
Exotoxin 468, 470
Exozytose 10
Explosion 53, 57
Explosionsgrenze 56
Explosivstoff 53f., 57, 97, 135ff.
Exposition 8
Expositionsäquivalent 48
Expositionsverbot 85
Exraktion 9
Ex-Zone 56

F

Fahruntüchtigkeit 308
Färberkrapp 434
Farbstabilisator 278
Farbstoff 202ff.
--, Lebensmittel- 276f.
Farbstofftest 19
Faser(staub) 371ff., 373f.
Faulbaum 434
Favismus 423
FCKW 170ff.
Fehlaroma 292
Feinstaub 372

Fenfluramin 313
Fenpropimorph 259
Fentanyl 322f., 396
Fenton-Reagenz 122
Ferbam 257
Ferrihämoglobin 133
Fertilität 26ff., 82, 261f.
Festigungsmittel 284
Fettsäureester 245f.
Fett 184f., 271
Fettalkoholsulfat 214
Fettamin 215
Fettersatz 477
Fettoxidation 242
Fettsäure, essentielle 271
--, ungesättigte 242
Fettsäureglycolester 246
Fettspaltung 176f.
Feuchthaltemittel 286f., 293
Feuerameise 447
Feuerdorn 434
Feuerwiderstandsklasse 63
Feuerwurm 454
Fibrose 373
Fick'sches Gesetz 9
Fieser, L.F. 145
Filterklasse 78
Fingerhut 417, 432
Fipronil 254
First-Pass-Effekt 199, 408
Fische 455
Fischer-Projektion 190, 269
Fixateur 294
Fläche, resorbierende 8
Flachs 419
Flammeneinwirkung 139
Flammpunkt 55, 58
Flammschutzmittel 171f., 208, 217, 236ff., 340
Flavin 390
Flavon 388
Flavonoid 208
Fleischfarbe 200
Fliegenpilz 460f.
Fließgleichgewicht 11
Fluconazol 476
Fluor 102, 382
Fluoralkene 170
Fluor-Chlor-Kohlenwasserstoff (FCKW) 170ff.
Fluorescein 121, 203
Fluoreszenz 121
Fluoride 129
Fluorose 129
Flurazepam 327
Flusilazol 258
Flüssiggas 66
Flusssäure 97, 129
Folsäure 390
Fomepizol 302
Forensische Toxikologie 3
Formaldehyd 175, 217, 476
Formaldehydabspalter 201f.
Formalin 176
Formamid 196
Formicidae 447
fortpflanzungsgefährdend (R) 81ff.
Fotoallergie 85
Fotochemie 122
Fotokopierer 197
Fotooxidantien 111
Fotosensibilisierung 85, 383
Fototoxin 85, 219
Fötus 26, 260
Fowler'sche Lösung 349
Fragrance-Mix 295
Fraßgift 450
Fremdkörper 208
Fremdstoff 32, 34, 275
Fresszelle 9
Freund-Adjuvans 213
Fritillaria 405
Frosch 450f.
Frostbeule 140
Fruchtbarkeit 26ff.
--, Gefährdung (R) 81ff.
fruchtschädigend (R) 81ff.
Fructose 270
Fuchsin 203f.
Fugu 456
Füllstoff 217
Fumonisin 466
Fungistatika 257
Fungizid 230, 257ff.
funktionelle Gruppe 147
Funktionsprotein 5
Furan 158
Furocumarin 435
Fusarium-Gift 466, 478

G

GABA 224, 226, 233, 327
--, Antagonist 460
--, Rezeptor 222, 226, 427
Galanthamin 404
Galanthus nivalis 404
Gallat 242, 280
Gallensäure 431
Gallium 341
Gallussäureester 242
Gambierdiscus 457
Gammastrahlung (γ) 377
Ganglienblocker 222, 392
Ganglienzelle 221
Gas 100ff., 119
--, erstickendes 124ff.
--, unter Druck 65f.
--, gelöstes 66
--, narkotisches 124ff.
--, reizendes 100ff.
--, saures 98
--, systemisch giftiges 112ff.
Gasauge 117
Gasbrand 470
Gasflasche, Farbe 67
Gasmaske 78f.
Gasvergiftung 101
Geburtseinleitung 228
Gefährdung 31
Gefährdungsbeurteilung 42
Gefahrenklasse 52
Gefahrguttransport 94ff.
Gefahrnummer 94
Gefahrstoff 37ff.
--, GefSToffV 41
Gegengift 4ff.
Gehirn 221, 318
Gelatine 269f., 283
Gelbholz 388
Gelbkreuz 143
Gelböl 256
Gemisch 86
Gen 21f., 33
Gendefekt 33
Generationenversuch 27
genetischer Code 23
Genmutation 24f., 162
Genom 21
Genommutation 26
genotoxisch (mutagen) 20f., 23, 153f., 160, 177, 187, 207
Gentechnologie 478
Gerberei 194
Gerbstoff 73, 133
Germanium 343
Germer 416
Geruchsschwelle 294, 302
Geschmacksverstärker 288f.
Gesetz, deutsches 38
Gesundheitsschutz 3
Gewebehormon 225f.
Gewerbetoxikologie 3
Gezonter Düngerling 316
GHB 317
GHS 52ff.
Gibberellinsäure 428
Gießkannenschimmel 467
Gift 1, 74ff.
--, bakterielles 468ff.
--, flüssiges 127
--, i. Lebensmitteln 35
--, natürliches 1
--, Pilz- 458ff.
--, Schlangen- 441ff.
--, synthetisches 1f.
--, tierisches 440ff.
--, zentralnervöses 460f.
Giftausscheidung 15
Giftgas 79, 100ff., 112f., 119, 141ff.
Giftsumach 435
Giftung 11
Giftwirkung 5
Ginseng 433
Ginster 400f.
Gips(fasern) 109, 374
Glas(fasern) 343, 373f.
Gleichstrom (dc) 140
Gleitmittel 217
Gliederfüßler 446
Global Harmonisiertes System 52ff.
Glucagon 266
Glucose 270
Glucosetoleranzfaktor 362
Glucuronsäure-Addukt 154
Glutamat 224, 227, 289
Glutamat-Rezeptor 317
Glutaminsäure 269
Glutaraldehyd 176
Glutathion (GSH) 123, 169
Glycerin 295, 303
Glycerintrinitrat 135
Glyceroltriacetat 244
Glycerotoxin 454
Glycidamid 195
Glycin 191, 227
Glycol 476
Glycolether 303
Glycolyse 5
Glycosid 417ff.
Glyoxal 476
Gold 353
Goldregen 401
Gottesgnadenkraut 430
G-Protein 223, 319
Grad (Verbrennung) 139
Gram-Färbung 468
Granatapfelbaum 400
Granulozyt 112
Gratiola officinalis 430
Gray (Gy) 377
Grayanotoxin 429
Greiskraut 412
Grenzflächenaktivität 101, 213f.

Grenzwert ▶MAK, BAT 31, 45ff., 69, 82, 231
Grignard-Verbindung 337
Grillen von Fleisch 189
Grubenotter 442, 445
Grundstoffüberwachungsgesetz (GÜG) 331
Grünkreuz 142
Grünspan 352
Guanidin 206
Guanin 389
Guanylat 289
Guarkernmehl 283
Gumme 427
Gummi 216
Gummi arabicum 283
Gummiadditiv 202
Gummibärcheninferno 135
Gurke 430
Guttapercha 431
Gyrase-Hemmer 475
Gyromitra 459
Gyromitrin 459

H

H_2S 116ff.
H_2SO_4 139f.
H_3PO_4 131f.
Haarbehandlung 297f.
Haarfarbe 297
Haarglättung 298
Haber-Regel 6
Haber-Weiss-Reaktion 122
Hafnium 361
Haftung 40
Hahnemann, S. 2
Hahnenfuß 413, 435
Halbwertszeit 30, 376
--, biologische 355, 360, 376
Hallimarsch 462
Halluzinogen 314ff., 450, 461
Haloderma 452
Halogen 96, 102f., 104
--, Alkan 165ff.
--, Aromat 172
--, Carbonsäure 104, 182
--, Ether 171
--, Keton 104
--, Kohlenwasserstoff 126, 165ff., 237, 165ff.
--, Säure 135
--, Verbindung 221ff.
--, Wasserstoff 103f.
Halogenid 102f.
Halon 171
Halothan 171
Hämagglutinin 422
Hämodialyse 16
Hämoglobin (Hb) 112f.
Hämolysin 462, 469
Hämostyptika 296
Handschuh 73f.
Hanf 323
Harmalin 407
Harnsäure 123, 206, 389
Harnstoff 111, 206f.
Harnstoff-Herbizid 256
Hartlot 372
Harz 427
Harzextrakt 219
Harzsäure 218
Haschisch 323f.
Hastelloy 367
Haut 72
Hautblasenversuch 426
Hautcreme 73
Hautflügler 446
Hautkampfstoff 141ff.
Hautkrebs 157, 219
Hautpflege 74, 295f.
Hautreizende Pflanzen 435ff.
Hautresorption 77
Hauttyp 384
Hautwiderstand 140
Hazard 31
Hazardindex 7
HBCD 237
HC (hazardous conc.) 231
HCB 232
HCH 234
HCl 103
Heckenkirsche 433
Hedera 434
Heidekraut 429
Heideröschen 429
Heilwasser 274
Heizwert 218
Helenalin 426
Heliotropium 412
Helium 124
Helleborus niger 418
HEMA 358
Hemiptera 447
Henderson-Hasselbalch-Gleichung 125
Henna 297
Heptachlor 233
Heracleum 436
Herbizid 230, 244, 254ff.
Herbstzeitlose 414
Heroin 320f.
--, synthetisches 247
Herstellungsverbot 84
Herzgift 417ff., 420f.
Herzglycoside 417ff., 420
Herzzyklus 420
HET-CAM 17
Heteroaromat 158f.
Heteroatom 147
Heterozyklen 388ff.
Hexabrombiphenyl 237
--, -cyclododecan 237
Hexachlorbenzol (HCB) 232
Hexachlorcyclohexan (HCH) 234
Hexachlorophen 247, 476
Hexacyanoferrat 365
Hexamethylendiamin 186
--, -tetramin 198, 476
Hexapoden 446ff.
Hexensalbe 397
Hexogen 198
HF-Strahlung 386
HG-PRT-Test 20
Hintergrundbelastung 231
Hippokrates 1
Hirntod 138
Histamin 226, 270
Histokompatibilität 212
Hitzeeinwirkung 139
Hitzeschockprotein 208
Hitzestabilisator 241
Hitzschlag 139
HLA 213
HN (1 bis 3) 144
HNO_3 134
Hochpotenz 2
Höchstmenge 31, 292
Höchstwert 231
Hofmann, A. 315
Höhenkrankheit 120
Holz 218
Holzschutz 260ff.
Holzstaub 374
Homocystein 421
homologe Reihe 147
Homöopathie 2f.
Honig, pontischer 429
Hormon 208, 264
hormonelle Regulation 261
Hornotter 442
Huflattich 412f.
Hühnereitest 17
Hülsenfrüchte 422f.
Hundsgiftgewächs 408
Hundspetersilie 432
Hydrastin 403
Hydrastis canadensis 403
Hydrat 180
Hydraulikflüssigkeit 199
Hydrazin 137, 201
Hydrazon 180
Hydrazoverbindung 204
Hydrid 97
Hydrochinon 180
Hydrogencarbonat 125
Hydrogensulfid 116
Hydrophiidae 446
hydrophil 101
hydrophob 101, 147
Hydrophobierung 215
Hydroxamsäure 204
Hydroxybenzonitril 256
Hydroxybutansäure, γ- (GHB) 317
Hydroxycarbonsäure 183
Hydroxycobalamin 115
Hydroxyl 120f.
Hydroxylamin 137, 204
Hymenoptera 446
Hyoscin 399
Hyoscyamin 397, 399
Hyoscyamus niger 399
Hyperglykämie 266
Hypericum 437
Hyperoxid 120f.
Hyperpyrexie 139
Hypersensitivität 211
Hypnotika 300, 326f.
Hypochlorige Säure 137
Hypochlorit 123, 137, 477
Hypochondrie 34
Hypoglycin 421
Hypoglykämie 266
Hypophyse 264
Hypothalamus 265
Hypoxie 138
Hyrolyse der DNA 161

I

IARC-Klassifizierung 83
Ibotensäure 460f.
Ibuprofen 228
ichthyootoxisch 456
Ifrita 452
IgE 211
Ignatiusbohne 410
Ilex 434f
Illicium anisatum 402
Imid 196
Imidacloprid 253
Imidazol 388
Imidazolidinylharnstoff 293
Imipramin 328
Immergrün 407
Immission 34, 45
Immissionsgrenzwert 50
Immunglobulin 211f.
Immunkomplex 212
Immunosuppressor 208
Immunreaktion 18, 218
Immunsuppressiva 472

Immuntoxizität 28, 264ff.
Inconel 367
Index, therapeutischer 6
Indium 341
Indol 388, 391, 405
Indol-3-ylessigsäure 244
Indol-Alkaloid 405ff.
Indoxacarb 254
Inertgasschweißen 273
Infrarotes Licht 385
Infusion 12
Inhalation 8, 130
Inhibitor 110
Injektion 8
Innenraumluft 50f.
innere Erstickung 115
Inosinat 289
Inositoltriphosphat (IP_3) 225
Insekten 446ff.
Insektizid 230ff., 253
Institoris, H. 397
Insulin 266
Insulinrezeptor 229
Interferon (IFN) 213
Interkombination 122
Interleukin (IL) 213
Internal Conversion 122
Intersystem Crossing 122
Invasion 8
in-vitro-Test 16
Iod (Jod) 102f., 382f., 477
Iodat 135
Iodmangel 265
Iodoform 167
Iodsäure 135
Ionenkanal 5, 222f., 248, 254
Ionisierende Strahlung 376
IP_3 225
Ipecacuanha 404
Iprodion 259
Iridoid 426
Irritation (Reizung) 68
Irritationstest 17
IR-Strahlung 385
Islandicin 465
Islanditoxin 465
Isoalkane 147ff.
Isobolen-Diagramm 7
Isochinolin 391, 402
--, Alkaloid 492ff.
Isocyanat 97, 205, 218
Isoelektrischer Punkt 190
Isomerie 147
Isonitril 204f.
Isooxazol 388, 460
Isopentylacetat 426
Isopren 150
Isoproturon 256
Isothiocyanat 116, 206f.
Isotop 360, 376
Isotopenmarkierung 184
Isotretinoin 262
Itai-Itai-Krankheit 355
I-TEF (I-TEQ) 240
Ixodes 448

J

Jablonski-Diagramm 121
Jamaica Disease 421
Jerveratrum-Alkaloid 416
Johannisbrotkernmehl 283
Johanniskraut 437
Junk Food 477
Juvenilhormon 254

K

Käfer 448
Kaffeestrauch 390
Kahler Krempling 463
Kahlkopf (Pilz) 461
Kaiserkrone 405
Kakodylsäure 349
Kalabarbohne 409
Kalium 335f., 381
--, -chlorat 135
--, -hexacyanoferrat 116
--, -permanganat 132, 303, 364
Kallidin 227
Kalorienbedarf 268
Kälteeinwirkung 140
Kammerflimmern 140
Kampfer 244, 425
Kampfstoff 141ff.
--, biologischer 472ff.
--, chemischer 141ff., 248ff.
--, Entgiftung 144
Kanzerogen (K) 22f., 81ff., 150, 153, 155, 160f., 162ff., 172f., 187, 197, 200, 203, 255f., 259, 348, 363, 373, 412, 437, 464
--, Klassifizierung 83
--, natürliches 190
--, Olefine 150ff.
--, Pflanzen 437
--, nichtgenotoxische 207
Kanzerogenese 19ff., 21
Kanzerogenität 19ff.
Kaolin 339
Karaya 283
kardiale Toxine 397ff.
Kardiomyopathie 421
Karminativa 424
Karnofski-Regel 262
Kartoffel 415
Karzinogen ▶Kanzerogen
Kastanie 432
Katalase 123
Katalysator 109
Kategorie (GHS) 52
Katerogiegrenzwert 69
Kationisches Tensid 214
Kautschuk 431
KBE 91
kcal 268
Kegelschnecke 454
Keimgehalt 90
Kemler-Zahl 94
Keramik(faser) 343, 374
Keratin 269
Kermesbeere 432
Kernwaffenversuche 378
Kerria lacca 428
Kerzenwachs 150
Ketamin 317
Keton 177ff.
Kettenviper 445
Kfz-Katalysator 109
Khatamine 313
Kiefer 424
Kiefer 428
Killerzelle 212f.
Kirschlorbeer 419
Klapperschlange 441, 443, 446
Klimaerwärmung 111
Klinische Toxikologie 3
KMR-Stoff 230
Knollenblätterpilz 458ff., 460
Koagulation 128
Kobra 444f.
Kochsalz 335
Kofferfisch 456
Kohlendioxid 125
Kohlenhydrat 270f.
Kohlenmonoxid (CO) 113f.
Kohlensäure 125
Kohlensäureamid 206
Kohlenstaublunge 375
Kohlenstoff 342
Kohlenstoffdisulfid 307, 329
Kohlenstoffgruppe 342ff.
Kohlenwasserstoff 147ff.
--, aromatischer 152ff.
--, polyzyklischer 157
--, Abbau 122
Kojisäure 465
Koka (Coca) 397ff.
Kokain ▶Cocain
Kokkelskörner 427
Kokken 468
Kollagen 269
Kolliquation 128
Kolonienbildende Einheit 91
Kolophonium 219, 428
Koloquinten 430
Kolumbus, Chr. 392
Kompartiment 11f.
kompetitive Hemmung 222
Komplementärfarbe 202, 212
Komplexbildner 280, 332f.
kondensiertes System 158f.
Konjugat 154
Konkordanz 16
Konrade 432
Konservierungsmittel 107f., 200, 278f., 293
Konstitution (med.) 33
Konsumdroge 200ff.
Kontaktdermatitis 435
Kontaktekzem 212f.
Kontaktgift 110
Konvulsivum 410
Konzentration
--, gefährliche 231
--, letale 88
--, toxische 1
Konzentrationsgift 160
Konzentration-Zeit-Kurve 6
Koralle (Pilz) 461
Korallenbäumchen 415
Korallenotter 443
Körperoberfläche 8, 139, 143
Korrosion 70
Korund 339
Kosmetika 292ff.
Kosmetikfarben 293
kosmische Strahlung 377
Kotaktallergie 212f.
Krait, indischer 445
Krampf, tetanischer 471
Krampfgift 410
Krappwurzel 433f.
Krätze 448
Kräutertee 412
Kreatin(in) 189, 269
Krebs ▶Kanzerogen
Krebs 157
--, Entstehung 19f., 21, 160
--, Faktoren 31, 376

--, Medikament 144, 368
--, Risiko 160, 208, 380
--, Verdachtstoff 209
Kreislauf,
--, enterohepatischer 8f.
--, Regulation 227
Kresol 476
Kresoxim-methyl 259
Kreuzkraut 412
Kreuzotter 442
Kristallviolett 203f.
Kröte 450
Krustenechse 452
Küchenschelle 435
Kugelfisch 456
Kühlschmierstoff 201
Kumulationsgift 160, 229
Kumulationsindex 13
Kunststoff 216ff.
--, Additiv 216f.
--, limplantat 217
--, Partikel 374
--, Recycling 218
Kupfer 351ff.
Kürbis 430
Kuttermittel 131

L

Laborabfall 96
Laburnum anagyroides 401
Lachesis 446
Lachgas 124, 317
Lackmus 389
Lackschildlaus 428
Lactam 191
Lactid 185
Lacton 172, 185
Lactophryis 456
Lagerklasse 96
Lagerung 94ff.
Lagerwerkstoff 352
Lampenöl 150
Langerhans-Zelle 212
Lanosterin 431
Lantana camara 430
Lanthanoide 359
Lanzenotter 446
Laserstrahlung 384
Latenzzeit 19
Latex 155, 216
Lathyrus 421
Latrodectus 449
Latrotoxin 449
Laudanosin 402f.
Laudanum 319
Lauge 128ff.
Lawson 297
LD_{50} 7, 16, 75, 368, 441, 473
--, Bestimmung 7, 480
Lebensbaum 425
Lebenserwartung 31
Lebensmittel 35, 463
--, Bestrahlung 380f.
--, Farben 276f.
--, Hilfsstoffe 287
--, Recht 45
--, Toxikologie 34ff.
--, Vergiftung 458ff.
--, Zusatzstoff 131, 134, 268ff., 276ff.
Leberenzyme 11
Lebergift 165f., 168, 197, 259, 301, 352, 412
Leberversagen 326
Lecithin 280, 286, 305
Ledergerben 194
Leichenschau 138
Leim 269
Leinöl, epoxidiertes 246
Leinsamen 419
Lektin 422f.
letale Dosis (LD) 6f., 16
letale Konzentration 88
Leucojum vernum 404
Leukotrien (LT) 228
Leukozyt 112, 380
Levanteotter 442
Levin, L. 3
Lewisit 142
LICAM 360
Licht 371ff., 383ff.
Lichtallergie 219
Lichtschutz
--, Faktor (LSF) 298
--, Mittel 219, 298, 384
Lidocain 311, 319
Liguster 434f.
Limonen 424
Linalool 426
Linamarin 116, 419
Lindan 234
Lindelofia spectabilis 413
Linné, C. v. 387
Linol(en)säure 271
Linum usitatissimum 419
Lipid 184f.
lipophil 101, 147
Liposom 286
Lippenstift 296
Liquid Ecstacy 317
Lithium 334
LOAEL 19, 160
Lobelia erinus 396
Lobelin 396
Lockstoff 176
LOEL 19
Lokalanästhetika 318f., 420
lokale Wirkung 14
Lolin 413
Lonicera 432f.
Loorbeerkirsche 434
Loperamid 323
Lophophora williamsii 314
Lorchelgift 459
Löschmittel 63
Lösemittel (Lösungsmittel) 147ff., 177
--, krebserzeugende 147ff.
--, sensibilisierende 147ff.
--, Abhängigkeit 328
Lösemitteldämpfe 126f.
Lost 143, 173
Lösungsmittel 126f., 147ff.
--, Missbrauch 328
Lösungsvermittler 293
Lot 372
Lötrauch 372
LSD 314f., 412
Luft 109
Luftbelastung 108
Luftfracht 94
Luftqualität 50
Luftverbrauch 78
Lugentumor 157
Lumineszenz 121
Luminol 121
Lunge 108
Lungenemphysem 101, 108, 373
Lungenfibrose 255, 373
Lungenkampfstoff 142f.
Lungenödem 100f., 106f.
Lupine (Lupinus) 400
Lupinin 400
Lurche 450
Lycopersicon 415
Lycorin 404
Lycoris 404
Lymphknotentest 17f.
Lymphom-Test 26
Lymphozyt 211, 112
Lysergsäure 412
Lysergsäurediethylamid (LSD) 314f.
Lysin (Toxin) 469
Lytta vesicatoria 426, 448

M

Magen-Darm-Trakt 433ff.
Magic Mushroom 316
Magnesium 337, 406
Magnetfeld 385
Mahonie (*Mahonia*) 403
Maiglöckchen 419
Maillard-Reaktion 189, 194, 291
Maitotoxin 457
MAK 45, 47
Makromolekül 216
Makrophage 112, 212, 469
Malachitgrün 203f.
Malaria 233, 401
malignes Melanom 219
Malleus Maleficarum 397
Maltit 291
Maltol 289
Maltoryzin 465
Mamba 444
Mancozeb 258
Mandelsäure 154
Mandelsäurenitril 116
Mandragora 399
Mangan 247, 364
Mangangruppe 364
Männertreu 396
Mannit 291
MAO-Hemmer 406f.
Margarine 271
Marihuana 323
Maronenpilze 463
Marsh-Probe 4, 118
Märzenbecher 404
Mastixharz 427
Mauersalpeter 109
MCDR (Peptid) 447
MCPA 244
MDI 205
MDMA 312
Mediator 211, 225
Meerestiere 452
Meereszwiebel 418
Mees-Streifen 349
MelQx 189
Meissner C.F.W. 387
Melamin 207
Melanin 219, 298
Melanom 219
meldepflichtiger Stoff 331
Melittin 446
Membranfiltration 10
Membranpermeation 9
Menispermaceae 405
Mentha piperita 424
Menthol 424
Mercaptursäure 169
Mescalin 314
Mesomerie 152
Mesotheliom 373
Messing 351
Metaldehyd 176
Metalle 334f.
Metallorganyle 97
Metallothionein 355
Metallseife 214
Metamphetamin 311f.

Metaphase 25
Metastase 19f.
Methacrylat 152
Methadon 322
Methämoglobin 115, 133, 187
--, Bildner 133ff., 197
Methan 126
Methanal 175
Methanol 302
Methansulfonsäure 186
Methopren 254
Methylbenzol 154
Methyl-D-Aspartat (NMDA) 227
Methylenblau 134
Methylenchlorid 165
Methylierungsmittel 199
Methylisocyanat 205
Methylorange 203
Methylphenidat 312
Methylphenol 476
Methylphenyltetrahydropyridin 247
Methylquecksliber 357f.
Mezerein 429
Micelle 213, 286
Micronucleus-Test 25
Micrurus 443
Mifepriston 263
MIK 50
Mikrobizid 230
Mikroorganismen 90
Milben 448
Milchling 462
Milchsäureester 245
Milzbrand 473
Minamata-Katastrophe 357
Mindestzündenergie 55
Mineralsäure 128
Mineralstoff 273f.
Mineralstoffbedarf 274
Mineralwasser 274
Miosis 320
Mirex 233
Mischintoxikation 7
Mischung, explosive 95
Mispel 434
Missbildung 26ff.
Mitochondrien 115, 118, 259
Mitosegift 407, 414
MMVF (Fasern) 373
Mobilfunk 386
Modulator 227
--, endokriner 264
Mohngewächse 402
Mohr-Salz 365
Molekülorbital 121
Molluska 453
Molluskizid 230
Molmassenverteilung 216
Molybdän 363
Momentanwert 46
Mondsamengewächse 405
Moniliformin 466
Monoaminooxidase
-- (MAO) 225
--, Hemmer 328, 406f.
Monocrotalin 190, 413
Monomer 216
Monoterpen 424f.
Monozyt 112
Morin 388f.
Morphin 320f.
Morpholin-Fungizid 259
Moschus 295
Motoemission 109
MPPP 322
MPTP 226, 247, 323
MRL 231
MTBE 110
Müller, P.H. 232
Müllverbrennung 218
Muntermacher 311
Muscarin 460
--, Rezeptor 225, 249, 397
Muscimol 460f.
Muskatnuss 314
Muskelerregung 228
Muskelrelaxantien 406
Mutagen (M) 20f., 81ff., 84, 160, 168, 172f., 187, 200, 464
Mutagenitätstest 23
Mutation 23ff., 150, 161ff., 380
Mutterkorn 315, 411, 463
--, Alkaloid 421
Muttermilch 237, 239
Mydriasis 398
Mydriatikum 398
Myelinopathie 246
Myelinscheide 247
Mykoöstrogen 264
Mykotoxin 174, 463, 473
Myoglobin 113
Myotonolytika 327
Myristicin 314

N

N_2O 124
Nachschattengewächs 397ff., 415
NAD/NADP 272, 395
Nagellack 296
Nagetiergift 341
Nährstoffe 268ff.
Nahrungsergänzung 276
Nahrungskette 233
Naja 444f.
Na-K-ATPase 5
Naloxon 320f.
Napalm 145
Naphthalin 157, 159
Naphthensäure 145
Naphthol 303
Naphthylamin 187f.
Narcissus 404
Narcotin 403
Narkose 124
Narkosegas 124ff., 171f., 329, 421
Narkotika 300, 316f., 328
Narzisse 404
Natrium 334
Natriumglutamat 248
Natriumkanal 222, 252, 416
--, Blocker 233, 420, 453
Natriumnitrit 134
Natter 441
Naturfasern 375
Naturharze 427
Natürliches Gift 1f.
Naturstoff 268
--, kanzerogener 190
--, pflanzlicher 387ff.
--, süßer 290
--, heterozyklischer 288ff.
Nebelkappe 462
Nebennieren 265
Nebenvalenzkräfte 194
Nebularin 462
Necatorin 462
NEL 19
Nematozid 167
Neodym 359
Nephrotoxizität 168
Nerium oleander 418
Nernst-Verteilung 10
Nervenfaser 247
Nervengift 28, 149, 194, 233, 244, 246ff., 357, 429, 450
Nervenleitung 221
Nervensystem
--, vegetatives 221f., 398
-- zentrales 221
Nervenzelle 221f.
Nesseltiere 452
Netzmittel 293
Neuroleptika 261, 226, 327
Neuronopathie 247
Neuropathie 194, 249
Neurotensin 227
Neurotoxizität 28, 137, 246, 441
Neurotransmitter 221ff., 224ff., 348, 310
Neusilber 351
Nevenkampfstoff 250f.
Niacin 272, 393f.
--, Äquivalent 272
nicht-genotoxisch 207
nichtionisches Tensid 215
Nickel 213, 367
Nickelallergie 366
Nicot, J. 392
Nicotin 3, 392ff., 421
--, Rezeptor 222, 249, 392
Nicotinamid 196, 272, 394
Nicotinherbizid 395
Nicotinsäure 394
Nicotinyl-Insektizid 253
NiDBC (Quencher) 384
Niere 11
Nierengift 168, 263, 360, 368
Niespulver 416, 418f.
Nieswurz 416, 418
Nifedipin 229
NIK 51
Ninhydrin 191
Niob 362
Nitidin 404
Nitrat 134f., 278
Nitratreduktion 199
Nitratsprengmittel 136
Nitreniumion 187, 198, 204
Nitril 97, 114, 116, 204f.
Nitriloside 419
Nitrit 133f., 278
Nitrit-Abhängigkeit 328
Nitroalkan 196
Nitroaromat 197
Nitrobenzol 197f.
Nitrocellulose 136
Nitrochinolin-*N*-oxid 198
Nitrofuran 198
Nitroglycerin 135, 197
Nitroimidazol 475
Nitronsäure 196f.
Nitrophenol 266
Nitrophenol-Herbizid 256
Nitropyren 197
Nitrosamid 200f.
Nitrosamin 134, 199, 393
nitrose Gase 106
Nitrosoalkanolamin 200
Nitrosodialkylamin 199
Nitrosoethanolamin 201
Nitrosoguanidin 201
Nitrosoharnstoff 201
Nitrosomethylharnstoff 200
Nitrosonornicotin 200f.
Nitrosopiperidin 200
Nitrosoprolin 200

Nitrosoverbindungen 198f.
Nitrosylchlorid 103
Nitroverbindungen 196ff.
Nivalenol 466
NMDA 227
~, Rezeptor 124, 222, 316
NNAL 201
NOAEL 19, 32, 207
Nocebo 34
NO-Donator 229
Noradrenalin 223ff., 310
Norditerpenoid 413
Norfloxacin 475
Normalwert (Blut) 124, 129, 248, 335f., 337ff., 352, 347
Nornicotin 392
Noscapin 403
Notechis 445
Novel Food 477f.
NO_x 106, 199
Noxe 108
N-Oxid 198, 204
nozizeptive Bahn 319
Nucleophil 174
Nucleotidexzision 162
Nuklid 376ff., 382
Nylon 191

O

Obduktion 138
Obidoximchlorid 149
Ochratoxin 174, 464
Octanol-Wasser-Verteilungskoeffizient 9f.
Oenanthotoxin 431
Off-flavour 292
OH-Radikal 378
Okadasäure 456
Ökotoxikologie 34ff., 230ff.
--, Prüfung 29
Öl, ätherisches 424ff.
Öl, pflanzliches 184
Oleander 418
Olefin 150
Olestra 477
Oleum 98
Onkogen 33
Opiat 319f.
--, körpereigenes 323
--, Abhängigkeit 321
Opiod 224, 322
--, Rezeptor 319, 323
Opium 319
Opiumalkaloid 402ff.
Orangenaroma 424
Orellanin 459
organische Chemie 147ff.
Organometallverb. 97
Organophosphat 237, 248ff.
Organozinnverbindung 260
Organtoxizität 18, 79ff.
Osmolarität 335
Osmose 10
Osterluzeigewächs 158
Östrogen(artig) 264, 261, 467
Oxadiazin-Insektizid 254
Oxalsäure 133, 433
Oxidation 133
--, der DNA 161
Oxidationsmittel 64f., 98, 135f., 180
Oxidative Phosphorylierung 5
oxidativer Stress 133, 208, 243
Oxim 180, 204
Oximtherapie 248
Oxiran (►Epoxid) 105
Oxocarbonsäure 183
Oxytocin 228
Oxyuranus 445
Ozon 105, 108
Ozonloch 90, 111f., 170f.

P

PAB 219
Pahutoxin 456
PAK 157, 208
Palladium 368
Panaeolus 316
Pankreas 266
Pantherpilz 460
Papaver 319, 402
Papaverin 402
Papaya 435
Paraben 293
Paracelsus 1
Paracetamol 195, 325
Paraffin 150, 280
Paraformaldehyd 176
Paraquat 255
Parasorbinsäure 433
Parasympathikus 221f., 224, 392
Parasympatholytika 224, 397
Parasympathomimetika 224, 409
Paravespula 447
Parenchymgift 458ff.
parenterale Ernährung 269
parenterale Resorption 9
Parfüm 293f.
Parkinson-Krankheit 226
Partialdruck 124
Partikel 371ff.
Partikelbelastung 85
Partikelklasse 78
Partikelstaub 373
Paternoster-Erbse 423
Patulin 465
Paxillus 463
PBB 236f.
PBDD 240f.
PBDF 240f.
PBT-Stoff 230
PCB 208, 235f., 263
PCDD 238f., 263
PCDF 238f.
PCP 234
Peganum harmala 406
PE-HD, PE-LD 216
Pektin 283
Pellagia 453
Penetration 74
Penicillamin 333
Penicillin 218, 474
Penicillium-Gifte 465
Penitrem 466
Pentachlorphenol 234
Pentazocin 322
Peptid 227
Peptidbindung 194
Peptide 190f.
Perborat 123
Percarbonat 123
Perchlorsäure 64, 135
Perinatalperiode 263
Permanganat 132
Permeation 74
Permissible Level 32
Peroxid 64f., 97, 219
--, organisches 55
Peroxidzersetzer 384
Peroxisomen 208
--, Proliferation 245
Peroxodisulfat 131
Peroxyradikal 122
Persil 214
Persistenz 34, 230
Persorption 10
Perstoff 142
Pest 474
Pestizid 230f.
Pestwurz (Petasites) 412
Pethidin 322
Petroleum 150
Pettenkofer, M. 3
Peyotl-Kaktus 314
Pfaffenhütchen 418
Pfeffer 396, 435
Pfefferminze 424
Pfeilgift 405f.
Pfeilgiftfrosch 451
Pflanzenfasern 375
Pflanzengift 387ff., 397ff.
--, hautreizendes 435
--, kanzerogenes 437ff.
--, reizendes 433ff.
Pflanzenheilkunde 2
Pflanzenwelt 387ff.
pH (Blut) 125
pH (Aminosäure) 190
Phalloidin 458f.
Phallotoxin 458
Pharmakodynamik 4
Pharmakokinetik 4
Phase-(I, II)-Reaktion 11
Phaseolus 423
Phasin 423
PHB-Ester 279
Phencyclidin (PCP) 316, 396
Phenobarbital 326
Phenole 221ff., 300ff., 303f.
Phenolphthalein 203
Phenothiazin 389
Phenoxazin 89
Phenoxycarbonsäure 243f.
Phenylalkylamin 229
Phenylendiamin 187
Phenylethen 155
Phenylhydrazin 204
Phenylphenol, o- 280
Phenylpyrazol 254
PhIP 189
Phoneutria 449
Phorbolester 428
Phosgen 103f., 142, 165, 205
Phosphan 117
Phosphat 131f., 280, 283
Phosphid 97
Phosphit 118
Phospholipase 225, 441
Phosphonsäure 132
Phosphor 97, 145, 347, 382
Phosphoreszenz 122
Phosphor-Kampfstoff 250f.
Phosphorpentaoxid 131
Phosphorsäure 131f., 280
Phosphorsäureester 248ff.
Phosphorwasserstoff 117f.
Phthalat 208, 244f.
Phthalimid-Fungizid 259
Phthalsäureanhydrid 185
Phthalsäureester 244f.
Phyllobates 451
Physalia 453
Physalin 451
physiologische Lösung 335

Physostigmin 398, 409
Phytohormon 264
Phytol 428
Phytolacca 432
Phytoöstrogen 208
Picloram 395
Picrotoxin 427
Pikrinsäure 198
Pilocarpin 396
Pilsener-Bier 399
Pilzgifte 458ff.
--, in Lebensmitteln 463
Pilzinfektion 476
Pinen 426
Pinethecolobium 421
Pinozytose 10
Pinus 424, 428
Piper nigrum 396
Piperazin 389
Piperidin 391
Piperidin-Alkaloid 292ff.
Piperin 396
Pitohui 452
Plantago lanceolata 426
Planzentaschranke 27
Plasmakonzentration-Zeit-Kurve 12
Plasmamembran 5
Plasmodium 401
Platin 110, 368
Platinmetalle 368
Platterbse 421
Plazentaschranke 10
Plutonium 360
PM (Partikel) 372
PMMA 217
Pneumokoniose 375
Pneumonie 126
Pneumothorax 101
Pocken 474
Poisonwood 435
Pökeln 200
Pökelsalz 134, 278
Polyamid 204
Polybromierte
-- Biphenyle (PBB) 236f.
-- Dioxine (PBDD) 240f.
-- Furane (PBDF) 240f.
Polychlorierte
-- Biphenyle (PCB) 235f.
-- Dioxine (PCDD) 238f.
-- Furane (PCDF) 238f.
Polyfluorierte Dioxine (PFDD) 240
Polyin 424ff., 431
Polyisopren 431
Polymer 216ff.
Polymerisation 216
Polyolefin 216
Polyphosphat 131
Polysiloxan 342
Polysorbat 286
Polyterpen 430
Polyurethan 205, 218
Polyzyklische aromatische Kohlenwasserstoffe (PAK) 157ff.
Porenbildner 470
Positronenstrahlung 383
Potamotrygon 455
Potenz, homöopathisch 2f.
Pourpoint 219
Präkanzerogen 153, 160f., 199
Praseodym 359
Prävalenz 16
Primärstruktur 194
Procain 311, 421
Procymidon 259
Progesteron 261
Progression 20
Prokaryot 468
Prolactin 261
Promille-Berechnung 307
Promotion 20
Propandiol 303
Propanol 302
Propanon 177
Propansäure 280
Propen (Propylen) 150
Propionsäure 280
Propofol 317
Propylenoxid 172
Prostacyclin (PGI) 228
Prostaglandin (PG) 208, 224, 228, 324
Prostansäure 228
Protease 441
Protein 194, 268f., 421ff.
--, Biosynthese 5, 422, 475
Proteinkinase 208, 223, 428
Proteinstruktur 194
Protoanemonin 435
Protoberin-Alkaloide 403
Protropin-Alkaloid 400
Prunasin 419
Prunus 419, 434
Pseudoaconitin 414
Pseudoallergie 212
Psilocybe 316, 461
Psilocybin 316, 460
Psoralen 436
Psychedelika 314ff.
Psychoanaleptika 328
Psychokampfstoff 324
Psychopharmaka 300, 327
Psychose 34
Psychostimulantien 309ff.
Psychotria 404
Pteridin 390
PTFE 217
Ptychodiscus 456
Puffer 125
Puffotter 444
Pulsatilla 435
Punica granatum 400
PUR 218
Purin 389
Purinbasen 206
PVC-Weichmacher 245f.
Pyran 388
Pyrazol 388
Pyrethrin 252f.
Pyrethroide 252f.
Pyridin 388
--, Alkaloid 392ff.
Pyridoxin (B_6) 272
Pyrimidin 389
Pyrimidinbasen 206
Pyroindol-Alkaloide 406
Pyrolyseprodukte 157
Pyrotechnik 53f.
Pyrrol 158, 388
Pyrrolam 413
Pyrrolidin 391
Pyrrolizidin 391
--, Alkaloid 190, 412ff.

Q

Q-Fieber 474
QT-Intervall 420
Qualitätsfaktor 377
Qualle 453
quartäres ▶Ammoniumsalz 214
Quartärstruktur 194
Quarzstaub 373
Quecksilber 247, 256, 263, 463
--, Vergiftung 333
Quencher 384
Quercetin 388f.
Quorn 478

R

R (Kühlmittel) 170f.
Racamattrennung 191
Rachitis 338
Radikal 120ff., 172f., 208, 266, 378
--, Sauerstoff 120ff.
--, Bildner 172f.
--, Fänger 122f., 241, 384
--, Reaktion 123
Radioaktivität 91ff., 275, 360, 371ff., 376ff.
Radiolyse 378
Radionuklid 93, 376, 386ff.
Radiotoxizität 92ff.
Radium 381
Radon 381f., 378
Rainfarn 425
Raketentreibstoff 136
Ranatensin 451
Raney-Nickel 97, 367
Ranunculaceae 413
Ranunculus 435
Rattengift 436
Rauchgas 110
Rausch 306
Rauschmittel 300
Rauvolfia 408ff.
Rauwolf, L. 408
Rauwolfia-Alkaloid 408f.
REACH 52
Reaktion 0./1. Ordnung 13
--, Geschwindigkeit 13
Rechtsmedizin 138ff., 306ff.
Reduktinsäure 243
Reduktionsmittel 98
Redukton 243
Referenzdosis 50, 231, 252
Regulatorien 37ff.
Reinheitsklasse 90
Reinigungsbenzin 128, 149
Reinigungsmittel 74, 295f.
Reizend (C) 17, 68ff.
--, Reizgas 65, 100ff.
--, Pilze 461ff.
--, Pflanzen 435ff.
Relaxantien 406
Relaxation 121
Renin-Angiotensin 227
Repellent 296
Reproduktionstoxizität 26ff., 172, 245, 260ff.
Reptilien 452
Reserpin 08
Reserpinsäure 408
Resina 427
Resorption 8f.
Reticulin 403
Retinoesäure 229, 262
Retinoid 262
Retinol 428
--, Äquivalent 272
Rettich 43
Rezeptor 4, 222, 229
--, Ah- 239
--, DNA-Transkription 229
--, G-Protein-gekoppelt 223
--, muscarinischer 225
--, nicotinischer 222
--, Regulation 223
Rhabarber 434

Rhamnus frangula 434
Rhenium 364
Rhododendron 429
Rhodopsin 272
Riboflavin (B_2) 272, 390
Ricin 422, 473
Ricinolfettsäure 245
Ricinolsäure 422
Ricinus 422
Riechstoffe 293f.
Rieselhilfe 286
Rinman-Grün 366
Risiko 31
--, Bewertung 31, 37, 231
Risk Assessment 37
Risspilz 460
Ritalin 312
Rittersporn 413
Rizinusöl 422
RNA 5, 23
Robinie 423
Robiquet, P.-J. 426
Rodentizid 118, 230, 341
Röhrling 462
Röntgenkontrastmittel 103
Rote Tide 456
Rubia tinctorum 433
Rubidium 336
Rückenmark 221
--, Konvulsivum 410
Rückstand 230, 275
--, Grenzwert (MRL) 231
Rucola 412
Ruß 139, 157
RW (I und II) 51

S

Sabadill-Samen 416
Saccharin 195, 208, 290, 374
Saccharose 270
Sadebaum 425
Safe Dose 32
Safranrebendolde 431
Safrol 155
Salamander 451
Salamandra 451
Salbei 425
Salicylat 174, 265, 280, 325
Salicylsäure 184, 278
Salmonellose 472
Salpeter 134
Salpetersäure 134f.
Salpetersäureester 135f.
salpetrige Säure 133f., 199
Salvarsan 349
Salvia divinorum 427
Salvia officinalis 425
Salvinorin A 427
Salze 128ff.
Salzsäure 129
Samandarin 451
Sambunigrin 419
Sanguinarin 404
Saponin 133, 432ff.
Sarcoptes scabiei 448
Sarin 250
Sarothamnus 400
Sarpagandha 408
Sassafrasöl 437
Satanspilz 462
Saubohne 423
Sauerstoff 64, 120ff., 350ff.
Sauerstoffbedarf 89
Sauerstoffflasche 68
Sauerstoffgehalt 55
Sauerstoffmangel 139
Sauerstoffradikal 120f.
Sauerstoffverbindung 172ff.
Sauerstoffversorgung 112
Säuerungsmittel 280
Säugetiere 457ff.
Säure 98, 100ff., 128ff.
--, organische 132f.
Säurechlorid 98, 103
Säurefänger 340
saurer Regen 108f., 230
Säureregulator 280
Saxitoxin 456
Schachblume 405
Schachtelhalm 433
Schadenseinheit 89
Schadstoff 34f., 275
Schafgarbe 425
Schall 386
Scharfstoff 435
Schaumstabilisator 286
Scheinmyrte 427
Schellack (E 904) 428
Schellolsäure 428
Scherzartikel 418
Scheuermittel 215
Schierling 395, 432
Schießbaumwolle 136
Schiff-Base 177
Schilddrüse 135, 265
Schimmelpilz 91, 463f.
Schlafmittel 300ff., 326ff.
Schlafmohn 319, 402
Schlangengift 441ff.
Schlangenwurz 408
Schlauchpilz 413
Schleierling 459, 463
Schlüssel-Schloss-Prinzip 4
Schmelzkäse 131
Schmerz 318
Schmerzbahnen 319
Schmerzempfindung 227
Schmerzmittel 300ff., 322, 324ff.
Schmierstoff 152, 201, 219
Schnabeltier 457
Schnecke 453
Schneeball 429
Schneebeere 434
Schneeglöckchen 404
Schoenocaulon 416
Schöllkraut 404
Schulmedizin 1
Schüßler-Salz 3
Schutzstufe 44
Schwann-Scheide 247
Schwarzpulver 136
Schwarzwurzel 433
Schwefel 350
--, Verbindungen 172ff.
Schwefeldioxid 105, 107, 278
Schwefellost 143
Schwefelsäure 139f.
Schwefeltrioxid 108
Schwefelwasserstoff 116f.
schweflige Säure 107
Schweinfurter Grün 348
Schweißen 372
Schweißgas 126
Schweißrauch 49f., 371ff.
Schwellenwert 19, 160
Schwermetall 98, 247, 369, 421
--, Vergiftung 332
Scolopendra 448
Scopolamin 399
Scopolia carniolica 399
SCR-Verfahren 111
Secale cornutum 411
Second Messenger 223
Seeanemone 453
Seegurke 454
Seeigel 454
Seelilie 454
Seeschlange 446
Seestern 454
Seewalze 454
Seidelbast 429
Seife 214, 295
Sektion 138
Sekundärstruktur 194
Selbsterhitzung 60
Selbstzersetzliche Stoffe 55
Selen 98, 350
Seltenerdmetall 359ff.
Semicarbazon 180
Senecio vulgaris 412
Senecioae 412
Senecionin 412
Senf 435
Senfgas 143, 173
Senföl 207
Sennesblätter 434
Sensibilisierung 17f., 68, 72, 77, 160, 211ff., 293
Sensitivität 16
Serotonin 224, 226, 270
--, Rückaufnahme 328
Serpentinasbest 373
Sesquiterpen 426
Seveso-Dioxin 238f.
Sexualhormon 261
Shigella 469
Shikimisäure 402
Sicherheitsdatenblatt 42f.
Sicherheitsunterweisung 43
Sievert (Sv) 377
Signalstoff 176, 426
Signalübertragung 5, 248
Signaturenlehre 1
Silane 342
Silber 353
Silberbesteck 117
Silbermünze 351
Silbernitrat 477
Silicate 343
Silicium 342
Silicon 217
Silikose 373
Singulettsauerstoff 120f.
Skabies 448
Skineffekt 385
Skorpion 450
Skorpionfisch 455
Smog 109
S_N1-Reaktion 143
Soda 335
Sojaöl, epoxidiertes 246
Sokrates 4, 395
Solanaceae 397
Solanin 415
Solanum 415
Solenodon 457
Solenopsis 447
Soman 250
Somatostatin 227
Sonnenblume 436
Sonnencreme 384
Sonnenhut 423
Sonnenwende 412
Sorbinsäure 278f., 433
Sorbit 291
Sorbitester 285
Spanische Fliege 426, 448
Spartein 400

Spartium junceum 401
Spasmolytikum 403
Speichervesikel 224
Speikobra 444
Speisepilz 462
Sperrschichtbildner 237
Spezifität 16
Spindelapparat 24
Spindelgift 407, 414
Spinne 449ff.
Spinnenlilie 404
Spinosyn-Insektizid 253
Spitzenbegrenzung 46
Spitzkegeliger Kahlkopf 316
Spitzmaus 457
Spitzwegerich 426
Sprengmittel 136
Spritzgurke 430
Spurenelement 274
Squalen 430
SRBC-Test 28
Stabilisator 217, 241, 283
Stachelhäuter 454
Stachelrochen 455
Stahl 364, 367
Stammzellentest 28
Staphylokokken 470
Stärke, modifizierte 286
Stas, J. S. 3, 392
Staub 49f., 371f.
--, alveolengängiger 372
--, einatembarer 372
Staubexplosion 53
Staubgrenzwert 49
Staublunge 372
Stechapfel 399
Stechginster 401
Stechplame 434
Stecknadelpupille 320
Steinfisch 455
Steinpilz 463
Stephanskörner 414
Steppenraute 406
Sterigmatocystin 464
Sternanis 402
Steroid 431
--, herzwirksames 431
--, Alkaloid 415f., 431
--, Hormon 431
Stevia rebaudiana 290
Steviosid 290
Stiban 118
Stickgas 124ff.
Stickstoff 124, 347
--, flüssiger 66
--, Verbindungen 186ff.
Stickstoffdioxid 106
Stickstoffgruppe 347ff.
Stickstofflost 144
Stickstoffmonoxid 106
Stickstoffoxide 106, 199
Stickstofftrichlorid 246
Stickstoffwasserstoffsäure 137
Stimulantien 311
Stockpunkt 219
Stoffbewertung 230
Stoffklasse 147
Stoffnummer 94
Stoffprüfung 16ff.
Stofftransport (Membran) 9
Stoffwechselgift 246
Störfall 45
STOT 18, 79ff.
Strahlenbelastung 92, 377
Strahlendosis 93, 379
Strahlenexposition 378
Strahlenschäden, akute 379
Strahlenschutz 92f.
Strahlenwirkung 378
Strahlung 371ff.
--, elektromagnetische 385
--, ionisierende 263, 376
--, nichtionisierende 383ff.
--, radioaktive 376ff.
--, Gewichtungsfaktor 377
strahlungsloser Überg. 121
Streptokokken 470
Streptomyces 413, 467
Stress, oxidativer 133, 243
Strobilurin-Fungizid 258
Strom, elektrischer 140f.
Stromdichte 385
Strontium 338, 381f.
Strophanth(id)in 419
Strophanthin 419
Strophanthus 419
Strychnin 4, 402, 410
Strychnos icaja 410
Strychnos toxifera 405
Stylophorin 404
Styrax 427
Styraxbalsam 427
Styrol (Stryren) 155
subakut 19
subchronisch 19
Substanz P 227
Substitution 143, 159
Succimer 333
Sucht 308
Sucralose 290
Sulfat 130f.
Sulfid 116ff.
Sulfidbildner 333
Sulfit 213
Sulfon 329f.
Sulfonamid 195f.
Sulfonsäure 107, 186
Sulfonylharnstoff 266
--, Herbizid 256
Sulfoxid 329f.
Sulfurylchlorid 103
Sultam 196
Sulton 172
Sumach 435
Sumatra-Benzoe 427
Summationsgift 160
Summenparameter 89
Summierungsmethode 86
Sumpfdotterblume 435
Superantigen-Toxin 469
Superoxid 120f.
Superoxid-Dismutase 123
Süßholz 432
Süßkraut 290
Süßstoff 195, 289ff.
SVHC 230
Sympathikus 221f., 224, 392
Sympatholytika 223f.
Sympatholytikum 408
Sympathomimetika 223f., 311, 421
Symphytum officinale 412
Synapse 221ff., 392
--, adrenerge 223
Synergistische Wirkung 7
systemisch 14, 112
Szintigrafie 382

T

Tabak 392ff.
Tabakrauch 199, 393
Tabernaemontana 408
Tabun 250
Tacrolismus 472
Tafelwasser 274
Taipan 445
Talk 337
Tallharz 428
Tallöl 219
Tanacetum vulgare 425
Tannenreizker 462
Tannin 438
Tantal 362
Tarakernmehl 283
Tartrat 133, 280
Täubling (Pilz) 463
Taucherkrankheit 120
Tauchreflex 139
Taurin 123
Tausendfüßler 448
Tautomerie 107
Taxicin 415
Taxol 415
Taxonomie 387
Taxus brevifolia 415
TBA 208
TCDD 238f., 261
TCEP 251
TCF 251
TCH 323
TDI 32, 205, 239
Technetium 364, 382
Technische Regeln (TR) 41
Technischer Kontrollwert (TKW) 91
TEF 236f., 240
TEGDMA 358
TEHP 251
Teilchen 371ff.
Tellur 247, 351
Telophase 24
Temperaturklasse 55
Tensid 213f., 295f., 477
--, Micelle 286
Teo-Nanacatl 461
TEQ 240
Terahertz-Wellen 386
Teratogen (R) 26ff., 81ff., 84, 160, 162, 200, 221ff., 245, 256, 261f.
Teratogenese 162
Terbutryn 255
Terephthalsäure 184
Terpen 126, 179, 218, 424ff.
Terpen-Alkaloid 413ff.
Terpenoid 424
Terpentinöl 219, 425, 428
Terpinylacetat 426
terrestrische Strahlung 377
Tertiärstruktur 194
Testosteron 261
Tetanus-Toxin 469, 471
Tetrabrombisphenol 172
Tetracarbonylnickel 367
Tetrachlordibenzodioxid (TCDD) 238f.
Tetrachlorethen 32, 169
Tetrachlormethan 165
Tetracyclin 475
Tetraethylblei 110, 346
Tetrahydro-cannabinol (THC) 323f.
Tetrahydrothiophen 329
Tetraterpen 430
Tetrodotoxin 451, 456
Tetryl 198
Teufelskralle 426
Teufelspfeffer 408
Textiladditiv 215
Thalidomid 27, 262

Thallium 98, 341, 333
Thaumatin 290
THC 323f.
Thebain 320
T-Helferzelle 212
Theophyllin 390
Therapeutischer Index 6
Theriak 319
Thermit 145
Thermoplast 216
Thiabendazol 258, 280
Thiamin (B_1) 272, 389
Thiazol 388
Thiocarbamat 202, 257
Thiocyanat 115f.
Thioether 329f.
Thioglycolsäure 297f.
Thioharnstoff 189, 206f., 280
Thioharnstoffderivat 207
Thiole 329f.
Thion 180
Thionylchlorid 103
Thiopental 326
Thiophen 158
Thiosulfat 130
Thiram 257
Thiuramdisulfid 202, 257
Thorium 359, 382
Thromboxan (TX) 228
Thrombozyt 112
THT 329
Thujaöl 425
Thujon 425
Thymin 389
Thymol 476
Thymoleptika 327
Thyroxin 265
Tiergifte 440ff.
Tierversuch 29f.
Tigerotter 445
Tiglian-Diterpen 428
Tilidin 322
Tiron 360
Titan 361
Titandioxid 298
Titangruppe 361
Titrationskurve 191
Titriplex 332
T-Lymphozyt 212
TNT 136, 197
TOC 89
Tocopherol (Vitamin E) 123, 273, 242f., 280
Todeszeichen 138
TOF 251
Toleranz 308, 319
Tollkirsche 397
Tollkraut 399
Toluol (Toluen) 154
Toluol-2,4diisocyanat 205
Toluoldiisocyanat (TDI) 218
Toluolsulfonsäure 186
Tomate 415
Tonic-Water 401
Totenkopf 75
Totenstarre 138
Toxikodynamik 4, 8
Toxikogenetik 33
Toxikokinetik 4, 8ff., 100f.
Toxikologie 1ff.
--, Elemente 332ff.
--, forensische 3
--, Geschichte 1
--, Gewerbe- 3
--, klinische 3
--, regulatorische 37ff.
--, Stoffprüfung 16ff.
--, Teilgebiete 3f.
--, Umwelt- 3
Toxikophobie 34
Toxin, kardiales 420
Toxinologie 440
Toxische Konzentration 1
Toxizität
--, akute 16f., 74ff.
--, aquatische 87ff.
--, funktionelle 246
--, pränatale 261
Toxizitätsäquivalent 240
--, Faktor (TEF) 236f.
Toxizitätsprüfung 16ff.
TPF 251
Traganth 283, 434
Trägermolekül 10
Tramadol 323
Tränengas 141
Tranquilizer 326f., 328
Transduktion 224
Transduktionssystem 226
Transkription 23
Translation 23
Transport 94ff.
--, vesikulärer 10
Transzytose 10
Traubenzucker 270
Treibhauseffekt 90, 111, 170f.
Treibmittel 216f., 288
Tremortin 466
Trennmittel 286f.
Triarylphosphat 250
Triazin-Herbizid 255
Triazol 388
Tributylphosphat 251
Tributylzinn 260
Trichloressigsäure 167, 169
Trichlorethen 169
Trichlorphenol 234
Trichlorphenoxycarbonsäure 243f.
Trichotecen 466
TRIEN 333
Triglycerid 184, 271
Triiodthyronin 229
Trikresylphosphat 246
Trimellitat 245
Trimellitsäureester 245
Trinitrophenol 198
Trinitrotoluol 197
Trinkwasser 274f.
--, Grenzwert 275
Tri-*o*-kresylphosphat (TCF) 247, 251
Trioxan 176
Triphenylmethanfarbstoff 203f.
Triphenylphosphat 251
Triplett 121
TRIS-Puffer 128
Tri-Sucht 169
Triterpene 430
tRNA 465
Trockeneis 125
Trockenmittel 98
Tropan 391, 397
Tropan-Alkaloid 397ff.
Tryptaminderivate 316
Tschernobyl 378
T-Syndrom 253
Tularämie 474
Tumor 19ff.
Tumorpromotion 20, 161, 208, 236, 239, 259, 429
Tumorsuppressorgen 33
Tüpfelzelle 346
Tussilago farfara 412
Tyramin 270

U

Überdrucktherapie 120
Überempfindlichkeit 211
Übergangsmetall 351
Übertragungsgrundsatz 85
Überzugsmittel 286f.
U-Boot 169
UDMA 358
Ulex europaeus 401
Ultraspurenelement 130, 263f.
Ultrasüß 290
Ultraviolettes Licht 383
Umami 288
Umweltchemikalien 229ff.
umweltgefährlich 87ff.
Umweltgrenzwert 45ff.
Umweltmedizin 32ff., 34ff.
Umweltrecht 37f., 40f.
Umwelttoxikologie 3, 34ff.
Umweltverträglichkeit 28f.
ungesättigter Kohlenwasserstoff 149
Unit risk 31, 160
Unkrautbekämpfung 254ff.
UN-Nummer 94
unverträgliche Chemikalien 95
Uracil 389
Uran 359f.
Urethan 205
Urica 435
Uriginea maritima 418
Urotropin 198, 201
Ursolsäure 430
Urushiol 435
UV-.Absorber 384, 298
UV-Index 384
UV-Licht 111, 383

V

Valeriana officinalis 426
Valium 327
Valproinsäure 262
Vanadat 266, 361
Vanadium 361
Vanadiumgruppe 361
Vasodilatation 229
Vasopressin (ADH) 228, 392
VDC 168
VEE-Virus 474
Vektor (Überträger) 472
Vene 126
Verapamil 229
Veratramin 416
Veratrum 416
Verätzung 71, 128
Verbena officinalis 426
Verbindung
--, anorganische 332ff.
--, metallorganische 332ff.
Verbrennung 114, 139f., 145
Verbrühung 139
Verdickungsmittel 283, 293
Verdünnung 85
Verdunstungszahl 58
Veresterung 184
Vergiftung 4ff., 14, 77, 138
--, Behandlung 15
--, Lebensmittel- 458ff.
--, Phasen 8
--, schleichende 341

--, Schmerzmittel 324ff.
Vernetzung der DNA 161
Verschlucken 8
Verseifung 184
Verstärkerenzym 224
Verteilung 11
--, Koeffizient 10, 101
--, Volumen 12, 307
Verträglichkeitsgrenze 19
Verweilzeit 13
Verwendungsverbot 84
Vesikel 10, 224
Vespidae 446
Viburnum 429
Vicia faba 423
Vietnamkrieg (Indochina) 145, 244, 324, 395
Vinblastin 407
Vinca-Alkaloide 407
Vinclozolin 259
Vinylbenzol 155
Vinylchlorid 168
Vinylfluorid 170
Viper 441
Viperidae 441
Viperngift 441
Viruzid 230
Vitalfunktion 15
Vitamin (A bis K) 271f.
Vitamin A 262, 428
Vitamin B_1 389
Vitamin B_{12} 266
Vitamin C 123, 199, 272, 280
Vitamin D 338, 355
Vitamin E 123, 242, 273, 280
Vitaminäquivalent 272
Vitaminbedarf 271
Vitaminmangel 272f.
VOC 51
Vogel 452
Vogelbeere 433
Vogelspinne 449
Vomicin 410
Vorhersagewert 16
Vorsorgeprinzip 37
Vorsorgeuntersuchung 86
vPvB-Stoff 230
Vulkanisation 202
VX-Kampfstoff 250

W

Wachs 184, 280
Wachstumsfaktor 213, 229, 239
Wahrheitsstafel 16
Waldsterben 109
Wandelröschen 430
Wanderspinne 449
Wanze 447
Warfarin 436
Wärmeschutzmittel 298
Wärmestrahlung 385
Waschmittel 213f.
Wasser 63, 274f.
--, Fremstoffe 87ff.
--, Gefährdungsklasse 89
Wasserdost 389
Wasserglas 342
wasserlöslich 101
Wassermangel 335
Wasserqualität 89
Wasserreaktivität 60
Wasserschierling 431
Wasserstoff 126
Wasserstoffbrücke 194
Wasserstoffperoxid 122, 477
Wechselstrom (ac) 140
Weichlot 372
Weichmacher 217, 244f.
Weichtiere 453
Weihnachtsstern 429
Wein 278
Weinsäure (E 334) 133, 282
Weinsäureester 245
Weißkreuzkampfstoff 141f.
Weißmetalle 334
Weizen 437
Welle, elektromagnetische 371ff.
Wermut-Extrakt 425
Wespe 447
WGK 89
Whole-Embryo-Culture 28
Wicke 421
wiederholte Gabe 13
Willstätter, R.M. 400
Wintergrünöl 184, 325
Wirksamkeit, biologische (RBW) 379
Wirkstoff 1ff.
--, antiinfektiöser 474
--, endokriner 246ff.
--, Reproduktionstoxin 260ff.
Wirkung, synergistische 7
Wirkungsschwelle 19, 160
Wismut (Bismut) 350
Witwe (Spinne) 449
Wöhler, F. 147
Wolfram 363
Wolfsbohne 400
Wolfsspinne 449
Wollastonit 374
Wundstarrkrampf 471
Würmer 454

X

Xanthan 283
Xanthin 389
Xenobiotika 261
Xenohormon 264
Xenon 124, 383
Xenoöstrogen 208
Xylit 291
Xylol (Xylen) 154

Y

Yohimbin 409
Yu-Cheng-Krankheit 236
Yusho-Krankheit 235
Yüzerlik 406

Z

Zahnrestauration 358
Zaunrübe 430
Zearaleon 467
Zecke 448
Zelle 5
Zellteilung 5, 24
Zentralnervöse Wirkung (ZNS) 249
Zerfall, radioaktiver 376
Zerfallsreihe 376
Zersetzungstemperatur 56
Ziconotid 454
Zielorgan 14, 18
Zielorgantoxizität 79ff.
Zigarette 187, 199, 393
Zink 354
Zinkgruppe 354ff.
Zinn 344
Zinnkraut 433
Zinnober 356
Zinnorganyle 247, 260f., 344
Ziram 257
Zirconium 361
Zitronenaroma 424
Zitrusöl 424
ZNS 221
Zucker 270f.
Zuckeraustauschstoff 291
Zuckerkulör 278
Zündtemperatur 55
Zusatzstoff (Additiv) 217, 268ff., 276ff., 292ff.
Zutat 276
Zwitterion 190, 214
Zyanose 133, 135
Zypressengewächs 426
Zypressenwolfsmilch 428
Zytokin 213, 227
Zytostatika (Zytotoxizität) 18f., 162, 173, 200, 207, 262, 407, 437, 467, 474